# 中华医学百科全书

## 临床医学

### 整形美容外科学

国家出版基金项目
NATIONAL PUBLICATION FOUNDATION

中国协和医科大学出版社

**图书在版编目 (CIP) 数据**

中华医学百科全书·整形美容外科学 / 李森恺主编 . —北京：中国协和医科大学出版社，2020.1

ISBN 978-7-5679-1485-8

Ⅰ.①整…　Ⅱ.①李…　Ⅲ.①美容－整形外科学　Ⅳ.① R622

中国版本图书馆 CIP 数据核字（2020）第 014276 号

**中华医学百科全书·整形美容外科学**

主　　编：李森恺

编　　审：陈　懿

责任编辑：于　岚

出版发行：**中国协和医科大学出版社**
　　　　　（北京东单三条九号　邮编 100730　电话 010-6526 0431）

网　　址：www.pumcp.com

经　　销：新华书店总店北京发行所

印　　刷：北京雅昌艺术印刷有限公司

开　　本：889×1230　1/16

印　　张：38.25

字　　数：1080 千字

版　　次：2020 年 1 月第 1 版

印　　次：2020 年 1 月第 1 次印刷

定　　价：420.00 元

ISBN 978-7-5679-1485-8

# 《中华医学百科全书》编纂委员会

总顾问　吴阶平　韩启德　桑国卫

总指导　陈　竺

总主编　刘德培

副总主编　曹雪涛　李立明　曾益新

编纂委员（以姓氏笔画为序）

| | | | | | | |
|---|---|---|---|---|---|---|
| 丁　洁 | 丁　樱 | 丁安伟 | 于中麟 | 于布为 | 于学忠 | 万经海 |
| 马　军 | 马　骁 | 马　静 | 马　融 | 马中立 | 马安宁 | 马建辉 |
| 马烈光 | 马绪臣 | 王　伟 | 王　辰 | 王　政 | 王　恒 | 王　铁 |
| 王　硕 | 王　舒 | 王　键 | 王一飞 | 王一镗 | 王士贞 | 王卫平 |
| 王长振 | 王文全 | 王心如 | 王生田 | 王立祥 | 王兰兰 | 王汉明 |
| 王永安 | 王永炎 | 王华兰 | 王成锋 | 王延光 | 王旭东 | 王军志 |
| 王声湧 | 王坚成 | 王良录 | 王拥军 | 王茂斌 | 王松灵 | 王明荣 |
| 王明贵 | 王金锐 | 王宝玺 | 王诗忠 | 王建中 | 王建业 | 王建军 |
| 王建祥 | 王临虹 | 王贵强 | 王美青 | 王晓民 | 王晓良 | 王鸿利 |
| 王维林 | 王琳芳 | 王喜军 | 王晴宇 | 王道全 | 王德文 | 王德群 |
| 木塔力甫·艾力阿吉 | 尤启冬 | 戈　烽 | 牛　侨 | 毛秉智 | 毛常学 |
| 乌　兰 | 卞兆祥 | 文卫平 | 文历阳 | 文爱东 | 方　浩 | 方以群 |
| 尹　佳 | 孔北华 | 孔令义 | 孔维佳 | 邓文龙 | 邓家刚 | 书　亭 |
| 毋福海 | 艾措千 | 艾儒棣 | 石　岩 | 石远凯 | 石学敏 | 石建功 |
| 布仁达来 | 占　堆 | 卢志平 | 卢祖洵 | 叶　桦 | 叶冬青 | 叶常青 |
| 叶章群 | 申昆玲 | 申春悌 | 田家玮 | 田景振 | 田嘉禾 | 史录文 |
| 代　涛 | 代华平 | 白春学 | 白慧良 | 丛　斌 | 丛亚丽 | 包怀恩 |
| 包金山 | 冯卫生 | 冯学山 | 冯希平 | 冯泽永 | 边旭明 | 边振甲 |
| 匡海学 | 邢小平 | 达万明 | 达庆东 | 成　军 | 成翼娟 | 师英强 |
| 吐尔洪·艾买尔 | 吕时铭 | 吕爱平 | 朱　珠 | 朱万孚 | 朱立国 |
| 朱华栋 | 朱宗涵 | 朱建平 | 朱晓东 | 朱祥成 | 乔延江 | 伍瑞昌 |
| 任　华 | 任钧国 | 华　伟 | 伊河山·伊明 | | 向　阳 | 多　杰 |
| 邬堂春 | 庄　辉 | 庄志雄 | 刘　平 | 刘　进 | 刘　玮 | 刘　蓬 |
| 刘大为 | 刘小林 | 刘中民 | 刘玉清 | 刘尔翔 | 刘训红 | 刘永锋 |
| 刘吉开 | 刘伏友 | 刘芝华 | 刘华平 | 刘华生 | 刘志刚 | 刘克良 |
| 刘更生 | 刘迎龙 | 刘建勋 | 刘胡波 | 刘树民 | 刘昭纯 | 刘俊涛 |

| | | | | | |
|---|---|---|---|---|---|
| 刘洪涛 | 刘献祥 | 刘嘉瀛 | 刘德培 | 闫永平 | 米 玛 | 米光明 |
| 安 锐 | 许 媛 | 许腊英 | 那彦群 | 阮长耿 | 阮时宝 | 孙 宁 |
| 孙 光 | 孙 皎 | 孙 锟 | 孙长颢 | 孙少宣 | 孙立忠 | 孙则禹 |
| 孙秀梅 | 孙建中 | 孙建方 | 孙建宁 | 孙贵范 | 孙晓波 | 孙海晨 |
| 孙景工 | 孙颖浩 | 孙慕义 | 严世芸 | 苏 川 | 苏 旭 | 苏荣扎布 |
| 杜元灏 | 杜文东 | 杜治政 | 杜惠兰 | 李 龙 | 李 飞 | 李 方 |
| 李 东 | 李 宁 | 李 刚 | 李 丽 | 李 波 | 李 勇 | 李 桦 |
| 李 鲁 | 李 磊 | 李 燕 | 李 冀 | 李大魁 | 李云庆 | 李太生 |
| 李曰庆 | 李玉珍 | 李世荣 | 李立明 | 李永哲 | 李志平 | 李连达 |
| 李灿东 | 李君文 | 李劲松 | 李其忠 | 李若瑜 | 李松林 | 李泽坚 |
| 李宝馨 | 李建初 | 李建勇 | 李映兰 | 李思进 | 李莹辉 | 李晓明 |
| 李继承 | 李森恺 | 李曙光 | 杨 凯 | 杨 恬 | 杨 健 | 杨 硕 |
| 杨化新 | 杨文英 | 杨世民 | 杨世林 | 杨伟文 | 杨克敌 | 杨国山 |
| 杨宝峰 | 杨炳友 | 杨晓明 | 杨跃进 | 杨腊虎 | 杨瑞馥 | 杨慧霞 |
| 励建安 | 连建伟 | 肖 波 | 肖 南 | 肖永庆 | 肖海峰 | 肖培根 |
| 肖鲁伟 | 吴 东 | 吴 江 | 吴 明 | 吴 信 | 吴令英 | 吴立玲 |
| 吴欣娟 | 吴勉华 | 吴爱勤 | 吴群红 | 吴德沛 | 邱建华 | 邱贵兴 |
| 邱海波 | 邱蔚六 | 何 维 | 何 勤 | 何方方 | 何绍衡 | 何春涤 |
| 何裕民 | 余争平 | 余新忠 | 狄 文 | 冷希圣 | 汪 海 | 汪 静 |
| 汪受传 | 沈 岩 | 沈 岳 | 沈 敏 | 沈 铿 | 沈卫峰 | 沈心亮 |
| 沈华浩 | 沈俊良 | 宋国维 | 张 泓 | 张 学 | 张 亮 | 张 强 |
| 张 霆 | 张 澍 | 张大庆 | 张为远 | 张世民 | 张永学 | 张华敏 |
| 张志愿 | 张丽霞 | 张伯礼 | 张宏誉 | 张劲松 | 张奉春 | 张宝仁 |
| 张宇鹏 | 张建中 | 张建宁 | 张承芬 | 张琴明 | 张富强 | 张新庆 |
| 张潍平 | 张德芹 | 张燕生 | 陆 华 | 陆 林 | 陆小左 | 陆付耳 |
| 陆伟跃 | 陆静波 | 阿不都热依木·卡地尔 | | 陈 文 | 陈 杰 | 陈 实 |
| 陈 洪 | 陈 琪 | 陈 楠 | 陈 薇 | 陈士林 | 陈大为 | 陈文祥 |
| 陈代杰 | 陈红风 | 陈尧忠 | 陈志南 | 陈志强 | 陈规化 | 陈国良 |
| 陈佩仪 | 陈家旭 | 陈智轩 | 陈锦秀 | 陈誉华 | 邵 蓉 | 邵荣光 |
| 武志昂 | 其仁旺其格 | 范 明 | 范炳华 | 林三仁 | 林久祥 | 林子强 |
| 林江涛 | 林曙光 | 杭太俊 | 欧阳靖宇 | 尚 红 | 果德安 | |
| 明根巴雅尔 | 易定华 | 易著文 | 罗 力 | 罗 毅 | 罗小平 | 罗长坤 |
| 罗永昌 | 罗颂平 | 帕尔哈提·克力木 | | 帕塔尔·买合木提·吐尔根 | | |
| 图门巴雅尔 | 岳建民 | 金 玉 | 金 奇 | 金少鸿 | 金伯泉 | 金季玲 |
| 金征宇 | 金银龙 | 金惠铭 | 郁 琦 | 周 兵 | 周 林 | 周永学 |
| 周光炎 | 周灿全 | 周良辅 | 周纯武 | 周学东 | 周宗灿 | 周定标 |

| | | | | | | |
|---|---|---|---|---|---|---|
| 周宜开 | 周建平 | 周建新 | 周荣斌 | 周福成 | 郑一宁 | 郑家伟 |
| 郑志忠 | 郑金福 | 郑法雷 | 郑建全 | 郑洪新 | 郎景和 | 房　敏 |
| 孟　群 | 孟庆跃 | 孟静岩 | 赵　平 | 赵　群 | 赵子琴 | 赵中振 |
| 赵文海 | 赵玉沛 | 赵正言 | 赵永强 | 赵志河 | 赵彤言 | 赵明杰 |
| 赵明辉 | 赵耐青 | 赵临襄 | 赵继宗 | 赵铱民 | 郝　模 | 郝小江 |
| 郝传明 | 郝晓柯 | 胡　志 | 胡大一 | 胡文东 | 胡向军 | 胡国华 |
| 胡昌勤 | 胡晓峰 | 胡盛寿 | 胡德瑜 | 柯　杨 | 查　干 | 柏树令 |
| 柳长华 | 钟翠平 | 钟赣生 | 香多·李先加 | | 段　涛 | 段金廒 |
| 段俊国 | 侯一平 | 侯金林 | 侯春林 | 俞光岩 | 俞梦孙 | 俞景茂 |
| 饶克勤 | 姜小鹰 | 姜玉新 | 姜廷良 | 姜国华 | 姜柏生 | 姜德友 |
| 洪　两 | 洪　震 | 洪秀华 | 洪建国 | 祝庆余 | 祝陈晨 | 姚永杰 |
| 姚克纯 | 姚祝军 | 秦　川 | 袁文俊 | 袁永贵 | 都晓伟 | 晋红中 |
| 栗占国 | 贾　波 | 贾建平 | 贾继东 | 夏照帆 | 夏慧敏 | 柴光军 |
| 柴家科 | 钱传云 | 钱忠直 | 钱家鸣 | 钱焕文 | 倪　鑫 | 倪　健 |
| 徐　军 | 徐　晨 | 徐云根 | 徐永健 | 徐志云 | 徐志凯 | 徐克前 |
| 徐金华 | 徐建国 | 徐勇勇 | 徐桂华 | 凌文华 | 高　妍 | 高　晞 |
| 高志贤 | 高志强 | 高学敏 | 高全明 | 高健生 | 高树中 | 高思华 |
| 高润霖 | 郭　岩 | 郭小朝 | 郭长江 | 郭巧生 | 郭宝林 | 郭海英 |
| 唐　强 | 唐朝枢 | 唐德才 | 诸欣平 | 谈　勇 | 谈献和 | 陶·苏和 |
| 陶广正 | 陶永华 | 陶芳标 | 陶建生 | 黄　钢 | 黄　峻 | 黄　烽 |
| 黄人健 | 黄叶莉 | 黄宇光 | 黄国宁 | 黄国英 | 黄跃生 | 黄璐琦 |
| 萧树东 | 梅长林 | 曹　佳 | 曹广文 | 曹务春 | 曹建平 | 曹洪欣 |
| 曹济民 | 曹雪涛 | 曹德英 | 龚千锋 | 龚守良 | 龚非力 | 袭著革 |
| 常耀明 | 崔　蒙 | 崔丽英 | 庚石山 | 康　健 | 康廷国 | 康宏向 |
| 章友康 | 章锦才 | 章静波 | 梁　萍 | 梁显泉 | 梁铭会 | 梁繁荣 |
| 谌贻璞 | 屠鹏飞 | 隆　云 | 绳　宇 | 巢永烈 | 彭　成 | 彭　勇 |
| 彭明婷 | 彭晓忠 | 彭瑞云 | 彭毅志 | 斯拉甫·艾白 | | 葛　坚 |
| 葛立宏 | 董方田 | 蒋力生 | 蒋建东 | 蒋建利 | 蒋澄宇 | 韩晶岩 |
| 韩德民 | 惠延年 | 粟晓黎 | 程　伟 | 程天民 | 程仕萍 | 程训佳 |
| 童培建 | 曾　苏 | 曾小峰 | 曾正陪 | 曾学思 | 曾益新 | 谢　宁 |
| 谢立信 | 蒲传强 | 赖西南 | 赖新生 | 詹启敏 | 詹思延 | 鲍春德 |
| 窦科峰 | 窦德强 | 赫　捷 | 蔡　威 | 裴国献 | 裴晓方 | 裴晓华 |
| 管柏林 | 廖品正 | 谭仁祥 | 谭先杰 | 翟所迪 | 熊大经 | 熊鸿燕 |
| 樊飞跃 | 樊巧玲 | 樊代明 | 樊立华 | 樊明文 | 樊瑜波 | 黎源倩 |
| 颜　虹 | 潘国宗 | 潘柏申 | 潘桂娟 | 薛社普 | 薛博瑜 | 魏光辉 |
| 魏丽惠 | 藤光生 | B·吉格木德 | | | | |

# 《中华医学百科全书》学术委员会

主任委员　巴德年

副主任委员（以姓氏笔画为序）

汤钊猷　　吴孟超　　陈可冀　　贺福初

学术委员（以姓氏笔画为序）

盛志勇　　康广盛　　章魁华　　梁文权　　梁德荣　　彭名炜　　董　怡

温　海　　程元荣　　程书钧　　程伯基　　傅民魁　　曾长青　　曾宪英

裘雪友　　甄永苏　　褚新奇　　蔡年生　　廖万清　　樊明文　　黎介寿

薛　淼　　戴行锷　　戴宝珍　　戴尅戎

# 《中华医学百科全书》工作委员会

主任委员　郑忠伟

副主任委员　袁　钟

编审（以姓氏笔画为序）

| | | | | | | |
|---|---|---|---|---|---|---|
| 开赛尔 | 司伊康 | 当增扎西 | 吕立宁 | 任晓黎 | 邬扬清 | 刘玉玮 |
| 孙　海 | 何　维 | 张之生 | 张玉森 | 张立峰 | 陈　懿 | 陈永生 |
| 松布尔巴图 | 呼素华 | 周　茵 | 郑伯承 | 郝胜利 | 胡永洁 | 侯澄芝 |
| 袁　钟 | 郭亦超 | 彭南燕 | 傅祚华 | 谢　阳 | 解江林 | |

编辑（以姓氏笔画为序）

| | | | | | | |
|---|---|---|---|---|---|---|
| 于　岚 | 王　波 | 王　莹 | 王　颖 | 王　霞 | 王明生 | 尹丽品 |
| 左　谦 | 刘　婷 | 刘岩岩 | 孙文欣 | 李　慧 | 李元君 | 李亚楠 |
| 杨小杰 | 吴桂梅 | 吴翠姣 | 沈冰冰 | 宋　玥 | 张　安 | 张　玮 |
| 张浩然 | 陈　佩 | 骆彩云 | 聂沛沛 | 顾良军 | 高青青 | 郭广亮 |
| 傅保娣 | 戴小欢 | 戴申倩 | | | | |

工作委员　刘小培　罗　鸿　宋晓英　姜文祥　韩　鹏　汤国星　王　玲　李志北

办公室主任　左　谦　孙文欣　吴翠姣

# 外科学

总主编

赵玉沛　　中国医学科学院北京协和医院

# 本卷编委会

主　编

李森恺　　中国医学科学院整形外科医院

学术委员（以姓氏笔画为序）

曹谊林　　上海交通大学医学院附属第九人民医院

副主编

李世荣　　陆军医大学西南医院

徐　军　　中国人民解放军总医院

李　东　　北京大学第三医院

编委（以姓氏笔画为序）

马勇光　　北京大学第三医院

马桂娥　　中国医学科学院整形外科医院

马晓冰　　北京医院

马继光　　中国医学科学院整形外科医院

王永前　　中国医学科学院整形外科医院

王志军　　大连大学附属新华医院

王原路　　广州市第一人民医院

王晓军　　中国医学科学院北京协和医院

尹宁北　　中国医学科学院整形外科医院

邢　新　　海军军医大学长海医院

乔　群　　中国医学科学院北京协和医院

刘元波　　中国医学科学院整形外科医院

刘立强　　中国医学科学院整形外科医院

孙家明　　华中科技大学同济医学院附属协和医院

李　东　　北京大学第三医院

李　强　　中国医学科学院整形外科医院

李世荣　　陆军军医大学西南医院

李青峰　　上海交通大学医学院附属第九人民医院

李养群　　中国医学科学院整形外科医院

李森恺　　中国医学科学院整形外科医院

杨东运　　陆军军医大学西南医院

杨庆华　　中国医学科学院整形外科医院

杨红岩　　中国人民解放军总医院

杨明勇　　中国医学科学院整形外科医院

吴溯帆　　浙江省人民医院

张正文　　河南省人民医院

张金明　　中山大学孙逸仙纪念医院（中山大学附属第二医院）

陈昱瑞　　厦门长庚医院

范　飞　　中国医学科学院整形外科医院

范金财　　中国医学科学院整形外科医院

林晓曦　　上海交通大学医学院附属第九人民医院

金永强　　香港大学李嘉诚医学院附属养和医院

郑永生　　首都医科大学附属北京同仁医院

郑清健　　福建省立医院

祈佐良　　中国医学科学院整形外科医院

徐　军　　中国人民解放军总医院

徐家杰　　中国医学科学院整形外科医院

高建华　　南方医科大学南方医院

郭树忠　　空军军医大学西京医院全军整形外科研究所

黄绿萍　　中国医学科学院整形外科医院

黄渭清　　中国医学科学院北京协和医院

曹谊林　　上海交通大学医学院附属第九人民医院

蒋海越　　中国医学科学院整形外科医院

滕　利　　中国医学科学院整形外科医院

霍　然　　山东省立医院

穆兰花　　中国医学科学院整形外科医院

穆雄铮　　上海交通大学医学院附属第九人民医院

# 前　言

　　《中华医学百科全书》终于和读者朋友们见面了！

　　古往今来，凡政通人和、国泰民安之时代，国之重器皆为科技、文化领域的鸿篇巨制。唐代《艺文类聚》、宋代《太平御览》、明代《永乐大典》、清代《古今图书集成》等，无不彰显盛世之辉煌。新中国成立后，国家先后组织编纂了《中国大百科全书》第一版、第二版，成为我国科学文化事业繁荣发达的重要标志。医学的发展，从大医学、大卫生、大健康角度，集自然科学、人文社会科学和艺术之大成，是人类社会文明与进步的集中体现。随着经济社会快速发展，医药卫生领域科技日新月异，知识大幅更新。广大读者对医药卫生领域的知识文化需求日益增长，因此，编纂一部医药卫生领域的专业性百科全书，进一步规范医学基本概念，整理医学核心体系，传播精准医学知识，促进医学发展和人类健康的任务迫在眉睫。在党中央、国务院的亲切关怀以及国家各有关部门的大力支持下，《中华医学百科全书》应运而生。

　　作为当代中华民族"盛世修典"的重要工程之一，《中华医学百科全书》肩负着全面总结国内外医药卫生领域经典理论、先进知识，回顾展现我国卫生事业取得的辉煌成就，弘扬中华文明传统医药璀璨历史文化的使命。《中华医学百科全书》将成为我国科技文化发展水平的重要标志、医药卫生领域知识技术的最高"检阅"、服务千家万户的国家健康数据库和医药卫生各学科领域走向整合的平台。

　　肩此重任，《中华医学百科全书》的编纂力求做到两个符合。一是符合社会发展趋势：全面贯彻以人为本的科学发展观指导思想，通过普及医学知识，增强人民群众健康意识，提高人民群众健康水平，促进社会主义和谐社会构建。二是符合医学发展趋势：遵循先进的国际医学理念，以"战略前移、重心下移、模式转变、系统整合"的人口与健康科技发展战略为指导。同时，《中华医学百科全书》的编纂力求做到两个体现：一是体现科学思维模式的深刻变革，即学科交叉渗透/知识系统整合；二是体现继承发展与时俱进的精神，准确把握学科现有基础理论、基本知识、基本技能以及经典理论知识与科学思维精髓，深刻领悟学科当前面临的交叉渗透与整合转化，敏锐洞察学科未来的发展趋势与突破方向。

　　作为未来权威著作的"基准点"和"金标准"，《中华医学百科全书》编纂过程中，制定了严格的主编、编者遴选原则，聘请了一批在学界有相当威望、具有较高学术造诣和较强组织协调能力的专家教授（包括多位两院院士）担任大类主编和学科卷主编，确保全书的科学性与权威性。另外，还借鉴了已有百科全书的编写经验。鉴于《中华医学百科全书》的编纂过程本身带有科学研究性质，还聘请了若干科研院所的科研管理专家作为特约编审，站在科研管理的高度为全书的顺利编纂保驾护航。除了编者、编审队伍外，还制订了详尽的质量保证计划。编纂委员会和工作委员会秉持质量源于设计的理念，共同制订了一系列配套的质量控制规范性文件，建立了一套切实可行、行之有效、效率最优的编纂质量管理方案和各种情况下的处理原则及预案。

《中华医学百科全书》的编纂实行主编负责制，在统一思想下进行系统规划，保证良好的全程质量策划、质量控制、质量保证。在编写过程中，统筹协调学科内各编委、卷内条目以及学科间编委、卷间条目，努力做到科学布局、合理分工、层次分明、逻辑严谨、详略有方。在内容编排上，务求做到"全准精新"。形式"全"：学科"全"，册内条目"全"，全面展现学科面貌；内涵"全"：知识结构"全"，多方位进行条目阐释；联系整合"全"：多角度编制知识网。数据"准"：基于权威文献，引用准确数据，表述权威观点；把握"准"：审慎洞察知识内涵，准确把握取舍详略。内容"精"："一语天然万古新，豪华落尽见真淳。"内容丰富而精练，文字简洁而规范；逻辑"精"："片言可以明百意，坐驰可以役万里。"严密说理，科学分析。知识"新"：以最新的知识积累体现时代气息；见解"新"：体现出学术水平，具有科学性、启发性和先进性。

《中华医学百科全书》之"中华"二字，意在中华之文明、中华之血脉、中华之视角，而不仅限于中华之地域。在文明交织的国际化浪潮下，中华医学汲取人类文明成果，正不断开拓视野，敞开胸怀，海纳百川般融入，润物无声状拓展。《中华医学百科全书》秉承了这样的胸襟怀抱，广泛吸收国内外华裔专家加入，力求以中华文明为纽带，牵系起所有华人专家的力量，展现出现今时代下中华医学文明之全貌。《中华医学百科全书》作为由中国政府主导，参与编纂学者多、分卷学科设置全、未来受益人口广的国家重点出版工程，得到了联合国教科文等组织的高度关注，对于中华医学的全球共享和人类的健康保健，都具有深远意义。

《中华医学百科全书》分基础医学、临床医学、中医药学、公共卫生学、军事与特种医学和药学六大类，共计144卷。由中国医学科学院/北京协和医学院牵头，联合军事医学科学院、中国中医科学院和中国疾病预防控制中心，带动全国知名院校、科研单位和医院，有多位院士和海内外数千位优秀专家参加。国内知名的医学和百科编审汇集中国协和医科大学出版社，并培养了一批热爱百科事业的中青年编辑。

回览编纂历程，犹然历历在目。几年来，《中华医学百科全书》编纂团队呕心沥血，孜孜矻矻。组织协调坚定有力，条目撰写字斟句酌，学术审查一丝不苟，手书长卷撼人心魂……在此，谨向全国医学各学科、各领域、各部门的专家、学者的积极参与以及国家各有关部门、医药卫生领域相关单位的大力支持致以崇高的敬意和衷心的感谢！

　　《中华医学百科全书》的编纂是一项泽被后世的创举，其牵涉医学科学众多学科及学科间交叉，有着一定的复杂性；需要体现在当前医学整合转型的新形式，有着相当的创新性；作为一项国家出版工程，有着毋庸置疑的严肃性。《中华医学百科全书》开创性和挑战性都非常强。由于编纂工作浩繁，难免存在差错与疏漏，敬请广大读者给予批评指正，以便在今后的编纂工作中不断改进和完善。

刘德培

# 凡　例

一、《中华医学百科全书》（以下简称《全书》）按基础医学类、临床医学类、中医药学类、公共卫生类、军事与特种医学类、药学类的不同学科分卷出版。一学科辑成一卷或数卷。

二、《全书》基本结构单元为条目，主要供读者查检，亦可系统阅读。条目标题有些是一个词，例如"包茎"；有些是词组，例如"女性很多两性畸形"。

三、由于学科内容有交叉，会在不同卷设有少量同名条目。例如《整形美容外科学》《烧伤外科学》都设有"旋转皮瓣"条目。其释文会根据不同学科的视角不同各有侧重。

四、条目标题上方加注汉语拼音，条目标题后附相应的外文。例如：

zhěngxíng měiróng wàikēxué
**整形美容外科学**（plastic and cosmetic surgery）

五、本卷条目按学科知识体系顺序排列。为便于读者了解学科概貌，卷首条目分类目录中条目标题按阶梯式排列，例如：

面颈部老化 ……………………………………………………………………
　松垂 ………………………………………………………………………
　皱纹 ………………………………………………………………………
　　动力性皱纹 ……………………………………………………………
　　重力性皱纹 ……………………………………………………………
　　混合性皱纹 ……………………………………………………………
　除皱术 ……………………………………………………………………
　　皮肤瓣提紧除皱术 ……………………………………………………

六、各学科都有一篇介绍本学科的概观性条目，一般作为本学科卷的首条。介绍学科大类的概观性条目，列在本大类中基础性学科卷的学科概观性条目之前。

七、条目之中设立参见系统，体现相关条目内容的联系。一个条目的内容涉及其他条目，需要其他条目的释文作为补充的，设为"参见"。所参见的本卷条目的标题在本条目释文中出现的，用蓝色楷体字印刷；所参见的本卷条目的标题未在本条目释文中出现的，在括号内用蓝色楷体字印刷该标题，另加"见"字；参见其他卷条目的，注明参见条所属学科卷名，如"参见□□□卷"或"参见□□□卷□□□□"。

八、《全书》医学名词以全国科学技术名词审定委员会审定公布的为标准。同一概念或疾病在不同学科有不同命名的，以主科所定名词为准。字数较多，释文中拟用简称的名词，每个条目中第一次出现时使用全称，并括注简称，例如：甲型病毒性肝炎（简称甲肝）。个别众所周知的名词直接使用简称、缩写，例如：B超。药物名称参照《中华人民共和国药典》2015年版和《国家基本药物目录》2012年版。

九、《全书》量和单位的使用以国家标准GB 3100～3102—1993《量和单位》为准。援引古籍或外文时维持原有单位不变。必要时括注与法定计量单位的换算。

十、《全书》数字用法以国家标准GB/T 15835—2011《出版物上数字用法》为准。

十一、正文之后设有内容索引和条目标题索引。内容索引供读者按照汉语拼音字母顺序查检条目和条目之中隐含的知识主题。条目标题索引分为条目标题汉字笔画索引和条目外文标题索引，条目标题汉字笔画索引供读者按照汉字笔画顺序查检条目，条目外文标题索引供读者按照外文字母顺序查检条目。

十二、部分学科卷根据需要设有附录，列载本学科有关的重要文献资料。

# 目　录

zhěngxíng měiróng wàikēxué

## 整形美容外科学（plastic and cosmetic surgery）

采用组织移植的技术手段达到改善形态、恢复功能为目的的学科。组织移植包括自体组织、异体组织、异种组织、人工合成材料等，技术手段包括多余组织的切除、移位组织的复位、缺损组织的补充。简称整形外科学（plastic surgery），是外科学的一个分支。分为再造（重建）整形外科（reconstructive plastic surgery）和美容整形外科（cosmetic plastic surgery）两个部分。治疗对象主要是体表及体表器官以及肌肉、骨骼等组织，因先天性出生缺陷，发育不良；后天性创伤；炎症或肿瘤切除等疾病所造成的缺损、缺陷或畸形；以及人体自然的生理变化如：脂肪堆积、面部软组织松垂等，其治疗方式包括修复、重建与复位。采取的措施，除采用局部组织调整手段外，以自体的各种组织移植为主，间或采用同种、异种组织的移植，和组织代用品的植入，进行修复与再造，达到改善形态外貌，恢复功能的目的，也有的为了满足求医者的心理需求，单纯改变外貌。再造（重建）整形外科是对那些被烧伤、创伤、感染，体表肿瘤切除后破坏了的体表器官或部位进行再造，另有对先天性畸形导致的体表器官缺损进行重建，使其达到正常或近似正常的形态和功能。美容整形外科由20世纪50年代，仅限于面部的美容外科手术"Cosmetic Surgery"，至70年代开始，扩展到全身，改变形体轮廓，其名称则普遍采用"Aesthetic Plastic Surgery"，以满足求医者要求改变全身各个部位形态的心理需求。整形外科在一开始就包含着美容外科，和美容外科有着密不可分的关系。任何人在论及美容外科的成长过程时，都离不开整形外科的发展。

临床医学的许多专业，常以人体解剖部位或系统来区分，整形外科涉及的解剖部位比较广泛（从头皮、头发至足底），因此它与许多专业的某些内容，既有交叉又有联系。如修复头部和颜面器官的缺损与脑外科，五官科，颌面外科有联系；修复肢体的缺损与手外科、骨科有交叉，外生殖器的修复与再造则与泌尿外科及妇科有交叉。可以说整形外科也是一门外科边缘学科，或认为是综合外科学科，它是在有关学科的基础上和紧密联系下综合成长和发展起来的。当前的整形外科临床，在处理一些重大复杂病例时也常常是与有关专科专家配合协作完成的。

**简史** 整形美容外科学作为专科是极具现代意义的三级学科，与其他三级学科如泌尿外科学、神经外科学等经历了现代临床医学近几十年的分类、归纳与命名，但追溯历史，渊源悠久。修复体表缺损的手术技术记载可追溯到古代。如公元前中国晋书中就有关于唇裂的记载，公元前6~7世纪印度即有鼻再造与耳垂修复的记载，7世纪罗马保卢斯（Paulus Aeginele）（公元625~690年）曾做过鼻骨及下颌骨骨折的整复和尿道下裂的修复手术。16世纪塔利亚科齐（Casparo Taglia cozzi）在用上臂皮瓣行鼻再造时，强调转移前皮瓣的延迟手术和延迟时限的重要性。

19世纪以来，从事整形外科手术者日益增多，治疗范围不断扩大，特别是皮片移植术的出现及许多有关整形手术的著述问世，对整形外科向专科化发展起到了推动作用。在此期间有不少有关整形手术的著作问世，如格雷夫（von Graefe）的《鼻成形术》，迪芬巴赫（Dieffenbach）的《手术学》，塞尔（Serre）的《颜面畸形整复的技术》及希马诺夫斯基（Szymanowski）的《外科手术指南》等。

20世纪的两次世界大战推动了整形美容外科学的发展。战伤中，颜面部损伤占重要位置。1939年帕吉特（Padgett）和胡德（Hood）发明鼓式切皮机，为切取中厚皮片提供了方便，推广了中厚皮片的广泛应用。20世纪40~50年代，整形外科的治疗范围继续扩大，如烧伤、冻伤、压疮等的治疗，以及器官再造、外围神经手术等均有创新。此外，基础理论研究亦颇受重视，特别是在异体组织或器官的移植方面有较大的进展。1943年麦达瓦（Medawar）等描述了第二次移植取自同一供体的皮片被迅速排斥的现象。1948年麦达瓦证实这一排斥机制属于免疫学范畴，标志着近代移植学的开端。

20世纪60~70年代以来，整形外科学和其他科学领域一样，出现了许多重大进展。在皮瓣的设计方面由以经验为主进入以正确的皮肤供血模式的解剖原理为基础。在此基础上肌皮瓣的设计和应用［麦克劳（McCraw），1976年］是一项重大进步。用截骨术和移动骨骼的位置及植骨术等方法，以较彻底地整复颅骨和颜面骨的畸形，此种颅面外科手术虽在50年代吉利斯（Gillies）等曾试行，但大力开展始自1967年泰西耶（Tessier），初时，用于治疗较少见的颅面部先天性畸形，如颅骨缝过早骨化症，颜面骨发育不全症；眶距增宽症等。近年来已扩展到治疗某些已侵犯颅面骨的肿瘤和颅面骨创伤。20 世纪 80 年代由美国克罗尔（Kroll）和日本幸岛（Koshima，音译）首先发现，并且应用于临床的穿支皮瓣，由于只带有皮下组织和皮肤，而且广泛存在于躯干与四肢，移植时不必携带肌肉，深受进行体表修复与重建专家的青睐，目前已经广泛应用于临床，随着显微外科小血管吻合技术的精进发展，穿支皮瓣在体表缺损的修复中将有更大的应用空间。

因大网膜具有丰富血供的特点而在 60 年代初被基里库塔（Kiricuta）所选用，施行以血管为蒂的岛状大网膜瓣手术移转至腹腔外修复耻骨部或胸部的放射线损伤，70 年代初期，增添了通过血管吻合行游离移植的方法，使用范围随之扩大到修复身体表面不稳定性瘢痕，但鉴于大网膜有其重要的生理功能以及切取后可能出现的并发症，目前整形外科已经审慎使用，实际上腹部外科专家，从一开始就提出来质疑，用给腹腔脏器带来负面风险的大网膜切除移植，去修复体表瘢痕，是不值得的。

以桡动脉为蒂的前臂皮瓣是在 20 世纪 80 年代，由中国杨国凡等首先发现，并且广泛推广应用于临床，被外国人称为"中国皮瓣"，极大地推动了整形外科修复重建的发展。但是手外科大师王澍寰院士指出：牺牲一根桡动脉，使手的功能降低 50%。因此整形外科医师利用以桡动脉为蒂的前臂皮瓣游离移植修复体表缺损，必须权衡利弊。而睿智的整形外科临床专家，注意到这一点，采用前臂皮瓣带蒂转移，修复体表缺损，断蒂时不再切断桡动脉主干，这样即保存了桡动脉主干

的连续性，使手的功能不受影响，又利用大面积的前臂皮瓣修复了体表缺损。

外科手术治疗疾病总是要带来新的创伤。外科医师始终追求付出最小的创伤代价，达到手术治疗疾病的目标——这就是微创手术。随着科技的发展，医疗器械的改进，内镜技术广泛进入临床，整形美容外科手术也得到了发展，隆乳丰胸、颜面除皱以及皮肤瓣的掀起等微创手术，更加提升了美容效果。

原本为了普通外科医师加快缝合速度，减少手术时间而发明的免打结缝合线（俗称倒刺线），临床应用后，被整形美容外科医师移植，用来进行面部皮肤软组织松垂的提升悬吊，取得了良好的效果，也造福了广大求美者，是微创美容手术的一个重要领域，提高了美容手术的质量。

埋没导引缝合技术已经广泛应用于整形美容外科手术中，也属于微创手术范畴。X 轴——额状面（平行于体表皮肤的水平切面）、Y 轴——包含头顶至足底垂直轴线的纵切面、Z 轴——矢状面（能够提示组织深度的横切面）。在此三维立体概念指导下，利用特殊专用器械，改变缝合线的方向，通过远距离、隐蔽部位的切口，在不能或不宜做皮肤切口的部位，如面部，实现其深部组织的填充、缝合、固定。这项技术已经广泛应用于面部美容，如下睑整形中，眶隔脂肪的释放固定，下睑皮肤肌肉的外眦锚着，笑靥成形，在全颜面松垂皮肤的提升悬吊，实现面颈部年轻化手术中有广泛的应用前景。

随着医用填充材料及药物的发展，注射医学近几年来迅猛发展，注射美容求医者以几何级数

上升。由于看似简单，利润吸引，免不了泥沙俱下，鱼龙混杂，施术者甚众。

皮肤软组织扩张器的发明并且进入临床使用，制成扩张皮瓣，巧妙地修复皮肤及毛发的缺损，避免了供皮区的明显瘢痕，使求医者乐于接受。更为欣喜的是，中国医学科学院整形外科医院的学者们，超量注射生理盐水，超量扩张至原扩张器设计容量的 4 倍之多，用于修复皮肤巨痣、体表瘢痕等大面积皮肤缺损，取得了极其良好的效果。

**研究对象**  从不同的视角看整形美容外科学的研究对象，也就是整形美容外科疾病的治疗范围，对于整形美容外科求医者的治疗方案的确定，均能够提示不同的思维角度，做到相互补充，相得益彰；也增强了整形美容外科医师的责任感、使命感、成就感，改变着行业外人们对于整形美容外科学与整形美容外科医师的传统看法。

**从身体部位角度看**  整形美容外科学的主要工作内容在体表，包含了从头顶到足底的广泛范围，而且没有年龄、性别的限制，从出生到老年。因而，整形外科的研究治疗对象显得庞杂。这就要求从事整形外科的医师要打下广泛坚实的医学基础，并且不断地善于向各科专家学习。

**从系统疾病角度看**  整形美容外科治疗范围有六大类疾病。①先天性畸形：如唇腭裂、尿道下裂、小耳畸形等。②后天性创伤：如车祸致颜面损伤、烧伤的早期及后期修复。③肿瘤：尤其是体表肿瘤，切除后的修复。④体表炎症及其感染坏死后遗症：如牙疳等。⑤美容：通过医疗技术手段，满足求医者的心理要求，

如单眼皮做成双眼皮，低鼻梁垫高，面部老化的年轻化手术等。⑥精神心理治疗：应用整形外科手术技术修复患者自认为身体某部位的"缺陷、畸形"，以消除患者的偏执心理和抑郁情绪。前四类疾病是和临床各科医师一样都在治疗着的疾病，后两类疾病是整形美容外科医师拥有的特殊手段，能够帮助、抚慰患者（求医者）的心理需求。

从组织多少、组织移植的角度看　造成患者的体表形态畸形的原因，根据组织量的多少判断，一般分为三种情况。①组织过多类疾病：如多指畸形、包皮过长、脂肪堆积等。②组织移位类疾病：面部外伤后，晚期瘢痕挛缩；随着认识的深化，面部老化，以组织移位为主；有些体表的先天性畸形，如唇裂、尿道下裂也是以组织移位为主，立足于组织复位的修复手术，取得了良好的效果。③组织缺损类疾病：外伤或烧伤晚期瘢痕挛缩致皮肤缺损，各种原因造成的外生殖器缺损、先天性的外耳缺损等。其意义在于，从组织移植的角度，先有明确的诊断，而后才能确定治疗方案：①组织过多则行切除，如多指切除术、包皮环切术、吸脂术等。②组织移位则行复位，如复杂的颜面外伤后，一时不知道从哪儿着手修复为好时，则把处于正常位置的正常组织保留在原位，手术中要把移位的正常组织复位。③组织缺损类，则采用组织移植的办法进行修复，首先考虑应用自体同种组织，其次为采用自体类似的组织，以及国家允许使用的异体组织和组织代用品。在采取组织移植的手段进行组织缺损的修复时，需要遵守整形外科手术治疗体表缺损的思考程序的原

则，即：从简到繁，由易到难。如，直接缝合（巧妙应用组织的弹性和松动性）→游离植皮→局部皮瓣（筋膜瓣、肌皮瓣）→远位带蒂皮瓣（肌皮瓣）→游离皮瓣或游离肌皮瓣移植等。术者只有熟知各种组织的性能和成活规律，才能在工作中运用自如，不断创新，取得较好的治疗效果。

不管从什么角度看，整形美容外科全部疾病及其治疗过程中出现的问题，只有三个要解决的共同本质问题，号称整形外科医师的"三大敌人"，这是依据横向思维，综合、归纳、比较的结果。"三大敌人"是：①全层皮肤、黏膜缺损：也就是创面，必须及时修复，因为创面引起感染、瘢痕挛缩等，导致更严重的形态畸形和功能障碍。②直线：体表皮肤缝合后，遗留的直线，包括圆环形线会因为直线瘢痕挛缩，导致严重的形态畸形和功能障碍。必须避免。③创面张力：有张力的创面，强行封闭缝合，影响血供，愈合不良，导致创口裂开等一系列并发症。治疗方案的正确选择、确定，是基于对整形美容外科学疾病本质的认识、理解深度。整形美容外科医师所采用的整形美容外科技术手段及其所造成的结果，是否规避（预防）了"三个敌人"，结果是否消灭（治疗）了"三个敌人"，体现了该整形美容外科医师的素养和学术造诣。在评价所采用的手术方法正确与否或比较不同手术方法的优缺点时，就要看手术结束后，这三个本质问题是否还存在，其存在与否必然会影响到远期和最终的手术效果。"整形美容外科医师的'三大敌人'说"是整形美容外科学学者对于整形美容外科疾病及其治疗结果评价考证认识的更

高层次的升华，是哲学认识论解析众多繁杂整形美容外科疾病的共同本质的成就——极大地提升了整形美容外科学疾病的治疗水平。应该说，在对于疾病本质的深刻认识方面，整形美容外科学者领先于其他学科，这也是整形美容外科近几年来迅速发展的原因。患有各种畸形的患者，有时会感到上帝、他人、社会对于自己太不公平，因而有敌视、报复的心理，整形美容外科医师通过成功的治疗，可以起到任何人都难以起到的调整求医者心理失衡的作用；也可以缓解患者的家庭矛盾，消除患病子女对父母表现出的抱怨和不满。

**研究方法**　由于整形外科与临床各科的疾病治疗都有重叠交叉，通用临床各科的研究方法。但是整形外科疾病的治疗，常常遇到同一个疾病、同一个患者可应用不同的方法进行治疗的情况，即一题多解，只有一个方案是最佳方案，这是一个分析、比较、归纳的哲学问题；没有最好，只有更好的科学探索。同一个疾病的治疗需要多个技术手段的组合，组合创新是极其重要的创新学原理之一，需要终身学习，因为很多大学还没有开教这门课程。整形外科医师比其他各科医师更需要基本原则、基本技术、基本操作的基本功训练，需要心理学培训，需要灵活地组合创新学知识的运用。

**同邻近学科的关系**　整形外科与临床各科的疾病治疗都有重叠交叉。如唇腭裂、尿道下裂、乳房疾病等，是口腔科、小儿外科、泌尿外科、乳腺外科等与整形外科共治的疾病，所以，要求整形外科医师要有广泛的临床基础，又要善于向其他学科的专家

学习，进行专门训练，其才能的发挥取决于专门训练的程度。与其他各科共治的疾病，整形外科医师应该以独特的整形外科学原则与技术优势，使其治疗效果更好，否则整形外科就没有存在的必要。

**应该和有待解决的重要课题**

迄今为止，整形外科仍然是以新的手术创伤，修复与重建旧有的畸形与缺损。所谓"挖肉补疮""拆东墙补西墙"，必然会付出供区新的形态畸形与功能障碍的代价。把副损伤降到最低，采用最小的代价，最简单的手术方法，取得最好的手术效果，是每个整形外科医师穷其一生，不断追求的。积极引进现代先进技术，引进组织相容性好的材料，用于修复与重建，是当下的目标。应用先进的组织工程学技术、干细胞技术，培养需要的组织与器官，用于临床，进行畸形与缺损的修复与重建，尽管还很遥远，但确是整形美容外科学——组织移植研究方向的曙光。

(李森恺)

zàizào zhěngxíng wàikēxué

**再造整形外科学**（reconstructive plastic surgery） 以独特的组织移植的理念和技术，对先天性原因导致的体表器官缺如或发育不良，和后天性烧伤、创伤、感染，体表肿瘤切除后破坏了的体表器官进行修复与重建，使其达到正常或接近正常功能和形态的学科。在整形美容外科学的形成与发展长河中，缺损器官的修复与重建的缘起，其首要目的都是恢复功能，眉毛再造是为了阻挡分流汗水和雨水，保护眼睛不受侵扰。鼻再造是为了温暖、湿润过滤空气，保护咽喉、气管和肺脏。拇指缺损的再造就是为了

恢复手的对掌握持功能。当然，随着温饱的解决，生活水平的提高，追求形态美的比重越来越高。

**再造整形外科学的价值体现**

再造整形外科医师除了改善患者的健康状态，同时还致力于提升患者的生活质量和生活情趣。乳腺外科医师可以在患者患乳腺癌后，切除患病的乳房，清除危及生命的病灶；而再造整形外科医师需要做的却与上面这些"救命"的工作不同。再造整形外科医师可以帮助失去乳房的妇女再造乳房，使她重新获得一个"完整"女人的感觉。可以通过种种专业手段促进各个部位长期不愈的创面尽快使之愈合。通过再造整形外科医师的努力，患者术后无论在身体、心理的各个方面的情况，以及在生活质量方面都有了极大的提高，可以更加彻底地享受生活的乐趣。在医学领域，再造整形外科的贡献是很难定量衡量的。再造整形外科手术的患者几乎没有死亡的威胁，一些如出血、感染之类的常见并发症在再造整形外科手术以后都很少出现。那么，如何评价再造整形外科手术是否成功呢？通常情况下，将患者在接受手术后迅速恢复基本活动和日常工作，或是在生活和人际交往中自信心和自我评价的提高作为手术成功的标志。一个原本因为身体畸形而羞于表达自己进行交际的人，在接受整形手术后融入社会的社交能力大大提高，这种进步要如何量化衡量呢？一名患有严重先天性畸形的男性尿道下裂患者，由于不能站立排尿，在3岁之后，就会感到没有男子汉的尊严，承受着极大的心理压力和生活的不便，经过整形修复手术后，其效果往往能达到甚至超过患者对一个"手术"

的常规预期。

尽管人们常说"外表不能代表一切"，然而，在当今的社会环境和文化氛围里，一个又一个实例和调查证实了，外表年轻且具有吸引力的人相较她们的同龄人在求职时，更容易被录用，相较她们的同行能得到更快的职位提升，赚到更多的钱。

**再造整形外科的特色** 综合医院往往以解剖学上不同的系统、性别、年龄划分各个专科，如妇产科、小儿科，骨科医生治疗骨骼和关节的病变，神经外科医生则治疗大脑、脊髓以及周围神经系统的病变，再造整形外科在医院中，是没有性别与年龄限制的专科，也是一个不受解剖界限限制的学科。再造整形外科医生可以给不同性别和从新生儿到耄耋老人的任何年龄的患者，在身体的任何部位做手术，从表皮至深部的腔隙。随着经济的发展，人民对于生活质量的要求越来越高，再造整形外科在综合医院中的地位和被重视程度也愈加提高。在医院的临床科室中，再造整形外科已经是综合医院中是不可或缺的学科。

**再造整形外科医师从业者的自身修炼** 再造整形外科所面对的一个疾病，往往有多种治疗方案，所谓"一题多解"。每一个再造整形外科医师都是独立的，同一种疾病或畸形，在不同的再造整形外科医师手中都可能有互不相同的手术治疗方法，手术时机也是千变万化，可以在外科切除后即刻修复，也可以择期手术。但是，最佳治疗方案只有一个，这取决于每个再造整形外科医师的经验与综合素质。再造整形外科医师的培养强调，每位再造整形外科医师要具有广泛而扎实的

外科基础，又要向着各具特色几个疾病纵深发展，形成各自擅长治疗的几个疾病的专家，有的医师偏重于手部手术，有的偏重于小儿面部或先天畸形的修复，还有的擅长显微外科。如一个患者因为肿瘤被切除了一部分下颌骨，再造整形外科医师就可以利用他体内相对"没有用"的腓骨再造缺损的下颌骨，同时利用显微外科技术重建这段再造下颌骨的血供，以保证它在新的位置上能长期存活。完成世界上首例肾移植的约瑟夫·默里（Joseph Murray）就是再造整形外科医师。目前所有的实体器官，如肝脏、心脏、肾脏，甚至是最先进复合器官的移植手术的成功，都有再造整形外科医师的参与。

**对于再造整形外科求医求美者的温馨忠告**　只要患者要求合情合理，大多数有经验的再造整形外科专病医师都能够将患者的渴望变成现实。当然，也有无法实现的要求，比如希望通过手术改善和配偶的关系，或是得到某个工作等，因为这些都是需要靠通过手术改善形态以外的自身努力得到的。

尽管近年来，医疗技术有了突飞猛进的发展，但是，人类身体的结构和基本的愈合过程并没有改变。伤口完全愈合需要一段时间，在当今快节奏的工作中，抽出一段完整的恢复时间变得越来越困难。如果要做的手术是真正的择期手术，必须保证术前自己的身体和精神都处在最佳的状态。如果还有些没有解决的健康问题，不可随意决定手术。需要重新制订一个手术计划，待身体和各方面都恢复健康后再考虑手术。您一定不愿意手术出现并发症或是术后效果达不到您的要求

吧，那么，至少在选择一个合适的手术时机这个方面您有着绝对的自主权。

（李森恺）

**měiróng zhěngxíng wàikēxué**

## 美容整形外科学 （cosmetic plastic surgery）

由资深的整形外科专科医师使用激光、电频、超声波、医学果酸换肤术、微针注射、微创手术、吊线术、内镜手术及上下颌截骨手术等来达到因衰老或因心理及生理上的需要而去更新或美化皮肤，或改善五官面形及体形的学科。美容手术的成功取决于医师的诊断，手术前评估（包括病史记录、体检、摄影记录、心理评估、风险评估及医师的技巧及经验）。现代美容手术多采用日间手术方式，在局麻、静脉强化加局麻或插管全麻下进行。如手术时间较长，患者有麻醉的高度危险性，或有需要用监察性静脉强化加局麻或全麻，外科医师应邀请麻醉医师的帮助完成麻醉。这样患者的安全才会得到最大的保障。

患者在接受入侵性医疗手术或麻醉前，应明白手术的性质及各方面的风险，包括：①该手术的医疗原因。②该手术的性质。③该手术可能引致的危险及并发症，包括出血、伤口感染肺炎、其他感染、心脏病诱发、脑卒中、大腿静脉栓塞及肺血管栓塞。④该手术与患者情况有关之潜在危险及并发症。⑤其他治疗方法及不接受治疗所带来的后果。⑥该手术在进行中或完成后可能需要的额外治疗与再次手术。

**激光美肤**　激光会释放一个特定的波长达到独特的活肤效果，如脉衡染料激光机用585/595mm波长来减退微丝血管或葡萄酒样痣。一般激光疗程需进行5~10

次活肤，每次相隔4~6周。现代激光治疗可减轻各类色斑，红痣，青春痘瘢痕，刺青，多毛，瘢痕等皮肤问题。

**彩光美肤**　彩光是一种混合或多光谱的白光，利用光学原理，将热力选择性传送至皮肤深层，把含有色素细胞或红色的微丝血管减退。激光及彩光有大约相同的风险，如反黑，皮肤灼伤等副作用。

**射频紧肤**　射频（电磁波）技术同样可将热力传入皮肤来加热皮胶原，刺激皮胶原增生及收紧，即使不用做手术也可用射频将面、颈部皮肤加以轻微收紧。

**超声波紧肤**　这是利用超声波的能量用特别设计的探头发送至深层皮肤，刺激胶原蛋白增长使皮肤慢慢自然收紧及减少松弛，完全紧致的效果会在2~3个月内慢慢出现。通常每2年只需1次的超声波紧肤治疗。

**医学果酸换肤**　涂抹果酸（如甘醇酸）或水杨酸在面部皮肤可温和的除去受损的表皮，刺激皮肤细胞新陈代谢及减少暗疮，色印，色斑，毛孔粗糙等问题。果酸换肤一般需多次疗程才能够达到最佳疗效。

**乳房提升，修整，重建术**　乳房提升术是用缝线法将下垂的乳线乳晕导切口，将乳房适量提升，同时阔大的乳晕及乳头也可修整。若乳房过分重大引到背痛、肩痛，可用切割法或抽脂术将乳房修整。若乳房产生肿瘤而需要做乳房切割术，患者可选择进行乳房重建术。此手术会用自体皮瓣转移从下腹部到胸部来重建乳房，患者也可选择用乳房假体植入术来重建乳房。如植入物出现渗漏，外膜挛缩，移位等情况，患者或需接受更换植入物手术。

**乳头凹陷升起术** 多是早年因位于乳头下方的纤维收紧而引到乳头下陷。最新缝线法手术在无瘢痕的状况下将乳头隆起。

**隆鼻术** 隆鼻术是在鼻孔内做小切口植入硅质鼻支架或自体的软骨组织，将鼻梁及鼻头加高。鼻部整形术也可将大鼻子或鼻头修整，收窄或调整鼻翼及鼻孔。

**腹部收紧切皮术** 腹部收紧切皮术能有效除去过多松弛腹部皮肤及脂肪组织，令体态更见纤细，皮肤更加紧致。手术需从一个耻骨位置对上的长的横切口进行，除去肚脐对下的皮肤及皮下脂肪，并用缝线收紧松弛的深层组织。

**内镜拉额术** 以内镜辅助进行拉额术，只需在发线后数时的位置，做五个细少的切口，手术能收紧前额，眼眉及上眼皮的松弛及减退前额及眉心的皱纹。

**拉面及拉颈术** 传统拉面及拉颈术是在位于太阳穴的发线做切口伸延至环绕耳朵前后，甚至伸延到耳后头皮，面部皮肤会被打开起来用，缝线去收紧皮肤。然后再切除拉紧后呈多余的约一时阔的松弛皮肤，手术需 3 小时或以上，也会在耳朵前后留下不太明显的瘢痕。

**缝线拉面** 最新的缝线拉面法是特选的手术缝线用针管放进皮下深层组织，借此达到拉起或收紧眼眉，面部及上颈部的松弛皮肤，所用的都是小切口及针口，并不会留下明显的瘢痕，所以较为较年轻人士接受，一般康复期在 1 周内。

**植发及植眉术** 头皮毛囊是可用特制的仪器一根一根的移植到光头或缺毛的眼眉的位置，同一时间是可移植过千根带有毛囊可再生长的头发。

**微晶磨皮** 是利用微砂除去死皮、黑头，从而使皮肤更加光滑、细嫩。

**微针注射** 包括注射肉毒毒素来减轻表情纹（眉心纹、前额纹及鱼尾纹）或改善方形面形（将嚼肌改薄）或治疗多汗症，另外也可注射透明质酸来填充深纹或改善瘦削的面形或隆鼻。

**双眼皮成形术** 现代造双眼皮已不须将眼皮切割，而是用小切口缝入法在眼皮的皮肤内侧穿过一至三条，细线就能造出使眼睛更美丽的双眼皮效果。

**眼袋祛除术** 如果下眼睑水肿，这是因为下眼睑皮下脂肪过多，想改善大小眼袋，就必须做切割小手术除去部分的脂肪或松弛的皮肤。

**狐臭，手汗症治疗** 除狐臭以切除腋下大汗腺的手术为主。手汗多的治疗以注射肉毒毒素较有效。另外若要根治则需要用内视镜做切除 $T_1 \sim T_3$ 的胸交感神经手术。

**抽脂术** 现代抽脂术是用针管或负压抽脂术将腹部，臀部，腰部或四肢局部的肥胖脂肪来抽取，以致达到身形的改善，抽脂术可在全身麻醉或局部麻醉下进行，一般风险甚低。

**脂肪移植术** 这是较持久及有效的用自体脂肪经抽取后用注射法来做脸部或身体其他部位的填充以致上下眼皮、鼻梁、颊部、双唇、脸颊、额头、太阳穴等部位更加丰满。手术期间，医师会用针筒加抽脂管抽取身体某部位的脂肪（如腹部、大腿内外侧）脂肪经处理后会再以细针注入有待改善的位置。

**隆胸手术** 此手术既能有效改善平坦或发育不全的胸部，亦让产后妇女重获丰满身段。除非乳房本已丰满，否则植入物（盐水或硅质袋）多植入大胸肌下。一般会在腋窝下用内镜视像协助进行或乳晕旁或乳房下褶位做一切口用于放置乳房植入物。最新的植入物是自然的凝聚型硅胶假体，其渗漏率较盐水袋低，即使假体外膜破损，硅胶的凝聚性能使硅胶停留在乳房的原位，其柔软度也较盐水袋更好，并一样安全。

（金永强）

zhěngxíng měiróng yīshī

**整形美容医师**（plastic and cosmetic surgeon） 专门从事畸形修复与再造、形态重塑与美化等整形美容外科专业并具有执业资格的医疗系列人员。又称整形美容外科医师。俗称整形美容医生。

**职业特点** 整形美容外科属外科一个分支，与其他外科分支相比，除具所有外科的共同特点外，还有许多独特之处。①治疗范围广泛：整形美容外科能修复的部位从头顶至足底，从表皮至骨骼，可涉及全身各个部位。②与多个学科有交叉：如口腔颌面外科、耳鼻喉、眼科、乳腺、腹外、妇科、手外、泌外、胸外、脊柱、肿瘤、皮肤等学科的部分疾病诊治上都有重叠与侧重。③同时兼顾功能和外形：一般外科多以病灶切除为主要治疗手段，属破坏性手术。而整形美容外科多以组织移植器官再造为主要治疗手段，属修复（重建）性手术。不仅注重功能的恢复，同时更注重外形的改善。④手术更精细和微创：由于整形美容医师主要面对的是先天畸形、后天畸形和正常人三大类求医者，均可择期手术，属"锦上添花"，而非救急救命的"雪中送炭"，故更强调手术技术上的精细和操作上的无创或微创。⑤术式不固定，富有创意：

由于缺损和畸形受到致伤程度、受伤部位、时间空间、瘢痕体质、发育遗传、个体差异等多种因素的影响，致使同样的一种畸形会有多种不同的形态变化，因此没有完全相同的修复手术。也就是说，医师在不违反原则的情况下，有很大的发挥空间，可以酌情灵活地进行个性化的设计和实施手术。⑥强调美学意识和审美观：与其他外科不同的是整形美容手术常常是多器官、多部位、多层次的立体整形。如鼻、眼、下颌、颧骨的面部整体改形等，需十分注重局部与整体的协调美与平衡美。⑦与心理学有密切关系：据报道约有1/2的整形美容就医者伴不同程度上的心理障碍和不现实的、过高的期望值，故需多次的术前沟通和心态的调整。

**基本素质**　由于整形美容医师面对的是一个特殊的"患者"群体，而这些"患者"往往对手术有着过高的期望值和要求，因此，整形美容医师的责任比一般医师更为重大，素质要求也更高。除必须具有一般医师共有的职业素质、道德素质和身体素质外，还应具有以下一些特殊素质。①具备良好的形象素质：整形美容医疗实践的本质就是一种医学审美活动。如果医师自己不具备良好的风度、气质、举止言谈、容貌、责任感、工作态度和精神状态等外在或内在的素质，将会给患者心理造成一种不安全和不信任感。反之，医师良好的形象，能有效地增强求医者和社会人群对医师的信赖，促进求医者与医师间的合作。使整形美容手术既给求医者带来美的享受和满足，又达到既治肉体更治精神的双重效果。②具备较高的美学素养：包括对美的感受、美的鉴赏与美

的创造等审美能力。良好的审美观对患者的手术设计、实施及术后效果的取得都有着非常重要的作用。③具备扎实的专业技能素质：包括精细的手术功底、广泛的解剖学基础和多学科交叉知识、过硬的目测能力和透视能力，这些能使医师准确地在各种组织瓣移植中发挥立体的形象思维能力。④具有一定的艺术技能素质：整形美容手术实际上是一种最高形式的"人体艺术加工和艺术创作"，因此整形美容医师必须掌握一定的绘画和雕刻能力，有利于对不同组织的切割、修整、运刀等的掌控，达到准确、细致、恰到好处的塑形。⑤具有良好的心理素质和心理学知识：医师自身要心理健康稳定并掌握相应的心理学知识，对心理障碍者进行分析，有助于了解患者的心理活动和人格特征并进行充分的沟通。因此，整形美容外科医师常被人们形象的称为"拿着手术刀的心理学家"。

**执业资质**　一般在正规医学院校学习毕业后，须通过国家级考试，取得执业医师资格，并经卫生行政部门注册后，即可在上级医师的指导下，在注册点从事一定范围的整形美容外科医疗活动。但成为美容主诊医师独立执业必须符合卫生部规定的条件。美容主诊医师指同时具备下列条件，并负责实施医疗美容项目的执业医师。①具有执业医师资格，经执业医师注册机关注册。②具有从事相关临床学科工作经历。其中，负责实施美容外科项目的医师应具有6年以上从事美容外科或整形外科等相关专业临床工作经历，负责实施美容皮肤科项目的医师应具有3年以上从事皮肤专业临床工作经历。③经过医

疗美容专业培训或进修并合格，或已从事医疗美容临床工作1年以上。

**培训教育**　由于专业的特殊性，使得一个优秀的整形美容医师培养，往往需要相当长的实践积累和经验沉淀。通常入门相对容易，成熟很难，而有所创造就更难。目前国内学者倾向认为最佳的培养方式应是：医学生在医学院校毕业后，先须经3年的一般外科培训，再经3年的整形美容外科培训，并通过国家级考试，方能获得整形美容外科专科医师资格。即所谓的"3+3方式"，其中必须有1年的时间是在国家认可的整形外科专科医师培训基地培训。

（高建华）

zhěngxíng měiróng wàikē yuánzé

## 整形美容外科原则（principle of plastic and cosmetic surgery）

为了取得良好的手术效果，整形美容外科医师都自觉或不自觉地在临床实际工作中遵循着一定的原则。整形美容外科原则是凝聚了众多的临床经验后提出的治疗规律，所有从事整形美容外科事业的医师都应该认真学习和必须遵守。在正常标准的指导下，熟练地掌握了整形美容外科原则，则可在临床实际工作中完成从必然向自由的转化，达到一个更高的层次和境界。整形美容外科随着科学技术的发展而壮大，其内涵和技术操作也日新月异。已经不再是一门只涉及体表操作的单纯手术科学，而是涉及多种理论，由多个层面和角度的操作，组成的一门人体的完善的美化艺术。这种科学和艺术的结合，要求整形美容外科医师不但具有深厚的医学素质，而且具有相当的审美造诣、心理素质和操作技巧，是

医师和艺术家的结合。所以整形美容外科医师需要不断加强自身的艺术修养，进行自身素质的训练和提高。以便达到融科学和艺术为一体的境界。整形美容外科原则是整形美容外科的骨架，而整形美容外科的技巧则是整形美容外科的血肉，血肉依附于骨架，而骨架同时支撑和制约着血肉的生长。

**了解患者的手术目的和动机，详记各种医疗文档**　如果患者有不现实的过高期望和难以达到的目标，必须指出这是不实际的，让患者回到现实中来。但是在某些特殊的情况下，如果患者的要求与可能达到的总体改善有很大距离，从道德的角度出发可以建议施行相关的附加手术，来达到所需手术的整体效果。如在交谈中，当患者所坚持的要求是不正确的、不合适的、凭空幻想或与整形医师的合理考虑相矛盾，或没有调整到共同观点上时，医师有权利和义务拒绝手术。仔细记录和保存各种医疗文档，为了患者的治疗和法律上的自我保护，必须保留一份完整的准确的病例和有照片的记录。没有任何记忆可以替代这些资料。要习惯于做准确真实的记录和客观的检查。手术前后的照相、检查条件要一致，以便留下具有可比性的资料。要有术前、术后和随访的照片、模型或录像资料，其中术前的更为重要。

**查阅文献设计手术方案**　查阅文献，判断哪些是优良的、一般的、哪些是可用的，而哪些是不可用的，还都需要丰富的知识和经验。全面地了解整形外科及其相关的专业已发表的文献资料，可以给整形外科医师提供多方面的经验和大量相关信息，不但可以充实自己开拓眼界，还可避免重复他人的错误和少走弯路。手术前要查阅文献资料，当然包括个人的笔记，必要时还要参考前人写的病历和手术记录，即使是最熟悉的、最简单的手术也要做好充分的手术前准备工作。不做无准备的手术，手术前要设计主体手术方案和多种备用应急方案，不要把"敌人"估计过低。宁可备而不用，不可临渴而掘井。制订一项手术计划涉及许多基本原则，包括明确实际缺损范围，以理想的美容解剖分区来确定缺损范围，使移位组织器官复位，以相同的组织予以修复等。要选择最好和最简单的方法来处理问题，这也是最安全的办法。无疑简便的方法是最好的。一项完美的、深思熟虑的治疗计划必须包括在每一特殊的整形外科手术中，要充分考虑美观的形态和特殊的功能。这需要一个牢靠的基础，合适的组织作衬里、支撑物和覆盖面，符合美容解剖分区、色泽和质地。以使其与其所在部位相融合，成为其中的一个组成部分，而不是多余的表面部分。整形美容外科手术要掌握一个适当的度，不可将手术越做越大而不能自已，必要时还是要见好就收，适可而止。整形外科手术有些是应该分期完成的，切勿盲目追求一期完成。不要把今天应该做的事推到明天去做，更不可把应该明天做的事硬提前到今天完成。不能把可以在下一次手术中解决的问题，勉强提前到这一次手术中解决。整形外科手术技术要求精益求精，因此，整形外科医师应努力使个人的技术完美无疵，在手术时自始至终都要保持饱满的精力，全力以赴。

**组织量调整原则**　组织量的调整是畸形矫治的关键，组织移植是整形外科学永恒的研究方向。对于发育障碍造成的面部、身体组织器官移位，外伤或肿瘤根治性手术和瘢痕收缩导致的畸形，都必须对正常组织结构和组织量做出判断。在手术操作中必须置于首要地位的重要原则。①组织过多则行切除，但是要切除的组织需待最后进行，它具有双重含义：a. 此次手术将结束时，确认多余组织无需用于修复时再切除它。b. 发育将完成时再切除多余的组织。因为多余的组织可能用于手术中修复。②组织移位则予复位：手术中要把移位的正常组织复位，处于正常位置的正常组织保留在原位。这对于复杂的颜面外伤后，一时不知道从那儿着手修复为好时，更为重要。③组织缺损则需补充：a. 组织修复首先考虑应用自体同种组织，如以骨组织修复骨缺损，以肌肉组织重建肌肉功能，以无毛发的皮肤组织修复光滑皮肤的缺损，如果这种替换无法实现，就必须用最为相似的组织替代，如头皮修复胡须，用薄皮肤修复眼睑及厚皮肤修复足跟，用前额皮肤修复鼻缺损和用假体取代眼球缺失。其次为采用自体类似的组织，以减少对身体免疫系统的影响，异体组织和组织代用品应尽量少用。b. 整形外科手术治疗体表缺损的思考程序是从简到繁，由易到难。如直接缝合（巧妙应用组织的弹性和松动性）—游离植皮—局部皮瓣（筋膜瓣、肌皮瓣）—远位带蒂皮瓣（肌皮瓣）—游离皮瓣或游离肌皮瓣移植等。c. 术者只有熟知各种组织的性能和成活规律，才能在工作中运用自如，不断创新，取得较好的治疗效果。d. 不要矫枉过正，过正也是畸形。事先应估计到：各类组织在切断或切取之后都有程度不同的收缩、皮瓣在延迟过程中有不可避免的组织耗损量。

**熟悉人体美学规律，修复重建需按美学解剖分区进行**　整形美容外科医师要熟悉人体各部位的美学规律，在美学原则指导下来完成。①熟知理想的正常外貌。②具有对面部外貌和形体的比例关系的判断力。③保护人体自然表面解剖标志。④遵循局部美容解剖分区和亚分区、对称、和谐和皮肤张力线的位置。面对个体的患者，要有一个实际的目标和一个理想的预判，才能把手术做到最好。缺损如涉及一个局部解剖分区的大部分，为了使修复的切口隐蔽，常常可将其扩展到整个局部解剖分区进行修复。如果是一个以上局部分区缺损，就要分别对每个解剖分区给予重建或先以整块缺损的方式修复。当在两个局部解剖分区之间没有明确边界，而是一种过渡关系，那么局部解剖分区和亚分区的界线就是切口设计的根据。

**比较原则**　比较是鉴别的手段，也是仿造的良师，整形美容外科医师要善于应用对比的原则。①与健康人和正常人对比。②与正常的对称部位对比。③手术前后对比。④手术后早期与后期对比。

**控制减少手术张力**　整形美容外科医师应该知道如何控制张力，认识和重视张力，防止和改变张力。并学会利用张力，使其成为有利条件。整形外科医师面临的"三大敌人"：①创面张力。②直线。③全层皮肤缺损。张力是公认的头号敌人，如何正确应用和防止减小张力是许多整形外科手术的实质。由于张力大而导致组织缺血，对感染的抵抗力下

降，而形成组织坏死、伤口裂开。即使伤口能勉强缝合，愈合也会因张力过大，引起瘢痕增宽和瘢痕增生或形成瘢痕疙瘩。控制和减少张力的原则贯穿于整个手术的始终，整形外科医师要善于预测创口的缝合张力，并熟悉减少缝合张力的方法。在各种减张措施中，Z 成形术应用最为广泛，是整形外科医师的最好的朋友。当然，W 成形术、Y-V 成形术、V-Y 成形术等也是非常有益的方法。整形外科的缝合，是一种自然的对合，要尽量减少创缘皮肤的张力，因为只有在无张力的前提下愈合，切口瘢痕才有可能减到最小。由于皮肤组织的自然弹性回缩，或者局部组织量不足，切口往往存在一定的张力，必须采取一定的方法减少这种张力，才能真正实现满意的愈合。对于创缘张力较小的切口，分层缝合将切口张力转移到深层组织是最常使用的方法。如果组织缺损量较多，则需采用其他手段减少切口张力，如减张缝合、局部改形和组织移植等。总之，应该在有张力的情况下切开，而在无张力的情况下缝合。

**严格随访，总结提高**　用客观的态度随访患者，评价疗效。不可盲目的自我欣赏。永远用欣赏的眼光看待同事们的手术病例。坚持长期随访，不但可以对术后效果做出明确的评价，还可以分析总结来改进和提高手术方法。在对自己或他人手术治疗后的患者进行随访，当发现效果不满意时，就会产生放弃原来所熟悉的，但疗效不佳的手术方法。这就使我们有了不断地寻找更好方法的动力。当严格的随访发现许多需要再次手术才能得到解决的问题，而且这种再次手术方法的确也解

决了问题时，那么把两次手术方法综合起来，就会产生一个新的改进了的手术方法。多年来，许多不断发展的技术往往由于缺乏必要的随访、记录和最终结果的分析，而显得有些缺乏说服力。

**素质原则**　整形美容外科医师不单是一个科学家，而且是艺术家和心理学家。需要具备深厚的医学理论、艺术和心理素质，才能够达到创造完美的目标。整形美容外科医师对于反复治疗失败、心理异常的患者要非常慎重，要把握患者的目的和自己的能力，经过深思熟虑，再作决定，不要去做没有把握的手术。整形美容外科的治疗范围极其广泛，因而作为整形美容外科医师，不可能对每一个手术都能胜任，这是很正常的事情。在一定的时期内，作为一个整形美容外科医师应该学会说："我不会做这个手术。"或"这个手术，我不如某某医师做得更好"。

**实践原则**　实践是产生真知的源泉，是评价优劣的标准，也是提高升华的基础。大量地参加整形外科的临床实践，从门诊开始，不轻易放过每个环节，手术前准备、参加手术、手术后管理，到患者出院后随访。不论治疗的难易，不拘手术的大小，力求从每个具体的、带有特殊性的病例中，总结出整形外科学的一般的规律性的东西来，然后到下一个具体的病例中去预见、验证、指导。经验教训的经常反思、不断总结升华、不断提高就能上升为原则性的理论。

**技巧原则**　整形外科医师要掌握灵活多样的整形外科技术和技巧手段，以适应各种临床治疗的需要。如整形外科具有多种减张手段、多种切口选择方式和多

种组织移植方法，只有把它们熟练掌握，才可以熟能生巧。不可拘泥于一种方法到处套用，因为整形外科手术没有千篇一律的常规，要具体病例具体分析，不可墨守成规。不熟悉的问题，没有做过的手术是经常能够遇到的，此时要避免用传统习惯和固定观念，把一种手术方法强加于患者，当手术方案尚不能确定时，放置是最好的方法，经过学习、讨论、思考后，最佳方案总会涌上心头。手术操作技巧是手术者的悟性、灵性，是心灵手巧，是佛学语言中的妙悟也就是敏慧善悟，而技巧是与工具和方法形影不离的。

**创新原则** 目前国际创造学界流传着三句名言：智力比知识更重要，素质比智力更重要，觉悟比素质更重要。①要善于观察和捕捉灵感，观察是一种受思维影响，具有系统性、主动性、意识性的知觉过程。是每个人随时都在进行的认识过程。发现新问题是创造的起点，形成新概念是创造的关键，提出新设想是创造的保证。整形美容外科医师在医疗实践中要善于观察，要富于创新精神，避免过分地循规蹈矩。想象的火花是促使创新的前奏，要善于捕捉灵感。②经验是处理问题的好帮手，但经验有自身的相对性和局限性。过分依赖乃至崇拜经验，就会削弱了头脑的想象力，造成创意思维能力的下降。因此，在重视经验的前提下要发展创新能力。③培养独立思考能力。爱因斯坦认为：发展独立思考和独立判断的一般能力，应当始终放在首位，而不应当把获得专业知识放在首位，如果一个人掌握了他的学科的基础理论，并学会了独立地思考和工作，他必定会找到他自己的道路，而且比

起那种主要以获得细节知识为其培养内容的人来，他一定会更好地进步和适应变化。④要重视器械和技巧的研究，工欲善其事，必先利其器，为了手术的需要，要善于自行设计创造新的手术器械，有时还必须向工匠学习。⑤创新要遵守科学原则，创新过程中要注意遵循目的性、知识性、思维性、重复性、客观性和全面性等原则，对发明创造设想进行科学原理兼容性、技术方法可行性和功能方案合理性检查。

整形美容外科的临床实践是第一性的，原则是第二性的，一切整形原则都来自广泛的临床实践。规则是保证，理论是根本，手术操作技巧是沟通理想与现实的桥梁，临床经验是可行性的重要依据，心理沟通和调整是顺利完成整形外科治疗的必要平台。不是先有"原则"，然后从其中推演出整形外科的新的诊断治疗方法和手术方式，而是先有前人、今人以及众多的医师的广泛的临床实践，然后从其中总结出"整形外科学原则"来。因此，整形原则必须适合于整形外科临床实践，并随着临床实践的深入而不断改进和完善。恩格斯在《反杜林论》中指出：原则不是研究的出发点，而是它的终了的结果；这些原则不是被应用于自然界和人类历史，而是从自然界和人类历史中抽象出来的；并不是自然界和人类历史要适合于原则，而是相反地，原则只有在其适合于自然界和历史之时才是正确的。

(王原路)

zhěngxíng měiróng wàikē huànzhě xīnlǐ

## 整形美容外科患者心理

（plastic surgery patient psychological） 整形美容外科患者求医时的心理活动特征。表现在就医

时，除了希望改善形态和功能等客观要求之外，还希望满足一些心理的需要。如希望增加自己的魅力，提高自己的层次，使得自己在社会交流中更占优势等，这是患者就医的深层次的动力。

**基本内容** 外形是人类求偶、工作和融入社会的基本要素，一个良好的外形和功能可能对人的生存产生重要的促进作用，而整形外科正是从改善人的外形入手。虽然患者在求医时想法千差万别，总体来说，其心理活动可能主要有求美、改善生存状态和特殊心理需求三个方面，可以细分为以下几种类型。①求美心理：就诊的目的是使自己更加美丽，如很多做重睑、隆胸的患者，她们本身就比较漂亮，可是为了更加漂亮而选择手术整形。②自我完善心理：这类患者本身存在一定的瑕疵，她们往往是希望通过整形手术，去掉瑕疵，达到自我的完善，如有些面部色素痣，本身对患者并无明显影响，但是终觉对自我形象有破坏，进而求医。③留住青春心理：随着年龄的增长，青春也会逐渐褪色，为了留住青春，延长自己美丽的季节，很多人求助于整形医师。④求同融入心理：有些人存在一定的缺陷，使其融入社会存在障碍，他们希望整形外科医师可以帮助他们，改善或消除缺陷，使之能够和多数人相似，以便顺利地融入社会，如先天性小耳畸形、唇裂和面瘫患者等。⑤改善功能和外形心理：有些患者存在一定的功能障碍，他们希望能够通过整形治疗，改善其功能和外形。如有些烧伤瘢痕挛缩、唇腭裂和尿道下裂患者。⑥解决问题心理：有些患者是因为在生活或工作中存在一些问题，他们希望通过整形

手术，改善自我，从而有助于问题的解决。如有些文身的患者，当他们从事一些特殊职业时或求偶时，文身会造成一定的障碍，为此，他们会求助于整形的手段。⑦补偿心理：有些生育有严重先天畸形的孩子，家长感觉到心理的歉疚，为了补偿孩子，家长会来就诊；有些交通肇事造成的伤残，患者会感觉社会对他有所亏欠，就诊时会感觉这是社会对其应有的补偿。⑧异常心理：有些人心理定位有异于常人，尽管没有明显的精神障碍，仍是非常强烈地希望通过整形手术，实现与之心理相适应的社会形象。如易性癖患者。⑨偏执心理：有些人精神上存在障碍，不能正确地判断自己的行为，偏执地认为自己必须做某些整形，才能够实现自我，如一些强迫症患者。

**意义和评价**　整形美容外科医师在接诊患者时，不能单纯地从专业角度入手，进行过多的心理诱导和暗示，以免形成医师满意而患者不满意的尴尬结局。应该通过与患者的充分交流，比较准确地把握患者的心理需求，才能够有的放矢地制订有效的治疗方案，取得较好的治疗效果。如果整形方案不能和患者的希望所匹配，很容易引发患者对治疗结果的不满。对于接诊时发现具有偏执或心理异常倾向者，治疗方案的拟定尤其应该慎重。

（李　强）

**整形美容外科麻醉**　zhěngxíng měiróng wàikē mázuì（plastic and cosmetic surgery associated anesthesia）　依据整形美容外科手术特点进行的麻醉方式的选择。因整形美容外科手术涉及全身，手术内容包罗万象而处理方法各有不同，疑难程度各异。整形美

容外科常用的麻醉方式有全身麻醉、镇静镇痛麻醉、椎管内麻醉及局部浸润麻醉。依据整形患者的生理特点和整形手术特点不同，麻醉方法的实施、器械的使用、处理、监测和恢复常常各有不同。同时面对一些特殊的患者和手术，麻醉医师需要进行特殊的处理，对创伤大、出血多的颅颌面外科手术需要始终保持内环境的稳定。整形美容外科手术患者的麻醉特点：①安全性，患者的生理功能大多正常，无危及生命的病变，麻醉方法应安全而有余地，患者应在最佳状态下手术，不应忽视各项常规检查。②病变畸形，给麻醉操作带来困难，如麻醉医师需要对小口畸形和颏颈瘢痕粘连患者进行困难插管等。③患者常因需要多次手术，对于麻醉和手术有紧张、恐惧心理，必须进行心理干预与心理支持。④患者主要是体表手术，镇痛要求高，麻醉药品用量大，机体负担重。⑤整形修复手术操作细致，手术时间长，对麻醉师学术水平要求比较高。⑥整形美容外科头颈部手术多，手术中麻醉管理困难。⑦手术后常常需要姿势被动固定，加压包扎，此时需要继续维持麻醉，使患者保持安静。⑧整形外科手术创面大，对于体液丢失常估计不足，需要在手术过程中，应用天平称量，准确记录失血及液体丢失量。⑨整形美容外科手术切口和创面经常应用肾上腺素，以减少出血量，保持创面清晰，必须注意对于全身的影响。⑩整形外科手术患者常常是涉及供区与受区的多部位手术，如烧伤患者的瘢痕切除区与供皮区，给建立静脉输液通路带来一定困难。整形外科医师在手术中必须与麻醉医师互相配合，随时沟通手术

进程与患者的全身情况，切忌"我做我的，你麻你的"。对于手术部位真皮内注射低浓度的局部麻醉剂和肾上腺素的混合液，即可减少全麻药的用量，增强手术后的镇痛效果，并可减少术中出血，但是必须在注射10分钟后方可切开皮肤，进行手术，否则，影响麻醉效果。

（刘元波）

**组织工程学**　zǔzhī gōngchéng xué（tissue engineering）　将细胞生物学和材料学相结合进行体外或体内构建组织或器官的一门多学科交叉的新兴学科，涉及材料学、工程学及生命科学等诸多领域。其基本原理是从机体获取少量的活体组织，用特殊的酶或其他方法将细胞（又称种子细胞）从组织中分离出来并在体外进行培养扩增，然后将扩增的细胞接种于具有良好生物相容性、可降解和可吸收的生物材料，使细胞黏附在生物材料上形成细胞-材料复合物；将该复合物植入机体的组织或器官病损部位，随着生物材料在体内逐渐被降解和吸收，植入的细胞在体内不断增殖并分泌细胞外基质，最终形成相应的组织或器官，从而达到促进组织再生、修复创伤和重建功能的目的。生物材料支架所形成的三维结构不但为细胞获取营养、生长和代谢提供了一个有利的空间，也为植入的细胞分泌细胞外基质并最终形成相应的组织或者器官提供了一个良好的环境。

组织工程一词首先由沃尔特（Wolter）和迈耶（Meyer）于1984年提出，用来描述植入体内的聚甲基丙烯酸甲酯（PMMA）骨替代材料表面形成的内皮样结构。"组织工程"这一概念名称由

美国国家科学基金会于 1987 年正式确定，1988 年将其正式定义为：根据细胞生物学和工程学的原理，应用具有特定生物学活性的正常的组织细胞与生物材料相结合，在体外或体内构建组织和器官，以维持、修复、再生或改善损伤组织和器官功能的一门科学。1993 年，麻省理工学院罗伯特·兰格（Robert Langer）教授和哈佛大学约瑟夫·瓦坎蒂（Joseph Vacanti）教授在《自然（Science）杂志》发表了述评文章，勾勒出了组织工程的基本原则和未来的发展前景。

美国早期的组织工程研究主要集中在哈佛大学医学院儿童医院和麻省理工学院。经过 20 年的发展，研究中心已在各个大学和医学中心建立，著名的中心包括维克森林（Wake Forest）大学再生医学研究所，匹兹堡麦克哥尔恩（McGowan）再生医学研究所，乔治亚理工学院等。德国、荷兰、意大利和英国则是欧洲组织工程研究较为发达的国家。在亚太地区，中国、日本、韩国、新加坡和澳大利亚是组织工程研究较为发达的国家。美国最早建立组织工程学会，以后逐渐发展成为国际组织工程学会（Tissue Engineering Society International，TESI）。该学会于 2005 年在上海召开了第八届 TESI 年会。与此同时，欧洲也成立了欧洲组织工程学会（European Tissue Engineering Society，ETES），日本和韩国分别成立各自的国内学会。为了进一步整合和加强国际学会间的交流，2006 年 TESI 和 ETES 合并成立了国际组织工程与再生医学学会（Tissue Engineering and Regenerative Medicine International Society，TERMIS），该学会下设北美分会、

欧洲分会和亚太分会，自此亚洲地区首次有了自己的学会。TERMIS 每 3 年举办一次世界年会，首次在美国匹兹堡（2006 年），第二次在韩国首尔（2009 年），第三次在奥地利维也纳（2012 年）。两次世界年会之间分别在各自地区召开地区年会。上海代表中国举办 2013 年亚太分会年会。

中国组织工程研究发展非常迅速，从无到有，从小到大，从弱到强，经过近 20 年的发展已经迈入了组织工程研究的先进国家行列，在上海、北京、成都、西安、杭州和重庆等地分别成立了组织工程研究中心，开展了大量的组织工程基础和应用研究，取得了丰硕的成果，并在组织构建、临床前研究和临床应用某些领域达到了国际先进水平。中国自主研发的组织工程皮肤产品安体肤成为继美国之后世界上第二个开发出组织工程皮肤产品的国家。中国组织工程学会最先成立于修复和重建外科学会的组织工程分会，后续又成立了中国生物医学工程学会组织工程分会。

《组织工程杂志（Journal of Tissue Engineering）》于 1995 年在美国创办，麻省理工大学查理·瓦坎蒂（Charles Vacanti）教授成为第一任主编，现由美国莱斯（Rice）大学托尼·米科什（Tony Mikos）教授担任主编。欧洲创办了《组织工程与再生医学杂志（Journal of Tissue Engineering and Regenerative Medicine）》。随后其他各种相关杂志陆续创办，如《组织工程与发育生物学杂志（Journal of Tissue Engineering and Developmental Biology）》和《当前组织工程（Current Tissue Engineering）》，表明了这一领域持续蓬勃发展和学术界对这一领域

的重视。中国也已经创办了《中国组织工程研究与临床康复》杂志和《组织工程与重建外科杂志》。

**基本内容** 组织工程技术的基本内容包括种子细胞、生物材料和工程化组织的构建。

**种子细胞** 组织工程的理想种子细胞能够通过分泌特定细胞外基质完成组织结构的再生，并在新形成组织内对机体各类生物学刺激，如力学刺激、信号转导等产生应答，行使其相应的生物学功能。组织工程种子细胞获取的原则是最大程度地避免对机体造成新的创伤。在体外培养扩增至足够数量的同时，应防止细胞老化并保持相应的细胞特定表型。目前组织工程种子细胞主要有以下几个来源。①与缺损组织细胞同源的自体细胞：如应用自体软骨、皮肤、角膜、肝组织等来源的细胞作为种子细胞。以自体组织细胞为种子细胞的优点是不存在免疫排斥，但在体外增殖能力有限、细胞易老化，需要获取较多的组织以得到足够数量的种子细胞。因此，取材对机体生理功能影响较大。②自体其他组织类型的细胞：通过应用生长因子、基因修饰等方法，使其成为具有所构建组织细胞的部分或全部功能的种子细胞。这类组织多具备体内分布较广，取材对机体创伤小的特点。③成体干细胞：存在于个体组织中的多能干细胞和组织特异单能干细胞。这些干细胞通过增殖分化及其子细胞的成熟不断更新或修复组织。④胚胎干细胞：其独特的高度未分化特性以及所具有的发育全能性，即在适当条件下可以在体外培养增殖而不改变其形成全身各种组织器官的潜能，因此在未来的组织工

程种子细胞研究中占有重要地位。

生物材料 指用于构筑供细胞黏附生长并形成组织的三维支架、可在机体内降解的生物材料，本质上是对组织结构中细胞外基质的仿生。理想的组织工程生物材料应具有如下基本生物学特性。①良好的生物相容性：除满足一般要求，如无毒、不致畸、降解产物对细胞无毒害作用、不引起炎症反应外，还要利于种子细胞黏附、增殖和分化。②良好的生物降解性：支架材料在机体内的降解速率应与组织细胞生长速率和基质分泌速率相适应，降解时间应能根据组织生长特性来调节。③具有一定机械强度：可为新生组织提供支撑，并保持一定时间，直至新生组织具有自身力学特性。④具有三维多孔立体结构：具有适宜的孔隙率和孔径，利于细胞黏附生长、细胞外基质沉积、营养和氧气进入及代谢产物交换，也有利于血管和神经的长入。⑤良好的材料表面活性：利于细胞黏附、生长，更重要的是能激活细胞特异基因表达，维持细胞正常表型表达。⑥可加工性：可预先制作成一定三维结构，发挥组织形成模板的功能。目前三维计算机辅助设计（computer aided design，CAD）与快速成形技术（rapid prototyping，RP）的发展，使加工具有复杂内部结构的三维支架成为可能。

组织工程生物材料依据其来源可分为天然支架材料和人工合成高分子支架材料。天然支架材料包括脱细胞支架材料和基质提取成分支架材料两大类。脱细胞支架材料主要通过同种或异种组织/器官脱细胞、去除抗原处理得到，同时保留了原有组织的三维支架结构和主要的细胞外基质成

分，因此具有良好的组织亲和性和相容性，并具备一定的力学强度。目前脱细胞处理研究较多的有真皮、骨、软骨、血管、角膜、心包、食管、小肠黏膜、膀胱和肝脏等。天然基质提取成分支架材料是指由动、植物组织中提取的细胞外基质成分，主要有胶原、明胶、糖胺聚糖（黏多糖）、壳聚糖、壳多糖（甲壳质、几丁质）、海藻酸盐等。天然生物材料由于产地、来源、加工处理过程等的不同，常造成材料性质的不稳定与不均一。因此，性质稳定、组成均一的人工合成高分子材料成为组织工程支架材料的另一个研究重点，主要包括聚羟基酸［如聚乳酸（PLA）、聚羟基乙酸（PGA）、聚羟基丁酸（PHB）等］、聚酸酐、聚偶磷氮、聚氨基酸等。但目前应用的高分子合成材料还存在着亲水性不足、降解速率不匹配、力学强度不适宜等若干问题。在支架材料表面进行化学与生物修饰或将人工合成材料与天然材料复合应用，已经成为组织工程生物支架材料发展的重要方向。

工程化组织构建 应用组织工程技术构建组织工程化组织主要经历了三个发展阶段。在20世纪80年代末至90年代初阶段，主要进行了组织工程化组织构建的初步探索，证明应用组织工程技术能够形成具有一定结构与形态的组织。在90年代中期主要在免疫功能缺陷的裸鼠体内构建组织工程化组织，在此阶段成功构建了骨、软骨、肌腱等组织。组织工程的研究成果向临床应用过渡，必须在具有完全免疫功能的哺乳动物体内构建组织工程化组织，修复组织缺损并重建组织功能，以反映机体与细胞、生物材

料及组织工程化组织之间的相互作用，此即组织工程发展的第三阶段。

根据所构建组织的结构与功能的不同，组织构建主要分为：①单一类型组织的组织工程化构建，如软骨、骨、肌腱、神经等组织的构建。②多种不同类型复合组织及器官的组织工程化构建，如皮肤、血管、肝脏、胰腺等器官的组织构建。

根据组织形成环境的不同，组织工程化组织构建主要有三种方式。①体内构建：种子细胞与生物材料复合后植入体内，完全在体内完成组织形成与生物材料降解的过程。②体外构建：在体外模拟体内环境，应用生物反应器将细胞材料复合物持续在体外培养直至形成组织与器官。③原位组织构建：单纯将生物材料支架植入体内组织缺损部位，依靠周围组织细胞迁移并黏附于生物材料支架，再生并形成组织，这种方式并非经典的组织工程概念。无论何种方式，组织工程化组织植入体内后将会发生进一步重塑，和机体有机结合，血管化和神经化对于其存活和功能的稳定发挥有重要意义。

组织工程生物反应器是指模拟体内组织形成或存活时的生理环境，进行细胞培养与组织构建的体外培养装置与系统。合理应用生物反应器将提高组织构建效率、增强移植物生物活性和降低治疗成本。生物反应器能够进行细胞的三维培养，避免了传统培养条件下细胞表型的丢失；能够进行动态的细胞接种，使种子细胞均匀分布于三维支架材料形成较为均一的组织；能够不断模拟体内的各种生理性刺激，促进种子细胞在生物材料内的功能活动；

能够及时监测和调控微环境 pH、温度、压力、营养供给与废物排泄等参数，具有高效的自动化处理能力。目前已经在组织工程化软骨、肌腱、皮肤等多种组织构建中发挥作用。

**意义** 现代外科学主要通过组织移植与生物材料替代等手段，治疗组织或器官损伤，以恢复组织结构的完整性，重建组织功能。自体组织移植（如皮瓣移植、骨移植等）存在着牺牲自体正常组织、造成机体新的创伤等缺点，是一种以创伤治疗创伤的传统治疗模式。同种异体组织或器官移植则存在组织或器官来源有限，患者需长期甚至终身应用免疫抑制药进行治疗的缺点。异种组织或器官移植，虽然解决了器官来源问题，但患者仍需终身应用免疫抑制药，而且存在物种之间致病原传播的风险。生物材料组织替代品可在结构上替代损伤组织，但以完全或大部分牺牲替代组织功能为代价，而且存在继发感染、异物反应、植入后材料断裂与移位等诸多问题。组织工程技术通过构建结构完整、功能完全、具有生命力的健康活体组织，对病损组织进行形态、结构和功能的全面重建，达到无损伤修复创伤和真正意义上的功能重建，将改变外科传统的"以创伤修复创伤"的治疗模式，迈入无创修复的新阶段。同时，组织工程的发展也将改变传统的医学模式，使再生医学进一步的发展并最终用于疾病的临床治疗。

（曹谊林）

zhěngxíng měiróng wàikē jìshù
## 整形美容外科技术 （technique in plastic and cosmetic surgery）

完成各种整形美容手术如组织修复、器官再造、畸形矫正和美容修饰等所需的各种基本技能。包括：整形美容外科基本技术、显微外科技术、皮肤软组织扩张术、换药拆线、包扎固定、各种皮肤肌肉骨等组织移植、内镜微创、猫耳修整技术、脂肪抽吸术、磨削剥脱、激光冷冻、注射文刺和组织工程等。是整形美容外科医师必须掌握和熟悉的基本技术。

（高建华）

zhěngxíng měiróng wàikē jīběn jìshù
## 整形美容外科基本技术 （basic technique in plastic and cosmetic surgery）

切口、切开、解剖、剥离、止血、结扎、引流、缝合等的基本手术操作技能。是整形美容外科医师必需熟练掌握的基本技术。与其他外科相比，整形美容外科对基本功的要求要更扎实、更精巧、更重视。因为所有手术的效果都直接体现在体表，基本功的好坏，关乎着手术的成功与失败。

**切口** 指各种手术的入路。对整形美容外科手术来说，皮肤切口的设计是手术最重要的一个环节之一，巧妙的设计占手术成功的一半。通常切口的设计必须遵循以下原则：①隐蔽，不易显露切痕。如发际内、眉毛区、衣着能遮盖的部位以及乳晕的黑白交界处、皮肤与黏膜交接处等。②方向与三线一致。既皮纹线[皮肤纹理线，又称朗格线，1861年由朗格（Langer）发现并命名]、皱纹线和轮廓线（面部自然分区），切口纵轴沿这三线方向设计，张力会最小，故术后瘢痕也最小（图1）。③与大血管神经平行设计并避开重要血管，以免损伤。④避免直线瘢痕。关节部位尤其重要，为避免预后线性瘢痕挛缩，应尽量做 Z 形、S 形、L形、W 形切口，但在眼、鼻、口等面部小切口时，不主张过多曲线，以皮肤自然纹路为宜。⑤两侧对称，协调，点线一致。⑥切口的形状和弧度应酌情而定。一般条形瘢痕切除、小的圆形肿物切除、全厚皮切取术等多设计成梭形或者椭圆形。组织瓣移植则根据创面情况逆行设计所需皮瓣形状。

**切开** 指按预定的形状用手术刀将组织割开。整齐的切开是精细缝合的前提。其操作原则是：①刀片一定要锋利，选用要正确。通常面部或细小切口多用 11#尖刀片或 15#小圆刀片，腹部、四肢或大的组织切除或皮瓣形成多用 10#刀片，以便既做到切口准确和精细，又能适速适力。②持刀平稳连续，运刀力度均匀。一般一刀切透皮肤全层，显露脂肪浅层。若过深易误伤血管神经，过浅则要多次切开。尽量避免运刀中途骤停，减少刀割次数。③切口整齐，深度一致。切忌拉锯式切割，造成不规则的齿状或参差不齐的切缘，影响精细缝合。④根据切口的需要调整刀刃与皮肤的角度。

**垂直切开** 刀刃与皮肤成 90°垂直切开皮肤，皮肤和皮下组织的张力基本相等。优点是利于掌握两侧组织均等，特别是转移后皮肤组织的对合，多用于各种皮瓣转移、美容外科手术切口。若肿物的切除能直接缝合时，在皮肤垂直切开后皮下通常做楔形切开，以便直接拉拢对合（图2）。

**斜形切开** 刀刃不与皮肤垂直，向一侧倾斜切开皮肤。切口两侧均向一侧斜形切开，主要用于毛囊切取，刀刃角度与毛囊方向一致，不致损伤毛囊（图3a）。若切口两侧均向内侧斜形切开，多用于大面积增生瘢痕患者仅切

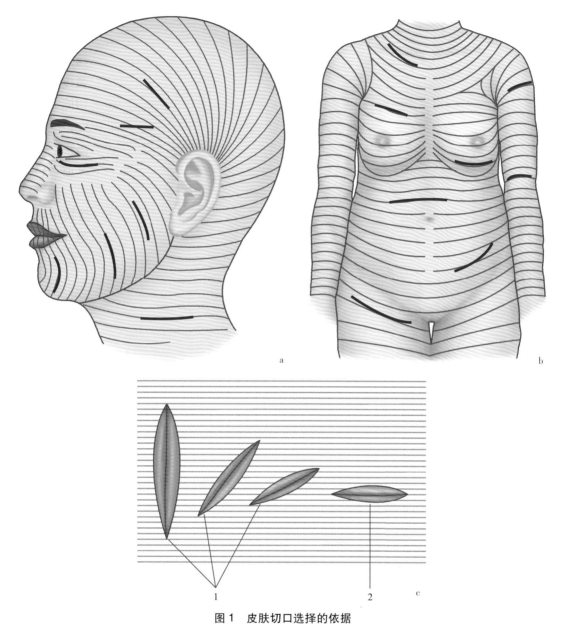

**图 1　皮肤切口选择的依据**

a. 头面部朗格线及切口；b. 躯干朗格线及切口；c. 切口方向与三线张力的关系

除部分瘢痕松解植皮的手术。使瘢痕创缘形成斜面，既便于植皮成活，又可避免形成明显"台阶"（图 3b）。而切口两侧均向外侧斜形切开（刀刃与皮肤约呈 110°），形成轻微的梯形切口，多用于美容手术切口。其皮肤多于皮下组织，缝合后表皮张力小、对合紧密，甚至稍有隆起，愈后瘢痕小（图 3c）。

**解剖**　将手术区域内的不同组织结构仔细分开的技术。解剖强调的是分离和暴露组织的过程。为了切除病变组织或组织瓣移植，必须熟悉局部的各种组织毗邻关系，精细准确地进行分层或立体的分离，避开重要的血管、神经，将组织游离出来。要求层次清楚，动作轻柔。

**剥离**　将手术区域内的不同组织结构仔细分开的操作，又称为分离。剥离强调的是分离和暴露组织的方法。

**剥离方式**　可分为钝性剥离和锐性剥离两种。①钝性剥离：是用手指、血管钳、钳夹纱布、刀柄等分离组织。此法不易伤及大血管神经，出血少，不易造成瘤体的破裂，但费力费时，创伤较大。多用于难以直视下的大腔隙分离，如隆乳术、隆鼻术、隆颏术的假体腔隙做成，以及直视下的和大面积皮瓣掀起、靠近瘤体或靠近重要血管神经处的剥离等（图 4a）。②锐性剥离：使用手术刀或手术剪切开或剪开组织。

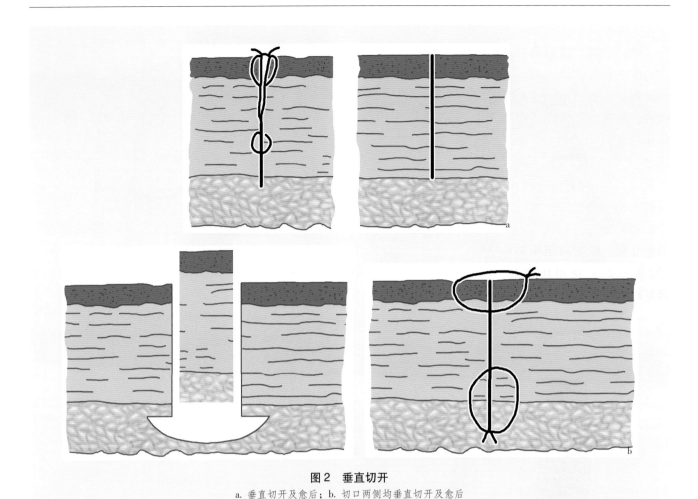

**图2 垂直切开**

a. 垂直切开及愈后；b. 切口两侧均垂直切开及愈后

此法分离组织快捷容易、损伤小，但出血多，易损伤大血管神经。多用于可直视下的浅层组织、非大血管神经区域和较难分离的硬性组织剥离，如面部除皱、广泛的瘢痕组织等（图4b）。

剥离原则　①多沿组织间隙分离，平面一致。人体各组织之间存在着自然的间隙、腔隙和层次。沿这些缝隙分离，既可减少组织出血和神经血管的损伤，又可避免组织凹凸不平。②根据不同部位分离，深度适当。面部手术多在皮下脂肪浅层分离，过浅易出现皮肤坏死，过深会伤及面神经；头皮手术多在帽状腱膜下分离，操作容易也不易伤及毛囊；四肢及躯干多在深筋膜浅层分离，因大神经血管都走行于深层。③根据张力和血供分离，面积足

够。充足的分离范围，无张力的缝合，是减少瘢痕形成的重要的条件之一。因此，即使是小范围的皮肤缺损，也都仍须剥离皮肤创缘 0.5cm 左右，以利于对合创缘后减少瘢痕。④解剖清晰、层次分明、部位准确、动作轻柔。

止血　彻底止住创面和切口内的出血是手术的重要环节，特别是整形美容手术虽然较一般外科手术表浅，但通常面积广泛，渗血明显，加之对创面愈合要求高，如止血不完善，术中轻者影响操作，重者失血过多，甚至休克；术后切口血肿、液化、感染、伤口裂开，或机化、硬块，最终导致伤口愈合不良，瘢痕形成，故良好的止血尤为重要。无论用何种方法止血，都应遵循迅速、

准确、无创、耐心、彻底的原则。常用的止血方法有以下几种。

压迫止血　用纱布或徒手用力压迫出血部位 3～5 分钟，即可有效止血。主要适用于弥漫的小血管出血和毛细血管的渗血，也可用于大血管暂时的应急止血。对于广泛的植皮创面出血也常用带肾上腺素的盐水纱布或 50～70℃ 的热盐水纱布压迫。一些眼部手术术后可在敷料的上方用冰袋压迫止血。

钳夹止血　用小型、头尖的蚊式钳，准确、快速地夹住出血点。多数只需钳夹放置片刻或用力夹紧一二下并扭转一下即可止血。优点是无线结遗留，无炭化焦灼的组织，适用于压迫止血无效的稍大的出血止血。如果是过大的血管，在钳夹后还需结扎或

缝扎（图5）。

电凝止血　通过高频电流产生的电热作用，使血液凝固、组织炭化、血管闭塞。优点是止血彻底，迅速可靠，广泛应用于上述止血无效的出血点。常用的电凝器分为单极和双极两种，单极电凝可直接烧灼出血点，也可触及钳夹出血点的血管钳止血。双极电凝则须先夹住出血点，然后通电止血，后者对组织的损伤较轻。严重的广泛出血如血管瘤、神经纤维瘤切除等可使用氩气刀，

电刀等边切边止血。使用时必须注意避开氧气、麻醉气体、酒精等以免引起火花烧伤。

药物止血　普遍被用于整形美容手术。①术前：于麻药中或肿胀液中常常加入 1∶10 万或 1∶20 万的肾上腺素，注入术区可使血管收缩，有效达到止血目的。但在皮瓣区和手指、足趾区慎用以免过度收缩影响血供观察。②术中：常用带有肾上腺素的盐水纱布，湿敷断层皮片的取皮区创面止血；用明胶海绵填塞腔穴

止血；骨蜡常规用于骨面的止血。若静脉和肌肉同时各注射 1 支血凝酶（立止血），对出血较多的患者有明显的效果。③术后：最初 1~2 天多常规应用酚磺乙胺（止血敏）或氨甲苯酸（止血芳酸）、维生素 K、钙剂等。使用药物止血时，要特别注意药物的副作用和禁忌证。

包扎止血　对于个别难以控制的术中渗血或预计术后将会有明显出血者，可用厚层纱布棉垫和弹性绷带加压包扎，以达到止血目的。但要注意观察肢端的血供循环变化，以免过紧引起组织坏死。

止血带止血　多用于四肢的手术。术前于上臂的中上 1/3 处或大腿根部捆绑气囊止血带或橡皮止血带，上、下肢的压力一般分别高于患者收缩压 30~50mmHg 和 50~70mmHg。止血带下手术，因远端的供血完全阻断，创面十分干净，解剖清晰。但阻断的时间有限，须加快手术。上肢一般一次不超过 1 小时、下肢不超过 1.5 小时。使用方法：先驱血，后上止血带，待病变组织切除后，将可见的出血点行初步止血，松止血带，再次止血。

结扎　指用丝线或尼龙线将组织捆扎绑紧。主要用于较粗大血管止血和管口的封闭。

结扎方式　有两种，一种为徒手结扎 是徒手用线将提起的钳夹组织绑紧。该法方便快捷但不够牢靠，多用于小血管和浅部的止血。另一种是缝合结扎 用针贯穿缝合提起的钳夹组织绑紧。该法复杂但牢靠，不易脱落，多用于大血管和深部的止血。

结扎用线　原则上血管越粗和组织越多，选择结扎线越粗。

一般 1mm 以下的血管，多用

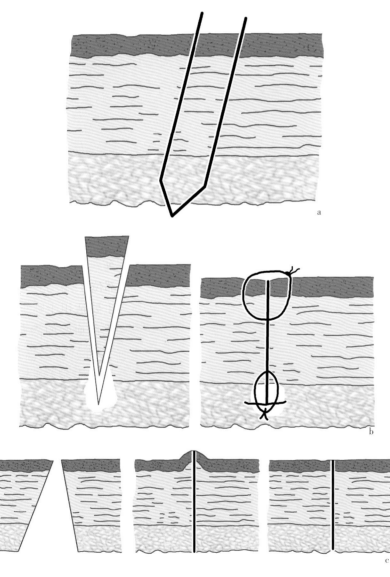

**图3　斜形切开**

　　a. 切口两侧均向一侧斜形切开；b. 切口两侧均向内斜形切开及愈后；c. 切口两侧均向外斜形切开及愈后（向外切开→术后创缘稍隆起→数月后）

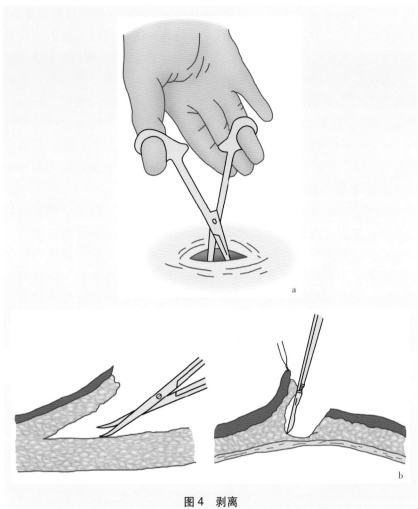

**图4 剥离**

a. 钝性剥离；b. 锐性剥离

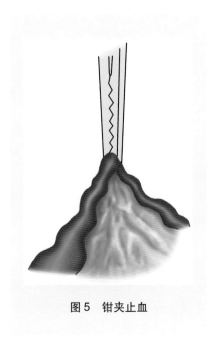

**图5 钳夹止血**

3/0~5/0，1mm 以上多用 3/0~0#，2mm 以上多用 1#线。

**打结方法** 无论是徒手结扎还是缝线结扎都须将结打紧，因此快速、正确、牢固的打结方法是整形美容外科医师首先必须熟练掌握的基本操作之一。打结分为单手打结法、双手打结法、器械打结法三种。①单手打结法：主要用一只手绕动丝线完成打结。动作幅度小，所需空间也小，故主要用于深部、术野狭小区域（图6a）。②双手打结法：用双手绕动丝线完成打结。动作幅度相对较大，对线尾要求稍长。但两手配合，快捷，两侧力度均匀不易打滑结，多用于浅层操作（图6b，图6c）。③器械打结法：多使用持针器或止血钳绕动丝线完成打结。操作空间小，线尾不需很长，多用于深部和狭窄间隙的打结（图6d）。无论哪种打结方法一般都应常规打3个结，以免滑脱。

**引流** 将来自创面的渗出液通过引流条或引流管引出体外的一种操作。整形美容外科往往较一般外科更需要、更注重术后放置引流，其理由（或适应证）为：①手术往往面积较大、切口长，不仅渗血多，而且渗出的组织液也多而广泛。②使用肾上腺素术后易反跳性出血。③放置引流可以避免过度加压包扎引起的坏死之虞。④充填假体和放置扩张器等不可避免地遗留腔隙。⑤五官和会阴部手术属Ⅱ类切口有潜在的感染可能。⑥术前注入大量的局麻药或肿胀液术后会不断渗出。⑦无法实施加压包扎防止渗血的部位（不容易加压固定）。⑧窦道、溃疡、脓肿等感染创面。⑨耳再造等特殊手术，放置支架后需负压吸引，即可达到引流目的，又可塑形。

**引流方法** ①橡皮片法：将橡皮片一端放置于创口的最低位另一端置于创口之外，并固定于创口一侧的皮肤上。多用于浅部或小的切口引流。②半管引流法：将橡皮管中央剖开形成半管，放置方法和应用范围同上（图7a）。③负压引流管法：将前端带有多孔的吸引管放入腔内低位，另一端自切口一侧引出，外接负压吸引器（图7b）。也可使用输液管或头皮针管代替的简易方法，剪除针头，将前端侧方剪些微孔，以同法放置于腔隙的最低位，粗管用于躯干四肢或较大面积引流，细管用于面颈部或小面积引流，腔隙较大者可酌情置2~3管于不同的方向。出口处的用丝线固定于皮肤上。注意引流的侧孔不可外露于皮肤，以免影响负压及引流效果。该法既可有效地将渗出液体及时地引出，又可吸附腔隙两壁粘合，广泛地被用于整形美容手术。

引流时间　术后每天记录引流量，观察引流液的颜色。如果液体鲜红，有增无减，可适当加压包扎以及使用止血药物；如果与日逐减且色变淡属正常。每天引流量因手术不同、部位多少而异 10～100ml/部位不等，如腹部抽脂术后可达 100ml/d、隆乳手术约 50ml/d、一侧面部手术一般约 10ml/d。一般术后 3～5 天，待液体量减少至 1/10 左右即可拔管。10 天以上仍有较多引流液者，则要注意查明原因以及防止感染。

缝合　指用医用缝针线或缝

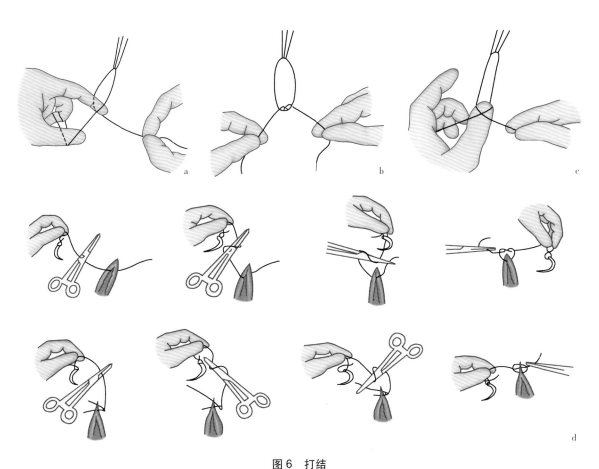

**图6　打结**
a. 单手打结法；b. 双手打结 A 法；c. 双手打结 B 法；d. 器械打结法

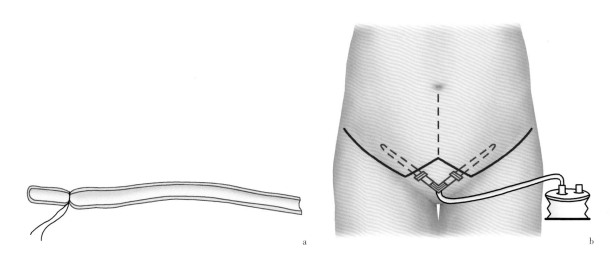

**图7　引流**
a. 半管引流法；b. 负压引流管法

合器械将切口两侧组织按解剖层次紧密对合的一种技术。是整形美容手术中一项重要的而富有技巧的操作。其要求远较一般外科高，对合要更精细平整，无张力无死腔。缝针缝线的选择：肌肉、腱膜等多用大圆针 4#～1#线、皮下脂肪层多用中圆针 1#～0#线、真皮下层多用小三角针 3/0～5/0 线、皮肤用带三角针的 5/0～6/0 丝线或尼龙线。植皮和打包包扎线针略粗大。常用的缝合方法包括以下几种。

间断缝合法　即每缝一针，打一结，每针间不相连。较牢固、确实，但较费时。适用于任何层次的缝合，应根据不同部位确定进针的角度及所带组织的量。①间断皮肤缝合：在靠近创缘 2mm 左右处垂直皮肤 90° 进针，要求皮缘轻度外翻以利于愈合（图 8a）。②间断皮内缝合：可将真皮对合紧密，减少皮肤张力和瘢痕。又分为两种方式：a. 纵向间断皮内缝合，由底部向上进针至真皮浅层反向缝合，结打在底部，使线结不易露出（图 8b）。b. 横向间断皮内缝合，运针于真皮深层横向穿行，减张效果好但易露出线结（图 8c）。

连续缝合法　每缝一针不打结，针间连续。简单快捷，但如有一针松断会影响全线。主要用于皮肤的缝合，分为三种。①连续皮肤缝合：行针同间断缝合，仅针间连续。多用于大面积植皮，黏膜面的缝合等（图 9a）。②连续毯边缝合：行针同上但均将线锁于一侧又称锁边缝合。由于锁边有捆扎作用故较多用于渗血较多的瘢痕松解植皮创缘缝合，借以达到止血目的（图 9b）。③连续皮内缝合：进针两侧要在真皮内同一水平面上对称性前进，横

向行针的长度和深度 3mm 左右，又称真皮缝合。由于可以减少皮肤的缝合线产生的瘢痕，故广泛用于美容手术切口。该连续皮内缝仅适应于直线切口，不可过长以能拉动缝线、便于术后拆线为宜（图 9c）。

褥式缝合法　进出针均在皮肤的一侧，即线结打在一侧，运针在对侧。使皮肤能明显外翻利于对合，但易于形成瘢痕不适合于面部。主要用于皮肤过薄易内卷的皮肤和张力较大的部位缝合。分为横向褥式缝合和纵向褥式缝合两种（图 10）。

三角缝合法　自一侧的皮肤进针经过三角尖端的皮下，再自

另一端出针。可减少尖端组织的坏死，用于三块组织对合在一起时的缝合（图 11）。

两侧不对称缝合法　缝合的两侧厚度和长度不一致时的矫正缝合方法。①厚度不等的缝合：进针时多带薄侧的组织，少带厚侧即可对合平整（图 12a）。②长度不等的缝合：有两种方式矫正。一种是将多余的一侧皮肤堆积于切口一端形似猫耳，延长这侧切口，展平皮肤，切除多余的三角，又称猫耳修整法。另一种是先缝切口中央一针，依次将多余皮肤均匀分散缝合，适应于两侧长度相差不多者（图 12b）。

（高建华）

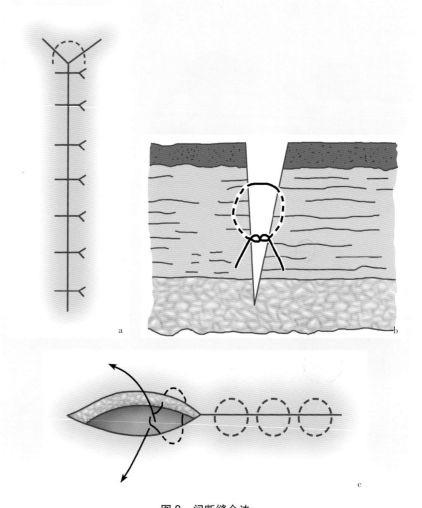

图 8　间断缝合法

a. 间断皮肤缝合；b. 纵向间断皮内缝合；c. 横向间断皮内缝合

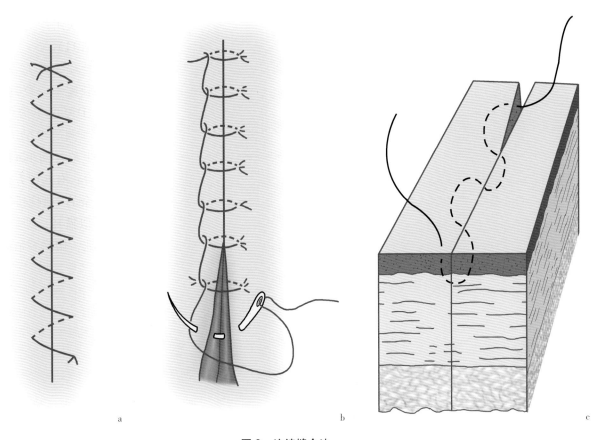

**图 9　连续缝合法**
a. 连续皮肤缝合；b. 连续毯边缝合；c. 连续皮内缝合

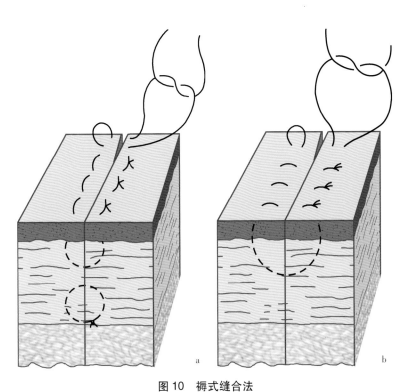

**图 10　褥式缝合法**
a. 横向褥式缝合；b. 纵向褥式缝合

zhěngxíng wàikē xiǎnwēi wàikē jìshù

**整形外科显微外科技术**（microsurgical technique in plastic and cosmetic surgery）　通过使用特定的设备和精细的外科器械，依靠光学系统的放大作用，按照一定的操作规则和方法，实现组织的细微解剖和准确对位，达到微创或无创目的的外科操作技术。显微外科技术能提高移植组织的成活率和减少手术的并发症，为一期组织修复和功能恢复以及器官再造提供了可靠的技术支持，因此是现代整形美容外科医师必须掌握的外科操作技术，须经动物试验血管吻合培训。血管吻合技术是最常用的显微外科操作，其基本原理是通过将游离组织的营养血管与受区相应血管的直接吻合，使异位移植后的组

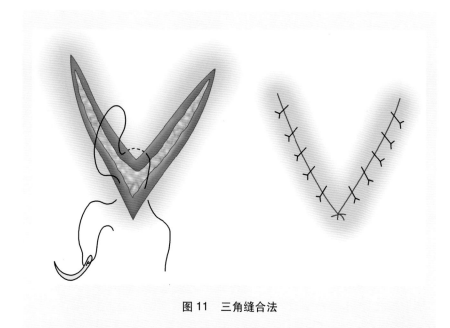

图 11　三角缝合法

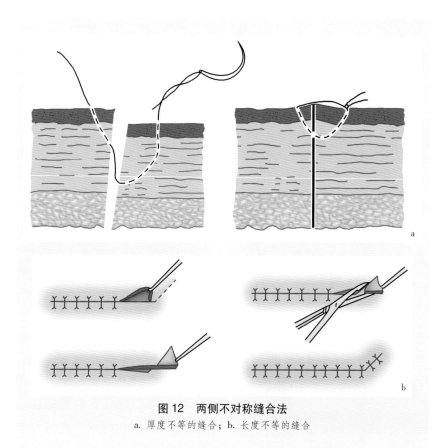

图 12　两侧不对称缝合法
a. 厚度不等的缝合；b. 长度不等的缝合

织立即建立血液循环而得以存活，可用于自体，也可用于同种或异种组织、器官的移植。显微外科技术已有约 200 余年历史［始于 1759 年，哈洛韦尔（Hallowell）］。其发展与显微外科操作器械的发展是紧密联系的。19 世纪初德国机械师卡尔·蔡斯（Carl Zeiss）开始研制高质量的显微镜，第一台用于外科手术的显微镜为单目显微镜，由瑞典耳科医师卡尔·尼伦（Carl Nylen）研制。现代显微外科的先锋是美国外科医师雅各布森（Jacobson），1960 年采用双目显微镜手术吻合 1mm 小血管获得成功。中国以 1963 年陈中伟的断肢再植成功为起点。

**显微外科设备**　手术放大镜或显微镜是完成显微外科操作的基本设备（图 1，图 2）。放大镜有头盔式、台式和眼镜式，携带方便，放大倍数以 4 倍较为适宜，可用于组织的精细解剖、切除、缝合以及直径 2mm 以上的管道吻合；手术显微镜由光学系统、照明系统及机械系统组成，可以放大 6～40 倍，放大倍数越高，手术视野越小。主要用于 2mm 以下的管道吻合及神经束膜的缝合。血流探测仪、双极电凝器及经皮氧分压测定仪等是显微外科操作的辅助设备，血流探测仪帮助确定血管分布走行及血管通畅情况，常用的是超声波血流听诊器，探头有外置式和术区内置式两种，双极电凝器用于术中准确精细止血，经皮氧分压测定仪可以术后监测移植组织的成活情况。

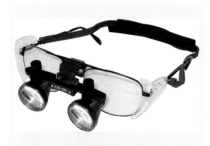

图 1　眼镜式放大镜

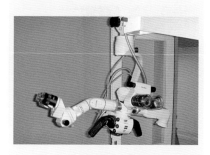

图 2　双目式显微镜

**显微外科器械及缝合材料**
包括显微组织镊、持针器、剪刀、血管夹、显微缝合线和吻合轮（图3，图4）。

**显微外科基本操作技术** 包括以下几种。

**显露技术** ①切开和分离技术：组织切割必须稳、准和循序渐进，忌锯齿样切割，对组织创伤减少到最小。切开至重要结构时进行组织分离，锐性与钝性分离相结合，小幅度分离。②组织的显微提持技术：禁用有齿器械夹持组织，对需要吻合的血管、神经、淋巴管只应提持外膜。③牵开及暴露技术：使用拉钩、橡皮条及缝线充分暴露视野与减少组织损伤，利于操作。④结扎与止血技术：止血彻底完全。应用尖端圆钝的双极电凝，能量调节至合适档位，靠近吻合部位的管道分支用5-0丝线结扎。⑤清创技术：使用放大镜或显微镜，准确彻底清除瘢痕或坏死组织以提供良好的受区组织。

**吻合技术** ①吻合前准备：手术显微镜或放大镜调试；光学系统、关节系统、照明系统；调整镜体与术者助手至适当位置，使镜体、术者、术区三者处于便于操作的位置。制备血管冲洗液：肝素12500单位、利多卡因400mg、生理盐水200ml。吻合血管的修整：血管断端齐整，出血良好，去除管端2mm外膜组织（图5）。②血管吻合技术：缝线：直径大于1mm：9-0单丝尼龙；小于1mm：10-0或11-0单丝尼龙。根据两端管径匹配情况决定采用端端吻合、端侧吻合或套叠吻合；缝合方式：单纯间断、单纯连续、间断褥式和连续褥式。单纯间断缝合法是最常用的方法，操作简单，吻合口对合准确，通畅率高，常用有两定点、三定点（图6，图7）、不等距两定点法。

**显微外科技术的临床应用**
由于血管分支具有一定的营养范围，移植组织的切取面积受到限制，而受区也必须具备适于吻合的相应血管，此外还要考虑到术者显微外科熟练操作的技术素养和设备条件，因此术前必须严格掌握适应证并做好充分的术前评估和准备：术前2周禁烟，术区清洁、备皮；设计适当大小组织瓣及体位；供受区血管定位及通畅度检查；血液、心、肝、肾检查排除全身系统性或代谢性疾病，如糖尿病、血管硬化及凝血障碍，备自体血；禁止在供瓣区及术区行皮内或静脉穿刺注射；术前1天沐浴、全身应用抗生素。显微外科技术主要有两大功能：微创操作和组织缺损修复，前者包括精细的切开、分离、暴露、切断、切除、结扎、止血和缝合技术，后者包括小管道吻合技术，如血管、神经、淋巴管、生殖管、泪道等吻合。因此被广泛应用于临床各外科专业。①骨科和烧伤整形科：断指、肢再植，皮瓣、骨、肌瓣等复合游离组织瓣移植，小关节游离移植重建手功能，异体器官移植（手和全颜面移植）。②美容外科：微创或无创操作可以减低组织损伤，组织对位准确可以获得术后良好的外观形态。

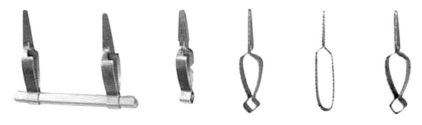

图4 血管夹

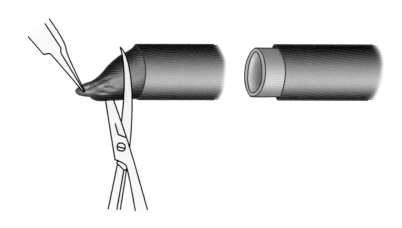

图5 修剪血管断端外膜

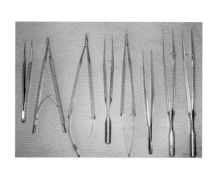

图3 显微外科器械

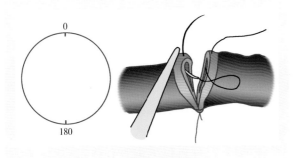

图6 两定点缝合法

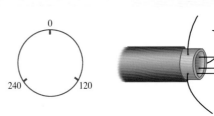

图7 三定点缝合法

③五官口腔科：鼻、耳、舌、眼眶、唇、咽喉食管及面颅骨的再造与重建。④肿瘤外科：提高肿瘤切除的精确度。使肿瘤切除与修复、器官再造一期进行。⑤泌尿妇产科：输精（卵）管吻合术，阴茎（道）再造，肾脏、睾丸、卵巢移植。⑥神经外科：神经束膜和神经束组缝合技术，神经纤维种植技术。最大程度恢复神经功能。⑦普通外科和胸心外科：肝胰胃肠心肺等内脏器官异体移植。⑧淋巴外科：主要用于阻塞性淋巴水肿治疗、淋巴-静脉吻合术、淋巴管及静脉移植术。

**血管吻合及术后护理注意事项** ①准确进针，针距及边距均匀：直径 1～2mm 血管，吻合 8～12 针，1mm 以下吻合 6～8 针。②吻合端无张力及扭曲：吻合血管轴形对位良好。血管夹摆放可使血管轻易转动 180°。③吻合口断端呈外翻状态：进针角度与管壁成 45°～60°，打结时术者轻提缝线，助手镊子轻压缝线处血管断端保持外翻。④防治血管痉挛：血管组织受伤或低温刺激后易发生血管痉挛，重者影响吻合操作和血流通畅度，可采用局部温盐水或丁卡因湿敷，也可以进行机械或液压扩张。⑤确定恰当的缝合顺序：一般先缝合血管后、前壁中点作为牵引，血管旋转度数

小易缝合。⑥操作要稳准轻巧；避免反复刺穿血管壁，忌过度牵拉、捏夹挤压血管。保持肘关节制动，尽量减少腕关节活动。⑦防止血栓形成：术中间断应用肝素盐水冲洗管腔及吻合端，应用扩血管、稀释血液抗凝药物，吻合血管时静脉滴注右旋糖酐 40（低分子右旋糖酐）500ml。⑧术后卧位，抬高术区高于心脏水平，术区制动；室温保持 26℃ 左右，注意患者及移植组织的保温；观察皮瓣血供，大体观察项目为皮瓣色泽、指压反应、皮温，必要时可用血流仪检查吻合口通畅情况；维持水电解质平衡；应用抗凝扩血管药物，右旋糖酐 40（低分子右旋糖酐）500 ml 静脉滴注；罂粟碱 30～60mg 肌内注射；术后 1 天清除血痂，48 小时内拔除引流条。

**显微外科术后并发症** 显微外科除有可能发生出血或感染等一般并发症外，还可能发生导致移植组织坏死的严重并发症即血管危象。①原因主要有：血管受损；局部血肿；吻合技术欠佳；血管扭曲或张力过高；血管蒂受压；术后制动不良。其危害程度与危象持续时间成正比，缺氧导致血管内皮系统损害，血栓形成，移植组织坏死。②发生时机：手术当中；术后 24 小时内（易发

期）；术后 24～48 小时；72 小时以后（少见）。③诊断：早期判断甚为重要，强调术后移植组织的密切监护与观察。a. 术中：吻合完毕后半小时内观察吻合口有无漏血和通畅情况、移植组织创缘出血与静脉回流情况。b. 术后：白炽灯下观察皮瓣色泽，青紫与苍白，皮瓣淤斑扩大与否，如有迅速扩大则需手术探查。毛细血管充盈反应：皮瓣在 2～3 秒内恢复红润，表示皮瓣血供正常；若恢复过快，提示轻度静脉淤血；如果恢复过慢超过 5 秒，即有手术探查的必要。皮瓣温度变化：如果皮温突然下降或持续下降超过 3℃，则皮瓣血供有问题，必须立即手术探查，不得延误。吻合血管搏动、超声血流仪及经皮氧分压的监测：薄皮瓣可触摸到吻合口远段动脉搏动情况，厚皮瓣可用血流仪检测，如果远段搏动或血流微弱甚至缺如，需立即手术探查。经皮氧分压可测量组织内氧含量情况，间接提示动脉供血与静脉回流关系。④血管危象的处理：血管危象危及组织的存活，关系手术的成败，必须及时发现和尽早处理，体现争分夺秒的原则。保守治疗：调整体位，减轻蒂部的压迫；加强皮瓣保温措施；使用血管扩张药物，解痉抗凝等，如果保守治疗半小时病

情无好转或进一步恶化，应马上手术探查。手术探查发现吻合口有血栓形成，应剪除栓塞血管，动脉栓塞，应用肝素盐水冲洗动脉管腔，至静脉流出清亮液体；静脉栓塞，检查回流血液中无微小血凝块为止，然后重新吻合血管；吻合完毕等待 40 分钟后若皮瓣恢复正常则关闭切口。如果冲洗后静脉不能流出清亮液体，或动脉吻合后无静脉回流说明皮瓣已无法存活。

（刘立强）

pífū ruǎnzǔzhī kuòzhāngshù

## 皮肤软组织扩张术（skin-soft tissue expansion）

通过特定的器械向特定的皮肤软组织以间隔一定时间连续不断地施加外力，促使自身组织生长增生，获得额外的皮肤软组织，再通过组织移植转移的手段，达到修复组织缺损和器官再造治疗目的的手术。常见的是在邻近的正常皮下软组织内置入特定的软组织扩张器，并定期通过注射壶向扩张囊内注入生理盐水，使之不断将表面的皮肤软组织膨胀增大以获得额外的皮肤组织的过程。这部分皮肤组织被用于组织缺损的修复取代了传统的皮肤组织移植转移手段，提供的皮肤组织颜色、质地、结构等方面均与受区邻近组织相接近的效果，并且不需要遗留供区缺损等诸多优点。是一种全新的、安全有效的、可较广泛获取自身组织的整形外科新方法。

### 扩张组织的病理生理变化

当皮肤软组织较长期受外力牵张后，其增加的表面积一般认为主要来自三个方面：①局部皮肤组织细胞分裂增殖而增加。②细胞及其间质被拉长。③通过皮肤牵拉后周围皮肤组织移位到被扩张区域。其中以形成局部组织的增值最为重要。组织扩张后组织内的血液供应将会代偿性增加，表现为血管数目增加、增粗，血流量加大，类似延迟现象。但是，生物力学特性表现为其弹性和韧性也有明显降低。

### 皮肤软组织扩张装置分类

大致可分为膨胀性的组织扩张器和延伸性的组织延伸装置两大类。

组织扩张器 组织扩张器是由硅橡胶制品制成的，属于有机硅氧烷高分子聚合物。其理化性质稳定，耐生物体等特性是符合生物体内置入的医用材料。目前扩张器主要用于皮肤等软组织，大体分为以下两类。

可控型组织扩张器 由拉多万（Radovan）最初设计应用，故又称拉多万型扩张器。目前应用最广，其他设计的扩张器大多是由此型演变而来。它由三部分所组成：①扩张囊：是一可膨胀的囊袋，可根据需要而选择不同大小、形状的扩张器。②注入壶：呈帽状，基底有金属板以防止穿刺针透过。内部设计有防止注入液体外溢的封闭系统，使注入的液体只能单向流动。③导管：连接分离的扩张囊部和注入壶部。可控型组织扩张器还有一种设计，是将注入控制瓣膜系统设计在扩张囊前叶。将注入壶与扩张囊壁直接融合成一体。这不仅可以简化手术的操作过程，而且可以避免因分离注射壶所引起的并发症。但是扩张注射时，需要配备相应的定位器。

自动膨胀型组织扩张器 由奥斯塔德（Austad）和罗斯（Rose）设计。由一层半透膜性质的硅胶膜制成密闭的扩张囊。内部含有一定浓度、容量的高渗氯化钠。置入体内后，依靠渗透压使组织外液渗入囊内而膨胀达到扩张表面组织的目的。此型扩张器虽然有完全与外界隔离、不需多次注入扩张等优点，但是也有扩张不易控制、需要更长的时间、一旦囊壁破裂，外溢的内容物可导致被覆组织坏死等缺点。因此，尽管临床有成功的病例被报道，但目前仍在研发过程中。

组织延伸装置 组织延伸装置不像组织扩张器那样使组织成三维膨胀性扩展延伸，而是在二维平面上完成伸展的。按照设计的装置与受作用组织的位置关系而划分为以下几型。①外置型：该装置是从皮肤外部作用于被延伸的组织上的。如预制缝合技术、体位牵拉技术、头皮帽牵张技术等。②内置型：该装置是完全埋藏于皮肤内部而作用于被延伸的组织上。如头皮牵引器等。③半内置型：该装置部分存在于皮肤以内，部分在体外，其受力通过皮肤外的部分。

适应证 原则上讲组织扩张术无绝对的手术禁忌证。但是对于皮肤软组织的缺损修复和体表器官的再造常常应用于以下方面。①各种原因造成的区域性秃发。②瘢痕：各种原因造成的一定范围内的瘢痕以及瘢痕引起的挛缩畸形及功能障碍。③体表肿瘤及各种斑痣手术切除后的创面覆盖。④组织深层缺损需要软组织覆盖者：如褥疮、颅骨、胸、腹壁缺损等。⑤器官再造：如耳再造、鼻再造、乳房再造等。但是以下情况应用时应慎重：①婴幼儿及不合作患者。②放射性治疗区域及血液供应差的部位。③有感染发生的部位。④急性创伤。⑤一些器官周围：如眼睑、口周等部位易受扩张牵拉而发生移位和变形。

手术原理 人体的皮肤组织

在受到外力牵张时，都有一定限度的适应能力即被延伸而不致引起组织明显的功能性损害。这主要表现在皮肤软组织的生物力学特性的改变，如产生蠕变现象和应力松弛现象。前者表现在当组织被牵拉时，如果拉力保持不变，则该组织随时间推移逐渐被拉长；后者发生在当组织被牵拉时，如果牵拉到一定长度并保持该长度不变，则该拉力随时间推移逐渐衰弱。组织扩张术就是通过外力使得正常的皮肤组织处于反复不断的蠕变状态或/和应力松弛状态的过程，最终导致该组织不断延伸增大。当然，机体对之反应适应能力的大小除与组织本身特性关系密切外，主要与被作用外力的强度和作用的时间有关。如果超出其极限，则将会造成组织的伤害，产生相应的并发症。

**手术方法** 该手术一般需要经过两次外科手术和两次手术间的系列扩张过程。整个治疗过程复杂而漫长，一般需要 2~4 个月的时间方能完成。①扩张器置入术：在缺损组织区周围首先选择适宜的皮肤区域作为待扩张的供区。按照缺损区域的大小、形状选择不同型号的组织扩张器。其组织扩张器基底大小一般应与缺损区相等。容量的选择一般以将取得基底宽度一半的高度推算即可得出。治疗大面积的组织缺损，可将数个扩张器置入缺损区周围或采用反复多次组织扩张技术进行修复。皮肤切口应选择在将来要去除的组织内、缺损组织与正常组织交界处、将来形成皮瓣的切口处或天然皱褶线上。切口尽可能垂直于扩张方向以减少切口缝合处的张力。麻醉一般采用局部浸润麻醉即可；小儿可应用全身麻醉。切开皮肤后，首先在皮

下组织深层潜行分离成一囊袋，范围一般应大于扩张器基底 1~2cm。然后将排空空气的灭菌扩张囊置入这一皮下囊袋中。于切口对侧距扩张囊适当距离做一皮下小腔隙，将注入壶置入其内。也可采用将注入壶置于皮肤外的手术方式。虽然这种式式被认为具有可以缩短手术时间、避免了针刺引起的痛苦、早期可以发现注射系统的外漏现象和避免了与注入壶有关的并发症等若干优点，但是其外部污染的潜在因素给患者和护理工作带来诸多不便。因此，该方式一般仅限于小儿或特殊患者。②系列注入扩张：当术后 10~14 天伤口完全愈合后便可开始注入生理盐水进行扩张。首先触及皮下注入壶，并固定之。在无菌操作下以细小静脉输液针经皮垂直刺入注入壶内至稍有金属触及感后，回退少许，便可缓慢注入生理盐水至表面皮肤紧张或患者感到轻微胀痛而毛细血管充盈反应良好为止。一般扩张间隔为 5~7 天。当然，除这一传统的扩张方式外，也可采用一些缩短疗程的快速组织扩张技术如缩短间隔期的每天扩张技术、超量扩张技术、反复超量扩张技术、自动持续组织扩张装置（CTE）等。但是其并发症发生率较高，须慎重。③扩张皮瓣转移修复术：当皮肤扩张达到所需要的组织量时，便可进行第二期手术。取出扩张器、切除缺损区病变组织、设计合理的皮瓣转移修复缺损区。

**注意事项** ①选用的扩张器应严格灭菌消毒，避免扩张器的重复使用。②扩张器埋置层次应足够深，应有良好的软组织被盖。皮下囊袋分离时应注意避免损伤深部的重要的组织。止血应彻底。术后常规放置有效的引流。③第

一次注入扩张时应缓慢注水，量不宜过大。注射针具应选择较小型号。④注入扩张时应严格无菌操作技术。对在四肢、颈部等深部组织易受影响的部位扩张时切勿注水过急、过量，以防压迫深部组织。⑤扩张的组织转移后一般存在一定的回缩率，因此扩张时应充分估计足够。⑥扩张皮瓣设计时如需要做附加切口时应尽量设计在隐蔽处。⑦扩张器取出后，一般无需全部切除扩张器包膜，仅切开松解基底部四周的包膜即可。⑧术后扩张皮瓣有一定的回缩趋势。伤口愈合后可采用佩戴弹力外套、颈托、支架等措施加以对抗之。

**常见并发症** 皮肤软组织扩张术由于过程复杂，治疗周期漫长，因而其并发症的发生率较高，有时甚至达到 20%~30%。一般四肢部位发生率较高，头面部较低。幸运的是这些并发症大多数经过早期发现，及时合理地处理后不会中断治疗过程和影响最终治疗效果。最终导致失败者为数则很少。并发症根据程度不同可分为以下两类：轻度并发症（对正常的治疗过程影响较小）主要包括疼痛、血清肿、皮瓣转移形成的猫耳、晚期瘢痕增宽等；重度并发症（影响正常的治疗过程，甚者需要终止治疗者）主要包括感染、扩张器外露、扩张器渗漏或破裂、组织缺血坏死、血肿和扩张器位置不当等。此外，在头颅部，组织扩张后引起的颅骨全层或外板的侵蚀虽也偶有报道，但是这一般为暂时性的。在去除扩张器后，经过一定时期即可恢复。较常见的严重并发症可发生在如下情况：①血肿：多发生于术中不注意解剖层次、操作粗暴、止血不彻底者。一旦血肿发生，

应采取积极地止血措施。放置的引流装置一般保持至少术后24~48小时。②感染：手术前后常规抗生素应用是必要的，但不需要长期应用。术前手术野的无菌准备和操作中严格无菌技术是防止感染发生的关键。对于外置注入壶的患者，应保持伤口清洁、无菌状态。一旦感染难以控制出现扩散时，应在积极的抗感染治疗的同时，常常需要将扩张器取出。③切口裂开：第一期术后切口裂开大多发生于以下两种情况：切口处于组织缺血部位（如瘢痕区、放射治疗区等）；切口缝合不严密或伤口处于较高的张力状态。预防的要点是切口应尽量选择在组织有良好血液供应的部位，如果切口选择在正常组织与瘢痕组织交界处，应尽量靠近正常侧组织。术中剥离的囊袋应充足，伤口缝合应严密。术毕囊内注入的生理盐水不应过多。术后应保持伤口处于减张体位。此外预防血肿、血清肿、感染的发生也是保证伤口良好愈合的关键。一旦切口裂开发生，应防止感染发生，切除伤口边缘缺血组织，在低张力下重新缝合。④扩张器外露：扩张器外露主要发生在三个部位：切口处、扩张器表面、外置注入壶的管口。切口处外露的防治与切口裂开大致相同，主要是由于伤口未完全愈合的情况下扩张引起，多发生在扩张早期阶段。扩张器表面外露如果是由于过高的囊内压或在血液供应较差的组织部位所致者，则应预先减慢扩张速度。如果是由于扩张囊皱折引起的刺穿性外露，则应在适当减慢扩张速度的同时调整囊内受力均匀，经过数次扩张后皱折便会消失。扩张囊如果自外置注入壶管口疝出者，则主要是手术中导管的皮下隧道短而宽引起，因此，术中尽量将隧道打的长而窄即可解决。⑤扩张器渗漏和破裂：除扩张器生产厂家对扩张器设计改进外，手术前应仔细检查是否有渗漏或破裂现象。扩张时选用细的穿刺针。此外，避免过高的囊内压和反复一个部位的穿刺，也是防止注入壶渗漏的有效措施。扩张器破裂多由于穿刺针误伤或外伤引起，因此手术中应将注入壶与扩张囊分开一定距离，扩张期间避免外伤的发生。如果注入壶埋植较深难以触及定位时，应借助超声波或X线进行定位。⑥疼痛：扩张过程中的胀痛常常比较轻微，一般在数小时内消失，不需服用药物。严重的胀痛多因精神紧张或扩张速度过快引起，除适当减慢扩张速度外，可服用少量镇静剂。⑦扩张组织缺血、坏死：扩张组织缺血坏死多发生于血液供应差的组织区（如放射治疗后、瘢痕区、四肢等）或快速扩张时。一旦发生常与扩张器外露、感染相关联，预后不良。因此预防是关键。扩张过程中适当放慢扩张速度和细致地观察，有条件时应用压力、组织血流、血氧监测装置可以大大减少其并发症的发生。

（范全财）

wēichuāng jìshù

## 微创技术（minimally invasive technique）

一类损伤轻微的外科技术，在消除病变的基础上尽量避免和减少手术的创伤，从而使术后的恢复期缩短并减少术后并发症。高科技的发展使微创技术得以不断发展，从最初的内镜手术及腹腔镜手术，到现在各种导管治疗、X刀、细胞刀、微波刀、射频消融等，各种微创检查手段和手术已在外科领域得到了广泛的应用，它改变了传统外科手术模式，解决了传统手术中切口小与术野不清晰的矛盾，具有创伤小、出血少、对脏器功能的干扰轻、恢复快、术后并发症少等优点。某些微创技术的出现，使许多以前难以处理的病变得以明确诊断并得到有效治疗，如心脏疾病的介入治疗。微创技术的目标为：对机体造成的局部和全身创伤达到最小，保持最佳的内环境稳定状态，最小的手术切口，最轻的全身炎症反应，最少的瘢痕愈合。微创技术在整形美容外科的应用包括以下两个方面。

**内镜手术** 通过一个或多个很小的切口或通过自然的孔道（如口腔、肛门等）将一根细长的硬管或软管伸入术区，同时有光纤导入以照亮术野，并将专用手术器械及摄像头导入术区，摄像头通过外接的电脑屏幕显现术野影像，以使操作者可以进行操作。整形外科实施的内镜辅助下的美容手术主要包括内镜辅助下的腹壁整形术，隆乳术、面部除皱及额部上提术。还可用于某些修复重建手术，如内镜辅助下的乳房再造术，扩张器置入术等。内镜手术常见的并发症与外科手术类似，如感染、积液、神经血管损伤等，但与传统标准的外科手术相比，其切口小，术后瘢痕轻微；术中创伤小，出血少，术后肿胀轻，恢复快，并发症少；由于术中创伤轻，多仅需局麻。

**微创美容治疗** 包括注射、激光、磨削、药物等手段来实施的美容治疗，这类美容治疗能改变人的面貌，但又不是标准的外科手术。目前比较常用的有肉毒素注射、面部化学剥脱换肤、激光脱毛、微晶磨削、真皮填充剂改善皱纹、激光换肤及脂肪注射填充等，主要用于改善面部皱纹及面部皮肤老化，有其独特的优点，不能完全由外科手术替代。微创美容治疗可以独立应用，也可与外科手术配合以达到更好的疗效。这类微创美容治疗不需要采用外科手术的切口，多创伤轻，恢复快，并发症少，已逐渐为更多的求美者接受，并成为美容外科的重要组成部分。

（黄绿萍）

*máimò dǎoyǐn fénghé jìshù*

## 埋没导引缝合技术 （suture technique of underneath guide）

通过远距离隐蔽部位小切口的潜行分离和埋没导引缝合技术手段，实现微创的组织调整和组织移植。整形美容外科的手术，有两点特殊要求，即：①长距离的穿针引线。②不做皮肤切口的深部组织矢状面上确切解剖层次的准确缝合。要达到整形美容外科手术的第二个特殊要求，就必须明确树立三维立体缝合概念，在对局部解剖层次的确切了解的基础之上，运用埋没缝合导引器械达到整形美容外科手术的第二个特殊要求，即不做皮肤切口，在深部组织矢状面上进行确切解剖层次的准确缝合。这些器械是：各种类型的埋没缝合导引针、埋没缝合导引器、不同形号埋没缝合导引针的联合应用等。埋没导引缝合技术是1994年由李森恺创立发明的。缝合针的针尖决定着缝合的方式和缝合线的轨迹，一个普通缝合针只有一个针尖，因而一个普通缝合针只有一种缝合的方式和一种缝合线的轨迹，两头尖、中间孔形埋没缝合导引针则赋予一条缝合线以两种缝合的方式和两种缝合线的轨迹，更能满足特殊手术的需要。

**两头尖、中间孔形埋没缝合**

**导引针** ①结构特征：a. 针的两端为针尖，一端为圆针，另一端为角针。b. 针的中间为机压针孔。c. 自针尖至针体有刻度，每个刻度为0.5mm，共有两个。d. 针体的直径最小为0.7mm。e. 针体的形状或大小可以因手术不同而有别。②种类及其特异性：a. 两头尖、中间孔直形埋没缝合导引针：针形态为直杆状（图1）。b. 两头尖、中间孔3/8弧形埋没缝合导引针：弧针的弧度为3/8（图2）。c. 两头尖、中间孔3/8弧-直形埋没缝合导引针：弧针的形态针孔前弧度为3/8，针孔后为直形（图3）。d. 两头尖、中间孔1/2弧形埋没缝合导引针：弧针的弧度为1/2针。针两端的针尖，均为角针（图4）。③使用注意：手术中应用本埋没缝合导引针进行缝合操作时，必须借助于持针钳，而且在缝合前进时，中间的针孔必须永远在持针钳持针位的后方。也就是说，在缝合时，自针的前进方向向后的顺序永远是：前部

针尖—持针钳持针位—中间针孔—后部针尖。当反向缝合，后部针尖变为前部针尖时，持针钳持针位必须随之而调整，切不可心存侥幸，只此一次。否则有断针危险。

**针尖后带孔的埋没缝合导引针** 针尖后带孔使得缝合操作及效果集中化，如果将其作为导引针，再组合其他缝合针共同操作则可以产生多样化的埋没导引缝合方式，以满足手术的需要。①结构特征：a. 针的一端为扁圆针针尖。b. 针尖后孔为机压针孔，针孔的孔径最大为2.2mm×0.7mm。c. 自针尖至针尖后孔的距离固定为3mm。d. 针体的直径最粗为1.3mm。e. 针孔不但可以穿线，还可以穿过针带线。f. 针尖与针孔为扁平形。②种类及其特异性：a. 尖后孔直形杆状埋没缝合导引针。一端为针尖后带孔的直形杆状，另一端为平头，需与握持固定器配合使用（图5）。b. 带套管尖后孔直形杆状埋没缝

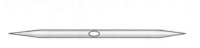

**图1 两头尖、中间孔直形埋没缝合导引针**

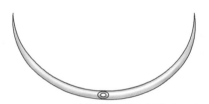

**图2 两头尖、中间孔3/8弧形埋没缝合导引针**

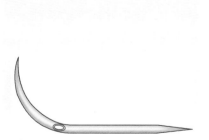

**图3 两头尖、中间孔3/8直-弧形埋没缝合导引针**

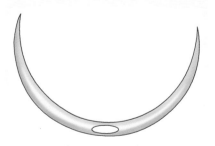

**图4 两头尖、中间孔1/2弧形导引针**

合导引针。带套管的一端为针尖后带孔的直形埋没缝合导引针与一端为针尖后带孔的直形埋没缝合导引针完全相同，只是在针尖和针体外面加了套管；套管的内径为 1.5～2.0mm，略大于直形杆状导引针外径；套管尖端正中带孔，尖端正中的孔径为 1.5mm；套管长度小于直形杆状导引针 1cm；一端为针尖后带孔的直形杆状埋没缝合导引针可以在套管内自由滑动（图 6）。c. 尖后孔 1/2 弧形埋没缝合导引针。针的形态为 1/2 弧度，一端为扁圆针尖，另一端为针杆平端（图 7）。d. 两头尖、后孔 1/2 弧形埋没缝合导引针。针的形态为 1/2 弧度，两端均为扁圆针针尖（图 8）。e. 双尖一侧尖后孔 1/2 弧形埋没缝合导引针。针的形态为 1/2 弧度，一端为扁圆针针尖，另一端为普通针尖（图 9）。f. 锐-钝尖后孔

1/2 弧形埋没缝合导引针。针形态为 1/2 弧度，一端为扁圆针针尖，另一端为钝圆针尖（图 10）。③使用注意：a. 手术中应用本埋没缝合导引针进行缝合操作时，只能穿过包括骨膜在内的软组织，不可硬穿骨性组织。b. 手术操作中，本针只能直来直去，不可硬性转弧，更不可以有撬的动作。c. 手术操作中，如果意欲将带线针穿过针孔时，必须先试行穿过。d. 使用直针时，须借助于握持固定器。e. 每次使用后，必须认真清洗套管内腔，不准许有任何血块和组织块存留。f. 钝圆针尖用于穿过肌肉等软组织。g. 普通针尖可以穿过较硬的组织。

**临床应用**　①用于唇裂、唇裂术后继发畸形中鼻畸形的矫治及唇部肌肉的减张缝合固定。唇裂鼻畸形的本质主要是组织移位，将异位的组织复位是治疗的关键。

通过带有刻度的弧形埋没缝合导引针，可以在鼻背皮肤不做切口的情况下，实现深部的鼻侧软骨与塌陷的鼻翼软骨的悬吊缝合固定，缩短两者距离，恢复其正常解剖关系，鼻中隔软骨的复位、矫正，使得鼻外观端正挺直，将偏斜的鼻中隔软骨复位或切除后制网格状，置于塌陷的鼻翼软骨浅层，使其自动完美塑形。②采用埋没导引缝合技术开展的眼部美容、整形手术，以及使用该技术对眼部美容手术并发症的预防和矫治方法。如下眼袋整形术（预防下睑外翻矫治，眼袋整形术后下睑外翻矫正，保留眶隔脂肪的下睑袋整形术），大眼袋矫正术（睑袋沟抚平术）。③埋没导引缝合法眼窝成形术是一种游离皮片移植法眼窝再造术，其关键技术在于采用埋没缝合导引针进行埋没导引缝合法实现游离移植的中

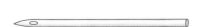

**图 5**　尖后孔直形杆状埋没缝合导引针

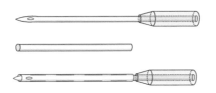

**图 6**　带套管尖后孔直形杆状埋没缝合导引针

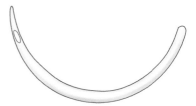

**图 7**　尖后孔 1/2 弧形埋没缝合导引针

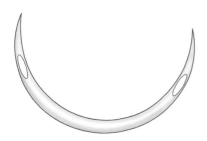

**图 8**　两头尖后孔 1/2 弧形埋没缝合导引针

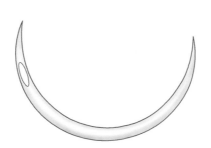

**图 9**　双尖一侧尖后孔 1/2 弧形埋没缝合导引针

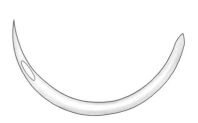

**图 10**　锐-钝尖后孔 1/2 弧形埋没缝合导引针

厚皮片与上下眶骨缘骨膜的牢固缝合固定，使之粘连愈合。④采用埋没导引缝合法的面部小切口除皱术。主要适用于皮肤弹性较好，没有明显的皮肤松垂，以局部性皱纹为主的患者，可用于矫治前额皱纹、眉下垂、眼角下垂、外眦广泛鱼尾纹等。⑤用埋没导引缝合器进行笑靥成形术。⑥面神经瘫痪矫治术。⑦用埋没导引缝合法进行乳头凹陷矫治术，乳房下皱襞成形术，乳房下垂整形术。⑧埋没导引缝合法治疗单纯性大隐静脉曲张。⑨血管瘤瘤体病灶内血管结扎术。⑩埋没导引缝合法肌腱吻合术。

**临床意义** 三维立体缝合概念的确立是应临床实际缝合的需要。外科学的发展不但要求解决功能的恢复，而且要求对正常组织尽量少的干扰。东方民族由于体质的遗传特点，手术切口容易形成明显的增生性瘢痕，对于微创手术需求更为迫切，而微小的手术切口有时就把外科医师挤到了死角，必须在有限的空间里采用三维立体操作。内镜技术的使用是一种解决方法，埋没导引缝合技术的使用是另一种解决途径。对于创面敞开的组织缝合，可以应用弧针分层缝合来实现组织结构的三维重建，对于小切口潜行创面组织的缝合，使用埋没导引缝合技术常常可以收到极好的效果。缝合是外科手术的基本操作之一，缝合技术与外科手术的质量总是息息相关的，可以说外科缝合技术的发展历程是外科手术发展过程的一个缩影。为了解决不断发展的外科手术中经常出现的各种困难，人们发明了很多种类的缝合技术，埋没导引缝合技术就是立足于当前对微创小切口手术的要求而产生，并随着外科

临床实践的不断锤炼而日趋成熟起来的。埋没导引缝合技术的闪光点在于把外科缝合操作由传统的两维平面操作发展为三维的立体缝合，由直视下的视觉控制操作转变为抽象的感觉控制操作。这种操作观念的改变，必将有力地推动微创外科在整形美容领域的发展。

（王原路）

nèijìng zhěngxíng měiróng

# 内镜整形美容（endoscopic technique in plastic and cosmetic surgery）

采用内镜进行整形美容外科手术操作的技术。该技术具有切口小、创伤轻、恢复快、瘢痕小等优点。内镜包括一个精细的导管，附有微型摄像机及光导纤维，能传输图像并显示在电视屏幕上。1992年9月在华盛顿举行的美国整形外科学学会年会上巴斯科内斯（Vasconez）等首次放映了额部内镜除皱术30例的录像带，获得了较好的效果，引起了整形外科医师的重视，随后内镜外科技术在整形美容外科领域的应用得到迅速发展。目前，许多种整形美容外科手术均有采用内镜技术进行相关操作的报道，该技术已逐渐成为整形美容外科中的常规诊疗技术。福多尔（Fodor）认为内镜技术的引入是整形外科发展中的又一里程碑，同微血管吻合、颅面外科、组织扩张器等技术一样，必将促进整形外科的发展。

**内镜外科仪器设备** 主要包括三个基本组成部分：①内镜镜头。②摄像监视系统。③内镜专用手术器械。

**内镜镜头** 整形美容外科采用内镜外科技术，需要根据手术部位和分离平面的不同，选用不同规格和不同型号的内镜镜头。镜头

外面为金属套管，内部为光导纤维和光学镜头，手术中通过皮肤切口插入到术区，光源通过镜头照射到术野，反射的图像通过镜头成像后传入摄像头。整形外科用于头面部及四肢躯干比较小的剥离腔隙的内镜视角通常为30°，施行面部整形美容手术一般选用直径4mm的内镜；躯干、乳房部位手术选用直径为10mm的内镜。

**摄像监视系统** 摄像监视系统将内镜镜头区术野传输在屏幕显示器上，手术医师在显像屏幕监测下进行手术操作，从而代替了传统的手术野直视下进行手术。该系统主要包括：①摄像头，是内镜系统的核心部件，图像的清晰与否与其质量有密切的关系。摄像头通过耦合器与内镜相连，根据光电原理将光学图像转换成电信号，并将此信号输入到信号转换器。②光源，光源产生的光束经过内镜光缆传导到手术野，再经过光学反射装置成像于内镜的目镜，为手术提供必要的照明。为了保证手术所需要的最佳照明，而且这种最佳条件应当在任何变化的情况下始终保持稳定，还需要光源装置能自动调节亮度到最佳状态。另外，为了防止光源产生的热量灼伤组织，光纤需经过隔热处理，照射到组织的光源为冷光。目前所用的多为卤素灯源或氙灯。③信号转换器，将摄像头传入的电信号进行处理并转换成彩色视频信号，传输给录像机和监视器，也是内镜系统的关键部件之一。④监视器，又称显示器。手术医师在监视器所显示图像的指导下进行操作。通常使用具有高分辨率、抗干扰性能强的彩色显示器，以便图像稳定清晰。为了便于术者及助手操作或教学需要，必要时可使用两个显示器。

⑤录像机装置，可以与监视器进行连接，将术中所需要的资料全部录像，以备参考及教学用。

内镜专用手术器械 常用的内镜器械主要有以下几种：剥离器、拉钩、内镜组织活检钳、内镜缝合器、电凝、吸引器等。一般内镜器械的基本结构相似，但是有不同的长度和大小，不同部位的手术一般选用不用规格类型的器械。手术医师可根据需要选择不同类型的专用内镜器械，也可根据自己的需要和实践经验对原有的器械进行改良使用。

操作方法 手术医师在观察显示器的同时进行内镜下操作，而不是在直视术野下操作，这是内镜整形美容技术与传统手术技术最大的区别。内镜整形美容手术虽然同普通手术一样包括切开、分离、止血、结扎、缝合等几项基本操作，但却有其独自的特点。①手术切口短小，减少了切口处的术后瘢痕，对皮肤感觉神经的损伤小，术后基本没有皮肤麻木感。此外，手术可在远离切口处进行，可使切口选择在更隐蔽的部位。②组织的剥离是在内镜的直视下进行，并且可以放大数倍，一方面术野非常清晰，可以避免重要组织结构的损伤，减少术中出血，对组织创伤轻，术后恢复快；另一方面内镜手术可供操作的空间非常狭小，一旦损伤大的血管在内镜下止血比较困难。另外，操作空间小，电凝、电切时产生的烟雾不容易散开，需要及时吸出，否则对术者的干扰较大。③结扎、缝合等操作需要利用特制的器械完成，操作复杂，对医师技术要求较高。

适应证 内镜技术在组织瓣（骨、肌瓣、筋膜、神经、血管、肠段、肌腱等）的切取，皮肤软组织扩张器置入，面部、乳房、四肢躯干等整形美容外科手术方面均可应用。凡适合普通传统手术条件并且愿意接受内镜技术的患者均可以作为内镜整形美容手术的适应证。

注意事项及并发症 内镜技术要求医师在观察二维显示屏画面的同时对三维空间的术区进行操作，操作时手眼的配合要协调一致。在进行内镜技术临床应用之前，必须进行专门训练，熟练掌握内镜操作。美国整形外科学会要求医师在临床上独立开展此项技术前，其培训时间不少于12学时。术中若出现意外情况，术者应该当机立断改为开放性手术，保证手术成功和患者安全。内镜整形美容手术也存在普通手术的各种并发症，值得注意的是以下并发症可能与内镜密切相关：①感染，可因内镜消毒不彻底引起。②血肿，内镜下可供操作的空间非常有限，术中较小的出血点可能被忽略，或者因较大的血管损伤时止血不彻底引起。③皮肤灼伤，可因在皮下剥离腔隙时在皮肤下电凝引起。

（王志军）

jīguāng zhěngxíng měiróng

## 激光整形美容（laser in plastic and cosmetic surgery）

利用激光热效应对不同皮肤成分产生选择性破坏，使色素减退，蛋白变性，达到治疗疾病目的的技术。激光是波长相同、方向一致和位相恒定的相干光束。具有单色性、相干光及平行性的特性。1917年，爱因斯坦在他的经典著作《关于辐射的量子理论》中第一次提出了受激发射的概念，这是以后激光发展的理论基础。1960年7月7日，梅曼（Maiman）宣布了世界上第一台激光器——红宝石激光器的诞生。从此，激光技术应用于临床。由于激光技术在整形美容外科领域的应用，使得一些原来治疗非常棘手的疾病如太田痣、鲜红斑痣等，变得简单而易于起效。1983年，安德森（Anderson）和帕里什（Parrish）提出了选择性光热解理论（selective photothermolysis，SPTL），指出不同的皮肤成分（如黑素小体，血红蛋白等）具有对不同波长的激光优先选择吸收的特性，如果激光的波长和脉宽选择恰当，则完全有可能在对病变组织进行选择性破坏的同时不损伤周围正常组织，这是激光产生组织效应的重要理论，也为日后激光的发展提供了重要的理论依据。这一革命性的进步使得激光成为许多疾病的首选治疗方式。

激光产生的原理 看似连续的物质其实都是由无数微观粒子组成，有分子、原子、电子等。这些微观粒子在物质中也在不停地运动。当物质受到强烈激励时，使某一能级的粒子数大量积聚，当积聚数多于基态或下一能级的粒子数时，发生反分布。这时，如有光束入射，入射光子的能量正好等于反分布状态的两能级能量之差，则会发生光子与粒子的完全弹性碰撞，使粒子从激发态跃迁到基态或某一下能级，同时发射一个光子，此光子的能量与入射光子的能量相同，有一致的方向和恒定的位相关系。此种发射称为受激发射。受激发射时产生的光子与入射光子是全同的，所以通过受激发射有可能使入射光放大，称为受激辐射的光放大（light amplification by stimulated emission of radiation，LASER），人们所熟知的激光（LASER）因此得名。根据激光能量发射方式的不同分为连续波及脉冲激光，连续波激光的能量连续发射，导致非选择性损伤，主要用于烧灼等治疗，脉冲式激光的能量为脉冲式释放，即间歇式发射，产生选择性光热解作用，从而选择性破坏靶组织。根据激光介质（能够被激发而产生激光的物质）来划分，可分为固体（如 Nd：YAG、Er-YAG、KTP、翠绿宝石及红宝石、半导体激光等）、液体（如染料激光等）及气体激光（如 $CO_2$、铜蒸气激光等），不同的激光介质产生不同波长的激光。

**激光治疗的原理** 选择性光热解理论是脉冲式激光产生组织效应的最基本理论，该理论的基本要素包括：①波长：光穿透组织的深度由波长决定，组织有吸收它们优势光色的能力，需要可以到达特定深度且被靶组织优先吸收的波长。②合适的曝光时间（脉宽）：首先需明确热弛豫时间（thermal relaxation time，TRT）的概念，即从靶组织中传导出去50%的热量所需的时间。激光的脉宽应小于或等于靶组织的热弛豫时间，以利于能量在靶组织内的积聚，周围组织很少或无副损伤，就能产生靶组织的选择性破坏。总的来说：特定组织的激光能量分布不仅由穿透深度和可利用的特殊波长决定，而且由光能释放的时间（脉宽）决定。

**激光在整形美容外科的临床应用** 治疗色素性及血管性病变、脱毛、激光换肤及激光美容手术。

**色素性病变** 着色斑、脂溢性角化、雀斑、咖啡斑、色素性毛表皮痣（贝克痣）、黄褐斑、太田痣、伊藤痣、褐青色痣、文身等。激光治疗色素性病变使用的是 Q-开关激光，此为脉冲式激光的一种，脉宽很窄，仅为纳秒级（ns），在超短脉冲时间内可产生 $1 \times 10^9 W$（千兆瓦）的能量，并产生瞬时（ns级）高达300°以上的组织温度，导致靶组织迅速地热膨胀，从而使靶组织被粉碎成非常小的颗粒，随后被巨噬细胞吞噬而清除出体外。Q 开关激光治疗后组织的即刻反应是立即变白，这被认为是黑素小体爆裂的直接后果。由于黑素小体内的极度高温导致的热解作用引起局部释放出气体，因为气泡形成，可以强烈反射光线而使物体表面呈白色，经过几十分钟，这些气泡消失。用于治疗色素性病变的激光种类主要有 Q 开关的红宝石激光（694nm）、Q 开关的翠绿宝石激光（755nm）、Q 开关的掺钕钇铝石榴石激光（Q-S Nd：YAG，1064nm）及倍频掺钕钇铝石榴石激光（倍频 Nd：YAG，532nm）。总之，Q 开关激光能够有效地去除色素，在这一领域激光比其他方法更具有优越性，是目前治疗色素性病变的首选方法。激光治疗太田痣可完全去除异常色素而不留痕迹，但需要多次治疗。雀斑、褐青色痣及咖啡斑治疗效果较好，但有一定程度的复发。蓝黑色、红色及黑色文身治疗效果好，对于彩色文身需要联合应用几种波长的激光，有些色素不易完全去除。此外有些病变的色素不能完全清除，甚至有病情反复，如黄褐斑。

**血管性病变** 鲜红斑痣、浅表型血管瘤、毛细血管扩张、腿部血管扩张（血管直径<1mm）、静脉湖、瘢痕、皮肤异色病、血管角化痣、蜘蛛痣、樱桃样血管瘤等。治疗血管性病变的激光主要是闪光灯泵浦的脉冲染料激光（PDL），包括585nm 波长及可调脉宽的595nm 波长等，除此外，可变脉宽的倍频 532nm 激光也有较好的疗效。血管内血红蛋白和去氧血红蛋白选择性吸收激光能量后，至少要将管腔内的血液加热至75℃以达到不可逆的损伤，而周围组织不会被加热。激光有效治疗血管病变需满足的三个条件：波长、能量密度和脉宽。①该波长的激光能被血红蛋白优先选择性吸收。②足够的能量强度以造成血管不可逆的热损伤；③恰当的脉宽以避免热扩散导致的周围组织损伤。同时，也与光斑大小及冷却措施有关。为了有效地破坏血管性病变，激光的能量及脉宽均应与血管的大小相匹配。如儿童鲜红斑痣的血管口径为 $60\mu m$ 左右，理想的脉宽为 $1 \sim 5ms$，引起紫癜的临界脉宽为 $1 \sim 10ms$，早期的脉冲染料激光脉宽较短（0.45ms），易击破血管产生紫癜，目前均采用可调脉宽并伴有同步冷却的染料激光，延长脉宽的益处在于增大血管的热凝固损伤，并减少血管因气化导致的血管破裂（发生紫癜）。另一方面延长脉宽可以减少黑色素细胞的损伤，黑素颗粒被缓慢加热，但不会造成高热，表皮的温度可以通过同步冷却的方式降温。激光治疗血管性病变时，过粗和过细的血管不易被破坏，过大的血管不易发生热存积，过细的血管内红细胞数量过少，不易吸收能量。鲜红斑痣在新生儿的发病率为 0.3% 到 1% ~ 2%，由真皮乳头层内扩张的小静脉良性增殖而成，激光是这种微小血管畸形的一线治疗方法，40% ~ 60% 可以获得较好效果（即清除率达到75%），面积减小，颜色减淡，约80% 的患者达 50% 清除率。位于面部的病变较肢端及躯干效果好；

位于面中部及三叉神经第 2 分支区域或面积>20cm² 者效果差。早期治疗皮肤薄，血管口径小，浅表，面积小，治疗效果好。除此以外，光动力学疗法也用于治疗鲜红斑痣，该方法的原理为光敏剂进入体内，倾向于聚集于异常靶组织，光敏剂受到特定波长的光源照射后，产生具有细胞毒性的单价氧及其他自由基，破坏组织。目前常用于光动力治疗的光源包括倍频 532nm 激光、染料激光、铜蒸气及氩激光等。其他血管性病变如毛细血管扩张等，临床效果较好，清除率较高，过粗的血管，如腿部血管扩张，需采用硬化治疗。

脱毛 激光脱毛有两个重要的靶物质，即毛囊干细胞（真正的靶组织）和毛球内的黑色素及毛干，真正的靶组织（毛囊干细胞）位于隆突部位，距表皮约 1.5mm，这是损伤干细胞的直接靶位置，该组织吸收的激光能量少或无，而是由周围的吸收强的色基如：毛球内的黑色素、毛干及毛囊上皮内含色素的基质，传导热量至毛囊干细胞而被破坏，这种非特异性热损伤产生了热损伤时间（thermal damage time，TDT）的概念，这是选择性光热解理论的延伸。热损伤时间是从吸光色基将热传导至靶组织（毛囊干细胞），使之发生不可逆损伤，而周围组织不致损伤所需的时间。一般热损伤时间是热弛豫时间的数倍。人毛囊的 TRT 为 10~50ms，与大小有关，由于实际上的靶位置（如毛囊干细胞）与真正的吸光体有一段距离，实际靶组织的损伤来自黑素区域的热弥散损伤，而非直接加热，因此更长的脉冲时间使得热损伤可传递到整个毛囊，损伤干细胞，

因而出现有超长脉冲的激光用于脱毛（如>100ms）。由于表皮内的黑素有竞争性吸收，因此治疗的同时需要有冷却措施。激光脱毛的挑战之一就是在加强选择性损伤有色素的毛囊同时避免损伤表皮。能够到达毛囊靶组织的光谱范围为 630~1200nm，最理想的波长范围在 700~900nm，目前比较常用的激光脱毛设备有长脉宽的 755nm（ALEX）激光、半导体 810nm（Diode）激光、长脉宽 694nm（Ruby）激光等。影响脱毛效果的因素有毛发的颜色（毛发颜色与肤色反差越大越好）和毛发的生长周期，由于毛囊的生长周期分为生长期、过渡期及静止期。机体的毛发均处于不同的生长周期，只有活跃生长的毛囊含有更多的黑色素，对激光治疗敏感，而处于过渡期和静止期的毛囊不敏感，因此脱毛需要多次，间隔 2 个月左右。激光脱毛后的效应可以达到绝对毛囊数量减少，毛发生长速度下降，毛发更细小颜色更浅。完全彻底的毛发去除通常是不能达到的，经过治疗后重新生长的毛发通常是更少，更细，更浅的毛发，在美容方面的效果是可以达到的。

激光换肤 包括剥脱性换肤及非剥脱性换肤。剥脱性换肤主要采用高能脉冲（带扫描装置）$CO_2$ 激光、短脉冲 Er：YAG、可变（多脉宽）脉宽 Er：YAG、复合 Er：YAG/$CO_2$ 激光。$CO_2$ 激光是面部换肤的金标准，可使皮肤的整体肤色、皱纹及萎缩性瘢痕的改善程度至少达 50%，对光损伤及瘢痕性皮肤有显效。Er：YAG 激光热损伤小，产生精确的组织剥脱及有限的热损伤区，从而快速的上皮化并减少并发症，但组织紧缩作用差，也使疗效仅

达中等。磨削及化学剥脱的效果仍不能等同于激光对组织的有控气化。$CO_2$ 激光作用于组织时，组织气化，并产生热损伤，热扩散，从而产生两个凝固区域，紧邻气化区是不可逆组织损伤区，稍外侧是具有康复潜力的可逆性损伤区。在表皮化和痂皮脱落前，必须清除不可恢复区，这种热损伤是激光热诱导炎症和皮肤组织修复动力反应的一个重要部分。胶原皱缩和立即引起热组织收缩，在肉眼就可以观察到。已知胶原皱缩和变性可出现在组织温度高于 55℃时，治疗后的组织中Ⅰ型胶原和弹力组织的长期增加和不正常细胞结构的重新排列，新的成纤维细胞和肌成纤维细胞与以前的成纤维细胞明显不同，能重建正常皮肤结构，改善浅深部皱纹，效果显著，并改善皮肤质地，肤色更加均匀一致。Er：YAG 激光的水吸收率高（是 $CO_2$ 的 12~18 倍），因而作用更浅表，组织气化后仅产生一薄层凝固性坏死区，热损伤小，产生精确的组织剥脱及有限的热损伤区，从而快速的上皮化并减少并发症，但组织紧缩作用差，通过延长脉宽可增加热效应及紧缩效应。另外，由于 Er：YAG 激光产生小范围的热损伤，又能直接清除真皮组织中的胶原。因此，在高能量和多次照射的情况下，能穿过真皮进入皮下组织层清除组织。它是一种极精确的手术工具。非剥脱性激光换肤主要采用 Nd：YAG 激光，激光作用于真皮层，诱发真皮胶原新生，从而使面部年轻化，创伤轻，副作用小，但效果不及剥脱性换肤显著。

激光美容手术 激光外科手术既能同时切割和凝血，又能避免意外的神经损伤。使用激光作

为手术刀的目的是减少术中出血、疼痛，从而减轻术后淤血及肿胀，缩短伤口的愈合时间。常用于手术的激光有 $CO_2$ 激光系统、接触式 YAG 激光系统及 KTP 激光系统，多用于眼睑整形美容手术及除皱术。

**并发症**　激光治疗后常见的并发症有色素异常，包括色素脱失、色素沉着及色素不均；感染、皮肤质地改变、瘢痕形成、口周单纯疱疹复发等。

**激光的安全操作规程与防护**

所有在外科使用的激光均为Ⅳ类设备-属高能激光，必需由经过培训的专业激光操作人员使用。无论是直视还是漫反射均会损伤视力，所有在治疗室的人员均需佩戴适当波长及光学密度的眼镜及护目镜，患者眼周治疗时，要佩戴合适的眼罩或角膜接触镜。治疗室入口处放置激光警告标志，治疗进行时门口应有操作警示，完成后去除；所有的窗户都应有帘子，防止光线外露。治疗室内备有水及灭火器；每台机器一个电插座。值得注意的是，术中不应使用易燃溶液：如酒精，发际线周围不应有定型胶或发胶。如需麻醉，只能使用不易燃的气体，防止呼吸道烧伤，毛发暴露部位保持湿润。此外，Q 开关激光及 $CO_2/Er$：YAG 激光会产生烟雾和组织飞溅，激光烟雾中有传染性病毒、病毒基因或活体细胞（如乳头状瘤病毒，HIVP24 抗原等），并可促进感染的扩散（如疣）或者肿瘤细胞播散，有可能将之吸入肺部。因此，激光治疗室必须配备排烟系统。

（黄绿萍）

lěngdòng liáofǎ

**冷冻疗法**（cryosurgery）　研究利用低温冷冻方法对组织细胞的破坏作用于治疗某些疾病的技术。又称冷冻术、冷冻外科技术、深低温冷冻术等。

**操作原理**　包括细胞内外冰晶形成及进展性的理化改变，具体包括以下四期变化。①组织迅速降温：由于制冷剂与皮肤温度的温差致皮温迅速下降至冰点以下。②组织损伤：细胞外冰晶形成导致细胞外液浓缩，细胞处于高渗环境，细胞内脱水，电解质紊乱，这种损伤大部分是可逆的。不可逆的损伤始于细胞内冰晶形成，损伤细胞内线粒体及内质网，并进一步促进细胞的溶解而死亡。③血液淤滞及血管栓塞：低温使血管收缩，内皮细胞损伤，血小板聚集，微血栓形成，血管栓塞，组织进而发生缺血性坏死。④炎症与组织坏死：细胞坏死继发炎症反应，这是冷冻疗法的必然过程，坏死组织在组织学上类似于周界分明的缺血性梗死。不同的细胞及组织类型对冷冻的反应不同，表皮细胞尤其是黑色素细胞及深层的表皮细胞对低温敏感，含胶原纤维的结缔组织对低温的抵抗力较强。此外，冷冻治疗癌肿可能还有免疫反应的参与，冷冻组织破坏后所释放的抗原具有组织特异性，因而机体产生的抗体也具有组织特异性，从而产生相应的免疫反应，这种冷冻免疫实质还有待进一步研究。

常用的制冷剂有液氮、固体 $CO_2$、氟利昂、氧化亚氮、高压氧气、液态空气等，其中以液氮应用最为广泛。

**操作方法**　应用一定量的冷冻剂使组织温度下降至足以破坏病变组织的低温，再待其缓慢复温。有时，需要多个冻融周期以破坏病变组织。根据病变的特点可选择将制冷剂直接喷射至病变组织（喷射法），也可采用棉签或冷冻探头将制冷剂用于病变部位（接触法）。治疗后即刻出现红斑及轻度肿胀，持续 1~2 天，局部结痂，坏死组织逐渐被吸收或脱落，再由上皮覆盖而修复。

**适应证**　在临床各科均广泛应用，尤其是在治疗恶性肿瘤方面取得了很大的进展。在整形外科主要用于治疗皮肤的各种良性、癌前期及某些恶性病变：①皮肤良性及癌前期病变：光老化导致的着色斑、日光性角化、脂溢性角化、蜘蛛痣、樱桃样血管瘤、汗管瘤、睑黄瘤、化脓性肉芽肿及各种疣（扁平疣、跖疣、寻常疣等）、痤疮瘢痕。②恶性皮肤肿瘤：基底细胞癌及鳞状细胞癌。

**注意事项**　体积较大病变不易彻底冷冻、位于鼻唇沟、睑缘、鼻翼及有毛发分布的区域、位于组织愈合能力差的区域（如胫前区）易遗留瘢痕及畸形。肤色深者易导致色素脱失。

**并发症**　常见的副反应及并发症包括疼痛、水肿、出血、感染、色素脱失或沉着、秃发及瘢痕增生、神经功能障碍（如感觉异常）。大部分反应轻，持续时间短，有时也会遗留不可恢复的色素脱失及瘢痕形成。

（黄绿萍）

huàxué bōtuōshù

**化学剥脱术**（chemical peeling）　应用某些化学物质，涂于皮肤表面，导致皮肤可控制的一定深度的化学烧伤，由新生的皮肤组织修复的一种皮肤美容治疗技术，新生的皮肤表面更加光滑，色泽均匀一致，皮肤组织含有新生的胶原，更加紧致，从而去除皮肤表面异常病变，并改善皮肤老化。

**操作原理**　将某些化学物质

涂于皮肤，导致皮肤一定深度的化学烧伤，治疗后受损的皮肤结痂，脱落。表皮组织增生修复于7~10天后完成，使其呈现新的外观；真皮层的修复于3个月时基本完成，在修复过程中，真皮层中出现一条2~3mm宽的致密完整有序的新生胶原纤维带，其间有网状的弹力纤维分布。从而可以有效地去除皮肤表面的异常病变，改善皮肤老化，减轻皱纹。这种皮肤外观和组织学的改变可维持很长的时间。

临床上根据治疗的深度将其分为表浅、中度及深度剥脱三种。最常用于表浅剥脱的为α-羟基酸（果酸，AHAs），仅去除浅表层皮肤，以使皮肤表面更加光滑。常用于中度及深度剥脱的为三氯醋酸和苯酚（石炭酸）。巴豆油作为一种助渗剂，常与苯酚配合应用，仅需微量。化学剥脱时所用的药物及其浓度不同，其渗透的深度也有所不同。

**操作方法** 术前1小时配制化学剥脱剂；彻底清洗面部皮肤，去除油脂；于皮肤表面均匀涂擦药液，缓慢分区涂抹以防苯酚中毒。一般不需要麻醉。完毕后涂以抗生素油膏，包扎覆盖创面。术后48小时内疼痛明显，可给予镇痛剂，卧床休息；48小时后可以清洁术区，使用保湿剂。痂皮在7~10天后自行脱落，创面愈合。

**适应证** 面部皮肤光老化、皮肤色素性病变、汗管瘤、扁平疣、日光性角化及脂溢性角化；改善面部皮肤老化，减轻皱纹；浅表瘢痕、浅表文身及外伤性粉尘染色等也在治疗范围之列。

**注意事项** 由于苯酚经皮肤迅速被吸收，并经肝肾代谢，一次使用范围过大，用量过大会导致心肝肾毒性。治疗过程中需使用心电监护，静脉输液以促进苯酚迅速排泄。结痂过程中不能暴力脱痂，以免损伤新生的上皮组织而引起瘢痕增生。治疗后6个月内注意严格的避光防晒，使用宽谱防晒剂，防止出现色素沉着。颈部四肢部位、瘢痕体质以及正在接受异维A酸治疗的患者不宜接受化学剥脱治疗，易导致瘢痕增生；近期曾行微晶磨削、放疗等患者不宜治疗；服用抗凝药物者需停药1周以上；口服避孕药者易导致色素异常；曾有过单纯疱疹病史者需提前预防性应用抗病毒药物。

**并发症** 皮肤色素减退、色素沉着、色素不均、感染、瘢痕、单纯疱疹复发、粟粒疹、心肝肾损害，甚至中毒性休克综合征等。

（黄绿萍）

pífū móxiāoshù

## 皮肤磨削术（dermabrasion）

运用相关仪器设备，通过机械摩擦或光热作用等，可控地去除皮肤的表皮和真皮浅层，使皮肤愈合后更加平整，或色泽更加均匀，从而达到修复浅表瘢痕、去除细小皱纹或消除浅表色斑等目的的皮肤美容技术。又称磨皮术、擦皮术。是医学美容换肤技术的常用方法。

**适应证** 磨削术应用最多的主要有以下几个方面。①皮肤浅表瘢痕：如痤疮、水痘、感染、烧伤、外伤等遗留的浅表瘢痕。磨削术可以改善瘢痕，而不是磨除瘢痕。如果瘢痕较深，常需行2~3次磨削术。②浅表色素斑痣：如雀斑、雀斑样痣、文身以及爆尘症等。深达真皮深层的文身和爆尘症一般磨削效果欠佳。③浅表良性皮肤肿物：如汗管瘤、结节性硬化症的皮肤损害等。④其他皮肤病：如毛细血管扩张症、毛孔角化症、皮肤淀粉样变、浅表皱纹等。

**手术原理** 通过机械摩擦或光热作用去除皮肤的表皮、真皮浅层，造成皮肤的Ⅰ度或浅Ⅱ度创面。依靠创面愈合及其后期的组织重塑，使恢复后的皮肤表面更加平坦、光滑、色泽更加均匀，从而达到修复浅表瘢痕、去除细小皱纹或消除浅表色斑等目的。

**手术方法** 应用最多的磨削方法主要有以下三种。①电动砂（或钢）轮磨削：应用历史最久，优点是磨削力度大，适合比较大的瘢痕，但磨削深浅相对不易把握，操作不当容易形成新的瘢痕，色素沉着发生率也较高。②微晶磨削：是通过喷出直径为100~150μm的多棱晶体颗粒，撞击皮肤表面，同时经负压吸口将磨下的组织碎屑和微晶颗粒混合物吸除，从而达到磨削的作用。微晶磨削作用均匀，深浅易于控制，磨削术后色素沉着的发生率很低，不仅可以用来治疗凹凸不平的浅表瘢痕，还可以减淡色斑，清洁堵塞毛孔，清除粉刺及脓疱等。③激光磨削：利用激光高能量定向治疗的特点，瞬间准确气化靶组织，而极少损伤非靶组织，既提高了疗效，也极大地减少了瘢痕、色素沉着等并发症的发生。激光磨削的出现进一步提高了磨削术的治疗效果。此外还有一种砂纸磨削法：将消毒后的砂纸裹在纱布圈或空针筒上，徒手磨削。该方法相对费时费力，且有可能将砂粒留在皮肤创面上，因此临床上较少应用。但该法不需特殊设备，简便易行，在缺少磨削设备的情况下也不失为一种选择。

**注意事项** ①有下列情况者不应进行磨削术：有明显瘢痕增

生倾向者；炎症性皮肤病，如慢性放射性皮炎、化脓性皮肤病、炎症明显的痤疮、着色性干皮病等；出血倾向者；白癜风活动期；严重系统性疾病者；其他不适合手术的情况，如精神疾患等。②磨削不可过深，应局限于表皮层或真皮浅层，否则可能会遗留明显的瘢痕。③磨削后可有一定程度的充血、疼痛、瘙痒，一般数天内会逐渐消退。持续不退的充血和不适常是明显瘢痕形成的预兆，应及时到医院就诊。④创面的痂皮或油纱不可提前撕掉，应待其自行脱落。⑤创面愈合后3~6个月内应加强防护，避免阳光直晒，尽量少接触紫外线，尽量避免使用刺激性强的化妆品，以免留下明显的色素沉着。⑥如需再次磨削，应待3~6个月后。

**并发症** ①瘢痕：多与磨削过深或感染有关。②红斑：一般在4~12周消失，无需特殊处理。③感染：多与术前消毒不严格或术中无菌操作不严格有关，术后处理不当也可导致感染的发生。应尽量避免，否则可能遗留明显的瘢痕及色素改变。④色素沉着：多与过早、过多受日光照射有关，常需3~6个月甚至1年左右才可慢慢消退。⑤色素减退：多呈红白色至白色。常继发于磨削过深或感染。影响美观者可在色素减退区行表皮移植。

(杨东运)

zhùshè zhěngxíng měiróng

**注射整形美容**（injection in plastic and cosmetic surgery） 将某种药物或注射性填充材料注入人体局部组织内，以矫治局部凹陷、面部皱纹等缺陷，从而达到某种整形美容目的的技术。因其创伤小、操作简便，符合现代微创外科发展的趋势，从而得到广泛的应用。常用注射材料包括注射用A型肉毒素及自体脂肪颗粒、成纤维细胞、胶原蛋白、透明质酸、聚乳酸、聚甲基异丁烯酸甲酯等注射性软组织填充材料。

**A型肉毒素**（botulinum toxinA，BTXA） 肉毒杆菌分泌的一种蛋白，作用于神经肌肉接头即突触处，抑制突触前膜释放乙酰胆碱，阻止神经至肌肉的信号传导，从而阻止肌肉收缩，引起肌肉松弛性麻痹。肉毒杆菌在生长繁殖过程中可以产生细菌外毒素，即肉毒素包括A、B、C1、C2、D、E、F和G共八型，其中A型已广泛应用于临床多个学科。国际市场上注册了四种A型肉毒素制品，即美国的"Botox（Allergan，Irvine，CA）"，英国的"Dysport（Speywood-Vaccine and Research Laboratory-Proton Down，Salisury，UK）"，中国兰州生物制品研究所生产的"衡力"和日本生产的"Cs-Bot"。1989年，美国食品药品管理局（FDA）批准将Botox用于治疗严重的肌肉痉挛或者眼轮匝肌痉挛；2000年，FDA批准将Botox用于治疗痉挛性斜颈；2002年，FDA批准将很小剂量的保妥适用于美容治疗，以减轻眉间纹。从此，A型肉毒素在美容领域得到广泛的应用，从已有报道来看，是十分安全有效的。作为一种可逆的治疗手段，符合医疗美容安全、简便、高效的原则，是极受医患双方欢迎的一种美容药物。A型肉毒素主要用于改善面部动力性皱纹，对伴有皮肤松弛的重力性皱纹效果不满意，治疗范围包括额纹、眉间纹、鼻背横纹、鱼尾纹、鼻小柱横纹、面颊部皱褶、口周放射纹和颈阔肌纹等。另外还可用于轮廓美容，如单纯性咬肌肥大及小腿肌肉肥大等。

**操作方法** A型肉毒素在人类的半数致死剂量（SD$_{50}$）约为3000U，但常用剂量为100U，一般不超过200U。在患者微笑、皱眉或做其他表情时观察面部皱纹出现的位置，标记注射点。局部常规消毒，通常使用酒精，并且可在注射部位施以冰敷或涂抹表面麻醉剂，以减轻疼痛。浓度一般采用2~4ml生理盐水稀释100U；采用细针头注射，面部一般应用4号半皮试针头，四肢肌群可用7号针头。应熟悉注射部位局部解剖，以确保注射深度和层次的精确，准确麻痹靶肌，减少副作用。

**注意事项** ①A型肉毒素属细菌蛋白制剂，注射后有可能发生过敏反应。应常规备有肾上腺素，以防过敏反应时急救用。受治者注射后应留院观察至少15分钟，若无异常反应方可离开。②注射后6~24小时禁忌局部按摩，以免毒素扩散。③局部可行冷敷，勿热敷。④如感不适，应及时就诊。

**并发症** 常见的并发症包括面部不对称、上睑下垂、眉下垂等，是药物扩散至其他部位所造成。一般在注射后2~3天出现，通常4~8周后逐渐消退。治疗颈阔肌纹时，有可能发生颈部无力、吞咽困难等并发症，多为一过性，是一种罕见的严重并发症。少数人可发生过敏反应，局部出现皮疹、麻木，轻度头部紧绷感、头痛、恶心等，严重者可危及生命。因此，A型肉毒素的应用必须受到严格监管，由受过专业培训的专业人员注射。由未经培训或未经许可的人注射肉毒素会大大增加其风险和并发症。

**注射性软组织填充材料** 整

形外科医师用于充填局部凹陷、面部皱纹等的一类可注射的材料，可以是天然材料，也可以是人工合成材料。

种类　天然材料包括自体脂肪颗粒、自体成纤维细胞、牛胶原蛋白、动物源性透明质酸等，合成材料有羟基磷灰石、聚乳酸、聚甲基异丁烯酸甲酯、非动物源稳定性透明质酸等。①自体脂肪颗粒：最简单的天然填充剂，它通常通过吸脂的方法取自患者身体的另一部位，经过清洗后注射至局部凹陷或面部皱纹下。由于注射的脂肪组织不可能全部成活，部分会被身体吸收，所以要达到较好的形态，必须进行反复多次注射。②胶原蛋白：用于填充的胶原蛋白可来自患者本身，也可以来源于人类的尸体或者动物。20世纪70年代，美国食品和药品管理局（FDA）批准将牛胶原蛋白作为一种填充材料，在此后的20年间，被大量应用于减轻面部皱纹。此类产品包括 Zyderm 和 Zyplast 等众多制品。但是，牛胶原蛋白可能会诱发人体内的过敏反应或者排斥反应，使用前，需要进行过敏试验。填充效果持续时间相对较短，大多需要每隔3~4个月重复注射1次。此外，从患者自身的细胞中也可以提取胶原蛋白。患者自身的胶原细胞经过实验室培养和增殖，达到一定量后，即可用于注射。Isolagen 就是一种这样的商品。Cosmoderm 和 Cosmoplast 是两种含有胶原细胞的液体注射制剂。Dermolagen 是从尸体皮肤上提取的胶原蛋白制剂。与牛胶原蛋白不同，使用这些产品不需要做过敏试验。③聚甲基丙烯酸甲酯（polymethyl-methacrylate，PMMA）：这种填充剂（美国商品名为 Artefill，其他

地方商品名为 Artecoll）是一种由牛胶原和 PMMA 微球组成的混悬液，其中80%是胶原蛋白，20%是 PMMA 微球。当爱贝芙（Artefill）被注射到真皮层后，胶原蛋白直接发挥作用，使皱纹消失；1~3个月后，当植入的胶原蛋白逐渐被人体吸收时，PMMA 微球开始刺激自身胶原蛋白增生，继续保持填充效果。它填充的效果是永久性的，但是，随着患者年龄的增加，当皱纹加深时，还需要补充注射。与其他含有牛胶原的产品相同，患者在使用前需要做过敏试验。注射 PMMA 常见的并发症包括过敏反应、毛细血管扩张、肉芽肿形成和串珠样增生突起等。PMMA 为永久性填充材料，注入后很难取出，因此一旦发生并发症，治疗以局部注射类固醇激素为主。④透明质酸（hyluronic acid，HA）：是人体内的一种可以保持皮肤水分的物质，使皮肤看起来更光滑更年轻。属于大分子氨基葡聚糖家族，由重复的双糖链组成。人体内56%的透明质酸是存在于皮肤中的，表皮和真皮中都有透明质酸，但大部分透明质酸是分布在真皮层。作为注射用填充材料的透明质酸可以提取自动物组织中，也可以人工合成。动物源性医用透明质酸的制作原料主要来自鸡冠和牛眼玻璃体。其成本相对较低，易于大量生产。但是，不可避免残留动物蛋白质，可导致过敏反应；同时还有感染动物源性疾病的风险。瑞典 Q-Med 公司以非动物源稳定性透明质酸（NASHA）为原料开发出一系列产品用于面部整形美容，包括瑞蓝 2（Restylane）、瑞蓝 3（Restylane perlane）和瑞蓝 1（Restylane touch）。该产品是应用微生物工程技术从链球菌发酵物

中提取的物质，无动物蛋白残留及传播动物源性疾病的风险。其生物相容性及稳定性优于胶原蛋白。为得到理想的结果，需要进行一次或多次的注射，此后每间隔6个月左右可进行重复注射以维持最好的效果。透明质酸不能用于有免疫系统疾病的患者。由于它可以通过胎盘，也可以进入乳汁，所以也不能用于孕妇和哺乳期妇女。

操作方法　根据具体材料的要求，如果有必要，在注射治疗前患者首先要接受过敏试验。在填充过程中，常规用酒精消毒面部，标记需要填充的部位。为减轻注射时的疼痛，可予以冰敷或者局部应用表面麻醉剂。然后向皱纹或凹陷部位注射填充剂。当注射过程结束后，可适当应用冰敷，以缓解注射引起的不适。

并发症　注射填充物后常见的反应是局部红肿、淤斑、注射部位瘙痒、疼痛等，此外还可发生因填充物注入血管而导致的局部皮肤坏死、失明等罕见的严重并发症，因此，注射整形美容需要由受过专业培训的专业人员注射，以降低并发症的发生。

（徐　军）

wéncì měiróngshù

**文刺美容术**（tattooing）　用人工的方法将对人身体无害的色料，通过针刺造成轻微的皮肤损害，并使色料随针刺沉淀于皮肤内，使其在皮肤上留下一定的色彩痕迹，以掩盖某些皮肤色素异常等造成的缺陷或是通过文身达到修饰美容效果的技术。是一种创伤性皮肤着色术，是一类能够使色素永久性存在的医疗行为，而非同于画眉、描眼线等生活行为。美容文刺术是指文眉术、文眼线术、文唇术三种现代美容技术的

统称，简称三文术。三文术是由古老的文身术演变而来。20 世纪 70 年代以来，现代美容热的巨大洪流把文身技术与现代科技、医学技术、容貌美学等融为一体，并集中施术于眉，眼，唇部位，从而形成了一种新的医学美容技术——现代美容文刺术。

**文眉术**　是以文饰术的手法先绘出理想的眉毛形态，再用文眉器械（文眉机等）将各种理想的颜料织染于皮肤表层，使之永不褪色的色彩修饰方法。

适应证　①疾病或其他原因引起的眉毛脱落者。②先天的眉毛稀疏、细小、色浅而不明显者。③外伤引起的全眉或部分眉毛缺损，眉中瘢痕者。④断眉、眉不连，常见为眉头眉毛浓密，而眉峰、眉梢的眉毛稀少、没有或部分缺眉者。⑤两侧眉形不对称者。⑥眉形不理想或对眉毛不满意者。⑦因职业需要长期化妆而又无充足时间者。

禁忌证　①眉部处于感染伴有皮疹者。②眉毛外伤新生瘢痕不足 1 年者。③过敏性体质，瘢痕体质者。④患有严重心、脑疾病、高血压、糖尿病者。

原则　文眉前无需将眉毛剪除，而应在原有眉形基础上修剪，美化后再进行文眉，基本原则为：宁浅勿深，宁短勿长，宁窄勿宽，浓淡相宜。眉头、眉梢、眉峰、眉身上下边缘要浅，而眉身要文得深些。

**文眼线术**　通过在睑缘睫毛附近，文刺着色，突出眼部，会使双眸更加炯炯有神，而且有扩大睑裂改变眼型，使睫毛显得浓黑，以增添美感。

适应证　①睫毛稀疏脱落者。②小眼睛，双眼皮者文眼线可起到扩大睑裂效果。③大眼睛，双眼皮者文眼线会使的眼睛在面部显得炯炯有神。④重睑术后睑裂过宽，可通过文眼线达到视觉上缩小重睑宽度的效果。⑤倒睫及睑袋切除术后掩盖瘢痕者。

禁忌证　①患有眼病的急性感染，尤其是睑缘有炎症者。②眼球外突或下眼睑轮廓不好者。③过敏性体质，瘢痕体质者。④患有严重心、脑疾病、高血压、糖尿病者。⑤精神病患者。

原则　文眼线的部位，一般上眼线应文在睫毛部及其稍外侧，下眼线应文在睫毛根部的内侧。文眼线的形态，上眼线内眦部向外眦部，逐渐加宽，尾部微微上翘，下眼线泪点下缘至外眦可基本一致或逐渐增宽，下眼线文得一定要细直淡。

**文唇术**　口唇的外形有种族差异，白种人的口唇较薄，黄种人稍厚，黑种人最厚，一个大小厚薄都很理想的所谓标准唇形，并不适合于所有的唇型的美与丑，它还要与种族、民族的文化背景、审美观的不同以及每一个具体人的特征、气质等因素相协调有关。

适应证　①正常人唇红线条不明显，为增加立体感及健美感需涂以口红弥补者。②唇红线不规则或不整齐错位者。③唇形不理想，要求文唇者。

禁忌证　①口周有感染者。②精神不正常者。

将文刺美容术纳入医学美容实施范畴，有利于它接受医学美学、医学人体美学和医学心理学的指导，使之明确地建立在人体解剖生理学等医学知识基础上，并遵循一定的医学程序，按规范的医学技术合理应用。只有这样才能使文刺美容术这项专门技术进一步提高和健康发展。文刺美容术貌似简单，实则包含着许多

医学理论、操作技巧以及社会心理和美学方面知识。是一项专业技术性很强的、具有一定难度的医学美容技术。它具有医学美容术所具有的许多医学特征和应遵循的医学原则。诸如适应证、禁忌证、操作方法和术后可能出现的并发症处理等。这些都是此项技术不同于一般生活美容项目的重要医学特征。因此，只有从理论上认识文刺美容术的归属问题，明确地将其纳入医学美容领域，才有利于此项技术在健康的轨道上向纵深发展和提高。

(马继光)

zhěngxíng wàikē huànyào

**整形外科换药**（dressing change of plastic surgery）　整形外科术后换药对于伤口愈合与术后恢复非常重要，主要包括更换敷料、引流处理、拆线。

**更换敷料**　术后认真仔细更换敷料对于移植物的存活有很重要作用。术后所加敷料的质量、绷带的松紧程度、体位及姿势固定、更换敷料的时间及间隔等，对组织的成活均有很大影响。术后包扎及术后首次更换敷料，均应由术者或熟知手术过程的助手担任，不可轻易委托他人处理，以免影响手术效果。在更换敷料的同时，更重要的是观察伤口愈合情况，皮瓣血供状况以及是否存在伤口感染。

**引流处理**　拔出引流条应在术后 24~48 小时后进行，应注意拔除时不可影响伤口原来的包扎和固定。引流条留置过久，或遗忘，易导致感染。如使用负压吸引应及时更换负压瓶内的吸出物。术后 2~3 天如瓶中吸出液已显著减少，或消失，可以拔除。

**拆线**　各种手术的拆线时间略有不同。面部修复，或美容手

术一般应该较早拆线。面部张力较小的创缘也可在术后第 7 天左右拆线，但皮瓣转移、Z 成形术则宜较晚拆线，一般可在 10～12 天后。皮肤游离移植手术则按皮片的不同维度、加压包扎的时间长短不同，而决定拆线时间。应用显微外科进行游离组织移植的手术宜较迟拆线。必要时可以分次间断的拆除缝线，以防止伤口裂开。拆线后可用蝶形胶布，或免缝合胶布粘贴创缘两侧组织以减轻创口张力，防止裂开，并预防瘢痕增生。

（王晓军）

## zhěngxíng wàikē bāozā

## 整形外科包扎（bind up of plastic surgery）　整形外科包扎与固定是手术的重要部分，包扎固定适当与否可直接影响手术的成败。如皮片移植包扎固定欠妥，皮片就难以与创基建立血供。皮瓣术毕的包扎固定，应避免移植组织蒂部扭转、受压迫和存在张力，否则会导致皮瓣血供障碍。敷料包扎要有利于压迫止血、消灭死腔、静脉回流、减轻组织肿胀、促进局部制动与引流，使创面愈合良好。良好的包扎应能保持 7～14 天，不致增加患者的痛苦或造成组织损伤。常用的包扎材料有消毒纱布、纱布绷带、各种胶布通气胶纸、弹性绷带、弹性网套等。固定用材料有石膏夹板、热塑夹板、木夹板等，均可按需使用。手术结束时的包扎，需要患者保持安静状态，因此麻醉不应该停止过早；需要施术者亲自包扎，或者由熟知手术过程的参与者包扎，以保证包扎不影响手术的成功。

**普通包扎**　所有手术伤口，应先盖一层油纱布，再覆以平整纱布，以疏松纱布压紧或填平凹陷，具有适当的压力，需用多条通气胶带减张粘贴，使切口处皮肤松弛。必要时外加绷带包扎，以石膏固定。

**颜面部包扎**　上面部包扎包括单眼包扎、双眼包扎、单耳包扎、双耳包扎，还有半颜面、全颜面包扎，鼻部、颌部包扎等。若把耳包扎在内，则耳前后需用纱布垫平后包扎。若把眼包扎在内，则眼部需涂眼膏及盖油纱布、眼垫后包扎。只用纱布绷带包扎时，应在外露耳、外露眼的上方，各纵向放一条纱布条，再作包扎。包扎完毕后，纱布条打结，使敷料压紧，再加胶布固定。全颜面包扎时，纱布条放于额正中作结。

**手部包扎**　要求诸指分开，指尖外露，诸指关节微屈，拇指呈对掌位。手掌内垫纱布或绷带卷。包扎完毕后用石膏或夹板固定腕关节于功能位。小儿手部包扎与石膏固定，应至上臂，肘关节屈 90°。如仅包扎固定至肘关节以下，可能会因小儿捶打而致全部敷料呈脱手套状掉落。

**远位皮瓣转位移植包扎**　如胸腹部皮瓣转移至手部及下肢交腿皮瓣等，需将有关肢体及关节进行被动体位包扎固定，使皮瓣无张力及扭折。先用长胶布粘贴，继而垫以纱布，用绷带包扎，再以石膏固定。皮瓣远端留出观察孔以便随时检查血供情况。此类固定良好十分重要。远位皮瓣移植的失败，有些是由于包扎固定不妥善所致。

（王晓军）

## māo'ěr xiūzhěng jìshù

## 猫耳修整技术（dog-ear repair）　在局部皮瓣旋转后或于椭圆形、梭形创面缝合的末端，因两侧创缘长短不等缝合至切口末端，皮肤形成的凸起成角状皱褶，称为猫耳畸形。这种凸起不经修整不能自行舒平。修复方法：修复猫耳畸形时要注意保护皮瓣蒂部的血供不受损害。具体方法为，用皮钩提起突出的皮肤皱褶顶端，倒向顺皮纹的一侧，绘出切口线，以不影响转移皮瓣的血供为原则，确认合适后做切口，舒平皱褶，依切口形状切除多余皮肤，还应尽可能修剪附近的皮下脂肪，使缝合后平整（若是在非外露部位的瘢痕区则不必切除上述多余皮肤），再在附近加辅助切口，把多余皮瓣插进去缝合。切忌顺切口直线切除凸起的皮肤瓣后，再次缝合，那样做，还会有凸起成角状皱褶。有时，大猫耳畸形修整缝合后仍出现小猫耳畸形，则只需修平凸起处的表皮真皮即可。

（王晓军）

## zhīfáng chōuxīshù

## 脂肪抽吸术（liposuction）　用末端有孔的吸管通过皮肤小切口进入皮下脂肪内，利用负压吸引为动力吸除皮下脂肪的外科技术。又称吸脂外科手术、负压辅助脂肪切除术、脂肪吸出整形术、钝性抽吸脂肪切除、脂肪整形术等。脂肪抽吸术将脂肪组织切割成小颗粒状吸除，保留脂肪组织间的纤维结缔组织，其中含有血管和神经，所以可以在有效去除皮下脂肪的同时最大程度减轻皮肤血管、神经支配的损坏，结合其他手术方法如脂肪移植术、腹壁整形术、四肢躯干皮肤提紧术，成为体形雕塑术的主要外科手段。经过近 30 年的发展，脂肪抽吸的各种相关技术、器械不断改良更新，因而其安全性和有效性稳步提高，其适用范围也逐渐扩展，随着社会经济的提高，要求通过脂肪抽吸改善体形的人群也越来越多，因此，脂肪抽吸术已成为

最常用的整形美容手术技术之一。

**发展史** 最早于 1978～1982 年起源于意大利和法国。当时，皮下脂肪组织中不注射或只注射少量局麻药，称为干性抽吸或湿性技术，术中出血较多，患者往往需要输血。1985 年，美国加利福尼亚州的皮肤科医师杰弗里·克莱因（Jeffrey A. Klein）提出了肿胀技术，即在皮下脂肪组织中注射大剂量低浓度大的局麻药，使皮下组织变肿变硬，不仅大大减少术中出血，术后不需输血，止痛效果良好，使脂肪抽吸也可在完全局部麻醉下进行。肿胀技术使脂肪抽吸术安全性显著提高，目前已经被全世界范围内的整形外科和皮肤科医师广泛应用，成为脂肪抽吸术的标准麻醉方法。

**基本技术** 有局部脂肪堆积的患者是理想适应证。脂肪抽吸术对患者的年龄和体重没有具体的规定。一次抽吸的脂肪量 3～5L，一般不建议大范围过度抽吸，因为手术的风险随抽吸量的增大而增加。一般情况下腹部、大腿、臀部脂肪堆积较多的部位不同时手术，如果患者要求多部位抽吸或抽吸的脂肪量估计大于 3L，都应分次手术，手术时间间隔 2 周以上。对有出血性疾病、血栓性疾病、传染病、糖尿病、心血管疾病的患者建议术前接受全面检查明确是否能耐受手术。严重的心血管疾病、凝血功能障碍、妊娠是脂肪抽吸的禁忌证。术前告知患者脂肪抽吸术是体形雕塑，不能明显减轻重量；脂肪抽吸后皮肤不会变得更松弛，相反会有所收缩；术前应戒烟，避免口服非甾体类抗炎药物，否则会增加术中出血。医护人员都要经过急救复苏的培训。于较隐蔽且较便于抽吸的位置取皮肤切口，切口不易太大，否则残留严重瘢痕。抽吸结束后，皮肤切口开放不予缝合，以利皮下积液引流。带侧孔的吸管通过皮肤切口进入皮下脂肪，轻柔反复的来回运动实现脂肪抽吸。吸管越粗抽吸效率越高但越容易造成抽吸不均匀，所以脂肪组织薄弱的部位用细吸管，脂肪组织肥厚的部位用粗吸管。每个皮肤切口的抽吸范围都是一个扇形，一个较大的吸脂区域最少需要两个扇形交叉抽吸才容易平整自然。判断抽吸的终点很重要，抽吸过少，塑形效果差，过度抽吸造成凹陷不平整。术后加压包扎是脂肪抽吸术的重要步骤，因为脂肪抽吸后皮下形成大面积蜂窝状腔隙，容易淤积残留的肿胀液和渗出的组织液、血液，如果加压包扎不确切易形成血肿血清肿，影响皮下创面愈合和手术效果。术后第 1 天要更换所有敷料，继续加压包扎 2～3 天后，更换弹力衣，弹力衣持续穿戴 3 个月。术后 2～3 天即可恢复日常生活和静态性工作，术后 1 个月内避免剧烈运动。手术效果 3 个月后才能完全显现。

**手术并发症及处理措施** 术后第 1 天换药时易发生晕厥，属血管神经源性的，所以在换药前多饮水，换药时尽可能让患者处于座位或平卧位。术区组织水肿是因为抽吸本身造成组织损伤炎性反应所致，选择管径小吸管、操作轻柔、加压包扎确切可以减轻肿胀。术区皮肤淤斑是因为皮下的出血所致，往往发生在血压较高、血管脆性大和大量脂肪抽吸的患者，淤斑一般 1 周后消失。痛性结节或包块是因为包扎不确切、引流不畅积血，最后纤维化所致。血清肿是囊性肿胀，与加压包扎不确切、脂肪抽吸量大有关。发生血清肿要及时抽吸，并对局部进行确切的加压包扎，有时需要抽吸很多次，血清肿才能彻底消失。必要时放置引流，待血清肿完全消失后去除引流。如果严格无菌操作，术后感染的发生率很低，但在糖尿病患者中可能发生筋膜炎或脂肪坏死，所以要严格控制患者的血糖水平。一旦有感染发生，局部清创和全身抗感染治疗应结合应用。脂肪抽吸区域不平整、双侧不对称是常见的现象，这与脂肪抽吸不均匀有关，可以 6 个月后进行修复，突出的部位再次抽吸一些脂肪，凹陷的部位移植一些自体脂肪。一些严重的并发症如肺栓塞、失血性休克、脂肪出血性坏死、死亡，在全世界范围内有个例报道，这些并发症一般出现在脂肪抽吸与类似腹壁整形等手术同时进行或抽吸的部位很多量很大（超过 5L）。这些情况关键在预防，一旦发生只能对症治疗积极抢救患者生命。

**其他动力系统辅助脂肪抽吸** ①超声波脂肪抽吸：此方法是利用高能低频超声波的热效应、空化效应、微机械效应选择性破坏皮下脂肪，生成脂肪乳化液，然后采用低负压吸引将之抽吸到体外。但目前超声波吸脂仍不能替代传统，因为超声波吸脂效率仍较传统负压抽吸低，且临床上使用的超声波抽吸机仍未解决皮肤的热损伤问题，而且超声波对人体的影响仍需长期的观察。②动力驱动辅助抽吸：应用动力源使传统的吸脂针管产生前后往复及左右扇形震动，这样不仅可以辅助破坏脂肪还可以将吸入孔内的脂肪撕脱。动力驱动辅助抽吸可以减轻术者的劳动强度，提高抽吸效率。目前很多国内学者都将其用于临床。

**脂肪抽吸技术的应用** ①四肢、躯干、面部轮廓雕塑：通过脂肪抽吸减少皮下脂肪的厚度，同时改善皮肤松弛度，达到对人体轮廓雕塑的目的。与一些手术结合应用，如腹部整形术、面部除皱术、四肢躯干皮肤提紧术，对身体的塑性效果更佳。②辅助减肥：对肥胖的患者单纯皮下脂肪抽吸不能达到减轻体重的作用，节食、运动及其他减肥手术仍是必不可少的。但是，皮下脂肪抽吸可以达到局部塑性的作用，对于皮肤松弛严重的患者，如果结合皮肤提紧术可以显著改善体形，同时可以增强患者减肥的信心。③皮肤病损：皮肤瘢痕、肿瘤、色素痣等病损，常规的外科治疗是直接或分次切除、游离植皮、皮瓣转移、扩张器植入扩张皮瓣修复等，但这些方法可能会因伤口张力大残留较宽的瘢痕，或修复后皮肤形态功能较差、继发供区损伤，或手术疗程长费用高，马桂娥尝试用脂肪抽吸技术辅助一次性切除术一些位于脂肪堆积

明显部位的较大皮肤病损，以克服其他常用手术方法的缺陷。具体方法是于病损所在躯体的局部行脂肪抽吸术，然后彻底切除病损，产生的创面由周边脂肪抽吸后形成的滑行皮瓣推进覆盖。此方法对皮肤病损的位置和大小有一定的限制。不过，如果适应证选择适当，此方法简单、安全、经济、有效，值得推广。④皮瓣修薄：很多皮瓣转移至受区后，形态臃肿，传统方法是将皮瓣部分掀起，切除皮下脂肪，这样不仅不能一次性完成塑形而且威胁皮瓣的血供。脂肪抽吸技术的应用可以一次性修薄皮瓣同时保证皮瓣的血供安全。⑤乳房塑形：对于女性重度、中度巨乳，脂肪抽吸结合巨乳缩小术可以很好雕塑乳房形态，对于女性轻度巨乳，单纯的脂肪抽吸即可取得良好效果。对于男性乳腺发育症，脂肪抽吸术可以很好改善男性胸部形态。脂肪抽吸技术还可以用于抽吸女性副乳，修正乳房再造术后形态异常、不对称等。⑥异常脂肪组织堆积：对于一些局部脂肪异常堆积的情况，脂肪抽吸术是

首选治疗方法，如脂肪瘤、颈肩脂肪垫。⑦淋巴水肿：抽吸皮下组织治疗四肢淋巴水肿，取得较好效果，但淋巴水肿患者皮下吸出物大多是水分，脂肪组织较少；且抽吸本身可能损伤淋巴微循环，因此，抽吸术后的长期效果有待观察。

（马桂娥　雷　华）

zhǒngzhàng mázuì

**肿胀麻醉**（tumescent anesthesia）　将肿胀液大范围地注射于皮下脂肪内，起到麻醉皮下神经镇痛作用的技术。又称肿胀技术。肿胀麻醉是脂肪抽吸术的重要组成部分，是一种局部麻醉法，肿胀麻醉做的到位，才能保证术中不同而且脂肪抽吸顺畅。肿胀液的注射系统基本包括三个部分：肿胀液容器、动力设备（加压套袖、蠕动泵）、注射针管。马桂娥常用的注射系统（图）是将软包装生理盐水袋或生理盐水玻璃瓶连接于吸脂机的蠕动泵上，再连接于自行设计制造的注射分流器上，各连接1~4个18号针头，针头直接穿刺皮肤进入皮下脂肪层进行注射。目前常用的还有直径

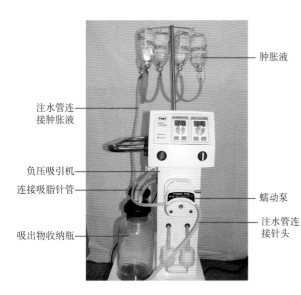

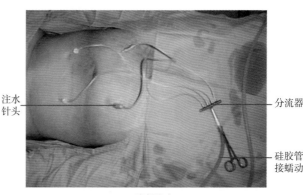

腹部注水

**图　肿胀液的注射系统**

1~1.5mm，长20~30cm的多孔注射针管，从1~3个皮肤切口进入皮下脂肪层进行注射。肿胀麻醉的原则是均匀注射肿胀液，先注射深层再注射浅层，一个针眼全方位注射。注射的终点是皮肤肿胀发硬发白，不能被捏起。注射时注意要轻柔、缓慢。肿胀液的注射量随脂肪抽吸范围而不同，一般在1~7L，注射时间30~60分钟。肿胀液注射结束后，等待5~10分钟再开始抽吸，目的是让肿胀液充分浸润至组织内，各种药物充分发挥作用。一般开始抽吸的标志是皮肤开始变软能被略微捏起。随着吸脂术的广泛开展，肿胀麻醉也得到推广，因其可扩张皮下组织，并收缩血管，减少出血量，镇痛效果好，术后淤血轻微，除了吸脂术的其他手术也开始应用肿胀麻醉，如腹壁整形、扩张器植入、面部除皱术、面部磨削术、化学剥脱术、隆乳术、巨乳缩小术、男性乳腺切除术、毛发移植、腋臭大汗腺切除术、唇腭裂修补术、皮瓣切取等。

(马桂娥 雷华)

zhǒngzhàngyè

**肿胀液**（tumescent solution）吸脂术中进行肿胀麻醉的麻醉药。其成分是生理盐水或乳酸林格液，0.04%~0.1%的利多卡因，1:1 000 000~1.5:1 000 000的肾上腺素。通常还要加入约10个毫克当量的碳酸氢钠，目的是碱化肿胀液，缓解因利多卡因造成肿胀液pH降低，浸润注射时有刺痛感，还可以加速利多卡因向组织中的弥散，延缓吸收入血，增加麻醉效果延长麻醉时间。利多卡因的最大剂量不能超过55mg/kg，但目前常用的是35~38mg/kg。肾上腺素的最大剂量不超过50μg/kg。肿胀麻醉法中利

多卡因的用量远远超出传统的利多卡因最大用量6mg/kg，而且实践证明这种用法是安全的。这是因为利多卡因吸收入血的速度很慢，能达到的血药浓度峰值很低，所以药物的毒性很小。利多卡因吸收慢的原因有以下几点：①皮下脂肪的血流量低。②利多卡因具有亲脂性，容易滞留在脂肪中，延缓吸收。③肾上腺素使血管收缩，减少了出血、延缓利多卡因的吸收。④大剂量的肿胀液本身可以通过水的压力压缩血管。⑤因为利多卡因的浓度很低，所以通过浓度梯度吸收很慢。⑥大部分肿胀液在抽吸的过程中被吸出。

(马桂娥 雷华)

píxià zhīfáng zǔzhī

**皮下脂肪组织**（subcutaneous adipose tissue）位于真皮下层与深筋膜之间的组织。是由脂肪小叶及其间的纤维隔组成。纤维隔中含有血管、神经、淋巴系统。每个脂肪小叶由许多脂肪细胞组成，脂肪细胞内充满了甘油三酯，将细胞核挤到一边，其病理切片在显微镜下形成典型的印戒样。研究表明人体体重增加时，脂肪细胞的体积增大，如果体重持续增加，间充质中干细胞、脂肪前体细胞开始转化为成熟脂肪细胞，脂肪细胞数量开始增加。饮食控制和运动可以减小脂肪细胞的体积，但不能减少脂肪细胞的数量。脂肪抽吸术可以减少脂肪细胞的数量。脂肪抽吸术去除脂肪细胞的机制有两个：①通过负压抽吸切割移除脂肪。②来回往返的抽吸运动破坏了脂肪细胞，这些被破坏的脂肪细胞逐渐被机体吸收，所以脂肪抽吸术的最终效果要在12周后才能显现。皮下脂肪根据位置和形态分为浅层脂肪（蜂窝

层）和深层脂肪（板状层）。浅层脂肪位于真皮与浅筋膜之间的纤维隔里，由小的脂肪球组成，纤维隔富有弹性，随肥胖时脂肪细胞肥大或增殖而延长，体重减轻时脂肪细胞体积减小，纤维隔恢复原状。所以纤维隔对脂肪抽吸后皮肤弹性回缩至关重要。传统的观念认为浅层脂肪的抽吸会影响皮肤的血供或导致皮下不平整，但随着脂肪抽吸技术的不断发展，目前认为适度抽吸浅层脂肪可以促进松弛的皮肤弹性回缩。深层脂肪位于浅筋膜与肌肉筋膜之间的纤维隔中，由大的疏松的脂肪球组成。深层脂肪只出现在某些特定部位，如腹部中下区、髂腰部、大转子区、大腿上1/3内侧、膝内侧、上臂伸侧。深层脂肪主要是储存能量，其形成与遗传有关，且容易合成不容易分解。肥胖人群的深层脂肪厚度是正常人群的8~10倍，浅层脂肪厚度是正常人群的2~3倍。在大腿前面、大腿中段内外后、大腿下段、小腿、踝、前臂、上臂前内侧无深层脂肪。在胸中线、背中线、腹股沟、臀股沟和乳房下皱襞，浅筋膜与肌肉筋膜形成粘连带，髂嵴处浅筋膜与骨膜形成粘连带，皮下脂肪很少。

(马桂娥 雷华)

féipàng

**肥胖**（obesity）体内脂肪组织生成过多，体重显著增加，引起一系列病理生理改变的慢性代谢性疾病。根据病因肥胖症可分为单纯性肥胖与继发性肥胖两类。单纯性肥胖只有肥胖而无其他任何器质性疾病，继发性肥胖与单纯性肥胖的主要鉴别点是不仅有肥胖的临床表现还有原发性疾病临床特征。

(马桂娥 雷华)

dānchúnxìng féipàng

## 单纯性肥胖（simple obesity）

无任何器质性疾病的肥胖。单纯性肥胖的发病率在世界各国有所不同。东欧国家及马耳他和意大利等个别西方国家的肥胖发生率最高，日本、中国、澳大利亚和新西兰以及其他发展中国家的肥胖发病率最低，但纵向观察，发现几乎所有国家的肥胖发病率都在迅速升高。中国许多地区超重和肥胖的发生率普遍提高，特别是经济发达地区超重已成为极为严重的健康问题，中国人群历史上一直低 BMI 的特点正在发生根本性的变化。目前中国超重和肥胖的流行特点是：城市高于农村，经济发达地区高于不发达地区，北方高于南方，多数地区女性高于男性。

**分类**　单纯性肥胖的分类有多种。按肥胖程度可分轻度、中度和重度或Ⅰ级、Ⅱ级和Ⅲ级。按脂肪分布可分为全身性（均匀性）肥胖、向心性肥胖、上身肥胖、下身肥胖、腹型肥胖和臀型肥胖等。这种分类在临床上有助于某些疾病的诊断和对肥胖预后的判断。如向心性肥胖患者比均匀性肥胖患者预后差，常继发许多代谢性疾病。单纯性肥胖还有增殖性肥胖和肥大性肥胖之分。增殖性肥胖是指脂肪细胞数目增加，特点是肥胖多从儿童期开始，青春发育期进一步加重，终生都肥胖，脂肪堆积在身体周围，故又称周围型肥胖，到成年时可并发肥大性肥胖。肥大型肥胖是脂肪细胞贮脂量增多，脂肪细胞数目不增加，其特点为肥胖多从中年时期开始，脂肪堆积主要在身体中央（即躯干部），又称中央型肥胖，其所带来的不良后果比增殖性肥胖更为严重。

**病因及发病机制**　①遗传因素：个体对过度进食刺激的反应不同，在能量摄入大于支出时，脂肪在某类个体中更易增生，脂肪增生的程度决定于个体的基因型。目前有很多研究发现了不少与肥胖有关的基因，但这些基因及其表达产物对肥胖发生的影响以及对肥胖后的治疗还存在一些不同的见解，很多机制仍不明确，需要深入研究。②神经因素："调定点理论"认为人体存在类似于体温调定点的能量调定点，它决定人体的体重，即使肥胖人群的体重也稳定在一定范围之内，只是肥胖者的能量调定点上移到较高水平，导致能量摄入绝对值增加，在较高水平保持能量的平衡。能量平衡的模式改变会导致肥胖。③营养因素：现代人工种植和饲养用来食用的动植物，可能缺少一些必需的微量营养物质，包括已知和未知的微量元素、维生素和某些少量活性物质，以致影响到体内某些生命活性物质的生成和释放，以及细胞和器官的代谢，使能量摄入大于消耗，脂肪堆积。④内分泌因素：肥胖者有胰岛素受体缺陷，产生胰岛素抵抗，导致高胰岛素血症，而高胰岛素血症可使胰岛素受体降调节而增加胰岛素抵抗，从而形成恶性循环。胰岛素分泌增多，可刺激摄食，同时抑制脂肪分解，引起体内脂肪堆积。脂肪堆积在男女有明显差异，提示性激素在肥胖的发生中起作用。⑤细胞凋亡学说：脂肪细胞增殖、分化过度、凋亡或去分化都可以改变脂肪细胞数目。肥胖可能是因为脂肪细胞凋亡不足导致脂肪细胞数目增加，但具体机制尚待进一步研究。⑥棕色脂肪组织功能异常：棕色脂肪含有 $\beta_3$-肾上腺能受体，儿茶酚胺分

泌增多，与此受体结合，可使游离脂肪酸氧化。肥胖患者可能由于 $\beta_3$-肾上腺能受体缺失或异常，或缺少棕色脂肪，游离脂肪酸分解降低。⑦病毒感染学说：有学者发现禽类腺病毒和人类 36 型腺病毒可致人类肥胖。病毒诱导肥胖的机制可能是通过神经内分泌调节来实现的。⑧生活方式与饮食习惯：不爱运动的人易发生肥胖。经常高热量、睡前进食、喜吃油腻食物、少餐多食都易导致肥胖。总之，单纯性肥胖的病因并未明了，可能是遗传、环境等多种因素相互作用的结果，但是根本性的问题是摄入的能量大于消耗。

**病理生理**　①各种代谢的改变：肥胖者脂类代谢紊乱，血浆甘油三酯、游离脂肪酸和胆固醇一般高于正常水平，基础代谢率并不低于正常，饭后蛋白质的特殊动力作用可能存在缺陷。肥胖者脂肪组织含水比瘦人多，体重下降后，脂肪组织减少，脂肪组织含水也减少。②肥胖与其他疾病的关系：肥胖患者中的 30%～50% 合并高血压，超重者高血压的发病率是非超重者的 3 倍以上；肥胖患者往往血中胆固醇、甘油三酯、低密度脂蛋白水平升高，而高密度脂蛋白水平降低，在向心型肥胖者中更明显；肥胖是糖尿病的最大危险因素，有部分肥胖者空腹血糖升高，糖耐量呈糖尿病曲线；男性肥胖者的胆石症发生率较正常者高 2 倍，女性则高 3 倍；50%～59% 肥胖患者肝脏活检有脂肪变性；肥胖与某些癌症的发生密切相关，男性主要是结肠癌、直肠癌和前列腺癌，而女性子宫内膜癌、卵巢癌、宫颈癌、乳腺癌和胆囊癌的发病率增加；肥胖女性可出现卵

巢功能不全、子宫发育不全、不孕症、子宫功能性出血、月经量减少、周期延长及闭经等。肥胖孕妇容易发生妊娠中毒症、分娩出巨大儿，并增加难产机会。国外调查表明随 BMI 的增高，病死率显著提高。统计数据显示在 30~79 岁的所有死亡者中，43% 与肥胖有关。肥胖所致病死率的增加中，以心血管疾病最显著。

**临床表现** 典型临床表现是身材宽厚、浑圆，脸部上窄下宽，双下颌，颈粗短，向后仰头枕部皮褶明显增厚。胸圆，肋间隙不可见，乳房因皮下脂肪厚而增大。站立时腹部向前凸出而高于胸部平面，脐深陷。短时间明显肥胖者在下腹部两侧、双大腿和上臂内侧上部和臀部外侧可见红色或白色的脂纹。男性肥胖者外生殖器埋于会阴皮下脂肪中而使阴茎变小变短。手指、足趾粗短，手背因脂肪增厚而使掌指关节骨突处皮肤凹陷，骨突变得不明显。

**诊断** 肥胖的诊断标准有很多种方法，常用的有以下三种。①体重指数。②标准体重百分率：标准体重的计算方法：成人标准体重（kg）＝［身高（cm）－100］×0.9 或男性标准体重（kg）＝身高（cm）－105，女性标准体重（kg）＝身高（cm）－100。标准体重百分率＝被检人实际体重/标准体重×100。≥110% 为超重，≥120% 为轻度肥胖，≥130% 为中度，≥150% 为重度。③体脂肪率：体脂肪率（%）＝1.2×BMI＋0.23×年龄－5.4－10.8×性别。男性体脂>25%，女性>33% 是诊断肥胖的标准。其中男性性别为1，女性为0。从上述公式可以看出，具有相等 BMI 男性和女性，男性体脂含量比女性低 10%；体重虽维持在相同的水平，但随着年

龄的增长，其体脂肪率也有所增长。

**治疗** 主要包括以下几种方法。其中饮食疗法、运动疗法和教育与行为治疗是肥胖的基本治疗方法，需要长期坚持。①饮食疗法：见单纯性肥胖饮食疗法。②运动疗法：见单纯性肥胖运动疗法。③教育与行为治疗：包括饮食营养运动教育、社会支持、认知战略、自我训练、合理的情绪治疗、改变不正确的认识和饮食行为。与饮食疗法联合应用，效果增强。④药物疗法：见单纯性肥胖药物疗法。⑤手术治疗：见单纯性肥胖手术治疗。⑥综合治疗：见单纯性肥胖综合治疗。

（马桂娥 雷华）

dānchúnxìng féipàng yǐnshí liáofǎ
**单纯性肥胖饮食疗法**（dietary therapy of simple obesity） 限制每天摄入能量的治疗方法。能量摄入减少，而日常活动不变，长此以往，即可使体重减轻。但是此方法只能减小脂肪细胞的直径，不能减少脂肪细胞的数量，一旦停止，细胞直径可能恢复原有大小，体重也随之反弹。饮食疗法有两种：半饥饿疗法和低热卡饮食疗法。①半饥饿疗法：每天供应热卡为 800kcal，全流食即可满足此疗法的能量要求。用此种饮

食治疗平均每周可使体重减轻 1.5~2.5kg。如果用此种饮食治疗 12~16 周，则体重可减轻约 20kg。此种饮食治疗方案虽然体重减轻较快、较明显，但患者顺应性差，难于坚持，不适于伴有严重器质性疾病患者。②低热卡饮食疗法：每天供给热卡为 1200~2000kcal，治疗 12 周，可使体重减轻 5kg，此方法的优点是易为肥胖者接受，但体重减轻慢。饮食疗法体重减轻后，仍然须坚持，否则体重很快恢复到治疗前水平。

（马桂娥 雷华）

dānchúnxìng féipàng yùndòng liáofǎ
**单纯性肥胖运动疗法**（sports therapy of simple obesity） 运动可以增加能量消耗，运动少者易得肥胖，增加活动和运动可使肥胖者体重减轻，体重减轻的程度与活动和运动的频率和强度有关。活动频率高，强度大，则体重减轻越多。另外，运动对健康也是有益的，同时可以减少因肥胖所带来的不良后果，如高血压、心血管疾病和高脂血症等。关于运动量则应因人而异，原则上应采取循序渐进的方式。运动量以消耗能量为标准，将运动量分为 4 级。各级活动或运动方式及每消耗 80kcal 所需时间见表。减轻 1kg 体重，约需消耗热卡 7000kcal。对

**表 每消耗 80kcal 热量所需时间及运动方式**

| 运动级别 | 每消耗 80kcal 热量所需运动时间 | 运动项目 |
| --- | --- | --- |
| Ⅰ级（最轻度） | 20 分钟左右 | 散步、坐着乘车、做家务清扫、做饭、一般家务、购物、拔草 |
| Ⅱ级（轻度） | 20 分钟左右 | 步行、洗澡、下楼梯、用抹布擦洗、广播体操、平地骑自行车 |
| Ⅲ级（中度） | 10 分钟左右 | 缓跑、上楼梯、坡路骑自行车、滑雪、打排球、登山 |
| Ⅳ级（强度） | 5 分钟左右 | 马拉松长跑、跳绳、打篮球、静水游泳、打橄榄球（前卫）、击剑 |

肥胖者来说，宜选择中等强度的活动或运动为宜，且应根据个体情况循序渐进。运动贵在坚持，同时一定要与饮食控制相结合，否则将达不到体重减轻目的。

（马桂娥　雷　华）

dānchúnxìng féipàng yàowù liáofǎ

## 单纯性肥胖药物疗法 （medical therapy of simple obesity）

节食和运动等疗法效果不佳时或患者要求尽快减轻体重时，可以应用减肥药物，通过降低食欲、减少吸收消化、增加消耗，加快体重降低。目前的减肥药品种很多，以下是已经用于临床和在临床实验中两种情况分别介绍。

### 目前用于临床的减肥药

①肾上腺素能药物：安非拉酮、苯特明、组胺异吲哚、去甲麻黄素酯等对下丘脑的食欲中枢有抑制作用，抑制食欲，减少摄食，但对中枢系统有兴奋作用，可导致焦虑、失眠、血压升高、心率加快。②5-羟色胺受体激动剂：芬氟拉明、氟西汀、氟伏沙明和舍曲林等，刺激中枢神经系统的5-羟色胺受体，刺激5-羟色胺的释放或阻断其重新摄取，不仅可减少吃的速率，同时可提前终止进餐（即饱感），从而使体重减轻。③西布曲明（商品名亚美）：它具有抑制神经末梢重新摄取血清素和去甲肾上腺素双重作用，也可阻断多巴胺重新摄取。通过刺激 $\beta_1$ 和5HT2A/2C受体协同活性以减少食物摄入，同时增加代谢率和产热。副作用有恶心、失眠、口干、鼻炎和便秘。④四氢脂酶抑制素：又称奥利司他。可抑制胰和胃的脂酶，使吃入的脂肪水解减少，以减少肠道对脂肪的吸收。副作用主要是由于脂肪吸收不良所引起，有稀便、便急和影响脂溶性维生素的吸收。

### 处于临床试验阶段的减肥药

①利莫那班：是一种选择性大麻素受体拮抗剂。其作用机制在于减少饥饿感和热量摄入，增加饱腻感。许多试验研究表明，利莫那班具有显著的降低体质量、减小腰围的作用，利莫那班还可减少心血管疾病危险因素，如降低血清甘油三酯、胆固醇、低密度脂蛋白，且可改善血脂和胰岛素抵抗以及代谢综合征。该药最有意义的副作用是抑郁，故有抑郁史或正在用抗抑郁药的肥胖患者不能使用。②阿索开：是一种睫状神经细胞营养因子（cholinergic neuronotrophic factor，CNTF）类似物。阿索开减肥的作用机制在于其作用于下丘脑从而抑制食欲，减少能量摄入，增加能量消耗。研究表明，运用阿索开可改善瘦素及胰岛素抵抗。此外，在停药后CNTF的药理作用尚可维持一段时间，因此不易引起体质量的反弹。动物实验结果表明阿索开不仅抑制食欲、增加能量消耗从而减轻体质量，而且可以改善2型糖尿病的相关参数（血糖、胰岛素、甘油三酯、胆固醇）。③胆囊收缩素：是一种由胆囊、胰腺和胃分泌的肽类激素，在小肠中积聚，可以抑制胃排空，并且通过迷走神经向中枢神经系统发出信号使人产生饱腹感，使食欲下降从而减少能量的摄入以减轻体质量。④胰高血糖素样肽：是一种促胰岛素肽类激素，主要存在于末段回肠和结肠。胰高血糖素样肽够延缓胃排空，抑制胰高血糖素分泌，刺激胰岛素分泌，增强胰岛素的敏感性，改善糖尿病患者的血糖，产生饱腹感。⑤$\beta_3$肾上腺素能受体激动剂：主要分布于脂肪组织，它介导儿茶酚胺刺激褐色脂肪组织水解和产

热，降低基础代谢率。在动物模型中，褐色脂肪组织产热增多可有效减少多余的脂肪，而减轻体质量。

目前使用和正在开发研制的减肥药物种类繁多，但由于任何减肥药都有不同程度的副作用和应用范围，因此不应盲目滥用减肥药。肥胖患者应在医师指导下，制订科学的运动和节食方案，辅以药物治疗才能取得较好的减肥效果。

（马桂娥　雷　华）

dānchúnxìng féipàng shǒushù zhìliáo

## 单纯性肥胖手术治疗 （surgical therapy of simple obesity）

对于重症肥胖的患者，饮食、运动、药物治疗都不能见效或治疗后体重反弹的患者，外科手术治疗是一种能较快减轻体重的方法，目前国内外常用的外科减肥手术是腹腔镜可调节胃绑带术，即在腹腔镜下在胃体外面安置一个通过注水可调节松紧的束带，根据情况调节束带的松紧以此调节胃的容量。该手术不损伤胃肠道的完整性，不改变胃肠道固有的生理状态，而且完全可逆。该手术有一些特殊的并发症，包括胃下垂、出口梗阻、食管和胃小囊的扩张、绑带对胃壁的侵蚀甚至胃壁坏死，以及一些有关注水泵的问题如注水泵失灵和植入物感染。与其他手术相比，该手术操作相对简便，并发症少，对国人推荐采用此术式，尤其是对年轻患者更为合适，在其生长发育和特定生理改变（如妊娠）时，可以进行安全有效的调节。还有一些术式，如垂直绑带式胃减容术、胃短路术、袖状胃切除术、胆胰旷置术和十二指肠转位术，均可通过减少胃肠道的容积或长度、减少对食物的吸收，达到减轻体重

的作用，但这些手术方式都有或多或少的死亡率和并发症，如吻合口漏、出血、切口感染、肺栓塞、倾倒综合征、吻合口狭窄、边缘性溃疡、闭合线开裂以及内疝，维生素、矿物质、营养物质的缺乏等，而且多种术式都不可逆，所以应严格选择适应证，谨慎应用。

（马桂娥 雷华）

dānchúnxìng féipàng zōnghé zhìliáo

# 单纯性肥胖综合治疗（multi-modality therapy of simple obesity）

肥胖与多种因素有关，如遗传因素、精神因素、营养因素、内分泌因素、生活方式与饮食习惯等，但确切的病因并不明了，也没有任何一种特效的方法可以解决所有的肥胖问题，所以肥胖往往需要进行综合治疗才能取得明显效果。综合治疗首先是饮食治疗，即通过节食控制能量的摄入，因为不论单纯性肥胖的病因是什么，其发生肯定是摄入的能量大于消耗的能量，所以节食是减轻体重的根本。同时运动也是很重要的，因为运动不仅消耗能量还会增强体质。教育与行为治疗也是非常重要的，包括营养教育、增加体力活动、社会支持、技艺营造、认知战略、自我训练、合理的情绪治疗、改变不正确的认识和饮食行为。上述三种治疗方法是基础治疗方法，要长期坚持，甚至要保持终生。对于中度和重度的肥胖患者可以加用药物治疗，但药物都有一定的副作用，应慎重选择，而且单独应用体重容易反弹，需与上述三种基础治疗方法结合应用。对于严重的肥胖患者在上述方法效果不满意时或反复反弹时，可采用外科手术方法，减少胃的容积、缩短消化道的长度，以减少食物的摄入和食物的吸收，从而达到减轻体重的目的。但是任何外科手术都有风险，甚至威及生命，所以要慎重选择。总之，随着全球肥胖人群的迅速增加，单纯性肥胖的治疗成为全世界关注的焦点，虽然目前还没有特效的方法，但随着对肥胖的深入研究，肥胖的治疗会有突破性的进展。

（马桂娥 雷华）

jìfāxìng féipàng

# 继发性肥胖（secondary obesity）

有原发性疾病临床特征的肥胖。以下分述各种继发性肥胖的临床特点。

**皮质醇增多症** 表现为向心性肥胖，同时伴有皮肤脂纹、高血压、月经紊乱或闭经、满月脸、水牛背、多毛等。实验室检查：血浆皮质醇和尿 17-羟皮质类固醇增高，且不能被小剂量地塞米松抑制。

**多囊卵巢综合征** 表现为肥胖，同时伴有闭经或月经周期延长、不育、多毛、痤疮以及男性化等。辅助检查：血浆睾酮、去氢异雄酮及其硫酸盐升高，雌二醇降低，盆腔 B 超、CT 可见卵巢增大。

**胰岛素瘤** 因进食过多而肥胖，同时有发作性空腹低血糖、发作时软弱乏力、出汗、饥饿感、震颤、心悸或表现为精神症状等。辅助检查：口服糖耐量试验呈低平曲线，血胰岛素水平升高，CT胰腺扫描，或胰动脉造影有助于诊断。

**下丘脑性肥胖** 为均匀性肥胖，常伴有其他下丘脑功能紊乱的表现，如睡眠进食障碍、体温调节障碍、自主神经活动功能紊乱、尿崩症、女性月经紊乱或闭经，男性性功能减低。自主神经功能检查、尿比重、禁水垂体加压素联合试验、头颅 CT 或垂体CT 或 MRI、脑电图等检查以明确下丘脑病变。

**糖原累积病** 儿童多见，因进食多而发生肥胖，反复发作的空腹低血糖，肝大，心脏增大，黄色瘤，巨舌，肌无力等。实验室检查：低血糖，甘油三酯、尿酸、乳酸等升高，肾上腺素或胰高糖素刺激无血糖升高反应。肝或肌肉活检有助于诊断。

**颅骨内板增生症** 肥胖以躯干和四肢近端为主，属遗传性疾病，只有女性发病，多在绝经后期发病，伴有剧烈头痛。颅骨 X线平片可见颅骨内板增生可确诊。

**原发性甲状腺功能减低症** 可有肥胖，发病女多于男，同时伴有甲减的典型症状，如怕冷、全身水肿、脱发、贫血外貌、肌肉晨僵感、上睑下垂等。实验室检查：甲状腺激素水平降低，促甲状腺素（TSH）升高。

**痛性肥胖** 肥胖主要在躯干、颈部、腋部，女性患者多，在绝经后发病。脂肪沉积处有触痛，且可触及小结节，肌力低下，易感疲劳。抑郁、痴呆、癫痫等。

**药物性肥胖** 由于服用药物，刺激食欲，引起肥胖，停药后即自然消失。常见药物有氯丙嗪和胰岛素。

**卡彭特综合征**（Capenter syndrome） 肥胖，同时伴有智力迟滞、尖颅、眼距过大、斜视，眼球突出，视盘水肿，视力下降，斜视、内眦皆有赘皮，多指畸形、并指畸形，髋外翻，膝内翻，足内翻，脐疝，性腺功能减退，还有先天性心脏病（如动脉导管未闭等）。颅骨 X 线平片有颅骨变薄，有显著的指压痕，骨缝的纹痕消失，骨盆呈漏斗状。

**普拉德-威利综合征**（Prader-

Willi syndrome） 是一种遗传性疾病，肥胖，同时伴有身材矮、性腺功能低下，发育延迟。荧光原位杂交可检出 15q11-13 有间质性微缺失。

**劳-穆-比综合征**（Laurence-Moon-Biedl syndrome） 为常染色体隐性遗传，肥胖，同时伴有精神发育不全、多指/趾畸形、性功能减低、色素性视网膜炎、糖尿病和肾小球硬化。实验室检查：血浆促卵泡激素（FSH）、黄体素生成素（LH）和性激素水平降低，少数患者有糖尿病和肾小球功能受损，胰岛素抵抗。

（马桂娀　雷　华）

biāozhǔn tǐzhòng

# 标准体重 （standard body weight） 根据人群调查和统计学处理得出的人体胖瘦的理想对照参考值。计算方法为：成人标准体重（kg）=［身高（cm）-100］×0.9 或男性标准体重（kg）=身高（cm）－105，女性标准体重（kg）=身高（cm）－100。标准体重百分率＝实际体重/标准体重×100。≥110%为超重，≥120%为轻度肥胖，≥130%为中度，≥150%为重度。

（马桂娀　雷　华）

tǐzhòng zhǐshù

# 体重指数 （body mass index, BMI） 通过大数据分析确定诊断肥胖的标准。BMI = 体重（kg）/身高$^2$（m$^2$）。1997 年世界卫生组织（WHO）的分类标准规定 BMI 25.0~29.9 为超重，BMI≥0 为肥胖（表 1）。此诊断标准是目前国内外学者常用来诊断肥胖的标准。根据此标准，1999 年的统计资料显示全球肥胖症发生率为 8.2%，发达国家为 20.4%，发展中国家为 4.8%。按此标准，1996 年中国成人 18.82% 为超重，

2.48% 为肥胖症。但是如果用此诊断标准评价亚太地区的人群，发现虽然体重在正常范围，肥胖相关疾病却可能发生了。因此，国际肥胖特别工作组于 1999 年又提出了定义亚洲成年人肥胖的 BMI 标准（表 2）。2001 年中国肥胖问题工作组通过大量数据分析统计，确定中国人群 BMI 18.5 ~ 23.9 为正常体重；BMI 24.0~27.9 为超重；BMI ≥28 为肥胖。BMI 能直接反映绝大部分成人体内脂肪的百分比。但有学者提出异议：BMI 的计算过分简化，肌肉非常发达的人按此计算也会被认为超重和肥胖症。所以对于运动员、健美爱好者、孕妇等特殊群体不适用此标准，需要采用其他方法计算。

**表 1　1997 年 WHO 成年人 BMI 分级标准**

| 分类 | BMI（kg/m$^2$） |
| --- | --- |
| 体重过低 | <18.5 |
| 正常范围 | 18.5~24.9 |
| 超重 | ≥25 |
| 肥胖前期 | 25~29.9 |
| Ⅰ 度肥胖 | 30~34.9 |
| Ⅱ 度肥胖 | 35~39.9 |
| Ⅲ 度肥胖 | ≥40 |

**表 2　1999 年 WHO 制定《亚太地区肥胖及意义的重新定义》**

| 分类 | BMI（kg/m$^2$） |
| --- | --- |
| 体重过低 | <18.5 |
| 正常范围 | 18.5~22.9 |
| 超重 | ≥23 |
| 肥胖前期 | 23~24.9 |
| Ⅰ 度肥胖 | 25~29.9 |
| Ⅱ 度肥胖 | ≥30 |

（马桂娀　雷　华）

yāo-túnbǐ

# 腰臀比 （waist to hip ratio） 脐水平的腰腹围长度与最大臀部围长度（cm）之比。男性大于 0.9，女性大于 0.85 为中心型肥胖，又称内脏型肥胖，表示内脏脂肪堆积较多，患心脑血管疾病的风险较大。还有根据腰围的绝对值进行判断的，世界卫生组织（WHO）规定亚太地区，男性腰围≥90 cm（2 尺 7 寸），女性腰围≥80cm（2 尺 4 寸）即为肥胖。

（马桂娀　雷　华）

miàn-jǐngbù zhīfáng chōuxīshù

# 面颈部脂肪抽吸术 （face and neck liposuction） 通过吸除面部和颈部皮下脂肪，雕塑面颈部轮廓的外科技术。面部脂肪堆积主要在颊部、咬肌腮腺区、颏下、下颌底部、颌颈角，表现为正面观面下部宽阔，大于等于面上部宽度，出现重颏，俗称双下巴，侧面观下颌角及下颌下缘轮廓线消失，颌颈角变大。面颈部吸脂可以通过减少皮下脂肪体积改善面部轮廓，使面颈部看上去更加协调。面颈部血管神经较丰富，在耳屏至鼻翼外侧脚的连线和耳屏至口角连线之间的区域为面神经颧支的体表投影，耳屏至下颌缘与咬肌前缘交接点的连线是面神经下颌支的体表投影，下颌缘与咬肌前缘交接点至鼻翼外侧脚的连线是面动脉终支的体表投影。颈部中线两侧颈阔肌深面有颈中静脉走行，下颌角点至锁骨中线颈阔肌深面有颈外静脉走行。脂肪抽吸时，为避免损伤血管神经，吸脂针管的运行方向尽可能与这些血管神经的走行方向一致。吸脂的层次一定要保持在皮下浅筋膜内，因为在皮下脂肪层深面是表浅肌肉腱膜系统（即 SMAS 筋膜），面神经的主要分支均走行在

SAMA 筋膜深面，如果能保证吸脂针管在皮下脂肪层运动，则不会损伤面神经。面神经一旦损伤会造成面部表情肌瘫痪，闭眼困难、鼻唇沟变浅、不能笑、不能鼓腮、不能噘嘴、不能龇牙、口角下垂，很难在短时间内恢复，严重时将永不能恢复。面颈部吸脂的进针点通常在耳垂根部下或后方、颏下缘下方、口角黏膜侧、鼻唇沟。吸脂针管的直径 1.5～2mm，进针口不需要缝合，残留瘢痕往往不明显。吸脂结束后，应对吸脂区进行加压包扎，防止血肿血清肿的发生。术后 1 天换药，换药后可用弹力头套加压包扎，弹力头套需要戴 1～3 个月，以利局部软组织塑形。弹力头套松紧要适当，太紧影响呼吸、饮食、引起头痛牙痛等不适，太松没有效果。面颈部吸脂量通常在 10～50ml，虽然量少但效果较明显，对于面部肥胖的患者确实是一个安全有效的治疗方法。术后早期因为肿胀效果不确切，3 个月后可以看到最终效果。术后早期的皮肤麻木、疼痛、感觉过敏、软组织变硬均在 3～6 个月后完全恢复。面颈部的吸脂还可以辅助面颈部的除皱术，改善咬肌腮腺区、颏下部、颌颈角、下颌下缘的轮廓形态，同时还可以改善皮肤软组织的松弛度。

（马桂娥　雷　华）

shàngzhī zhīfáng chōuxīshù

**上肢脂肪抽吸术**（upper limb liposuction）　通过吸除上肢皮下脂肪，减少皮下脂肪体积，改善上肢的轮廓形态及周径的外科技术。上肢的皮下脂肪主要堆积在上臂伸侧、内侧后半部、外侧上 1/3 以及上臂与肩胛、背部交界处。正面观上臂上段向外侧膨隆，显肩宽；侧面观上臂向后膨隆，显上肢肥胖，后面观上臂上段和肩胛部向外膨胀，显肩背宽阔肥厚。上臂屈侧、外侧下半部分、内侧前半部分皮下脂肪较薄，且较致密，与肱二头肌肌膜及肱骨骨膜贴附紧密；前臂皮下脂肪更薄更致密，且静脉血管表浅。所以上肢吸脂术主要吸除上臂伸侧、内侧后半部、臂与肩胛交界区、肩胛外侧区的皮下脂肪，改善上臂各侧面观的肥胖状态。在上臂外侧中段即肱二头肌外侧肌间沟内有桡神经主干走行，且此处皮下脂肪较薄，所以此处吸脂层次不能太深，吸脂量不能太多，否则会形成凹陷或损伤桡神经。腋窝深筋膜深处有腋动静脉及臂丛走行，所以腋窝处的吸脂只能局限在皮下浅筋膜层。在三角肌区、上臂外侧上部的浅筋膜深层有臂外侧上皮神经走行；在臂后区外下部浅筋膜深层有臂外侧下皮神经走行；在臂后区浅筋膜深层有臂后皮神经走行，所以切忌在浅筋膜深层反复抽吸，以免损伤这些皮神经，引起术后长时间疼痛。上臂吸脂的进针点一般在肘后鹰嘴上皮横纹处、腋后线上臂和肩胛交界处、腋横纹处，吸脂针管的直径 2～2.5mm，进针口不需要缝合，腋窝和肘后残留瘢痕往往不明显，上臂和肩胛交界处容易残留增生性瘢痕，术后可以应用瘢痕敌、美皮护等硅酮片长期外敷抑制瘢痕增生。吸脂结束后需要加压包扎以避免血肿血清肿，但注意不能太紧，尤其腋窝受压会造成臂丛支配区域麻木、上肢运动受限。术后 1 天换药，继续加压包扎 2 天，术后 3 天去敷料开始穿弹力衣，弹力衣穿戴 1～3 个月，不仅可以促进皮肤软组织的弹性回缩，还会减轻疼痛。上臂的吸脂量一般每侧 50～400ml，理想的效果应是上臂整体粗细均匀，在上肢各个体位皮面平滑看不到明显凹陷，上臂周径减小，没有臃肿感，与前臂协调性增加。上臂吸脂效果在 3 个月后完全显现，术后早期的皮肤麻木、疼痛、感觉过敏、软组织变硬也均在 3～6 个月后完全恢复。上肢吸脂只是减少皮下脂肪的厚度，不涉及肌肉骨骼，所以粗壮的上肢不能仅凭吸脂变为纤细的上肢，只能在患者自身基础上进行改善。吸脂后不会使皮肤软组织更加松弛，反而会收紧皮肤软组织，所以可以纠正轻中度的上臂皮肤软组织松弛（即蝴蝶袖），对于严重的上臂皮肤软组织松弛，可以进行上臂皮肤提紧术，同时配合吸脂术取得最佳效果。

（马桂娥　雷　华）

xiàngbù zhīfáng chōuxīshù

**项部脂肪抽吸术**（nuchal region liposuction）　通过吸除项部皮下脂肪，减少皮下脂肪体积，改善项部轮廓的外科技术。项部脂肪堆积的患者较少见，临床上要求项部吸脂术的患者一些是由于先天发育项部明显隆起，一些是源于某些病理状态，如长期服用大量皮质激素所引起的药物性库欣综合征（Cushing syndrome）、获得性免疫缺陷综合征患者长期服用免疫调节剂导致的脂肪异常分布。项部脂肪堆积主要表现为项部侧面观向后隆突，严重时像水牛的项部，所以俗称水牛背。项部吸脂的进针点一般选在腋后线与腋横纹的交接点、颈部后方发际附近，尽可能避免选择在项、背、肩部，因为这些部位容易形成增生性瘢痕。而且因为吸脂范围小，进针点距离吸脂区较远些便于抽吸。项部脂肪非常致密，抽吸时阻力很大，一般选用较细的吸脂针管，直径1.5～2mm。吸脂针的尖端如果是锐性的可以减少抽吸时的阻力，但是要掌握抽吸层次，太浅会穿破皮肤，太深会穿刺如肌肉层。项部浅深筋膜内无重要血管神经，抽吸时只要在浅筋膜内即安全。项部吸脂的目的是使颈部后方至背中线附近平滑过渡，所以吸脂量通常在20～100ml就足以达到项部塑形的目的，切忌吸脂过多造成局部凹陷。项部吸脂较其他部位容易出血，但因吸脂量较少，所以出血量并不多，但术后加压包扎很重要。项部的加压包扎要依靠双肩的八字绷带在项部交叉来实现。项部组织致密，吸脂后肿胀不明显，恢复较其他部位快。项部皮肤厚质韧、与基底深筋膜之间的纤维束丰富，很少出现松弛，所以吸脂后皮肤弹性很快恢复。术后1天换药，2～3天后可拆除敷料，因范围较小皮肤弹性好，无需穿戴弹力衣，3个月后吸脂最终效果明确。

（马桂娥　雷　华）

cèxiōngbù zhīfáng chōuxīshù

## 侧胸部脂肪抽吸术 （flank chest liposuction）

通过吸除侧胸部皮下脂肪，减少皮下脂肪体积，改善侧胸部轮廓的外科技术。侧胸部前界为胸部，后界为背部、上界为腋窝、下界为腰部，侧胸部的脂肪堆积往往不是患者的主要陈述，但因为上臂和背部的吸脂，会使侧胸部的脂肪堆积变得明显，所以为达到躯干部整体塑形的目的，侧胸部吸脂术也是临床常见术式。侧胸部的脂肪堆积主要在胸罩线以上、腋窝以下，与背部和前胸部相比皮肤软组织较松弛，吸脂时阻力较小。进针点一般选在腋横纹前端或后端、乳房下皱襞。侧胸部浅筋膜深层

有胸腹壁静脉从脐周走向腋窝，所以抽吸时注意保持在皮下浅筋膜层内，但不能太深，防止损伤静脉造成血肿，尤其应用尖头吸脂针时，抽吸层次深、抽吸动作粗暴，会刺伤深部的肌肉甚至误入胸腔，引起血气胸等严重并发症。侧胸部的前方与乳房外侧交界，抽吸时注意与乳房外侧平滑过渡，防止在乳房外侧出现凹陷或将乳房外侧脂肪过度抽吸造成乳房形态改变。尤其对于有乳房假体植入的患者，更应轻柔操作，避免刺破乳房假体。侧胸部的后方与肩胛背部基本成直角交接，抽吸时注意与肩胛背部的过渡要流畅，避免出现明显的界限，尤其是肩胛部的脂肪沉积较明显时。侧胸部上方与腋窝交界，腋窝皮下脂肪本身并不厚，但有些患者腋窝内下方有明显的副乳，表现为腋窝臃肿状。术前应仔细检查患者是否有副乳存在，并建议患者在侧胸部吸脂时同时可以对副乳进行抽吸，以利局部塑形。但腋窝部吸脂应注意勿进入深筋膜内，那里有腋动静脉及臂丛走行。吸脂术后1天换药，2～3天后更换弹力衣，弹力衣穿戴1～3个月，3个月后吸脂最终效果明确。侧胸部的吸脂多数与背部、上臂、乳房、副乳的吸脂术同时进行，极少数情况下单独进行。侧胸部的吸脂术还可以与侧胸、背部、胸部皮肤提紧术同时进行，增强局部塑形的效果。

（马桂娥　雷　华）

bèibù zhīfáng chōuxīshù

## 背部脂肪抽吸术 （back liposuction）

通过吸除背部皮下脂肪，减少皮下脂肪体积，改善背部轮廓的外科技术。是通过吸除背部的皮下脂肪，改善背部臃肿状态。背部脂肪堆积主要在肩胛

外侧半（即胸罩线上外侧）及中背部外侧半（即胸罩线下外侧）。背部脂肪堆积表现为后面观背部臃肿、向外膨隆，侧面观背部向后膨隆。背部皮下脂肪较薄且非常致密，所以抽吸时要保持在皮下脂肪层，如果抽吸层次太深，不仅抽吸不到脂肪，而且容易损伤与皮下脂肪深面的肌肉层。背部皮肤很厚且坚韧，吸脂针管从进针点切口穿入时并不十分容易，所以要轻柔操作，以防用力过猛误入胸腔，造成血气胸等严重后果。背部吸脂的进针点通常选在腋横纹与腋后线交界处、胸罩线上、腰横纹处。肩胛、项部、上背部是增生性瘢痕的好发部位，所以要避免选择上述部位作为进针点。背部相对身体其他部位皮下脂肪较少，所以临床大多数病例是以胸罩线上下皮肤软组织松垂最多见，所以吸脂量多数在400～1000ml。虽然吸脂量不多，但是吸脂愈合后，皮肤软组织的松弛状态明显改善，这不仅是由于皮下脂肪体积减小松垂的皮肤软组织重量减轻后的弹性回缩，更重要的是因为皮下脂肪部分去除后，上面的皮瓣与下面深筋膜之间形成新的创面，通过加压包扎将皮瓣紧贴于深筋膜上，两者粘连重新愈合后，皮肤软组织的松垂状态明显改善。所以背部吸脂后，术后1～3天的加压包扎和术后1～3个月的弹力衣塑形都很重要。背部皮肤坚韧脂肪致密，抽吸时比较费时费力，吸脂针对进针切口的皮缘摩擦较严重，为避免切口日后的瘢痕增生，抽吸时应避免在一个切口长时间抽吸，也可以在切口和针管涂些凡士林减少摩擦力。抽吸结束后，如果切口边缘磨损严重可以将损伤的皮缘切除，缝合切口。因背部脂

肪致密，粗针管抽吸困难且易出血，所以背部吸脂选用较细的针管，直径 2~2.5mm。背部吸脂术可以和背部皮肤提紧术联合应用，矫正重度背部皮肤软组织肥厚松垂状态。

(马桂娥 雷华)

fùbù zhīfáng chōuxīshù

**腹部脂肪抽吸术** (abdominal liposuction) 通过吸除腹部皮下脂肪，减少皮下脂肪体积，改善腹部轮廓的外科技术。临床以腹部脂肪抽吸最常见，因为腹部是脂肪沉积的主要部位，不论年龄和性别。临床所见的腹部皮下脂肪厚度可达 15cm，最常见的是 4~7cm。腹部脂肪沉积的表现是正面观胸廓与骨盆之间的部分向两侧膨隆，侧面观从剑突至耻骨联合向前方膨隆，坐位时腹部皮下脂肪像游泳圈一样套在腹间。脂肪在上腹部中央和下腹部上 1/3 处比较明显，在上腹部季肋区、腹股沟上方、耻骨联合上、髂嵴附近、没有深部脂肪堆积，所以这些部位皮下脂肪的厚度相对较薄，腹部脂肪抽吸的重点是上腹部中央和下腹部上 1/3，其他部位的抽吸适可而止，以过渡为主，以保证腹部形态平整、光滑、流畅。腹部吸脂的进针点一般选在脐、腹股沟、乳房下皱襞、裤带线上、阴毛上界。根据腹部脂肪堆积的多少选择直径 2.5~4mm 的吸脂针管，针管细抽吸效率低，但是针管越粗越容易造成不平整，在实践中根据患者情况和医师技术水平慎重选择。上腹部皮下脂肪相对紧实，皮肤弹性好，妊娠纹一般不涉及上腹部，所以抽吸时效率较高，出脂快，抽吸后皮肤弹性回缩好，没有皱褶。但是上腹部平卧位时略有凹陷，且上方又有肋弓突出，所以脐部、腰

部进针时操作并不容易，临床常见上腹部抽吸不彻底，患者常主诉腹部吸脂容易复发。为解决上述问题，可选择在乳房下皱襞为进针点，与脐部进针点配合多方位抽吸。但是彻底抽吸上腹部脂肪尤其跨越肋弓时，不能用力过猛，以防刺破腹肌，甚至误入胸腔，引起血气胸等严重并发症。下腹部脂肪较疏松，皮肤松弛，抽吸效率较低，抽吸后皮肤弹性回缩慢。尤其有严重妊娠纹时，由于皮肤软组织松软，很难保证皮面非常平整，所以此时要注意保留较多的皮下浅层脂肪，以保证下腹部光滑平整。从腹股沟内中 1/3 至脐的浅筋膜深层有腹壁浅血管走行，从腹股沟内中 1/3 至髂嵴的深浅筋膜之中有旋髂浅血管走行，所以此处吸脂时勿进针太深，防止损伤这些重要血管。腹部脂肪堆积较多，吸脂量通常在 1000~5000ml，需要注射的肿胀液也较多，所以术前要计算好患者利多卡因的最大用量，有计划安排肿胀液的注射顺序及注射量，防止利多卡因用量过多引起药物中毒反应。腹部吸脂可以上下腹分两次进行，也可以 1 次进行，主要决定于患者肥胖程度、患者体质耐受性、患者意愿、麻醉的种类。不论 1 次还是 2 次，因为腹部整体近似是一个平面，如果吸脂不均匀，凹凸不平较明显，且随体位变化会变得更明显，再加之下腹部皮肤软组织可能很松弛、脂肪堆积很多，所以腹部吸脂能保证非常平整有一定难度，操作时要循序渐进。腹部吸脂后，创面较大，出血较其他部位多，所以加压包扎非常重要，必要时可以放置引流条，避免血肿血清肿的发生。术后第 1 天换药，尽可能让患者处于卧位，因为拆除

敷料，会使腹压突然下降，回心血量迅速下降，于站位时患者容易晕厥发生意外。上下腹同时吸脂后，疼痛感较重，可以适当口服止痛药。术后 3 个月内穿戴弹力衣也很重要，因为弹力衣的压迫不仅可以减轻疼痛，对皮肤的弹性回缩也很有帮助。术后 1 天换药，2~3 天后更换弹力衣，3 个月后吸脂最终效果明确。腹部吸脂在腹壁整形术中也很重要，尤其对于超重或肥胖的患者，腹部整形术需要借助吸脂术减少腹壁软组织的体积，增强腹部塑形效果。

(马桂娥 雷华)

yāobù zhīfáng chōuxīshù

**腰部脂肪抽吸术** (lumbar liposuction) 通过吸除腰部皮下脂肪，减少皮下脂肪体积，改善腰部轮廓的外科技术。吸脂术界定的腰部前界为腋前线，后界为腋后线，上界为腋中线处肋弓下缘水平线，下届为髂嵴上缘水平线。标准的腰部轮廓就像腰鼓中段，不论是从侧面还是正面观均是向内凹的曲线。腰部脂肪堆积使内凹的曲线变为直线，甚至向外凸的曲线，失去曲线美。一般情况，腰部脂肪堆积明显的患者，腹部脂肪堆积更明显，所以患者多数是以腹部肥胖就诊的，但当腹部脂肪抽吸后腰部脂肪就变得突出了，所以腰部吸脂通常在腹部吸脂之后。腰部呈半圆柱状，如一次性塑形腰部，术中需要变换体位，分别在平卧、侧卧、俯卧三个体位进行抽吸。如果术中变换体位有困难或吸脂量太多，可以分两次进行抽吸，一次平卧位，一次俯卧位。在临床中为避免术中变换体位的麻烦，常常在抽吸腹部时同时将腰部的前半部进行抽吸，在抽吸背部或髂部的同时抽吸腰部的后半部。腰部吸脂的

进针点选择在脐、脊柱旁裤带线上、腹股沟外侧端。腰部是半圆柱状，塑形并不容易，尤其在腋中线容易残留脂肪，使腰部正面观曲线不明显，所以术中要仔细观察，反复比对，不仅要塑形腰部的曲线，还要保证双侧对称、与腹部、侧胸部、髂部协调。腰部吸脂量通常在100~1000ml，术中出血较其他部位多，术后加压包扎很重要，范围要涉及下胸部和髂部，防止敷料移位造成血肿、血清肿。术后1天换药，2~3天后更换弹力衣，弹力衣穿戴1~3个月，3个月后吸脂最终效果明确。在腹壁整形术、背部皮肤提紧术、臀部皮肤提紧术中，可联合应用腰部吸脂术，增强局部塑形效果。

（马桂娥　雷　华）

qiàbù zhīfáng chōuxīshù

## 髂部脂肪抽吸术（iliac liposuction）

通过吸除髂部皮下脂肪，减少皮下脂肪体积，改善髂部轮廓的外科技术。髂部的外上方为腰部，内上方是背部，下方是臀部，对于腰部和臀部的塑形都很重要。髂部脂肪堆积使腰部失去流畅的内凹曲线，使臀部变为方形，这在超重、肥胖患者中如此，在体重标准的更年期后患者中也常见，所以临床要求髂部吸脂的患者为数不少。髂部吸脂的进针点可选在腰横纹、髋关节上、臀沟上端。髂部脂肪紧实，皮肤厚、质韧、弹性好，脂肪吸出效率高，皮肤弹性回缩快，塑形效果佳。在竖脊肌与髂嵴的交界处有臀上皮神经从深部传出至皮下浅筋膜深处，吸脂时要注意此处脂肪抽吸层次要浅，且不能过度抽吸，避免损伤此神经。髂嵴与表面皮肤之间有致密的纤维束连接，皮下脂肪较少，此处吸脂要小心，抽吸过多会造成皮肤与髂嵴骨面粘连，不仅影响形态还会刺激臀上皮神经，引发臀上部麻木、疼痛、酸胀、感觉过敏等不适。尤其对于体重标准或偏低的患者，更应注意脂肪抽吸要适当。髂部的脂肪抽吸量一般在100~800ml。髂部皮肤软组织较致密，形态近似平面，深部无骨骼肌肉，包扎确切，很少发生血肿血清肿。术后1天换药，2~3天后更换弹力裤，弹力裤穿戴1~3个月，3个月后吸脂最终效果明确。在背部皮肤提紧术、提臀术中，联合应用髂部吸脂术，可以增强局部塑形效果。

（马桂娥　雷　华）

túnbù zhīfáng chōuxīshù

## 臀部脂肪抽吸术（buttock liposuction）

通过吸除臀部皮下脂肪，减少皮下脂肪体积，改善臀部轮廓的外科技术。臀部脂肪堆积在东方女性中很常见，而且臀部位于身体中段，对体形有重要影响。所以临床实践中臀部吸脂术较常见。臀部脂肪堆积的表现是臀部肥大，后面观的臀部两侧和侧面观的后侧轮廓为方括号形，而理想的为圆括号形，臀沟延长，臀股沟变浅或消失。臀部吸脂术的目的是将肥大的方形臀部塑形为紧实的半球形臀部，所以臀部吸脂术的重点在臀上部和臀下部，臀中部要保留一定量的脂肪。臀上部的抽吸在竖脊肌与髂嵴的交界处要适量，层次不能太深，因为此处有臀上皮神经从深部传出至皮下浅筋膜深处。在臀内侧骶骨旁有臀中神经从深部穿出进入浅筋膜，臀大肌下缘内侧半有臀下神经由深部穿出进入浅筋膜，抽吸时这些部位要保持在浅筋膜的浅层。臀部的形态结构复杂，精确塑形比较困难，尤其在臀沟和臀股沟附近，抽吸较多，则皮肤弹性回缩不全造成松垂状态；抽吸不足，塑形不理想，如何抉择需要深厚的临床经验积累。臀部吸脂的进针点一般选在臀沟上端、臀股沟、髂嵴上。臀部脂肪紧实，抽吸效率高，所以建议用较细的针管抽吸，防止抽吸过度。抽吸过程中要反复比对，从各个角度观察，保证术后臀部呈半球形，双侧对称。臀部吸脂量一般是100~1000ml。臀部术后加压包扎比较困难，为方便术后大小便，建议用可开档的弹力裤压迫术区。弹力裤穿戴1~3个月，3个月后吸脂最终效果显现。臀部吸脂术可以联合提臀术增强臀部塑形的效果。

（马桂娥　雷　华）

dàzhuànziqū zhīfáng chōuxīshù

## 大转子区脂肪抽吸术（greater trochanter liposuction）

通过吸除大转子区皮下脂肪，减少皮下脂肪体积，改善大转子区轮廓的外科技术。大转子区是指以股骨大转子为中心臀部与大腿之间的区域，包括臀部下1/3和大腿近端后、外侧。大多数东方女性在大转子区有明显的脂肪堆积，严重时使体形变为梨形，使身体的重心下移，下肢变短。所以临床上要求大转子区吸脂的患者很常见。大转子脂肪堆积表现为臀部与大腿交界区后面观向外膨隆，两侧轮廓线似"＜＞"；侧面观后侧轮廓线为"｜"。脂肪堆积严重时皮肤呈现橘皮样外观。患者常以买不到合适裤子为主诉。大转子区吸脂进针点一般选在臀股沟、大转子上方、大腿中段后外侧。此处脂肪肥厚，一般选用较粗的吸管，直径2.5~4mm。但是此处脂肪较紧实，出脂率高，要防止用粗针管抽吸过度引起凹陷。大转子区不论从上到下还是从前到后都是弧线，塑形很不容易，尤其臀股沟附近不能过度抽吸，否则造成臀股沟凹陷，臀下方皮肤软组织下垂。总的原则是使大转子后面观两侧轮廓线变为"｜｜"，侧面观后侧轮廓线变为"?"的右半部分。大转子区吸脂量通常在200~2000ml。抽吸层次在浅筋膜层，但因外侧区域浅筋膜深层有股外侧皮神经走行，后侧有臀下皮神经和股后皮神经从深筋膜穿出，浅筋膜深层尽可能抽吸。大转子区的包扎较复杂，为包扎确实，需要在大腿近端与腰髂部打八字绷带，交叉在大转子处，尤其吸脂量较多时，还需弹力裤的辅助压迫。术后1天换药。吸脂量少继续加压包扎1~2天后更换弹力裤；吸脂量多时继续加压包扎5~7天后更换弹力裤；弹力裤穿戴1~3个月。此处皮肤厚、质韧，弹性回缩良好，3个月后可见最终效果，但是吸脂量很多时，皮肤皱褶多，需要6个月以上的时间恢复。在提臀术、大腿提紧术中，大转子区的吸脂可以增强局部塑性效果。

(马桂娥 雷华)

**yīnchún zhīfáng chōuxīshù**

**阴唇脂肪抽吸术**（liposuction labiaplasty） 采用脂肪抽吸的方法，去除女性大阴唇和会阴区域的过多的脂肪，从而重塑一个光滑的，具有年轻外观的外阴形态。这是治疗局限性脂肪堆积的一个分支。会阴区域的脂肪堆积主要表现在大阴唇区域和阴阜区域，有时过多的脂肪可以将小阴唇和阴道口等结构埋藏起来，外阴区表现为缝隙样外观，有碍局部的美观和性生活和谐。针对这种表现，可以采用吸脂技术，将大阴唇和阴阜区域的脂肪适当去除，

以恢复女性外阴的自然外观。本手术要在严格的消毒下进行，给予局部肿胀麻醉，以较细的吸脂针适当抽吸会阴区域的脂肪。由于局部组织比较疏松，容易污染，术后容易出现淤血、血肿和感染等并发症，要注意术后的加压、清洁和应用抗生素预防感染。

(李 强)

**dàtuǐ zhīfáng chōuxīshù**

**大腿脂肪抽吸术**（thigh liposuction） 通过吸除大腿皮下脂肪，减少皮下脂肪体积，改善大腿轮廓的外科技术。大腿是脂肪堆积的主要部位之一，尤其在大腿内侧上部、大腿后外侧上部、大腿前侧上部、膝内侧。大腿脂肪堆积的表现可以是大腿整体直径增粗、行走时内侧摩擦严重；也可以是大腿的某个区域脂肪增多，导致大腿形态轮廓不佳。所以大腿吸脂的目的一是减少大腿的周径使大腿变细，二是改善大腿形态轮廓。理想的大腿形似上粗下细的圆柱状，前后内外的轮廓线均为直线，而脂肪肥厚的大腿侧面观前侧为向前突的弧线，后侧与臀连成一条直线；正面和后面观外侧为向外突的弧线，内侧似"?"的右半侧，上凸下平。大腿吸脂进针点选在腹股沟、髂骨上横纹、大腿内侧、臀股沟、腘横纹、大腿后侧。吸脂针管的直径2~4mm。大腿吸脂、环周吸脂或多部位吸脂可以一次进行，但术中需要变换体位，于平卧位吸除前外、前、前内的脂肪，于俯卧位吸除后外、后、后内的脂肪，于侧卧位吸除外侧和对侧大腿内侧脂肪。但临床实践中，常因术中变换体位烦琐或肿胀液注射量有限或患者的意愿，大腿吸脂分2~3次进行。不论一次手术还是分次手术，都要注意抽吸均

匀及各部位之间的协调，努力塑造上粗下细的圆柱形。大腿前内侧浅筋膜深层有大隐静脉走行，在前内上部还有大隐静脉的属支旋髂浅静脉、腹壁浅静脉、阴部外静脉、股内侧浅静脉、股外侧浅静脉分布。大腿前侧浅筋膜深层从上到下有生殖股神经股皮支、股神经前皮支；大腿后侧浅筋膜深层有股后皮神经走行；大腿内侧从上到下有生殖股神经皮支、闭孔神经皮支、股神经内侧皮支走行；大腿外侧浅筋膜深层从上到下有髂腹下神经外侧皮支、股外侧皮神经走行。所以大腿脂肪抽吸时尽可能避免反复抽吸浅筋膜深层，否则损伤上述血管神经，引起严重血肿或长期疼痛。大腿吸脂切忌不能过度，否则不仅造成静态时凹凸不平，还会在下肢活动时造成凹陷，原因是皮下脂肪很少，皮肤与深筋膜粘连，肌肉收缩时牵拉皮肤。大腿下1/3脂肪堆积较少，肌肉轮廓较明显，此部位的抽吸以过渡为主，尤其是内侧中下1/3交界处为收肌群的止点，存在生理性凹陷，此处吸脂一定不能过多，有时因注射肿胀液后看不出凹陷，但消肿后凹陷会很明显。大腿的吸脂量通常是600~5000ml。大腿的加压包扎要确切，但不能太紧，否则压迫血管神经，造成下肢麻木、肿胀，患者难以忍受。术后1天需要换药，继续加压包扎2~3天后，可更换弹力裤，弹力裤需穿戴1~3个月。大腿环周吸脂后，肿胀明显，注意经常抬高下肢，3个月内避免长期行走，以利肿胀恢复。大腿脂肪紧实，吸脂效率高，皮肤弹性回缩好，如果没有凹凸不平，大腿吸脂塑形效果良好。一般术后3个月吸脂的最终效果可以显现。大腿环周吸脂或

某部分吸脂可以和大腿提紧术联合应用，增强大腿塑形效果。

（马桂娥　雷　华）

**xiǎotuǐ zhīfáng chōuxīshù**

## 小腿脂肪抽吸术（leg liposuction）

通过吸除小腿皮下脂肪，减少皮下脂肪体积，改善小腿轮廓的外科技术。临床上很多患者主诉小腿粗，要求吸脂，但是小腿粗的患者并不一定是脂肪堆积造成的，有很多患者是由于肌肉骨骼发育粗壮导致小腿周径较大。所以术前要仔细检查患者小腿皮下脂肪的情况。小腿脂肪堆积主要发生在小腿后侧，以腘窝下方、踝上方较明显；小腿前、内、外皮下脂肪很少，骨骼肌肉轮廓明显。小腿吸脂术主要是吸除小腿后侧的皮下脂肪。小腿吸脂的进针点一般选择在腘窝、内踝外上、外踝内上，必要时可在后侧中点进针。小腿后侧浅筋膜深层分布有很多皮神经：后上方有股后皮神经的终末支；后下方有腓肠内侧皮神经、腓肠神经；后内侧有股神经内侧皮支终末支、隐神经分支；后外侧有腓肠外侧皮神经。所以小腿后侧吸脂要适量，吸脂量过多会损伤上述皮神经，引起术后剧烈疼痛，虽然几天后自愈，但疼痛使患者恐惧、不能行走、很难耐受。而且吸脂过多会造成皮肤与深筋膜粘连，不仅静态时可见凹凸不平，动态时肌肉活动牵拉皮肤出现明显凹陷。小腿后侧吸脂通常选用较细的吸脂针管，直径 2.0~2.5mm，一是由于皮下脂肪量少，二是由于皮下脂肪紧实、吸脂率高、针管粗、吸脂不均匀、不易平整。小腿吸脂量一般在 100~600ml。小腿皮肤厚、质韧，吸脂后弹性回缩良好。小腿后侧浅筋膜内无知名血管，如不刺破肌肉，不易发生血肿。术

后加压包扎，术后 1 天换药，继续加压 1~2 天，更换弹力裤或弹力套，弹力裤/套穿戴 1~3 个月。术后 1 个月内要尽可能抬高下肢，避免长期行走、持久站立，否则双足肿胀严重。

（马桂娥　雷　华）

**zhīfáng chōuxī fǔzhù pífū quēsǔn xiūfùshù**

## 脂肪抽吸辅助皮肤缺损修复术（skin defect reconstruction with liposuction）

当皮肤病变（如瘢痕、黑痣、血管瘤、疣状痣、神经纤维瘤等）被切除后，必然造成创面需要修复。小的创面可以通过游离创面两侧的皮肤直接缝合，但大的创面需要借助其他方法修复。传统的皮肤缺损修复方法是在身体其他部位切取全厚或中厚皮片进行游离移植，或切取邻位或远位皮瓣转移修复创面。这些方法可以一次修复创面，但修复处的皮肤与周边正常皮肤在颜色、质地、感觉、功能上存在很大差异，而且在供区造成损伤形成过多的瘢痕。所以在整形外科的发展中出现了软组织扩张器，即在皮肤病变周边正常皮肤下埋植可扩张的硅胶囊，经间断注水将硅胶囊充分扩张，此时硅胶囊表面的皮肤也随之扩张、面积增大，皮肤病变切除后，将扩张的皮肤铺平修复创面。此方法的优点是修复处的皮肤与周边正常皮肤在颜色、质地、感觉、功能上基本一致，没有供区损伤问题，但此方法时间长、手术次数多、并发症多、费用高，有时患者不能接受。为了更好地解决皮肤病变切除后的创面修复问题，可以利用皮下脂肪抽吸术后产生的滑行皮瓣进行修复。脂肪抽吸是借助吸脂针管锐利的侧孔和负压将疏脆的皮下脂肪切割成小颗

粒后吸出，保留脂肪颗粒间质韧的纤维血管神经束，在吸脂区形成皮下蜂窝状的腔隙，腔隙表面即形成皮瓣，这个皮瓣有许多纤维血管神经束支配，可在一定范围内移动，称为滑行推进皮瓣。如果皮肤病损位于脂肪堆积较明显的部位，如腹部、髂腰部、大腿、臀部、上臂等，可以利用滑行推进皮瓣的特性，将皮肤病损周边的较大范围进行皮下脂肪抽吸，形成病损周边的滑行推进皮瓣，然后将病损切除，滑行推进皮瓣向创面近中推进修复创面。此方法可以一次性治疗皮肤病损，节省治疗时间和费用；修复区皮肤与周边正常皮肤在颜色、质地、感觉、功能上完全一致，达到形态与功能的完美修复；没有供区损伤问题；吸脂局部同时得到塑形，一举两得；并发症也少，因为吸脂后保留的大量纤维血管神经束为皮瓣提供良好的血供和神经支配，保证了皮瓣的成活和正常的感觉。但是此方法修复的皮肤病损大小和位置有一定的限制，病损很大时还需要结合其他方法，皮肤病损在脂肪堆积较少的部位不适用此方法，而且需要医师熟练掌握吸脂技术。总之，脂肪抽吸辅助皮肤缺损修复术为脂肪堆积部位的皮肤病损提供了一期修复的新思路，值得在整形外科和皮肤外科中推广。

（马桂娥　雷　华）

**zhīfáng chōuxīshùhòu xiūfùshù**

## 脂肪抽吸术后修复术（liposuction repairing）

对于脂肪抽吸后不满意的效果，如皮肤凹凸不平、肢体粗细不匀等，进行二次脂肪抽吸或移植的手术。随着生活水平的提高，人们对自身的要求也提高了，要求通过吸脂改变体形的患者越来越多，吸脂术

占到美容手术的 30%。但是因为手术医师的技术良莠不齐，吸脂的效果并不是完全满意，临床实践中经常见到吸脂部位皮面凹凸不平、肢体粗细不均，体形不仅没得到良好的雕塑，反而破坏了原有皮肤平滑、圆润、柔软的自然状态，给许多患者带来心理与生理上的巨大痛苦，所以脂肪抽吸术后的修复术是帮助这些患者解决问题的主要方法。脂肪抽吸术后修复术的适应证主要是吸脂术后显著的凹凸不平、皮下脂肪仍很肥厚、双侧不对称等局部并发症。修复的方法主要有两个措施：①在脂肪肥厚部位进行脂肪抽吸。②在皮下脂肪缺失部位进行脂肪移植。通过这两种措施通常可以解决大多数局部形态不佳的并发症。在凸的位置或脂肪堆积仍较多的部位需要再次脂肪抽吸，但经过抽吸的部位，皮下纤维组织增生很明显，再次抽吸时不论肿胀液的注射还是抽吸，阻力很大，患者也很痛，所以术中应注意肿胀液充分注射，待完全浸润后再开始抽吸。用直径较细的锐性针管抽吸比较省力，但注意操作轻柔，不能用力过度穿刺入周边脂肪较薄的部位，造成凹陷加重，更不能穿破皮肤或刺入深部组织或腔隙中。在凹陷部位进行脂肪移植也是很不容易的，因为凹陷处往往是皮肤与深筋膜粘连的位置，皮下为质韧的纤维组织，脂肪注射针穿刺本身很困难，再推注脂肪更加困难，必要时要进行皮下剥离，形成腔隙以供脂肪植入。因凹陷部位多数是纤维粘连，血供并不丰富，所以移植的脂肪成活率较低，需要多次移植才能达到理想效果。术后所有区域加压包扎，防止形成血肿影响吸脂区的手术效果和移植

脂肪的成活率。术后 3 个月随访，观察效果，决定下次手术方案。针对脂肪资源有限的患者，应有计划地安排各部位脂肪的利用。脂肪抽吸术后修复术的效果往往不像首次抽吸时理想，轻度的凹凸不平或不对称可能仍然存在，这需要和患者在术前进行良好沟通。患者由于首次手术带来的痛苦，对二次修复术的期望可能很高，所以对于不能接受二次手术效果有限的患者，应注重心理疏导，防止发生医患纠纷。

(马桂城 雷 华)

zhīfáng zhùshè miànbù niánqīnghuà

## 脂肪注射面部年轻化 （face rejuvenesce with fat graft） 面部老化的一个病理特征是皮下软组织萎缩、体积减小、皮肤松弛以及皱纹增多。主要表现在额部抬头纹、眉间川字纹、外眼角鱼尾纹、鼻根横纹、上唇纵纹变得明显或增多，鼻唇沟、颌唇沟、眶颊沟加深并延长。传统的改善方法是颜面部除皱术，主要是将面部皮肤通过手术拉展、同时去除冗长的皮肤。此方法改善面部老化的效果很肯定，但是手术难度大、时间长、损伤大、恢复慢、并发症多，而且对于轻度面部老化的患者，除皱效果有限、维持时间较短，于是就出现了面部软组织充填术，目的是增加面部软组织的体积，使皮下软组织变得丰满，皮肤皱纹、沟壑减轻或者消失。目前常用的面部软组织充填材料分两种：①人工材料。②自体组织。后者常用的是自体脂肪颗粒，因其来源广、取材容易、组织相容性好、并发症少、价廉，已经广泛应用于临床，即所谓脂肪注射面部年轻化。脂肪注射面部年轻化主要是针对轻中度的面部老化或不愿意进行面部

除皱术患者。方法是在身体其他部位如腹部、大转子区、臀部等皮下脂肪较丰富的部位，用较细的吸脂针管抽取一定量的脂肪颗粒（见脂肪抽吸术），将这些脂肪颗粒注射至面部皱纹、沟壑部位的皮下浅筋膜内，使这些皱纹、沟壑舒展。注射时要用直径<2mm 的钝头针管，小剂量、多隧道、多层次注射，特别是要反复多次垂直穿过褶皱线或沟壑，以利于褶皱线和沟壑下方与深筋膜之间的纤维束断裂或松解，更助于皱纹和沟壑变浅。注射层次禁忌太浅，尤其不能进入真皮层，这样不仅易产生凹凸不平，还会导致皮肤坏死。注射后不需要加压包扎等特殊处理，术后 48 小时内冷敷，术后 3 个月内禁止按摩。术后 3 个月效果稳定，如果患者自觉效果不理想，这时可以再次注射。皱纹和沟壑皮下脂肪注射量一般很少（<1ml），而且面部血供丰富，脂肪颗粒成活率较高，面部年轻化效果较好，但是也要 2~3 次手术才能达到满意效果。面部血管神经非常丰富，注射时应注意避开知名血管神经走行的位置。如果刺破血管出现血肿，会影响脂肪颗粒的再血管化，所以一旦发现有出血立即压迫，完全止血后再继续注射，而且还可以防止脂肪颗粒进入血管出现脂肪栓塞、肺栓塞等严重并发症。在皱纹和沟壑的部位往往是表情肌收缩较活跃的部位，脂肪注射后由于肌肉的收缩牵拉，注射的脂肪颗粒会移位，造成皱纹和沟壑处仍然为凹陷，其周边因脂肪颗粒充填而变得更加隆突。因此，脂肪注射前可以在皱纹和沟壑处注射肉毒毒素，抑制肌肉收缩，防止脂肪颗粒移位。

(马桂城 雷 华)

**zhīfáng zhùshè shǒubù niánqīnghuà**

## 脂肪注射手部年轻化 （hand rejuvenesce with fat graft）

随着年龄增长，脂肪流失导致手部皮肤软组织萎缩，体积减少，弹性变差的老化表现，而进行自体脂肪移植注射，旨在恢复圆润丰满的年轻手背。手部老化的病理特征是皮肤软组织萎缩，体积减少，弹性变差。主要表现为手背皮肤、皮下软组织、肌肉变薄，肌腱、骨骼、血管轮廓突出，显老态。随着生活水平日益提高，人们对自己身体各部位的形态美日益关注，"手"作为女人的"第二张脸"更是受到女性的重视。所以临床实践中要求手部年轻化的患者越来越多。手部年轻化的重点在增加手背软组织的体积，即使手背变得圆润丰满。脂肪颗粒与其他材料相比，获取容易、供区损伤小、组织相容性好、感染并发症少，因此临床上增加手背软组织的方法主要是脂肪注射移植。手背脂肪注射移植要注意细针管、小剂量、多层次、多隧道，使脂肪颗粒均匀散布在皮下软组织内。因此，从身体其他部位获取的脂肪颗粒要细小。重点注射在掌骨头间、伸肌腱周围、手背静脉周围、近节指骨背。注射时动作要轻柔，避免穿破血管引起血肿影响脂肪颗粒的成活，或者将脂肪颗粒注入血管，引起脂肪栓塞、肺栓塞等严重并发症。注射结束后需要用力按摩注射区，直至手背平滑圆润。此后的3个月内禁止按摩，防止破坏再生血管芽。术后48小时冷敷。由于不能再血管化，移植的脂肪可能有部分坏死吸收，因此一次手术的效果不一定理想，术后3个月随访，观察术后效果，决定是否再次手术。脂肪移植可以改善手背的老化状态，但是手部肌肉锻炼也很重要，适当的手部精细动作的锻炼有助于手部肌肉强健，也能改善手部老化的状态。

（马桂娥 雷华）

**zhīfáng zhùshè fēngtúnshù**

## 脂肪注射丰臀术 （hip augmentation with injecting fat）

采用自体脂肪移植注射增加臀中部软组织体积，使臀部中部隆起形成半球状轮廓的手术。东方女性的臀部特点是：侧面观轮廓线为"｜"，后面观为方块形，而理想的臀部形态是侧面观轮廓线为"）"，后面观为半球形。所以临床实践中，要求改变臀部形态的患者很多。臀部形态的改变主要是增加臀中部软组织体积，使臀部中部隆起形成半球状，即所谓丰臀术。目前软组织体积扩增的方法有两种：①在软组织中充填人工材料。②注射自体脂肪颗粒。因自体脂肪注射移植操作方法简单、供区损伤小、脂肪组织相容性好、并发症少、形态手感自然，目前成为临床丰臀的首选方法。一般情况下，丰臀所需要的自体脂肪较多，通常在100~200ml，而且由于移植的脂肪不能完全再血管化，很多脂肪坏死吸收，要达到理想的效果，通常需要3~6次手术。所以要求患者有丰富的脂肪来源；要求医师术前仔细检查患者，有计划地利用有限的脂肪资源。臀部脂肪注射主要在皮下浅筋膜层，即皮下脂肪层内。如果注射在肌肉层，不仅会引起肌肉收缩时疼痛，还会因为肌肉收缩脂肪颗粒移位，影响臀部塑形效果。注射时要注意多层次多隧道，尽可能将脂肪颗粒均匀分布在皮下浅筋膜内。注射层次禁忌太浅，尤其不能进入真皮层，这样不仅易产生凹凸不平，还会导致皮肤坏死。注射结束后，用力按摩，防止形成团块、结节。注射后不需要加压包扎等特殊处理，术后48小时内冷敷，术后3个月内禁止按摩。术后3个月效果稳定，如果患者自觉效果不理想，这时可以再次注射。对于东方女性，单纯的脂肪注射丰臀术不一定能将方块形的臀部塑造成半球形的，还要结合臀部脂肪抽吸术，吸除臀部外下部、外上部的脂肪。臀大肌位于臀部的上中2/3，其形态是臀部形态的重要决定因素，所以臀大肌的锻炼对臀部塑形也是很重要。

（马桂娥 雷华）

**zhīfáng zhùshè fēngjiáshù**

## 脂肪注射丰颊术 （cheek augmentation with fat grafting）

采用自体脂肪移植注射到凹陷的颊部，使其丰满圆润的手术。此处所指颊部的上界是颧骨突、下界是下颌骨体、前界是鼻唇沟、后界是咬肌前缘。颊部皮肤皮下是颊肌，颊肌较薄，其后方是颊肌后间隙，充满脂肪，称颊脂肪垫。婴儿时期，颊肌后间隙脂肪非常丰富，所以婴儿的颊部饱满、向外凸出，随着年龄的增大，颊肌后间隙的脂肪逐渐减少，颊部也逐渐变平，到老年时，颊部均为凹陷状。所以临床实践中常有患者要求行颊部充填，以改善颊部凹陷的老态。这些患者可能是由于遗传因素，颊部发育较凹陷，也可能是由于去除大量颊脂垫造成人为的颊部凹陷。颊部内侧为口腔，所以颊部为面部形态分区中唯一没有硬组织支持的部位，所以颊部凹陷的纠正只能靠软组织的扩增来实现，充填硬组织不仅形态不自然、触感异常，还会影响咀嚼、发音、面部表情等功能。纠正颊部凹陷的颊部软组织扩增手术俗称丰颊术，目前丰颊术常通过自体脂肪注射移植来实现，因为自体脂肪较其他人工材料具有组织相容性好、并发症少、形态手感自然等优点。注射的层次在皮下脂肪层和颊肌后间隙。注射时注意细针管、多层次、多隧道、少量多次。颊部的脂肪注射量通常为每侧 1～5ml。颊肌的浅面有面神经的颊支从后向前水平穿行，注射时尽可能与面神经颊支平行的方向穿刺，避免垂直方向反复穿刺。注射层次禁忌太浅，尤其不能进入真皮层，这样不仅易产生凹凸不平，还会导致皮肤坏死。术后 48 小时内冷敷，术后 3 个月内禁止按摩。注射植入的脂肪不能完全再血管化，一部分脂肪坏死吸收，手术效果也随之减弱或消失，所以为达到理想、稳定的效果，脂肪注射丰颊术需要重复 2～5 次，每次最好在前一次手术 3 个月后进行。

(马桂城 雷 华)

máixiàn tíshēng chúzhòushù

## 埋线提升除皱术（catgut embedding lifting and rhytidectomy）

头面颈部皮肤软组织及深筋膜浅层置入可吸收缝合线，通过收紧埋置线实现皮肤软组织的提升与塑形实现年轻化的技术。俗称线雕或线技术。其原理依据李森恺教授于 1989 年提出并应用于临床的埋没导引缝合技术，是经隐蔽部位的微小切口利用埋没导引缝合器械实现深部软组织的缝合、提升、悬吊，达到年轻化的目的。

**发展史** 从线材的角度来看，埋线提升除皱术所使用的倒刺线的概念最早于 1964 年由阿尔卡莫（Alcamo）提出，当时并非美容用途，称为免打结缝合线，用于深部筋膜组织的缝合。从埋线提升

除皱术的概念角度来看，最早提出用尼龙线来提拉松弛面部的为"Serdev"。中国邹大明在 20 世纪 90 年代，就在四川自贡做了此类除皱手术，后来改用可吸收缝合线。最早使用倒刺线施行埋线提升除皱术来实现面部年轻化的为俄罗斯整形医师苏拉曼尼兹（Sulamanidze），他于 1999 年提出阿普托斯（Aptos）面部埋线提升法。该方法最初使用无针双向锯齿线，通过将锯齿线埋置于皮下来锚定软组织，并通过收紧埋置线来提升松弛皮肤、消除皱纹。2004 年美国食品及药物管理局（FDA）正式批准提拉线用于面部年轻化治疗。后因术后疼痛、皮肤凹凸不平及排异反应等严重并发症状，2007 年 FDA 取消其审批资格。随着可吸收线的出现，因其可以在保证效果的同时降低并发症率，2015 年 4 月 FDA 批准可吸收线用于面中部软组织的提升。

**线材类型** 埋置线根据线的材质可以分为可吸收线与不可吸收线两种。现今用于埋线提升除皱术的线材主要为可吸收线，其成分主要包括聚二氧六环酮（普迪斯，PDS）、二氧己酮（p-dioxanone，PDO）/聚对二氧环己酮（poly-p-dioxanone，PPDO）和聚乳酸/左旋聚乳酸等。根据埋置线的结构，又可以分为悬吊线与填充线两大类。悬吊线分为两种，一种是平滑线；另一种是带有锯齿倒刺的线。只要头顶上端着力区固定生根，其埋置可起到提升松弛皮肤及塑形面部轮廓的作用。填充线包括平滑线、螺旋线、两股线、三股线四种，其埋置可以发挥直接的填充作用及间接的通过异物刺激反应而产生的填充提升作用。

**适应证** 除了面颈部皮肤或

软组织过度冗余的患者外，埋线提升除皱术几乎都能取得良好的效果：即刻美容，延缓松垂速率，效果相对持久。但是，必须遵循人体结构的三维立体概念和力学基本原理。要求面颈部软组织提升的着力区牢固"生根"，有较理想的骨性结构提供支撑，受力区提升悬吊线与软组织的立体缝合连接，以及合适的拉力大小与方向。

**操作方法** 术前要对患者进行良好的评估，蛇形尺测量标记面颈部提升的头皮发迹内埋线受力方向，以及头顶着力区生根定点。手术分两部分进行。①头皮下埋线提升：应用尖刀切开头皮皮肤，每个切口长 5mm，依标记埋线，受力区（颞、额、耳前后）埋线与提升的软组织行立体连接缝合，头顶着力区打结固定。②面颈部皮肤下埋线提升：用破皮针刺开皮肤，沿标记的路径缓慢进针，到达行针止点，确认埋线与组织贴合密切后退针，轻提埋线提升组织至预期效果后剪除多余缝线。手术部位一般位于滑动层浅层的表浅肌肉腱膜系统（SMAS）筋膜及其外延部分软组织。依照所用线材构造及材质的不同，埋线方法和层次也会发生相应的改变，但是无论是阿普托斯（Aptos）提升法、沃夫（WOFFLES）提升法，还是轮廓提升（Sihouette Lift）法、麦斯特（MST）法、哈皮（Happy Lift）法等，原理都是相同的。

**并发症** 主要包括出血、局部感染、疼痛、偶有淤青肿胀、线头外露、线材断裂、线材滑脱、局部凹陷。规范操作，可以减少并发症的出现。

头皮下埋线提升除皱术操作简单、安全可靠。即刻美容，延

缓面颈部软组织松垂，效果比较持久。其与肉毒素、自体脂肪移植以及玻尿酸注射等面部年轻化技术联合应用，可以获得更明显的效果。面颈部皮肤下埋线提升除皱术埋置线的两个端头，也有有效的着力点，不但可以显示肤的即刻紧致作用，而且也加强了面颈部软组织的提升悬吊作用的效果。

（王永前）

zhěngxíng wàikē zǔzhī yízhí
## 整形外科组织移植（tissue transplantation in plastic surgery）

采用整形外科方法，将某个体某部位组织（或组织代用品）移植到同一个体另一部位或另一个体某部位，从而修复组织缺损和重建器官功能的操作技术。移植组织来源部位称为供区，移植组织植入部位称为受区。

**适用范围** ①先天性缺损与畸形：指先天发育不良所致的体表或深部组织器官外形和功能障碍。②外伤性缺损与畸形：指各类创伤所造成的体表或深部组织器官外形和功能障碍。③肿瘤引起的缺损或畸形：指体表或深部良恶性肿瘤破坏正常组织或切除后遗留的外形障碍、体表创面、组织缺损和功能障碍。④感染引起的缺损与畸形：指外伤等各种原因引发感染后遗留的体表或深部组织器官外形和功能障碍。⑤原因不明引起的畸形或缺损：如半面萎缩症、不明原因的面神经瘫痪、下肢慢性溃疡等。⑥美容手术：指通过整形外科组织移植技术整复或纠正面部等体表轻微畸形或缺陷，以改善外形，增加美感。

**分类** 主要包括以下几种分类方法。

**根据移植组织的来源** 可以分为以下几种。①自体组织移植：指同一个体不同部位的移植，最为常见，不存在排斥反应。②同基因移植：指供者和受者虽非同一个体，但有着完全相同的抗原结构，如同卵双生子之间的移植。③同种异体组织移植：又称为同种移植，指供者和受者属于同一种属但不是同一个体。④异种组织移植，指不同种属个体之间的移植，排斥反应最强烈。⑤组织代用品的植入，如硅胶假体隆鼻等。

**根据移植组织的类型** 可以分为皮片、皮瓣、肌瓣、脂肪、筋膜、血管、神经、软骨以及骨等的组织移植。含有 2 种或 2 种以上组织类型的组织移植称为复合组织移植，如肌皮瓣、骨肌皮瓣等。

**根据移植方法** 可以分为以下几种。①游离移植：指移植时移植物完全脱离供区，其全部血管已切断，移植时也不进行血管吻合，移植后从供区发生新生血管，逐渐长入移植物内，才建立血液供应，如游离的皮片移植。②带蒂移植：指移植物与供体的大部分解剖连续性已切断，保留含有主要动静脉血管的组织蒂保持着连续，由其保证移植组织的有效血液供应，如各种随意皮瓣、皮管和轴型皮瓣。③吻合移植：切除的移植组织已完全脱离供区，但带有含知名动静脉血管干的组织蒂，在移植时将此动、静脉干和受区的知名动静脉血管相吻合，重建移植体的血液供应，保证其存活。如游离前臂皮瓣。

**根据移植的部位** 可分为邻位移植和远位移植。带蒂移植多为邻位移植，游离移植和吻合移植多为远位移植。

（林晓曦）

zìtǐ yízhí
## 自体移植（autograft）

将个体的某一部分（如细胞，组织或器官）用手术或者经其他途径移植到同一个体的某一部位的操作技术。是整形外科领域最常用的修复手段之一。在自体移植中，移植物重新移植到原来的解剖学位置，被称为再植术，如断指再植。通过自体组织移植可以较好地保留原有移植物的形态，甚至功能。自体移植和异体或异种移植比较，前者不存在免疫排斥反应、移植过程相对简单、移植成功机会相对较大。移植物存活的主要条件是移植物的再血管化。移植物再血管化方式主要是移植物血管和受区的血管直接吻合，和/或受区新生血管长入移植物。

**适应证** ①自体皮肤移植：主要用于修复皮肤的缺损。②自体脂肪移植：常用于修复软组织的凹陷或者缺失。③自体软骨移植：常用来进行鼻整形、耳再造以及眼眶整形等。④自体骨移植：常用于修复骨缺损。⑤自体肌腱移植：可以用于替代原有肌腱缺失。⑥自体皮瓣移植：常用于覆盖创面，乳房、鼻等器官的再造。⑦自体毛发移植：常用于治疗毛发的缺失等。

**操作方法** 根据移植物的血供是否连续，分为游离移植和带蒂移植。方式很多，如利用显微外科技术进行血管吻合的游离皮瓣移植；采用脂肪颗粒注射的脂肪移植；软骨移植，常需要周围有软组织包裹；游离皮片移植常需要加压包扎等。

**注意事项** ①移植供区的选择。自体组织移植供区的选择比较复杂，并没有绝对的规定，但是应该遵循以下原则：供区的原有功能不能受到损伤；供区应该尽量隐蔽；供区尽量避免造成新的外观畸形。②受区的条件是否可以为移植物存活提供合适的移植床。如受区主要为瘢痕组织存在，则进行非吻合血管的游离移植，移植物很难存活。

**常见并发症**　①移植物坏死：大部分自体移植都是游离移植，血管再通或者新生的失败是导致自体组织移植失败的首要因素。另外，感染也是自体组织移植失败的一种重要原因。移植过程中的外界物理，化学因素刺激也可能导致自体组织移植失败。②自体移植物成活后的外观改变：如皮肤移植成活后，移植皮片会出现挛缩，可能会导致新的继发畸形；软骨移植后，部分软骨出现弯曲，从而改变了原有移植物的外形；移植的皮瓣在色泽上会出现差异等。

（林晓曦）

yìtǐ yízhí

**异体移植**（allograft）　可以分为同种异体移植和异种移植。前者是指在同一种物种中的不全同基因的异体间进行细胞、组织、器官移植。非同一物种间的移植被称为异种移植。同一物种相同基因的异体，如同卵双生子间的移植被称为同系移植。大部分人类组织和器官的移植都是同种异体移植。复合组织同种异体移植特指非器官的移植，这是整形外科中主要的同种异体移植方法。复合组织同种异体移植的优点是：①最大限度地真正实现了组织重建，而不是"像"。②避免了自体移植中供区的破坏。十分符合组织修复重建中的两个原则：①提高重建的效果。②减少供区损伤。

**适应证**　适用于组织器官的缺失修复，组织器官的严重外观

畸形修复，组织器官的功能丧失或障碍修复。整形外科范畴中已经成功进行的有手移植、神经移植、面部组织移植、肌腱移植和喉移植等。

**操作方法**　一般从尸体上获取相关组织和器官。用外科手术方法切取移植物，通过血管吻合，神经吻合，肌腱吻合技术，使得移植组织和受体间出现大血管再通，神经或肌腱的对接固定；利用移植组织和受体间的血管新生或血管吻合而最终达到移植组织的血管化。在移植中会出现宿主对移植物的免疫反应，也称为排斥反应。通常需要利用相关免疫抑制药物进行治疗，大部分患者目前仍需长期用药。适用潜在供体的选择，主要进行 ABO 血型配对、RH 血型检测、PRA 和淋巴细胞毒性交叉试验，人类白细胞抗原配型（HLA）。尸体切取移植组织和器官后，用 4℃ uW 器官保存液灌注冷冻保存，并快速运输。受区同时进行移植前准备，暴露准备吻合的血管，神经和肌腱等组织。吻合移植物和受区的相关的血管、神经、肌腱等组织。移植后监护包括常规显微外科手术术后监护和组织免疫排斥反应的监护。移植以后全身用抗免疫排斥反应药物，如 ATG（抗胸腺细胞球蛋白）、FK506、骁悉和甲泼尼龙等。同时监测免疫球蛋白、PRA 和 C 反应蛋白（CRP）的血清浓度等免疫学指标来观察是否存在急性免疫排斥反应。皮肤活检是一种有效的诊断指标。对于大部分患者可能需要终生服用免疫抑制剂来预防慢性免疫排斥反应的发生。移植后进行相关功能训练，接受早期心理辅导，消除对移植组织的恐惧以达到对移植组织的认同感。

**常见并发症**　血管危象，急性免疫排斥反应和慢性免疫排斥反应等。

（林晓曦）

yìzhǒng yízhí

**异种移植**（xenograft）　将一个种属个体的细胞、组织或器官移植到另一个种属个体内的操作技术。提供移植物的个体称为供体，接受移植物的个体称为受体。但与同种移植不同的是，异种之间在组织相容性抗原上存在很大的差异，免疫系统很容易识别出外来的移植组织，常在几分钟或几小时内产生剧烈的超急性排斥反应，致使临床移植成功的可能性很小。

**适应证**　据进化关系的亲疏远近，可分为协调性移植和非协调性移植。前者进化关系较近，存活以日计算，如猩猩器官移植给人等同目间的移植；后者进化关系较远，排斥以分或小时计算，如猪器官移植给人等非同目间的移植。其中协调性异种移植又可分为困难型和容易型。产生由抗体介导的超急性排斥反应属困难型，如狒狒给人的移植；产生由T细胞介导的急性排斥反应属容易型，如猩猩给人的移植。但是，猩猩等灵长目动物数量稀少，饲养与繁殖不易，且其脏器体积偏小，存在逆转录病毒感染的危险，可能引发伦理学争论等，故一般不考虑作为异种移植物来源。猪与人有着相似的器官结构，是目前最适合用于异种移植研究的大动物模型。临床上，猪皮可作游离皮片移植，暂时覆盖人类体表创面，促进愈合；猪胰岛移植于糖尿病患者体内可存活一段时间，并发挥功能；猪肝细胞移植也可成为急性肝功能衰竭患者的临时替代品。

（林晓曦）

**操作方法** ①供体准备：目前可以将供体动物进行遗传学、免疫学及生化代谢方面的预处理，之后进行人体或动物异种移植。如通过各种基因工程手段，将供体动物的某些基因进行修饰成为转基因动物，以减轻移植时产生的排斥反应，提高移植成功率。现已获得基因修饰的供体猪、转人补体调节蛋白基因型小鼠等。②受体准备：移植前清除受体内的预存抗体，避免其引发严重的超急性排异反应，破坏移植物。同时，由于脾脏中富含免疫细胞，在异种移植排斥反应中起重要作用，因此，移植前可行脾脏切除术。此外，补体在免疫排斥反应中发挥重要作用，消耗、阻断补体系统能减轻排斥反应。

**常见并发症** 除受体对移植物的超急性、急性、慢性等排斥反应外，对受体的最大风险之一是大量动物源性病原体（如细菌、寄生虫和病毒）传染人体，甚至引发新型大规模传染病。

（林晓曦）

pífū yízhí

**皮肤移植**（skin grafting） 当外伤或手术因素造成体表皮肤连续性破坏和缺损时，利用游离的片状皮肤组织移植闭合创面的外科治疗技术。通常利用自体皮肤进行移植，供皮的部位称为供皮区，受皮的部位称为受皮区。

**适应证** 主要用于皮肤或黏膜缺损创面，包括新鲜创面和肉芽创面。移植皮片通常分为断层皮片、全厚皮片及含真皮下血管网皮片。其中断层皮片又分刃厚皮片和中厚皮片。刃厚皮片最薄，优点是存活力强，在同一供皮区可反复切取，供皮区愈合快，不遗留瘢痕。缺点是质地脆弱，缺乏弹性，不耐磨压，后期皱缩，

色素沉着明显。中厚皮片较易成活，在收缩性、色泽改变、耐磨性等方面明显优于刃厚皮片，可近似全厚皮片，应用较广泛。全厚皮片包括表皮和真皮的全层，其优点为成活后收缩少，色泽好，坚固柔韧，能耐磨压和负重，但全厚皮片存活力相对较弱。含真皮下血管网皮片，完全成活后较全厚皮片更加柔软耐磨，收缩小，只是成活率不稳定。

**禁忌证** 不适用于感染、异物存留、放射治疗后以及肌腱、神经、软骨、骨等直接暴露的创面。此外，真皮移植皮片与上述各种皮片不同，它是皮肤去除表皮后的真皮组织，移植于皮肤下或深层结构，主要起组织加强、替代和充填作用。

**操作方法** 先从供皮区取皮，刃厚皮片用薄刃刀片或滚轴式取皮刀切取；大块中厚皮片用鼓式取皮机、电动或气动取皮机切取；全厚皮一般面积小，多用手法切取。将皮片移植于受皮区，一般需缝合固定，妥善包扎，适度持续压迫，以保证植皮成活。移植皮片一般在成活后 10 天形成较牢固的纤维性愈合。

**注意事项** ①供皮区应尽量选择在隐蔽的区域，不造成功能和外观的显著影响。供皮区越接近受皮区，皮肤性质越相匹配。大腿、腹部、臀等部位供皮量较大，并且较隐蔽，是最常用的供皮区。但皮片移植成活后，常会变成棕色或深棕色，不适用于面部创面的修复。而耳后、乳突区、锁骨上区可作为面部皮肤移植的供区。需要大量皮源移植的烧伤患者，头皮可作为多次取皮的供区。②开放性外伤的皮肤缺损创面争取在伤后 6~8 小时内经清创术后即刻进行皮肤移植。肉芽创

面需控制感染、刮除不健康的肉芽创面，减少创面细菌数量，形成良好的受区血管床后再行植皮，以提高皮片的成活率。

**常见并发症** 主要包括受皮区皮片移动或者脱落、血肿或者积液形成、感染、皮片部分或者全部坏死；供皮区感染，创面愈合延迟等。

（林晓曦）

pípiàn

**皮片**（free skin graft） 游离移植的皮肤。只有表皮，或包含部分、全部真皮，或还包含真皮下血管网，且常带有少量皮下脂肪组织的完全离体的皮肤移植称为游离皮肤移植，简称游离植皮。皮肤缺损创面大，深及全层但无深部组织结构如血管、神经主干、肌腱或关节等裸露，不能用局部皮瓣修复亦不能直接缝合者，只要具有一定血供条件，不论是无菌、污染创面，还是感染肉芽创面，都可以游离皮肤移植；通向体表的管道或黏膜缺损面积大，黏膜取材受限者；切取次要部位组织修复较重要部位的缺损创面后，以隐蔽部位的游离皮肤再覆盖次要部位达到封闭创面，加速创面的愈合。因此，游离皮肤移植是整形手术的主要手段之一。皮片依据其来源可分为自体皮片、同种皮片、异种皮片等（见皮肤移植）；皮片按皮肤结构层次，可分为刃厚皮片、中厚皮片、全厚皮片、真皮下血管网皮片等（图）；按形状分为点状皮片、邮票状皮片、筛状皮片、网状皮片等。

（霍　然）

rènhòu pípiàn

**刃厚皮片**（thinning split-thickness free skin graft） 包含皮肤的表皮层和少量真皮乳头层的皮片。又称表层皮片。是最薄的一

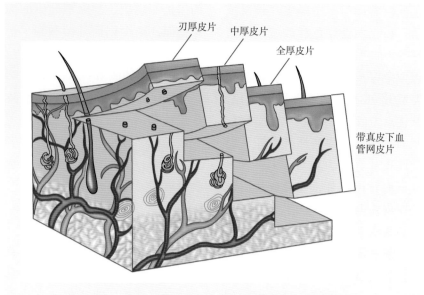

图 表层、中厚、全厚及带真皮下血管网皮片的皮肤厚度

种皮片。皮片极薄，容易生长，抵抗力强，且供皮区恢复快，除暂时性色素沉着，不遗留瘢痕，可供再次或数次切取。但由于缺乏真皮弹性纤维，以及皮脂腺、汗腺等皮肤附属器分泌物的润泽，成活后的皮片形态上凹凸不平、色泽深暗，影响外观；功能上皮面干燥、缺乏弹性，不耐磨压，易破损而形成溃疡，挛缩程度大，可使邻近的组织移位或变形，尤其对于关节活动部位或肌肉、肌腱创面，难以达到恢复功能的目的。这类皮片主要用于受皮区条件较差的创面、大面积烧伤及撕脱伤皮肤缺损创面的暂时覆盖，以及选择性鼻腔、外耳道、口腔内衬的修复。

（霍 然）

quánhòu pípiàn

**全厚皮片**（full thickness free skin graft） 包含表皮和全层真皮的皮片。又称全层皮片、沃尔夫·克劳斯（Wolfe-Krause）皮片。因富有真皮层弹力纤维、腺体和毛细血管等组织结构，皮片成活后挛缩程度小，能耐受磨压，皮肤质地柔韧，活动度好，富于弹性，色泽变化不大，功能和外观效果均较满意。但皮肤较厚，营养要求高，对受皮创面血供和无菌等条件要求严格，在污染创面上难以成活，肉芽创面上一般不成活。又因供皮区无自愈能力，小面积全厚皮片切下后，必须将创面直接缝合。若取皮片面积较大，超出可以直接缝合的限度时，还需另移植非全厚皮片覆盖供皮区，因此供皮量受到一定程度上的限制。此外，手工切取，操作费时。这类皮片主要用于功能部位和负重部位组织缺损修复；颜面部等对肤色和质地要求高的部位组织缺损的修复；眉缺损、睫毛缺损和头皮秃发等组织修复。

（霍 然）

zhōnghòu pípiàn

**中厚皮片**（split thickness skin graft） 包含表皮和部分真皮的皮片。又称断层皮片。可进一步分为薄中厚皮片和厚中厚皮片两种，前者仅包含皮肤的表皮和真皮的浅层；后者包含大部分或接近全部真皮层。因含有较厚的真皮层纤维组织，皮片成活后，质地柔软，挛缩小，能耐受一般的摩擦和负重，供皮区由于仍残留有毛囊、皮脂腺、汗腺及其导管等上皮细胞，创面可以自行愈合，因此，中厚皮片兼具刃厚皮片和全厚皮片的优点，为整形外科广泛应用的一种皮片。但厚中厚皮片在有感染的肉芽创面上或容易污染部位的创面，难以全部成活，且取皮后，供皮区愈合延迟，好发瘢痕增生，重者甚至形成瘢痕疙瘩。这是中厚皮片存在的不足之处。

（霍 然）

zhēnpíxià xuèguǎnwǎng pípiàn

**真皮下血管网皮片**（subdermal vascular plexus free skin graft） 包含表皮、真皮全层、真皮下血管网及其间少许脂肪的皮片。由日本冢田贞夫于20世纪70年代末创用，是游离皮片中最厚的一种。因其富含弹力纤维、腺体、毛细血管和少许的脂肪组织，皮片完全存活后耐磨压性强，色泽佳，后期挛缩小，柔软、松动而富有弹性，近似于皮瓣的效果。但成活率不稳定，常出现局灶性表皮层或真皮层坏死，散在的水疱干枯脱痂后形成花斑，影响效果，限制了其应用和推广。此类皮片主要适应于颜面、颈、手、足及关节功能部位等无菌创面；覆盖于凹陷明显的创面，获得较为丰满的外形。

（霍 然）

wǎngzhuàng pípiàn

**网状皮片**（mesh free skin graft） 将大张中厚皮片通过制皮机切割成规律排列的线性小切口的皮片。植皮时沿切口垂直方向牵拉皮片，皮片伸展后可见线性小切口张开成为菱形小空格，整张皮片呈网状，故称为网状皮片。制网后皮片较原皮片扩张数倍至数十倍。该种皮片以较少量的皮片覆盖较大面积的创面，可弥补供皮区不足，节约皮源，网眼结构保证了引流畅通，亦扩大了皮片边缘长度，有利于上皮向网眼内生长。适用于肉芽创面及新鲜创面，尤其是较大面积烧伤早期的创面覆盖。

（霍　然）

#### yóupiàozhuàng pípiàn

### 邮票状皮片（stamp free skin graft）

将大张刃厚或中厚皮片剪成邮票状大小的皮片。皮片间距可为 0.5～1.0cm，可节省皮源，存活后向四周扩展，各皮片间相互融合，间距越小，创面愈合越快。此类皮片适用于肉芽创面或大面积烧伤皮源不充裕的创面，或异种植皮时自体皮的间植。皮片的厚度依据植皮区创面的情况而定，若条件差、分泌物较大的肉芽创面，一般选用表层或薄中厚皮片的厚度，以利于皮片存活；创面条件较好且对外观或功能要求较高时，可取厚中厚皮片的厚度。

（霍　然）

#### diǎnzhuàng pípiàn

### 点状皮片（pinch free skin graft）

将刃厚皮片剪成 0.3～0.5cm 大小的方形或长方形皮片。皮片间距为 0.5～1.0cm，散在移植于受皮区，成活后点状皮片在创面上形成皮岛，此后新生上皮以皮岛为中心向四周扩展，直至整个皮岛相互融合。皮片越小，排列越密，融合时间越短，创面愈合越快。该类皮片利用率高，是节约皮源的一种方法，除了具有刃厚皮片的优点外，点状皮片对植皮区环境要求低，即便有轻微的感染创面或坏死组织尚未完全脱落，其间若有较红润的肉芽组织的创面仍能生长。但远期往往遗留斑状瘢痕，凹凸不平，质地脆弱及挛缩明显等不足。该类皮片主要

适用于皮源不足的早期大面积深度烧伤的创面覆盖。

（霍　然）

#### wēilì pípiàn

### 微粒皮片（microne free skin graft）

将刃厚皮片剪成大小约为 0.1cm×0.1cm 微粒状的皮片。作为自体微粒皮与同种异体或异种皮片中的间植，或经特殊处理，将皮片表皮层理顺后，附于载体上包裹创面。皮片制作过程和适用范围同点状皮片。

（霍　然）

#### yóulí pífū yízhí

### 游离皮肤移植（free skin grafting）

切取部分厚度或全层厚度的皮肤，或还包含真皮下血管网及少量皮下脂肪组织的皮片，完全与身体（供皮区）分离，移植到另一处（受皮区），重新建立血液循环，并继续保持活力，达到修复创面的目的的手术。简称皮片移植或植皮。包括术前准备、取皮、皮片的移植和固定、术后处理等步骤。

**术前准备** ①供皮区的选择：尽量选择与受皮区色泽、质地、厚度等相似的部位，供皮区与受皮区越相邻近，则皮肤的色泽、质地、厚度等越相似。但肉芽或污染创面植皮则应远离受皮区，以免引起交叉感染。此外，还应注意供皮区毛发分布、手术切取的难易程度、是否隐蔽等因素，毛发稀疏、宽阔平坦、较为隐蔽的常被选为供皮区，而颜面部、关节活动部位及手足等部位则不宜作为供皮区。对多部位需分期进行游离皮肤移植时，须统筹安排，综合考虑，合理利用，以免后期手术缺乏适合的供皮区。②不同部位供皮区的特点：耳后和乳突区域的全厚皮片常用于颜面部小的皮肤缺损。锁骨上窝的全厚

或中厚皮片可作为面部皮肤移植的供区，颜色和纹理与耳后相似，并可提供更大面积的皮片，但取皮后往往留下永久性瘢痕和色素沉着，加之皮肤软组织扩张术的应用和各种皮瓣的游离移植，减少了此区的应用。上臂内侧及腹股沟区皮肤较隐蔽，且提供的皮量较多，可以用来修复手足功能部位的缺损，用于修复面部则色泽稍逊。胸、大腿、背、腹壁、臀等部位是常用的供皮区，其中大腿内侧皮面宽阔平坦，容易取皮，毛发较少，部位比较隐蔽，适用身体大、小面积植皮之需，但该处术后不便早期离床活动，是其不足；背部皮肤较厚，可供皮量大，同时供皮区愈合时间较短而又可提早离床活动时间，愈合后一般不宜产生增生性瘢痕，是较为理想的供皮部位，但手术操作较麻烦，术后敷料包扎和固定等也较烦琐，是其缺点。头皮由于真皮层特厚，血供丰富，创面愈合快，可反复切取刃厚皮片，在大面积皮肤缺损修复中极为有用。③供皮区准备：术前用软毛刷、肥皂液刷洗；剃毛动作要轻柔，以免损伤表皮、降低皮片的活力，增加感染的机会，对于女性和儿童，除头皮外，供皮区不强调剃毛；眉部手术不需剃眉；供皮区忌用碘酊等刺激性较强的杀菌剂，以 75% 乙醇或碘伏消毒为妥。④受皮区创面的准备：新鲜创面要彻底清创、止血；肉芽创面要求肉芽新鲜无水肿，有水肿者需高渗盐水湿敷或者用刀片削除。

**取皮** 分为手工取皮法和机械取皮法两类。

**手工取皮法** 又称徒手取皮法。适用于小块皮片缺损创面或特殊形状创面植皮。进一步分为

刃厚、中厚皮片切取法，点状皮片切取法，全厚皮片切取法，带真皮下血管网皮片切取法。①刃厚、中厚皮片切取法：一般选用刀长刃薄而锋利的切皮刀或剃须刀。取皮时，用液体苯酚涂擦供皮区皮肤表面及刀片上，手术者与助手各持木板一块，按压于皮面并向相反的方向牵拉，使两木板间的皮肤紧张而平坦。术者持刀在两板之间的皮面做拉锯式移动切削皮片。所取皮片的厚度取决于刀片和皮肤表面的角度，角度越大则取皮越厚。此方法所需设备简单，但所得皮片上下边缘多不整齐，厚度不均匀，影响植皮效果，应用受一定限制。②点状皮片的切取法：在局麻下用注射针头刺入并挑起皮肤，然后用手术刀片由其底部切取。所取皮片的厚度和面积取决于针挑起的高度及刀片切削部位距离针尖的距离。此法已很少应用。③全厚皮片切取法：切取的全厚皮片的大小和形状需与受皮区创面基本一致，以保持移植后原来的张力不变，易于成活。取皮前，可先按照受皮区部位的大小形状用消毒的白布制成布样，铺在供皮区依样切取。取皮方法有两种，一种是顺真皮与皮下脂肪直接切取，供皮区创面基底呈白色纤维结构的网格状，而所取皮片上又不带脂肪组织，即为最佳层次。此法取皮快，出血少，无需修剪。另一种方法是将皮肤连同皮下脂肪在深筋膜浅面一并切下，再用组织剪将脂肪逐步剔除，制成全厚皮片。该法较费时间，组织损伤较大。取皮后，供皮区创面彻底止血，创面较小者，创缘稍加游离后直接拉拢缝合。若创面较大者，闭合张力大时，则需做辅助切口或皮瓣转移，必要时亦可行刃厚或中厚皮片移植封闭创面（图1）。④带真皮下血管网皮片切取法：选择胸、腹或大腿内侧等部作供皮区，按受皮区所需面积和形状切取皮肤和皮下脂肪。将切取的皮肤组织以肉面向上平摊固定，仔细修剪脂肪组织，尽量少损伤真皮下血管网。修剪皮片时动作务必轻柔，不必挤压排空血管网内的残血，施术者最好佩戴手术放大镜，以利于辨认。供皮区创面处理同全厚皮片取皮术。

机械取皮法　是借助于取皮专用器械，按标定厚度值切取大面积整张刃厚或中厚皮片的方法。皮片的厚度以0.01mm为计算单位。皮肤全层的厚度因年龄、性别、部位等不同而存在差异，因此各种皮片的厚度值也不是固定不变。一般成人皮片厚度参考值：刃厚皮片为0.20~0.25mm，薄中厚皮片为0.30~0.45mm，厚中厚皮片为0.55~0.65mm。根据取皮器械的不同可分为滚轴式切皮刀取皮法、鼓式切皮机取皮法、电动或风动取皮机取皮法。①滚轴式切皮刀取皮法：滚轴式切皮刀，又称休比（Humby）切皮刀。由具有滑动的滚轴、可调节皮片厚度的旋钮、刀片固定装置及手柄等组成的切皮器械。切皮的操作步骤与使用一般切皮刀手工切取相仿（图2）。此法取皮较易掌握，所取皮片厚薄均匀一致，皮片宽度可达8~10cm，但仍存在切取的皮片边缘不齐，受解剖部位限制，以及不能充分利用供皮区的有效面积等缺点。②鼓式切皮机取皮法：鼓式切皮机，又称帕吉特-胡德（Padgett-Hood）切皮机，由帕吉特（Padgett）和胡德（Hood）于1939年共同研制成功。包括机座和机身两个主要部件，后者又由鼓面、手柄、转动轴、刀架、刻度盘等组成。刻度盘上的每个格代表0.01mm，切皮前，先将刀片固定在刀架上，调节刻度盘至所需要的厚度。对鼓面及供皮区脱脂，保持干燥无油脂，再以胶水均匀涂擦，或在鼓面上贴上双面取皮胶。切皮时，左手握持转动轴，右手持刀架的手柄，借涂布在鼓面和供皮区上的胶液将皮肤粘起，乘势落刀取皮。期间，注意观察所取皮片的实际厚度并随时调整。切取结束时，刀刃紧贴皮片末端，将鼓向前翻起，拉切刀刃，切断皮片，也可用剪刀剪断皮片。整个操作过程大致包括备鼓、涂胶、粘皮、起刀、切皮和断皮等步骤（图3）。采用鼓式切皮机，还可以连续切取，取得超过鼓面长度或宽度的皮片。也可通过反取皮法将离体的包含皮下组织的皮肤修成中厚或全厚

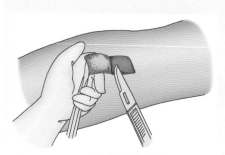
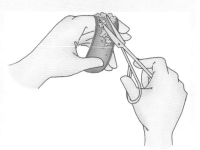

**图1　全厚皮片切取和修剪皮下脂肪**

皮片回植，或将较厚的皮片再劈分为表层皮片和真皮皮片两层等多种用途。③电动或气动式取皮机取皮法：电动或气动取皮机，是借助于微电机或高压氮气驱动刀片完成取皮的器械。该类取皮机可切取皮片的宽度一般在8.0~10.0cm，长度不限，厚度可调节。切取时只需在供皮区和切皮刀刃上涂一层消毒苯酚，将取皮机按压在皮面上，匀速推进切取皮片（图4）。此法操作简捷，省时省力，容易掌握，且所取皮片厚薄均匀，质量好，已越来越广泛的应用于临床。

皮片处理　取下的皮片直接行植皮术。如暂未使用，应以生理盐水纱布包裹，并放入专用容器内，以防干燥，但不应浸入生理盐水内。

供皮区创面的处理　处理方法依据所取皮片的厚度、种类等差异而有所不同。刃厚、中厚皮片供皮区创面，压迫止血后，内层油纱覆盖，外层以较厚纱布加压包扎。全厚及带真皮下血管网皮片的供皮区创面，面积小者可以直接拉拢缝合，面积大的则需另取刃厚皮片或中厚皮片移植封闭创面。

皮片的移植和固定　受皮创面的精心准备，移植皮片稳定可靠的固定，能使皮片与创面间及时建立血供而成活，是保证皮片成活的重要因素。皮片移植和固定的方法因受皮区创面的部位、所植皮片的不同而异。常用的方法有缝线包压法、加压包扎法、包模植皮法和暴露植皮法等。①缝线包压法：又称打包法。在植皮区四周做保留线头相对结扎打包加压的方法。适用于中厚、全厚、带真皮下血管网的大片整张植皮（图5）。将皮片与受皮创缘做间断缝合，缝合方法是三点一线缝合法，即由皮片缘进针，再缝着受皮创缘下脂肪，最后由受皮创缘皮肤出针，然后打结，保证在皮片与受皮创缘下的脂肪之间没有死腔。每隔数针留1根长线头。缝合完毕，细心排除皮片下积血或气泡，必要时可在皮片上穿孔以利于引流，确保皮片与创面紧密贴附。然后用一层油

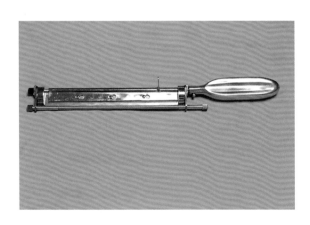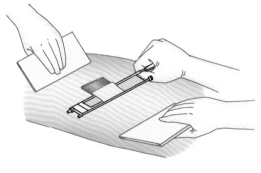

图2　滚轴式切皮刀和滚轴式切皮刀取皮法

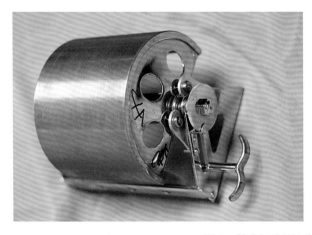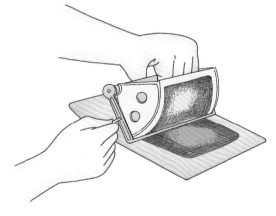

图3　鼓式切皮机和鼓式切皮机取皮法

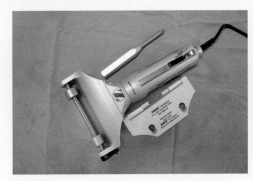
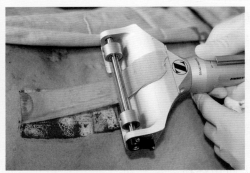

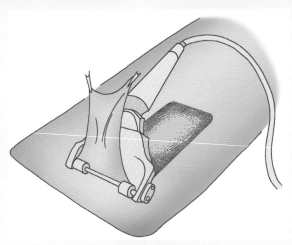

图 4 电动取皮机和电动取皮机取皮法

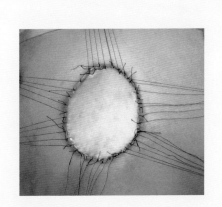
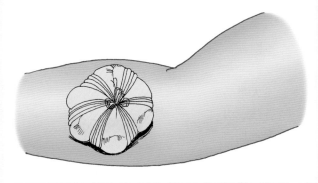

图 5 缝线包压法

性较少的油纱布覆盖创面，再以小纱布条或纱布块均匀填实，或用生理盐水浸过的大网眼纱布蓬松均匀的置于皮片上，纱布外缘越过移植皮片与受区皮肤创缘的缝接缘 1cm，最后将创缘缝线留下的长线头对应结扎。外方再覆以数层纱布或棉垫加压缠扎。包扎过程注意一定要适当加压及避免皮片移位。②加压包扎法：适用于创面较小或四肢易于包扎固定的加压固定方法。将取下的皮片修剪展平后贴附于创面，皮面上覆盖一层油纱布，外加纱布或棉垫蓬松的散置其上，用绷带缠扎加压固定。若在关节及其附近等活动部位植皮时，还需用石膏托或夹板固定，以免皮片移动。③包模植皮法：适用于口腔、鼻腔、眼窝、阴道等腔穴道内不宜进行包扎或加压的部位植皮法。用印模膏加温软化后，制作成大小形状与植皮腔穴或管道相似的模型。将所取皮片的真皮面朝外方包裹在模型上，缝合皮片创缘避免皮片移动，然后将包有皮片的模型一起塞入腔穴或管道内，再将皮片可见的外侧缘与受皮创面的创缘缝合。最后在外面予以适当固定包扎。④暴露植皮法：又称开放式植皮法。皮片固定或贴附于创面后不加任何敷料的方法。适用于大面积烧伤的创面和不易包扎的部位，如面部、臀部、会阴部等，或感染严重的创面，加压包扎常致感染加剧，亦可采用此法。使用时注意加强护理，密切观察，植皮部位妥善固定制动，避免皮片移位或脱落。

**术后处理**　包括全身处理和局部处理。①全身处理：同一般手术后处理，如体位、营养、镇静止痛、抗菌药物的应用等。②局部处理：包括受皮和供皮两个部位。植皮区需保持一个位置上固定数日才能保证皮片成活。皮片越厚，所需固定时间越长。无菌创面植皮后，一般刃厚皮片固定4~5天；中厚皮片固定6~8天；全厚皮片固定8~10天；带真皮下血管网皮片则需固定2~3周；肉芽创面植皮，一般应固定3~5天。超过上述天数方可初次更换敷料或酌情拆线，并注意观察皮片生长的情况。期间如有继发出血或感染征象，或污染创面植皮，应适当提前。全厚皮片和带真皮下血管网皮片供皮区直接缝合者，视缝合张力的大小决定拆线的时间，刃厚或中厚皮片的供皮区，一般于术后2周左右靠创面本身自然上皮化愈合。期间除非发生感染，不宜轻易早换敷料，尤其是内层的油纱布，创面愈合后油纱布即自然脱落，无需外力移除。创面完全愈合后，供皮区和受皮区均应行药物抗瘢痕，佩戴弹性织物持续压迫和功能锻

炼等措施超过半年，以利于保持皮片平整，减轻回缩，预防创面及创缘发生瘢痕增生。

（霍　然）

yóulí pífū yízhí bìngfāzhèng
## 游离皮肤移植并发症 （complication of free skin grafting）
包括血肿、感染、皮片坏死及皮片收缩等。

**血肿**　游离皮肤移植后皮下出血形成血肿，可致使皮片部分或全部坏死，是植皮失败的最常见的原因。多发生于新鲜创面植皮术后1~2天，往往由于术中止血不彻底，或固定不妥导致创口出血，部分患者为凝血功能异常所致。若血肿发生在术后1~2天，应及时拆除敷料，清除血肿，重新加压包扎，皮片仍有可能存活，若超过3~4天，皮片存活的可能性极小，此时需剪除坏死皮片，清除血块，创面未感染可再行植皮。此外，术前完善相关凝血功能检查，术中创面充分止血，皮片可靠的固定，必要时低位引流，术后妥当的制动等措施能有效预防术后血肿的发生。

**感染**　多发生在肉芽创面上植皮，新鲜无菌创面上植皮时，感染的机会极少。常表现为全身高热、受皮区持续疼痛、脓性分泌物等。肉芽创面行游离皮肤移植时，务必做好每个环节，如术前精心的创面准备，严格的无菌操作；术中彻底的止血以及移植较薄的皮片；术后合理应用抗生素等。

**皮片坏死**　导致皮片坏死最常见的原因是皮下血肿和创面的化脓感染，此外还需考虑以下因素。①皮片移位：皮片移植后一定时期内需妥善包扎固定，固定不良导致皮片移位，可使皮片与创面毛细血管连接受损，皮片因

营养供应障碍而坏死。同时，植皮早期减少活动亦有助于皮片血管重建，减少皮片移位。②皮片的压力不当：植皮区包扎应有一定压力，保证创面和皮片间紧密结合，避免死腔的形成。但注意压力要适当，过小易形成死腔，过大影响新生血管生长，均可导致皮片坏死。③皮肤移植床选择不当：在深部组织如骨皮质或肌腱等裸露的部位，可影响皮片成活。特殊创面如下肢静脉曲张小腿溃疡、糖尿病足部溃疡、放射性损伤创面、广泛瘢痕中间的慢性溃疡、褥疮或神经瘫痪性溃疡等，均不同程度的影响皮片生长。④全身因素：贫血、低蛋白、慢性消耗性疾病、营养不良等不利于皮片成活。

**皮片收缩**　皮片从供皮区切取后，立即产生收缩，称为早期收缩，或称为皮片回缩。可能与皮片中所含的弹力纤维收缩有关，皮片越厚，所含弹力纤维越多，皮片回缩性越大。这种收缩是非生物性的，通过对皮片的牵拉，基本上可恢复到原来的面积，术中通过有效地固定皮片可对抗早期收缩。晚期收缩又称为继发性收缩，是移植皮片成活后发生的收缩，对功能的恢复有很大影响。晚期收缩主要由受皮区创面收缩引起，而皮片收缩几乎不起作用。表现为皮片越厚，晚期收缩倾向越小，全厚皮片收缩程度最小，受皮区越坚硬，皮片收缩越小。采用模具、夹板、弹力绷带加压包扎以及功能锻炼是阻止收缩较好的方法。

（霍　然）

píbàn
## 皮瓣 （skin flap）　带蒂移植的复合皮肤组织。由具有血液供应的一块皮肤及其附属的皮下组织

构成。在形成与转移皮瓣的过程中需有一部分或两部分与本体相连，此相连部分称为蒂。

**皮瓣血供**　起源于深部动脉干如直接皮动脉、肌皮动脉等，穿深筋膜至皮下组织和皮肤，沿途发出分支，各分支间彼此吻合，形成不同层次的血管（图）。在真皮与皮下组织交界处相互吻合而形成真皮下血管网，此类血管网有很强的供血能力，故在皮瓣剥离或修薄皮瓣厚度时，注意保护其结构的完整性，以免影响皮瓣的血供。真皮下血管网发出上行支，在真皮网状层与乳头层交界处相互吻合形成真皮血管网。在真皮乳头内，随乳头层与表皮肌膜的形状如波浪状，乳头动脉分支形成乳头血管网，营养物质经此血管网以渗透的方式通过表层基底膜供养表皮。静脉回流由乳头层回流到真皮内静脉网，沿着与动脉供血相反的方向回流。此外，肌间隔皮动脉、肌间隙皮动脉和肌皮动脉穿支在穿过深筋膜前后均发出许多细小的分支，在深筋膜浅、深面动脉支互相吻合形成深筋膜血管网，由于深筋膜血管之间以及与浅面的真皮下、真皮及乳头血管网之间有主支连接，皮瓣和筋膜瓣血供来源为多源性，相邻血管之间有广泛的交通吻合，因此，在肢体成为设计近端、远端和筋膜蒂皮瓣的解剖学基础。

**适应证**　皮瓣有自身的血液供应，又含有皮下脂肪组织等，在整形外科应用十分广泛。修复有肌腱、肌肉、骨、关节、主要的神经血管等深部组织裸露，且无法直接缝合覆盖的创面，或虽无上述组织外露，但为了获得较为满意的外形和功能效果者。皮瓣能增强血液循环，改善局部组织营养条件，可用于修复放射性溃疡、褥疮等其他局部营养状况差的慢性溃疡及贴近骨面的不稳定瘢痕组织。人体某些器官，如鼻、唇、眼睑、耳、阴茎、阴道、拇指和手等缺损，均需以皮瓣移植为基础，再配合软骨、骨骼、筋膜等支撑组织的移植。此外，用于洞穿性损伤、头发及眉毛的修复。

**分类**　皮瓣的分类方法和名称众多，颇不一致。依据形态的不同可分为扁平皮瓣和管状皮瓣；依据皮瓣的血供可分为随意型皮瓣和轴型皮瓣；依据取材和修复部位的远近划分，有局部皮瓣、邻位皮瓣及远位皮瓣；依据转移方式不同分为旋转皮瓣、推进皮瓣、易位皮瓣、翻转皮瓣、交叉皮瓣、即时皮瓣、延迟皮瓣、直接与间接带蒂转移皮瓣、通过吻合血管转移的游离皮瓣等；依据形状可分为镰刀状皮瓣、袢状皮瓣、袋状皮瓣、岛状皮瓣等；按蒂的数目可分为单蒂皮瓣和双蒂皮瓣。此外，还有包含皮肤和皮下组织之外的其他组织成分的复合皮瓣，如肌皮瓣、筋膜皮瓣、骨皮瓣、骨肌皮瓣等。

（霍　然）

suíyìxíng píbàn

**随意型皮瓣**（random pattern skin flap）　不含轴型血管，仅有真皮层血管网、真皮下血管网、有时也带有皮下血管网的皮瓣。又称任意皮瓣。按供区与受区部位的关系可分为局部皮瓣、邻位皮瓣及远位皮瓣。由于不含轴型血管，在设计皮瓣的部位及皮瓣纵轴线方向上不受其分布和走行方向的影响，皮瓣设计和转移简便灵活，顺应性强，广泛应用于整形外科（图）。

**供区选择**　皮瓣设计前，应根据组织缺损的部位、形状、大小，基底部、创缘的条件及对修复组织的色泽、厚度、柔韧性的要求等综合考虑，选择合适的供区。实际运用中应遵循先近后远、先带蒂后吻合血管、先简后繁的原则，尽可能选择邻近部位，其优点是皮肤色泽、组织结构相似，且手术操作简便，省时省力。远位皮瓣由于远离受区，皮肤色泽、质地等相差较大，需多次转移，且往往需要做肢体制动固定，术

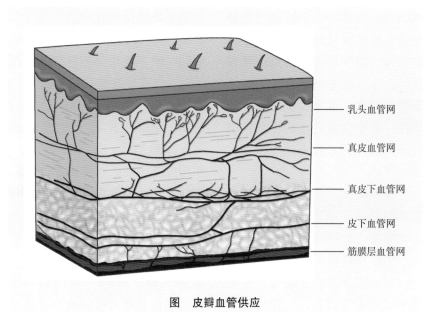

**图　皮瓣血管供应**

乳头血管网
真皮血管网
真皮下血管网
皮下血管网
筋膜层血管网

后功能外观会受不同程度的影响，因此，只有在局部缺乏条件，不能或不宜做供区时方选择此类皮瓣。若需间接转移，应选择即能在转移过程中肢体制动固定时患者的体位和姿势比较舒适，又能将皮瓣以较少的手术次数顺利转移修复缺损。对于口腔、阴道等腔穴内修复宜选择无毛或少毛部位作为供区。转移后供区不能遗留较大的形态改变和功能障碍。此外，供区皮肤须正常，无感染、无瘢痕等异常改变。

**手术方法** ①皮瓣设计：供区选毕，依照缺损创面形状大小用白布绘制裁剪成皮瓣片样，置于供区，固定片样蒂部，将其掀起试行转移，观察形成的皮瓣能否比较松弛的覆盖缺损部位，此设计方法称为逆行设计，据此可检验皮瓣大小、位置、形态与缺损区吻合程度。经反复调整确认满意妥当后，在供区标出皮瓣及其蒂部位置。随意型皮瓣设计过程中，由于不包含轴型血管，且来自蒂部血管的血液灌注范围有限。因此，须充分考虑到皮瓣蒂部是否有足够的动脉血供及畅通的静脉回流，对其长宽比也有一定的限制。不同部位血管穿支及血管间吻合疏密程度差异较大，其长宽比例亦有不同，一般情况下，随意型皮瓣的长宽不宜超过

1.5∶1，头面等血供丰富部位，比例可适当增加，而四肢等血供较差的部位，长宽比一般限于1∶1，若长宽比例超过规定限制，宜先做皮瓣延迟。此外，应使蒂部长轴方向尽量顺应血管走行方向，避免有张力和扭曲。皮瓣切取后通常有不同程度的收缩，故设计供区皮瓣的面积应略大于缺损创面的实际面积。②皮瓣切取：沿设计好的标记线切取皮瓣，操作过程中，应掌握正确的分离平面。若供区血供丰富且形成较小的皮瓣时，在真皮下血管网层分离切取也能保障血供。面积较大的皮瓣形成，需在筋膜深层处分离切取，避免损伤皮下脂肪组织深层的血管网，保障皮瓣有良好的血供。③皮瓣转移：随意型皮瓣形成后，除蒂部以外，其周缘及基底部分或全部血供被阻断，皮瓣处于暂时性的缺血，活力较差，因此，在皮瓣形成和转移过程中，应严格遵循无创原则，爱护组织，动作轻柔、细致、准确，避免过度提拉、挤压。转移前，需仔细观察皮瓣血供情况，色泽红润，远端创缘鲜红色，渗血活跃，表示活力良好，即可行转移术。若皮瓣苍白、远端未见明显渗血，应考虑动脉供血不足，可用温生理盐水纱布包裹片刻再观察，若皮瓣色泽青紫，创缘为暗

红色渗血，表示静脉回流不畅，可抬高皮瓣远端或轻轻按摩蒂部促进血液回流。异常表现的皮瓣经上述处理后未见好转，须行皮瓣延迟，避免转移后皮瓣坏死。若皮瓣形成后血供良好，而转移后出现血供障碍者，可能为转移过程中操作粗暴，导致蒂部受损、扭曲或皮瓣张力大、受压等。

（霍 然）

chuānzhī píbàn

**穿支皮瓣**（perforator flap） 仅以管径细小的皮肤穿支血管供血的皮瓣。属于轴型皮瓣的范畴。依据穿支血管的起源不同可分为肌皮穿支皮瓣和肌间隔穿支皮瓣。前者起源于肌皮穿支血管，经深层的肌肉后再穿过深筋膜到达皮肤，此类穿支皮瓣多存在于扁平宽阔的肌肉部位，如躯干、四肢近端等部位；后者起源于肌间隙筋膜皮肤穿支，经肌间隙穿过深筋膜到达皮肤，该类皮瓣多存在于肌肉细长和四肢肌间隙的部位。与传统肌皮瓣相比，穿支皮瓣保留供区肌肉筋膜和神经，减少了组织损伤，对供区的外形和运动功能影响小，皮瓣设计更加灵活，顺应性好，受区修复更加完美。但穿支血管的解剖位置和口径变异较大，术中分离蒂部血管需精确、轻巧，费力耗时，血管管径较小，受牵拉后易发生血管痉挛，对术者的显微外科技术要求更高等是其不足之处。选用此类皮瓣时，供区应具备如下条件：存在恒定的血管供应，至少存在一条直径≥0.5mm 的穿支血管，以便能进行显微外科吻合；足够长度的血管蒂；供区皮肤直接拉拢缝合后张力不大。此外，还需根据缺损部位、大小、患者要求及术者的技能等因素综合考虑。一般情况下，供区穿支血管少或有较

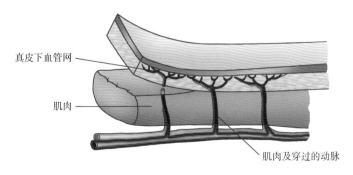

真皮下血管网

肌肉

肌肉及穿过的动脉

图 随意型皮瓣血供

大瘢痕者不宜选用。临床应用中，穿支皮瓣分为带蒂转移和游离移植两种形式。带蒂转移的穿支皮瓣多属于肌间隔穿支皮瓣，主要供区在肢体，已广泛应用于肢端创伤缺损的修复。游离移植的穿支血管皮瓣多属于肌肉皮肤穿支皮瓣，主要供区在躯干，应用时注意切取穿支血管的口径以 1mm 左右为宜，以提高血管吻合后的安全性。常用的穿支皮瓣有腹壁下动脉穿支皮瓣、臀上动脉穿支皮瓣、胸背动脉穿支皮瓣、旋股外侧动脉降支穿支皮瓣、旋股外侧动脉横支穿支皮瓣、腓肠内侧动脉穿支皮瓣、腹壁上动脉穿支皮瓣及臀下动脉穿支皮瓣等。

(霍 然)

zhóuxíng píbàn

**轴型皮瓣** (axial pattern skin flap) 含有知名动脉及伴行的静脉系统，并以此作为轴心的皮瓣。又称动脉性皮瓣。构成轴型皮瓣的条件是在皮瓣供区内，须有与皮瓣长轴平行的轴心动脉和轴心静脉构成轴心血管，在皮瓣内组成以轴心动脉供血而通过轴心静脉返回的一套完整的区域性循环系统（图1）。

**轴型皮瓣的血供** 随着皮瓣供区应用解剖学研究的不断深入，轴型皮瓣的范围进一步扩大，构成轴型皮瓣的血供类型除直接皮肤动脉外，尚有知名血管干分支皮动脉、肌间隙或肌间隔穿出的皮动脉、肌皮动脉及终末动脉等。①直接皮肤动脉：起源于深筋膜深面动脉主干，通过结缔组织间隙，穿出深筋膜后在皮下组织内走行一段距离，行程与皮肤表面平行，逐渐浅出，沿途分支供应皮下组织和皮肤（图2）。属于该种类型的皮瓣有，颞浅动脉为轴的颞顶部皮瓣和额部皮瓣，另有侧胸部皮瓣、腹下部皮瓣、腹股沟部皮瓣、耳后皮瓣、枕部皮瓣、髂腰部皮瓣、阴囊或阴唇皮瓣等。②知名动脉干分支皮动脉：有知名动脉干发出小皮支穿出深筋膜后，再分出一些细小的分支供应皮下组织及皮肤，并相互或与邻近动脉于皮下及真皮层形成广泛的血管网，剥离皮瓣时，只要将知名动脉干分离出来，并与皮瓣长轴平行所形成的皮瓣，也属于轴型皮瓣的一个类型（图3）。属于此类型的皮瓣有前臂皮瓣、足背皮瓣、小腿前部皮瓣、小腿后内侧皮瓣等。③肌间隙或肌间隔皮动脉：以肌间隙或肌间隔皮动脉为轴心血管的皮瓣，发出皮动脉血管主干位置较深，在肌层深面，皮动脉经肌间隙或肌间隔，沿途也可发出部分肌支，然后浅出到达深筋膜，穿深筋膜后发出分支至皮下组织和皮肤（图4）。此类血管穿过深筋膜前，走行于肌间隙或者肌间隔内的疏松结缔组织，手术时宜分离，操作难度小，可以截取的血管蒂长度较大。若需做吻合血管移植，则需沿皮动脉向近端、深部分离，结扎肌支，可获得较粗的血管蒂用于吻接。因此，术中调整血管蒂的蒂长和管径两方面，均有较大的灵活性，同时增强了皮瓣移植的可靠性。该类型的皮瓣主要有颈肩部皮瓣、胸三角皮瓣、肩胛部皮瓣、臂内侧皮瓣、臀上部皮瓣、臀下股后部皮瓣、股后外侧皮瓣、小腿内侧上部皮瓣、外踝上皮瓣等。④肌皮动脉：身体某些部位没有直接皮动脉，皮肤血供来自其下方肌肉的多数穿支，而肌肉血供又来自深部单一或节段性的血管束。这些动脉主干较粗大，进入肌肉前后发出缘支、肌支、穿支，后者垂直穿过深筋膜至皮下，形成血管网以供应皮下组织和皮肤（图5）。此类皮瓣主要有背阔肌皮瓣、阔筋膜张肌肌皮瓣等。⑤终末动脉：与直接皮肤动脉不同之处在于此类动脉不单纯供养皮肤，同时还发出供养骨、关节等深部组织的分支。属于此类型的皮瓣包括指、趾侧

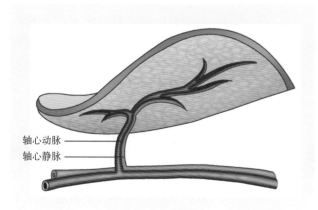

图1 轴型皮瓣

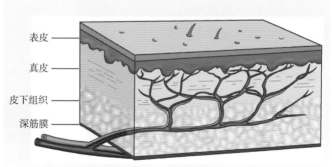

表皮
真皮
皮下组织
深筋膜

图2 直接皮动脉

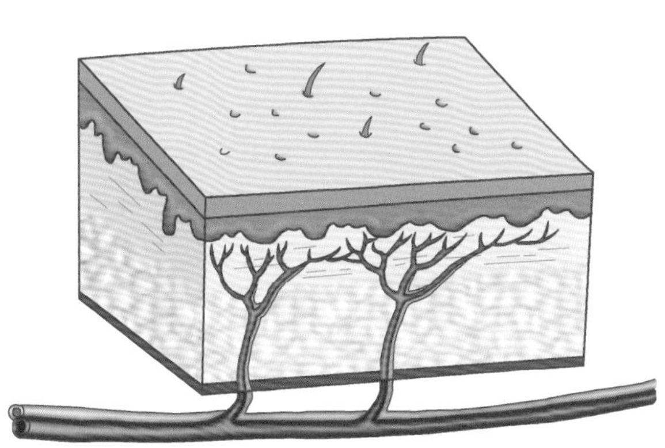

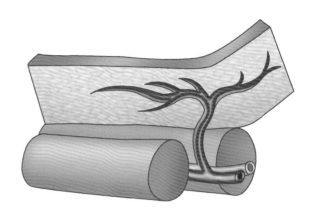

图3　知名动脉干分支皮动脉

图4　肌间隙或肌间隔皮动脉

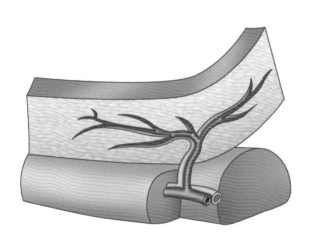

图5　肌皮动脉

皮瓣、中指桡侧皮瓣、环指桡侧皮瓣等。

**适应证**　轴型皮瓣由于包含与皮瓣长轴平行的知名血管，血供丰富，其成活长度优越于随意型皮瓣，此外，操作灵活、简便，容易掌握，多数情况下可以即时转移。上述优点致使其适用范围较随意型皮瓣更为广泛，除了用之覆盖较深创面、修复凹陷性缺损，还可行功能重建与器官再造等。

**供区选择**　应遵循以下原则：选择质地、色泽、厚度、结构、功能等与受区相近且转移方便的部位；依据组织缺损与修复的需要，决定选用一般皮瓣还是复合皮瓣；选择供区部位较隐蔽，皮瓣切取后对供区外形无明显影响且不致造成功能障碍的部位；选择血管恒定，变异较小，易于切取的部位。轴型皮瓣切取过程中，关键在于了解血管走行、掌握好剥离层次。由于该类皮瓣的皮动脉均有穿出深筋膜这一共同特点，因此一般均应在深筋膜下与肌膜之间仔细剥离，避免伤及皮动脉。若发现蒂不够长或需寻找口径更粗的一些血管，则须了解皮动脉的起源、走行。若皮瓣范围需要超越该皮动脉的供血范围，在操作时需仔细保留另一皮动脉穿支的完整性，不要破坏血管网，以确保皮瓣的成活。

（霍　然）

dàidì píbàn

**带蒂皮瓣**（pedicle flap）　带蒂转移的皮肤及皮下组织，其周边及深层的大部分与身体切开分离，仅保留少部分作为蒂与机体相连，蒂的内部含有维持皮瓣存活的血液供应（有时还带有神经支配）。广义的皮瓣还可包含肌肉和骨骼等深层的组织。这种和身体相连的皮瓣统称为带蒂皮瓣，其连接的部分称为蒂。带蒂皮瓣好像人的舌头，舌体就是用于修复机体创面的皮瓣，而舌根就是皮瓣的蒂。传统概念上讲，所有的皮瓣都是带蒂皮瓣。而近些年来出现了一类新型的皮瓣，就是将皮瓣的蒂部也离断，整块皮瓣和身体分离，再应用显微外科技术将蒂部的动静脉甚至神经都吻合在受区的血管神经上，以维持皮瓣的血供和神经支配，这类皮瓣称为游离皮瓣。游离皮瓣的出现，颠覆了原有的皮瓣概念，让皮瓣在没有蒂部和供区相连的情况下，达到了大块皮瓣组织转移的目的。

**分类**　按照皮瓣转移部位的远近不同，可将带蒂皮瓣分为局部皮瓣（供区受区切口相连，皮瓣转移后蒂部与机体融合平整）、邻位皮瓣（供区受区相邻但切口不相连，皮瓣转移缝合后蒂部独立于机体外）和远位皮瓣（供区受区在机体的不同部位，需要移动肢体皮瓣才能到达受区）三种；按照皮瓣的血供类型，可将带蒂皮瓣分为任意皮瓣（蒂部内不含有知名动静脉）和轴型皮瓣（蒂部内含有知名动静脉）两大类。按照皮瓣的形状可以将带蒂皮瓣分为扁平皮瓣和管状皮瓣。

**适应证**　带蒂皮瓣转移的适用范围非常之广，是整形外科医师的重要修复工具，主要应用于以下五种情况：①位于面部或关节等重要部位的皮肤及软组织缺损。②血供差或感染等原因造成的无法植皮的创面。③神经、血管、肌腱、骨骼等裸露的创面。④体表器官的再造，如鼻子、乳房及生殖器等。⑤全层组织缺失的洞穿性损伤。

**手术方法**　制备皮瓣时，切开某个区域皮肤组织的外围大部，掀起组织以便移动到需要修补的创面，保留部分皮肤或皮下组织作为蒂部不离断，让整个皮瓣和机体"血脉相连"，以保证皮瓣的血供和存活。皮瓣主体转移至受区后，早期的血供来自连接在供区的蒂部，随着时间的推移，皮瓣和受区的组织渐渐结合、血循环产生了广泛的联通，此时即使将蒂部离断也不会影响到皮瓣的存活。一部分带蒂皮瓣（如远位皮瓣和皮外蒂的邻位皮瓣）的蒂部位于机体的皮肤之外，需要二次手术将蒂部离断和整形；另一部分带蒂皮瓣（如局部皮瓣和皮下蒂的邻位皮瓣）的蒂部在一期手术时即融入或埋入了正常的皮肤内，不需要二次断蒂手术。

**注意事项**　①皮瓣的长宽比例：带蒂皮瓣的血供来自蒂部，所以皮瓣的切取范围是有所制约的，如果是任意皮瓣（皮瓣内不含有知名血管），则皮瓣的存活依赖于皮肤及皮下组织内的毛细血管网作为血供，所以其长宽比例是有限制的，一般为 1.5∶1，不超过 2∶1；如果是轴型皮瓣（皮瓣的蒂部含有知名动静脉），则皮瓣的长宽比例就不受上述比例的限制，而是取决于该血管的分布区域，只要皮瓣不超过血管的分布区域，就可以得到确实的血供。②皮瓣的选择：从皮瓣质地的一致性上考虑，应该首选局部皮瓣，其次为邻位皮瓣和远位皮瓣。③皮瓣的大小设计：需要遵循"逆行设计原则"，即根据受区创面大小，确定皮瓣的大小，皮瓣的面积应略大于创面的面积。④皮瓣的组成：可以根据临床需要，将肌肉、骨骼等组织带入皮瓣内。如感染创面或组织缺损比较严重的创面，可将肌肉组织包括在皮瓣内，以提高修复的效果。

**常见并发症**　主要有皮瓣坏死或部分坏死、皮下血肿、皮瓣感染、皮下出血、皮瓣撕脱、切口裂开、皮瓣臃肿、皮瓣色素减退或沉着等。

（吴潮帆）

júbù píbàn

**局部皮瓣**（local flap）　邻接待切除皮肤病变，用于修复其缺损创面的正常皮肤及其皮下组织瓣。又称邻接皮瓣。是有蒂皮瓣的一种，特点是皮瓣面积较小，且皮瓣的供区和受区邻接，切口相连，在转移后皮瓣及其蒂部与受区融合平整，无需做二次的蒂部修整。从血液供应上来划分，局部皮瓣属于一种任意皮瓣，其内不含有知名的动静脉，皮瓣的血供来自

蒂部的小血管网。

**适应证**　局部皮瓣的临床应用最广泛，主要适用于面积较小的组织缺损，尤其是头面部的皮肤缺损或瘢痕挛缩，以及一些美容类的整形手术。由于局部皮瓣的供区和受区相邻接，其色泽及质地非常接近，所以特别适合于头面部的整形修复。推进皮瓣和旋转皮瓣适用于无法直接拉拢缝合的小面积皮肤缺损的修复，尤其是面部皮肤赘生物切除后的圆形皮肤缺损。交错皮瓣由于可以改变组织的分布和受力方向，常应用于长轴与皮肤松弛线方向不一致的皮肤缺损，还可用于松解瘢痕挛缩及矫正组织错位。

**手术方法**　局部皮瓣的制作原理是利用缺损区周围皮肤软组织的弹性和移动性，设计相应的皮瓣，皮瓣转移后可重新调整局部组织的位置和张力，从而达到修复组织缺损或改变组织分布的目的。常用的局部皮瓣有以下几种。

**推进皮瓣**　又称滑行皮瓣。在病变皮肤或缺损周围的邻接处设计皮瓣，利用皮肤的弹性和松弛度，将皮瓣向缺损部位水平推进后修复病损。根据皮瓣形状的不同，推进皮瓣又可分为以下几种。①矩形推进皮瓣：紧贴皮肤缺损设计一个长方形的皮瓣，其短边为缺损的边缘，对侧的短边为蒂，其余两条长边和皮瓣深部均离断，使整个皮瓣可以向缺损侧滑动，为了加大滑动度，防止在蒂两侧出现猫耳朵，可以在蒂两侧切除两个小三角（图 1a），利用此皮瓣的松弛度向前推进，然后将缺损覆盖后缝合（图 1b）。缺损的面积越大，则皮瓣需要设计得越长。而为了保证皮瓣的存活，其长宽比例又有一定的限制，所以如果缺损较大，一个推进皮

瓣不足以修复缺损时，可以再增加一个推进皮瓣，由两侧向中间推进。双侧推进瓣缝合后形如 H，有学者称 H 形皮瓣（图 2）。②三角形推进皮瓣：又称 V-Y 成形术。设计一个三角形的皮瓣，将其两条相邻的边切开，第三条边作为皮瓣的蒂，皮瓣的深部分离后三角瓣即可做一定程度的移动。按临床的实际需要，可将三角瓣向基底部退缩，缝合成 Y 形，达到 V-Y 改形的目的（图 3a）；反之，也可将三角瓣顶端加一条短切口呈 Y 形，三角瓣向顶端推进，缝合后呈 V 形，达到 Y-V 改形的效果（图 3b）。利用三角瓣的移动，使组织在纵轴上有长度的变化、在横轴上有宽度的变化，从而达到改形的目的。③双蒂推进皮瓣：又称桥形皮瓣。此法类似于双侧矩形推进瓣，不同的是皮瓣的长轴与推进方向垂直，皮瓣的一条长边是缺损的边缘，将对侧边离断，皮瓣深部分离后，利用两侧的短边作为蒂部，使整个皮瓣可以向缺损侧横行滑动，用于长条形创面的覆盖（图 4）。皮瓣的供区（图中的黑点区域）一般需要做皮片移植进行修复。④皮下蒂推进皮瓣：皮瓣的形状可根据需要进行个性化的设计，要点是皮瓣的四周均切开并与供区分离，但皮瓣中央区域的深部组织不离断，以此作为蒂部维持整个皮瓣的血供，利用皮下组织的松动度移动整个皮瓣。此皮下蒂有如风筝的牵引线，故而有学者称其风筝皮瓣。皮瓣移动后的供区一般可做直接缝合，如面积较大无法直接缝合，也可做皮片植皮。⑤W 成形术：在直线切口的两侧切除多个三角形皮肤，使直线切口变成由多个三角瓣组成的 W 形切口。此设计的目的是分散直线

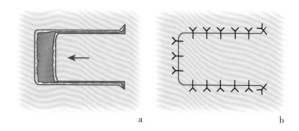

图 1　矩形推进皮瓣

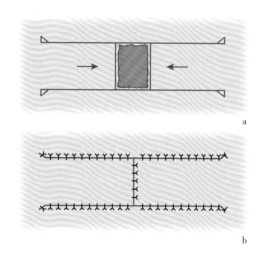

图 2　双侧推进皮瓣（H 形皮瓣）

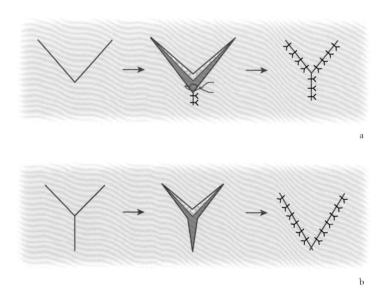

图 3　V-Y、Y-V 推进皮瓣

切口的张力，避免直线瘢痕引起的挛缩，多用于原切口和皮肤松弛线不在同一个方向上的情况。此外，由于需要切除少量的正常皮肤，所以此方法只适用于皮肤比较松弛的部位。需要注意两侧的三角形皮瓣要数量相等并凹凸互补，如此对位缝合后才能达到对合平整的外形（图5）。

旋转皮瓣　在皮肤缺损的邻接处设计一长弧形的切口，形成一个宽蒂的弧形皮瓣，将皮瓣向缺损部位旋转推进后可覆盖创面。由于这种皮瓣的切口较长，手术后的瘢痕可能会比较明显，故一般用于皮肤伸缩性较差、无法使用其他局部皮瓣法修复的情况，如头皮缺损的修复。此皮瓣的原理是利用皮瓣的伸缩性来弥补组织缺损，弧形切口的长度需要是缺损直径4倍以上，才能旋转推进并覆盖整个缺损。为了解决弧形切口末端的"猫耳朵"，可以预先在此处切除小块三角形的皮肤（图6）。

易位皮瓣　在病变皮肤的周围设计2个或更多的小皮瓣，利用皮肤的弹性和松弛度，将几个皮瓣相互交错缝合，用于修复缺损或松解挛缩。①对偶三角皮瓣（Z成形术）：这是整形外科最常用的成形术，由两个相反方向的三角形皮瓣组成，将它们交换位置后缝合，从而改变了组织的分配和张力，增加了轴线上两点之间的距离。中轴线和两侧的切口夹角在30°～60°，夹角越大，轴线上两端点之间的长度延长效果越明显。两夹角为60°时，两端点间的距离可延长1.75倍（图7）。此皮瓣的优点为：可以延长轴线方向上的长度，改变组织的分布，以避免直线瘢痕。需要注意的是：中轴线要平行于需要延长的

方向，三条切口的长度应该相等；两侧的辅助切口应尽量设计在皮肤松弛线上。如果需要整复的轴线过长，为了避免过大的三角瓣，可以在中段做一个较小的三角瓣，也可以起到改形的效果（图8）。如果轴线过长或需要松解的程度较大，单个的Z成形术不足以达到足够的矫正效果，可设计多Z成形术。多Z成形术有两种做法，一是在较长的轴线上做2个以上的Z成形，和单个Z的原理一样，将皮瓣交叉转位后缝合（图9）。需要注意此术式中间的皮瓣不是三角形，而是平行四边形，此时可以修去一个钝角（如图9a中的阴影区），使其成为三角形的皮瓣，以方便转位后的对合。第二

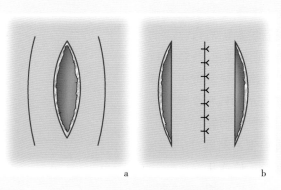

图4　双蒂推进皮瓣（桥形皮瓣）

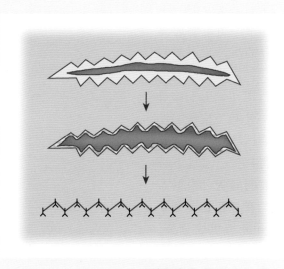

图5　W成形术

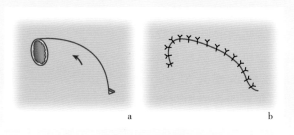

图6　旋转皮瓣

种多Z成形术是在同一个点上做2个Z成形，形成4个相等的三角瓣，相互转位后缝合（图10）。多Z成形术比单Z成形术能产生更大的松解度，其适应证是直线切口，两侧有可动员的皮肤组织。②五瓣（Mustarde法）成形术：其本质是两侧的两个Z成形（A-B瓣，E-D瓣）加中间一个V-Y成形（C瓣）。此瓣的切口设计形如一个双手上举两脚分开站立准备跳跃的人体，故而有学者称此瓣为"跳动人形皮瓣（jumping man flap）"（图11）。在设计时，两个Z成形的中轴线需要和挛缩方向一致，V-Y成形瓣的中轴线和挛缩方向垂直，利用这三个局部皮瓣的改形，使挛缩组织最大程度地松解，故此法多用于治疗蹼状的瘢痕挛缩。需要注意的是，必须将V-Y成形术中的V瓣（图中的C瓣）放在正常组织或相对比较有弹性的一侧，只有这样才能达到由松弛侧向紧张侧推进松解的效果。

**注意事项** ①皮瓣的长宽比例：局部皮瓣属于任意皮瓣，其血供来自蒂部的小血管网，所以一般长宽比例在1.5：1比较安全。大部分局部皮瓣都不存在长宽比例的问题，但矩形推进瓣需要注意不要超过安全的长宽比例。②切口设计：在设计上述各类皮瓣的切口时，尽量将切口线设计在与皮肤松弛线平行的方向上，以利手术瘢痕的隐藏。③"猫耳朵"处理：局部皮瓣转移或推进后，由于皮肤的松紧不一，常常会在皮肤松紧不一的交界处出现皮肤隆起的现象，临床上称为"猫耳朵"，可做附加切口将此隆起的皮肤切除，使之对合平齐。如果这种切除会影响到皮瓣的血供，则可在皮瓣完全和受区建立

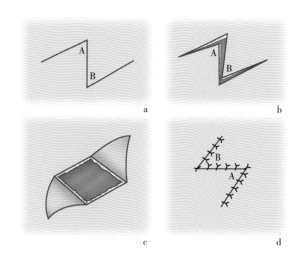

图7　对偶三角皮瓣（Z成形术）

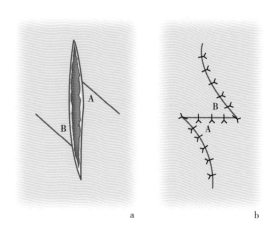

图8　避免三角皮瓣过大的Z成形术

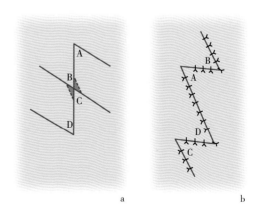

图9　双Z成形术

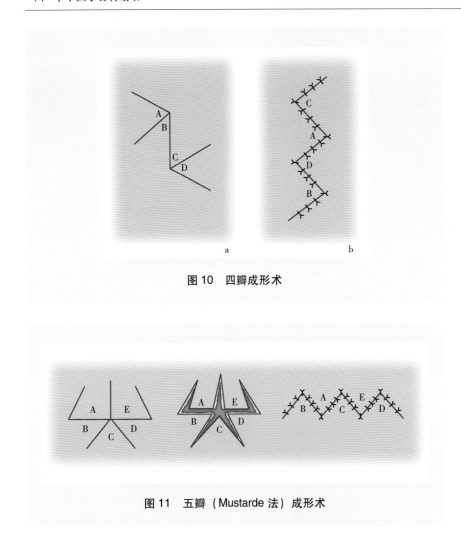

图 10　四瓣成形术

图 11　五瓣（Mustarde 法）成形术

血供后再进行修整。④术前告知：这类局部皮瓣成形术后可能出现比较明显的瘢痕，尤其是原来的直线瘢痕，改形手术后变成交错弯曲的切口瘢痕，需要数周甚至数月才能慢慢消退。需要在手术前和患者进行充分的沟通和说明，告知这种改形的恢复期和必要性。

**常见并发症**　同带蒂皮瓣。局部皮瓣的其他并发症还有皮瓣设计不完美造成的修复后外形不佳、局部皮肤的不平整及"猫耳朵"、偶尔也会发生皮瓣远端的部分坏死或存活不良、皮瓣周围的瘢痕增生等。

（吴溯帆）

**línwèi píbàn**

**邻位皮瓣**（ortho-position skin flap）　供区和受区接近但不相连，两者之间有小片正常的皮肤组织区域，皮瓣形成后需要越过此区域才能到达受区的带蒂皮瓣。好像公路穿过河流一样，只有通过桥梁（上穿）及隧道（下穿）两种方法。皮瓣越过正常皮肤到达受区的方法也是两种：①皮瓣从正常皮肤区域的表面跨越（上穿）。皮瓣的蒂部需要卷曲并缝合成圆筒状，使蒂部没有裸露的创面，从而可以从正常皮肤区域表面跨过。待皮瓣和受区建立血供后，再进行二次手术切除或复位皮瓣的蒂，利用额部皮瓣进行鼻再造就是使用了这种方法。②皮瓣从正常皮肤段的深层穿过（下穿）。需要制作一个不含皮肤的、只有血管和筋膜的皮瓣蒂部，又称筋膜岛状蒂皮瓣，此外还需要在正常皮肤区域的深面制备一个隧道，以供皮瓣穿过。皮瓣到达

受区后，筋膜蒂就停留在隧道内，一般不需要二次手术处理蒂部。如胸大肌肌皮瓣修复面颈部缺损时，皮瓣的筋膜蒂需要穿越锁骨下的隧道，到达受区。

**适应证**　适用于局部皮瓣无法修复的较大面积的皮肤以及软组织缺损、同时还可以应用于器官（如鼻子、乳房、生殖器等）的再造。

**手术方法**　按血流形式的不同，邻位皮瓣可以分为任意型皮瓣和轴型皮瓣两大类。任意型皮瓣有长宽比例的限制，较大的皮瓣需要有一个宽大的蒂部，皮瓣的供区面积较大。而轴型皮瓣的蒂部有知名血管，供区的面积较小，对机体影响较小。在条件允许的情况下，应首先选用轴型皮瓣，既可扩大皮瓣的面积，又可减少供区的面积。

**任意型皮瓣的制备**　由于任意型皮瓣的血供来自其蒂部的小血管网，这种小血管网的分布是散乱而均匀的，没有特定的方向，所以皮瓣蒂部的宽度越大，血供能够到达的长度就越大，也就是说，皮瓣的存活长度取决于皮瓣蒂部的宽度。一般来说，1 个单位宽度的皮瓣，其血供可以覆盖1.5 个单位的长度，即长宽比例为1.5∶1 是比较安全的。在血液供应较好的面颈部，比例可适当放大，某些部位可以达到 3∶1；反之，在血供较差的下肢或瘢痕部位的皮肤，比例就需要缩小，其安全比例是 1∶1 甚至更低。为了保证皮瓣的血供，在条件允许的情况下，应尽量加宽皮瓣的宽度。皮瓣血供不良可能会造成皮瓣存活障碍，或者存活后皮瓣的色泽和质地发生改变，影响到修复后的外形和效果。任意型皮瓣的厚度一般在浅筋膜层，有些部位可

以达到深筋膜层。如果对皮瓣的血供有所担忧，可以采取以下的方法：①将长宽比例降低，以增加蒂部的血供。②将剥离层加深，包括更多的含有血供的筋膜组织。③皮瓣延迟手术，即先将皮瓣的边缘切开，适当剥离皮瓣深部，原位缝合，给皮瓣一个建立新血供模式的时间，延迟术后不超过21天即做皮瓣的转移。

**轴型皮瓣的制备**　轴型皮瓣的设计是基于其蒂部营养血管的走行和分布，在其血液供应范围内设计皮瓣都是安全的，按照需要修复的缺损范围或再造器官的组织量设计皮瓣。设计轴型瓣时需考虑以下几个因素。①轴心线：指皮瓣营养血管的体表投影线的方向，皮瓣设计时长轴应该和轴心线一致，可使用多普勒血流探测仪探明并标记营养血管的走行，此血管的主干走向就是皮瓣的轴心线，在轴心线的两侧设计皮瓣。②旋转点：一般是指营养血管的近心端（逆行皮瓣时为远心端），皮瓣制作完毕后需以此点为轴心旋转至受区。③旋转半径：指从轴点到皮瓣远端的距离，此距离应该略大于从轴点到皮肤缺损最远端的距离，如此，缺损部位才能够完全被皮瓣所覆盖。制备轴型皮瓣时必须确保营养血管被包含在皮瓣的蒂部，所以有时剥离的层次在皮瓣蒂部时可能会深达深筋膜层，甚至会带上部分血管周围的肌肉组织，如横行下腹部皮瓣行乳房再造时，部分腹直肌被连带在皮瓣的蒂部。大多数轴型皮瓣的蒂部都与供区相连，也有少数轴型皮瓣为了转移更加灵活，有时将蒂部的皮肤与供区离断，使皮瓣的四周皮肤完全和供区分离，由其深部的含有营养血管的皮下组织蒂提供皮瓣的血供，

形如小岛，故又称岛状皮瓣或筋膜岛状皮瓣。

**注意事项**　皮瓣的大小设计需要遵循"逆行设计原则"，即根据受区创面大小，确定皮瓣的大小，皮瓣的面积应略大于创面的面积。任意皮瓣制作的注意事项是调整皮瓣的长宽比例，以确保皮瓣的血供。轴型皮瓣制作的注意事项是不要损伤营养血管，由于轴型皮瓣的血供均来自其深部的营养血管，所以在制备皮瓣时需仔细操作，保护进入皮瓣的细小血管不受损伤，如果是肌皮血管穿支，必要时可将血管周围的少量肌肉与皮瓣一并切取，以防肌肉和皮瓣的分离而损伤血管。无论皮瓣的蒂部是卷曲成皮管从表面跨越、还是剥离成筋膜蒂从深部隧道通过，都要保证皮管或隧道的宽松，不会因受压而导致皮瓣的血供障碍。对于需要断蒂的邻位皮瓣，一般在手术后3~4周离断蒂部，并对蒂部进行修整复位。在断蒂前必须确认皮瓣已经和受区建立起良好的血液循环，将蒂部夹紧后观察皮瓣的血供良好，才能离断蒂部。对于皮瓣血供不确定的皮瓣，不能贸然断蒂，可以进行皮瓣训练，一般于术后3周左右开始训练，夹住皮瓣的蒂部以阻断其血供，从而促进皮瓣和受区建立更好的血液循环。每天数次，每次15~20分钟，以后可逐渐延长阻断的时间，直至血供阻断后4小时，皮瓣血供正常，才能进行断蒂手术。

**常见并发症**　同带蒂皮瓣。皮瓣完全坏死在邻位皮瓣中较少见。

（吴潮帆）

yuǎnwèi píbàn

**远位皮瓣**（distant flap）　供区和需要修复的受区相隔较远，甚至在身体的两个完全不同的部位

（如鼻子-上臂、左小腿-右小腿），无法直接从供区移动到受区的带蒂皮瓣。皮瓣从供区移动到受区只能通过以下几个方法：①移动肢体或身体，使受区和供区变得邻近。这类皮瓣称为直接转移皮瓣，如使用上臂皮瓣做鼻再造时，将上肢用石膏支架固定在鼻子的附近。②多次移动皮瓣，分次将皮瓣挪到受区，这类皮瓣称为间接转移皮瓣。如颈部皮管爬行法修复耳郭，需要在颈部制作皮管，通过几次爬行，直至蠕动到耳郭上。③使用显微外科技术，将皮瓣的营养血管和受区的血管进行吻合，直接将整块皮瓣组织移植到受区。这类皮瓣称为游离皮瓣，是一类非常特殊的远位皮瓣，需要皮瓣的蒂部包含有知名的动静脉，用于和受区的动静脉相吻合，如横行腹直肌穿支皮瓣（DIEP）游离移植进行乳房再造时，就是通过显微外科技术将皮瓣的营养血管（腹壁下动脉）吻合到胸廓内动脉上。

**适应证**　适用于无法应用邻位皮瓣修复或重建的组织及器官缺损，这种缺损的周围往往没有足够的正常皮肤及软组织可供使用，如大面积的肌腱骨骼暴露的四肢软组织缺损、无法使用邻位皮瓣修复的乳房缺损、头面部大范围的软组织及骨骼缺损、全鼻缺失等。此外，有些可以使用邻位皮瓣修复的缺损，由于考虑到周围的正常组织有重要的功能性或美容性作用，也可选用远位皮瓣进行修复。如手背的皮肤缺损不用上臂的邻位皮瓣，而选用游离足背皮瓣进行修复。随着显微外科技术的普及和提高，游离皮瓣的应用越来越广泛，已逐渐成为远位皮瓣的主要手段。

**手术方法**　各种远位皮瓣的

操作原理有所不同。①直接转移皮瓣：制作方法和邻位皮瓣完全相同，可以是任意皮瓣或轴型皮瓣，其要点是需要将皮瓣的供区和受区通过移动肢体或身体来相互靠近，使皮瓣可以到达并覆盖受区。这种直接转移的远位皮瓣，其蒂部只能位于身体之外，需要等皮瓣存活后通过第二次手术来对蒂部进行处理。②间接转移皮瓣：通常是指管状皮瓣（又称皮管），皮管的血供来自其两端与身体相连的蒂部，实质上是一个双蒂的任意皮瓣，所以其长宽比例可达3∶1。皮管制作完毕后，整个皮管的血供来自两端的蒂部，术后进行皮瓣的钳夹训练，使皮管仅靠一侧蒂部即可满足整个皮瓣的血供，此时即可离断另一个蒂部，将其移动到靠近受区的身体部位，再对另一侧的蒂部进行钳夹训练，使皮管的血供转换到新缝合的蒂部上来，如此反复多次，通过2~4周1次的皮管转移，可将整个皮管分次蠕动到受区。临床上常用来制作皮管的部位主要有耳后及颈部、胸腹部、上臂及大腿等皮肤比较松弛的部位。由于出现了游离皮瓣，近年来这种方法已经很少使用，但是在一些无法使用游离皮瓣的病例或没有条件开展游离皮瓣的地点，还是有其使用的价值。③游离皮瓣：实质是一个完全脱离于机体的轴型皮瓣（见邻位皮瓣），皮瓣的蒂部有知名动静脉甚至包括神经以营养整个皮瓣。皮瓣制备过程和轴型皮瓣相同，但需要将其蒂部的血管神经清晰地分离出来，以供转移后的吻合。受区需要准备可供吻合的动静脉甚至神经，待受区准备完毕后，再离断整个皮瓣，将皮瓣的动脉、静脉，甚至神经和受区的血管神经进行一对

一的吻合，给皮瓣建立新的血供和神经支配。一般需要1条动脉和2条静脉，才能确保皮瓣的良好血供。

**注意事项** 直接转移皮瓣需要使用各种方法来确保皮瓣的受区和供区之间的相对静止，即外固定，外固定时间一般需要2~3周甚至更长，待皮瓣存活后才能拆除外固定。可以采用石膏、支架等方法，这种外固定必须可靠，而且还要考虑到患者的耐受度，如交腿皮瓣，患者几周时间都无法下地行走。直接转移皮瓣断蒂之前需要进行断蒂试验，即钳夹或捆绑蒂部后，确认皮瓣与受区建立了良好的血供，才能离断蒂部。直接或间接转移皮瓣都可通过皮瓣训练来加快新血供的建立，即多次短时间地阻断蒂部的血供，以加快受区新血供的形成。具体的皮瓣训练方法见邻位皮瓣。皮瓣血供不良的可能原因包括以下几方面。①动脉供血不足：表现为皮瓣的颜色苍白及皮温下降，可使用热敷或灯泡照射，以提高局部的温度，促进血液循环。还可应用扩血管药物和高压氧等，以增加皮瓣的供氧。②静脉回流障碍：表现为皮瓣颜色发暗发紫、局部肿胀。可使用抗凝药物、局部切开、医用水蛭等排出淤血。③蒂部扭曲或受压：带蒂皮瓣或皮管的蒂部如果扭曲和受压，均会导致皮瓣的血流障碍。所以手术后包扎的压力要适度，过紧会导致皮瓣受压而影响血供。④血管吻合失败：对于游离皮瓣，营养动静脉的吻合成功是皮瓣存活的必要条件。如果出现吻合口痉挛，可以使用药物或热盐水解痉。如果是吻合不通或血栓，则需要进行二次血管吻合术。⑤皮瓣深层血肿：可能会影响皮瓣的存活，

所以需要术后及时的引流和适当的加压包扎。一旦发生皮瓣坏死，则需要去除坏死组织，待新鲜的肉芽组织出现后，再进行二次修复。

**常见并发症** 同带蒂皮瓣。由于远位皮瓣的面积和体积都比较大，还可能产生下列并发症：①皮瓣完全坏死。直接和间接的转移皮瓣一般很少发生，但游离皮瓣可能会由于血管吻合的失败或堵塞造成皮瓣的完全坏死。②皮瓣撕脱。这是远位皮瓣可能发生的并发症，由于手术后肢体或身体位于一个强迫制动的位置，如果外固定不牢靠，患者的位置发生剧烈的变化，可能会导致皮瓣撕脱。一旦出现，需要再次手术缝合并重新计算皮瓣的断蒂时间。③皮瓣下感染。常见于一些慢性感染性创面的皮瓣修复患者，表现为皮瓣深层持续的分泌物，皮瓣与创面之间不连接等。应该在手术前彻底地清创和感染控制。④皮瓣下血肿。由于皮瓣面积较大，如果止血不彻底、术后不放引流、未加压包扎，就容易出现皮瓣下血肿，严重的血肿可以影响整个皮瓣的血供。一旦出现，需要及时切开引流。⑤外形臃肿。为了保证皮瓣的血液供应，有时必须保持一定的厚度，所以转移到组织较薄的受区时，会显得过于臃肿，需要二次修薄手术。

(吴溯帆)

pí bàn yánchí

**皮瓣延迟**（delaying of skin flap） 皮瓣切开剥离后，原位缝合，待二次手术完成转移。皮瓣延迟适用于皮瓣超过了规定长宽比例，如随意皮瓣若长度比例超过2∶1；轴型皮瓣超过了轴型血管供血范围者，其远端超出的部分供血不足；皮瓣跨越躯干中线

或设计时与躯体血管走行方向不一致者；皮瓣形成后出现颜色苍白、发绀等血供障碍征象者。此外，供皮区血供条件差者也需考虑皮瓣延迟，以保证转移后皮瓣顺利成活。手术时，将拟转移皮瓣的两边或蒂对应边的一部分按手术设计的画线，切开皮肤、皮下组织，达深筋膜浅层，切断切口中的血管，并自深筋膜浅层剥离，止血后再进行原位缝合，必要时皮瓣下放置负压引流，这一手术程序即为延迟手术。其方式有多种，如将设计皮瓣的切口线部分或全部切开，皮下不做潜行分离或部分潜行分离，或全部进行潜行分离。其目的在于使皮瓣血管的方向发生符合血供的需要，促进皮瓣由蒂部建立丰富的血液循环，最终使整个皮瓣尤其是远端部分获得充分的血供，最大限度增大可供切取皮瓣的面积，同时，确保了皮瓣转移后的安全，不致发生皮瓣血供障碍。延迟术后皮瓣内部发生一系列变化，主要是血管方面的变化，包括血管的构筑、血流方向、灌注动力等改变。由于皮瓣边缘及基底的动脉侧支被切断，迫使皮瓣仅能接受蒂部的血供，同时皮瓣内的部分动脉失去血管舒缩神经的控制，张力下降，管径扩张增粗；皮瓣内血管压力下降，易于通过吻合支血管，并接受来自蒂部有正常神经支配控制、压力较高的血流灌注，由于血流量的增加，蒂部与吻合支血管逐渐增粗，进而形成以蒂部为基础与皮瓣长轴相一致的血循环体系，故又称人为的轴型皮瓣。皮瓣延迟后完成血管重建需要 10～14 天，因此，一般情况下，延迟术后不超过 3 周可行皮瓣转移修复缺损创面，若超过 3 周，皮瓣与周围血管又重新

建立血循环系统，此时的皮瓣则不属于延迟皮瓣，必须重新进行延迟术后方可转移。期间，皮瓣若需要多次延迟手术，每次手术需间隔 2～3 周。皮管的形成和转移可算是皮瓣延迟的一种特殊形式的延迟过程，其内部血管的变化与上述过程相同，故在转移过程中亦要遵循上述原则。

（霍　然）

chāobáo píbàn

**超薄皮瓣**（super-thin flap）由皮肤全层、真皮下血管网以及少量脂肪组织所构成的皮瓣。又称真皮下血管网皮瓣或薄皮瓣。皮瓣长宽比例可达 8∶1，呈窄蒂不规则形，可以早期断蒂，是继游离皮瓣、肌皮瓣和筋膜皮瓣之后出现的又一新类型皮瓣。

**应用解剖**　超薄皮瓣仅含有少量皮下浅筋膜层，其皮瓣远离蒂的那一部分，解剖除去了大部分皮下组织，主要保留并充分利用真皮下血管网供血能力强的特点，而皮瓣近蒂的部分，仍是典型的皮瓣结构层次。皮肤及皮下的血管构筑成多层次的水平网状结构，各层间有垂直的交通支相互沟通。深筋膜以上由浅入深依次为：乳头层血管网、真皮血管网、真皮下血管网、皮下血管网。其中真皮下血管网位于真皮网状层与皮下浅筋膜交界处，对局部皮肤的血供起主要作用，其存在于全身所有部位的皮肤，是超薄皮瓣的主要供血系统。支配皮肤营养的血管支在穿过深筋膜层后，在筋膜上、皮下脂肪内和真皮下三层，多次发出更小的分支以树枝状或漏斗状分布于真皮下层，相互吻合，形成真皮下血管网。相应的静脉并不伴行，而是紧贴真皮下另成系统回流。

**适应证**　超薄皮瓣既具有皮

片薄而美观的外形优点，适于修复面、颈等外露部位，又具有皮瓣柔软、不挛缩、不变色等优点而适用于修复手等功能部位，也可用于有部分肌腱及骨外露的创面。另外，其远端部分修薄后易于接受基底的血浆营养，并不完全依赖蒂的血供成活故能提早断蒂，减少痛苦。还可以将蒂部适当缩窄，从而加大皮瓣的旋转幅度。由于皮瓣的成活范围是受严格蒂部血供的制约，但是如将其血供超限部分修薄类似真皮下血管网皮片，仍可成活以扩大供皮面积。

**分类**　根据移植形式的不同大致可归纳为三种。①带蒂超薄皮瓣：常用的有胸腹四肢任意皮瓣，带皮穿支的窄蒂枕颈部皮瓣、肋间、脐旁等皮瓣。②游离超薄皮瓣：如腹壁下动脉皮瓣、阴股沟瓣、膝内侧及背阔肌瓣。③带蒂附加吻合血管超薄皮瓣：如带蒂枕颈背皮瓣附加肩胛血管吻合、带蒂肋间穿支皮瓣附加腹壁下动脉吻合等。根据血供基础的不同可基本归列成三型：①随意型超薄皮瓣。②轴型超薄皮瓣。③穿支型超薄皮瓣。

**手术方法**　超薄皮瓣手术方法有两种：①先按传统皮瓣全层掀起，然后用组织剪小心剪除皮下脂肪。②直接自真皮下血管网层掀起，不需做过多修剪。后者虽较简便但易损伤真皮下血管网故较少应用。然而不论哪种方法，其技术关键都在于去除脂肪的范围和去除脂肪的厚度。一般原则上修薄的范围约占皮瓣远侧 2/3，相当于 60%～70%。厚度为保留真皮下血管网下少许脂肪 1～3mm。衔接处应修有一坡度，越近蒂部越厚，越远离蒂部越薄。展平皮瓣后隐约可见血管网，并

可见少许小的鲜红出血点，若血色暗红且渗出很慢，则预示该区将成活不良，可能出现水泡、花斑或灶性坏死，故修剪脂肪组织必须仔细认真，一旦出现上述不良情况可酌情剪除该区或进一步修薄成全厚皮片，加压包扎。若有较大出血点则需结扎或电凝。术后皮瓣下短期放置窄引流条并适当加压，特别是超长皮瓣远端加压对其成活更为重要，以防皮瓣下血肿形成。超薄皮瓣的断蒂时间应根据创基血供条件，超薄皮瓣类型，长宽比例大小、术后肿胀及淤血程度和断蒂试验等具体情况酌情而定，一般 7 天左右为宜。

**成活机制**　真皮下血管网皮瓣的长宽比例较传统皮瓣有所突破，且形状多样，呈窄蒂不规则形，断蒂时间也由传统皮瓣的 3 周，缩短至 5～7 天。超薄皮瓣移植术后变化与传统皮瓣不同，先出现贫血（低氧）期，而后重叠出现充血期，多在手术后第 1 天可见发红或轻度淤紫现象，7 天左右逐渐消失。这种现象在超常比例越大的皮瓣中越多见。为何这种超血供负荷的皮瓣得以成活，目前有几种主要解释。①超薄皮瓣可接受来自蒂部、受区创缘和基底的营养供养。但因其皮下脂肪较少，真皮下血管网暴露较多，故比传统皮瓣更容易与基底建立联系。②人类皮肤血液供应主要是来自深层的轴型血管（肌皮动脉），通过穿支进入真皮下血管网最后灌注皮肤。完整的皮下血管网络使削薄的皮瓣几乎对血供无影响，皮瓣可以借真皮下血管网从蒂部获得血液营养。一般进入皮肤的血流量占 90%～97% 用于调节体温，仅 3%～10% 供营养之需，故仅真皮下血管网层循环即

足以维持修薄皮肤的成活，因此真皮下血管网结构的完整是超薄皮瓣赖以成活的解剖学基础。③超薄皮瓣有联合体和互补效应，超常比例的皮瓣远端若不削薄，势必引起超血供区的坏死，而修薄后的效应，则兼有皮片易于汲取血浆营养的特点以及暴露的血管网断面又加快了创基血管的长入，实际上呈现了皮瓣与皮片的联合体效应。同时蒂部持续少量的供血又使皮片无缺血期早日成活，有利于皮瓣血管化，起到互补的作用。④超薄皮瓣的低氧能加速血管化，其术后无论是在低氧的幅度和持续的时间上都较轴型皮瓣明显。低氧具有刺激血管生成的作用。皮瓣的相对供血不足可促进皮瓣与受区血供重建，同时，由于皮瓣进行了削薄，使暴露的真皮下血管网可以更多地与受区直接接触，供受区毛细血管容易相互吻合沟通，故与受区建立血供，要较传统皮瓣快。⑤内环境平衡学说，修除过多的脂肪可以减少组织的血供负荷和对氧的需要量，从而使其在一种低氧、低代谢的状态下达到相对平衡。同时修薄的结果也可以使需回流的静脉血流减少，而静脉血的引流途径增加，进而维持皮瓣在一低血流量下的进出血量平衡，促使皮瓣成活。

**优缺点**　优点：①皮瓣薄，质地柔软，不臃肿，后期收缩少，色泽良好。②其长宽比例突破传统皮瓣限制。③蒂部狭窄，皮瓣灵活性大，便于旋转，术后猫耳小。④断蒂早，缩短肢体固定时间，减轻患者痛苦，缩短疗程。断蒂时间由传统皮瓣的 3 周缩短至 5 天左右。⑤形状可根据受区创面需要，设计成蒂窄瓣宽的蘑菇形、梅花形，甚至分叉呈树叶

形。缺点：①相对于传统皮瓣，其静脉回流能力差，成活机制尚不明确，效果不稳定，有时甚至出现皮瓣坏死等严重并发症，影响了该技术的普及与推广。②靠近皮瓣蒂的部分不能修薄，术后仍需二次手术修薄，减弱了该皮瓣的优势。

真皮下血管网皮瓣在整形重建中虽然应用并不广泛，但具有广阔的发展前景。该皮瓣在临床中如能顺利成活，虽然疗效较好，但却经常遇到皮瓣远端灶性成活不良，甚至较大面积坏死。因为不能取得稳定一致的可靠效果，所以影响了该技术的普及与推广。

（王原路）

yùgòu píbàn
**预构皮瓣**（prefabricated skin flap）　将知名血管束或含知名血管的小组织瓣，移植入随意皮瓣脂肪层中，通过一段时间重新血管化而形成的轴型皮瓣。根据植入随意皮瓣中血管蒂的类型，将预构皮瓣分为单纯血管植入预构皮瓣、肌肉血管植入预构皮瓣、大网膜血管植入预构皮瓣及肠段血管植入预构皮瓣。不论哪种类型，均含有轴型血管。20 世纪 70 年代以后按皮瓣的血液供应类型将皮瓣分为：①随意型皮瓣，由肌皮动脉穿支供血，缺乏直接皮动脉。②轴型皮瓣，由直接皮动脉及肌间隙或肌间隔动脉供血。为了解决组织移植受血管分布的局限、变异及供区功能障碍等问题，预构皮瓣技术在临床上得到越来越广泛的应用，它可提供令人满意的组织块而不必考虑血管来源，可选择供区且对供区的损伤减到最小，它可按需构制皮瓣，形成的皮瓣色泽、质地佳，易于塑形，尤其为复杂性难治性缺损

提供一个新的方法。1966年迪勒（Diller）首先在动物实验上通过预构技术可以将随意型皮瓣变为轴型皮瓣。后来不断有学者探索，已被基础研究和临床应用所证实。奥尔蒂科切亚（Orticothea）于1971年首先在临床上应用颞浅血管预构耳后皮瓣用于全鼻再造。中国沈祖尧于1979年应用大网膜预构腹部皮瓣游离移植获得成功，为临床上大规模应用打下了基础。但上述方法均因手术操作复杂，并发症多，手术效果不确定而未能在临床上广泛使用。

**手术原理**　通过植入知名血管到随意皮瓣下经过一段时间血供重建过程，可以形成预构皮瓣已被基础研究和临床应用所证实。但在临床应用中，目前关于预构皮瓣形成的机制多认为：①植入的血管和皮瓣原来的血管网吻接，始于植入血管束的远端。②植入血管自己形成的新生血管网并支配整个皮瓣。这符合血管发育生物学的基本原理，也能反映组织损伤后可以自行愈合，血液循环可以相互沟通的特性。无论是肌肉血管、大网膜血管或肠段血管最终发生作用的均是这些组织中的供血血管。可以参考将单纯血管植入预构皮瓣的结果灵活运用于这些皮瓣上。预构皮瓣动物模型是研究血管化机制和评价血管化治疗的重要手段。表明用结扎远端的完整血管束植入皮瓣内产生的血管化效果最佳。但皮瓣的血供模式在预构过程中经历了怎样的变化，预构皮瓣的血供是怎样由随意血管供血变为轴型血管供血，预构皮瓣的形成机制是什么，预构皮瓣的成熟时间等尚无统一认识。

**预构皮瓣用于修复面部难治性创面的价值**　面部大面积皮肤软组织缺损的修复一直是整形外科比较棘手的难题，面部处于身体的外露部位，面部缺损的修复不仅是功能恢复的需要，也是改善面部形态，恢复患者自信的需要。颜面部位置暴露、重要的美学器官众多、密集，颜面部组织缺损的修复和器官再造，不但要求恢复功能，还同时要求恢复美学外观，仍然是整形外科领域一个富有挑战性的课题。要完美地进行颜面部皮肤缺损的修复和器官再造，最关键的是所使用的修复材料不可过于臃肿，在色泽、质地和厚度上与颜面部皮肤相近，其效果优于植皮。预构方法为解决这一难题提供了崭新的思路。临床上应用颞浅血管转移至颈部同时植入扩张器，形成预构颈部扩张皮瓣修复大面积面部皮肤缺损获得成功，是整形外科修复重建的一项具有推广价值的组合创新实用技术。

**皮瓣预构的类型**　①血管束预构：将血管束预先植入皮瓣脂肪层，经一段时间后，可形成以此血管束为蒂，携带一定大小面积的皮瓣进行转移，修复软组织缺损或复合组织缺损。②肌肉束预构：将一束含有血供的肌肉束，预先植入一个选定区域的皮下脂肪层，使其与局部组织重新建立供血关系，再形成以此肌肉束为蒂的肌皮瓣，转移修复复合组织缺损。③筋膜蒂预构：以含有血供的筋膜组织束植入预选定的区域，使其与局部组织重新建立起新的供血模式，形成以此筋膜为蒂的局部皮瓣，转移修复其他部位软组织缺损。④皮瓣预构：a. 扩张皮瓣预构，将带有轴型血管的组织蒂，移植至需要的皮肤下脂肪层，同时植入一个或多个扩张器，在扩张器注水扩张的同时，转移的组织蒂中的轴型血管与扩张部位的皮肤组织重新建立新的血供，同时皮瓣进行了有效的扩张，2~3个月后，可以形成以移植组织为蒂的较薄的，更大面积的轴型皮瓣进行移植，以修复较大面积的软组织缺损。b. 肌皮瓣预构，将带良好血供的肌肉束移转至需要部位的皮下脂肪层，2~3周后，此肌束下局部皮肤组织重新建立新的血供，可以形成以此移植肌束为蒂，局部含有肌

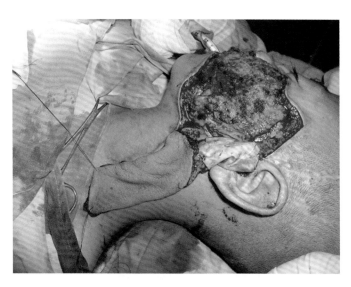

图　颈部预构皮瓣修复面部瘢痕

肉组织的肌皮瓣，用于需要肌肉组织瓣进行修复部位的软组织缺损。c. 骨肌皮瓣预构，将带有血供的肌肉组织及游离骨组织，或带有血供的骨组织及肌肉组织，共同移转植入需要的皮肤下脂肪层，2～3周后，可形成以带有血供的肌肉蒂、可带有血供有骨瓣蒂为蒂的预构皮瓣，皮瓣内含有肌肉组织、骨组织及皮肤，用于修复较深层复合组织缺损的病例。d. 复合皮瓣预构联合体表器官预构，将多种组织相互以需要的结构方式组合在一起，同时将带有轴型血管的组织束一并植入其内，2～3周后，可形成以移植血管束为蒂的，带有不同组织器官及需要形状的组织瓣，移植于需要修复的部位，如预构外耳、预构阴茎等。e. 双皮面皮瓣的预构：形成一块带有轴型血管的组织蒂，将游离皮片移植于其深层肉面，其浅面与另一选定的区域的皮肤皮下相接，2～3周后，可形成以移植血管束为蒂的，两面均为皮肤的双皮面预构皮瓣，用于需要衬里的组织器官全层缺损的修复，如鼻缺损修复等。

预构皮瓣是一个新的组织移植方法，需要有良好的整形外科技能及三维立体的思维方式，手术较困难，但为复杂组织缺损的修复及按需要进行的组织修复，提供一个良好的方法，使许多疑难患者得一良好的治疗，取得满意的手术效果。

(李养群)

dàidì píbàn yízhí

## 带蒂皮瓣移植 （pedicle skin falp transplantation）

将带蒂皮瓣由供区转移至受区的手术。保留一部分组织与本体相连的皮瓣，称为带蒂皮瓣，皮瓣与本体相连的部分称为蒂，蒂可以是皮瓣的全层组织，也可以是部分层次的组织，如皮下组织、筋膜、肌肉、血管束等。带蒂皮瓣自供区转移到受区后，早期主要依靠蒂部获得血液供应，后期皮瓣逐渐与受区组织建立血供联系，此时，如有需要，可将皮瓣蒂部切断并进行适当的修整，这一过程称为断蒂术。

**带蒂皮瓣分类** 按照血供来源，可分为随意型皮瓣和轴型皮瓣；按照供区与受区的远近关系，可分为局部皮瓣、邻位皮瓣和远位皮瓣；按照组成成分，可分为单纯皮瓣、筋膜皮瓣、肌皮瓣、骨皮瓣、感觉皮瓣等。按照形状可以分为管状皮瓣、扁平皮瓣、旗形皮瓣、H 形皮瓣、O-Z 皮瓣、A-T 皮瓣等。远位带蒂皮瓣的转移方式主要有直接转移和间接转移两种。

**适应证** 带蒂皮瓣移植是临床应用最为广泛的皮瓣移植技术，最主要的作用在于对软组织缺损的修复，保护重要器官或深部组织，如因软组织缺失而造成的骨、关节、肌腱、血管、神经、胸腹腔脏器外露；用于畸形或缺失器官的再造，如眉、睑、眼窝、鼻、耳、唇、舌、咽、食管、乳房、阴茎、阴道、拇指、手指的再造，还用于矫正体表畸形，如填充凹陷、增加体表饱满度，松解瘢痕、解除挛缩；此外，尚可用于改善局部组织的血液供应、充填死腔等。

**手术方法** ①皮瓣设计：带蒂皮瓣设计遵循皮瓣设计的一般原则，通常采用逆行法设计，即根据创面面积大小确定皮瓣面积大小，切取面积略大于受区创面。随意型带蒂皮瓣因皮瓣不含有知名的动、静脉，移植时依靠皮瓣的蒂部提供营养，因此，皮瓣蒂部的宽度直接影响到移植皮瓣的长度和面积。为保证移植皮瓣的成活，移植皮瓣的长度与蒂部的宽度应有一定的比例，否则皮瓣的远端会由于血液供应不足而坏死或部分坏死。随意型带蒂皮瓣的长:宽为（1～2）:1，一般而言1.5:1较为安全。如果皮瓣的长轴与体表血管走行方向一致，则皮瓣的长宽比例可达3:1；如在血供丰富的头面部、会阴部则可达4:1或5:1。设计带轴心血管的带蒂皮瓣时，尽量用超生多普勒确定皮瓣血管蒂位置，以此作为轴心点；按皮瓣轴心血管走形的体表投影标明皮瓣的轴心线；根据创面的大小与形状在轴心线两侧设计皮瓣，画出皮瓣轮廓，确定皮瓣转移路径。②皮瓣切取：切取带蒂皮瓣应遵循无菌和无创操作原则，止血彻底。③皮瓣转移：皮瓣经皮下隧道转移时，隧道应宽敞，以免皮瓣蒂部受压、过度扭曲或遭受牵拉，带蒂皮瓣移植后一般不采用加压包扎方式，尤其在蒂部，通常采取皮瓣下放置引流的方式预防积血或积液。远位带蒂皮瓣移植术后，供、受区肢体应固定牢靠，避免皮瓣撕脱。带蒂皮瓣移植后，如果需要断蒂，一般在术后3周左右实施，为安全起见，在皮瓣断蒂之前应进行血流阻断试验，阻断蒂部血流4小时后皮瓣无血供障碍发生，即可安全断蒂。对带蒂皮瓣进行晚期修整，一般在术后2～3个月进行。

**并发症** 带蒂皮瓣移植术后常见的并发症包括皮瓣血供障碍、血肿、感染、皮瓣撕脱等。

(邢 新)

tuījìn píbàn

## 推进皮瓣 （advancement flap）

以滑行推进的方式自供区移动

到受区的皮瓣。设计在软组织缺损的邻接部位，经切开、分离等操作形成皮瓣，利用皮瓣自身及缺损周边皮肤软组织的弹性和松动性，以近直线的方向滑行推进，移动到受区覆盖创面，修复缺损。又称滑行皮瓣（sliding flap）。推进皮瓣有矩形推进皮瓣、双蒂推进皮瓣、V-Y 推进皮瓣、Burrow楔形皮瓣、皮下蒂皮瓣（风筝皮瓣）、A-T 皮瓣等几种常见形式，以矩形推进皮瓣为例简述推进皮瓣特点。矩形推进皮瓣是以皮肤缺损的一侧创缘作为皮瓣远侧游离缘，沿缺损区创缘两侧做平行的辅助切口，由远及近剥离，形成矩形的单蒂皮瓣，皮瓣向缺损区滑行推进，覆盖创面、修复缺损。矩形推进皮瓣适用于全身多部位创面的修复（图）。

（邢　新）

## xuánzhuǎn píbàn
## 旋转皮瓣（rotation flap）　以旋转的方式自供区转移至受区的皮瓣。皮瓣在缺损创面外缘邻接部位形成，经切开、分离掀起后，将其轴线按顺时针或逆时针方向旋转一定的角度转移到受区，修复缺损创面。旋转皮瓣可适用于全身各部位缺损的修复，尤其适用于三角形或圆形缺损。根据创面的大小及形状，可将皮瓣设计成扇形、菱形、双叶形等形状，也可以设计多个旋转皮瓣联合修复同一缺损。设计旋转皮瓣时，所做弧形切口长度一般应为缺损区宽度的 4 倍。皮瓣旋转轴点至皮瓣最远点的长度应等于或略大于旋转点至创面最远点的长度，以减少旋转轴线上的张力，避免皮瓣转移后其远端不能抵达创面最远端、遗留部分创面得不到覆盖（图）。

（邢　新）

## yìwèi píbàn
## 易位皮瓣（transposition flap）
　　皮瓣形成于缺损一侧，整体绕蒂部轴点以侧向旋转的方式移动到受区。易位皮瓣供区的继发缺损可直接缝合或植皮修复，适用于全身多种创面的修复。易位皮瓣有以下几种常见形式。①经典易位皮瓣：以皮肤缺损的一侧创缘作为皮瓣一侧游离缘，设计位于缺损侧方的矩形皮瓣，皮瓣整体向侧方旋转以覆盖创面、修复缺损，供区通常需要皮片移植封闭（图 1）。②菱形皮瓣：在菱形缺损的一侧设计与缺损面积相同的菱形皮瓣，通过旋转和推进相结合的方式直接覆盖缺损区，可以用于身体各部位，常用于面部外侧缘、前额部、颊部、鼻部及颌下区缺损的修复（图 2）。③对

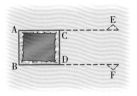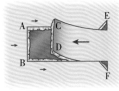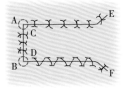

**图　矩形推进皮瓣**

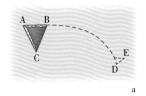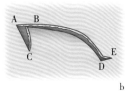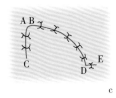

a.皮瓣面积为缺损面积的3~4倍；b.皮瓣的剥离范围与转移方向；c.皮瓣旋转后原发缺损区与Burrow三角区同时闭合

**图　旋转皮瓣**

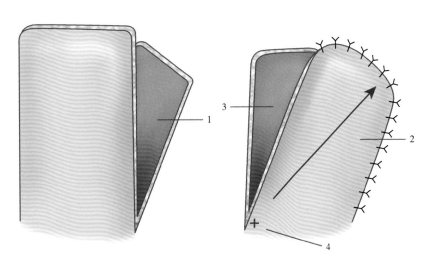

**图 1　经典易位皮瓣**

偶三角皮瓣：又称 Z 成形术。切口设计呈 Z 形，Z 字中轴和两臂等长并成一定的夹角，切开及掀起皮瓣后，两三角形皮瓣交换位置缝合。对偶三角皮瓣具有广泛的用途，可以用于松解条索状、蹼状瘢痕以及组织的环状狭窄，还可以用于矫正组织错位（图3）。

（邢　新）

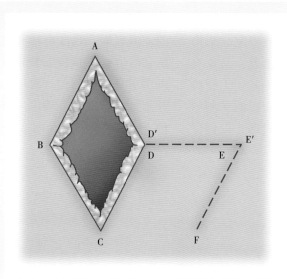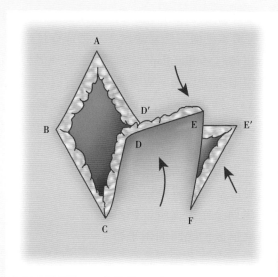

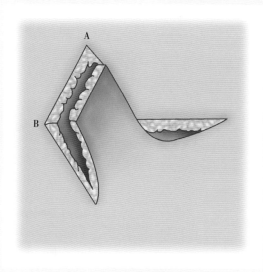

图2　菱形皮瓣

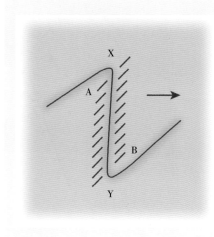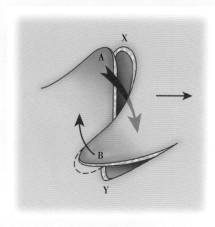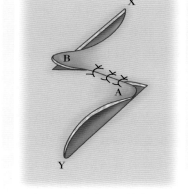

图3　对偶三角皮瓣

## V-Y pí bàn

**V-Y 皮瓣**（V-Y flap）　V 形切开皮肤，向受区推进后以 Y 形缝合的皮瓣。V-Y 皮瓣属推进皮瓣，在错位组织或缺损邻接部位设计等腰三角形切口，沿设计线切开皮肤、皮下组织，形成一块下方连于皮下组织而周缘游离的三角形皮瓣，皮瓣向前推进以闭合缺损或纠正组织错位，继发缺损直接对边缝合。V-Y 皮瓣主要适用于皮肤缺损修复、错位组织的复位以及组织长度的延长等（图）。

（邢　新）

## shuāngyè pí bàn

**双叶皮瓣**（bilobed flap）　分为两叶，共用一蒂，以邻接皮肤缺损的瓣叶修复创面，其继发缺损以第二个瓣叶修复的皮瓣。双叶皮瓣的第一个瓣叶在圆形缺损的切线位上，瓣叶大小宽度与原发缺损相当，长度略长，转移修复原发缺损；第二个瓣叶与第一个瓣叶垂直，大小约为后者一半，转移修复前一瓣叶继发缺损，供区直接对边缝合。双叶皮瓣因两叶共蒂，需要皮瓣蒂部有可靠的血供条件，转移时应避免蒂部过度扭转。双叶皮瓣主要适用于面颈部创面的修复（图）。

（邢　新）

## shuāngdì pí bàn

**双蒂皮瓣**（bipedicle flap）　形成于皮肤缺损邻接部位、蒂部位于两端的条形皮瓣，又称为桥形皮瓣。双蒂皮瓣以缺损的一侧创缘作为皮瓣的一边，平行此线，依照缺损范围，在缺损旁一侧正常皮肤组织部位设计切开线，切开、剥离形成皮瓣，以滑行推进方式覆盖创面。皮瓣转移后产生的继发缺损可通过皮片移植的方式加以修复。双蒂皮瓣凭借两端蒂部获得血供，因此其长宽比例可增大 1 倍。双蒂皮瓣主要适用于头皮、面颈部、四肢、指端等部位的梭形创面的修复（图）。

（邢　新）

## chārù pí bàn

**插入皮瓣**（interpolation flap）　供区与受区间有正常组织相隔，转移时需跨过或穿过相间隔组织的皮瓣。插入皮瓣的蒂部可以是全层皮肤组织，或者是皮下组织、血管等。插入皮瓣的转移方式有跨越相间组织上方及通过皮下隧道转移两种方式。插入皮瓣主要适用于颅面部软组织缺损、眉再造、四肢创面等的修复（图）。

（邢　新）

## jiāochā pí bàn

**交叉皮瓣**（cross flap）　用于修复对侧肢体皮肤缺损的带蒂皮瓣。皮肤软组织缺损位于四肢，通过肢体移动接近对侧肢体/躯干部位的正常皮肤，在对侧肢体或对侧躯干按照逆行法设计局部带蒂皮瓣，切开、形成皮瓣，翻转修复缺损，皮瓣供区以皮片修复。交叉皮瓣形成术后需将患肢与皮瓣供区进行牢靠固定，一般于 3 周

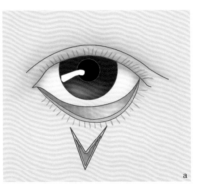
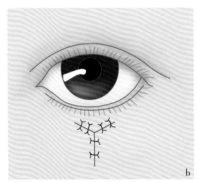

a.示切口线及剥离范围；b.缝合后切口线从字母 V 字变为 Y 字，因此又称 V-Y 推进皮瓣

**图　V-Y 皮瓣**

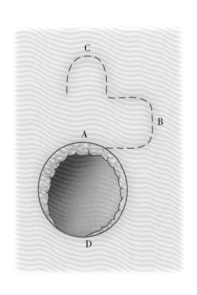

**图　双叶皮瓣**

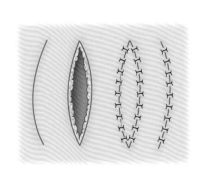

**图　双蒂皮瓣**

后行皮瓣断蒂术并解除患肢外固定。常见的交叉皮瓣包括上肢交叉皮瓣、腹壁交叉皮瓣、胸壁交叉皮瓣、下肢交叉皮瓣等。交叉皮瓣术后常见并发症见带蒂皮瓣移植。

（邢 新）

## dǎozhuàng píbàn

**岛状皮瓣**（island flap） 周缘皮肤完全切开、完全依靠蒂部获得血供的皮瓣。岛状皮瓣因皮肤全层切开，皮肤浅部血管网受到破坏，其血供来源完全依靠皮瓣蒂部供应。按照皮瓣蒂部组织结构不同，可以分为皮下蒂岛状皮瓣、神经营养血管蒂岛状皮瓣、血管神经蒂岛状皮瓣、筋膜蒂岛状皮瓣、肌肉蒂岛状皮瓣等。按照移植方式可分为带蒂移植、游离移植两类。岛状皮瓣应用广泛，适合于全身多处部位的皮肤软组织缺损的修复（图）。

（邢 新）

## rúdòng píbàn

**蠕动皮瓣**（wiggled flap） 皮管自供区向受区转移时，远端蒂部切断后，缝合于近端蒂附近，2~3周后切断近端蒂，将之伸直、拉向供区并缝合于下一中间站皮肤上，如此反复，直至皮管转移至受区。皮管的这种转移方式形似尺蠖蠕动，因此称为蠕动转移。采用此种方法转移的皮瓣称为蠕动皮瓣。

（邢 新）

## qíxíng píbàn

**旗形皮瓣**（flag flap） 形如旗帜的窄蒂半岛形皮瓣。皮瓣为矩形或三角形，皮瓣蒂部为一窄条皮肤，与皮瓣的一边延续于同一直线，皮瓣、蒂部外形如同旗帜。旗形皮瓣蒂部多为轴型血管，因蒂部较窄，可以灵活转移，皮瓣供区植皮修复。位于指/趾背侧、以指/趾背静脉为轴心血管的旗形

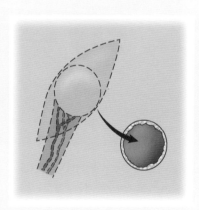
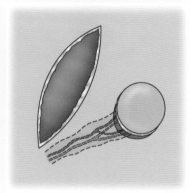
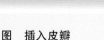
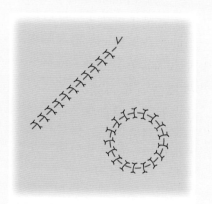

图 插入皮瓣

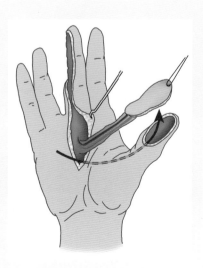
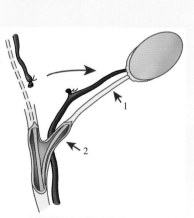
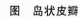
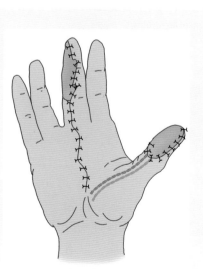

图 岛状皮瓣

皮瓣，不损伤供区的主要血管，适用于邻位指/趾皮肤缺损的修复。

（邢　新）

Hxíng píbàn

## H 形皮瓣（H flap）

缺损两侧相向设计两个矩形推进皮瓣，缝合后切口呈 H 形的皮瓣。又称双侧推进皮瓣。H 形皮瓣转移过程中，由于缺损两侧皮肤组织的弹性和移动性不同，两个皮瓣并不一定会合于缺损的中央。H 形皮瓣常用于前额、上唇、下睑等部位皮肤软组织缺损的修复（图）。

（邢　新）

Yìdàlì píbàn

## 意大利皮瓣（Italian flap）

用于行鼻再造的上臂带蒂皮瓣。15 世纪中叶，意大利安东尼奥·布兰卡（Antonio Branca）首次利用上臂皮瓣进行鼻再造术。16 世纪，意大利著名解剖学家、外科教授塔利亚科齐（Casparo Tagliacozzi）再度用上臂单蒂皮瓣再造外鼻，并记述于其在 1599 年所著《颜面成形术》一书中，其中对皮瓣延迟步骤和延迟实现进行了特殊强调，并配有手术示意图。塔利亚科齐被后世尊称为整形外科之父，上臂皮瓣鼻再造法被称为意大利法。

（邢　新）

fùhé píbàn

## 复合皮瓣（composite flap）

携带皮肤及其他组织成分的皮瓣。复合皮瓣与单纯皮瓣相对，后者仅含皮肤及皮下组织。复合皮瓣包括筋膜皮瓣、肌皮瓣、骨皮瓣、感觉皮瓣等几类。皮瓣内包含深筋膜称为筋膜皮瓣；肌皮瓣是将肌肉包括在内的皮瓣；皮瓣内若含有骨组织即为骨皮瓣；感觉皮瓣是指含有感觉皮神经在内的皮瓣。

（邢　新）

jīnmó píbàn

## 筋膜皮瓣（fasciocutaneous flap）

皮瓣中包含深筋膜结构，并且深筋膜血管网对皮瓣成活具有重要作用的局部带蒂皮瓣。筋膜皮瓣是由瑞典医师布伦特·蓬滕（Brent Ponten）于 1981 年首先发现并描述命名。深筋膜浅、深两面均有丰富的血管网，肌间隙直接皮支、肌皮动脉的肌皮穿支和混合动脉在穿过深筋膜前均发出分支相互吻合，形成深筋膜下血管丛，在深筋膜浅面上述血管在此发出分支互相吻合，构成深筋膜上血管丛，深筋膜上血管丛与皮下血管丛沟通，进而参与真皮下血管网和真皮内血管网的血液循环。当形成皮瓣时，如将深筋膜包含在皮瓣内，可以增加皮瓣的血供，增大长宽比例。

（邢　新）

lígǔ niánmó gǔmóbàn

## 犁骨黏膜骨膜瓣（vomer flap）

含有口腔或鼻腔黏膜、黏膜下层及骨膜的组织瓣。用于修复腭裂或口腔软组织缺损。口腔、鼻腔的黏膜下层组织与骨面附着较为紧密。因此，在分离形成局部黏膜组织瓣时通常将黏膜、黏膜下层和骨膜视为整体从骨面分离，以形成血供充足的组织瓣。常见

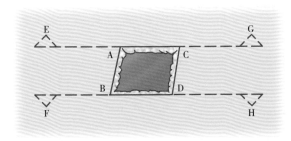

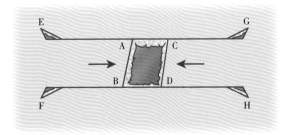

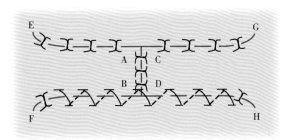

**图　H 形皮瓣**

的黏膜骨膜瓣包括硬腭黏膜骨膜瓣、梨骨黏膜骨膜瓣、鼻腔黏膜骨膜瓣等。黏膜骨膜瓣转移方式包括易位转移、岛状瓣转移、游离移植等。

（邢　新）

Lǔběnsī píbàn

## 鲁本斯皮瓣（Rubens flap）

用于行乳房再造的以旋髂深血管为蒂的髂腰部皮瓣。1979 年泰勒（Taylor）提出了利用女性髂腰部皮肤脂肪瓣游离移植再造乳房的设想，哈特兰普夫（Hartrampf）等于 1990 年实施首例鲁本斯皮瓣乳房再造术。鲁本斯皮瓣适用于腹部平坦而髂腰部脂肪较丰富的女性进行乳房再造。

（邢　新）

Téngzé'ěr píbàn

## 滕泽尔皮瓣（Tenzel flap）

由滕泽尔（Tenzel）在 1975 年首先提出，是一种起自外眦角的颞侧半圆形滑行组织瓣，属于一种肌皮瓣。

**适应证**　下睑中央、内侧或外侧的全层缺损，缺损宽度为下睑长度的 1/4～1/2。

**手术方法**　①术中将缺损区修建成基底朝向睑缘的三角形，三角形的高度大致等于缺损区的宽度。②皮瓣设计如图所示，从外眦角开始沿下睑缘延长线向颞上方画线，在眉梢的下方改为弧形向颞下方延长，这样画出的皮瓣切开线呈半圆形。③按设计切开颞部的皮肤肌肉层，切口的长度视缺损区的宽度及皮瓣滑行时所受的牵拉力而定。④在外侧眶缘处，于睑板和眼轮匝肌之间向眶缘的外侧和下方做潜行分离。⑤切断外眦韧带的下支，将皮瓣向内侧旋转滑行，使缺损区的两侧切缘对合，并分层缝合。⑥用 4-0 可吸收线将邻近新外眦角的眼轮匝肌缝合到外眦韧带下支上方的眶缘骨膜上，而后分层缝合颞侧皮瓣切口。

**注意事项**　①邻近外眦角处的分离应保留适度厚度的眼轮匝肌，以确保重建的外侧眼睑外观和残留的眼睑相似，并便于和该处的外侧眶缘骨膜缝合。②缺损区两侧的缝合方法应视缺损部位而有所不同。如果缺损位于内侧，必须先用尼龙线将缺损区颞侧切缘的睑板与内眦韧带或泪嵴处的骨膜缝合，力争使下睑达到解剖复位；如果缺损位于下睑的中央区域，则先对齐缝合缺损区两侧睑缘的灰线，以使睑缘准确对位，然后再分层缝合缺损区的两侧切缘；如果缺损累及外眦部，则要用尼龙线将外侧眶缘处皮瓣的皮下组织与外眦韧带下支上方的眶缘骨膜缝合，以提高下睑的位置和增加下睑缘的张力，防止术后发生下睑下坠。最理想的是轻微的向上矫枉过正，因为术后眼睑通常将收缩或下垂一些。③为减少皮瓣滑行时来自颞部的牵拉力量，皮瓣分离的范围应至少要超过缺损区最低处 10mm，如果分离得很充分，而滑行时皮瓣所受的牵拉力仍然较大，则说明颞侧切口的长度不够，需要将切口继续向颞侧延长。④当缺损的宽度接近或达到下睑长度的 1/2、睑板结膜层难以拉拢对合时，可采用外侧眶缘骨膜瓣翻转、耳郭软骨、鼻中隔软骨或硬腭黏骨膜游离移植的方法予以修复，外侧组织覆盖仍可应用滕泽尔皮瓣，但此时所需要切取皮瓣通常较大。

（杨红岩）

dàidì píbàn yízhí yuǎnqī biànhuà

## 带蒂皮瓣移植远期变化

（long-term follow-up of pedicle flap transplantation）　带蒂皮瓣形成并转移或移植后，原有的血液循环被扰乱、失神经支配和生存环境的改变，引起皮瓣发生的一系列病理生理变化。带蒂皮瓣形成后，真皮下血管网的小动脉的数量和管径增加，呈纵向排列，真皮内静脉的管径也增大，这些变化是血管失去张力而扩张的结

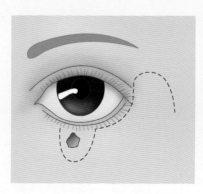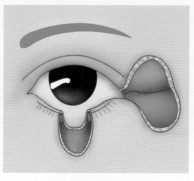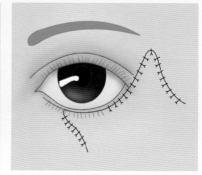

**图　滕泽尔皮瓣**

果。有研究表明，纵向血管并非新生血管，而是原有横向血管间的纵向吻合支扩张的结果，少数纵向血管可贯穿皮瓣全长。血供来源于蒂部，皮瓣蒂部、中段及远端灌注压逐渐减低，血供变化各不相同。有学者通过动物实验，发现单蒂皮瓣蒂部血流与术前无明显差异，而皮瓣远端的血流，术后第 1 天仅为正常的 18%，此后逐渐增加，到术后第 7 天达到正常的 65%，术后 2 周上升至正常的 75%～90%。皮瓣转移后初期仅有蒂部供养，与受区血管发生吻合开始于术后第 2～3 天；术后第 6～8 天，皮瓣内新生的小动脉已起到了较完善的作用；术后 1～2 周，小静脉建立有效的回流；到术后第 3 周，皮瓣血管更加成熟，已接近术前的血管形态。带蒂皮瓣移植或转移后若顺利存活，其颜色和质地与术前相比无明显变化，毛发可继续生长，皮脂腺也保留分泌皮脂的功能。除含感觉神经的带蒂皮瓣外，皮瓣移植或转移后都发生感觉的自发性恢复。恢复期的长短和恢复的程度取决于皮瓣的自身条件和受区的状况。一般而言，皮瓣薄、血供好、感受器丰富而且受区血供充沛，软组织条件好，感觉神经分布丰富，则皮瓣感觉恢复快、程度高；反之则恢复慢、程度低。吻合感觉神经的皮瓣较传统皮瓣感觉恢复能力强。皮瓣恢复感觉的方式主要有两种：一种是受床和周缘的感觉神经纤维生长进入皮瓣；另一种是皮瓣自身感觉神经再生。一般情况下，其恢复期在 6 周至 3 年，一般是痛觉最先恢复，或痛觉和触觉同时恢复，温度觉恢复最慢，并且冷觉恢复早于热觉。汗腺受交感神经支配，因此排汗功能的恢复速度与程度取决于交感神经的恢复情况。有研究表明，皮瓣血管大约从术后第 6 周开始逐渐获得交感神经的再支配，术后第 12 周神经末梢主要出现于小血管壁，术后第 16 周出现于大血管壁。在临床上，皮瓣汗腺功能的恢复通常与痛温觉和触觉恢复同步，其中有 70%～80% 的汗腺可恢复功能。

（杨红岩）

**píguǎn**

**皮管**（tubed flap） 自供区平行切开掀起扁平板状双蒂皮瓣，肉面向内缝合成管。又称管型皮瓣（tubed skin flap）。属于皮瓣的一种形式，最早由苏联眼科学家弗拉基米尔·彼得罗维奇·菲拉托夫（Vladimir Petrovich Filatov）于 1916 年首先报道利用颈部皮管修复下睑缺损成功，此后被广泛应用于临床。该技术是在皮瓣转移过程中被缝合成管状，经过多次转移到达受区。与普通的一次性转移的扁平皮瓣比较具有较多优势：皮管制备和转移过程中无外露创面，不易感染；不必经常更换敷料，节省人力和材料；皮管制备过程可以改善皮瓣的血液供应，超过一般随意皮瓣的长宽比例限制，因而可以携带转移面积更大的皮瓣脂肪组织；皮管自身的血液循环特点不受轴型血管的限制，因而可以在全身很多部位切取；可以跨部位远处转移；应用形式灵活多样，既可以覆盖裸露的骨骼神经血管和关节，又可以进行器官再造。但皮管转移次数较多，治疗时间长，有时因需要中间携带体和固定而导致的体位和生活不方便，皮管转移过程中会产生皮肤组织的耗损和新的瘢痕。

**皮管供区的选择与原则** 身体很多部位可以作为皮管的供区，常用的有颈部、胸肩部、胸腹部、背部、上肢和下肢。如何选择需要遵循以下原则：缺损部位的面积及深度决定皮管的大小；在缺损附近色泽相近处制备皮管；尽量减少使用中间携带体；使术后固定体位相对舒适；尽量选取血液循环丰富的区域；不影响供区功能。

**皮管形成方法** 选择合适供区部位，根据拟修复受区缺损面积设计皮管长度和宽度，在皮肤绘制平行切口线，长宽比例一般不超过 2.5∶1，在头面颈部或其他血液循环较好的部位可以达到 3∶1。超过长宽比例时则需要皮管中部保留 2cm 宽的蒂，对皮管中部进行供血补充。沿两切口线切开至深筋膜浅面并剥离相通，彻底止血，将皮管侧缘相对缝合形成皮管。供区创面直接拉拢缝合或植皮覆盖（图 1）。妥善包扎防止蒂部受压。

**皮管转移准备与步骤** 在皮管形成后 3 周，经过血供训练或阻断试验确定无血液循环障碍时，切断皮管一端，将断端缝合连接至组织缺损区。如果一次不能连接到组织缺损区，则可以先转移到中间携带体。3 周后等先期转移的一端与受区建立足够的血液循环（需要经过阻断试验测试），可切断皮管供区另一端并转移至受区。3 周后可以进行皮管舒平进行组织缺损区的修复和再造手术（图 2）。

**皮管成形结合皮肤组织扩张术** 对于修复组织缺损较大的区域，直接切取较大相应面积皮瓣会导致供区不能直接缝合关闭，因此可以在供瓣区附近先期埋置扩张器进行皮肤预扩张，形成皮管时利用扩张多余的皮肤修复供区创面；在皮管形成及转移期间，

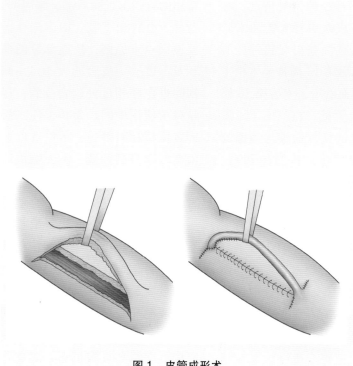

图 1　皮管成形术

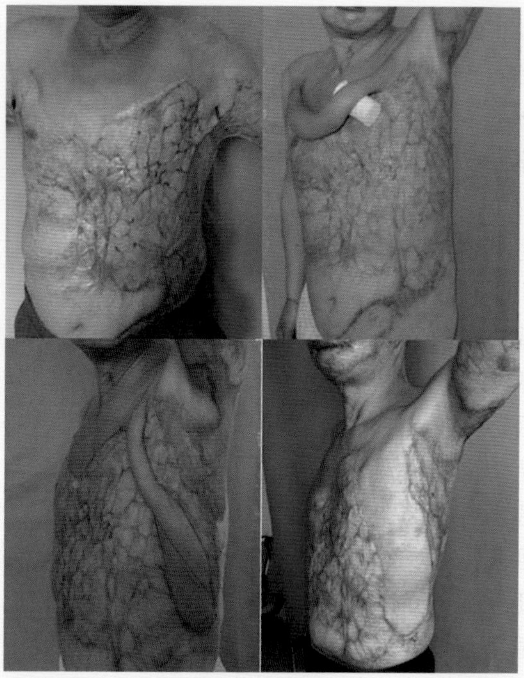

图 2　皮管转移过程

可以在皮管内继续放置扩张器，不但能防止皮瓣回缩，而且可以对皮管进行二次扩张，增加皮管面积（图3）。

**皮管转移技术的并发症及预防**　由于皮管转移需要多次手术，任何一次的手术风险都会导致最后结果的失败，因此控制手术并发症的发生至关重要。血液循环障碍：皮管切取成形后改变了局部原有的血液循环规律，皮管完全靠两侧端蒂部供血，局部血液

供应或静脉回流的障碍可以导致皮瓣坏死，多发生于皮管中段；在皮瓣设计和切取时长宽比例不能过大，对于超过正常设计比例的皮管中间一定要保留蒂以增加局部供血，尽量减少皮管闭合的张力，术后包扎避免蒂部受压，后期皮管转移过程中进行必要的血液阻断训练。感染：感染可以导致组织水肿，轻则愈合延迟或切口裂开，重则发生皮肤坏死；除术中严格无菌操作外，保护皮管的充分血液供应仍然是减少感染发生的主要措施。

（刘立强）

zhēnpí yízhí

**真皮移植**（dermis transplantation）　将真皮组织全层从供区游离移植到受区，使之重新建立血液循环并成活的手术。真皮可分为位于浅层的乳头层和深方的网状层，具有丰富的血管网，质地坚韧而不失弹性，其中含有毛囊、汗腺、皮脂腺等皮肤附属器。游离移植后部分真皮组织可能被吸

收，其程度与局部血液循环和移植的方法相关联，通常情况下，局部血液循环越丰富，移植的层数越少，真皮的吸收也越少。移植早期，真皮依靠局部组织液汲取营养，约4天后血管开始长入并与原真皮内的血管相吻接，再往后，皮肤附属器开始变化，毛囊和皮脂腺在真皮成活后会逐渐萎缩、退化和吸收，而汗腺则会保留其分泌功能。

**适应证**　①作为充填材料植入组织内改善局部的凹陷和低平，如面颊部、颞部、鼻背、鼻端、上唇等部位。②作为支撑和加强材料植入体内，如疝修补时用于加强腹壁等局部的强度、面神经麻痹矫正时用于口角等部位的悬吊、硬脑膜缺损的修补、阴茎白膜切开后的修补等。③作为肌腱和韧带修复的替代物。

**手术方法**　供区尽量选择毛发稀少、真皮较厚的部位并兼顾隐蔽性，如背部、臀部、腹部等。先用滚轴刀或取皮机切开刃厚皮

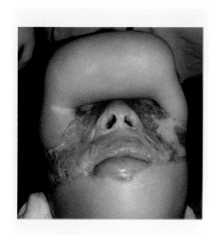

图 3　皮管内扩张术

片，掀开后不予离断，切取所需大小的真皮后将刃厚皮原位回植。将切取的真皮修剪、折叠、缝合塑形、层叠成所需形状，作为支撑材料使用时应与受区薄弱部位的边缘牢固缝合，作为充填材料时应剥离出适当大小的组织腔穴，将游离真皮完全展平，必要时以缝线牵引移植物的边缘，穿出皮肤后加衬垫缝合固定。真皮移植后远期会出现一定程度的吸收，层叠的层数越多则吸收越多，一般来说，移植时不超过三层，而且三层真皮的大小应逐渐梯度变化呈宝塔形，以尽量扩大移植物与受区有血液循环组织的接触面。当移植物的量不能满足要求时可以半年以后再行真皮移植。另外，局部血循环差，血肿形成，伤口感染等都是增加吸收量的因素。

（马勇光）

máofà yízhí

# 毛发移植（hair transplantation）

将残余的健康毛发供区内的自体毛发通过手术的方式移植到脱发区域并在此成活继续生长的过程。其实质就是使现存的健康毛发重新再分布的过程。因此，毛发移植手术并不能增加现有的毛发数量，不能产生新的毛发。所谓头皮毛发优势供区是指这一区域内的头皮毛发能够保持健康毛发的特性终生生长，不受一般衰老的过程而脱落。它是可供毛发移植应用的区域。一般在枕颞部发际内 6~8cm。这些移植后的毛发经过短期的外科手术创伤恢复后，保持原来毛发的所有生长特性，在新的移植区域内继续生长并终生存在。尽管目前治疗脱发的非手术手段多种多样，治疗角度不同，但是治疗效果大多不确切。很难短期治疗使毛发维持终生不再脱落。临床实践证明，毛发移植是目前治疗永久性脱发可获得持久效果的最理想途径。

**适应证** 原则上讲，任何因素所造成的毛发永久性脱失，如果全身状况良好，并具有足够量的健康毛发供区，都可以考虑进行毛发移植的手术治疗。但是，毛发移植手术常应用于以下几个方面。①雄源遗传性脱发（androgenetic alopecia）：是脱发因素中最为常见的疾患。男女均可发病，但临床表现不同。因此，又有男式类型性脱发和女式类型性脱发名称。发病常见于青壮年，又称早秃。由于病变受累于头顶部毛发，使头顶毛发脱落，最终形成光亮的头顶外观。因此民间俗称谢顶或秃顶。在过去许多年中，人们认为这一类型的脱发是由于皮脂过多引起的。因此，过去又称脂溢性脱发（alopecia seborrheica）。随着现代医学科学的发展，人们逐渐认识到此症的发生主要与雄激素及其代谢和遗传因素关联，皮脂分泌过多只是伴发的症状。因此，医学上命名上普遍接受雄源遗传性脱发的名称。可能的机制为：血液中过多的睾丸酮被 $5\alpha$-还原酶作用形成 $5\alpha$-二羟睾丸酮。后者与遗传决定的额顶部毛囊靶细胞具有特殊的亲和能力并使之生长期的毛发进入休止状态。疾病的发展遵循一定的规律。并且男女有别。在男式类型脱发中，脱发往往首先开始于前额两侧的鬓额角处。逐渐向头顶部延伸。呈 M 型脱发。逐渐在前额中线处形成半岛状或岛状发际。开始时脱发仅是毛发脱落的数量多于以往。常常不易引起患者的注意。随着时间的推移。脱落的毛发数量明显增多。毛发开始变稀疏、纤细、柔软、长度缩短。并

出现完全毛发脱落或仅遗留少许毳绒毛区域。使前额发际线从两侧逐渐向后退缩。而形成与患者实际年龄不符的"老年貌"。也有部分患者脱发从头顶先开始，逐渐向前四周延伸，直至与较迟缓的前发际后移相会合。最终形成在枕上方至双侧耳颞上方呈马蹄形边缘，头顶光亮，无毛表现。另外一种脱发是由额部发际线处平行状脱发后移直至头顶上方。前额中部不形成半岛或岛状毛发残留。形成前额的"高脑门"形象，称为 A 偏型脱发。这一类型脱发较前者发生率较低。在女式类型性脱发中，脱发的表现不同于男性。脱发通常在头顶部呈弥散性发展。只表现毛发变细、变短、变稀疏。而毛发通常不会完全脱光。因此脱发区域不像男性那样界限清楚有光亮的脱发区。毛发脱失表现为从头顶部均匀地开始，逐渐向四周前方推移，而最终波及整个头顶部。但前发际通常保持正常。脱发严重者可引起一些患者精神心理方面的变化。如开始时的恐惧、惊慌和焦虑。经过一定时期后逐渐过渡为现实的平稳状态。有些患者还会进而产生性格的变化，如性情内向、孤僻、消沉等。该病仅头皮毛发受累，不涉及胡须及其他毛发。男性患者常伴有其他身体部位的体毛增多如前胸等。该症常有家族史。②各种类型的瘢痕性脱发：各种后天因素如外伤、烧伤、烫伤、感染、手术等引起的永久区域性脱发者。③先天性局限性脱发者：如疣状痣、皮脂腺痣、局部毛囊发育不全症等。④美容性眉毛、睫毛、腋毛和阴毛的再造等。⑤美容性前额发际线的调整和重建。⑥美容性伪装治疗：身体有毛发部位的缺如、除皱术后

的切口瘢痕、男性唇裂术后的痕迹等。

**手术原理**　毛发移植实际上是复合组织游离移植的一种特殊形式。它是将切取的供区毛发离体后在一定的短时间内分割制备成含不同毛发单位大小的移植物，科学地分布并移植到受区相应准备的组织孔洞中成活，继续生长的过程。其也遵循其他组织游离移植的所有规律，但又有其特殊性，这主要表现在如下方面：①无创技术要求高。毛发在移植过程中要受到不同程度的机械性、干燥性、缺血性、环境暴露性等损伤。实验表明这种损伤的大小与移植毛发的成活成正比。因此，毛发移植手术就需要在手术的各个环节上将这种损伤减少到最低程度。粗糙的技术不但达不到治疗目的，而且还浪费了非常珍贵的永久毛发残存供区。常可使患者失去再手术的机会。这应引起所有医师和患者的高度重视。②无菌技术严格。毛发在移植过程中要受到短暂的或相对的缺血、缺氧过程。这就使得组织抗感染的能力相对下降。因此，严格的无菌技术和合理的应用抗生素是预防感染的有效措施。③操作精确、细致、长久。每一位手术操作者应具备长久微细操作的能力。毛发移植术常常是直接工作在毛发周围上的手术操作。属微小精细手术，并且手术时间较长。这就使得手术者需要有持久的耐力和责任心。④毛发移植手术的方式只是对身体原有毛发的再分布。也就是说，手术后毛发的总数没有变。不会有新的毛发再生。因此，每一位患者的手术机会是有限的，而不是无限的。

**手术方法**　基本操作分四步进行。①供发头皮条的切取：毛发供区的选择取决于受发区的要求，一般在颞枕部发际内6~8cm。局部麻醉和生理盐水浸润后，在反复目测刀片与毛发的方向保持平行一致时切入头皮深达毛囊下包含部分皮下组织，前进至所需的长度并切取之。供区创面在彻底止血后，直接拉拢缝合关闭之。②毛发移植物的制备：将切取的带发头皮组织置于生理盐水饱和浸泡的软质木制压舌板上。在手术放大镜下，以锋利的刀具，将其按不同的毛囊单位大小分割成所需的毛囊单位移植物并低温保存待用。③受发区准备：在需要移植毛发的区域内局部麻醉和生理盐水注射浸润后，按照移植物的形状大小，以相应的锋利刀具保持与受区自然毛发生长方向一致的角度刺入头皮内，制备出潜在的相应组织孔洞。其深度以刚好接近帽状腱膜为宜。④毛发移植物的植入：左手持引导镊打开每个微小孔洞，同时将右手握有的移植物（勿夹持毛囊）轻巧地沿裂隙方向无阻力地一次性地放入孔洞的底部。退出引导镊并固定在移植物的表面，再将操作镊退出孔洞即可。重复以上操作直到将所有移植物植入各自的孔洞之中。手术结束时，加以适当的压力包扎。

**常见并发症**　①毛发生长不良：手术应注意减少对毛囊的创伤，缩短组织缺血时间，增加受创的血液供应状态，保持良好的移植物固定状态。②毛发生长不自然：手术应选择较小移植物，各种移植物应分布科学合理。③头皮表面凸凹不平：移植物的深度应适当。避免选用较大移植物。④头皮囊肿：移植物不应过深、扭曲或重叠。

（范金财）

zhǐjiǎ yízhí

**指甲移植**（nail transplantation）　将部分或完整的趾甲及相关组织由足趾移植到手指，从而修复或再造各种原因造成的指甲破坏或缺损，从而恢复指甲外观和功能的手术。指甲是哺乳动物长于肢体前端的由皮肤角质层硬化而来的硬质结构，可用于自卫或挖掘。人类的指甲不单具有美学功能，而且对于手指末端的稳固性也有重要的作用，在抓、捏等动作中尤其显得重要。它也是由皮肤衍生而来，它与皮肤一样由胚胎外胚层和侧板壁层及其体节向外分出的生皮节逐渐分化而成。指甲分为甲板、甲床（又称甲下皮）、甲襞、甲沟、甲根、甲上皮等部分。指甲生长是甲根部的甲基质细胞增生，角化并越过甲床向前移行而成，甲床控制着指甲按照一定的形状生长，甲床及甲根部有丰富的血管网，为指甲移植术提供了可能。全甲床或甲基质的损伤可造成指甲畸形、生长停滞，严重者甲床出现坏死、指外露以致截指残端修整，造成手外观欠满意及功能障碍，从美学和功能方面看，均应考虑重建指甲。

**适应证**　各种类型的先天性指甲畸形或外伤后指骨及指腹保留较好的指甲部分或全部损伤者。

**手术方法**　指甲移植术主要分为游离趾甲移植术和吻合血管的趾甲游离移植术两类。

**游离指甲移植术**　将脚趾的趾甲及其相关结构切下，游离移植于手指的指甲缺损部位，局部打包缝合以促进移植组织成活。游离指甲移植一般可以分为两类：即全层指甲复合组织游离移植和断层甲床组织游离移植，前者包括甲板、甲床、甲根部的甲基质及周边的部分皮肤全层组织的切取和移植；后者一般仅采取部分甲床的断层组织进行移植，用于部分甲床组织缺损而甲根等结构尚完整者。游离指甲移植成活的关键有两点，即受区良好的血供和供区组织切取时的微创操作。指甲组织移植后需要缝合和打包固定。全层指甲游离移植又可分为全指甲移植和部分指甲移植，后者仅切取趾甲中央部分，用于部分指甲再造。供区一般可植皮或趾骨缩短封闭，受区的血供可根据局部条件不同而采用不同的方法进行改善，如果骨膜完整局部血供良好可直接移植，如果指骨外露，血供较差，可进行指骨打孔、局部肉芽培养或皮瓣覆盖，然后再进行指甲移植术。

吻合血管的游离指甲移植术将趾甲及其相关组织连带其血管神经一起切取，与受区的血管神经进行吻合，进行带血供的整体指甲再造术。该手术的供区根据受区指甲的大小不同，可以采用拇甲瓣或第二、三趾甲瓣等，该手术要求较高的显微外科技术，且供区损伤较大，应用受到一定的限制。

**注意事项及并发症**　常见的并发症有血肿、感染、指甲组织成活不良和指甲畸形等方面，其中最严重的问题是移植组织坏死。指甲组织供区有限，一旦移植成活不良，则造成不可弥补的供区及受区伤害。因此，对于全层趾甲移植者或带血管蒂的趾甲游离移植，前期准备要充分，局部受区条件不佳时，要考虑先封闭创面，然后二期进行指甲移植。

（李　强）

niánmó yízhí

**黏膜移植**（mucosa transplantation）　将黏膜组织从供区切取下来游离移植到受区使之建立血液循环并成活，或在供区形成有蒂的黏膜瓣移转到邻近的黏膜缺损区域，完成形态和功能重建的手术。黏膜广泛分布于身体各部位，如眼睑、鼻腔、口腔、咽部、食管、胃肠、膀胱、尿道、阴道等。组织学上，黏膜可以分为表浅的上皮层和其深方的固有层。各部位上皮层厚度差异非常大，如口腔黏膜上皮较厚，膀胱黏膜上皮较薄。固有层内有丰富的血管网，除口唇外，黏膜下组织含有丰富的腺体，其分泌使黏膜能够保持一种湿润的环境，起到润滑和保护的作用，从而满足不同部位的功能需要。黏膜的愈合能力非常强，切取后即使不缝合通常也能够较快自愈，而且愈合后瘢痕不明显，供区的损毁非常小。与游离皮肤移植类似，游离黏膜移植后早期也依赖组织液的营养维持自身的成活，约48小时后开始血管化的进程，数天内即可形成可靠的血液循环，此后组织的改建期开始，血循环更加稳定，移植的黏膜开始挛缩，约半年后方可稳定。

**适应证**　①睑结膜缺损的修复：特别是眼球完好，视力仍保留情况下的结膜缺损，供区可以选择口腔或者鼻中隔黏膜。②尿道再造：当尿道下裂或者外伤性尿道缺损时，可以切取口腔黏膜或者膀胱黏膜卷成管状，移植于受区完成尿道的重建。③红唇缺损的修复：红唇外露，对于外形要求很高。因此，缺损时需用黏膜修复以维持其良好的色泽和质地。④阴道再造或者阴道狭窄矫正：阴道黏膜的缺损有时较大，可以切取口腔黏膜剪切成微粒进行移植。

**手术方法**　口腔黏膜的切取通常选自下唇或上唇的内侧，或颊黏膜，从后者切取时应注意避开腮腺导管的开口，其位置正对上颌第二磨牙。先于黏膜下注入含1∶200 000浓度肾上腺素的局部麻醉药或生理盐水，即有利于黏膜的切取又可减少出血，然后以手术刀徒手切取相应大小的黏膜片。供区伤口可以直接拉拢缝合，应注意不要切取过宽，以免造成唇部牵拉畸形。有时可在硬腭处切取黏骨膜复合组织片用于眼睑结膜和睑板缺损的修复，此时供区可不缝合，裸露任其自愈。鼻中隔黏膜或黏膜软骨复合组织通常也用于修复眼睑缺损，其切取可在内镜辅助下完成，或将一侧鼻翼的外侧脚切开，充分暴露后直视下完成。阴道黏膜的切取可在阴道后壁和侧壁进行，供区可直接缝合。当整片移植时，移植黏膜片应于创面四周缝合固定，当采用黏膜微粒移植时，应当采用填塞等方法避免黏膜微粒的错动。10天到2周以后，移植的黏膜与基底的粘连稳定，此时可拆除缝线或去掉填塞等支撑物。与皮肤游离移植相似，黏膜移植后也应注意黏膜下有无血肿或血清肿，创面应仔细止血，发现问题及时引流，使黏膜与受区创面保持良好的贴附。良好的固定对于游离组织的成活也至关重要，与皮肤移植不同，需要黏膜移植的部位通常很难实施敷料打包堆式的加压包扎，而压迫又十分重要，因此可选择一些特殊手段达到此目的，如眼睑黏膜移植后可行临时性眼睑缝合，外加敷料打眼包加压包扎；阴道成形术采用黏膜微粒移植时，可在再造阴道内填塞管状带孔硅胶模具，阴道内填纱条，起到加压和固定的作用。感染也是黏膜移植后的常见并发症，虽然黏膜的血供丰富，抗感染能力较强，但移植的部位多难以彻底消毒，所以抗生素的应用应作为常规。

（马勇光）

## zìtǐ zhīfáng yízhí

## 自体脂肪移植（autologous fat transplantation）

切取或抽取自体某部位脂肪颗粒移植至软、硬组织缺陷处，达到组织扩增目的的手术。自体脂肪组织以颗粒的形式从一个部位转移至另一个部位，在受区重新建立血供或脂肪细胞再生，增加受区软组织量，达到塑形和改善功能的作用。因为脂肪抽吸技术的成熟应用，自体脂肪颗粒的获取容易、来源丰富、供区损伤小，而且与其他人工材料相比，组织相容性好、感染的发生率低，成为目前临床广泛应用的一种软组织扩增手段，但因其移植后的成活率不确定，限制了其优越性的发挥。

**发展史** 范德莫伊伦（Van der Meulen）在 1889 年首次进行人体自体脂肪移植，将大网膜脂肪游离移植到肝脏和膈肌之间，此后的半个世纪中，很多学者尝试利用自体脂肪块充填软组织，但随着随访时间延长，人们发现移植后的脂肪大部分被吸收，软组织的充填效果也随之消失，随后的 30 多年，自体脂肪移植受到冷落。直至 20 世纪 80 年代，随着脂肪抽吸术的成熟应用，脂肪颗粒的获取变得容易，脂肪颗粒的注射移植又成为大家关注的热点，目前许多学者都在进行脂肪移植的研究，目的是确实提高脂肪颗粒的成活率。

**基本技术** 用 2mm 或 2.5mm 管径的吸管连接注射器或负压吸引机上的无菌容量瓶，抽吸供区皮下脂肪几十至几百毫升。收集吸出物，在室温下静止 30 分钟或直接离心，去除上层游离脂肪酸及下层水分和血细胞。将纯化的脂肪颗粒转移至注射器中，接注射针管，均匀注射入受区软组织内。口服或静脉应用抗生素 3 天预防感染。脂肪移植区 2 个月内不要按摩挤压，3 个月后随访，视情况决定是否需要再次脂肪移植。

**术后并发症** ①血肿：多数是因为注射针穿破血管造成的，所以脂肪注射时应用圆头钝性针管，避开知名血管束，轻柔操作。一旦出血，及时按压，直至止血再继续注射。如果已经产生血肿应该尽早清除，血肿会影响脂肪颗粒的再血管化导致脂肪颗粒坏死。②感染：如果严格无菌操作，避免大剂量集中注射脂肪颗粒，自体脂肪颗粒移植感染的发生率较低。一旦出现局部红肿热痛要局部和全身同时用药，局部出现波动感后，切开引流。③包块、囊肿、硬结：移植的脂肪聚集成团，不能完全再血管化，缺血，坏死液化者形成囊肿，干酪样坏死者形成包块，坏死吸收纤维化者形成硬结。出现上述情况如果不感染不影响形态和功能，可以不予处理，如果影响形态和功能或影响疾病的诊断，需切开清除。④局部脂肪异常增生：有时移植的脂肪颗粒不仅没有坏死吸收，反而异常突出，体积增大，组织病理学检查类似脂肪瘤，这种情况很少见，具体机制还不明确。一旦出现，可以通过脂肪抽吸术进行修复。

**移植后脂肪颗粒的转归** 脂肪颗粒植入受区后，如果周边的宿主血管长入脂肪颗粒，那么脂肪颗粒再血管化，保留脂肪组织的结构，达到软组织扩增的效果；如果没有再血管化，脂肪组织缺血坏死、液化、吸收或纤维化，脂肪组织的结构消失，软组织扩增的效果也消失，不过纤维化程度高，纤维结缔组织增生，软组织扩增的效果也可以维持；脂肪颗粒中存在一些干细胞或脂肪前体细胞，他们有较强的耐缺血性，一旦成活可以在局部微环境的促发下定向分化成脂肪细胞，并进一步生长为脂肪组织。

**应用** 包括改善形态和改善功能两方面。

改善形态 临床应用脂肪颗粒移植的病例很多，大多数是为了改善形态，可以归纳为以下几个方面。①面部软组织及硬组织缺损或变形：面部骨骼和软组织因先天发育或后天疾病或外伤造成的移位、变形、缺失都会造成局部凹陷，脂肪移植可以改善凹陷状态。②面部轮廓不佳：美容外科中，很多面容正常的患者经常会自觉颞部、颊部凹陷与颧部不协调，要求使颞部或颊部变丰满，脂肪移植可以部分满足这类患者的要求。③面部、手老化：面部及手的老化表现在软组织的体积减小、皮肤松弛，形成静态的皱纹或凹陷，脂肪移植可以增加软组织的体积，使软组织变丰满，皮肤松弛改善。④乳房体积小、形态缺陷：乳房先天发育不良、哺乳后萎缩、再造术后形态缺陷、不对称、假体隆乳后软组织菲薄均可通过脂肪移植改善。⑤臀部轮廓缺陷：东方人的臀部轮廓常为方形且侧面观扁平，所以临床可见很多患者要求将臀部轮廓变为半圆形侧面观隆凸饱满，脂肪移植可起到一定的隆臀作用。⑥唇形态差、单薄：红唇因先天发育或老化形态菲薄、先天发育或外伤形成凹陷，可以通过脂肪移植改善。⑦上下睑凹陷：上下睑整术后或外伤形成的凹陷、眶内脂肪萎缩眶上缘或眶下缘凹陷可以通过脂肪移植改善。

改善功能　有时脂肪移植不单纯为改善形态，也能起到改善功能的作用，如贴骨瘢痕、尿道括约肌或直肠括约肌功能障碍导致的尿失禁或大便失禁、声带关闭不全、鼻咽关闭不全、鼓膜破损，脂肪移植至局部可以改善相应功能。

脂肪移植的目的是软组织扩增，但各种移植方法经过不断地改进，移植脂肪的成活率仍不确定，人们开始怀疑脂肪颗粒本身是否结构有缺陷，是否不具有足够的脂肪前体细胞或血管基质片段，导致其植入受区的脂肪颗粒不能再血管化或脂肪细胞再生，所以现在有学者将脂肪颗粒中添加从脂肪组织中分离出的血管基质片段（细胞辅助脂肪移植），脂肪颗粒的成活率有所提高，但因目前没有广泛应用于临床，其效果有待临床实践进一步验证。还有很多学者从组织工程的角度进行实验研究，研究如何进行脂肪等软组织扩增，即脂肪组织工程学：一方面是将种子细胞与基质材料结合，在生物活性蛋白或生长因子的作用下新生为脂肪组织；另一方面是用生物活性蛋白或生长因子等物质在局部构建促进脂肪组织再生的微环境，使脂肪组织再生。脂肪干细胞的实验研究与临床应用有望取得更大的进展。

（马桂娥　雷　华）

fùhán xuèxiǎobǎn xuèjiāng

## 富含血小板血浆（platelet-rich plasma，PRP）

血小板团在少量血浆中重悬形成的血小板浓缩液。因为血小板在受到凝血酶、胶原、ADP 等物质的激活时，胞内的颗粒通过胞膜融合作用可以释放大量活性蛋白，其中包括多种生长因子，如血小板源性生长因子（PDGF）、转移生长因子（TGF-β）、血小板因子 4（PF4）、白介素-1（IL-1）、血小板源性血管生长因子（PDAF）、血管内皮生长因子（VEFG）、表皮生长因子（epidermal growth factor，EGF）、胰岛素样生长因子（IGF）、骨钙素、骨粘连素、骨形成蛋白（BMP）等。所以，PRP 可以作为一种生物制剂局部应用，激活后释放的多种生长因子和细胞因子可促进细胞的分裂和增殖、增加胶原的合成、激发血管长入和诱导细胞分化，这些作用对软组织及硬组织的再生至关重要。目前有研究表明 PRP 用于面部皮瓣下方可以促进止血和皮瓣粘着；用于睑成形术中可以减少缝合、促进伤口愈合、降低术后粟丘疹的发生；用于面颈部除皱及乳房整形术，因促进凝血，可以免置引流管、减轻术后肿胀淤斑，加快伤口愈合；用于下肢慢性创面，可以促进伤口愈合。在硬组织修复方面，很多实验研究证实，如果将 PRP 与自体松质骨颗粒或骨髓基质细胞混合，可以加速新骨形成，促进植入体与宿主骨整合。将 PRP 用于临床进行上颌窦增高术、上颌骨缺损修复术、下颌骨牵张成骨术、牙种植术，取得良好效果。全血经两步离心就能得到血小板的浓缩液——PRP，现有多种市售快速 PRP 分离机，使 PRP 的制备更加简便、快捷。血小板来源于自体，不会引发肝炎、艾滋病和疯牛病等传染病。创伤小，易于被患者接受。因此，PRP 作为唯一的内源性生长因子来源就显得更为重要，并有着广阔的应用前景。但是目前对于 PRP 的基础研究和临床试验还不够深入，仍有许多问题摆在面前，如不同生长因子的最理想的工作浓度如何；PRP 中一些尚未被发现的有用因子及其功效又如何；PRP 中的高浓度生长因子是否与局部癌变相关联；还有学者报道其研究并未发现 PRP 有生物效能。随着对 PRP 研究的进一步深入，这些问题将会得到解决。

（马桂娥　雷　华）

jīnmó yízhí

## 筋膜移植（fascial transplantation）

筋膜组织细密而薄，质地柔软，富有弹性和伸延性，是坚韧而润滑的结缔组织。其基质由成纤维细胞构成，比较容易适应新的环境。在筋膜移植中，自体筋膜条或筋膜片移植以后，成纤维细胞不仅能保持活力，而且能保持原有的结构和性能，原因在于其移植后总处在不断的机械刺激之中。筋膜游离移植成活的关键在于受区具有丰富的血供，而且移植体要与周围组织密切接触。

适应证　①面神经麻痹、上睑下垂和睑外翻悬吊。②肛门括约肌功能丧失和手部肌腱损伤的修复。③面部软组织凹陷畸形缺损（尤其是软组织被粘连到骨面引起的凹陷）的充填。④疝、胸壁和腹壁缺损的修补。⑤覆盖截骨术的骨端，防止骨断端与皮肤粘连在一起。

供区选择　用于肌肉悬吊的筋膜取自阔筋膜；充填面部凹陷时依情况取自阔筋膜或颞筋膜；覆盖耳郭后面缺损可用颞筋膜或耳后筋膜。

手术方法　包括以下几方面。

阔筋膜切取　①筋膜片切取：局部浸润麻醉，在大腿前外侧做纵向切口，剥离皮下组织显露阔筋膜后，用手术刀切取。需要较大块筋膜时，可做 S 形切口或两个平行皮肤切口切取。片状筋膜切取后，如缺损区较窄，将两侧筋膜拉拢缝合即可。不能缝合者则将筋膜切口扩大，以防肌疝发生。术后供区应做压力包扎，卧床 3~5 天，防止血肿和肌疝。②筋膜条切取：用筋膜抽取器切取较为便利，没有筋膜抽取器时，也可做较长的纵 S 切口，直接用手术刀切取。使用抽取器时，先在膝上外侧做纵向（或横向）小切口，显露阔筋膜。继之在阔筋膜上做两个纵切口，各长 2~3cm，以其为确定筋膜切取的宽度。在该处切断筋膜，并用血管钳夹住，使近断端从抽取器内套管的小窗中穿出，用止血钳夹住后向远侧牵拉，沿着阔筋膜纤维方向，将抽取器向近侧方向渐渐推进。达到要求长度时，推进外套管并辅以旋转动作，即可切断筋膜条之近端而抽出。筋膜切取宽度为 1.5~2.0cm，不易发生肌疝，缺损部位也可自行修复。取下的筋膜应保持湿润，尽快移植。用于上睑下垂或面瘫悬吊的筋膜条，悬吊的紧张度应比矫正所需者略大。筋膜供区需加压包扎和制动。

**颞筋膜切取** 在耳前上方触及颞浅动脉搏动，由此向颞顶部头皮做 T 形切口达毛囊深面。在毛囊和颞筋膜间的皮下组织中钝锐剥离，充分显露颞筋膜。用做岛状瓣移植时，按所需筋膜大小将其切开，保留颞浅血管蒂，即可进行转移。若携带邻近发际的小块皮肤，可修复小面积耳轮缺损，即形成岛状皮瓣。用颞浅筋膜瓣进行颞下颌关节成形术时，注意切勿损伤越过颧弓向前上方走行的面神经颞支和颧支。

(黄渭清)

shénjīng yízhí

**神经移植**（nerve transplantation） 以神经移植修复神经缺损的方法。通过接触进行传导的观点是现代周围神经外科修复的主要依据。神经植入术是近年出现的一种神经移植。运动神经植入术是将邻近的运动神经分支植入失去神经支配的肌肉，使其恢复运动功能，已证明可再生新的运动终板。感觉神经植入术，是把神经植入失去神经支配的皮肤或感觉功能不良的皮瓣之中。神经来源为体表次要皮神经，如腓肠神经、前臂外侧皮神经、股外侧皮神经等，需将移植体的一端和失感觉区的神经近心端做外膜缝合 2~3 针；也可将邻近创区的次要皮神经直接植入，不需做神经吻合。

**适应证** 各种原因造成的周围神经缺损长度超过 2~3cm（手指神经缺损长度超过 0.5cm），经过各种使两断端接近的措施（如游离神经、神经移位和调整肢体位置等），不能在无张力下直接缝合远、近断端者，应做神经移植。

**禁忌证** 受床瘢痕组织多、血供不佳或感染未得到控制者，禁做游离神经移植。

**供区选择** 常用做移植的神经有腓肠神经、隐神经、耳大神经、股外侧皮神经、小腿后侧皮神经、前臂外侧皮神经和臂内、外侧皮神经等。

**手术方法** ①腓肠神经切取：腓肠神经长 25~35cm，由胫神经在膝关节平面稍下方腓肠肌两头之间发出，分布于小腿后外侧。在小腿上半部位于深筋膜下，分支少，在中、下 1/3 交界处穿出深筋膜至皮下，向外踝和足外侧走行。切取时，采用局部浸润麻醉，在外踝后方做 1~2cm 的纵向

皮肤切口，分开皮下组织，以小隐静脉作为标志，在其附近找到腓肠神经。据统计，神经位于血管外侧者占 56%，位于内侧者占 22%，在其深面者为 12%。神经干内有 4~5 个束，横径 3.3mm，前后径 1.4mm。将神经与小隐静脉分开，轻轻挑起，沿神经通路向近侧延长皮肤切口，按需要长度切取神经，切取长度应比实际缺损长度大 15%。将取下的神经段展平于生理盐水纱布上，去除神经外面的脂肪和结缔组织，准备移植。用多个小切口逐段抽出的方法切取神经，易损伤神经，不宜采用。②股外侧皮神经切取：自髂前上棘下方 8~10cm 处向远侧做纵向或 S 形切口，分离皮下，在皮下脂肪深层寻找，按需要切取移植段。解剖应仔细，凡皮下组织中的神经小束慎勿轻易切断，应作为线索顺之寻找主干。股外侧皮神经也较细，但束排列尚致密，适宜修复指神经。③桥接移植：将取得的神经移植体植于拟修复神经的两断端之间，准确对合神经束，在手术显微镜下用 9-0~11-0 无创缝合线做外膜或束膜缝合（图 1，图 2）。移植的神经段应完全置于健康组织（如肌肉、蜂窝组织或脂肪组织）中。用细小神经修复较大的神经缺损时，可将其按所需长度分为数股，合并后做电缆式移植，每股的断面均应与神经的断端对合。

(黄渭清)

xuèguǎn yízhí

**血管移植**（blood vessel transplantation） 在血管移植中，一般的小血管缺损，不论动脉与静脉，均宜用体表的自体静脉移植修复。这些静脉位置表浅，数量多，切取方便，而且移植到动脉后的愈合过程，与动脉之间吻合

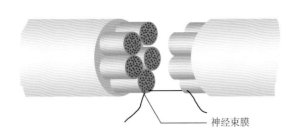

图 1　神经束膜缝合

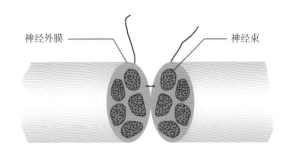

图 2　神经外膜缝合

的愈合过程相似，所需时间并无明显延长，可能与动脉血氧分压较高，静脉内皮细胞活力增强有关。

**适应证**　①有重要意义的血管损伤或缺损。②显微外科手术中血管蒂短，或移植后血管栓塞需再次手术。③肢体缺血性病变及淋巴管阻塞。④血管断端回缩，缝合口有张力。

**禁忌证**　移植体有明显粥样硬化改变、受区存在感染或无良好的皮肤组织覆盖。

**供区选择**　静脉移植体的供区一般取自肢体的浅表静脉，如头静脉、贵要静脉及其属支，手背、足背静脉网及大、小隐静脉及其属支等。选择原则是供、受区血管口径大致相等。深部动脉的伴行静脉管壁薄，分支多，两条伴行静脉之间有较多的交通支，而且位置较深，不宜选用。

**手术方法**　包括自体静脉移植和自体动脉移植。

自体静脉移植　①移植体切取：沿所选择血管的行径画出标记，沿血管旁用较小针头做局部浸润麻醉。切开皮肤，显露位于皮下组织中的静脉。钝性游离血管，逐一结扎切断血管分支。按比实际缺损大 30% 左右的长度，在已游离血管的近、远端各上一把止血钳。之后，在两血管钳的

相对面用利刀切断血管，取下后用生理盐水纱布包裹备用。因有静脉瓣存在，最好在取下的血管的一端用缝线穿过外膜做出标记，以便识别血管瓣膜的方向。取下的静脉如发生痉挛，可用液压扩张或热敷解除，注意不得损伤内膜。术中应使皮肤切口长度与切取的静脉段长度一致，以利于显露和不致损伤血管。不宜做多个小切口来采取血管。结扎分支血管时，应在血管分出点用细线准确结扎。离分出点太远，分支残端可因动脉压力而扩张，形成动脉瘤样改变；离起点太远，又可导致静脉管壁局部狭窄。②移植：将切取的血管移植段倒置，使静脉瓣的方向与血流方向一致。受区血管的近、远断端各上一个压力适合的血管夹。按两定点或三定点缝合法，用无损伤带针尼龙线与动脉一端的前壁吻合。前壁缝合完毕，翻转移植段再吻合后壁。同法吻合血管的另一端。吻合口切割要整齐，对合应准确，使内膜外翻。缝针穿过管壁应一次到位，边吻合边用抗凝液冲洗吻合口。血管吻合完毕先放松吻合口远侧的血管夹，再放松近侧的血管夹。

自体动脉移植　动脉移植与静脉移植相似。以切取颞浅动脉移植段为例，先检查耳前区血管

搏动情况，沿搏动行径做出标记。局部浸润麻醉下，沿标记线切开皮肤，在皮下组织浅层显露颞浅动脉。用显微血管钳钝性游离血管，结扎切断分支，按所需长度取下。

（黄渭清）

jīròu yízhí

**肌肉移植**（muscle transplantation）　采取不造成严重功能障碍的自体骨骼肌去修复失去功能导致病变骨骼肌的过程。1951 年，皮尔（Peer）和沃克（Walker）对游离骨骼肌移植进行研究后提出：①如果把骨骼肌移植到血供较好的受区，在 3~4 天就可以重新建立血液循环，但是，受植床的毛细血管长入移植肌肉的深度仅为 2~3mm，深部肌肉纤维不能获得血供，而发生变性坏死、吸收和纤维化。小块的肌肉移植则有成活的可能性。②移植前 2~3 周，如果将供肌预先去神经支配，降低肌肉内氧化酶的活性及肌肉的代谢率，肌肉移植后容易成活。如果将邻近的运动神经纤维植入移植肌肉，则移植肌肉有可能重新获得神经支配。③移植肌肉必须保持肌腹的完整性。④肌肉移植后长度松紧要合适，以保持肌肉原有的张力。1971 年，汤普森（Thompson）把狗完整的前肢肌肉分别游离移植到面部咬肌、口周

肌肉及后肢缝匠肌和骨薄肌之间，将实验分成两组，其中一组于移植前2~3周预先去神经支配。结果移植前未去神经支配的移植肌肉仅有半数存活，存活部分的移植肌肉仅有原来的5%~10%，而预先去神经支配组的移植肌肉有70%存活，体积则达到原来的80%以上，经过组织学切片观察，正常肌纤维占75%。同年汤普森又报道了用不吻合血管神经的趾短伸肌和掌长肌移植治疗单侧完全性面瘫的病例，在移植前2~4周将趾短伸肌预先去神经支配，然后把肌肉移植到患侧面部及口周，去除肌肉外膜，使移植物靠邻近肌肉提供营养和神经支配。术后4~18个月，所有8例患者都获得了较满意的肌肉运动，而且组织学检查及肌电图检查均证实移植肌肉是存活的。他认为移植前供肌预先去神经支配能够提高肌肉的生存能力。1948年哈马克（Hamacker）报道1例急性脊髓灰质炎后遗症导致嚼肌瘫痪的病例，应用双侧带蒂胸锁乳突肌瓣转移重建嚼肌功能，随访20余年效果良好。此后，这种带血管神经蒂的肌瓣、肌皮瓣转移术得到了蓬勃发展，尤其在治疗近距离肌肉瘫痪及重建组织缺损方面效果非常显著。

骨骼肌的组织结构　骨骼肌借肌腱附着于骨骼或韧带，由肌纤维（肌细胞）和结缔组织膜构成。肌纤维是骨骼肌的基本功能单位。肌纤维周围有少量的结缔组织称为肌内膜，其内含有丰富的毛细血管。大量平行的肌纤维聚合成束，很多的肌束又集合成解剖上的每一块肌肉。在整块肌肉外面的结缔组织为肌外膜，它是一层致密结缔组织膜，含有血管和神经，这些血管和神经的分支伸入肌肉内，分隔和包围大小不等的肌束，形成束膜。骨骼肌纤维有红肌纤维和白肌纤维两种。红肌纤维收缩为糖的需氧代谢，收缩反应慢，持续时间较长，故又称为慢缩肌纤维。而白肌纤维收缩为无氧酵解，细胞膜皱褶少，收缩反应快，持续时间较短，故又称为快缩肌纤维。在一块肌肉中，红肌纤维和白肌纤维混合存在，在不同的肌肉中两种肌纤维所占的比例不同。

骨骼肌移植后的再生与再神经化　骨骼肌的再生能力是很低的，骨骼肌细胞的有丝分裂甚为少见。在肌肉受到轻微损伤时，肌纤维剩下的未受损伤的残端便能长入残留肌肉的肌膜内，受到损伤部位的肌卫星细胞转变为成肌细胞，进行分裂，并分化为肌纤维，填补受伤部位。在肌肉受到较大损伤时，受损部位成纤维细胞浸润，最后由结缔组织充填，骨骼肌再生时，必须有支配肌肉的运动神经纤维存在才能完成。骨骼肌游离移植后的肌纤维和神经再生均取决于血液循环的重建。肌肉游离移植后早期，肌肉的血供完全中断，血管内皮细胞发生严重变性及部分崩解，原有的血管已遭到内源性破坏。移植后第1天，移植物除表层肌纤维由移植床组织液维持生存外，中心部位处于广泛缺血状态。移植后第4天，移植肌肉周围开始有血管新生，并有大量的组织细胞浸润，如多形白细胞、巨噬细胞及淋巴细胞等，这些细胞起着吞噬和清除坏死肌浆的作用，而且这种吞噬过程是向心性进行的，5~7天时，能够到达肌肉的中心部位。骨骼肌再生最早在移植后3天出现于移植物表层存活的肌纤维深部，其内可见新的肌细胞，这些肌细胞被认为是肌卫星细胞转变的成肌细胞。移植后7天，在移植肌肉的外周有新生的小动脉向肌肉生长，2周左右，可见小动脉、小静脉已延伸到移植物的中心部位。1个月后，移植肌肉毛细血管丰富，新生的血管口径变粗，小动脉、小静脉在肌膜之间呈网状分布，肌纤维呈均匀分布。而部分无血供建立的肌肉成纤维细胞增生，坏死的肌纤维被清除，由纤维组织所代替。随着运动神经纤维的再支配，移植肌肉的结构不断完善，可产生收缩功能。运动神经的再生是游离肌肉移植功能恢复的决定性因素。各种游离肌肉移植的方式不同，再神经化的过程也不完全相同。带血管神经蒂的肌肉移植主要依靠吻合神经的近心端再生，新生的施万细胞增殖形成髓鞘，轴突不断延伸，长入移植肌肉，从而获得神经再支配。不吻合神经的游离肌肉移植，再神经化的方式有两种，一种是肌肉-肌肉神经化，即移植肌肉去除外膜，使肌纤维直接与受区的肌纤维接触，受区肌肉的神经末梢在失神经肌肉某种因素的诱导下，能够向移植肌肉长入；另一种是神经-肌肉神经化，移植肌肉邻近受区的运动神经纤维，向移植肌肉发出支芽再生。关于再神经化的机制尚不清楚，有学者认为肌纤维内可能存在某种神经诱导因素，当肌肉失神经时这种因子被激活，并且作用于周围神经纤维和神经元，从而诱导神经再生，并且能够定向长入失神经的肌肉。

（黄渭清）

jījiàn yízhí

**肌腱移植**（tendon transplantation）　采取具有充分代偿功能的肌腱去修补肌腱的断裂与缺损，

多采用游离移植的方式来进行。人体内存在滑液内肌腱与滑液外肌腱两种肌腱。在行肌腱移植时，应选择具有相同组织特性与环境条件的肌腱供体，以获得更好的疗效。

**适应证**　①肌腱缺损。②肌腱断裂后早期未作修复，因弹力减退而断端不能拉拢缝合。③肌腱严重损伤，广泛粘连，无法作肌腱松解术者。

**禁忌证**　①手指关节僵硬或强直。②手指掌侧瘢痕组织较多。③受区有感染存在。

**供区选择**　临床上最常应用的自体肌腱供体是掌长肌腱（图）、跖肌腱和第 2、3、4 趾长伸肌腱。

**手术方法**　手指屈肌腱移植方法：以中指腱鞘部指深、浅屈肌腱损伤为例。①手术切口包括手指部的侧中切口和手掌部与掌横纹平行的横向或弧形切口。手指呈屈曲位，于中指桡侧标出指横纹的末端各点，沿其连线做切口。切开皮肤、皮下组织、筋膜，将中指桡侧血管神经束连同皮瓣一起从屈指肌腱鞘表面向掌侧掀起，显露腱鞘，此时可发现瘢痕化之损伤处。切除屈指肌腱鞘，于中节指骨中部保留约 0.5cm、近节指骨近端 1/2 处约 1cm 宽的腱鞘作为滑车。若该处腱鞘亦有损伤，不能保留滑车，则切除腱鞘后应重建滑车，以避免手指屈曲时屈指肌腱产生弓弦状畸形，影响屈指功能。②于远侧指间关节远端切除指深屈肌腱远侧断端，保留其肌腱止点附着部。于近侧指间关节囊近端水平切除指浅屈肌腱，勿损伤近侧指间关节的关节囊，沿近侧掌横纹尺侧段做横切口，切开皮肤、皮下组织、掌腱膜，沿掌腱膜深面游离皮瓣，将切口牵开，找到中指屈指肌腱及腱鞘起始部。从手掌切口内，将肌腱近端抽出，指深屈肌腱近侧残端用止血钳夹住做牵引，待移植肌腱缝接时，从蚓状肌附着处远端切除残端，将指浅屈肌腱残端牵出切口后，尽量在近侧切除，切下之肌腱留做滑车用。③局部浸润或臂丛阻滞麻醉下，于腕中纹正中做 1cm 长的横切口，在皮下解剖，即可显露肌腱。通过牵拉夹住其远断端的止血钳，了解肌腱走行，循其行径在前臂皮肤做数个 1cm 的横切口，用细长剪解剖，逐段抽出掌长肌腱，连同腱系膜和腱旁膜一并取下。取下的肌腱应用生理盐水纱布包裹，防止干燥，并避免夹压肌腱和触摸损伤，争取尽快移植。彻底止血，固定移植肌腱远端，缝合切口，调整肌腱张力，一般情况下在手休息位使伤指略屈于其他手指，将患手固定于腕关节屈曲和手指半屈位。

**术后处理**　术后 10 天拆除缝线，3~4 周后拆除石膏托及缝合钢丝，积极进行功能锻炼，并辅以物理治疗和中药熏洗。一般术后需 3~6 个月的功能锻炼，以恢复屈指功能。术后半年屈指功能不满意，应考虑行肌腱松解术，以改善手指的屈曲功能。

（黄渭清）

ruǎngǔ yízhí

**软骨移植**（cartilage transplantation）　软骨由软骨细胞和其周围的基质组成，根据基质特征，分为透明软骨、弹性软骨和纤维软骨。弹性软骨含有弹力纤维，其他两种软骨皆含胶原纤维。透明软骨覆盖于关节面，连接骨性肋骨和胸骨；弹性软骨一般位于柔软易弯具有支持作用的部位，如外耳、会咽和咽部；纤维软骨则位于有坚硬支持作用或需张力强度的部位，如椎间盘、韧带和肌腱附着于骨的地方。软骨因其质地较软，可雕刻成所需的形状，在整形外科手术中作为充填和支持材料应用广泛。移植的软骨可从自体、同种或异种个体中切取，多采用游离移植法。完整新鲜的软骨，具有内聚应力保持其解剖形态，当某一侧的完整性被破坏时，即刻引起变形卷曲，这是有活力的标志，故而雕刻时应顺应这种内聚应力。整形外科通常使用的软骨为透明和弹性软骨。供区多采用肋软骨，鼻中隔和耳郭软骨。

**适应证与禁忌证**　软骨移植主要用作充填和支持材料，根据需要可取软骨的整段、碎块或薄片。如修复颅骨、颧骨、额部、颌部和眶部等位于皮下的硬组织凹陷性畸形或缺损、下颌骨髁状

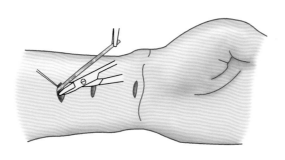

图　掌长肌腱切取

突截除或脊柱裂所形成的腔穴形缺损、眼球摘除后眶内充填、耳郭再造术、鼻再造支架材料及鼻翼塌陷的矫正等。也可和与其相接的皮肤或黏膜一起形成复合组织移植：如用耳郭和鼻中隔复合组织修复鼻翼和眼睑缺损等。如受区感染或血供条件差，则不宜进行软骨移植术。

**供区选择** 使用小块而薄的软骨片从耳郭或鼻中隔切取即可。如需用较大的软骨块进行移植，可从第 6~9 肋软骨连接处采取。一般取右侧，以避免误伤心包。①耳郭软骨切取：在耳郭后方皮肤上或耳甲腔做纵向切口，分开皮肤，于软骨膜表面分离，显露软骨，按需要切断软骨周围及其下方的软骨膜，仔细取下软骨。止血后，缝合皮肤切口，加压包扎。如需切取全层耳郭组织，在拟切取的移植片上穿一针缝线做牵引，用利刀切取。供区缺损小者可直接缝合，缺损大者，应修整缺损区创缘，使其成为楔形或锯齿状，以便使缝合后的耳轮呈自然延续状态；移植片的体积不宜过大，作为复合组织移植时，其宽度不得超出 1.5cm，否则可能影响血供重建。做局部浸润麻醉时，不应把局麻药物注射到耳郭前方皮肤与软骨之间，以防止软骨与前方皮肤分离，影响移植片成活。切取耳软骨移植片应遵循无创原则，减少损伤，移植时还应设法增加移植片与植床的接触面并妥善固定，以有利于移植软骨复合组织的成活。②肋软骨切取：手术在局麻或全麻下进行。沿拟切取的肋软骨走向做斜形切口，切开皮肤、皮下和腹直肌前鞘，纵行切开或切断腹直肌纤维，显露肋软骨。纵向切开肋软骨上下缘两侧的软骨膜，用骨膜剥离

器分离软骨膜，充分显露拟切取的软骨，在拟切断点软骨下方垫以尖端弯曲的剥离器，用手术刀切断软骨将其取下。这样切取的肋软骨表面带有一层软骨膜，移植后有利于软骨的生长。如需切取较大的软骨块，应注意保持软骨间的纤维连接稳定。剥离软骨膜时应仔细，不要用力过猛，以免损伤胸膜。一旦穿透胸膜，应立即缝合，术后严密观察，必要时作闭式引流术。切下的软骨应立即用生理盐水纱布包裹，防止干燥和滑落，妥善保管。手术切口在关闭前仔细止血和冲洗，然后分层缝合腹直肌、皮下和皮肤，适当加压包扎。③鼻中隔软骨切取：鼻中隔软骨常与一侧的黏膜同时切取。切取前宜用复方薄荷油（薄荷脑和樟脑各 1g 加液状石蜡至 100ml）滴鼻 3~5 天，每天 2~3 次，以保护鼻黏膜。在距鼻小柱和鼻中隔顶端各 0.6cm 处，做经一侧黏膜和软骨的纵切口，伸入剥离器，在对侧黏膜下剥离达一定范围后，扩大原切口，取下移植片。如在对侧黏膜下注入生理盐水，则便于切取。取下的移植片要防止干燥，两侧鼻腔则充填凡士林或碘仿纱条，维持鼻中隔于中位。

**注意事项** 切取移植片时，不要穿通鼻中隔对侧的黏膜，以免造成穿孔，注意勿使移植片的软骨和黏膜分离。

自体软骨移植后，仍保持其原有的结构特性。软骨移植后的愈合对血管有明显的依赖性，而且愈合速度随着软骨细胞与血管距离的增加而减慢。目前普遍认为：移植后的软骨能够生长，软骨膜有再生软骨的能力，因此，带软骨膜的软骨移植后的生长潜力优于不带软骨膜的。感染、张

力及术中损伤等皆可导致移植后的软骨吸收变形。由于同种或异种软骨移植后免疫排斥反应导致术后的吸收变形，目前已很少用于整形外科。

（杨庆华）

*gǔ yízhí*

## 骨移植（bone transplantation）

将骨组织或其他骨组织替代材料植入骨创面之间或骨创面旁或骨缺损中来辅助骨愈合的外科技术。骨移植材料包括自体骨、异体骨、异种骨以及人工骨材料。在整形外科领域，移植骨主要用作支持和保护性组织来修复颅骨、颧骨、眶骨及上下颌骨的先天性畸形和创伤性或肿瘤切除造成的缺损，以及用于手指再造和手指延长术。骨移植最常用的是自体骨移植，自体骨主要的供源为髂骨、肋骨、腓骨、胫骨以及颅骨外板。

（刘元波）

*fùhé zǔzhī yízhí*

## 复合组织移植（composite tissue transplantation）

将两种以上的组织移植到身体的某一部位，以修复畸形或缺损的组织移植技术。如皮肤软骨瓣移植、皮肤肌肉瓣移植、皮肤肌肉骨瓣移植以及同时带有神经肌腱等组织的移植。

**分类** 根据供体来源的不同，可以将复合组织移植分为自体复合组织移植和同种异体复合组织移植。

同种异体复合组织移植 指将同种的复合组织由一个供体移植到另外一个受体的技术。自 1998 年迪贝尔纳（Dubernard）领导的团队成功进行了世界首例同种异体手移植以来，同种异体复合组织移植迅速成为国际国内的研究热点。2006 年，德沃谢勒

（Devauchelle）又报道了世界首例同种异体颜面部复合组织移植手术（俗称换脸术）。由于免疫排斥的问题使得临床同种异体复合组织移植的应用十分受限。目前主要为全手和全颜面的移植。

自体复合组织移植 用自体的复合组织修复自体的缺损称为自体复合组织移植。是目前临床普遍应用的方法。根据组织的血供来源不同又可分为游离的复合组织移植，带血管的复合组织移植。①游离复合组织移植：不带血管（不需吻合血管）的两种以上组织移植。移植体只能通过局部的组织液营养而成活，故通常体积较小。如耳郭组织修复鼻翼，将耳郭边缘两侧皮肤夹带中央软骨，整体的三角形组织块状取下，移植于鼻翼三角形缺损区。②带血管复合组织移植：带血管蒂的两种以上的组织移植。这种移植可以是不吻合血管的移植，如唇部的 AB 瓣，即将下唇的全层倒三角形复合唇瓣，一端相连作为血供来源的蒂部，另端向上转移修复上唇缺损，又如下眼睑的带睫毛睑板和内外皮肤的复合眼睑瓣，一侧相连作为蒂部，另侧向上旋转，修复上睑的全层缺损；也可以是吻合血管的移植，如将第二足趾于跖趾关节处截断，带皮肤、肌腱、神经血管、骨关节、整体将其移植至拇指，再造拇指。

**适应证** 复合组织移植主要应用于以下情况的修复治疗：①鼻翼全层缺损。②眼睑全层缺损。③睑结膜及睑板缺损。④眉缺损。⑤耳郭缺损。⑥唇缺损。⑦颞颌关节重建。⑧掌指关节及指间关节重建。⑨手部肌腱和皮肤全层缺损。⑩颅骨头皮缺损。⑪胸、腹壁全层缺损。

**操作方法** 足够的营养供应是确保复合组织移植成活的基本条件。早期，不吻合血管的游离移植体主要靠受区渗出的组织液提供营养，需要一定的缺血缺氧耐受能力。移植后数天，随着新生血管的长入，移植体也因此获得了稳定的营养供应而成活。带蒂和吻合血管的组织主要依靠蒂部的轴型血管供血。临床上常用的复合组织移植方法有：①耳郭复合组织游离移植。②耳甲复合组织瓣带蒂移植。③鼻中隔黏膜软骨游离移植。④眼睑复合组织带蒂移植。⑤带毛囊及少量脂肪组织的头皮游离移植。⑥唇瓣带蒂移植。⑦真皮脂肪瓣游离移植。⑧筋膜脂肪组织块移植。⑨各种肌皮瓣及带骨组织的肌皮瓣移植。

**注意事项** 为确保手术成功，需注意以下几点：①术中尽可能减少组织损伤。②彻底切除受区瘢痕组织。③尽可能扩大组织接触面。④良好的血管吻合十分重要。⑤游离的复合组织术后加压固定要确实，要有足够的包扎时间。⑥术后密切观察组织血供。

**并发症** 主要的并发症为供养不足导致的移植体坏死或部分坏死。

（高建华）

wěnhé xuèguǎn zǔzhī yízhí

**吻合血管组织移植**（tissue transplantation with vascular anastomosis） 将身体某特殊区域的组织（即皮肤、脂肪、肌肉或骨组织）携带供养血管分离转移至身体的另一区域，通过显微外科技术将组织供养血管与受区血管吻合来提供组织血供的外科技术。整形医师常在缺损无法应用周围组织修复时或需要血供丰富的组织、功能性肌肉组织以及特殊的组织成分，如带血供的小肠或骨组织修复缺损时，选择吻合血管组织游离移植。如应用游离腓骨瓣进行的下颌骨重建、应用游离横行腹直肌肌皮瓣或腹壁下动脉穿支皮瓣进行的乳房重建。

（刘元波）

dònggān yízhí

**冻干移植**（freeze-dried transplantion） 应用急速冷冻后的冷冻干燥处理进行异体组织的保存，在需要时可移植用于修复相应组织缺损的外科技术。常见应用冻干技术进行保存的组织有骨组织、动脉、腱鞘和硬脑膜。

（刘元波）

zǔzhī dàiyòngpǐn

**组织代用品**（tissue substitutes） 代替缺失的组织或器官的生物医学材料。是体内植入材料，医疗用材料和假肢用材料的总称。整形外科组织代用品以体内植入材料临床应用较广，其目的是改善外形，恢复功能。

**使用条件** 生物材料包括天然材料和人工合成材料，均要求具有良好的生物相容性。尤其是体内植入材料应具备下列条件。生物学方面应具备良好的人体相容性，无毒性反应、炎症反应、异物反应、变态反应，无抗原性、无致癌性。生物力学方面要求材料有一定的强度，能耐受一定的拉力和压力，能承受一定的负荷，弹性模量要接近于骨，能耐老化、抗冲击强度和耐磨损度等。化学方面要求具有稳定的化学性能，长期植入而不发生构造改变，具有良好的耐蚀性，能耐腐蚀疲劳，不产生有毒物质的溶出物。其他方面要求易于加工、塑形，为非磁性，容易消毒、灭菌等。

**分类特性** ①高分子类生物材料：包括硅橡胶、聚甲基丙烯酸甲酯、聚四氟乙烯、高密度聚乙烯、聚乳酸、聚羟基乙酸、聚酯（涤纶）和聚酰胺（尼龙）、聚氯乙烯、聚丙烯腈等。这类材料具有利于人体应用的性能，如在水溶液中的稳定性、在周围环境中的耐化学腐蚀性、易于加工成形、无毒等。目前临床应用的高分子材料在生物相容性和物理性能（作为人工骨材料时）方面都不够理想，在生理环境中都有不同程度的降解作用。②无机非金属类生物材料：包括人工合成的陶瓷类材料和天然形成的珊瑚、蚕丝等材料。这类材料的生物活性材料的生物相容性很好，但普遍存在抗弯曲强度小、抗张强度低、缺乏机械强度、在受到一定压力作用时易发生折断等缺点。③金属类生物材料：包括纯钛、钛合金、镍钛形状记忆合金、钴-铬合金、不锈钢、金、钽、锆及磁性金属等。这类材料往往具有较高的机械强度，耐磨耗，能负重，生物相容性优良。缺点是加工、塑形较难，实际应用中需要预先成形，而且生物活性较弱，无诱导新骨再生能力，如果要获得与组织的良好结合，对手术要求较高。

**应用范围**　在整形外科的应用范围很广泛的材料是硅橡胶，具有术中可雕刻塑形、颜色可调配、有弹性、易清洗、可反复灭菌而不发生理化性能改变、可代替软硬两种组织等优点。作为以增加组织量为目的的充填假体。如隆鼻、隆颏、隆胸及增厚、增高颅骨、颧骨等。作为修复软、硬组织缺损或凹陷畸形的充填性材料。如颅骨、下颌骨、颧骨等骨缺损的修复，用于半侧颜面萎缩、上下颌骨发育不良、颧弓塌陷、上睑凹陷以及眼球向上颌窦下陷或萎缩凹陷眼球的眶内充垫物等。作为腱鞘、外膜或包膜等

间隔性材料应用。如为防止肌腱术后粘连，硅橡胶膜可作为手部屈指肌腱吻合或移植处的腱鞘、神经吻合口或移植处的外膜、掌指关节头或颞下颌关节头的包膜等。作为软骨支架应用。如耳郭软骨支架，鼻翼、鼻尖、鼻小柱等软骨支架。聚四氟乙烯（polytetrafluoroethylene，PTEE）是一种有机氟化物四氟乙烯的多聚体。在整形美容外科领域，由于其良好的生物相容性、柔韧性及易雕刻塑形等优点，用于颅颌面部凹陷畸形的充垫、永久性面瘫的悬吊、面部除皱和隆鼻、隆颏及牙槽充填等。高密度聚乙烯（high density polyethylene，HDPE），商品名为 medpor，适合于下颌骨、颧骨、眶底等骨组织重建或美容外科手术。使用移植材料的适应证包括修复软组织和骨的缺损、充填软组织及骨和骨折的固定。在经过选择的病例中，可用移植材料替代自体组织，其优点是不需要切取自体材料，不会造成供区的畸形，而且供给不受限制。不像自体移植物，移植材料不会被吸收，可塑成所需的形状，所以在特定的病例比自体移植物更优越。植入组织代用品时，应选用与修复部位组织的软硬度相接近的材料，如需加工成形，应注意避免出现锐利的棱角。操作中，须严防沾染手套上的粉尘，或敷料上的纱絮等杂质，并严守无菌无创技术原则。皮肤切口应与植入物的埋植部错开。植入物的埋置应较深。剥离的受植腔隙须与植入物的体积大小相当，太小将增加创口缝合的张力，太大则植入物易于移位或发生局部积液，均易导致失败。植入物的质量欠佳，引起异物反应、创口感染等，也是造成植入手术失败的原因。

此外，局部曾有近期感染或瘢痕组织较多，或曾经放射治疗的部位，以及存在某些影响组织愈合的全身性因素者，均应禁用。

（杨明勇）

yèchòu

**腋臭**（bromhidrosis）　由于腋部皮肤大小汗腺分泌功能旺盛，分泌液经腋部多种细菌作用，其分解产物散发出的令人不快的气味。俗称狐臭。有种族遗传倾向，白种人和黑种人多于黄种人；也有家族遗传倾向。与性别有关，女性多于男性。当处于高温高湿环境、饮酒、紧张或情绪激动时，汗液分泌增多，臭味也更加明显。

**病因及发病机制**　与腋部皮肤大汗腺分泌功能及腋窝细菌的种类和数量有关。腋臭患者大汗腺分布范围更广、腺管数量明显增多且汗腺位置更深，且其分泌功能旺盛。刚排出皮肤表面的大汗腺液是无味的，排出后受到腋部多种细菌的分解作用，产生含有不饱和支链脂肪酸以及挥发性硫化合物等物质，散发出典型的辛辣刺激气味。腋部的细菌主要包括三类：球菌类、需氧类白喉杆菌和丙酸杆菌类。腋臭患者腋部细菌量明显多于普通汗臭的患者，只有类白喉杆菌与顶泌汗腺分泌液在酶的参与下反应才能产生腋臭气味。球菌类与分泌液作用后的产物为异戊酸，只散发出一般的汗臭味。

**临床表现**　腋部多汗伴令人不快的刺激性气味。通过气味判断，普遍认为腋臭分为四度：强，进屋一会儿就能闻到味；中，脱下衣服，就能闻到味；轻，腋下夹上纱布，取下来的纱布有味；弱，腋下夹上纱布，5~10分钟取下纱布有味。

**诊断与鉴别诊断**　通过气味

诊断并区别于一般汗臭。

**治疗** 治疗原则为破坏大汗腺或阻断其出路（图）。治疗方法主要包括药物治疗，物理治疗以及手术治疗。应根据患者的年龄，腋臭轻重以及患者的意愿等具体情况，慎重选择治疗方案。药物治疗操作方便，创伤小，但治愈率相对较低；物理治疗瘢痕较明显且复发率较高；手术治疗治愈率较高，但手术方法多样，其效果也不尽相同。

药物治疗 ①外用药物涂擦：涂擦抑菌剂抑制腋窝处细菌的生长；涂擦抗氧化剂抑制脂肪酸的形成；用吸附剂吸附形成的脂肪酸；用香水等遮盖已分解出来的臭味。此中的任一方法都不能持久。②注射药物治疗：注射无水酒精、乌拉坦、明矾、尿素、福尔马林等药物，通过破坏腺体和/或阻断其分泌液排出路径；注射肉毒杆菌毒素，通过作用于胆碱能神经末梢，使汗腺的分泌停止或减少。优点：操作简单方便，疼痛小，无创，术后无瘢痕遗留。

缺点：复发率较高，操作不当易引起局部皮肤坏死。常见并发症：造成深部神经、血管损伤或皮肤坏死，少数患者注射肉毒毒素会产生过敏反应。

物理治疗 包括激光、高频电针、冷冻等，破坏腋毛区的大汗腺，并通过皮肤瘢痕组织的形成来阻断腺体分泌液的排出，促使腺体萎缩。优点：操作方便，创伤小。缺点：复发率较高，遗留瘢痕。常见并发症：局部出现红肿渗出、结痂等。

手术治疗 小切口腋臭整形根治术是唯一能够根治腋臭的简单有效的方法。适用于所有的腋臭患者，尤其是担心瘢痕过大影响手术后美观的女性患者。操作要点：①特殊体位要求：患者仰卧，双上肢外展曲肘上举，掌心向上置于头上部。②切开层次：切开皮肤深达皮下，用尖刀在真皮和皮下脂肪之间分离。③修剪范围：左手手指翻转皮肤，右手执眼科剪直视下剪除真皮深层及皮下汗腺与毛囊，包括浅层皮下

脂肪。注意事项：术后敷料包扎应固定良好，上肢上抬不能超过90°，避免剧烈活动，防止血肿发生；术后有轻微疼痛，如疼痛剧烈，可能出现血肿，应到医院进行处理。腋臭整形根治术是应用整形美容外科学原则和技术对腋臭进行微创整形根治，手术简便，不切除腋部皮肤，术后瘢痕不明显，效果理想。其他手术方法包括皮肤梭形切除术，单纯皮下搔刮术，肿胀抽吸术等。皮肤梭形切除术由于创伤过大，术后瘢痕过于明显，现已少用。患者症状较轻时可用单纯皮下搔刮术或肿胀抽吸术，但由于休止期的毛囊及汗腺位于真皮深层，此类方法难以清除，术后复发风险较高，一般提倡与真皮深层及皮下汗腺与毛囊修剪联合进行。手术治疗优点：术后复发率较低，治愈率高；缺点：手术创伤相对较大，术后需制动上肢，有短期生活不适。推荐方法：应用针状射频刀头灼伤大汗腺的腋臭根治手术。这是医疗设备的改进、立足于大汗腺的局部显微解剖学研究与临床实践应用经验三位一体相互结合的成果，属于微创手术。操作方法简单，安全有效。手术前无需剃除腋毛，因为毛发与毛囊是该方法的必需参照。手术后管理简单，只需要包扎2天，即可以自由活动。2个月后鸡皮样改变的皮肤即逐渐恢复到本皮本色。手术后，腋毛也不会再生长。

**并发症** 血肿形成，局部皮肤坏死，术后瘢痕。

**预后** 经手术根治后，多数可痊愈，少数好转或复发。腋臭患者多为青春发育期，各种手术仅对于生长发育活跃期的毛囊和大汗腺的破坏有效，而对于静息期的毛囊和大汗腺无破坏作用。

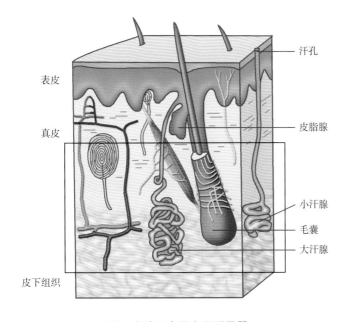

**图 皮肤层次及主要附属器**
黑框内示腋臭治疗主要针对层次

表皮
真皮
皮下组织

汗孔
皮脂腺
小汗腺
毛囊
大汗腺

因此，手术后复发是常见的，手术后 3 个月~半年，可以二次手术治疗。应用针状射频刀头灼伤大汗腺的腋臭根治手术适用于所有需要二次手术的患者。

（杨明勇）

## duōmáozhèng

### 多毛症（hirsutism）

由于遗传体质或雄激素水平增加导致体毛生长过多的体征。人类体毛分为两种：①粗而黑的末梢毛，如头发、腋毛等。②细而软、色淡的毫毛，如面部的汗毛。雄激素对毛发的生长起重要作用，可决定毛发的类型及分布。雄激素及睾酮被 $5\alpha$-还原酶在毛囊内转变为双氢睾酮（DHT），可刺激真皮乳头产生黑素化的末梢毛。雄激素对毛发的生长作用是部位特异性的，非性别部位皮肤（如眉毛、睫毛、枕部）与雄激素关系不大，但有些部位对雄激素相当敏感，毛囊在极低水平的雄激素作用下就会形成黑素化的末梢毛，这些部位包括耻骨上、腋下；而有些部位只对高水平的雄激素有反应，包括胸部、腹部、背部、大腿、上臂及睑部。这些部位黑素化的末梢毛是男性特征性的，如果女性在这些部位存在黑素化的末梢毛，即女性末梢毛分布呈现男性类型则为病理性的，占女性的 5%~10%。

**病因** 多毛症的发病原因有：①体质性多毛，家族中多有类似的人。②雄激素水平增加：可能源于内分泌紊乱、药物或男性化肿瘤。最常见的为多囊卵巢、肾上腺肿瘤，还可见于库欣综合征、甲状腺功能减退、肢端肥大症等。药物引起的包括苯妥英钠、二氮嗪及含有雄激素的绝经合剂、皮质类固醇类药物等有关。

**临床表现** ①因遗传性体质引起的多毛症是指身体任何部位的毛发生长过多，多在青春期时自然出现，但分布仍为女性型，同时月经周期正常，血清雄激素水平基本正常，毛人即为这种遗传性多毛的极端表现，出生时全身除手、脚掌、嘴唇外全部长毛，此为遗传性疾病。②雄激素水平增加所致的多毛症，女性在雄激素依赖部位的毛发增多，起初是面部和小腿，再发展至其他部位，如胸部、腹部、背部、大腿、上臂以及睑部，多在成年后某个时期突然出现，并可能伴随有月经周期异常、男性秃发、胡须生长、痤疮、嗓音低沉、肌肉增大以及喉结出现、阴蒂增大等男性化体征。

**诊断** 依据病史（有无家族性多毛、用药史、月经异常、精神创伤史、进行性或突然性发生等）、临床表现（毛发分布及类型是否正常，有无伴随男性化体征）可以诊断，重要的是确定病因，可进行内分泌检查及影像学检查，明确有无肿瘤存在。

**治疗** ①首先是病因治疗：如肿瘤去除，或使用抗雄激素及抗类固醇药物，减低雄激素水平或对抗其作用。②暂时性毛发去除：拔除、剃除或使用化学脱毛剂，均为暂时性，不能彻底破坏毛囊，有时反而会损伤毛囊，导致毛发的过度生长。③激光或光子脱毛：可以使毛囊破坏或微小化，从而使毛发变细，变少，色泽变淡，效果持久而显著，从而达到美容的目的。

（黄绿萍）

## cuóchuāng bānhén

### 痤疮瘢痕（acne scar）

痤疮导致皮肤的毁损后，由纤维组织修复所形成的瘢痕。大多数痤疮都会遗留瘢痕。瘢痕形成的因素主要包括痤疮的严重程度和未及时正规的治疗。炎性痤疮的患者更易有瘢痕的形成。

**病因及发病机制** 痤疮是皮肤科常见病、多发病，是一种慢性毛囊、皮脂腺性皮肤病，好发于青春期患者，临床可表现为粉刺、炎性丘疹及脓疱，严重者可有结节和囊肿。严重、反复的痤疮发作，如处理不当，愈后往往会留下凹凸不平的痤疮瘢痕及色素沉着。由于性别、家族史、不良的生活习惯等多种因素的共同作用与痤疮的严重程度密切相关，而痤疮瘢痕形成与痤疮严重程度成正相关。有相关病理研究显示，有瘢痕形成的痤疮患者皮疹在炎症消退期呈现 $CD4^+T$ 淋巴细胞归巢现象，提示变态反应参与痤疮瘢痕形成。

**分类** 痤疮瘢痕一般分为两种，痤疮增生性瘢痕和痤疮凹陷性瘢痕。重度痤疮皮损结节、囊肿时期由于正常毛囊皮脂腺单位已经溶解坏死，该部位的表皮不能再生，将由真皮纤维细胞、胶原以及增生的血管所取代，从而形成增生性瘢痕。而部分中度痤疮的炎症丘疹及脓疱消退后形成小凹陷状萎缩性瘢痕。

**诊断** 主述有痤疮病史。

**治疗** 痤疮瘢痕的治疗包括手术治疗、激光治疗和化学剥脱等。任何治疗都要先控制感染，待病情稳定，无皮脂腺大量分泌及毛囊皮质腺炎症稳定时再进行治疗。痤疮急性期可以通过中药调理、外用药物、调整生活习惯等进行治疗。急性期过后，待瘢痕稳定后可根据不同情况采取相关治疗。

**手术治疗** ①皮肤磨削术：通常适用于痤疮瘢痕为 1.0~1.5mm 深者，当磨至皮肤中等深度仅达痤疮瘢痕尖底时，常可获明显改善。它主要是把痤疮瘢痕与周围皮肤变得一致起来，起掩饰作用，而不是磨去瘢痕。如果瘢痕深，曾因局部感染而使表面高低不平整，则需行 2~3 次磨皮术，每 6 个月 1 次。对于广泛的深及真皮下层的痤疮瘢痕，是由于反复感染所致，不适于磨削。②手术切除：若痤疮瘢痕连成一片可采取手术切除。面积较小，可以在一次手术中切除后缝合；面积较大者，可分期切除后直接缝合。对于大面积的痤疮瘢痕手术切除较为困难的可切除后，用局部皮瓣、扩张皮瓣或游离植皮修复。③充填术：适用于凹陷性瘢痕，充填材料可选用胶原、透明质酸或自体脂肪。

激光治疗　在对痤疮瘢痕研究分析中发现，激光产生光热刺激对成纤维细胞的直接作用就是促进成纤维细胞生长因子抑制转化生长因子从而导致成纤维细胞分裂增殖，达到修复瘢痕作用。激光治疗包括像束激光、激光磨削和复合彩光嫩肤。①像束激光：是通过聚焦微型像束激光技术，产生近百个均匀排列的微激光光柱，每个大小只有微米级。作用表皮时，皮肤的表面只有痤疮瘢痕部分受到激光作用，其他正常组织不受任何影响。被保留一些未受激光作用的部分，积蓄较多的胶原蛋白和活性酶，可使愈合的过程加快数倍，患者在很短的时间迅速回到正常的工作和生活。②激光磨削术：是通过激光磨削去除脸部痤疮瘢痕，是对表皮和真皮浅层进行磨削，以改善其皮肤缺陷和治疗某些疾病的一种修复术。患处被磨削后，残留的皮肤附属器毛囊、皮脂腺、汗腺增生，迅速形成新的表皮，改善痤

疮瘢痕。目前激光磨削常用的有高能脉冲 $CO_2$ 激光和脉冲铒激光。③复合彩光嫩肤：系统中的蓝光纯度很高，穿透性很强，但不伤害正常皮肤。它以皮脂腺为靶点，作用于皮脂腺，减少油脂分泌，收缩毛孔从而去除痤疮赖以产生的基础。其次，蓝光可杀灭引起痤疮的丙酸杆菌和糠秕孢子菌，两方面的共同作用，使痤疮瘢痕消退，效果比较显著。

其他治疗　局部注射皮质类固醇类药物可使增生性瘢痕软化、变平，而口服药物在痤疮瘢痕治疗方面无明显突破，只能作为辅助治疗。在进行痤疮瘢痕治疗时还应该注意，无论治疗哪种痤疮瘢痕，都需先治好痤疮，使之不再生长。否则边治痤疮瘢痕，边长新痤疮，就不能得到最佳效果。治疗后可搭配外用美白保养品合并果酸类产品来加强疗效，一方面抑制黑色素制造；另一方面促进皮肤新陈代谢，加速黑色素排除。其次敷面膜对于痘印的恢复也有一定帮助，一方面敷脸时面膜可提高皮肤的表面温度，在脸部产生自助循环作用，帮助肤色均匀，同时面膜中所含的修复营养成分能更好地被底层肌肤所吸收；另一方面勤敷面膜有助于加速皮肤新陈代谢，帮助肌肤自我修复。在食品方面，可以补充一些具有帮助皮肤肤色均匀及加速皮肤愈合能力的食物。痤疮瘢痕治疗后首先要注重防晒，大量紫外线照射会使患者恢复期的皮肤产生色素沉淀，因此不宜进行时间过长的户外活动。

通过医疗方法进行痤疮瘢痕治疗后，最重要的是治疗后的清洁保养，只有做好正确的保养才能使治疗效果维持长效性。

（王原路）

dòngshāng
冻伤（cold injury）　低温寒冷侵袭机体所引起的损伤。又称冷伤。包括非冻结性冻伤和冻结性冻伤。

**非冻结性冻伤**　是人体接触 10℃ 以下、冰点以上的低温加潮湿条件所造成的损伤，包括冻疮、战壕足、水浸足、水浸手等。冻疮多发生在手、足、耳、鼻等处，多见于冬季和早春，气温低且环境比较潮湿的地区。战壕足、水浸足、水浸手是由于手足长时间暴露于湿冷环境中所致，多见于战时，以及平时某种施工、水田劳动或渔民海员等。

临床表现　机体局部长时间暴露于湿冷环境中，最初感觉减退或缺失，待局部复温后，血管扩张、血液淤滞、体液外渗，表现为局部有痒感或胀痛等皮肤紫红色斑、丘疹或结节病变，可伴水肿与水疱，水疱破裂后创面发红，有渗液，可形成溃疡，甚至皮肤坏死。非冻结性冻伤常有个体易发因素，在相同条件下的人并非都发病。冻疮易复发，可能与局部皮肤对寒冷的抵抗力降低有关。

预防和治疗　在低温寒冷环境中，应着防寒、防水服装，并注意防寒保暖，手足耳鼻部位可外涂防冻疮霜剂。冻疮发生后，局部可外用冻疮膏。有渗出或糜烂者，可外用含抗生素的药物软膏。按摩无效，反而有可能加重损伤。

**冻结性冻伤**　冰点以下的低温对人体造成的损伤，包括局部冻伤和全身冻伤，全身冻伤又称冻僵。大多发生于意外事故或战时，如野外遭遇暴风雪、雪崩等灾害，工作中不慎受到制冷剂（液氮、干冰等）损伤。

临床表现　局部冻伤后皮肤

苍白、温度低、麻木或失去知觉，不易区分损伤的深度。复温后根据损害程度分为三度。一度：损伤局限于表皮层，局部皮肤红肿、充血，有灼热、痒痛感；二度：损伤深及真皮层，局部明显红肿、有水泡形成，疼痛较为剧烈，但感觉迟钝。若无感染，2~3 周后即可脱痂愈合，可有轻度瘢痕形成；如继发感染，损伤加深，形成溃疡，经久不愈；三度：损伤深及皮肤全层，严重者可伤及皮下组织、肌肉、骨骼，甚至肢体坏死，复温后皮肤逐渐变褐、变黑，无水疱形成，感觉丧失，一般为干性坏死，也可并发感染而成湿性坏疽。全身冻伤开始时患者寒战、皮肤苍白或发绀，感疲乏无力等，继而出现肢体僵硬、意识模糊、幻觉甚至昏迷，心跳减慢、心律失常，最后可出现呼吸心跳停止、死亡。患者如能得到及时救治，复苏后常出现心室纤颤、低血压、休克等，可发生肺水肿、肾衰等严重并发症。

治疗 ①急救：尽快使伤员脱离低温环境，并迅速复温。衣服、鞋袜与肢体冻结不易解脱者，应立即用温水（40℃左右）融化后脱下或剪开，而后用足量的 40~42℃ 恒温温水浸浴伤肢或全身，在 15~30 分钟内迅速使之复温，肢端红润，皮温达 36℃ 左右为度。不能用火炉烘烤或以冰雪擦拭。体温恢复 10 分钟左右神志可转为清醒，如伤员感觉疼痛可使用止痛剂，对呼吸心搏骤停者要施行胸外心脏按压和人工呼吸等急救措施。②局部冻伤的治疗：一度冻伤保持局部清洁干燥，数日可自愈。二度冻伤经复温、消毒后，创面干燥者，可用软干纱布包扎，避免擦破；有水疱形成者，可将泡液吸出后用无菌纱布包扎；对于创面感染者，局部使用抗生素，采用包扎或半暴露疗法。三度冻伤多用暴露疗法，保持创面清洁干燥，待坏死组织边界清楚后予以清创，并根据情况尽早植皮。若出现感染，应充分引流；对于并发湿性坏疽者常需截肢。三度和广泛二度冻伤还常需要进行全身治疗，包括注射破伤风抗毒素、应用抗生素预防感染、应用低分子右旋糖酐、罂粟碱、妥拉唑林等药物改善微循环以及加强营养等措施。③全身冻伤的治疗：复苏过程中首先要维持呼吸道通畅、吸氧；施行心电监护，及时纠正异常心率，必要时采取除颤等复苏措施；补液扩充血容量，并适当选用血管活性药物，防治休克；为防治脑水肿和肾功能不全，可使用利尿剂；及时纠正酸碱失衡和电解质紊乱等。

预防 在寒冷条件下的工作人员和部队应注意防寒、防湿，避免久站或蹲地不动，进高热量饮食，不宜饮酒。进入高寒地区的人员，应事先进行适应性训练，如冷水浴、冰上运动等。

（杨红岩）

pífū fàngshèxìng sǔnshāng

**皮肤放射性损伤**（radiation injure of skin） 皮肤受到一定剂量的某种放射线辐射后所产生的一系列生物学效应，使组织细胞呈渐进性、持久性的退行性改变和坏死。

**病因** ①核工业生产、放射性实验室、原子能反应堆、核电站、辐照加工和加速器等意外事故。②应用放射性诊断和放射性治疗某些疾病过程中的失误或后遗效应。③核武器爆炸后体表受到放射性灰尘沾染，未及时清洗或清洗不彻底而引起的皮肤放射性损伤。

**特点** ①照射至症状出现有一定的潜伏期，其长短取决于辐照剂量，可为数小时至数十天不等，不像热烧伤后立即出现伤情变化。一般剂量越大，潜伏期越短。②损伤程度与射线的物理性能密切相关。β 射线和浅层 X 射线能量低、穿透力弱，大部分被皮肤吸收，皮肤受损比皮下组织重；γ 射线和深层 X 射线能量高、穿透力强，可达皮下深层，皮下组织损伤重；现代医用直线加速器能量和穿透力更强，对深层组织损伤更重。③损伤敏感程度与种族、年龄以及其他理化因素有关。白种人较黑种人敏感，小儿和老人更敏感，光、热、紫外线等物理因素及酸碱性、含碘的化学物品可增加皮肤对辐射的敏感性。④创伤愈合慢。放射性除了使局部皮肤受损外，还同时影响局部血管内膜损伤，导致血管狭窄和闭塞，使局部组织血供不良，营养障碍，创面极难愈合。⑤皮肤放射性损伤后癌变率高。

**临床表现** 放射线可造成组织细胞代谢、功能和结构的改变，病程发展缓慢，并有明显的分期和急、慢性变化。

急性皮肤放射性损伤 皮肤受到一次大剂量辐射或短时间内较大剂量多次辐射所造成的损伤。根据损伤程度可分为四度，根据病变发展，每一度又可分为四期：初期反应期、假愈期、基本反应期和恢复期。

一度（红斑脱毛） ①初期反应期：受到辐射当时，局部一般无任何症状，3~4 小时后可出现瘙痒、烧灼感，继之逐渐出现轻度水肿、红斑，1~2 天后症状暂时消退。②假愈期：一般为 1~2 周，无任何症状。③基本反应期：再次出现瘙痒、烧灼感，皮肤潮红，并逐渐加重，直至出现红斑，并伴有灼痛感。症状持续1周后逐渐消退，皮肤干燥，出现粟粒样丘疹，毛发松动。④恢复期：上述症状逐渐减轻，局部皮肤干燥、脱屑，可暂时残留色素沉着，2~3个月后逐渐消失，毛发可再生，也可发生永久性脱毛，一般无功能障碍和不良后遗症。

二度（水疱反应）　①初期反应期：受到辐照当时可有一过性灼热、麻木、红斑、灼痛、水肿出现较一度早而且重。②假愈期：24~48小时后，上述症状逐渐减轻乃至消失，为1~2周。③基本反应期：局部再次出现红斑，颜色加深呈紫红色，肿胀、剧痛，并有水疱形成，水疱逐渐加大并融合，水疱破裂后形成表浅糜烂创面，渗出较多。④恢复期：创面如无感染，一般4~5周后开始上皮生长，愈合缓慢，新生上皮菲薄、弹性差。经过一段时期后转为慢性改变，皮肤变薄，毛细血管扩张，皮肤色素减退与色素沉着相间呈"大理石"样，毛发脱落不再生长，皮脂腺、汗腺萎缩。久之局部组织纤维化，易反复破溃，如继发感染，溃疡可经久不愈。

三度（坏死溃疡）　①初期反应期：照射当时或数小时后即出现明显的灼痛、麻木、红斑及水肿等症状，并且逐渐加重。②假愈期：此期较短，一般为2~3天，或仅在受照射后1~2天后局部红斑、肿痛等症状稍有缓解，但并未完全消退，2~3天后即进入基本反应期。严重者可无明显的假愈期。③基本反应期：红斑明显，颜色逐渐加深呈紫褐色，肿胀剧痛，并相继出现水疱、皮肤坏死，坏死皮肤脱落，放射

性溃疡形成。④恢复期：相对较小或较浅的溃疡，经长时间换药处理后可以暂时愈合，但新生上皮极不稳定，稍遇外界刺激就易发生皲裂或破溃。面积大而深的溃疡逐渐加深，易于感染，可波及肌肉骨骼、神经血管等深部组织。放射性溃疡愈合极慢，甚至难以愈合，溃疡基底及周围有瘢痕组织形成。位于功能部位的严重损伤，常伴功能障碍。

大面积二度、三度急性放射性损伤在基本反应期因组织水肿、水疱形成、组织液渗出，导致体液大量丢失，可发生低血容量性休克；也可因组织损伤坏死，致使大量毒素物质被吸收而发生中毒性休克，甚至导致肝肾等多脏器功能障碍或衰竭。此外，放射性辐射还可造成不同程度的骨髓造血功能、免疫功能障碍等全身性放射病，从而产生一系列的全身反应。

慢性皮肤放射性损伤　局部皮肤受到反复多次小剂量照射，经数月或数年后出现的损害性改变；亦可有急性损伤迁延而来。根据损伤程度和病理变化，临床上可分为慢性皮肤放射性皮炎、硬结性水肿和慢性放射性溃疡。①慢性皮肤放射性皮炎：轻度表现为病变皮肤干燥、粗糙、脱屑，皮肤纹理变浅或紊乱，有轻度色素沉着和毛发脱落；重度表现为病变皮肤萎缩、变薄、干燥，色素沉着与脱失相间，呈大理石样改变，浅层毛细血管扩张，呈鲜红色网状或树枝状，瘙痒明显，皮下组织纤维化，常出现皲裂和疣状增生。病变皮肤抵抗力极差，轻微损伤，即易破溃，一旦破溃极难愈合。②硬结性水肿：射线照射部位的组织细胞受损，特别是淋巴管和血管受到损伤后，引

起区域性体液回流障碍所致。常发生于照射后数月至数年不等，损伤部位逐渐出现非凹陷性水肿，局部皮肤水肿增厚，表面如橘皮，触之坚实，皮肤失去弹性，极易破溃形成溃疡。③慢性放射性溃疡：可由急性放射性溃疡迁延不愈而转为慢性，也可在上述慢性病变基础上破溃而形成溃疡。溃疡创面肉芽生长不良，污秽，伴有不同程度的感染，边缘不整，基底凹凸不平。溃疡四周围以慢性放射性皮炎的病变组织，皮肤变薄、色素沉着，深部组织纤维化，形成瘢痕，局部硬似皮革状。慢性放射性溃疡患者，极其疼痛，痛不欲生。原因是长期缺血，组织坏死，局部钾离子浓度过高。④放射性皮肤癌：放射性损伤致皮肤癌变的原因可能是由于电离辐射引起细胞的突变而形成；也可能是由于电离辐射抑制了机体的免疫功能以致致癌物质和其他致癌条件促使细胞癌变；或是由于慢性皮肤放射性溃疡长期受炎性刺激，最终癌变。恶变时间一般为5~10年，长者可达20~30年，短者仅为2.5年。恶变的病理类型包括鳞状上皮细胞癌、基底细胞癌、肉瘤、黑色素瘤、皮脂腺癌等，前两者多见，其中面部多为基底细胞癌，而四肢多为鳞状上皮细胞癌。放射性皮肤癌一般恶性程度较低，肿瘤细胞分化程度较高，又因局部组织严重纤维化，血管、淋巴管闭塞，癌细胞向四周浸润和转移缓慢。同时值得注意的是慢性皮肤放射性损伤的患者，特别是受高能射线辐照者，其深部组织损害远较皮肤严重，尤其应警惕深部组织癌变的发生。

**治疗**　皮肤放射性损伤是一种不可逆的、进行性损伤，对于

局部严重的放射性损伤，非手术疗法常难有效，一般需要进行局部扩大切除，而后采用整形外科方法进行组织移植来加以修复。

**适应证** ①各部位的三度损伤、坏死、溃疡超过 3cm 以上者。②功能部位二度损伤者，早期手术有利于保护和促进功能的恢复。③慢性放射性皮肤溃疡者。④放射性病损组织恶变者。

**术前准备** 采取积极全身治疗措施，加强营养，提高机体耐受力。创面加强换药，根据细菌培养结果，选用敏感抗生素控制感染。

**切除范围及深度** 原则上尽可能切除损伤组织。四周应超过损伤的边缘 1~2cm，达到正常皮肤；深度应适可而止，以不暴露深部大血管等重要组织为宜。放射性皮肤癌多为基底细胞癌和鳞状上皮细胞癌，恶性程度较低，所在部位循环不畅，为瘢痕组织包绕，因而癌肿转移较晚，若将放射性损伤病变组织完全切除，一般可达治疗目的。

**创面修复** 病损切除后，根据创面的性质、切除的范围和深度及所处部位，选用适当的方法修复创面，常用方法包括以下几种。①皮片移植：仅适用于病损组织切除彻底、创面条件好的情况，皮片移植一般用于暂时性封闭创面，为二期手术创造条件。②皮瓣移植：是修复放射性损伤创面或溃疡最常用的方法之一，如各种局部皮瓣、筋膜皮瓣、岛状皮瓣、游离皮瓣等。皮瓣选择应根据缺损区范围和邻近组织的条件来考虑。如周围有完全健康的皮肤可以利用，应可用局部皮瓣或邻位皮瓣，也可应用岛状皮瓣等；如局部无形成皮瓣的条件，可选用远位皮瓣，以交臂、交腿或以病肢与胸腹相连的形式修复；如采用游离皮瓣修复创面，所采用的受区血管必须是位于病变区域以外的健康血管。③肌皮瓣移植：肌皮瓣血供充沛，组织量丰富，可以充填腔穴、覆盖创面，同时还可以改善局部血循环、促进愈合，适用于修复放射性损伤。应用背阔肌肌皮瓣修复肩部、腋窝、胸部溃疡；应用腓肠肌肌皮瓣修复小腿、膝关节溃疡；此外，腹直肌肌皮瓣、胸大肌肌皮瓣、斜方肌肌皮瓣、股薄肌肌皮瓣、阔筋膜张肌肌皮瓣、臀大肌肌皮瓣等在临床应用也较为广泛。④肌瓣移植：溃疡切除后如有较大的腔穴形成时，可应用肌瓣充填。如直肠、会阴和骶尾部的巨大窦腔，就可选用臀大肌、股薄肌或缝匠肌肌瓣转移充填。

(杨红岩)

fàngshèxìng shāoshāng chǔlǐ

**放射性烧伤处理**（treatment of radiation burn） 放射性烧伤的临床治疗是一个比较困难、复杂的问题。

**急诊处理** 首先应尽快远离放射源，避免损伤进一步加重；去除被沾染的衣物，剪去头发、胡须，淋浴清洗；对于受辐照的局部皮肤予以包扎，防止再次损伤。

**全身治疗** 根据病情的轻重而定，包括卧床休息、加强营养，控制感染，防止水、电解质和酸碱失衡，纠正贫血和低蛋白血症。对于大面积损伤造成的体液渗出、分解毒素对机体的损害，应积极采取抗休克措施。补液、少量多次输血等措施有利于减轻全身反应和促进造血功能的恢复。

**局部处理** 避免外伤与刺激，抑制皮肤的放射性反应，促使症状消退。一度损伤局部皮肤可用肥皂水清洗，有烧灼感时可冷敷并涂以温和的抗组胺水剂或霜剂。二度损伤有放射性物质沾染时应先行清消，水疱形成后可抽出疱液或剪开引流，外敷抗生素油纱；渗液较多、继发感染时，可给予湿敷。三度损伤应尽早清创，清除沾染，最好在 2 小时内进行，范围要适度扩大，直至伤口中的放射性物质达到允许水平。急性放射性损伤已形成溃疡者，宜等待急性期过后再行整复手术。但是如溃疡感染严重、危及生命，则应清除坏死组织，并先行植皮覆盖创面，待急性期过后再予整复。对于慢性放射性皮炎，应尽量避免各种物理化学因素的刺激，局部应用止痒、滋润皮肤的中性油膏，以缓解症状；对于经久不愈的慢性溃疡，应加强换药、控制感染，根据情况尽早采用手术治疗。

(杨红岩)

mànxìng kuìyáng

**慢性溃疡**（chronic ulcer） 皮肤软组织缺损，创面经久不愈形成的缺损溃烂。常合并感染。

**病因** 静脉回流障碍、动脉供血障碍以及淋巴回流障碍均可导致局部溃疡形成，长期不愈，糖尿病、外伤、特异性感染、神经性病变等也是导致慢性溃疡形成的常见原因，以下肢最为常见。另外，癌性溃疡和溃疡癌变也归属于慢性溃疡。

**临床表现** 主要包括以下几种表现。

**静脉淤血性溃疡** 静脉瓣功能不全、静脉栓塞均可导致静脉回流障碍，好发于小腿下 1/3 部，局部水肿，抵抗力下降，轻微外伤或感染即易形成慢性溃疡。溃疡大小不一，形态不规则，多浅在，基底不平。周围肿硬、皮肤萎缩变薄，可有色素沉着。

动脉缺血性溃疡 血栓形成、动脉栓塞等原因导致动脉管腔狭窄闭塞，供血不足，形成溃疡。好发于肢端，常伴有剧痛，所属区域动脉搏动消失及远侧肢端发凉，溃疡深浅不定，可由浅表性溃疡以至坏疽。患者常有血栓闭塞性脉管炎、血糖高或糖尿病史。

损伤性溃疡 指没有常见溃疡发病因素的情况下，主要由外伤或外伤造成的缺损或病变的基础上发生的溃疡。均有明确的外伤史，临床表现依损伤性质而定。①外伤性溃疡：外伤后组织缺损处理不当、异物残留；或损伤广泛，局部血循环不良；或换药技术错误，长期使用刺激性药物，以致创面长期不愈形成慢性溃疡。溃疡形状不一，炎症表现明显，周围皮肤多有瘢痕。②放射性溃疡：可继发于皮肤急性放射性损伤，也可发生于放射性皮炎病变部位。此类溃疡极难愈合，基底高凸不平、深浅不一，无健康肉芽组织形成，周围组织较硬，皮肤色素沉着与色素减退夹杂存在。③不稳定瘢痕溃疡：外伤后广泛瘢痕形成，血循环不良，抵抗力低下，易破溃形成溃疡。其部位不定，大小不一，一般较为表浅，基底不平，肉芽苍白，时愈时发。这种溃疡长期存在可发生癌变，即为马乔林溃疡（Marjolin ulcer）。④慢性骨髓炎溃疡：开放性骨折初期处理不良，可发生慢性骨髓炎溃疡，基底深在，可有异物残留、死骨形成，炎症明显，有脓性分泌物，周围有坚硬的瘢痕形成。

感染性溃疡 多由结核杆菌、真菌或梅毒螺旋体等特殊性感染所致。结核性溃疡形状不一，大小不定，基底呈灰白污秽色，脓液稀薄，边缘潜行，周围组织炎症反应不明显，无明显疼痛或压痛，常有结核病史。真菌性溃疡多与多发性窦道相通，周围有大量瘢痕形成，确诊依赖于涂片检查和组织培养。梅毒性溃疡由晚期梅毒肿破溃形成，多呈圆形，无痛，边缘如切，削肉芽组织苍白，浆液性渗出，有异臭味，血清康华氏试验阳性。

神经营养性溃疡 由神经系统病变所引起。神经有病变后，受其支配的部位感觉迟钝，甚至消失，产生神经营养性障碍，失去自我保护作用，极易受损破溃形成溃疡。好发于足部，无痛，溃疡较深，呈火山口样，边缘有厚痂皮存在。

恶性溃疡 包括癌性溃疡和溃疡癌变。①癌性溃疡：系指溃疡是癌肿大一种类型或是癌肿的临床表现，如溃疡型基底细胞癌，初期为小结节，而后破溃不愈，溃疡边缘逐渐隆起，中央低陷。另一种常见的皮肤癌性溃疡是鳞状上皮细胞癌，溃疡边缘向外翻出，形如菜花，具有恶臭。②溃疡癌变：溃疡长期不愈，久之继发癌变。病史可从数月至数十年不等，多发生于皮肤放射性损伤、烧伤瘢痕以及感染性溃疡。凡溃疡创面迅速增大、边缘逐渐隆起、溃疡周围组织变硬、长期治疗不愈，均应警惕癌变发生。明确诊断依据组织活检。

治疗 ①病因治疗：慢性溃疡病因很多，在处理溃疡之前，应尽可能诊断其病因，并根据病因采取针对性措施，否则，溃疡将难以愈合。如糖尿病性溃疡，应先将血糖控制在正常范围内；静脉回流障碍性溃疡，应先针对静脉瓣膜功能或静脉血栓等情况，采取适当措施，而后在此基础上再对溃疡进行处理。②非手术疗法：原则是控制感染，促进肉芽组织和上皮组织生长。具体措施包括卧床休息，抬高患肢，促进静脉回流；加强换药，根据细菌培养结果，适当选用抗生素治疗；创面应用生长因子（EGF、FGF等）、纤维蛋白溶解等药物以及高压氧舱治疗等。③手术疗法：在病因治疗的基础上，经过适当的非手术措施的处理，根据溃疡的性质，采用适当的手术方法，闭合创面。适应证：包括放射性慢性溃疡、慢性骨髓炎性溃疡、不稳定瘢痕溃疡、恶性溃疡无转移者、静脉淤血性溃疡以及经非手术治疗和相应病因治疗仍迁延不愈者。手术方法：手术原则为彻底清创，尽可能切除溃疡及其周围的瘢痕组织和深部的病变组织，以形成新鲜创面，同时松解挛缩。如创面血供良好，无深部重要组织（大血管、神经干）外露、骨骼裸露或关节腔暴露，可行游离植皮；否则，应采用局部或游离皮瓣、肌皮瓣转移修复。恶性溃疡的治疗应根据肿瘤外科原则进行，切除范围宜广而深，疑有局部淋巴结转移者，应同时做区域淋巴结清扫。

（杨红岩）

yāchuāng

**压疮**（pressure sore） 长期卧床致体表骨性隆突部位的软组织与床褥之间持续受压，导致局部缺血、组织坏死腐脱而形成的溃疡。又称褥疮。多见于截瘫患者、慢性消耗性疾患、深度昏迷或石膏包扎过紧等，好发部位是骶尾部、坐骨结节、股骨大转子、跟骨等处，枕骨、髂前上棘、内外踝、髌骨、胫骨前嵴、尺骨鹰嘴等处也可发生。

**临床表现** 根据其形成过程可分为三期。①红斑期：局部持续受压、首先导致供血不良、组织缺氧，引起小动脉反应性扩张，受压部位充血，皮肤呈现红斑；继而由于代谢产物积滞，导致小静脉反应性扩张，局部淤血，皮肤转而呈现发绀样。此期如发现及时，积极处置，可以恢复。②水疱期：局部继续受压，病情进一步加重，毛细血管通透性增高，导致表皮下形成水疱或表皮剥脱，真皮及皮下组织肿胀，发绀加重，局部变硬。此期若及时处置，仍旧能够阻止病程的进展。③溃疡期：早期组织坏死仅限于皮肤全层，为浅表性溃疡，如范围小，经换药可愈合；如压迫继续存在，组织破坏向深部扩展，继发感染，形成深度溃疡，进一步加重可导致肌肉坏死、骨髓炎、病理性骨折或关节脱位等，甚至可诱发毒血症、败血症等严重并发症，危及生命。

**预防** 以精心护理作为基础，其具体措施如下：①避免隆突部位长期持续受压，定时翻身，每2~3小时变换体位一次，并进行局部按摩，以改善血循环，在承重部位放置气圈、海绵，或使用气垫床、睡床等特制床褥，床单铺放要平整。②保持皮肤清洁干燥，定期温水擦浴，并涂擦滑石粉，对于大小便失禁患者，应注意避免被尿粪浸渍。③纠正贫血，加强营养，改善全身状况。④一旦病情允许，应及早借助支具、拐杖等早期下地活动。

**治疗** 首先要严防局部继续受压，同时加强营养，改善全身状况，纠正低蛋白血症及贫血。对于红斑或水疱期，可采用红外线照射，以改善血循环和保持干燥；如水疱破裂，可外涂2%甲紫，使创面干燥，一般脱痂后即可愈合。如已经形成浅表性溃疡，

可用生理盐水清洗后，外用溃疡油纱及其他促进上皮细胞生长的药物后，创面可逐渐上皮化而愈合。对于深度溃疡，则应及时清除坏死组织，保持引流通畅，用生理盐水、稀释聚维酮碘（碘伏）、氯己定（洗必泰）溶液冲洗湿敷创面，促进肉芽及上皮组织生长。对于非截瘫患者，小面积溃疡，通过上述处理方法，一般可以愈合；对于较大面积溃疡，尚未深及骨面者，通过上述处理后，待肉芽组织新鲜、色泽红润，触之易出血后，可行中厚皮片游离移植术，使之愈合。但对于截瘫患者，深部溃疡很难通过常规换药使其愈合，大多需要行手术治疗。术前应给予高营养饮食，使血红蛋白在100g/L，血浆蛋白在50g/L以上，血浆非蛋白氮在36mmol/L以下。积极处理创面，尽可能去除坏死组织，使创面清洁，肉芽组织生长良好，控制急性炎症。手术治疗原则是彻底切除溃疡，范围包括周围的瘢痕及钙化的软组织，凿除溃疡底部的骨性隆突，而后利用邻近部位的筋膜瓣或肌瓣覆盖创面、填充腔穴，或应用肌皮瓣同时覆盖骨面、填充腔穴并修复皮肤缺损。游离皮片移植一般不适用于深部溃疡的治疗。术后仍需精心护理，定时变化体位，防止术区受压，避免影响皮瓣或肌皮瓣血液循环，以防压疮复发。

（杨红岩）

xiāntiānxìng quēzhǐ/zhǐ-wàipēicéng fāyù bùliáng-chún'èliè zōnghézhèng

**先天性缺指／趾-外胚层发育不良-唇腭裂综合征**（ectrodactyly-ectodermal dysplasia-cleft lip and palate syndrome）

同时出现缺指／趾，双侧唇腭裂以及外胚层发育不良，包括头

发、牙齿及指甲发育不良的常染色体显性遗传性疾病。由鲁迪格（Rudiger）于1970年最先提出。

**临床表现** 典型表现为手足的先天性缺指／趾或并指／趾、外胚层发育不良、唇／腭裂三大症状，除此之外，还可累及眼、泌尿生殖系统、上呼吸道等。①先天性缺指／趾常为中心线性缺失，表现为裂手/裂足畸形；也可为并指，常为第三、四指／趾合并；还可以是拇指畸形，从拇指缺失到多拇指畸形均可出现；还可出现先天性指／趾侧弯等。②外胚层发育不良的表现更为多种多样，最常累及毛发、皮肤、牙齿和指甲，表现为头发稀疏、干枯、粗糙、颜色变浅，同样也可表现在眉毛和睫毛，严重者可表现为斑秃、眉毛睫毛缺失。成年人可表现为体毛减少。牙齿可表现为无牙、小牙（钉状牙）、牙釉质发育不良，易生龋齿。指甲生长缓慢，表面出现横沟、凹坑或中央凹陷。皮肤干燥，可伴色素缺失，可有鳞状表现，通常少汗。③唇腭裂可表现为双侧唇腭裂，也可以是单侧，也可仅表现为唇裂，但很少仅表现为腭裂。④其他表现：眼部最常见的是泪囊炎，与泪道畸形、狭窄、闭锁有关；还可表现为斜视、内眦距过宽、眼睑粘连、睑裂狭小、睑缘炎、睑内翻、眼睑囊肿、结膜炎等。泌尿生殖系统畸形包括肾、肾盂及输尿管发育不全，生殖器发育不全。表现为隐睾，尿道下裂，输尿管狭窄、反流，输尿管疝，多囊肾，肾积水，反复的泌尿系感染，长期排尿困难伴小容量厚壁膀胱，膀胱颈痉挛等。此外还可表现为后鼻孔闭锁、听力损害、耳畸形、下丘脑-垂体系统功能不全及肛门闭锁等。

**诊断与鉴别诊断** 首先外胚层发育不良为必备症状，其次要具有以下至少两项主要症状，包括先天性缺指/趾畸形、唇腭裂、泪道畸形，最后要排除与该病类似的其他综合征。鉴别诊断如下：①缺指/趾-腭裂（ectrodactyly and cleft palate，ECP）综合征，1980年由奥皮茨（Opitz）等提出，其主要临床表现为腭裂，缺指/趾。鉴别要点是没有外胚层发育不良，不伴唇裂。②眼睑粘连-外胚层发育不良-唇腭裂（anklyoble，ecto-dermal dysplasia and cleft lip and palate，AEC）综合征，1976年由海（Hay）和韦尔斯（Wells）提出，与EEC综合征一样，患者也有外胚层发育不良的表现，但比EEC综合征要严重得多，最常见是头皮炎症；唇腭裂在AEC综合征中可以只表现为腭裂，但EEC综合征均伴有唇裂；AEC综合征无肢体畸形的表现。

**治疗** 目前尚无有效的根治方法，仅为对症治疗以及预防性治疗，需要多学科合作，包括整形外科、骨科、泌尿外科、眼科、皮肤科、内分泌科等。对于唇腭裂以及并指、缺指畸形可行手术予以矫正，泪道闭锁可行眼科手术，早期应用人工泪液预防角膜病变，预防性应用抗生素抵抗眼部、皮肤、泌尿系统感染，经常应用皮肤润滑剂预防皮肤干裂，及早进行泌尿系统检查，发现并治疗泌尿系统疾病等。

（杨红岩）

*pífū bānhén*

# 皮肤瘢痕（skin scar）

在皮肤创面愈合过程中，由瘢痕上皮与胶原纤维为主要成分的结缔组织构成的表皮组织。无弹力纤维以及真皮乳头、毛囊和腺体等皮肤附件结构。皮肤瘢痕是人体创伤愈合过程中必然的和必需的产物。当人体皮肤的完整性受到外伤或其他原因破坏时，人体组织会尽可能的修复以阻挡微生物的侵入、防止体液丢失，皮肤瘢痕就是这一过程的结果。皮肤的瘢痕愈合，是人体自卫体系的一个重要组成部分。大多数组织损伤通过瘢痕形式来修复，皮肤经手术缝合的闭合性创口，或因外伤或化脓性感染所形成的开放性创腔、创面，都需依靠瘢痕组织的生成，使创口的两侧相连，创腔的底部填满，和创面的创缘聚拢，同时伴随创缘皮肤表皮细胞的增生，以覆盖表面，最终愈合，恢复皮肤的连续性和卫护功能。

**瘢痕形成的影响因素** 皮肤创伤愈合过程中，因受全身因素和局部因素的影响而形成程度不同的瘢痕。①全身因素：如有瘢痕体质，或在幼儿、青壮年、女性、有色人种等，有易于发生瘢痕增生的倾向。②局部因素：包括损伤部位、创口方向、致伤原因、缺损范围、有无感染、技术操作等许多条件。如位于眼睑、阴茎、红唇、黏膜等部位的瘢痕，一般皆较轻微；而位在胸骨前、肩三角肌部、耳郭以及口周有胡须分布等部位的瘢痕多较厚重。如创口的主轴方向与皮肤的自然纹理、皱褶、器官的轮廓线、关节的关节面等方向一致时，瘢痕常不甚明显；反之，瘢痕即较显著。如因爆炸、捻挫，或汽油以及酸碱等烈性化学物质烧伤所致损伤，往往瘢痕严重；而锐器切割伤、裂伤等，则瘢痕常较细小。缺损范围越广越深，瘢痕也越广泛。此外，是否积极防止和消除感染，严格的无菌无创操作和正确的敷料交换技术，也都是影响瘢痕形成程度轻重的十分重要的局部因素。

**分类** 临床上根据瘢痕组织学和形态学的区别，将瘢痕分为以下几种类型：表浅瘢痕、增生瘢痕、萎缩瘢痕、瘢痕疙瘩。在临床上，根据瘢痕的形态，又可分为线状瘢痕、蹼状瘢痕、凹陷瘢痕、桥状瘢痕和赘状瘢痕等。以上各类皮肤瘢痕，往往伴有轻重程度不等的功能障碍和外观影响，统称为瘢痕畸形。瘢痕畸形是整形外科的常见病和多发病。

**临床表现** 组织修复和伤口愈合大致经历三个基本阶段：①炎症反应。②组织增生和肉芽形成。③伤口收缩与瘢痕阶段，最终形成皮肤瘢痕。三个阶段彼此重叠。

*炎症反应* 通常持续3~5天，主要为血液凝固和纤维蛋白溶解、免疫应答、微血管通透性高、炎性细胞渗出，其意义在于清除致伤因子和坏死组织，防止感染，奠定组织再生与修复的基础。

*组织增生和肉芽形成* 随炎症渗出之后，逐渐出现成纤维细胞和毛细血管内皮细胞的增殖。增生的成纤维细胞与新生的毛细血管合称为肉芽组织。成纤维细胞按一定模板产生以甘氨酸、羟脯氨酸、羟赖氨酸为基本成分的，以3条肽链互成螺旋状盘绕逐级聚合而形成的胶原纤维。胶原纤维有高度的韧性，使创口的抗张力强度增加。胶原纤维的形成，在第2~3周时达到高峰，成为瘢痕组织的主要构成成分。

*伤口收缩与瘢痕形成* 伤后3~5天，伤口边缘开始向中心移动、收缩，消除创面，恢复机体组织连续性，这一过程就是伤口收缩。随着愈合过程的进展，成

纤维细胞转变为纤维细胞，胶原纤维逐渐成为排列整齐有序的束状，毛细血管闭塞，数量减少，皮肤瘢痕开始发生退行性变化。临床所见，瘢痕充血消退，颜色为较正常肤色稍深的淡褐色，或呈略浅的粉白色。较前平坦，质地也渐趋柔韧，基底日益松动。

**瘢痕防治** 瘢痕一旦形成，即使采用最精细的手术方法，也只能使其得到部分改善，而不能彻底根除。因为每一次的整形手术，都是一次新的创伤。防止受伤以及伤后能获得及时、正确的医疗处置是最基本的前提。而瘢痕的预防与治疗是紧密联系在一起的，因此采取各种有效措施，最大限度预防瘢痕形成，与瘢痕的治疗具有同等重要的意义。

瘢痕预防 预防瘢痕的根本的在于尽可能小地减少创口的第二次创伤，促使伤口早期一期愈合。这包括创面及时的恰当处理、择期手术患者的病例选择、精细的手术操作技术。①创面处理：对早期的新鲜创口，应彻底地消除血块、异物和碎片，对确定已失去活力的组织，应彻底清除。对于较大的组织缺损创口，应尽早采用组织移植的方法来覆盖创面，减少肉芽组织和瘢痕组织形成。尽可能早期就诊，早期治疗。②病例选择：对于瘢痕增生和瘢痕疙瘩的好发部位，如胸前、肩部及上臂等处，女性胸骨部是好发部位，这与乳房重力的牵拉及呼吸运动有关，术后瘢痕容易增生，这些部位的小的病损，实施手术应格外谨慎。对于要求行瘢痕治疗的患者，手术前需确定手术治疗是否能够对原有瘢痕有较大程度改善，因为如果手术处理不当，可能会使原有的瘢痕更加明显。③手术操作：如手术切口

选择顺皮纹的走向（皮肤张力松弛线或朗格线）愈合的切口瘢痕轻；与皮纹垂直的切口则有增加瘢痕发生的可能性。手术中操作的粗暴、伤口内坏死组织及异物的残留、手术切口过紧的缝合、使用过粗的缝线、术后过迟的拆线等都是引起瘢痕增生的可能因素。因此应积极地采取可能的预防措施。

瘢痕治疗 包括非手术治疗和手术治疗。

非手术治疗 对于瘢痕疙瘩和大面积非功能部位的增生性瘢痕不适宜手术切除。对于此类疾患的治疗，可以考虑采用非手术治疗。①瘢痕的药物治疗：用于防治瘢痕的药物非常之多，主要有皮质激素类、多肽生长因子、抗自由基制剂、钙通道阻滞剂、维A酸类、酶类、抗组胺药物及中药制剂等。a. 皮质激素类：激素注射最常用于瘢痕疙瘩最初阶段治疗。可单独使用，也可与其他方法同时使用，临床上最常见的是与手术切除联合使用。所用的药物包括醋酸氢化可的松、甲泼尼龙、地塞米松、醋酸曲安奈德，其中醋酸曲安奈德是最常用的。将激素与利多卡因混合注射可减轻疼痛。激素注射的作用机制是在体内可以降低胶原和蛋白聚糖的合成，减轻切口处的炎症过程，抑制成纤维细胞的增生。b. 维A酸类药物：体外实验已证实维A酸可干扰瘢痕疙瘩成纤维细胞DNA合成、抑制其增殖、阻止其合成胶原。c. 曲尼司特：能抑制肥大细胞释放组胺，抑制成纤维细胞的增殖，发挥抗瘢痕效应。d. 钙通道阻滞剂：如硝苯地平和维拉帕米，可抑制脯氨酸掺入细胞外基质蛋白的合成，影响细胞支架的重组，诱导原胶原酶

的合成。e. $H_1$ 受体阻断剂：如美吡拉敏和异丙嗪，能降低胶原的含量以及瘢痕的张力。f. 中医中药：张涤生等将祖国医学中治疗瘢痕的黑布药膏处方予以改进，并结合锌氧软膏的加压方法，创制了一种瘢痕软化膏，应用于临床，获得较满意的疗效。②硅酮治疗：硅酮是一种合成的聚合物，包含一个硅-氧支架和通过硅-碳支架硅原子直接与之有机结合。根据聚合链的长短和交联程度的不同，硅酮可表现为硅油、硅凝胶或硅橡胶。1983年佩尔金斯（Perkins）最早将硅酮凝胶用于烧伤瘢痕、瘢痕挛缩等的治疗，其作为一种无创性的瘢痕治疗手段在过去的20年内取得了普遍的推广。硅酮可使瘢痕体积减小、弹性增加。手术后联合硅酮外用可有效抑制瘢痕增生。使用时应每天清洗硅酮及瘢痕表面的皮肤。硅酮物质的具体作用机制尚不太清楚。③压力疗法：适用于瘢痕面积大、不适宜放疗或局部药物治疗者。虽然对压迫疗法的确切机制仍然不完全了解，但有报道称增生性瘢痕和瘢痕疙瘩至少有60%~85%的症状有所减轻。压力使局部组织缺血，降低组织代谢，使胶原酶活性增加，胶原分解加快，使瘢痕软化。为减少复发率，压力需持续至瘢痕成熟，指征为颜色由红转白。④激光治疗：随着激光技术的发展，激光在对瘢痕的治疗中颇具前景。不同的激光有着不同的波长。激光束可以对组织产生强烈的热效应，组织吸收的热量大小取决于组织的类型和所选用的波长。脉冲染料激光（波长488nm）对血管有高选择性，激光被血红蛋白选择性地吸收，导致瘢痕组织内血供下降，局部缺血，进而引起胶原降解，

抑制瘢痕增生，经治后瘢痕的硬度、体积、颜色和痛痒程度均有好转。Nd：YAG 激光可选择性的抑制胶原的产生，抑制瘢痕增生。⑤放射治疗：可作为治疗瘢痕疙瘩的主要手段或作为手术治疗的辅助手段。放射线可破坏成纤维细胞，减少增生瘢痕和瘢痕疙瘩胶原的产生，并影响细胞外基质基因表达，抑制瘢痕增生，用浅层 X 线照射早期增生性瘢痕和瘢痕疙瘩可产生一定疗效。单纯放射治疗的有效率平均为 56%，手术联合放疗，有效率平均为 76%。放射治疗的一般副作用包括色素沉着、局部瘙痒、感觉障碍或疼痛感。然而，应用 X 线治疗瘢痕是否存在潜在的致癌性仍有争议。⑥冷冻治疗：引起细胞的损伤和微循环紊乱，导致细胞缺氧，组织坏死、脱落，从而抑制瘢痕增生。冷冻联合激素治疗可明显提高有效率。

手术治疗　需要依照瘢痕的特点选择不同的方法。①表浅瘢痕的治疗：大部分表浅瘢痕无需治疗，位于面部的影响外貌完整的瘢痕，可慎重考虑手术切除。面积较小者，可以在一次手术切除缝合；面积较大者，可以应用分次切除缝合的方法或者使用扩张器的方法。②凹陷瘢痕的治疗：处理简单的线状凹陷瘢痕，可切除瘢痕表面组织后应用附近皮下组织充填拉拢缝合创缘后修复凹陷；如果凹陷过深，需要行局部组织瓣转移进行填充凹陷。也可选用真皮、筋膜、软骨或骨骼等进行充填凹陷，也可选用复合组织瓣进行填充凹陷。③线状瘢痕的治疗：这种瘢痕一般为外形缺陷或由于直线瘢痕引起的挛缩，在瘢痕增生期还会有痒、痛不适症状。处理方法为将瘢痕予以切

除，对存在挛缩的应用 Z 改形，解除挛缩，同时防止术后再次挛缩的可能。④蹼状瘢痕的治疗：大的蹼状瘢痕多见于颈前侧、腋窝、肘窝、腘窝、踝关节前部；小的蹼状瘢痕多见于指蹼、口角、内外眦等部位。发生在口角、尿道口、阴道外口、气管内、外鼻孔等处的蹼状瘢痕也可呈环状出现。蹼状瘢痕的治疗一般均可应用 Z 改形手术原则进行解除挛缩。两个三角形皮瓣互换位置后，可消灭创面，使蹼消失；如果蹼状瘢痕挛缩较重者，采用 Z 改形后有创面遗留，可行中厚植皮或者局部皮瓣转移修复创面。⑤大片瘢痕挛缩的治疗：对于大片挛缩瘢痕的治疗，除既往瘢痕切除挛缩松解后，行植皮术以外，目前常用扩张器技术，即在病变组织周边正常皮肤软组织扩张，应用扩张后的皮瓣进行转移覆盖瘢痕切除松解后的创面。部分患者，因长期瘢痕挛缩，影响肢体肌肉、肌腱、血管和神经以及骨骼等组织的发育，造成短缩畸形或伸展障碍，术后需辅助持续牵引及物理治疗进行纠正。⑥增生性瘢痕的治疗：手术原则为切除瘢痕，充分松解，矫正畸形，以皮片或皮瓣覆盖创面。对瘢痕面积大，皮源缺乏的病例，可采用扩张器技术。⑦瘢痕疙瘩的治疗：手术切除瘢痕疙瘩极易复发。瘢痕疙瘩的治疗需要手术结合其他方法进行，具体治疗方法参见瘢痕疙瘩部分。

瘢痕增生是由于创伤后，以胶原等大量结缔组织基质的过度产生和沉积为特征的皮肤纤维化疾病。体外研究表明，瘢痕组织中，成纤维细胞的胶原合成率明显高于成熟瘢痕和正常皮肤。因此对瘢痕增生防治的很多工作

都是围绕干扰成纤维细胞中胶原代谢的一个或多个环节来实现的。通过观察创伤愈合过程中的细胞活动及其影响因素，从细胞和分子水平探讨愈合过程中的调控机制，丰富和深化了对创伤愈合的认识，形成了创伤愈合的现代概念。有关细胞因子参与瘢痕形成调控研究已经开展，通过人为方式对细胞因子调控胶原合成的机制施加影响，有可能实现控制胶原过度产生和瘢痕形成的愿望，从而达到对瘢痕的有效防治。

（马继光）

zēngshēng bānhén

## 增生瘢痕（hypertrophic scar）

皮肤损伤愈合后，瘢痕仍继续增殖，即可逐渐发展成增生瘢痕。又称增殖性瘢痕、肥厚性瘢痕、肥大性瘢痕或隆起性瘢痕。增生瘢痕的形成主要由于胶原蛋白的合成代谢超常持续进行，超过分解代谢的速度，在相当长的时间内，大量形成胶原纤维所致。常见有某些局部或全身的诱发因素存在。局部因素，包括异物、炎症、外力牵拉等。异物，如落入创口内的灰尘、滑石粉、棉花纤维、线结以及某些化学物质等。此外，还有细胞破坏后所析离的角质素。炎症，如创面愈合前因长期裸露感染，肉芽组织过度增长；深二度烧伤创面愈合后瘢痕内包裹的残存毛囊或腺体组织所引起的反复发作的感染等。牵拉，如与皮肤天然纹理、皱褶不一致，或在关节部位的瘢痕，不断受到牵拉，甚至破溃，以后反复破溃愈合。这些局部因素的刺激，都可以导致瘢痕的增生。全身因素，如青壮年、妇女，尤其是孕妇和甲状腺功能亢进患者易发生增生瘢痕，而极少见于老年人，这可

能与雌激素及垂体内分泌旺盛有关。此外，种族、遗传、身体素质等因素亦与瘢痕增生有关。细胞因子在瘢痕形成中也起到了重要的作用，如白介素-2、干扰素、表皮生长因子、碱性成纤维细胞生长因子、血小板衍化生长因子、肿瘤坏死因子、转移生长因子β。

**临床表现** 临床发展可分为三个时期：增生期、消退期和成熟期。①增生期。瘢痕形成早期1~3个月开始，持续3~6个月，少数迁延到1年。临床表现：表面可见毛细血管扩张，颜色鲜红或紫红，表面被一层萎缩的上皮细胞覆盖，底层为大量的结缔组织增生、血管扩张及炎性细胞浸润；局部逐渐增厚，高出体表，凸出表面，外形不规则，毛细血管极度充血，表面呈红色，质实韧。主要感觉为局部痒痛难忍，多因环境温度升高、情绪激动或食用辛辣刺激食物时加重。②减退期。瘢痕形成以后3个月~1年，此期需6个月~1年。临床表现：瘢痕由活跃增生而转退，高度或厚度逐渐减低，硬度也开始向软转化，颜色由红色向紫色、紫褐色、色素沉着转变，瘢痕表面毛细血管扩张消失，痒痛症状减轻。病理特征：毛细血管开始闭合退化、消失，成纤维细胞向纤维细胞转化，胶原纤维增多。③成熟期。又称静止期。约在瘢痕形成1年后，可持续数年或数十年。临床表现：瘢痕已经成熟，不再增生，无明显变化，维持减退后的厚度、硬度。一般此期的瘢痕仍高出于皮肤，质地较周围皮肤硬，颜色暗或接近于周围皮肤，痒痛症状消失，瘢痕与基底和周边皮肤分界清楚，易推动。病理特征：瘢痕内血管稀少，大部分毛细血管已闭合，退化消失。

胶原纤维呈结节状排列，出现小的弹性纤维，在瘢痕组织下面形成一层正常形态的胶原纤维束。

增生瘢痕与正常瘢痕的病理组织差别，仅在于瘢痕深部胶原纤维的增厚，排列不规则，或呈漩涡形，或缠绕成绳索状。在漩涡形成或绳索的胶原中常有粘蛋白的沉积，使瘢痕成为坚硬的实块。

**分级** 按照临床表现不同可分为轻、中、重三度。①轻度：散在圆形瘢痕隆起，呈岛状分布，或散在于片状扁平瘢痕之间，一般无挛缩现象，瘢痕偏硬，厚度0.3~0.5cm。②中度：片状或不规则隆起，常见于背部深二度烧伤后瘢痕增生、剖宫产术后瘢痕增生，有挛缩表现，厚度0.5~1cm。③重度：瘤样隆起，常见于前胸、耳垂瘢痕增生，颈部、下颌部、颜面部、手背等深二度烧伤瘢痕增生，瘢痕表面凹凸不平，有挛缩表现。瘢痕厚度可达1cm以上。

**诊断与鉴别诊断** 增生瘢痕与瘢痕疙瘩两者在临床特征上难以区别，瘢痕疙瘩实质上是皮肤的一种纤维组织肿瘤，是以具有持续性强大增生力为特点的瘢痕，主要病理表现为瘢痕组织内胶原与基质成分的大量沉积，侵犯周围正常皮肤，且短期内无自愈倾向。瘢痕疙瘩的诊断标准：向周围组织侵犯生长超出原损伤范围；病程超过9个月仍不能自发消退；手术切除后复发（见瘢痕疙瘩）。

**治疗** 包括非手术治疗和手术治疗。

**非手术治疗** 由于增生瘢痕有自行退变软化的可能，故如无特殊原因，应先试行非手术疗法，如弹力压迫疗法、放射疗法、药物疗法等，创面初愈，如见有瘢

痕增生趋向时，即用弹性绷带或弹性织物持续包扎压迫，坚持昼夜使用数月，对预防瘢痕继续增生，有明显效果。初期的增生瘢痕，经压迫后，可见颜色转显苍白，表明瘢痕内的血流量降低。组织学观察也见血管成分减少，呈漩涡状的胶原纤维束开始排列有序，缠绕成绳索状的胶原纤维松解成单束。应用浅层放射线照射，对早期病变疗效较好。但由于放射线对全身的危害，和对局部发育的不良影响。因此不宜用于幼年或大面积瘢痕的照射。在瘢痕内注射药物如肾上腺皮质激素，能促进瘢痕的软化和消散，但副作用较大。自1961年开始应用曲安西龙以来，由于副作用较小，取得了较显著的效果。为了便于注射操作和减轻患者痛苦，以使用无针喷射注射器为佳。药物疗法适用于小面积，压迫无效的增生瘢痕，对广泛多发病变不宜使用。

**手术治疗** 只用于有显著功能障碍或形态损害的增生瘢痕。但除在某些特殊部位，如眶周、口周、鼻孔等部位，为保护视力，早日解除进食困难和恢复呼吸通畅，需要适当提前手术外，一般情况下，应在非手术疗法和积极的功能锻炼互相配合的基础上，待瘢痕成熟，增生停止后，再行手术治疗。手术原则是切除瘢痕，充分松解挛缩，矫正畸形，以皮片或皮瓣修复创面。对于瘢痕面积广阔，皮源缺乏的病例，可只切开或部分切除瘢痕，只求彻底松解挛缩，以皮片修复缺损；残余的增生瘢痕，可因张力消失，逐渐自行软化。对于瘢痕范围广阔、瘢痕周围有较大范围的健康皮肤可被用于扩张的病例，选用皮肤软组织扩张术是目前常用方

法之一，可在瘢痕周边的正常皮肤软组织下或身体其他部位正常皮肤软组织下埋置软组织扩张器，对扩张器进行定期扩张，待扩张后的皮瓣或扩张后取中厚皮片对瘢痕切除松解后的创面进行修复。

（马继光）

luánsuō bānhén

## 挛缩瘢痕（contracture of scar）

以引起的功能障碍特征而命名的瘢痕。临床表现随其所处的解剖位置及挛缩程度而异。在表面宽阔的躯干部位，代偿能力强，形成挛缩瘢痕后，如不超出代偿能力的限度，往往逐渐调整适应，虽引起一定程度的挛缩畸形，但常不致出现严重的功能障碍。但在器官聚集的面部和皮肤疏松的颈前、肢体屈侧等部位，在创面愈合过程中，随着创缘的向心性收缩，将导致程度不同的挛缩畸形，严重影响外观，并伴随功能障碍。如未能得到及时治疗，还可引起深部组织肌腱、神经、血管的短缩或移位、骨关节的变形脱位等一系列变化。如果挛缩瘢痕发生在儿童期，还可引起发育障碍。临床上常见的是手及上肢的瘢痕挛缩，其中最多见的是手背的瘢痕挛缩，临床上表现为爪形手。颈部的瘢痕挛缩也很常见，多发生在颈前。

**发病机制**　①创面的深度：皮肤的浅层烧伤（一度或浅二度），仅损伤皮肤表皮及部分真皮，常可一期愈合，遗留的瘢痕也较为表浅，故瘢痕挛缩一般不会发生。深二度烧伤时，皮肤的表皮和真皮的大部分均被破坏，完全依靠残留的毛囊、汗腺或皮脂腺的上皮岛的生长而愈合，真皮中的弹力纤维亦遭到破坏。在这种情况下，愈合后的皮肤往往形成张力较大的瘢痕，有挛缩倾向。三度烧伤，全层皮肤破坏，在愈合的过程中，由于纤维组织的收缩，使周围的软组织逐渐受到牵扯而变形，可造成严重的挛缩。②感染：创面感染，可以破坏残留的上皮组织，使其转变成肉芽组织创面。在三度烧伤创面有感染时，则上皮生长遭到阻碍或破坏，肉芽组织增生，瘢痕组织增厚，挛缩更为严重。③局部皮肤张力：如窗口的主轴方向与皮肤的皮纹、皱褶线、器官的轮廓线或关节的关节面等方向一致时，瘢痕常不明显，也不产生挛缩。在软组织较多而疏松的部位，如面部和颈前等有皮肤缺损时，将导致程度不等的瘢痕挛缩畸形及功能障碍，并可造成严重的组织移位。在颈、腋部、肘部、腘部等关节屈曲面，由于皮肤松弛，虽有较大的皮肤损伤，也能很快愈合，但关节的运动则受到牵拉，造成功能障碍。④治疗不当：在治疗严重早期烧伤过程中，由于病变涉及的范围广，病情重，治疗以抢救生命为主，对肢体功能的保护有时会忽视；有时也由于治疗上的原因无法兼顾，以致出现晚期的挛缩畸形。一般常出现疏忽的几个方面：最多见的是包扎固定不当，如手足部烧伤创面包扎时，将所有手指包扎在一起，没有细致的将手指分开包扎，或使关节处于非功能位，手指愈合后粘连在一起形成爪形手畸形，使手部功能大部丧失；足部则由于固定不当或未加固定而造成足下垂畸形；其他如腋、肘和膝等关节部位也可能由于包扎固定不当而造成瘢痕挛缩畸形而影响功能。未能进行有效的功能锻炼是瘢痕挛缩畸形的另一个重要原因。部分患者在创面愈合后，未能进行适当的功能锻炼，使肢体长期处于屈曲状态，肌肉挛缩而影响功能。

**治疗**　挛缩性瘢痕常引起器官移位变形，功能受限，危害较大。对此类瘢痕可采用 Z 成形、W 成形、V-Y 或 Y-V 等皮瓣修复，这样既可以松解瘢痕又可以覆盖创面，常常能够取得良好的手术效果。对于大片的挛缩性瘢痕，如果周围有正常皮肤，可采用组织扩张器的方法进行修复，将周边的正常皮肤扩张后，逐步的切除挛缩瘢痕，分期手术，逐渐完全切除，或采用植皮的方法，必要时可采用皮瓣修复。一般挛缩较轻、瘢痕不深、非关节部位者，采用中厚植皮或扩张器方法最佳。彻底解除挛缩是手术治疗的关键步骤。一般从与挛缩纵轴垂直的切口处松解，沿瘢痕与正常皮肤组织的分层逐步进行剥离，直至挛缩完全解除。有时还需行肌腱延长、关节囊切开、关节韧带切除等辅助手术，才能达到充分松解。松解中可施加适当外力，切忌暴力牵拉强求关节复位，以免发生神经、血管等组织的撕裂伤或骨折。一时无法复位者，可根据情况进行术后牵引、关节成形术或融合术。深部穿刺创伤，常可在深部组织中形成大量瘢痕，造成深部瘢痕挛缩。其不仅可与周围神经和肌肉等发生粘连，还常因挛缩牵引周围组织发生反射性疼痛和肌肉功能障碍。处理这种瘢痕时需注意：因瘢痕的位置、范围及深浅在术前往往难以确定，须在术中探查清楚，术前做好充分准备工作，研究手术方案；应设法利用组织充填瘢痕切除后所产生的空腔，一般采用带蒂脂肪组织瓣转移。

（马继光）

bānhén gēda

## 瘢痕疙瘩（keloid）

以具有持续性强大增生力为特点的瘢痕。因常出现向四周健全皮肤呈蟹足样浸润的形象，故又称蟹足肿。

**形成的影响因素** 瘢痕疙瘩的生成，是由于在皮肤损伤后的愈合过程中，胶原合成代谢机能失去正常的约束控制，持续处于亢进状态，以致胶原纤维过度增生的结果。造成这种异常状况的原因，包括了体外因素和体内因素。

**体外因素** ①外伤和皮肤疾病：大部分瘢痕疙瘩通常发生在局部损伤1年内，包括外科手术、撕裂伤、文身、烧伤、注射、咬伤、接种和其他非特异性损伤。有时因原发症状不明显而被患者忽视或者忘记。②张力：瘢痕增生易发生于张力高的部位。临床上常可见到张力高的部位患有瘢痕疙瘩的患者，研究发现垂直于皮肤松弛线切口的张力，是平行于皮肤松弛线切口张力的3倍，张力大，可刺激纤维组织形成。因此，手术切口选择不当而产生较大张力，是促使瘢痕增生形成的因素之一。③种族：瘢痕疙瘩在许多种族中均有报道。黑色人种和黑肤色的人较白色人种更易形成瘢痕疙瘩和增生性瘢痕，为（3.5~15）∶1。④部位：瘢痕疙瘩可以发生在身体的任何部位，但最常见于上背部、肩部、胸前部、上臂三角肌区，较少发生于下肢、面部和颈部。皮肤厚的部位较皮肤薄的部位更易发生。在眼睑、生殖器、手掌、足底、角膜和黏膜则极为罕见。克罗克特（Crockett）根据大量的统计资料，提出了一个瘢痕疙瘩发生部位的敏感顺序。第一顺序：胸骨前、上背部和上臂三角肌区。这些部位的所有瘢痕几乎都可能发展为瘢痕疙瘩。第二顺序：耳朵、上肢前侧、胸前、头皮和前额。这些部位形成瘢痕疙瘩的倾向，与损伤的性质有关。第三顺序：下背部、腹部、下肢、面中部、生殖器。这些部位的瘢痕疙瘩不常见。⑤年龄：瘢痕增生可发生于任何年龄，但一般多见于青年人，文献报道的病例年龄多在10~30岁。青春期前的儿童或老年人很少发病。据凯彻姆（Ketchum）统计的资料，88%瘢痕疙瘩和增生性瘢痕发生在30岁以下，他认为这是因为：a. 年轻人容易造成外伤。b. 年轻人皮肤张力较大，而老年人皮肤缺乏弹性，较松弛。c. 年轻人皮肤的胶原合成率较高。⑥家族倾向：瘢痕疙瘩具有家族倾向。常染色体的隐性遗传和常染色体的显性遗传均有报道。特别是在多发的、严重的瘢痕疙瘩，其阳性家族史更为明显。

**体内因素** ①内分泌紊乱：瘢痕疙瘩的形成与内分泌的改变有一定关系。绝大多数的瘢痕疙瘩发生在青春期。在妊娠期，瘢痕疙瘩有明显的症状加重和体积增大，绝经期后瘢痕疙瘩逐渐消退萎缩。②生物化学因素：在研究胶原合成时，科恩（Cohen）发现瘢痕疙瘩组织中的脯氨酸羟化酶活性较增生性瘢痕明显增高，是正常皮肤的20倍。脯氨酸羟化酶是胶原合成过程中的关键酶，它的活性与胶原的合成率密切相关。瘢痕疙瘩、增生性瘢痕和正常瘢痕中，胶原酶的活性较正常皮肤高。③免疫学改变：研究发现瘢痕疙瘩患者的血清免疫球蛋白水平明显高于正常。

**临床表现** 瘢痕疙瘩临床上多见于30岁以下的青壮年，正处于皮肤张力强、代谢旺盛、激素分泌活跃时期的年龄。病变常隆出皮肤表面，高低不平，形状不规则。质硬韧。多感奇痒难忍。根据临床所见形态特点不同，可分为两型。①肿瘤型：瘢痕凸起显著，顶部较基底膨大而形如蕈状，表面有皱纹皱褶，或呈结节状。②浸润型：瘢痕较为扁平，呈匍匐状向四周邻近皮肤扩展浸润，边缘不规则。此型的增生力较肿瘤型更强。瘢痕疙瘩，主要由大量致密的较粗的呈漩涡状不规则排列的胶原纤维束所构成。

**诊断与鉴别诊断** 瘢痕疙瘩的诊断标准：①皮肤损害超出原病变范围，并向周围正常皮肤侵犯。②瘢痕病程超过9个月仍无自发消退征象。③以前做过切除而又复发者。凡符合上述的任何一条或一条以上皆可确认。

**治疗** 对瘢痕疙瘩的治疗，有药物、放射、手术等几种疗法，均非特效，需综合治疗可能取得较好效果。

**药物疗法** 可用于面积较小的病变，用曲安西龙溶液多点多次注射，注意不可注入外围正常皮肤内，以免引起组织萎缩和色素减退。还可在曲安西龙溶液内加入利多卡因和透明质酸酶，有减轻注射疼痛和使药物易于扩散的作用。

**放射疗法** 浅层放射线照射也可用于面积较小尤其是浸润型的病变，或用为手术前后的辅助治疗以预防术后复发。为避免照射后可能引起局部发育障碍，儿童慎用。

**手术治疗** 一般用于伴有挛缩畸形妨碍功能的病变，如主要以改善外观为目的时，因手术复发率甚高，故须慎重考虑，并需结合其他治疗方法进行综合治疗，方可望获得较好的疗效，如至少应辅以术后的放射治疗，还可在创缘内注射适量的曲安西龙溶液。术时注意：①注意严格无菌原则：严格无菌操作是任何整形手术的重要环节之一，任何感染都会直接影响手术效果。手术前应注意清洗瘢痕处的积垢。②无创操作：术者在手术中要爱护组织，使得手术所致造成的创伤减小到最小程度。③减张处理：多数的张力缝合容易造成组织器官移位，切口愈合后瘢痕过宽等。因此缝合时需要进行减张处理。④创缘方向如与皮肤纹理或皱褶不一致时，应当做适当调整，务使大体上一致。拆线时间适当，拆线时间根据身体部位不同而异，过度的拖延拆线时间可造成缝线针眼瘢痕。术后放射治疗，应在拆线前或拆线后立即开始。

**预后** 瘢痕是创伤愈合的结果，治愈瘢痕的说法不太科学，目前常用的三级分类方法。①优良（临床治愈）：疼痛、瘙痒症状消失，瘢痕完全软化、扁平，触之柔软、无硬结或索状条痕，治疗后 12 个月未复发者。②较好或显效：瘢痕痛、痒等症状消失或基本消失，瘢痕中有 60% ~ 70% 的部分软化、扁平，或瘢痕疙瘩由重度转为中或轻度，或中度转化为轻度，停止治疗 12 个月后无复发。③差或无效：瘢痕痛、痒等症状减轻或无变化，瘢痕质地、大小无变化或变化轻微，或曾经达到优良、较好的标准。停止治疗 12 个月内又复发者。

瘢痕疙瘩是皮肤外科和整形外科的常见病，其发生机制尚未阐明，治疗也颇为棘手。瘢痕疙瘩是整形外科医师的"噩梦"。目前，虽然人们仍未从这一"噩梦"中完全醒来，但随着对这一问题研究的不断深入及相关学科的进展，揭示瘢痕疙瘩的病因及寻找

理想的治疗方法已不是可望而不可即的事情。目前，对瘢痕疙瘩的研究已深入分子及基因水平，随着各种研究方法的不断深入，瘢痕疙瘩的理想治疗方法将逐步问世。

（马继光）

wěisuō bānhén

## 萎缩瘢痕（atrophic scar）

外观多平坦，并与四周的皮肤相齐或稍低的瘢痕。又称扁平瘢痕。萎缩瘢痕的表面平滑光亮，色素减退显现苍白，少数色素沉着呈暗褐色。也有苍白和暗褐色改变见于同一瘢痕的不同部位者。瘢痕稳定，质地较硬而柔软，基底较松动，可以提捏。一般不引起功能障碍。萎缩瘢痕多由于较浅的皮肤损伤所致。如浅二度烧伤或较薄的中厚皮片供皮区创面愈合之后的瘢痕。偶见个别较深的皮肤损伤，如深度烧伤创面愈合后形成萎缩瘢痕的。萎缩瘢痕常见于面部和背部。萎缩瘢痕因很少导致显著的功能丧失，故通常不需治疗。但如果发生在颜面部或暴露部位影响外貌完整甚至造成心理负担时，可以选择手术治疗，但应慎重对待，以免造成更严重的瘢痕甚至功能障碍。如果瘢痕面积较小，如位于面部，因色泽差异而有碍外貌者，面积较小且在适当部位时可行一次手术切除，面积大者可采用分期切除缝合术。或瘢痕切除局部皮瓣转移修复术，以改善外观。如行瘢痕切除皮片移植术，因皮片存活后远期肤色发生变化，能否达到手术预期目的颇难预料，故宜慎用。因较深的皮肤损伤所致的萎缩瘢痕，不甚稳定，或与深部组织粘连而有损功能时，应行瘢痕切除，切除后的创面多需以皮瓣修复。大面积严重烧伤行后期修

复手术植皮时，如缺乏正常皮肤可供切取，位于后背或肢体其他部位的萎缩瘢痕，不得已时也可作为供皮区使用，但须注意切取皮片不可太厚，以免造成供皮创面的愈合困难。磨削术是扁平瘢痕治疗的常用和重要方法，适应证广泛。根据病情和患者要求，皮肤软组织扩张术也是较常用的方法之一。随着激光技术的不断发展，激光治疗扁平瘢痕也是目前常用的方法之一。

（马继光）

qiáozhuàng bānhén hé zhuìzhuàng bānhén

## 桥状瘢痕和赘状瘢痕

（bridged scar and pedunculated scar） 瘢痕两端以蒂与四周皮肤相连，下有通道与基底分离，其状似桥，称为桥状瘢痕，常与状似垂赘样的赘状瘢痕出现在同一部位。多见于眼睑、颞部、下颌、颈前等部位的皮肤，一般均为多发。瘢痕虽较短小，也很少伴有功能影响，但高低起伏，凹凸不平，有碍观瞻，且因难于清洗保持洁净，易于引起感染。桥状瘢痕和赘状瘢痕常由于皮肤组织的化脓性或特异性感染，形成皮下潜行扩展的腔隙，自发多处破溃，或经几个切口引流后，潜行腔隙顶方的皮下创面与腔隙的基底创面，各自在不同时间内先后愈合所致。造成未能愈合在一起的原因，主要由于破溃创口或切口间潜行腔隙顶方的皮肤，因其固有的弹性，创缘自然朝皮下创面卷缩，逐渐向内翻转合拢而愈合较快。但腔隙的基底创面，则因皮肤的弹性，创缘向后退缩，创面扩大，而愈合较慢之故。局部皮肤较为薄弱，各创口间距离狭小，也是易于形成桥状或赘状瘢痕的有关因素。此外，如交换敷料的

方法不当，长时间内持续用引流敷料从一个创口引入，经过皮下从另一个创口穿出，致使腔隙上的皮肤与腔隙的基底间隔，人为的导致桥状或赘状瘢痕，如潜行腔隙上的皮肤以两个蒂与四周皮肤相连，而形成多发的互相串通的多发桥状瘢痕；如为单蒂，则形成赘状瘢痕。桥状瘢痕和赘状瘢痕实皆由正常皮肤的卷拢构成，故又称皮桥或皮赘。治疗时，小的少数的简单皮桥、皮赘可以直接切除缝合。对于大多数较大复杂的皮桥、皮赘，应将卷拢的皮肤切开展平，形成双蒂或单蒂皮瓣，用于修复切除后的创面，由于色泽好并具有一定厚度，可以取得较单纯缝合为好的外观疗效。

（马继光）

## pǔzhuàng bānhén

**蹼状瘢痕**（webbed scar） 形似鸭蹼，呈皱襞状的皮肤瘢痕。蹼状瘢痕好发于跨关节的部位，亦见于体内管腔状脏器在体表的开口部位常造成一定的功能障碍。蹼状瘢痕的生成，系由于垂直跨越关节屈侧的狭窄长条形创面或纵行直线创口，或由于沿管腔在体表开口的游离缘的线状创口，愈合后的瘢痕两端向中央逐渐收缩的结果，随着瘢痕的短缩，出现关节的屈曲变形，管腔口游离缘的瘢痕由弧线向直线的转变，并带动和牵引瘢痕两侧及其基底部具有弹性的松动的皮肤和皮下组织随同瘢痕一起，向远离关节屈侧的方向，和向管腔的中心方向移位和移动，逐渐形成皱襞而成为蹼状瘢痕，蹼状瘢痕实际是瘢痕挛缩在某些特殊部位的特有表现。

**病因** 烧伤为导致蹼状瘢痕的最常见原因。偶尔因皮肤的切割撕裂伤、化脓性感染，或手术

切口位置不当所引起。大型蹼状瘢痕，多发生在颈前、腋窝、肘窝及会阴等部。随着关节活动的不断牵拉，蹼的面积可逐渐扩展，而厚度随之变薄。小型蹼状瘢痕，常见于内外眦角、鼻唇沟、口角、指掌侧、指蹼、拇指指蹼，以及鼻孔、尿道口、阴道口、会阴等部位。关节部位的蹼状瘢痕，使关节呈屈曲挛缩位，直伸受限。管腔口部的蹼状瘢痕，使管口狭窄，通路受阻。内外眦角、口角、鼻唇沟等部的蹼状瘢痕，也都可造成一定程度的挛缩畸形，影响形态和功能。

**治疗** 蹼状瘢痕，最易于采用Z成形术方法治疗。Z成形及其设计的灵活运用，如多Z成形术和五瓣成形术等是解决此类瘢痕的较好的方法，该法松解瘢痕挛缩或改变张力线的方向与位置，改善功能与外形。以蹼的游离缘为轴，按单一或连串Z成形术做切口，将蹼状皱襞均匀的剖分为等厚的两层，并形成一对或几对互相对应的三角形皮瓣交错缝合修复创面，如不够全部创面的需求，则移植皮片补充。因缝合后的创口呈锯齿状，可以防止复发而获得较好而稳定的疗效。但如蹼状瘢痕的皱襞薄弱，且多由瘢痕组织构成时，虽仍需按Z成形术切开，切开后，须注意观察各三角形皮瓣远端的血循环状况。如见血供较差，应即将皮瓣的长度逐渐缩短，直至血供良好为止，以免发生坏死。对于挛缩严重的瘢痕，皮瓣移位后如不能覆盖全部创面，可采用游离皮片移植或局部皮瓣转移修复。对于颈前等部位的蹼状瘢痕，为了减少皮瓣外观的臃肿，皮肤软组织扩张术是很好的选择。

（马继光）

## shāoshāng wǎnqī bānhén

**烧伤晚期瘢痕**（later-period scar post-burn） 由一定强度的热力等因素作用于身体所引起的外伤，经过早期伤口愈合过程后所遗留的瘢痕组织。较严重的烧伤瘢痕愈合后产生的瘢痕挛缩常常导致身体的各种畸形及功能障碍。烧伤的致伤原因很多，最常见的热力烧伤，约占90%，如沸水、火焰、热金属、沸液、蒸汽等；其次为化学烧伤，如强酸、强碱、磷、镁等；其他还有电烧伤、放射性烧伤、闪光烧伤等。

**临床表现** 轻者多见于浅二度烧烫伤患者，往往瘢痕仅表现为皮肤表面略粗糙和局部轻度的皮肤色素改变。重者多见于深二度以上的烧烫伤患者。早期瘢痕表面呈红色，潮红或紫色。高出皮面，厚度高低不等。质地硬。主要症状是痒和痛。一般持续6个月~2年或更久。晚期瘢痕渐趋柔软，而稍变平坦，色泽趋于肤色。重者可出现色素沉着或脱失。痒痛症状亦渐减轻或消失。如受伤面积较大，较深，而早期未做正确的处理，也可形成慢性溃疡，迁延不愈。严重的瘢痕挛缩可造成器官的移位、变形，关节运动障碍。长期者可产生关节强直，骨质吸收，发育不良。

**诊断** 根据临床表现一般可以做出明确的诊断。严重者还需进一步行X线检查以明确深部相应的骨及关节的变化。

**治疗** 一般瘢痕增生期3~6个月内可以采用非手术治疗。手术治疗一般适合于瘢痕处于稳定期，一般在伤口愈合后6个月~1年。但是较严重的瘢痕或发生瘢痕挛缩影响功能者，应适当提前手术为宜。

**非手术治疗** ①压迫疗法：

采用弹力绷带适当压力 1～3 个月至瘢痕稳定为止。②运动疗法或职业治疗：对关节部位的瘢痕进行标准化运动和渐进抗阻功能锻炼。③局部药物治疗：常用的药物是类固醇激素瘢痕内注射。④放射疗法：可采用 X 线或钴-60 局部照射，治疗一些顽固性瘢痕和瘢痕疙瘩。⑤其他：有硅胶贴片、激光、离子透入、超声波、蜡疗等。

**手术治疗**　①瘢痕切除缝合术：适合于一些面积较小的稳定性瘢痕。②瘢痕松解局部改形术：具有张力的条索状或蹼状瘢痕可以采用之。瘢痕松解后形成两侧相对三角瓣，交叉换位即可。③瘢痕切除游离植皮术：大面积的瘢痕手术切除后，切取游离皮片移植到瘢痕的创面。④瘢痕切除皮瓣移植术：适应于较深损伤的瘢痕。切取的皮肤组织有一蒂部与身体相连以维持其存活所需的血液供应，再转移到缺损区。⑤皮肤软组织扩张术：是将邻近的正常皮肤软组织自身在一定时间内逐渐增长，然后以这些"新生"的额外皮肤组织转移到组织缺失处。⑥皮肤磨削法：对一些浅表性瘢痕可以用机械磨削的方法，使皮肤变平整和改善色泽。⑦文身伪装法：一些仅有皮肤颜色改变的瘢痕可以文刺瘢痕区以掩盖一些稳定性瘢痕。

（范金财）

shǒubù shāoshāng bānhén jīxíng

## 手部烧伤瘢痕畸形（burn scar deformity of hand）

热力等致伤因素伤及手部组织并达到一定深度，其局部愈合后所形成的畸形状态。

**临床表现**　轻者多见于浅二度烧烫伤患者，往往瘢痕仅表现为皮肤表面略粗糙和局部轻度的皮肤色素改变。重者多见于深二度以上的烧烫伤患者。早期瘢痕表面呈红色，潮红或紫色。高出皮面，厚度高低不等。质地硬。主要症状是痒和痛。严重者影响工作和休息。一般持续 6 个月～2 年或更久。晚期瘢痕渐趋柔软，而稍变平坦，色泽趋于肤色。重者可出现色素沉着或脱失。痒痛症状亦渐减轻或消失。手背严重者形成爪形手，手掌严重者形成拳形手，严重影响手部的功能。

**诊断**　根据临床表现一般可以做出明确的诊断。严重者还需进一步行 X 线检查以明确深部相应的骨及关节的变化。

**治疗**　同烧伤晚期瘢痕。

（范金财）

shǒubèi bānhén luánsuō jīxíng

## 手背瘢痕挛缩畸形（cicatricial contracture of dorsal hand）

各种致伤因素伤及表面的手背组织并达到一定深度，其局部瘢痕愈合后挛缩所形成的畸形状态。

**临床表现**　轻者多见于浅二度烧烫伤患者，往往瘢痕仅表现为皮肤表面略粗糙和局部轻度的皮肤色素改变。重者多见于深二度以上的烧烫伤患者。早期瘢痕表面呈红色，潮红或紫色。高出皮面，厚度高低不等，有时可达 1～2cm。质地硬。主要症状是痒和痛。严重者影响工作和休息。一般持续 6 个月～2 年或更久。晚期瘢痕渐趋柔软，而稍变平坦，色泽趋于肤色。重者可出现色素沉着或脱失。痒痛症状亦渐减轻或消失。手背二度或三度面积广泛的烧烫伤如早期未经妥善治疗，创面自然愈合后，将形成严重的瘢痕挛缩畸形，其典型者表现为类似鸟的爪形外观，又称爪形手。

**诊断**　根据临床表现一般可以做出明确的诊断。严重者还需进一步行 X 线检查以明确深部相应的骨及关节的变化。

**治疗**　同烧伤晚期瘢痕。

（范金财）

zhǎoxíngshǒu

## 爪形手（claw hand deformity）

由于严重瘢痕挛缩、粘连等导致的一种掌指关节严重背屈、指间关节严重掌屈的爪样手畸形。多见于手背烧伤后期，好发于经济欠发达的国家和地区，与其得不到及时正确的治疗有关。

**病因及发病机制**　手背深二度、三度烧伤后，如未及时采取妥善的治疗措施，愈合后不可避免地会产生瘢痕挛缩。瘢痕横向挛缩可导致手的横径缩窄、指蹼挛缩或瘢痕性并指畸形，同时造成拇指内收，虎口狭小。严重者，大小鱼际边缘的皮肤被拉向背侧，掌骨受挤压，正常横弓被破坏，掌弓反向掌心突出。除了皮肤瘢痕挛缩外，肌腱、关节也会发生病变，掌指关节背侧关节囊挛缩增厚，再加上骨间肌和蚓状肌由于支点向背侧移位，其正常的屈曲掌指关节的功能转变为伸的作用，导致掌指关节的背屈畸形，严重时，可以发生掌指关节脱位或半脱位。由于近侧指间关节背侧中央束与关节囊的断裂，在屈肌腱的作用下近侧指间关节呈屈曲畸形。另外，如果伸肌腱的两个侧腱束向掌侧滑脱、缩短，可使远侧指间关节呈背伸畸形，而当伸肌腱远端也毁损时，则远侧指间关节也呈屈曲畸形。

**临床表现**　①手横径缩窄，掌横弓消失：横弓由凹变平，甚至凸出呈反弓状态。手横径缩窄，指蹼挛缩。②拇指内收，虎口狭小：拇指内收并向背侧旋转移位，紧贴于手的桡侧，严重者和其他各指并列于同一平面，丧失对指对掌功能。③掌指关节背屈，掌纵弓消失：掌指关节背屈，甚至发生半脱位或全脱位，掌纵弓亦随之消失而呈反弓状态。纵弓和横弓的消失，致掌心由凹转平，拇指掌腕关节也可发生脱位或半脱位。④近侧指间关节屈曲：近侧指间关节极度屈曲，甚至发生半脱位或全脱位，或固定在屈曲位（图）。

**诊断** 通过明确的病史和典型的体征即可明确诊断，不需要辅助检查。

**治疗** 治疗原则：①早期治疗。如不及时治疗，还将引起一系列继发变化，如肌肉的萎缩，神经、血管、韧带等组织的短缩或移位，发生于儿童时期者，还可造成骨关节的发育障碍。因此应尽早进行手术治疗，一般应在烧伤后 3 个月内进行。②彻底松解瘢痕，尽量使关节复位。③妥善固定。必要时术后用克氏针固定 2～3 周。④妥善的创面覆盖。创面首选中厚皮片移植，若有肌腱、关节等深部组织暴露，则应采用皮瓣或皮管修复。⑤早期锻炼。固定关节的克氏针拔除后，即应开始进行手部功能锻炼。

爪形手的治疗应以手术治疗为主，辅以物理治疗以及功能锻炼等手段。手术治疗比较复杂，包括瘢痕切除、挛缩松解，关节、韧带、肌腱等的整复，以及创面

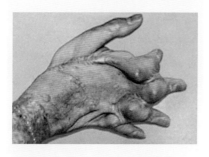

**图　烧伤后期爪形手畸形**

闭合等步骤。为使术野清晰，手术应在止血带下进行。

**瘢痕切除、松解** 最好将手背、手指、指蹼、大小鱼际及腕部等影响功能的瘢痕一次切除。切口应顺皮纹，在大、小鱼际及手指正侧面做锯齿状切口，手指侧面也可做直切口。由于自腕部至指背的手背瘢痕厚薄不均匀一致，因此，在切除手背瘢痕时，需要从手背的桡侧或尺侧向对侧切开掀起切除整块手背瘢痕，以保证留在手背的筋膜均匀一致。自深筋膜浅面分离，保留皮下大静脉及尺、桡神经手背皮支。在掌指关节和指间关节背侧切除瘢痕时，为了避免伤及伸肌腱，必要时可保留一薄层瘢痕，或设计小的局部皮瓣予以覆盖。瘢痕切除后应进行充分松解。

**指蹼畸形的修复** 爪形手的指蹼畸形常见的有假蹼、瘢痕粘连及并指等各种改变，修复方法主要有以下几种：①在指蹼中间切开至掌侧，背侧松解分离超过掌指关节平面，植入足够大的舌状中厚皮片重建指蹼。②保留指蹼皮肤或指蹼瘢痕于原位，在其两旁的指侧面切开，指蹼皮肤或瘢痕形成一个由掌面伸向背侧的三角瓣，其两侧行游离皮片移植。这种方法特别适合于在指蹼深处仍留有部分正常皮肤者。③以手指的一侧为蒂，相对面指的一侧做舌状皮瓣，转移至已经加深的指蹼创面上，皮瓣远端伸向掌面或背侧，其余创面行皮片移植。

**虎口松解及加深** 单纯用皮片移植修复虎口创面远期效果较差，最好采用局部皮瓣。一般而言，局部皮瓣采用四瓣法或五瓣法的修复效果要好于单一 Z 成形术。另外，虎口皮肤血供丰富，皮瓣的长宽比例可适当加大。当

局部皮瓣大小不足以修复创面时，可采取局部皮瓣转移联合中厚或全厚皮片移植的方法。

**拇指内收畸形的修复** 切开至挛缩的深筋膜，剥离拇内收肌横头在拇指近侧指骨的止点，推开远端，必要时切断纤维化的部分拇内收肌和第一骨间背侧肌，但须保留第一掌骨基部的部分肌纤维，以保留其内收功能。在加深虎口过程中，要逐步切开挛缩的组织，检查其外展程度，谨防拇内收肌损伤过多。剥离过深并不能有效地加深虎口，却可能使拇内收肌的功能明显减弱，捏物的力量差，影响其功能。

**掌指关节背曲畸形的修复** 此为爪形手畸形手术矫正的重点。如病变较轻，病程较短，切除手背瘢痕后行中厚皮片移植即可获得良好效果。严重的掌指关节背屈畸形，在切除手背瘢痕后，松解关节周围粘连与挛缩，然后手法施以缓和而持续的力量，使关节被动掌屈 70°以上。如果不能掌屈至 70°，或术前已知掌指关节呈脱位状，则应考虑施行侧副韧带切除、背侧关节囊切开（或切除）、松解关节内粘连，以及关节成形术等。侧副韧带切除后如掌指关节掌屈仍不满意，则应切断背侧关节囊，使和两侧切除侧副韧带的创区相通。如果手指掌屈仍受限制，可用小而弯的骨膜剥离器伸入关节腔，沿掌骨头向掌面探查，分离掌骨头与掌面关节囊的粘连。拇指的掌指关节背屈畸形与脱位，往往需要作掌指关节融合术。融合时应将拇指置于外展位并稍予内旋，呈较理想的对掌位，这样骨性融合的掌指关节，稳定有力，依靠第一掌骨与大多角骨的关节活动，可以代偿部分拇指掌指关节的活动。

指间关节畸形的修复　手术包括切除瘢痕、松解粘连、松解关节囊外组织。若关节面已破坏，以关节融合术为宜。近侧指间关节背侧伸肌腱中央束因烧伤而断裂者，往往不具备修复的条件，即使修复，效果也较差。个别病例指间关节被动活动良好，又有条件转移局部皮瓣覆盖者，可施行中央束的修复，虽不一定能达到理想的伸指功能，但在一定程度上能对抗屈肌腱起稳定作用，有利于改善手指功能。

手背创面的闭合　绝大多数情况瘢痕切除松解后的创面都可行中厚皮片移植。将中厚皮片覆盖于手背，细致剪裁、缝合于创缘。极少数畸形十分严重，或需施行肌腱、骨关节等组织的进一步修复者，才考虑采用皮瓣移植。各指应分别包扎，植皮部位必须应用较多的敷料加压包扎，并用石膏托或低温热塑板材等固定于功能位。

术后处理　术后抬高患肢。3~4周后拔除克氏针，行指间关节融合者，一般需时6~8周或更长时间方可愈合，应在X线检查证实已形成骨质连接后拔除克氏针。拔针后立即开始使用弹力支具，坚持主动和被动的功能锻炼，并采取理疗等各种综合措施，以求最大程度恢复功能。

预后　畸形程度轻、病程短者，预后较好，畸形程度重、病程长者预后较差。

（杨东运）

quánxíngshǒu
## 拳形手（fist hand deformity）
发生于广泛、严重烧伤后的严重手畸形，手指与手掌粘连，或包埋在掌部瘢痕中无法分开，整个手呈拳状外观，手部功能严重丧失的畸形。该畸形较少见，多见于儿童，主要发生于经济欠发达的国家和地区，与其得不到及时正确的治疗有关。

病因及发病机制　手广泛、严重烧伤后，如未及时采取植皮等有效治疗措施，再加上包扎固定不当，以及未使用伸展位支具固定及进行功能锻炼等，愈合后不可避免地会产生瘢痕挛缩、粘连，造成手指与手掌粘连，或包埋在掌部瘢痕中无法分开，整个手呈拳状外观，手部功能严重丧失。

临床表现　手指极度屈曲，与手掌粘连，或包埋在掌部瘢痕中无法分开。拇指严重内收，无法外展。大、小鱼际肌粘连在掌心部，整个手呈握拳状。手指末节多数坏死脱落。手部功能严重丧失（图）。

诊断　通过明确的病史和典型的体征即可明确诊断，不需要辅助检查。

治疗　治疗原则：①早期治疗。②彻底松解瘢痕。③妥善创面覆盖。尽量使用较厚的皮片，或较薄的皮瓣。④注意保护指动脉和指神经。必要时可分次手术，逐渐纠正手指屈曲畸形。⑤修复和加深虎口，重建外展、对掌功能。⑥加强功能锻炼。

拳形手的治疗应以手术治疗为主，辅以物理治疗以及功能锻炼等手段。为使术野清晰，手术

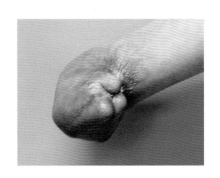

**图　拳形手**

应在止血带下进行。①彻底松解、部分切除手掌瘢痕。拳形手的瘢痕挛缩常较严重，且是多方向的，因此瘢痕的松解也应彻底，且必须是多方向的。瘢痕松解或切除后手掌充分伸展仍有困难者，应考虑做掌腱膜松解、切除。②尽量复位掌指关节和指间关节。神经血管呈弓弦状缩短者，如果强行被动伸直手指很可能将其损伤，往往需要多次手术逐渐矫正。手术间歇期间需加强手指伸直的弹力牵引和屈伸功能锻炼。③修复拇指的外展、对掌功能。包括指转位再造拇指、局部皮瓣加植骨延长拇指，皮瓣移植覆盖拇指骨，及加深虎口、掌骨拇化等方法。要求再造的拇指有一定的长度，有感觉，呈外展对掌位，掌指关节稳定有力。大多角骨能代偿一部分活动功能，因此不必强求新造的拇指有活动的掌指关节。④手掌创面的闭合。一般用中厚或全厚皮片修复，需要覆盖肌腱、神经者则用皮瓣修复。⑤术后处理。术后将手包扎于功能位，抬高上肢。拆线后应即进行抗挛缩功能锻炼，以防术后的挛缩。睡觉时佩戴手掌支具，保持手掌呈伸展位。以上措施至少坚持半年。

预后　拳形手关节僵硬，手指短缺，功能丧失较为严重，修复也较困难，但只要坚持系统的治疗，仍能恢复部分功能。

（杨东运）

shǒuzhǎng bānhén luánsuō jīxíng
## 手掌瘢痕挛缩畸形（cicatrical contracture of palm）
手掌烧伤后期瘢痕挛缩引起的畸形状态。是手掌深度烧伤后的常见病，多见于儿童。轻者一指或数指屈曲粘连于掌部，或仅有蹼状、条状的瘢痕挛缩，影响手指伸展，严重者可使拇指与其他各指粘连于

手掌，功能完全丧失。

**病因及发病机制** 深二度、三度的手掌烧伤，如未及时采取植皮等有效治疗措施，愈合后不可避免地会产生瘢痕挛缩。即便是不严重的手掌烧伤，其创面愈合后，由于手常处于自然半握拳姿态，且主要动作是以屈曲为主，若不注意愈后的伸展位支架固定及功能锻炼，也极易并发较严重的手掌挛缩畸形。

**临床表现** 单纯的手掌瘢痕挛缩常引起手掌及手指的屈曲畸形。轻者表现为一个至数个手指屈曲畸形，有的手指掌面瘢痕呈蹼状或弓弦状，手掌因瘢痕挛缩而变窄、变短，大、小鱼际相互靠拢。虽然伸指和拇外展受限，但屈指和握拳等功能尚可。严重的手掌挛缩表现为手指极度屈曲，甚至与手掌粘连，或五指包埋在掌部瘢痕中无法分开，拇指严重内收无法外展，大鱼际肌、小鱼际肌粘连在掌心部，手部功能严重丧失（图）。

**诊断** 通过明确的病史和典型的体征即可明确诊断，不需要辅助检查。

**治疗** 治疗原则：①早期治

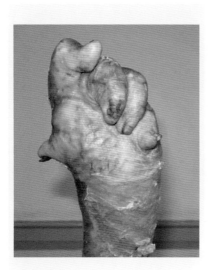

图 手掌瘢痕挛缩畸形

疗。②彻底松解瘢痕。③妥善的创面覆盖。尽量使用较厚的皮片，或较薄的皮瓣。④注意保护指动脉和指神经。必要时可分次手术，逐渐纠正手指屈曲畸形。⑤坚持功能锻炼。术后至少半年内加强抗挛缩功能锻炼，夜间睡觉时佩戴伸直位手支具。

手掌瘢痕挛缩的治疗应以手术治疗为主，辅以物理治疗以及功能锻炼等手段。为使术野清晰，手术应在止血带下进行。①彻底松解、部分切除手掌瘢痕。对于瘢痕增生并不严重，且仍具一定的弹性者，只需瘢痕松解即可。对于那些手掌瘢痕较严重的患者，通常只需切除那些增生明显，不耐摩擦、挛缩严重且影响功能的瘢痕，其余瘢痕可在彻底松解的基础上予以保留。必须注意的是，手掌挛缩通常有纵向和横向甚至斜向等多方向挛缩，因此瘢痕的松解也必须是多方向的。瘢痕松解或切除后手掌充分伸展仍有困难者，应考虑做掌腱膜松解、切除。②手指的蹼状挛缩，可做Z成形术或局部皮瓣加全厚皮片移植修复。③神经血管呈弓弦状缩短者，如果强行被动伸直手指很可能将其损伤，往往需要多次逐渐手术矫正。手术间歇期间需加强伸手指的主动和被动功能锻炼。④手掌创面的闭合。一般用中厚或全厚皮片修复，需要覆盖肌腱、神经者则用皮瓣修复。⑤术后处理。术后将手包扎于功能位，抬高上肢。拆线后应即进行抗挛缩功能锻炼，以防术后的挛缩。睡觉时佩戴手掌支具，保持手掌呈伸展位。以上措施至少坚持半年。

**预后** 畸形程度轻、病程短者，术后恢复效果较好，畸形程度重、病程长者术后恢复效果较差。

zúbù bānhén luánsuō jīxíng

**足部瘢痕挛缩畸形**（cicatricial contracture of foot） 各种广泛的足部烧伤，尤其是足背深度烧伤后，由于未及时采取植皮等有效治疗措施，愈合后产生瘢痕挛缩，从而导致的影响足部外观及功能的畸形状态。即便是较浅的烧伤，如果处理不当导致创面愈合延迟，也可能产生足部瘢痕挛缩。足部瘢痕挛缩常影响站立、行走等功能，需要手术治疗。

**临床表现** 足部烧伤常见于足背部。晚期瘢痕挛缩可使足向上翻，行走时足前部不能着地。足趾亦可能有背曲畸形，严重时跖趾关节脱位或半脱位，或包埋于瘢痕组织中。这种严重畸形往往造成行走不便，站立困难，甚至穿鞋、袜亦有困难（图）。

**诊断** 通过明确的病史和典型的体征即可明确诊断，不需要辅助检查。

**治疗** 治疗原则：①早期治疗。②彻底松解瘢痕。③彻底复位跖趾关节。④术后至少6个月内加强抗挛缩功能锻炼。

以手术治疗为主，辅以物理治疗以及功能锻炼等手段。单纯的足背瘢痕挛缩，一般在广泛彻底切除瘢痕组织后，即可纠正畸形，创面用中厚皮片移植修复。但在畸形较严重或背屈时间过久，骨关节已有畸形病变者，手术时

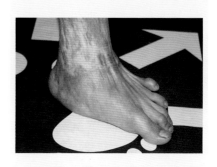

图 足部瘢痕挛缩畸形

（杨东运）

应考虑将伸趾长肌腱延长或切断，跖趾关节融合等，使足趾能完全伸展，然后再行皮片移植。如瘢痕位于足底，面积较大者，切除松解后宜采用中厚皮片移植，面积小者可采用全厚皮片移植。足底着力区、跟腱区及跖趾关节残端，瘢痕范围大而缺乏软组织垫者，为了满足负重功能需要，则最好采用皮瓣修复。

**预后**　畸形程度轻，病程短者，恢复效果较好，畸形程度重、病程长者恢复效果较差。

（杨东运）

shāoshāngxìng mǎtí nèifānzú
wàigùdìngshù

## 烧伤性马蹄内翻足外固定术

（external fixation of burned equinovarus foot）　足与小腿部烧伤后，伴有跟腱部及踝关节内侧瘢痕挛缩至呈现马蹄状垂足内翻畸形，早期可以进行外固定治疗。轻度及柔软的马蹄内翻足畸形通常采用手法、石膏、支具固定等保守治疗；对于重度的畸形常采用手术方法矫正，如软组织松解术、肌腱转位肌力平衡术、截骨及切除骨关节融合术、踝关节融合术等。马蹄内翻足畸形主要表现为局部瘢痕挛缩导致的足踝关节和距下关节呈跖屈畸形，后足内翻，中足和前足呈内收、内翻和跖屈位。韧带、关节囊、肌肉和肌腱等有关软组织的挛缩。

**治疗方法**　根据伊利扎洛夫（Ilizarov）的张力-应力法则，神经、血管、肌肉、韧带、关节囊及骨组织受到牵拉后，细胞可以分裂、组织再生，已经被广泛应用于各种肢体畸形的矫治。严重的马蹄足畸形时，足踝部各关节紊乱，骨质及软骨面也会发生改变。根据足的畸形状态，设计组装外固定矫形器，通过固定针安装于小腿以及足踝部，术后按照一定的方向，以每天 1mm 的速度缓慢牵拉足踝紧张、挛缩的软组织，也可以辅助骨切开及骨组织的牵拉。受牵拉的组织会发生再生以及生物性的塑形，骨及关节的畸形状态重新排列到一个相对正常的位置，使得马蹄足畸形得到满意矫正。这种外固定术已经得到越来越广泛的认可，是一种微创手术，不需要进行大的手术切口，仅仅是选择下肢的安全区域经皮穿针，在足踝部安装特别组装的外固定牵伸器。牵伸过程可以由医师，甚至可以由患者本人实时操控，根据情况随时调整牵伸的速度以及牵伸器与肢体的相适程度，其风险可以被有效控制。因此，很少发生组织及肢体的坏死。

**并发症**　主要包括：①神经血管的损伤。②针道感染。③距骨半脱位。④关节僵硬。⑤牵伸神经麻痹。⑥胫骨远端骨骺分离。⑦扁平距骨及舟状骨楔形变，牵伸过程中注意保持各关节间隙，避免受压。⑧骨囊肿。⑨外固定时间较长及疼痛。⑩畸形复发。

（张正文）

tóupí bānhén

## 头皮瘢痕（scalp scar）　各种致伤因素自表面作用于头皮组织并损伤达到一定深度，其局部愈合后形成的病理改变。如深度伤及毛囊，则随之伴有毛发永久性脱失。在临床上，秃发常常是患者就医的主要诉求。

**病因**　造成头皮瘢痕常常发生于如下情况。①感染性皮肤病：脓癣、秃发性毛囊炎、寻常狼疮、疖、痈、天花、水痘等。②某些非感染性皮肤病：如扁平苔藓、限局性硬皮病、盘状红斑狼疮、瘢痕疙瘩、结节病等。③医源性因素：如手术、放射治疗、肿物切除等。④物理性因素：如机械性损伤、深二~三度烧烫伤、放射性损伤等。⑤化学性因素：如强酸或强碱的灼伤等。

**临床表现**　轻者多见于浅Ⅱ度烧烫伤患者，往往瘢痕仅表现为皮肤表面略粗糙和局部轻度的皮肤色素改变。重者多见于深二度以上的烧烫伤患者。早期瘢痕表面呈红色，潮红或紫色。高出皮面，厚度高低不等，有时可达 1~2cm。质地硬。主要症状是痒和痛。严重者影响工作和休息。一般持续 6 个月~2 年或更久。晚期瘢痕渐趋柔软，而稍变平坦。色泽趋于肤色，重者可出现色素沉着或脱失。痒痛症状亦渐减轻或消失。累及毛囊者，还伴有秃发表现。如受伤面积较大，较深，而早期未做正确的处理，也可形成慢性溃疡，迁延不愈，甚至造成颅骨外露。

**治疗**　如瘢痕伴有深部组织外露需功能性修复者，治疗见头皮缺损。如瘢痕处于稳定状态，仅因脱发而需要改善外观者，治疗见毛发移植。

（范金财）

miànbù bānhén

## 面部瘢痕（facial scar）　各种致伤因素伤及面部的组织并达到一定深度，其局部愈合后所形成的病理性改变。大多致伤因素源于热力，如烧伤和烫伤，少数由于电、放射线和化学烧伤所致。此外，面部皮肤的严重感染坏死、手术或者外伤临床上也较常见。

**临床表现**　根据受伤的范围和深度的不同，面部瘢痕大致表现有如下三种类型。①瘢痕增生：多见于深二度以上的烧烫伤患者。

早期瘢痕表面呈红色，潮红或紫色。高出皮面，厚度高低不等，有时可达 1~2cm。质地硬。主要症状是痒和痛。严重者影响工作和休息。一般持续 6 个月~2 年或更久。晚期瘢痕渐趋柔软，而稍变平坦，色泽趋于肤色。重者可出现色素沉着或脱失。痒痛症状亦渐减轻或消失。②瘢痕挛缩：瘢痕挛缩开始发生在瘢痕早期阶段并逐渐进行。早期表现为瘢痕呈红色，潮红或紫色。高出皮面，也可不高出皮面。厚度往往不及增生性瘢痕。晚期瘢痕渐趋柔软，平坦，色泽趋于肤色。重者可出现色素沉着或脱失。痒痛症状不明显，主要表现为因瘢痕挛缩所造成的器官组织移位和变形等改变，如眼睑外翻，上、下唇外翻，鼻孔闭锁，小口畸形，口、眼、鼻歪斜等畸形。③组织器官缺损：如果创伤严重，可造成面部的组织器官缺损后果，甚至累及深部的骨骼。产生诸如耳郭、眼睑、外鼻、唇颊部等组织器官的缺损，严重影响该部的外貌和功能。面部严重瘢痕造成的毁容表现，其患者由于外貌丑陋，往往心理会出现孤僻自卑或性情暴躁等心理表现。

**诊断**　根据临床表现一般可以做出明确的诊断。严重者还需进一步行 X 线检查以明确深部相应的骨及关节的变化。

**治疗**　面部属人体暴露的部位，也是人们形体美容的主要组成部分。因此，功能和外观的修复往往同等重要。这往往给整形外科治疗带来很大的挑战。一般瘢痕增生期 3~6 个月内可以采用非手术治疗。手术治疗一般适合于瘢痕处在稳定期，一般在伤口愈合后半年至一年。但是较严重的瘢痕或发生瘢痕挛缩等严重影响功能和外观者，应适当提前手术为宜。面部瘢痕的总体治疗原则为：①烧伤程度较浅或无功能障碍者，早期以非手术疗法为主。②对于一些烧伤较轻，无功能影响，但表面凹凸不平或有色素改变的易暴露部位的瘢痕，可以采用将瘢痕皮肤削平的方式进行处理。其目的是使皮肤变平滑或减少因色素改变引起的皮肤色泽反差。目前常用的方法有皮肤机械磨削法、高频脉冲激光皮肤气化法、化学腐蚀性皮肤剥脱法等。如有凹陷者，也可采用充填法矫治。③对于一些仅有皮肤颜色改变的烧伤瘢痕也可以采用黑色素细胞移植法、化妆法或文身伪装法等治疗。④大面积严重的烧伤瘢痕合并有较严重的功能障碍者，应以解决功能和外观同等重要的治疗原则实施。⑤面部瘢痕畸形的治疗应尽可能地按照面部美容单位或区域实施（图 1，图 2）。治疗同烧伤晚期瘢痕。

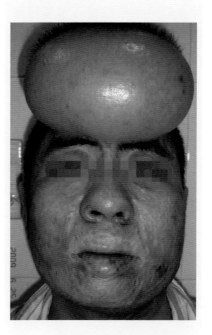

**图 1　烧伤后面部瘢痕胡须缺如额部埋置皮肤软组织扩张器**

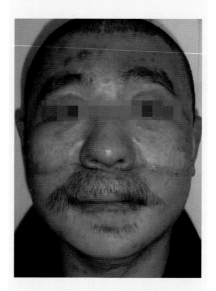

**图 2　额部扩张皮瓣转移胡须重建**

（范金财）

yǎnzhōu bānhén luánsuō jīxíng

**眼周瘢痕挛缩畸形**　（periorbital cicatricial contracture）　各种致伤因素严重伤及眼周部的组织，其局部瘢痕愈合后挛缩所形成的睁眼或闭眼困难等的畸形状态。大多致伤因素源于热力，如烧伤和烫伤。此外，眼部皮肤的严重感染坏死、手术或者外伤临床上也较常见。

**临床表现**　瘢痕挛缩开始发生在瘢痕早期阶段并进行性加重。早期表现为瘢痕呈红色，潮红或紫色。高出皮面，也可不高出皮面。厚度往往不及增生性瘢痕。晚期瘢痕渐趋柔软，平坦，色泽趋于肤色。重者可出现色素沉着或脱失。痒痛症状不明显，主要表现为因瘢痕挛缩所造成的器官组织移位和变形等改变。严重者可造成眼睑外翻畸形，表现为睑结膜的向外翻转，致眼睑与眼球分离、睑裂闭合不全，流泪。睑结膜因外翻后长期暴露而干燥、充血、粗糙及肥厚，发生慢性结膜炎。长期的上睑外翻，因角膜裸露易于发生暴露性角膜炎及溃疡，导致视力降低或失明，后果严重。如早期同时伤及结膜可造成球睑粘连，眼球活动功能障碍，甚至角膜损伤而失明。

**诊断**　根据临床表现一般可以做出明确的诊断。

**治疗**　手术治疗常用的方法有以下几种。①瘢痕切除缝合术：适合于一些面积较小的稳定性无器官移位的瘢痕。②瘢痕松解局部Z成形术或V-Y成形术：适合于条索状或蹼状瘢痕造成组织移位者。瘢痕松解组织复位后形成两侧对偶三角瓣，交叉换位或推进之。③瘢痕松解切除游离植皮术：大面积的瘢痕手术松解切除后，切取游离皮片移植到瘢痕的创面上以恢复眼部的功能。为了防止手术后皮片挛缩，对于皮片移植较薄者，也可以行使睑粘连术并保持3个月以上。如同时存在球睑粘连者，也可在球睑瘢痕粘连松解后行皮片或口腔黏膜游离移植。④瘢痕松解切除皮瓣移植术：适应于损伤较深的瘢痕。切取的皮肤组织有一蒂部与身体相连以维持其存活所需的血液供应，再转移到眼周缺损区。⑤皮肤软组织扩张术：它是将邻近的正常皮肤软组织自身在一定时间内逐渐增长，然后以这些"新生"的额外皮肤组织转移到眼周的组织缺失处。

（范金财）

kǒuzhōu bānhén luánsuō jīxíng

**口周瘢痕挛缩畸形**（perioral cicatricial contracture）　各种致伤因素严重伤及口周部的组织，其局部瘢痕愈合后挛缩所形成的张口或闭口困难等的畸形状态。大多致伤因素源于热力，如烧伤和烫伤。此外，口周部皮肤的严重感染坏死、手术或外伤，临床上也较常见。

**临床表现**　瘢痕挛缩发生自瘢痕早期阶段并逐渐进行。早期表现为瘢痕呈红色、潮红色或紫色。高出皮面，也可不高出皮面。厚度往往不及增生性瘢痕。晚期瘢痕渐趋柔软、平坦、色泽趋于肤色。重者可出现色素沉着或脱失。痒痛症状不明显，主要表现为因瘢痕挛缩所造成的器官组织移位变形改变。严重者可造成唇外翻畸形，表现为上或/和下唇黏膜外翻，口唇闭合困难。严重者常伴流涎，并有吞咽、语言等功能障碍。如口周环状瘢痕，常常造成小口畸形。

**诊断**　根据临床表现一般可以做出明确的诊断。

**治疗**　口周瘢痕挛缩常需手术治疗，常用的方法有以下几种。①瘢痕切除缝合术：适合于一些面积较小的稳定性无器官移位的瘢痕。②瘢痕松解局部Z成形术或V-Y成形术：适合于条索状或蹼状瘢痕造成组织移位者。瘢痕松解组织复位后形成两侧对偶三角瓣，交叉换位或推进之。③瘢痕松解切除游离植皮术：大面积的瘢痕手术松解切除后，切取游离皮片移植到瘢痕的创面上以恢复口周部的功能。④瘢痕松解切除皮瓣移植术：适应于较深损伤的瘢痕。切取的皮肤组织有一蒂部与身体相连以维持其存活所需的血液供应，再转移到口周缺损区。⑤皮肤软组织扩张术：它是将邻近的正常皮肤软组织自身在一定时间内逐渐增长，然后以这些"新生"的额外皮肤组织转移到口周的组织缺失处。

（范金财）

xiǎokǒu jīxíng

**小口畸形**（microstomia）　各种原因导致口裂小于正常者，使

之张口受限或困难的畸形状态。其病因可分为先天性和后天性。前者为胚胎发育障碍所致，严重时可造成无口症，口腔完全封闭，较罕见。后天性小口症较常见。主要是烧伤后瘢痕挛缩造成。也可见于外伤、肿瘤手术后。

**临床表现**　表现为口裂小于正常口裂，此种畸形一般局限于口角，或伴有唇组织的丧失，张口受限。严重者口裂呈鱼口状，仅容一指尖，严重影响饮食和语言功能。但口腔内黏膜组织一般受到损害较轻。小口畸形的程度可以根据口裂横向长度的大小而定。正常口裂的确定：当上下唇部轻微闭合时，两侧口角应位于平视时两眼瞳孔垂直延长线上。根据口裂缩小的程度，一般可将小口畸形分为三度：Ⅰ度为两侧口角位于两眼瞳孔和内侧角膜边缘垂直延长线之间；Ⅱ度为内侧角膜边缘和内眦之间；Ⅲ度为小于两眼内眦间距者。

**诊断**　根据病史和临床表现为一侧或两侧口角位置内移并伴有张口受限，一般可以做出明确的诊断。

**治疗**　手术方法可依口裂畸形的发生原因、轻重程度和口角周围瘢痕多寡而定。①Z成形术：口角蹼状瘢痕者，可按Z成形术原则在新定点的口角位置设计Z形切口，瘢痕松解后将外侧皮瓣与内侧红唇黏膜瓣交换位置后即可。②唇红黏膜瓣法：口角瘢痕较重，但是红唇组织无缺失或受伤较小者，可将原口角位置设计准确，切除其内口角的瘢痕组织，红唇黏膜直接拉出或Y形切开分别缝合之。③颊黏膜瓣或唇颊黏膜瓣法：口角部除皮肤缺损较重外红唇也较严重不足者，可于口角颊侧设计一Y形皮瓣向口角处

滑行推进修复之。④皮片游离移植法：口周严重瘢痕挛缩畸形并伴有红唇缺损较重者，可将瘢痕彻底松解切除后，行皮片游离移植治疗之。

(范金财)

jǐngbù bānhén

**颈部瘢痕**（cervical scar） 各种致伤因素伤及颈部的组织并达到一定深度，其局部愈合后所形成的病理性改变。大多致伤因素源于热力，如烧伤和烫伤，少数由于电、放射线和化学烧伤所致。此外，颈部皮肤的严重感染坏死、手术或者外伤临床上也较常见。

**分类** 颈部瘢痕大多数位于颈前区。由于这一区域活动度较大，对抗挛缩的力度较小，因此极易造成颈部的瘢痕挛缩畸形，对人体的危害较大。其临床分类方法较多。如按瘢痕的面积和程度分类，可分为颈前区完全性瘢痕挛缩和颈前区部分瘢痕挛缩；如按瘢痕形状分类，则可分为蹼状、条索状、片状瘢痕挛缩等；如按烧伤的严重程度分，则可分为表浅型、轻度挛缩型（深二度度烧伤所致）和严重挛缩型（三度烧伤所致）。但是，最能阐明瘢痕挛缩对颈部功能的影响和对邻近器官牵拉程度的影响，并且在选择治疗方法时作为依据或参考价值是以下的四度分类法。①Ⅰ度：单纯的颈部瘢痕或颈胸瘢痕，其位置限于颏颈角以下。颈部活动不受限或后仰轻度受限，吞咽不受影响。②Ⅱ度：颏颈瘢痕粘连或颏颈胸瘢痕粘连。瘢痕侵及颈部及颏部，使颏颈粘连在一起，颏颈角消失，下唇可能有轻度外翻。颈部后仰及旋转受限，饮食、吞咽有轻度影响，但不流涎。下唇前庭沟尚存在，能闭口。③Ⅲ度：下唇颏颈粘连。自下唇至颈前区均为瘢痕，挛缩后下唇、颏部和颈前区部粘连在一起，处于强迫低头位。下唇严重外翻，口角、鼻翼甚至下睑均被牵拉向下移位，不能闭口，发音不清，流涎不止，饮食困难。④Ⅳ度：下唇颏颈胸粘连。瘢痕上起下唇下缘，下至胸部，挛缩后使4个部位都粘连在一起，颈部极度屈曲，颈、胸椎后突，不能后仰，不能平视，不能闭口，流涎不止，饮食、呼吸都发生困难。在儿童还可以继发下颌骨、颏部发育不良，下切牙外翻等畸形。

**临床表现** 轻者多见于浅二度烧烫伤患者，往往瘢痕仅表现为皮肤表面略粗糙和局部轻度的皮肤色素改变。重者多见于深二度以上的烧烫伤患者。早期瘢痕表面呈红色，潮红或紫色。高出皮面，厚度高低不等，有时可达1~2cm。质地硬。主要症状是痒和痛。严重者影响工作和休息。一般持续6个月~2年或更久。晚期瘢痕渐趋柔软，而稍变平坦，色泽趋于肤色。重者可出现色素沉着或脱失。痒痛症状亦渐减轻或消失。瘢痕挛缩较重的病例不仅累及皮肤，并且可使颈阔肌也发生挛缩。颏颈角消失，颈部的俯、仰、旋转等运动受限。典型的颈胸部重度瘢痕挛缩，称为颏胸粘连。表现为下颏和前胸壁间的瘢痕粘连在一起，颈部外形完全消失，呈强迫低头姿态。下唇极度外翻，黏膜肥厚，状似舌尖伸出口外。牙龈外露，颏唇沟消失，致口涎持续外溢，胸前瘢痕因长期受唾液侵蚀，常发生糜烂，甚至形成慢性溃疡，寒冷多风季节尤甚。口角、鼻翼、耳垂、下睑等部位皮肤虽均正常，但因受颈部瘢痕牵拉而出现向下伸长移位、变形，以及下睑外翻等继发畸形，试图仰头时更为明显。发生在儿童时期的挛缩，如治疗延误，可继发颈椎和胸椎后凸或半脱位畸形。下颌骨受瘢痕束缚，发育不良，形成小额，或因受瘢痕牵引，出现凸颌，前牙向前外方倾倒呈扇形排列，形成错𬌗、开𬌗等，严重妨碍咀嚼功能。患者饮水、进食、吞咽、言语甚至呼吸均感困难。

**诊断** 根据临床表现一般可以做出明确的诊断。严重者还需进一步行X线检查以明确深部相应的骨及关节的变化。

**治疗** 颈部属人体易暴露的功能活动部位，又是人们形体美容的重要组成部分。因此，功能和外观的修复都非常重要。这种情况往往给整形外科治疗带来很大困难。颈部瘢痕的总体治疗原则为：①烧伤程度较浅或无功能障碍者，早期以非手术疗法为主。②对于一些烧伤较轻，无功能影响，但表面凹凸不平或有色素改变的易暴露部位的瘢痕，可以采用将瘢痕皮肤削平的方式进行处理。其目的是使皮肤变平滑或减少因色素改变引起的皮肤色泽反差。常用的方法有皮肤机械磨削法、高频脉冲激光皮肤气化法、化学腐蚀性皮肤剥脱法等。如有凹陷者，也可采用充填法矫治。③对于一些仅有皮肤颜色改变的烧伤瘢痕也可以采用黑色素细胞移植法、化妆法或文身伪装法以使该处的皮肤色泽达到正常的色泽。它是利用三原色原理将文身的色素液配制成正常皮肤的颜色，再文身到瘢痕区以达到掩盖瘢痕的目的。④大面积严重的烧伤瘢痕合并有较严重的功能障碍者，应以解决功能为主，兼顾外观的手术修复的治疗原则。

**非手术治疗** 同烧伤晚期

瘢痕。

手术治疗　同烧伤晚期瘢痕。

术后抗挛缩固定治疗　较严重的颈部瘢痕挛缩畸形在手术修复后需进一步应用颈圈、颈部夹板治疗，特别在游离植皮之后。佩戴颈圈、颈部夹板的目的是：①使颈部保持伸展位。②保持颈前曲线的形态，特别是保持颏颈角的形态。③对所移植皮片施加均匀、适当的压力，防止瘢痕增生。特别需要强调的是颈圈、颈部夹板佩戴至少要 3~6 个月。要达到上述三个目的，必须应用合适有效的颈圈。颈圈面积必须超过整个植皮区。如植皮较小时，颈圈上缘至少要达到下颌缘，下缘达到锁骨上缘，以保持颈部的位置。颈圈必须柔软，对皮片要均匀加压，不可有某些特别突出的线、点，否则这些部位的皮片将受压过度而坏死糜烂。颈圈也不可太紧。颈圈应在手术拆线后即可佩戴，直到 3~6 个月后，观察皮片无皱或无复发挛缩的趋势，才能除去颈圈。

（范金财）

qūgàn bānhén luánsuō jīxíng

# 躯干瘢痕挛缩畸形（cicatricial contracture of trunk）

多见于大面积严重烧伤患者，挛缩的程度及其对功能、发育的影响主要与烧伤的严重程度有关。躯干因有衣服遮挡，单独烧伤者比较少见。

**病因及发病机制**　广泛的躯干深度烧伤，如未及时采取植皮等有效治疗措施，愈合后不可避免地会产生瘢痕挛缩。即便是较浅的躯干烧伤，如果处理不当导致创面愈合延迟，也有可能产生躯干瘢痕挛缩。

**临床表现**　躯干瘢痕挛缩的临床表现因瘢痕的面积及严重程度不同而不同。面积小、程度轻者可以仅有局部的、条索状的瘢痕挛缩。严重者腹背、胸背瘢痕连成一片，呈环形缩窄，导致患者胸腹部纵、横径缩小，双肩内收、前倾，双髋屈曲，胸腹活动受限，呼吸、消化、排便受到影响。儿童可继发脊柱侧弯、躯体发育不良。女性患者可发生乳房变形，乳头乳晕缺如，成年前烧伤者可致乳腺发育不良甚至不发育。

**诊断**　通过明确的病史和典型的体征即可明确诊断，不需要辅助检查。

**治疗**　治疗原则：①可能影响发育者应尽早治疗。②彻底松解瘢痕。③术后至少半年内加强抗挛缩功能锻炼。以手术治疗为主，辅以物理治疗以及功能锻炼等手段。

躯干环形瘢痕挛缩的修复常用的手术方法为瘢痕挛缩松解，创面行中厚皮片移植。合并颏颈部瘢痕挛缩时，应切断颈胸间瘢痕，再于胸前自胸骨切迹向腹部纵行切开瘢痕，使挛缩在纵向与横向上都得到松解。在胸腹间有连续的瘢痕挛缩时，应在胸部与腹部间横行切开瘢痕，使之彻底松解。

乳房瘢痕挛缩的修复　未成年者，应在乳腺发育前手术，尽量减少对乳腺发育的影响。已发育乳房的瘢痕挛缩，常用的修复方法为瘢痕松解加游离植皮。术前标记挛缩乳房的下皱襞，于下皱襞处做 W 形切口，深达胸肌筋膜。彻底松解挛缩，使移位的乳房充分复位。然后将两侧的三角形组织瓣相向旋转，使乳房向前呈半球形隆起，创面行中厚皮片移植。对于合并有乳腺发育不良的乳房瘢痕挛缩畸形，在上述手术的同时，可在胸大肌下置入软组织扩张器，二期手术用乳房假体置换扩张器，使乳房有较好的外形。如乳房瘢痕面积较小，而侧胸壁有正常皮肤软组织存在时，在瘢痕松解、乳房复位后，可用局部皮瓣修复乳房创面，供瓣区必要时植皮。

**预后**　治疗及时者，对功能、发育影响小，预后较好；治疗不及时者，对功能、发育影响大，手术效果较差。

（杨东运）

yèwō bānhén luánsuō jīxíng

# 腋窝瘢痕挛缩畸形（cicatricial contracture of axilla）

腋部及其邻近的软组织受伤后瘢痕挛缩所导致的肩关节外展功能受限或丧失，上肢表现出内收的畸形状态。常见于较严重的烧烫伤、局部蜂窝组织炎、腋淋巴结清扫术后等。

**临床表现**　根据肩关节受限制的程度可分为轻度和重度腋窝瘢痕挛缩畸形。前者表现为受伤瘢痕形成的面积较小，周围局部皮肤具有较大的松动和皮肤具有较宽阔的代偿能力，肩关节外展时瘢痕呈蹼状表现。肩关节仅有轻度功能障碍。后者表现为受伤瘢痕形成的面积较广，周围缺少皮肤松动的代偿能力，上臂与侧胸壁完全粘连，肩关节功能大部或完全丧失。由于腋窝顶部常残存富有皮脂腺和汗腺的正常皮肤在其愈合过程中被周围挛缩的瘢痕所封闭包埋，或以细小的管道与外界相通。常因局部分泌物排流不畅易诱发局部感染而化脓或瘢痕下形成深部脓肿。也经常因局部引流不畅而反复发作。

**诊断**　根据临床表现一般可以做出明确的诊断。严重者还需进一步行 X 线检查以明确深部相应关节的变化。

**治疗**　手术治疗目的主要是

改善肩关节的功能障碍。一般适用于伤口愈合后半年至1年的瘢痕稳定期。但是较严重的瘢痕或发生瘢痕挛缩影响手部功能者，应适当提前手术为宜。轻度挛缩畸形可采用单个或多个Z成形术。如不符需求时，可采用皮片游离移植补充。重度挛缩畸形者应采用瘢痕切除，挛缩松解，单独或联合应用皮片游离移植、局部皮瓣和远位皮瓣转移加以修复。因行腋淋巴结清扫术并曾行放射治疗所致的严重瘢痕挛缩，需行皮瓣转移手术。

**注意事项** ①手术中注意不要损伤腋部走向上肢的神经和血管主干。②手术中禁用暴力牵拉强求复位，以免造成臂丛神经损伤。③手术中肩关节外展尽可能达到90°。④手术后应加强功能锻炼：可采用手指爬墙法，即患者面墙站立，距离适当调整。患者手指沿墙上爬，使上肢尽量高举至最大限度，留下记号，再徐徐向下回到原起点。每天2次，酌情增减。如行使皮片游离移植者，还可佩戴支架将上臂制动于外展位3~6个月。

(范金财)

shàngzhī bānhén

# 上肢瘢痕 （upper extremity scar）

各种致伤因素伤及上肢表面的组织并达到一定深度，其局部愈合后所形成的病理性改变。较常见的致伤因素是烧烫伤、外伤和局部感染等。

**临床表现** 轻者多见于浅二度烧烫伤患者，往往瘢痕仅表现为皮肤表面略粗糙和局部轻度的皮肤色素改变。重者多见于深二度以上的烧烫伤患者。早期瘢痕表面呈红色，潮红或紫色。高出皮面，厚度高低不等，有时可达1~2cm。质地硬。主要症状是痒和痛。严重者影响工作和休息。一般持续6个月~2年或更久。晚期瘢痕渐趋柔软，而稍变平坦，色泽趋于肤色。重者可出现色素沉着或脱失。痒痛症状亦渐减轻或消失。肩、肘、腕关节部位严重者将形成不同程度的瘢痕挛缩畸形。甚至可造成肩、肘、腕关节的脱位或半脱位。严重影响肩、肘、腕的伸屈，以及前臂的旋转功能，瘢痕挛缩可以引起手部的血液循环及淋巴回流不畅，导致手部肿胀。

**诊断** 根据临床表现一般可以做出明确的诊断。严重者还需进一步行X线放射检查以明确深部相应的骨及关节的变化。

**治疗** 同烧伤晚期瘢痕。

(范金财)

huìyīn bānhén

# 会阴瘢痕 （perineual scar）

各种致伤因素伤及会阴的组织并达到一定深度，其局部愈合后形成的病理性改变。会阴部较隐蔽，受伤机会较少。因此，会阴瘢痕相对少见。会阴瘢痕容易挛缩，严重者可造成肛门、外生殖器及其周围组织的畸形，影响大、小便的排泄及性生活。由于会阴为大小便排泄管外口所在部位，术后易引起感染，再加上皮肤移植术后不易包扎固定，给该区烧伤后晚期修复带来一定的困难。

**病因及发病机制** 会阴部皮肤软组织活动度大，该部位的烧伤后期瘢痕容易发生挛缩，严重者可造成肛门、外生殖器及其周围组织的畸形，影响大、小便的排泄，给日常生活及性生活都造成极大不便。

**临床表现** 会阴瘢痕可分为周围型及中央型两种，其中以周围型最为多见。较轻的周围型挛缩，会阴部两侧大腿之间形成较紧的蹼状瘢痕，影响两侧大腿的外展。横蹼可有1个或2~3个（图）。这种典型的横蹼是由于下腹部、阴阜、腹股沟及大腿内侧根部之间的功能活动时张力过大所造成。畸形形成后，如患者在生活及工作时坚持劳动锻炼，则横蹼可能变得很大，很薄，有时脐部也被拉向下方。严重时，在两侧大腿之间及会阴前后部位间均有瘢痕粘连，形成圆周形挛缩，患者行走不便，不能做下蹲活动。挛缩的部位可以包埋外生殖器或肛门，甚至完全包围会阴体及其四周器官，在这些瘢痕组织的内面形成假憩室。当圆周型挛缩的外口收缩得很小时，可造成内部器官的假性闭锁和大小便困难，女性患者则在月经期中更带来诸多不便。中央型会阴瘢痕更为少见，是由于损伤直接作用于外生殖器、会阴及肛周组织而引起，如电击伤可以造成阴茎坏死和缺损。该型症状视损伤及缺损的程度而定，严重时可有阴茎或阴囊的全部缺失。

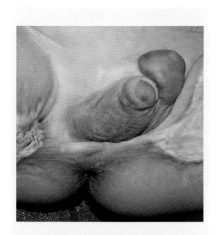

图 周围型会阴瘢痕

**诊断** 通过明确的病史和典型的体征即可明确诊断，不需要辅助检查。

**治疗** 治疗原则：彻底松解

瘢痕，恢复肛门、外生殖器的解剖位置，矫正畸形，解除对大、小便功能和性生活的影响。对于周围型会阴瘢痕，由于瘢痕离外阴和肛门有一定的距离，治疗时只需将瘢痕切除或部分切除，解除挛缩及进行游离植皮就可，方法简单，手术效果也较好。但对于中央型会阴瘢痕，其治疗就比较复杂，可能还涉及器官再造等问题。①中厚皮片移植：这是最常应用的一种方法。手术时先切除或部分切除瘢痕组织，恢复会阴体、外阴等部位的正常解剖位置。②局部皮瓣转移：会阴部的蹼状瘢痕，如组织厚实柔软，可应用 Z 形或 W 形切开，将皮瓣交错转位进行修复。如在肛门假性闭锁的情况下，应检查在肛门口或外阴附近有无正常皮肤组织存留，若能尽量利用这种正常皮肤设计局部皮瓣，常可得到远较游离植皮为佳的治疗效果。③皮管移植术：在中央型会阴瘢痕合并器官缺损或严重瘢痕挛缩时，如局部无法提供足量皮瓣组织，则需要应用远部位的皮管进行移植修复，如阴茎或阴囊的再造术等。

术前及术后的特殊处理：①有关肠道及尿路的处理。术前 1 天应进少渣饮食，术后 1 周进流食。注意保持术后局部创口清洁，留置导尿管保持 1 周。②在有肛门假性闭锁时，术前做皮肤准备时要特别注意憩室内皮肤的清洁工作。对于外口过小的病例，无法做术前彻底的皮肤准备时，往往需要先在手术中切开挛缩，彻底冲洗，然后重新进行消毒铺巾。③创面的术后护理。在应用局部皮瓣修复时，一般可采用暴露法以便术后的清洁及护理。游离植皮区可采用打包固定法，手术后 10 天拆除缝线。在会阴及肛门两

侧，可用油纱分隔，尽量减少大小便对术区的污染。④拆线后白天坚持功能锻炼，必要时晚上用石膏型分腿固定，以防移植皮片挛缩。

**预后** 周围型治疗效果良好，中央型治疗效果视严重情况而定。

（杨东运）

xiàzhī bānhén luánsuō jīxíng
## 下肢瘢痕挛缩畸形（scar contracture of lower extremity）
广泛的下肢深度烧伤愈合后，跨关节的瘢痕常常发生挛缩，从而导致的影响下肢外观及功能的畸形状态。即便是较浅的下肢烧伤，如果处理不当导致创面愈合延迟，也有可能产生上述畸形。下肢瘢痕挛缩不仅影响美观，还影响站立、行走等功能，需要及时手术治疗。

**病因及发病机制** 当下肢瘢痕位于关节及其附近时，局部皮肤软组织的活动度大，容易发生挛缩。下肢瘢痕挛缩不仅影响美观，还影响站立、行走等功能，发生于儿童还可能影响生长发育。

**临床表现** 不同程度的下肢瘢痕挛缩期临床表现也不尽相同，较严重的下肢瘢痕挛缩畸形时会影响站立与行走，给其生活造成一定的困难。不同部位的下肢瘢痕挛缩，其对下肢功能的影响也有所不同。如臀部有广泛性瘢痕牵拉时，髋关节前屈受到限制，无法蹲下。如腹股沟部有瘢痕挛缩，站立或行走时感到局部牵拉，严重者髋关节屈曲不能伸直，或站立时腰部向前倾。腘窝瘢痕挛缩（图 1），轻者关节活动基本不受限或仅轻度受限，但由于膝关节活动而受到经常性牵扯，易破裂，发生溃疡后又经久不愈。重者膝关节形成屈曲畸形，小腿不能完全伸直。另外，广泛的腹股

沟瘢痕挛缩有时会牵引脐部向下移位，当合并会阴瘢痕时还可能导致外生殖器畸形和移位（图 2）。

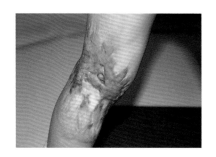

**图 1 腘窝瘢痕挛缩**

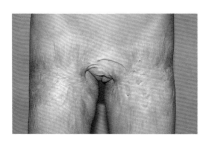

**图 2 腹股沟瘢痕挛缩合并会阴瘢痕**

**诊断** 通过明确的病史和典型的体征即可明确诊断，不需要特殊检查。

**治疗** 治疗原则：①早期治疗。②彻底松解瘢痕。③恢复下肢伸直、站立与行走功能。④术后至少半年内加强抗挛缩功能锻炼。以手术治疗为主，辅以物理治疗以及功能锻炼等手段。

腹股沟部瘢痕挛缩的修复应依据具体情况选择相应合适的手术方法。条索状或蹼状瘢痕，牵扯畸形不十分严重时，可以采用 Z 成形术或局部皮瓣转移，以松解其挛缩。如挛缩较严重瘢痕涉及范围较广泛，则须将瘢痕主要部分切除，充分松解周围组织，以解除对周围组织的牵扯。为了防止术后继发挛缩，可在创缘皮

肤张力较大的部位，做辅助切口，并要防止创缘与皮纹相垂直。瘢痕切除后所遗留的创面，可用中厚皮片移植修复。植皮区行打包加压包扎，必要时用石膏托或低温热塑板材等妥当固定。

臀部与大腿后侧瘢痕挛缩的修复　瘢痕位于单侧下肢时手术取健侧卧位，以便于术中屈曲髋关节，彻底松解挛缩。当瘢痕位于双侧时为了便于操作应取俯卧位，同时双侧腹股沟处垫高枕，尽量使髋关节屈曲。在相当于臀皱襞处横行切开挛缩的瘢痕，必要时可切除部分瘢痕组织，充分松解创缘，使髋关节能完全屈曲。然后再取中厚皮片植于该处。植皮区用打包加压包扎，并适当固定于屈曲位。

腘窝瘢痕挛缩、膝关节屈曲畸形的修复　对于长期的、严重的腘窝瘢痕挛缩、膝关节屈曲畸形，腘窝及邻近部位的血管、神经、肌肉均有挛缩，膝关节周围及其关节囊均有改变，造成手术治疗上的困难，可能需要多次手术方能达到理想的效果。其治疗方法可以归纳为以下几种。①Z成形术：主要适用于腘窝索状痕痕挛缩，周围瘢痕较少，皮肤比较松弛者，可以利用横轴上富余的皮瓣插入，以增加长度，矫正纵轴方向上的挛缩。②局部皮瓣加游离植皮术：应用局部皮瓣以改善纵行挛缩的瘢痕，如不能完全覆盖瘢痕切除后的创面时，可用厚的中厚皮片移植，以修复剩余的创面。③瘢痕切除游离植皮：这是治疗腘窝部瘢痕挛缩畸形最常用的方法。一般在瘢痕组织切除后，充分松解创缘四周的粘连，深部的瘢痕也应完全切除。切除瘢痕时应注意不可伤及腓总神经及腘窝内的血管与神经。④牵引加游离植皮：适用于严重的伴有肌腱、关节囊的挛缩。在瘢痕充分松解后，用凡士林纱布、湿纱布以及无菌敷料等包扎。于跟骨或胫骨下端横穿一钢针做骨牵引，牵引一定要持续进行，牵引的重量由轻到重，成年人可加至6kg，牵引2~3周，膝关节即可伸直。牵引伸直后，腘窝为新鲜的肉芽组织创面，即可进行中厚皮片游离移植。

足部瘢痕挛缩的修复　见足部瘢痕挛缩畸形。

**预后**　畸形程度轻，病程短者，基本可恢复全部功能，畸形程度重、病程长者恢复效果较差。

(杨东运)

miànbù wàishāngxìng wúbānhén āoxiàn

## 面部外伤性无瘢痕凹陷

（traumatic scariess depression of face）　面额部受到钝性物体的强力撞击后，即刻出现局部肿胀（图1），但皮肤完整，肿胀消退后，局部皮肤出现凹陷畸形，随着表情肌运动，凹陷畸形加重，显现面额部皮肤完整的无瘢痕凹陷（图2）。多见于小儿摔倒后，面部撞击在沙发扶手、木器家具，或者是平地上，成年人也常见。由于外伤后皮肤完整，限制了医家的治疗手段，往往以注射填充自体脂肪或者其他医用材料，修补局部凹陷，致使效果不佳。

**病因与发病机制**　钝性器物，强力撞击，尽管表面皮肤完整，但是撞击部位引起的面部凹陷畸形的本质是真皮下层的脂肪-肌肉组织断裂，血管破裂出血，即刻局部明显肿胀，待血肿吸收机化，断裂的脂肪-肌肉组织收缩移位，与邻近真皮形成新的粘连附着，随着表情肌的收缩，显现加重的凹陷畸形和怪相。没有软组织的缺损。

**临床表现**　面部局部凹陷，面部活动时凹陷畸形加重。静止或动态的扪诊，局部皮肤下扪之有凹陷，有空虚断裂感。真皮-脂肪肌肉软组织异位粘连，表情肌做微笑等自主运动时，凹陷畸形加重，凹陷畸形周围出现异位附着的肌肉-真皮堆积、隆起，出现怪相。幼儿时期外伤后，如果没有及时正确治疗，至成年人时期，患侧面部软组织较健侧明显松垂

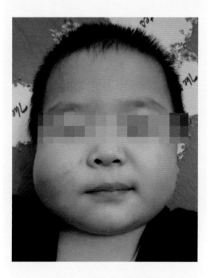

图1　伤后即刻血肿

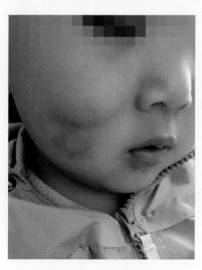

图2　伤后2个月凹陷

下移。

**诊断** 钝性器物撞击的外伤史（外伤后局部肿胀明显）。结合临床表现，MRI、超声等影像学检查可明确诊断。

**治疗** 由于外伤性无瘢痕凹陷没有组织缺损，采用任何组织填充，以修复凹陷的做法，都是错误的，是违背整形外科学的基本原则——只有组织缺损，才采用组织移植的手段进行修复与重建。因此不能够进行其他任何组织（自体脂肪、生物学材料）的移植和充填。唯一正确的治疗办法是，采用埋没导引缝合技术，超范围剥离皮肤下层粘连，使断裂的脂肪—肌肉组织复位、缝合，牢固固定使之愈合以填平凹陷，恢复到正常的解剖位置。不能够在面部皮肤做切口，留下永久性的切口瘢痕。①面部皮肤下层的粘连剥离：a. 采用口腔内隐蔽部位的切口，应用弯剪刀进行面部凹陷皮肤下层的超范围（凹陷外1cm）粘连剥离。b. 采用面部皮肤扩孔技术，通过埋没导引器械，导入双股锯齿形钢丝，在皮肤扩孔器保护下进行面部凹陷部位皮肤下脂肪层的超范围（凹陷外1cm）粘连剥离。②采用埋没导引缝合技术与埋没导引缝合方法

把断裂移位的脂肪-肌肉复位，缝合固定：明确解剖学层次，精确定位断裂脂肪和肌肉的断端，选择弦长与弧度恰当的一头尖，尖后孔，一头平的埋没导引缝合针，进行埋没导引缝合法，把断端进行水平褥式缝合法和垂直间断缝合法。③保证断裂的脂肪-肌肉愈合的措施：即刻断端注射肉毒毒素，保证无张力愈合。尤其是额部、眉间肌肉断裂，必须注射肉毒毒素，进行辅助治疗。④手术治疗时机的选择：以外伤后半年为妥。伤后即刻或早期修复，脂肪肌肉的损伤，创伤性炎症反应会降低组织的抗拉强度，影响缝合力度，牢固性。拖延不治，会引起面部软组织的松弛下垂等继发畸形。

**预后** 良好（图3，图4）。

（李森恺）

liángxìng pífū zhǒngwù

**良性皮肤肿物**（benign tumor of skin） 先天生长或由于各种不适因素导致的生长于体表的良性肿瘤。皮肤良性肿物种类很多，常见的有色素痣、皮脂腺囊肿、皮肤脂肪瘤、皮脂腺痣、瘢痕疙瘩、血管瘤和血管畸形、神经纤维瘤等。

（张正文）

sèsùzhì

**色素痣**（nevus） 含有色素的痣细胞巢状排列构成的皮肤良性肿瘤。简称为痣或黑痣。常为多发，据统计，正常人体表平均有15～20颗。根据出现时间分为先天性色素痣和后天性色素痣。根据痣细胞巢在皮肤组织的分布层次，分为皮内痣、交界痣、混合痣。

**病因及发病机制** 痣细胞起源于神经嵴，是类似表皮细胞的多角形或卵圆形细胞，胞内含有黑色素颗粒，有一个卵圆形的细胞核。往往密集成细胞巢，逐渐移行至皮肤的表面发展而成。

**临床表现** 出生就有或在出生后逐渐出现，20岁前基本全部显现。可以在身体任何部位出现，但一般多发生在面、颈、背部。单发或多发，面积或大或小。颜色由黄褐、瓦青、淡蓝、灰黑、漆黑色不等。或扁平，或突出于皮肤表面。与周围正常组织的界限或清晰或模糊。有些还可长有毛发，又称黑毛痣。一般比较稳定或生长缓慢（图）。

**诊断** 根据临床表现即可诊断，但注意手术切除后行病理检查以明确其性质。

**鉴别诊断** ①雀斑：与阳光

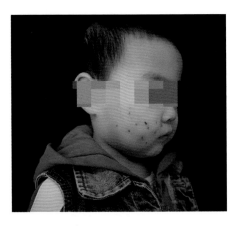

**图3 手术后5天**

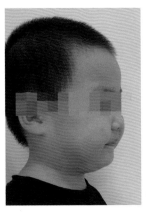 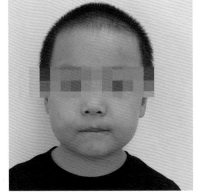

**图4 手术后3个月**

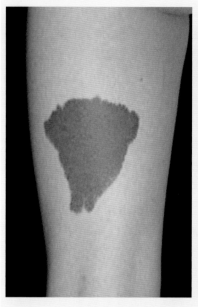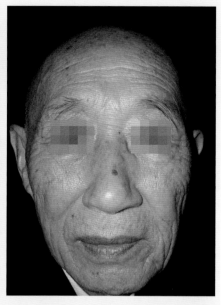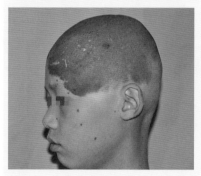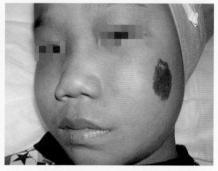

图 色素痣

照射有关，好发于身体外露日晒部位，多见于面部。夏季色较深，冬季较淡，为弥漫散在分布的无数淡褐色小斑点。表面光滑，不突出皮面。病理检查无痣细胞，可见异常增多的黑色素颗粒，不发生恶变。②老年性黑斑：简称老年斑，发生于中年和老年人面颊、颈、手臂等外露部位。散在多发，棕褐色，呈现面积大小不等的平滑或高于皮面的斑块。病理检查同雀斑。③疣状痣：多于出生时存在，或儿童期出现。通常局限于身体一侧，过度角化，呈褐色或污黑丘疹、乳头或疣状病变。病理检查显示表皮过度角化，棘细胞层不规则有乳头样改

变，基底细胞层黑色素增多，无痣细胞及炎性细胞浸润。④色素型基底细胞癌：常发生于中年或老年人，多见于户外工作接受强日光照射人群，好发于头颈颜面和手背外露部位。病程进展缓慢，临床表现不同，病理检查可见癌细胞细胞核大，胞质少，聚集成团，中心癌细胞形态多样，排列不规则。

**治疗** 治疗原则为改善外观并防止恶变。治疗方法包括手术治疗和非手术治疗。

**手术治疗** 任何类型色素痣均可手术切除并进行病理检查，治疗效果可靠。不论病变面积大小，行完全切除术时，均应距边

缘外 2~3mm 做切口，切除深度也应注意，否则有痣细胞残留，可以复发。①切除缝合法：小面积色素痣最常用方法。顺皮肤纹理或皱褶行梭形切除后无张力精密缝合减少瘢痕。面积稍大可分次切除，于痣中央部位行可以直接缝合为限度的梭形切除，注意不可从边缘开始以免缝合时缝针穿经病变组织时，导致痣细胞针刺播植。3~5 个月后，皮肤组织恢复原有的松动程度后，再行一次手术，直至全部切除为止。②切除植皮法：较大面积的痣切除后无法缝合，需行植皮术治疗。需要注意的是在重要解剖部位如睑缘、泪点、鼻前庭、眉、头皮内等处如果全部切除，将造成一定程度功能损失或局部秃发，在证实无恶变倾向前提下，可选择部分切除。皮肤移植根据痣切除后创面大小和部位可用中厚或全厚皮片修复。皮瓣移植可取得肤色和厚度与周围组织一致，远较皮片移植为佳的术后效果。但供区量有限，限制其应用，皮肤软组织扩张法很大程度弥补了这一缺点，但费用较高，耗时较长。

**非手术治疗** 可免除手术痛苦，但不能进行病理检查明确诊断判断性质，另外，较大面积病变治疗后瘢痕明显，色素减退，外形不美，且较易复发。目前认为手术治疗是首选方法，非手术治疗仅适用于直径小于 3mm，浅表，诊断明确的痣。①冷冻治疗：液氮法最常用，冷冻后局部组织冻结，数分钟后解冻，逐渐出现肿胀和痛苦，1~2 天内产生水疱，1~2 个月后水疱吸收干涸结痂，3~4 个月痂皮剥脱愈合。②激光治疗：多采用 $CO_2$ 激光，以中等功率密度进行扫描气化。③化学

剥脱法：主要为30%~50%三氯醋酸进行剥脱。④其他：如电解、电烙。即利用电解反应及电致热损伤原理破坏病灶。

（张正文）

tàitiánzhì

**太田痣**（nevus of Ota） 常与三叉神经周围分支分布相一致的真皮层黑色素增多的疾病（图）。又称眼上腭部褐青色痣。

**病理** 真皮网状层的中上部及乳头层层次，可见细长、长轴与皮肤表面平行的树枝状或纺锤状黑色素细胞，胞质内有黑色素颗粒，多巴染色反应呈阳性。肉眼观察，黑色素细胞分布于真皮浅层时，呈淡棕色或棕色；分布于真皮深层时，表现为蓝色或灰黑色。颜色的深浅还与黑色素细胞分布密度有关，对判断预后及治疗次数提供一定依据。

**分型** 根据病变大小及分布，将太田痣分为四型。Ⅰ型：病变面积1~10cm²，局限于眼周、颧部、颞部、前额、鼻唇沟或鼻翼区；Ⅱ型：病变面积10~60cm²，分布在眼周、颧骨、颞部、鼻翼及面颊部；Ⅲ型：病变面积60~110cm²，延至头皮、前额、眉弓、颞部及鼻部；Ⅳ型：病变面积110~220cm²或更大，对称分布于双侧颜面、额部，较广泛时可累及颈部及耳后皮肤，巩膜及软腭也可受累。

**发病机制** 太田痣黑色素细胞来源于神经嵴，在胚胎发育的第10~20周完成细胞向表皮迁移过程，中止于真皮的中上部。是东方民族常见的一种色素性胎记，男女比例为1:3。

**临床表现** 多见于三叉神经第一、第二支分布区即前额、眼周、颧部及颊部，有时还累及眼结合膜、角膜及视网膜。大多数出生后既被发现，个别儿童期或青春期才显现，为棕色、灰色及蓝色斑片，边界不清，色泽可为单色，也可兼有上述颜色，深浅不一。早期缓慢生长，青春期后稳定，无遗传倾向。

**治疗** 目前激光治疗为首选治疗手段。选用波长500~700nm左右的Q开关激光，利用选择性光热作用使激光均能被皮肤的色素细胞及色素颗粒选择性地吸收，使之热溶解破碎，并逐渐被体内吸收，清除。由于激光对靶组织黑色素细胞的照射时间短于其热弛豫时间，因而消除了对周围正常组织结构的热传导，大大减少了对不含色素细胞的损伤，以致皮肤颜色变浅及恢复正常并不留瘢痕。治疗效果及治疗次数与其病理类型有关。激光治疗的缺点是治疗次数多，费用昂贵。对色素特别深者也可以采用手术切除，行植皮或皮肤扩张。

（张正文）

lánzhì

**蓝痣**（blue nevus） 由蓝痣细胞构成的良性瘤（图）。又称良性间叶黑素瘤或蓝神经痣。常为单发，女性多见。分为普通蓝痣、细胞性蓝痣及恶性蓝痣等。普通蓝痣一般简称为蓝痣，细胞性蓝痣较为罕见。

**临床表现** 女性多见，常自幼发生，好发于面部、四肢伸面的皮肤，特别是手足背面以及腰和臀部等，偶见于结膜、口腔黏膜、前列腺和子宫颈等处。病变常为单个，亦可多发，为蓝色、灰蓝色、蓝黑色丘疹、结节或斑片。直径为数毫米至数厘米。普通蓝痣较小，直径一般为3~10mm，为蓝色、灰蓝色或蓝黑色丘疹或结节，顶圆，表面光滑。其黑色素细胞分布在真皮下1/3处。好发于手臂和足背，面部、

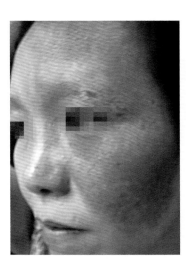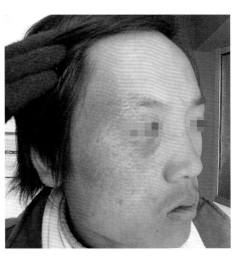

图 太田痣

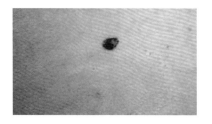

图 蓝痣

四肢侧面及腰、臀等处亦可发生。本型蓝痣不发生恶变，终身不退。细胞性蓝痣为大的蓝色或蓝黑色，质地相当坚实的结节，直径通常为 1~3cm 或更大。表面光滑或呈多叶状，好发于骶尾区及臀区，可以发生恶变。在细胞蓝痣的基础上发生的恶性黑色素瘤称为恶性蓝痣。

**诊断与鉴别诊断** 临床表现即可诊断，但注意手术切除后行病理检查以明确其性质。需与色素痣、蒙古痣、太田痣、恶性黑素瘤鉴别。色素痣无特殊的蓝色。蒙古痣、太田痣病变范围大，呈斑片状，无丘疹和结节，早年发病，蓝色，根据病理学的不同可与恶性黑素瘤鉴别。

**治疗** 治疗原则为改善外观并防止恶变。治疗方法：病变直径小于 1cm，且多年无变化者，可不必治疗。原有的蓝痣结节突然增大，或蓝色结节斑直径大于 1cm 者，须予以切除，并做病理检查。

（张正文）

jùzhì

**巨痣**（giant nevus） 是黑色素细胞痣的一种，为较少见的一种先天性皮肤良性肿瘤，其特点是面积巨大、波及范围广泛；或者是病变位于颜面部或手部，侵及多个面部器官，修复难度较大者。大多数巨痣出生时即已存在，也有在出生后第 2~6 年出现，发病率接近万分之一。因为巨痣的成分复杂，所以有恶变的可能，其恶变率尚不十分清楚。

**病因及发病机制** 目前病因尚不清楚，文献报道与基因有关，但其遗传形式尚不清楚。有学者认为是常染色体显性基因的变异表达，但缺乏正常人群的对照比较，但同卵双生中，只有一个发生巨痣，又否定了上述观点。因此有学者认为，非常染色体显性遗传也非隐性遗传，甚至无基因遗传方面的证据。也有学者认为是多因素遗传，还有学者发现先天性巨痣胎儿其胎盘也有巨大的黑色素病灶，而认为先天性巨痣是由胎儿血循环中痣细胞痣滤出而引起。

**临床表现** 出生就有或在出生后逐渐出现，病变可波及整个肢体、肩部、躯干、臀部等，甚至指/趾端，形成各种特殊形状。位于头面部者可侵及头皮、耳郭、眼睑、鼻、唇，直至结膜、红唇等。也有病变可呈现不同颜色和厚度，表面高低不平。大多表现为混合成分，中央多生长有毛发，为皮内痣，周围为交界痣或混合痣。有向周围生长的趋势。巨痣往往并非孤立的病变，身体其他部位多散在面积大小不等的色素痣（图）。

**诊断** 任何部位的面积在 144cm$^2$ 以上，或直径超过 20cm，或肢体、躯干部痣面积大于 900cm$^2$，即可达到巨痣的诊断标准。诊断不能依赖于绝对的面积大小，还应结合患者的体表面积、考虑其相对的大小。如病灶覆盖了眼睑、耳郭、手等特殊部位，形成较大的影响，修复要求也较高者，其面积小于上述标准，也可称为巨痣。

**治疗** 治疗原则为改善外观并防止恶变。治疗方法主要包括以下几种。

**化学剥脱法** 最初始于民间，其主要原理是用化学腐蚀剂破坏皮肤的痣细胞。现在主要有 A-羟酸（AHA）、苯酚（石炭酸）、三氯醋酸（TCA）、间苯二酚等。有专家采用多次剥脱治疗先天性巨痣 21 例，但此法尤其是感染后易出现瘢痕，为防止剥脱区出现色素沉着，晚间术区涂 4% 氢醌软膏，白天遮光。苯酚是最早的剥脱剂，剥脱层次较深，但对心脏和肾脏有毒性作用。三氯醋酸虽比苯酚毒性小，但剥脱深度不及苯酚。AHA 是最温和的剥脱剂，剥脱深度最浅，不良反应小。使用方便，疗效可靠，在门诊即可应用。

**磨削法** 用磨球磨除痣的损伤部位后，采用油纱或其他敷料包扎，婴幼儿需按同面积烧伤进行补液和预防感染。早期治疗是

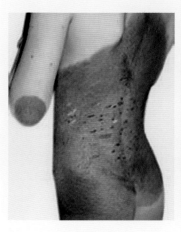
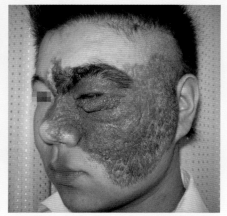

图 巨痣

此法的关键，在 1 岁以内痣细胞尚未迁入真皮深层之前，治疗效果最佳，但其远期效果有待进一步观察。

激光治疗　随着医用激光治疗技术的发展，2004 年以来，激光在先天性巨痣的治疗中发挥了重要作用。现在超短波高能脉冲 $CO_2$ 激光绿宝石激光、Q 开关红宝石激光（QS2RL）、Q 开关 Nd：YAG 激光（QSNYL），均成功治疗先天性巨痣。激光照射治疗异常皮肤时，能去掉表皮和浅层真皮，创面通过重新表皮化而愈合。对面积广泛，不能手术切除者，不失为一种安全有效的方法。

手术治疗　对于病变范围不太广泛，正常皮肤组织充足的患者，可以采用手术切除的方法治疗，切除后可以进行游离植皮覆盖创面。移植的皮片多采用中厚皮片，移植时可以制作成网状皮片，以减少取皮面积。刃厚皮片移植可用于一些非外露部位和非功能部位，皮片可取自于头皮等而不影响头发生长。对于头面部的巨痣，手术治疗时可以只切除发际线以外的部分，切除后进行皮片移植以改善外貌，发际线以内则可以靠头发来遮盖。对于病变周围有正常皮肤可以利用时，则宜采用皮肤扩张技术进行治疗。手术切除前先将扩张器置入扩张正常皮肤组织，二期手术时采用局部扩张皮瓣转移，如此即可提高手术的效果，又可避免供皮区取皮所遗留的瘢痕。如果病变周围没有正常皮肤可以利用，也可以在远离病变的部位进行扩张，扩张后切取多余皮肤，将其修成中厚或全厚皮片进行游离植皮。注意手术切除后行病理检查以明确其性质。

（张正文）

## 长筒袜形痣（stocking nevus）

病变覆盖患者的腿和脚，形成类似长筒袜形态的大型色素细胞痣（图）。是巨痣的一种。先天性，罕见。

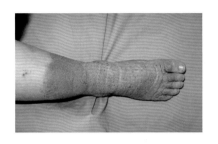

图　长筒袜痣

临床表现　出生时即可出现，表现为覆盖腿和脚的大面积黑色或棕色斑片。病变可侵及除趾甲外的所有皮肤，甚至甲床、趾甲。表面高低不平，大多有毛发生长。位于足跟及足底者，易受摩擦而破溃。

诊断　根据临床表现即可明确诊断。

治疗　根据病变范围选择手术或非手术治疗。①非手术治疗：和巨痣的治疗相似，可以根据具体情况采用激光治疗、磨削法、化学剥脱法等。②手术治疗：因为位置特殊、面积较大，往往不能一次切除所有黑痣。可以先选择外露部位或易破溃部位进行切除，切除后采用游离植皮进行修复。为了减少供皮区的瘢痕，也可以采用皮肤扩张技术。先在腰、背部等区域放置皮肤扩张器，扩张充分后截取多余皮肤，修剪后移植于病变部位，供皮区可以直接缝合。如若皮肤量不足，也可继续进行重复扩张。而对于足底等在植皮术后，移植皮片耐磨性较差，应注意防护。

（张正文）

## 毛痣（hairy nevus）

由痣细胞在局部聚集而形成的良性肿瘤。是色素痣的一种类型，大部分可能为常染色体显性遗传，也可能与紫外线照射有关。

临床表现　生长在额部、颈部、胸部、下肢等全身各部位，痣细胞巢位于表皮和真皮，隆起皮肤或呈乳头状，局部发黑，表面粗糙不平，有的上面只有很少毛发，有的却很浓密，比一般的毛发粗黑。如果痣体迅速生长变大，颜色变浅或变黑发亮，局部刺痒、灼热或疼痛，表面脱毛、隐红可见到血丝，或有破溃结痂甚至形成经久不愈的溃疡，附近的淋巴结肿大，或者在痣的周围出现一些卫星样的小痣等，都暗示有恶性变的倾向（图）。

诊断　根据临床表现即可诊断，但注意手术切除后行病理检查以明确其性质。

治疗　治疗原则为改善外观并防止恶变。治疗方法主要包括以下几种。①激光治疗：对于直径在 0.5cm 以下的小痣，可选用激光或高频电刀烧灼。其优点在于操作简单方便，损伤正常的组织少，愈合后瘢痕小；其不足在于难以留取痣体组织做病理学检查，且不易除净。②冷冻治疗：冷冻除痣和化学药物腐蚀除痣，因其可能会清除不净和刺激痣细胞恶性变等遗患，故不宜选用。③环钻治疗：可以弥补以上两种方法的不足，更能消除比一般痣直径大 0.2cm 左右的病变，且无痛无痕，是目前去毛痣的较好方法。④手术治疗：大面积毛痣用激光或者冷冻方法往往不能彻底去除，而且也容易出现瘢痕，手术切除可以取得较为满意的效果。根据病变面积大小和生长部位的

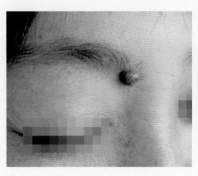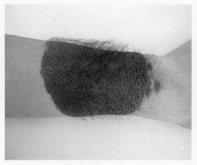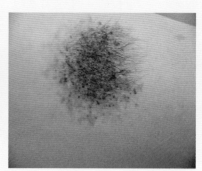

图　毛痣

不同，可以采用直接切除缝合、分次切除、游离植皮等。而对于面部等外露部位，多采用皮肤扩张技术。先在黑毛痣邻近的正常皮肤下置入一个扩张器，定期注入生理盐水达到扩张皮肤的目的。在皮肤量足够之后，将黑毛痣完整切除，将扩张出的正常皮肤瓣转移至痣切除部位，可以避免植皮术后的颜色差别。

（张正文）

yùnzhì

**晕痣**（halo nevus）　伴有周围圈状皮肤色素减退的黑色素细胞痣（图）。又称萨顿痣（Sutton nevus）、离心性后天性白斑或获得性远心性白斑。发病率约1%，无种族、性别差异。

**病理**　①中心痣为复合痣、皮内痣或交界痣，可有异形性表现。②痣内以单核细胞炎性浸润

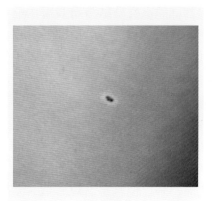

图　晕痣

为特征，主要为淋巴细胞，可见组织细胞和数量不等的噬黑素细胞。③白晕处黑素细胞缺失，表皮基底层郎汉斯巨细胞增加。晕痣的中心色素痣消退过程中，不同时期具有不同的炎性细胞浸润特征，根据浸润细胞的数量和亚型可分为消退前期、消退早期、消退晚期、完全消退期。

**临床表现**　常见于年轻人，好发于躯干尤其是背部，常多发，大多数无明显诱因而发生，少数因局部搔抓、冷冻、激光术后诱发。大多数中心痣为直径4~5mm红、黑褐色丘疹，周围白晕为圆形或椭圆形，宽度为0.5~5cm，颜色均匀一致，边界规则，无任何自觉症状。部分可自然消退，首先是中心痣逐渐退色，色泽变淡，痣变平，消失，然后周围白斑亦消退，消失时间在数月到2~3年。也有长期无变化，或继续扩大者。病程发展可分为四个阶段：第Ⅰ阶段，典型的晕痣出现，即黑褐色痣周围绕以色素脱失斑；第Ⅱ阶段，中心痣色素减退，表现为粉红色丘疹，周围绕以白晕；第Ⅲ阶段，中心痣消失，只剩下环形的色素脱失斑；第Ⅳ阶段，色素恢复，不留痕迹。一般第Ⅰ阶段多见。

**诊断**　根据临床表现即可诊断。需和痣周围白癜风区别。后

者是白癜风波及痣周围，或靠近痣的皮肤应用脱色剂所造成。

**治疗**　晕痣中心痣周围的白晕均匀一致、对称分布，呈良性表现，可定期复查，暂不治疗。中心痣有不典型表现，白晕不均匀或分布不对称，可手术切除并行病理检查。

（张正文）

pízhīxiànzhì

**皮脂腺痣**（naevus sebaceous）　以皮脂腺增生为特点的良性皮肤附属器肿瘤（图）。又称器官样痣、先天性皮脂腺增生、皮脂腺错构瘤等。为先天性局限性表皮发育异常，也是由皮脂腺构成的一种错构瘤，多于出生时或出生后不久发病，常单发，偶多发，有部分病例呈现带状排列。是一种好发于头、颈部，尤其多见于头皮的良性病变。同时可发生其他肿瘤如汗腺瘤、汗管腺瘤、囊腺瘤、毛漏斗瘤和角棘皮瘤，个别病例可发生转移。

**病理及分期**　该病为一种先天性发育异常，以皮肤中皮脂腺增多为主，表皮、其他皮肤附属器和真皮也参与其形成。病变呈渐进性发展，与体内性激素水平升高有关。组织象随年龄变化大致也可分三个时期。在婴儿期或儿童期，表皮除轻度增生外，可见小的分化不完全的毛囊结构，

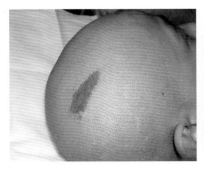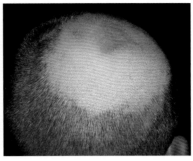

图 皮脂腺痣

而皮脂腺发育不良。青春期表皮呈疣状或乳头瘤样增生，成年后真皮内见到大量成熟或近乎成熟的皮脂腺。在皮脂腺小叶下方的真皮深部或皮下脂肪内可见充分发育的大汗腺。

**临床表现** 皮疹为境界清楚、隆起的圆形小结节，直径有数毫米至数厘米不等，淡黄色至灰棕色，有蜡样外观，触之表面油腻感，如位于头皮，则皮损表面无毛发生长，柔软有扩大的皮脂腺开口是该病的特征。至青春期损害增厚扩大，表面呈乳头瘤样，黄色明显。成人的皮脂腺痣变成疣状，质地坚实。皮损后期有发生附件肿瘤的趋势，如基底细胞瘤（10%~15%的病例发生基底细胞瘤）、皮脂腺腺瘤、鳞癌、角化棘皮瘤等。少数患者在该病的基础上可发生附件肿瘤，约10%的皮损可转化为乳头状汗腺腺癌，甚至发生转移。

**诊断及鉴别诊断** 根据该病的发病年龄，皮疹好发部位及表现诊断不难，需与青少年黄色肉芽肿、孤立肥大细胞增生、黄瘤、钙化上皮瘤、乳头状汗腺腺瘤等相鉴别。

**治疗** 应尽早治疗。具体方法：较小的病变可液氮冷冻、电灼或 $CO_2$ 激光治疗，较大的病变多需手术治疗。整形外科治疗该病的手术方式主要有切除术、皮肤扩张手术和植皮手术修复，手术效果确切。由于临床上该病向深部发展的病例屡见，所以病程较长的病损恶变概率较高，故手术时机应选择在青春期前进行。

（张正文）

### hēisèsùliú
### 黑色素瘤（melanoma）

起源于皮肤黑色素细胞的高度恶性肿瘤。也是临床上较为常见的皮肤黏膜和色素膜恶性肿瘤。可以是原发的病变，也可以由色素痣恶变而来。

**临床表现** 病变早期表现为皮肤突然出现黑色损害，或原有的色素痣突然增大、颜色变深。随病情进展，病变可隆起呈斑块、菜花状，表面破溃，很难愈合。

**诊断** 主要根据病史和典型临床表现，明确诊断及分期则依靠病理检查。

**治疗** 早期治疗以扩大手术切除为主，范围根据 T 分期（浸润深度）决定，前哨淋巴结活检阳性或临床诊断为区域淋巴结转移的病例应行局部淋巴结清扫。对于移行转移的患者建议行隔离肢体热灌注化疗（IPL）或隔离肢体热输注化疗（ILI），以及以达卡巴嗪（DTIC）为基础的联合化疗。辅助治疗推荐 1 年高剂量 α-2β 干扰素治疗。

**预后** 密切随访该病患者，以便及时发现局部复发、远处转移、第二原发黑色素瘤和非黑色素瘤的其他皮肤癌。

（张正文）

### rǔfángwài Pèijítèbìng
### 乳房外佩吉特病（extramammary Paget disease）

临床上表现为湿疹样皮损，病理上表皮内有大而深染的异常细胞（佩吉特细胞）为特点的特殊癌。又名乳房外湿疹样癌，分布于除乳房外的顶泌汗腺分布区，如女阴、男性生殖器、肛周、腋窝等（图）。

**病因及发病机制** 原发性乳房外佩吉特病的发病机制是多方面的，目前多认为它可能起源于顶泌汗腺导管开口部细胞，或是表皮内向顶泌汗腺分化的多潜能细胞，并从该处向下沿乳腺导管及腺上皮扩展，最终可侵入结缔组织；向上则扩展到表皮内而形成佩吉特病皮损。继发性乳房外佩吉特病的表皮病变常由深部直肠癌、子宫颈内膜癌、尿道癌、前列腺癌或膀胱癌向表皮转移而来。在肛周病变中有 1/3 的病例并发直肠腺癌。

**组织病理** 特点为：①表皮内有单个或呈巢状排列的佩吉特细胞，胞体大，圆形或椭圆形，无细胞间桥，细胞内含一个大的胞核，胞质丰富而淡染，甚至空泡状。②佩吉特细胞增多时，可将周围表皮细胞挤压成网状，特别是常将表皮基底细胞挤压成细带状。③佩吉特细胞过碘酸希夫反应（PAS）反应阳性，耐淀粉酶。④真皮内伴有慢性炎症细胞浸润。

**临床表现** 该病大多好发于男性，女性少见。常发生于 50 岁以上，病程缓慢，病期半年至十多年。其损害好发于顶泌汗腺分

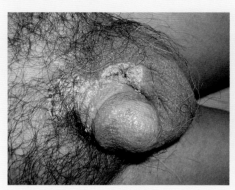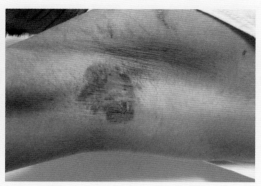

图　乳房外佩吉特病

布部位，如阴囊、阴茎、大小阴唇和阴道，少数见于肛周、会阴或腋窝等处。大多为单发，少数多发，同时发生于两个部位者更少见，极少数患者可伴发乳房佩吉特病。病变呈界限清楚的红色斑片或斑块，大小不一，边缘狭窄，稍隆起，呈淡褐色，中央潮红、糜烂或渗出，上覆鳞屑或结痂，有时呈疣状、结节状或乳头瘤状，自觉有不同程度的瘙痒，少数有疼痛。乳房外佩吉特病可继发于腺癌的扩展，如从直肠到肛周区，从宫颈到女阴区，从膀胱到尿道、龟头或腹股沟区等，称为继发性乳房外佩吉特病。另一方面，病程长的生殖器部位的乳房外佩吉特病可侵犯宫颈或泌尿道，损害如同乳房佩吉特病。

**诊断**　对 50 岁以上老年人，发生在外生殖器部位或肛周等顶泌汗腺分布区长期不愈的湿疹样皮肤损害，境界清楚，基底有浸润，病程缓慢，持久存在，按湿疹治疗无效，均应怀疑该病，病理活检可以确诊。

**鉴别诊断**　①乳房湿疹：通常发生在两侧乳房，边缘不清，易复发、瘙痒明显。按湿疹治疗多有效。②乳头侵蚀性腺瘤病：早期乳头糜烂，常有浆液性渗出，临床上与乳房佩吉特病十分相似，

晚期乳头呈结节状肿大容易鉴别。组织病理可见从表皮向下延展的不规则扩张性管状结构，可以鉴别。③鲍恩病（Bowen disease）：可发生于任何部位的皮肤及黏膜，罕见侵犯乳头及乳晕部，组织病理见表皮角化不良及多核巨细胞，而不同于佩吉特病。

**治疗**　应首选手术切除，可用 Mohs 外科技术。若损害较大，累及腹股沟和肛周时，需做植皮术。继发性乳房外佩吉特病应对原发病做相应处理。复发病例可再次手术切除。

**预后**　乳房外佩吉特病一般较乳房佩吉特病预后好，但可伴发真皮内侵袭性癌。继发性乳房外佩吉特病，预后不良。

（张正文）

yīngyòu'ér xuèguǎnliú

# 婴幼儿血管瘤 （infantile hemangioma, IH）

发生于婴幼儿的由血管内皮细胞增殖形成，多位于体表，鲜红或暗红色，可自然消退的良性肿瘤。又称草莓状血管瘤（strawberry hemangioma）。是最常见的婴幼儿良性肿瘤，发病率在黄种人中的为 1%～3%，欧美白人中可高达 10%，女性多发，为男性的 3～5 倍。

**发病机制**　为多因素致病。病理上，主要由大量的血管内皮

细胞构成。内皮细胞可能来源于原始成血管细胞的异常分化，或由胎盘微绒毛血管内皮细胞脱落增殖形成。多种与血管内皮细胞增殖密切相关的因子表达异常。免疫因素、基因突变、激素水平的变化也参与了发病。瘤体中还存在一些非内皮细胞，如周细胞、脂肪干细胞等，可能与自发消退有关。

**临床表现**　可见于全身各处，以头面部居多。分为增生期、稳定期和消退期。表现为出生时或出生后不久，皮肤出现 1 个或多个针尖样红点，并迅速融合、增大和增厚，形成鲜红色包块或斑块，边界清楚，压之不褪色，表面多不平整，状如草莓。经历3～6 个月的快速增生后，逐渐稳定，1 岁左右进入长达数年的消退期。病灶逐渐萎缩，红色变浅至消失，可遗留皮肤松弛、毛细血管扩张、色素变化和纤维脂肪组织沉积等（图）。病灶体积过大，或位于上睑、外鼻、嘴唇和声门等特殊部位，可造成明显的外观缺陷和功能障碍。病灶生长过快，可能出现自发性溃疡。部分病灶完全位于皮下组织，表面皮肤正常或略呈蓝紫色。同时累及皮肤和皮下组织的病灶，则表现为皮肤红色病灶伴深部蓝紫色

包块。

**诊断** 依据出生后快速增生，1岁左右自发消退的特征性病史，以及鲜红色包块的典型外观即可确诊。位于皮下的病灶可行B超、CT血管造影和磁共振等与其他血管性或非血管性肿块相鉴别。

**治疗** 方法繁多，依病灶的大小、部位和生长速度而异，主要目的是控制生长，促进消退，避免遗留明显的外观缺陷。①口服药物治疗：口服皮质类固醇激素或普奈洛尔多可有效控制瘤体增生，主要用于体积过大、增生过快或位于重要部位的病灶。服药周期长达数月，按规定服药者，较少出现明显不良反应，停药后即可好转或消失。对已进入消退期的病灶，一般不需使用。②药物注射治疗：将皮质类固醇激素或平阳霉素等药物直接注射于瘤体，适用于体积较小、呈包块状的病灶。可间隔一段时间重复注射，至生长停止。若注射过浅或误及正常组织，可能出现皮肤破溃或组织萎缩。③外用药物治疗：主要使用咪喹莫特乳膏（一种免疫调节剂）外涂，适用于面积较小的浅表病灶。少数可出现皮肤发红、瘙痒甚至破溃结痂，严重时应予停药。④放射性核素敷贴治疗 利用硅-90（$^{90}$Si）或磷-32（$^{32}$P）敷贴于瘤体表面，可抑制幼稚血管内皮细胞的增殖，主要用于小面积、浅表病灶的治疗。但放射剂量过大，会形成永久性浅表瘢痕、色素沉着或脱失，严重影响外观。⑤激光治疗：对于早期的小面积浅表病灶，可利用激光的选择性光热作用对血红蛋白进行破坏。首选脉冲染料激光，但其穿透深度仅为1.5mm，因此不适用于增厚病灶的治疗。能量过高，即会出现溃疡，形成瘢痕和色素变化。对于消退后残留的毛细血管扩张，可用脉冲染料激光或Nd：YAG激光祛除。⑥手术治疗：适用于特殊部位可能引起功能障碍的病灶，如遮蔽视野的上睑病灶，影响通气的鼻部病灶以及造成进食困难的唇部病灶等，可部分或完全切除。病灶消退后遗留的明显畸形，也主要依靠手术治疗。⑦观察随访：位于非重要部位，如头皮、躯干及四肢等处的病灶，若体积较小、生长缓慢，可观察随访，待其自然消退。

（林晓曦）

xuèguǎn jīxíng
**血管畸形**（vascular malformation） 由先天性血管系统发育异常所致的疾病。发生畸形的血管为毛细血管、静脉、动脉或混合性畸形，如毛细血管-动脉，毛细血管-静脉及动脉-静脉等。畸形血管的内皮细胞不具增殖潜能，借此与血管瘤相区别。绝大多数为散发性，极少可见家族性聚集性。

**分类** 依据病变血管的不同，最常见的三种类型为毛细血管畸形（又称鲜红斑痣或葡萄酒色斑）、静脉畸形和动静脉畸形。依据病灶的血流动力学特征，又可被分为低血流量和高血流量两类，前者包括毛细血管畸形和静脉畸形，后者包括动静脉畸形。其他相对少见类型包括角化性血管瘤、血管球瘤、动脉畸形和动静脉瘘等。

**临床表现** 各类差异较大，并呈进行性加重，不同时期，表现有异（图）。均多见于头颈部，无性别差异。是多种综合征的临床表现之一，如斯德奇-韦伯综合征（Sturge-Weber syndrome）、克利佩尔-费尔综合征（Klippel-Feil syndrome）、马富奇综合征（Maffucci syndrome）、蓝色橡皮疱样痣综合征、帕克斯-韦伯综合征（Parkes-Weber syndrome）及科布综合征（Cobb syndrome）等。①毛细血管畸形：为先天性体表红斑，颜色均一，界限清楚，不自发消退。范围可大可小，大者可累及半侧躯体。随年龄增大，出现颜色加深和病灶增厚，位于面部的病灶在30岁左右，可能出

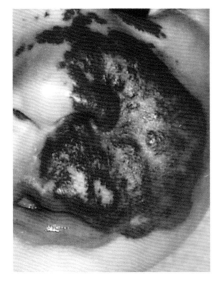
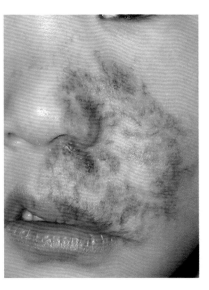

图 增生期和退化期婴幼儿血管瘤

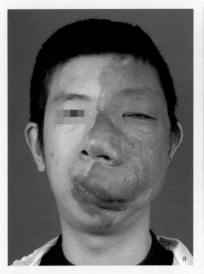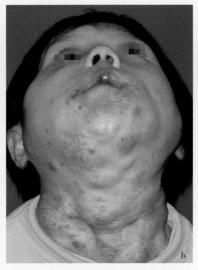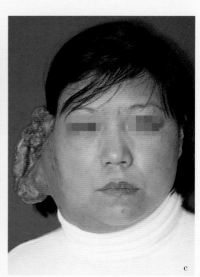

图　血管畸形的外观

a. 毛细血管畸形；b. 静脉畸形；c. 动静脉畸形

现大小不一的结节增生，严重者呈葡萄串臃坠下垂。除造成外观畸形以外，一般不出现临床症状。②静脉畸形：由扩张静脉构成的团块，多呈蓝紫色，皮温不高，质地柔软，可压缩，体积大小可随体位变化而变化。位于特殊部位的病灶，可导致功能障碍，如位于舌体或咽部，可影响进食或呼吸；位于关节周围或肌肉内，可致乏力、酸胀和疼痛；位于眼球后，可致视力下降等。③动静脉畸形：由大量迂曲扩张的静脉和动脉构成的血管团块。早期为红色斑片，随年龄增大而逐渐扩张，通常在青春期或孕期进展迅速。病灶内血液流量大，流速快，皮温明显升高，可触及搏动感甚至震颤，听诊可闻及血管杂音。可造成明显的外观畸形以及多种并发症。如溃疡、出血、凝血功能障碍甚至致死性心力衰竭。

**诊断**　主要依靠病史、体征和影像学检查。毛细血管畸形依据典型的红斑即可诊断。静脉畸形和动静脉畸形为逐渐扩张的血管团块，大部分具有上述典型的临床表现，诊断难度不大。X线平片有助于明确有无骨骼发育异常、骨质侵犯或静脉石存在。彩超在判断病灶内血流速度上有重要价值。CT因软组织分辨率欠佳，诊断意义有限。MRI是一种无侵袭性、无电离辐射的检查，软组织分辨率高，能较好鉴别高流量和低流量病灶，并能显示病灶大小和深度。血管造影检查可明确病灶的血流动力学状况，主要用于动静脉畸形。

**治疗**　治疗方法多样，需综合考虑病灶的类型、大小、深度、与周围组织结构的关系、对外观影响程度以及是否有功能障碍等因素，合理进行选择。

毛细血管畸形　①激光治疗：用于面积较小，无明显增厚的病灶，需多次治疗。②光动力学治疗：原理是静脉注射光敏药物后，通过激光持续照射诱发光敏效应而破坏畸形血管。用于面积较大、平坦或轻度增厚病灶，颜色减退较为均匀，治疗后须有一段时间的避光期，需多次治疗。③手术治疗：用于明显增厚或出现大量结节的病灶，可选用皮肤移植或皮肤扩张技术。

静脉畸形　主要方法是栓塞硬化联合手术治疗。通过各种硬化剂的注射破坏血管，使其逐渐纤维化而闭塞。如外观仍不佳，可手术切除残余病灶并整形修复。浅表发蓝的病灶可通过激光去除。

动静脉畸形　因其高血流量特征，并可能出现严重并发症，治疗难度较大。主要依靠血管内介入治疗，需在DSA（数字减影血管造影）下完成。通过动脉插管，尽可能接近病灶，注入各种栓塞剂，使畸形血管特别是动静脉瘘口栓塞，可使病灶缩小甚至消失，减轻搏动或震颤，并改善溃疡出血等症状，并为手术切除创造条件。手术时，力争一次性完整切除，避免部分切除或单纯结扎供血动脉，否则可能使病灶加速扩张。

多学科合作才能达到最佳的治疗效果，如整形外科、小儿外科、皮肤科、放射科、血液肿瘤科、病理科、遗传学科等。如果病灶侵犯眼眶、呼吸道或泌尿生殖系统，则还需要眼科、五官科和泌尿科医师的加入。

（林晓曦）

## 葡萄酒色斑（port wine stain，PWS）

先天性皮肤毛细血管或微静脉发育异常而形成的红色斑片。又称鲜红斑痣。俗称红胎记。发病率为 0.3%，其中 83% 位于头颈部，常为单侧，至青年期可出现增厚和结节，无明显的性别差异。

**发病机制** 主要是增厚和结节形成的机制，与治疗密切相关。病变血管的神经支配极度减少甚至缺失，血流逐渐冲击缺少神经紧张性调节的血管，即会产生病灶内血管扩张，而逐渐增厚。病灶内不仅存在异常扩张的血管成分，还有上皮、神经和间充质成分的错构增生，是形成结节的基础。

**病理特征** 位于真皮浅层，深度在 100~1000μm，由许多正常的、扩张的成熟毛细血管组成，管径在 10~300μm。无明显血管内皮细胞增殖，随年龄增长，毛细血管扩张也进行性增加，但数量不增多，可延及真皮深层和皮下组织，周围有排列疏松的胶原纤维，异常血管周围的神经数量亦减少，部分出现皮肤内其他成分错构样增生改变。

**临床表现** 出生时即存在，表现为淡红色至鲜红色斑，不隆起于皮肤，边界清楚，压之可褪色，与身体呈比例生长。随年龄增大，颜色逐渐加深，变为紫红甚至暗红色。至 20 岁开始，即有约 65% 的病灶出现增厚，并形成大小不一的结节，严重时呈葡萄串样下垂，造成眼、鼻、口的遮蔽或歪斜（图）。位于躯干和四肢

的病灶极少出现增厚和结节。病灶同时累及眼神经和上颌神经时，即表现为斯德奇-韦伯综合征（Sturge-Weber syndrome）。眼内异常血管的存在，引起房水分泌过多，外流受阻及上巩膜静脉压增高，导致眼压升高，约 15% 患者出现难治性青光眼而失明。

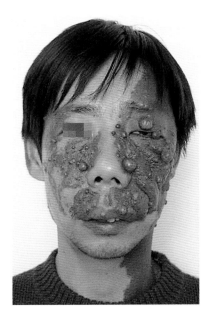

图 面部葡萄酒色斑伴增厚结节形成

**治疗** 治疗宜在儿童期尽早开始，主要方法为强脉冲光、激光、光动力学以及手术整形等。①强脉冲光治疗：为波长 500~1200nm 的非相干光，使用滤光片除去不需要的波长的光，可以清除较为深层的血管，适用于躯干、四肢较大面积病灶的治疗。②激光治疗：能以血红蛋白和氧合血红蛋白作为靶色基，使其选择性的吸收光能而转化成热能，破坏内皮细胞和血管壁。代表激光为脉冲染料激光，主要参数和治疗方法为：波长 585~600nm，能量 6~15J/cm²，脉宽 0.45~10ms，附加冷却，治疗间隔 6~8 周，面部以外区域病灶或深色皮肤类型

患者需适当降低治疗能量。接近 20% 的患者能获得病损的完全清除。对于脉冲染料激光耐受的患者，需选用更长的波长、更长的脉宽、更高的能量和使用动态冷却系统，如 755nm 翠绿宝石激光、长脉冲 1064nm Nd：YAG 激光以及双波长激光（595nmPDL 合并 1064nmNd：YAG）等来破坏更深层的病灶。③光动力治疗：是利用激光联合光敏剂高选择性破坏扩张的毛细血管网的内皮细胞，导致管腔闭锁，红斑消退，而覆盖其上的表皮不受损伤。该法对大多数病灶有效，可达到不同程度甚至完全的消退，且颜色消退均匀，适合于大面积病灶，治疗后需避光 2~4 周。④手术治疗：当位于面部的局限病灶出现增厚和结节而明显影响外观和功能时，可以直接手术切除，或采用植皮和皮肤扩张术来修复创面，后者术后外观更为美观。⑤其他治疗方法：包括电烙、冷冻、放射性核素敷贴、皮肤磨削、文身以及化妆品覆盖等，易出现色素改变和瘢痕形成，美容学效果有限，已较少应用。

（林晓曦）

## 静脉畸形（venous malformation，VM）

先天性静脉血管系统的发育畸形。又称海绵状血管瘤。为低流量血管畸形。病灶由一些大小不等的扩张的静脉窦组成，组织学上表现为海绵状的薄壁腔隙。

**临床表现** 为先天性疾病，不会自行消退，发病率无性别差异。可累及任何部位，如皮肤、黏膜、肌肉、脑组织、骨骼和内脏等。出生时可无明显病灶，数年后逐渐显现。病灶通常随生长发育缓慢增大，创伤、体内激素

分泌改变等可刺激肿物迅速增大。大多数位置表浅，表现为蓝紫色包块，质软、有压缩感、皮温不高、无搏动或震颤。如病灶位于头面部，当低头时，因为血液的充盈，体积会增大，位置深在的病灶，外观变化可不明显。通常无疼痛等不适，部分病灶因血液淤滞或微小血栓形成可出现局部疼痛，晨起时明显。血栓可逐渐形成静脉石，表现为坚硬、有压痛的大小不一的钙化颗粒。头颈部病灶通常位于单侧，可引起面部不对称畸形，甚至面部骨骼的发育畸形（图a）。舌体和咽喉部病灶很少影响语言功能，但可能引起呼吸道阻塞或睡眠呼吸暂停。累及四肢的病灶，易出现疼痛，可引起肢体肥大、肢体长度异常及病理性骨折等，如合并肢体皮肤红斑，常被称为克利佩尔-特脑纳综合征（Klippel-Trenaunay syndrome）。疼痛可致关节处于保护性体位，时间过长则会出现关节僵硬或强直。躯干、手掌和足底皮肤多发性病灶提示蓝色橡皮疱样痣综合征。这种罕见的综合征以皮肤合并胃肠道静脉畸形为特征，可能引起消化道大出血、肠扭转和肠套叠等。

**诊断** 主要依靠病史、体征、诊断性穿刺和影像学检查。经皮穿刺时，可见暗红色静脉血流出。磁共振表现具有特征性，可清晰显示病灶的范围及与重要组织结构的关系。T1加权像显示中等信号或低信号，T2加权像呈明显高信号（图b），增强后可见病灶程度不等的强化。病灶内纤维分隔形成的"葡萄串"样结构是典型的特征，有时可见病灶内圆形低信号静脉石。静脉石通过X线平片和CT检查可以明确。经皮瘤腔造影可良好显现病灶及其血流动力学特征，对复杂病灶的硬化治疗具有指导意义。

**治疗** 治疗主要针对有症状的患者，如疼痛、外观畸形或功能障碍等。治疗方式包括硬化治疗、弹力套加压治疗、激光治疗、电化学治疗和手术治疗等。①硬化治疗：是主要的治疗方法，常用硬化剂包括无水乙醇、鱼肝油酸钠、十四烷基硫酸钠、高渗盐水、聚多卡醇、平阳霉素和环磷酰胺等。硬化剂能直接损伤血管内皮细胞或引发无菌性炎症反应，使管腔逐渐纤维化而闭塞。并发症包括局部水疱、皮肤坏死、神经损伤等，以及更严重的并发症如肾脏和心肺功能损害等。②弹力套加压治疗：肢体病灶采用弹力套加压可减慢血管扩张，缓解肿胀和疼痛。③激光治疗：仅适用于位置表浅的皮肤和黏膜静脉畸形，位置较深的病灶激光无法穿透。④电化学治疗：是通过皮肤将若干电极插入病灶，利用持续的电流作用使病灶组织坏死，形成大量血栓，并逐渐纤维化而萎缩。损伤较为明显，电极刺入皮肤的部位易出现瘢痕增生，不适用于头面部病灶的治疗。⑤手术治疗：主要用于改善骨骼畸形或功能障碍。当硬化治疗使病灶大部闭塞后仍然外观不佳，也可以考虑进一步手术整形。

（林晓曦）

dòng-jìngmài jīxíng

**动静脉畸形**（arteriovenous malformation，AVM） 先天性动脉和静脉系统发育异常而出现的血管畸形。又称蔓状血管瘤。由迂曲扩张的动脉和静脉构成，动静脉之间缺乏正常毛细血管床而直接交错沟通，形成大量动静脉瘘，血液高速流动。发病率低，无明显性别差异。

**发病机制** 尚不明确，可能是由于胚胎发育过程中原始血管丛中的动静脉交通未退化所致。对于罕见的家族性遗传性血管畸形的研究有利于明确基因缺陷是否其发病原因。分子遗传学研究发现，毛细血管畸形合并动静脉畸形的患者染色体5q上表达p120-rasGAP33的RASA1基因发生突变。原始的动静脉交通处于休眠状态，当血流动力学出现改变或外伤致局部缺血，能促使其重新开放，可能是病情加重的主要原因。

**临床表现** 约50%的患者在出生时就已出现病灶，头颈部相对好发。按照疾病进展的严重程度可分为四期（图）。Ⅰ期为静止

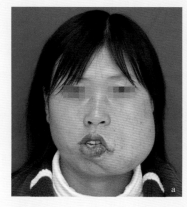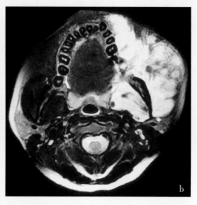

**图 左面部静脉畸形**
a. 静脉畸形外观；b. MRI T2加权像病灶表现为高信号，可见圆形低信号静脉石

期：无症状，通常从出生到青春期。病灶不明显，或仅仅表现为皮肤红斑，但皮温高于正常。部分病灶可长期停留在静止期而不出现明显扩张；Ⅱ期为扩张期：通常在青春期时，病灶开始扩张增大。典型表现为大量迂曲扩张血管构成的团块，表面红斑加深，皮温高，能触及明显的搏动，甚至震颤，可侵及深部组织。促使Ⅰ期向Ⅱ期进展的主要因素是青春期体内激素变化、姑息性手术切除、不恰当栓塞治疗、外伤和妊娠；Ⅲ期为破坏期：出现自发性坏死、慢性溃疡、疼痛或出血等症状。Ⅲ期是病灶长期进展的结果，突发的大量出血有致死可能；Ⅳ期为失代偿期：因长期血流动力学异常，并发高排低阻性心力衰竭，亦有致命风险。

**诊断** 依据临床表现和影像学检查。超声和彩色多普勒可初步了解病灶的血流动力学特征。MRI可明确病灶范围，典型的流空影有助于确认高流量血管的存在。CT血管造影可明确病灶的血管性成分及其与骨组织之间的关系。治疗前行数字减影血管造影检查是十分必要的，可准确评价病灶血流动力学特征，是确定治疗方案的重要依据。

**治疗** 主要依据临床分期来选择治疗方案，多数治疗难度较大。①对于小范围局限的Ⅰ期病灶，可直接完整切除，并采用植皮、游离皮瓣或扩张皮瓣来修复创面。当难以修复时，应避免做姑息性的局部切除，否则易出现残余侧支循环血管大量开放，导致迅速的复发甚至加重。病灶范围较大的Ⅰ期患者，病情进展难以预测，以随访观察为主。②如出现疼痛、溃疡或出血等症状，表明病情进入Ⅱ期或Ⅲ期，需积极治疗。病灶局限者，可完整切除病灶直接修复。体积较大者，为了减少术中出血，可于术前经动脉插管超选择性栓塞病灶后再予切除，切除越彻底复发概率越小。切除后的缺损可予局部皮瓣或游离皮瓣修复。供血动脉结扎或近端栓塞也可导致侧支循环的大量开放而加重病情，且不利于后续栓塞治疗。③范围过大、大出血或大面积组织坏死的肢体动静脉畸形，治疗极为困难，最终可能截肢。此类病灶的切除需在体外循环和低温麻醉等配合下实施，以尽量避免致命性大出血。

（林晓曦）

línbāguǎn jīxíng

**淋巴管畸形**（lymphatic malformation，LM） 以先天性淋巴管系统发育畸形，淋巴液循环障碍为特征的疾病。又称淋巴管瘤。主要由扩张的淋巴管构成，呈大小不等的薄壁囊腔，内含大量淋巴液。

**分类** 依据扩张淋巴管的形态学特征分为两类：巨囊型淋巴管畸形（旧称囊状水瘤）和微囊型淋巴管畸形（旧称海绵状淋巴管瘤）。前者由一个或数个体积较大的囊腔构成，后者由大量蜂窝状的密集微小囊腔构成。另有部分病灶兼具两类特征。

**临床表现** 多在幼儿期出现，近一半位于头颈部，缓慢扩张增大。病灶呈弥漫或局限分布，多位于皮肤和皮下组织，偶有侵及肌肉和内脏。微囊型相对常见，好发于额部、上睑、四肢远端、舌及口底等部位。位于额部和上睑的病灶，表现为质地柔软的隆起包块，无明显压缩感，界限不清。如体积较大，可松弛下垂，遮蔽视野甚至压迫眼球。四肢远端病灶多见于背侧，表现为局限或节段性的隆起，质地坚韧。在皮肤或黏膜表面，可形成散在或密集分布的丘疹样滤泡或疣状结节，色紫红或暗红，易出血。巨囊型好发于颈部，腋窝、腹股沟和胸壁等处，可沿组织间隙延至口底、锁骨后，甚至纵隔，少数生长迅速可压迫气管及食管。表现为大而柔软的包块，有波动感，边界尚清楚（图a）。最常见的并发症为感染和囊内出血，可致病灶体积突然增大，皮肤发红或出现青紫淤斑。

**诊断** 主要依靠体检、诊断性穿刺和影像学检查。巨囊型透光试验阳性，可穿刺出稀薄的淡

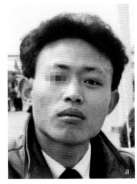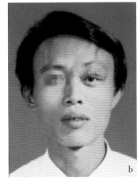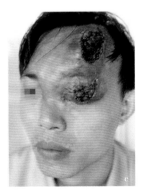

**图 同一动静脉畸形患者的病情进展及分期**

a.18岁时病灶不明显（Ⅰ期）；b.26岁时病灶扩张（Ⅱ期）；c.28岁时病灶局部出现溃疡、疼痛和出血（Ⅲ期）

黄色清亮液体，涂片为大量淋巴细胞。如有出血，穿刺液则呈淡红或暗红色。影像学检查首选增强 MRI，微囊型在 T2 加权像呈高低混杂信号，巨囊型在 T2 加权像呈均匀、边界清晰的高信号，均不可被强化（图 b）。如囊内出血，可呈现液–液平面。

**治疗**　主要为硬化剂囊内注射和手术切除。硬化剂囊内注射适用于巨囊型，常用药物为平阳霉素、多西环素和溶血性链球菌素制剂 OK-432 等。在抽出大部分囊液后，将药物注入，可破坏内皮细胞，使囊壁纤维化而粘连闭塞，常需多次治疗。微囊型硬化治疗效果欠佳，多需联合手术切除，以改善外观为主要目的。

（林晓曦）

línbā shuǐzhǒng

## 淋巴水肿（lymphedema）　由于先天性淋巴管发育障碍或继发性因素使淋巴液回流障碍，使体液在浅层软组织积聚，继发纤维化，而使肢体肥厚增粗的病理状态。

**解剖及生理**　淋巴系统由淋巴管、淋巴组织和淋巴器官组成，最基本功能是将组织间隙中的蛋白质转运至静脉系统，淋巴液来源于组织间液。淋巴管道是淋巴液的输送和循环通道，密布于组织之中，彼此交通吻合，逐级汇流增粗，最终汇入静脉。每小时的淋巴回流总量约 120ml，每天为 2~3L。淋巴组织是含有大量淋巴细胞的网状结缔组织。淋巴器官包含淋巴结、扁桃体、脾和胸腺等，具有免疫功能。淋巴液的回流通畅与否与组织间液的静水压以及周围组织的挤压作用等因素有关。静水压的增大有利于淋巴液的回流，但过大又会阻碍淋巴回流。周围组织，如肌肉的不断挤压，可起到泵的作用，能使淋巴液的回流明显增加。

**病因**　包括原发性淋巴水肿和继发性淋巴水肿两类。遗传性淋巴水肿是原发性的一种，分为两型：Ⅰ型称为米尔罗伊病（Milroy disease），表现为出生时或出生后不久即出现水肿，通常累及下肢，但生殖器和上肢也可能被累及，其发病可能与血管内皮生长因子受体-3 基因突变有关。Ⅱ型称为梅热病（Meige disease），女性通常多于男性，发病较迟，如青春期，微小的创伤常成为诱因，导致足或踝部的肿胀，其他原发性淋巴水肿还包括先天性淋巴管过度发育，获得性早发性或迟发性淋巴水肿等。

继发性淋巴水肿致病因素包括丝虫病、外伤、肿瘤和局部感染等。丝虫感染是世界范围内最常导致继发性淋巴水肿的因素。在中国已基本消灭了丝虫病，但仍有相当数量的晚期丝虫病并发肢体淋巴水肿的患者存在。肿瘤切除后，行淋巴结清扫或放疗可发病。上肢病变多见于乳腺癌术后患者，头颈部病变多见于舌癌或喉癌术后患者，下肢病变多见于直肠、卵巢和泌尿系统肿瘤术后患者。当淋巴回流不畅时，含有大量蛋白的淋巴液积聚在组织中，刺激纤维组织增生，形成淋巴淤滞。在高蛋白的体液中，细菌易于繁殖，从而产生急性或慢性炎症，进一步加重淋巴管损伤，使病情进展。

**临床表现**　表现为单侧或双侧肢体进行性肿胀，早期按压皮肤，可出现凹陷，称为凹陷性水肿，抬高患肢，肿胀会部分消退。如累及外生殖器，表现为阴囊或阴茎肿大，严重者可大如篮球，导致行走困难。

按病情进展可分为四期。①静止期：淋巴管受到轻度的损伤，淋巴回流功能无明显障碍，无淋巴水肿。②可逆期：手指按压时，组织出现凹陷，行走或活动后可自行恢复，肢体无明显增粗。③不可逆期：出现凹陷性水肿，软组织出现纤维化，肢体明

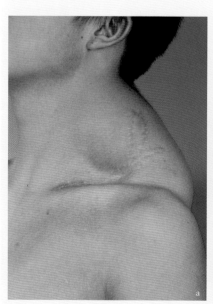
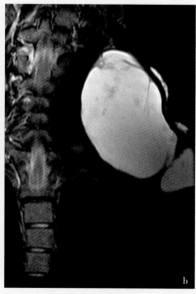

图　左颈间部巨囊型淋巴管畸形及其 MRI T2 加权像表现

显增粗。④象皮肿期：软组织大量纤维化，质地坚实，表皮严重角化，疣状物形成，组织下垂形成皱褶，患肢异常粗大，状如象腿。

依据患肢增粗的程度，又可分为四级。①1级：累及肢体远端，如手足、前臂及小腿等部位，周径差小于4cm。②2级：累及整条肢体或相应躯干部，周径差在4~6cm。③3级：3a级，累及整条肢体和相应躯干部，周径差大于6cm；3b级，除3a级的表现外，累及两条或者两条以上肢体。④4级：即象皮肿期，软组织大量纤维化，肢体粗大。

**诊断**　依据病史、临床表现和影像学检查即可诊断。病史需详细询问是否有家族史、丝虫病史、手术史、外伤史和感染史等。检查患肢的颜色、毛发生长情况，有无可见的静脉曲张，有无溃疡等。用手指按压患肢，观察有无凹陷性水肿，评价肿胀的程度，并对肢体的长度和粗细进行测量。主要的影像学检查有淋巴造影、CT和MRI等。将不透光的造影剂或放射性核素直接或间接注入淋巴管，称为淋巴造影，用于评价淋巴循环的状况。正常淋巴管呈管线状，呈波浪状走行，互有分支或汇集，但浅深淋巴管间无交通支显现。放射性核素淋巴造影能清晰显示上肢淋巴结甚至淋巴干，还可用于诊断不明原因的肢体水肿。

**鉴别诊断**　多种疾病可导致肢体的增粗和肥大，但通过仔细的体检，结合影像学检查，一般不难鉴别。①淋巴管畸形：出生时或出生后即可表现为肢体的增粗，增粗通常不均匀，质地柔软。可以穿刺出淡黄色淋巴液。MRI检查，T2加权像显示为边界清楚，信号均一，而大小不一的囊状高信号影。②先天性巨肢：通常为一侧上肢或下肢软组织和骨骼的同时增粗变长，并常累及特定神经支配的手指或脚趾，而其余正常。③神经纤维瘤：可表现为累及肢体的巨大病灶，肢体较为均匀的增粗，表面皮肤粗糙、色素沉着、质地坚韧，但身体上通常还有其他表现，如大小不一的结节，咖啡牛奶斑及雀斑样痣等，可资鉴别。

**治疗**　依据严重程度的不同采用不同的治疗方法，主要有弹力绷带加压、手法淋巴引流、烘绑疗法以及手术治疗等。

**弹力绷带加压**　持续加压有助于淋巴回流，减轻水肿并软化局部组织。需要使用短拉伸程度的绷带，能提供合适的类似"泵"作用的压力，而拉伸程度过长的绷带不能提供理想的治疗压力。

**手法淋巴引流**　采用温和、节律性的手法按摩促进淋巴回流。基本原则是从患肢近侧非水肿的区域开始，由近及远离心式按摩，通常疗程较长。主要适用于未明显纤维化的肢体，也有一定松解纤维组织的作用。

**烘绑疗法**　由中国著名整形外科专家张涤生院士首创。主要包括三个部分：远红外或微波加热烘疗患肢、弹力绷带加压以及皮肤护理。能使肿胀消退，减少周径，并有效控制丹毒发作。

**手术治疗**　非手术治疗无效时可考虑手术治疗，但无法完全治愈。主要包括生理性手术和非生理性手术，前者目的是促进淋巴回流，重建淋巴通道，后者仅仅是切除过多的病变组织。①带蒂大网膜移植：利用大网膜丰富的淋巴循环与患肢淋巴管吻合而达到引流目的，部分患者可达到中等程度的消退。适用于淋巴管发育不良等原发性淋巴水肿病例。手术范围和创伤较大，容易出现腹部并发症。②淋巴静脉吻合：是重建淋巴通道的手术方式，远期效果不肯定。术前需常规行淋巴闪烁造影和静脉造影，有助于确定淋巴系统功能状况，并发现可能存在静脉系统病变。吻合方式有淋巴结－静脉吻合和淋巴管－静脉吻合两种。③自体静脉代淋巴管：静脉的结构和功能与淋巴管近似，切取适当口径的浅静脉与阻塞的淋巴管进行吻合，能重建淋巴引流途径。④淋巴管移植：是最符合生理特征的手术方式，但是供移植的淋巴管来源有限，并有可能造成健肢继发性淋巴水肿，故该术式应用较少。⑤病变组织切除：为非生理性手术，适用于广泛纤维化、异常增粗、出现肢体活动障碍的晚期病例。可在深筋膜以上将病变组织全部切除，取切下的患肢皮肤回植或另取皮肤进行移植。也可切除肌膜以上深层组织，保留部分浅层组织和皮肤，形成局部皮瓣覆盖创面。该术式并发生较多，如广泛的瘢痕增生、持久的淋巴瘘、反复发作的急性淋巴管炎以及经久不愈、可能癌变的慢性溃疡等。

（林晓曦）

shàngzhī línbā shuǐzhǒng

# 上肢淋巴水肿（lymphedema of upper extremity）

先天性淋巴管发育障碍或继发性因素使淋巴液回流障碍，使体液在上肢浅层软组织积聚，继发纤维化，而使上肢肥厚增粗的病理状态。

**解剖**　上肢淋巴系统包括深淋巴管、浅淋巴管和淋巴结。浅淋巴管与静脉伴行，引流皮肤和皮下组织的淋巴液，深淋巴管引流肌肉、肌腱、骨和关节处的淋巴液，淋巴结主要为肘淋巴结和腋淋巴结。腋淋巴结是上肢最大的一组淋巴结，可分为五群，引流不同范围的淋巴液。当淋巴液回流不畅或受阻时，即可能出现淋巴水肿。

**病因**  继发性病变主要见于乳腺癌根治并行腋窝淋巴结清扫术后的患者，回流静脉的过度损伤也是发病的原因之一。乳癌术后早期行范围较大放射治疗，会使淋巴管扩张、水肿和纤维化，进一步加重淋巴回流障碍。复发乳腺癌的肿瘤细胞亦可阻塞淋巴管，使水肿加重。

**临床表现**  上肢进行性肿胀，可出现疼痛、麻痹、渗液、红肿和感染。按病情进展可分为四期：静止期、可逆期、不可逆期、象皮肿期。

**诊断、鉴别诊断与治疗**  见淋巴水肿。

(林晓曦)

yīnjīng-yīnnáng línbā shuǐzhǒng

## 阴茎阴囊淋巴水肿 （lymphedema of penile and scrotum）

先天性淋巴管发育障碍或继发性因素使淋巴液回流障碍，使淋巴液在阴茎阴囊软组织积聚，而出现异常肿大的病理状态。

**病因**  多为继发性，如于外伤后感染、心肝肾疾病或手术和放射治疗。原发性较少见。

**临床表现**  阴茎阴囊进行性肿大，常伴明显的不适，影响正常行走，并逐渐丧失性功能和排尿功能，并带给患者严重的精神压力。严重时，阴茎阴囊浅层组织出现严重的纤维化，增生变厚，表面粗糙角化，质地坚硬，体积巨大，垂于双腿之间，并易出现红肿感染，严重影响日常生活。

**治疗**  主要依靠手术治疗：

生理性淋巴通道重建或病变组织切除。淋巴通道重建适用于反复发作的病例，但是对于已经出现纤维化或由于放射而损伤了淋巴管的病例效果甚微。病变组织切除需要去除浅层淋巴管管网，以及阴茎阴囊周围增生肥厚的皮肤和皮下组织。阴囊后部的皮肤通常不被累及，可设计成皮瓣来修复阴囊。手术并发症主要包括出血、血肿、尿道损伤、感染、痛性勃起、感觉减退和瘢痕增生等。

(林晓曦)

xiàzhī línbā shuǐzhǒng

## 下肢淋巴水肿 （lymphedema of lower extremity）

先天性淋巴管发育障碍或继发性因素使淋巴液回流障碍，使体液在下肢浅层软组织积聚，继发纤维化，而使下肢肥厚增粗的病理状态。

**解剖**  下肢淋巴系统包括深淋巴管、浅淋巴管和淋巴结。浅淋巴管与静脉伴行，引流皮肤和浅筋膜的淋巴液，深淋巴管引流肌肉、肌腱、筋膜、骨和关节处的淋巴液，淋巴结主要为腘窝淋巴结和腹股沟淋巴结。腹股沟淋巴结是下肢最大的一组淋巴结，可分为深浅两群。

**病因**  遗传性淋巴水肿，分为两型：Ⅰ型称为米尔罗伊病（Milroy disease），表现为出生时或出生后不久即出现水肿，通常累及下肢；Ⅱ型称为梅热病（Meige disease），女性通常多于男性，发病较迟，微小的创伤常成为诱因，导致足或踝部的肿胀。继发性淋巴水肿致病因素包括丝虫病、外伤、肿瘤和局部感染等。

**临床表现**  下肢进行性肿胀，可出现疼痛、麻痹、渗液、红肿和感染。按病情进展可分为四期：静止期、可逆期、不可逆期、象皮肿期。当软组织大量纤维化，

质地坚实，表皮严重角化，疣状物形成，组织下垂形成皱褶，患肢异常粗大，状如象腿。

**诊断、鉴别诊断与治疗**  见淋巴水肿。

(林晓曦)

yìngxiānwéiliú

## 硬纤维瘤 （desmoid tumor, DT）

发生于深部软组织的克隆性成纤维细胞增生，具有浸润性生长、局部易复发，但不具有转移能力，介于良恶性之间的中间型软组织肿瘤。又称侵袭性纤维瘤病、韧带样瘤、肌腱膜纤维瘤病等。较少见，每年新发病率（2~4）/1 000 000，占所有肿瘤的0.03%，软组织肿瘤的3%。在家族性腺瘤性息肉病中发生率高达10%~25%，是正常人群的850倍。好发年龄25~40岁，女性发病率是男性的2~3倍，以育龄期经产妇为多见，发生于小儿则少见。可发生于全身各个部位，依解剖部位不同，分为三类：腹外型、腹壁型和腹内型。不同部位病灶大体形态和组织学形态相似，但复发潜能不同。

**病理特征**  来源于间充质细胞，组织学上为良性肿瘤，但具有局部侵袭性，无包膜。肿物形态不规则，切面灰白，成交错编织状，质硬如橡皮。显微镜下，成纤维细胞和成肌纤维细胞成束交织一起，成纤维细胞常侵犯邻近正常结构，超出肉眼边界2~3cm。周围有大量胶原基质，细胞数量较中央更多。

**发病机制**  可能与外伤、妊娠、雌激素、手术及全身结缔组织异常有关。腹壁或腹腔内手术者，5年内发病率高达86%。妊娠过程中，血中雌激素升高，加之生产过程中可能造成腹壁损伤，可能是好发于成年女性的主要原

因。同时也可作为加德纳综合征（Gardner syndrome）的一部分，多有家族遗传史。

**临床表现** 发生于腹壁者，表现为无痛性腹壁肿块，质硬，无压痛，生长缓慢，肿瘤直径达数厘米时即可被发现。如治疗延误，肿瘤向四周呈片状浸润生长，造成大片腹壁僵硬。发生于其他部位者，可造成相应的压迫症状和功能障碍。有时可伴疼痛，尤当侵及邻近神经血管束或关节时，偶因坏死而表现为腹腔脓肿。无转移倾向，但局部侵袭性很强。自然病程仍不可预知，可出现以下四种情况：10%自发消退，30%周期性进展和消退，50%保持稳定，10%进展迅速。

**诊断与鉴别诊断** 因临床表现不典型，诊断主要依靠病理学检查，细针穿刺活检缺乏细胞学全貌，对诊断帮助不大。需与瘢痕疙瘩、分化良好的纤维肉瘤等鉴别，后者生长一般较快，常有假包膜，质软，大多有坏死灶，瘤细胞更为丰富，异型更明显，核有丝分裂象多见。超声、CT 和 MRI 可辅助诊断，但无明显特异性表现。

**治疗** 治疗目的是在不丧失功能和美容的前提下达到临床治愈。留有足够切缘的手术仍是治愈并避免复发的一线治疗措施，但也可结合放射治疗和药物治疗等辅助手段。①手术治疗：在保障功能的前提下，尽量达到 1~5cm 的阴性切缘，以避免复发。应避免行肿块的部分切除，此举会触发肿瘤的快速进展。在为了避免损伤周围重要的血管和神经而没有达到足够的阴性切缘的病例，一般都要行术后放疗。常见手术并发症包括创面并发症、功能丧失、外观损坏以及肠道切除

并发症等。②放射治疗：可以单独应用，也可作为手术的辅助治疗，主要适用于肿瘤不能切除、切除不完全或切缘阳性的患者，但仅限于腹外肿瘤。对放疗的反应是缓慢但却有效。放疗通常不能根治肿瘤，但对肿瘤的局部控制非常有效。合适的放疗剂量为 50~56Gy，分成每次 2Gy。因放疗后 1/3~1/4 的患者在放疗区以外出现复发，建议放疗范围应充分覆盖整个肿瘤或术野，并超出边缘至少 5cm。放疗的并发症包括纤维化、水肿、皮肤溃疡、神经损伤如感觉异常和感觉麻痹、病理性骨折、蜂窝织炎、继发性恶变等。③药物治疗：非细胞毒性和细胞毒性药物可用于无法手术的病例，以避免放疗或手术相关的病死率和/或功能丧失。非细胞毒性药物治疗包括：激素治疗（他莫昔芬、黄体酮、睾内酯）、非甾体类抗炎药（舒林酸或吲哚美辛）、秋水仙碱、α-干扰素、皮质激素（泼尼松龙）和华法林等。细胞毒性药物治疗能缓解症状，甚至持久消退，多柔比星联合卡巴咪唑和 COX-2 抑制剂美洛昔康已作为激素治疗失败后的一线化疗方案。此外儿童患者可联合应用长春新碱和甲氨蝶呤化疗方案。对于病灶累及肢体而又无法截肢的患者，孤立肢体药物灌注可有效缓解肢体症状。④保守观察：因腹腔内病灶手术治疗有较高的病死率，而且该病有较长的稳定或退化周期，对于无法切除病灶或手术切除并发症较大的患者，建议密切观察至出现显著症状后再做治疗。

（林晓曦）

shénjīng xiānwéiliú

**神经纤维瘤**（neurofibroma）
由源于神经嵴的施万细胞异常分

化所形成的软组织肿瘤。可孤立存在，称为孤立性神经纤维瘤，也可是Ⅰ型神经纤维瘤病的表现之一。

**病理学特征** 在大体标本上呈灰白色，切面光滑发亮，除紧密脆嫩的瘤组织外，可有胶样物质。部位病灶内含有密集的大小不等的血管窦腔及稀松的蜂窝状组织，血供丰富，窦腔壁无收缩功能，出血时较难控制。典型病理学表现为核呈波浪状、深染的细长形细胞交织成束，这些细胞与胶原纤维紧密排列，其间可见少量黏液样物质，病灶基质中偶见肥大细胞、淋巴细胞和极少量的黄色瘤细胞。色素细胞及施万细胞都起源于神经嵴，因此病灶表面常可见色素异常的表现，在组织学上，这些色素细胞与皮肤的色素细胞具有相同的染色与超微结构特征。

**临床表现** 无性别倾向，可见于全身各处。肿块累及皮肤和皮下，质地柔韧、边界不清，皮肤色素加深，呈淡棕色、棕黄色、棕褐色甚至黑色。当增大至一定程度时，即出现松弛下垂，形成宽蒂或窄蒂的肿块，可状如囊袋，导致邻近组织和器官发生移位和变形，造成明显的外观畸形甚至功能障碍。如累及中面部时，鼻和口唇均可向下变形移位；如位于眼周，可造成上下睑的肥厚下坠，遮挡视线，甚至挤压眼球移位，造成失明（图）。累及四肢远端，可造成手、足的肥大；而位于躯干的病灶，可增长至数十甚至上百公斤，患者如负重物，造成行动的巨大困难。部分病例表现不典型，为稍隆于皮肤的色素性组织增厚，需与色素痣等相鉴别。在发现该病灶后，应行全身体检，以初步排除Ⅰ型神经纤维

瘤病。

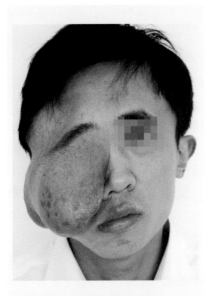

图　右面部神经纤维瘤

**治疗**　出现症状或有导致功能障碍趋势的神经纤维瘤可行手术切除。由于病灶常常体积较大，且与正常组织无明显界限，无包膜，血供极为丰富，又要考虑病灶周围重要的正常组织结构的去留，因此手术的难度较大，故术前应有合理的评估，必要的准备。如充分备血，术前通过超声检查了解病灶内大血管及血窦的分布情况，粗略估计出血状况。对于少数特别巨大的病灶，甚至可通过血管造影了解交通血管的粗细和流速，有条件的还可在手术前进行经导管栓塞、电化学或药物硬化等治疗，以尽量减少手术中的出血。切除时尽量选择在病灶周围正常组织内切开，有利于控制出血并减少残余。创面修复，可结合创面大小、部位和层次等因素综合考虑，选择植皮、岛状皮瓣及游离皮瓣等进行一期修复。如果病灶面积过大，供皮区域不足时，可以考虑切取病灶表面相对正常的皮肤，予以回植。对于某些特殊病例，如预计修复效果

可能不理想时，也可行姑息性部分切除，达到缩小体积、减少重量，改善外观或功能的目的。

（林晓曦）

**Ⅰxíng shénjīng xiānwéiliúbìng**

## Ⅰ型神经纤维瘤病（neurofibromatosis typeⅠ）　基因突变所致，累及多个系统，以神经纤维过度增生形成泛发结节或巨大瘤体为主要特征的常染色体显性遗传性疾病。

**发病机制**　由位于 17 号染色体长臂（17q11.2）上的抑癌基因NF1 突变所致。NF1 基因长为350kb，其突变率为 $1 \times 10^{-4}$，是人类基因突变率最高的位点之一，并表现为完全的外显率。该基因编码一种作用于微管系统的肿瘤抑制蛋白——神经纤维瘤素，它广泛存在于各种组织中，如中枢神经系统的感觉神经元和外周神经系统的施万细胞等。当该蛋白缺乏时，即出现细胞过度生长与增殖，导致Ⅰ型神经纤维瘤病多系统病变的发生。如父母一方患病，其子女将有 50% 的概率遗传此病。

**临床表现**　因累及多个系统，临床表现较为复杂，不一定全部见于所有患者。

**神经纤维瘤**　为最重要临床表现，依病灶形态可以分为三类：皮肤型神经纤维瘤、皮下型神经纤维瘤和丛状型神经纤维瘤（图 1）。①皮肤型：为肉色、大小不一、带蒂的柔软结节，可密布全身。②皮下型：沿受累神经走行，呈串珠样分布的皮下结节，按压时出现沿神经传导的疼痛或感觉异常。③丛状型：约有 50%的患者出现。瘤体弥漫浸润性生长，累及多条神经或神经丛，可形成巨大的肿块，松弛下垂，呈囊袋状，表面皮肤色素沉着，血供极为丰富。有 2%～5% 的概率转化为恶性神经鞘瘤，5 年生存率低于 20%。

**皮肤病变**　主要为咖啡牛奶斑和雀斑样痣。①咖啡牛奶斑：为淡棕至棕褐色斑片，界限清晰，位于全身各处，可见于 99%患者。其数目和大小多少，是确立诊断的指标之一。②雀斑样痣：早期较小，为成簇的淡棕色斑点，类似雀斑，多见于腋窝或腹股沟。在 85% 的患者中可被发现，也是

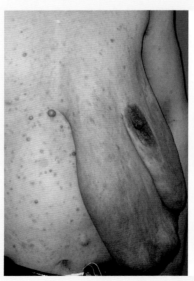
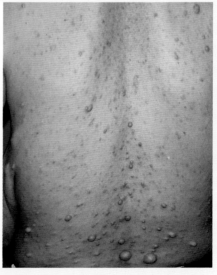

图 1　左胸巨大丛状神经纤维瘤及背部密集结节状皮肤型神经纤维瘤

有意义的诊断指标之一。

眼部病变　90%患者伴有 Lisch 结节，即虹膜色素错构瘤，为有意义的诊断指标之一。

骨骼病变　见于 2%的患者，包括原发性发育异常及软组织肿瘤侵袭引起的骨骼病变，如先天性胫骨假关节、蝶骨大翼发育异常及下颌骨溶骨性病变等。

中枢神经系统肿瘤　最常见为神经胶质瘤，好发于视神经、脑干和小脑。

其他　如位于脊神经、脑神经和内脏器官等少见部位的神经纤维瘤，可导致一系列症状的出现，如慢性神经根痛、马尾压迫症、咀嚼肌无力和萎缩、周围性面瘫、听力减退、肠梗阻或消化道出血等。

诊断　对同一患者存在下列七条表现中两条或两条以上者即可诊断：①周身可见 6 个或 6 个以上的咖啡牛奶斑（青春期以前患者，斑片直径大于 5mm，成人患者斑片直径大于 15mm）。②两个或两个以上皮肤型/皮下型神经纤维瘤或一个丛状神经纤维瘤。③腋区或腹股沟区雀斑样痣。④视神经胶质瘤。⑤两个或两个以上的 Lisch 结节。⑥特征性的骨骼病变，如蝶骨发育不良，胫骨假关节形成，长骨皮质菲薄等。⑦一代血亲（父母、同胞及子女）中存在经正规诊断标准确诊的神经纤维瘤病患者。

治疗　皮肤型和皮下型神经纤维瘤病灶数量多，分布于全身各处，可部分切除，改善外观。$CO_2$ 激光也可用于切除，操作简便快捷，止血效果好，但易遗留瘢痕，主要用于躯干部病灶的治疗。丛状神经纤维瘤的手术治疗参见神经纤维瘤。对于经组织活检证实已有恶变的患者应立即接受根

治手术以及相应后续治疗。咖啡牛奶斑，如位于面部、颜色较深而明显影响外观，可激光治疗。神经纤维瘤病所合并的脊柱畸形往往较严重，治疗比较困难，手术常常需把整个脊柱固定才能接近矫正的目的。胫骨假关节治疗困难，只有一半左右的患者最终能达到骨性愈合。长段吻合血管的游离腓骨移植被认为是首选的有效方法。对于颅面部继发畸形，应按颅面外科的原则制订治疗方案。

（林晓曦）

## ‖xíng shénjīng xiānwéiliúbìng

## ‖型神经纤维瘤病（neurofibromatosis type ‖）

伴发双侧听神经瘤、皮肤咖啡牛奶斑等中枢神经系统疾病及白内障的常染色体显性遗传疾病。发病率约为 1/25 000，突变基因位于 22 号染色体长臂。该基因编码产物为 Merlin 蛋白，具有肿瘤抑制功能，当该蛋白缺乏时，细胞增殖失去接触抑制而形成肿瘤。

临床表现　特征性病变为双侧听神经瘤，多在青春期或稍后发病，病程较长，从发病到治疗常间隔数年时间。主要临床表现为耳鸣、听力丧失、眼球震颤及头昏眩晕等。听神经瘤大多数由听神经的前庭支发生，其中双侧发生者，多属于 ‖ 型神经纤维瘤病的局部表现。瘤体呈圆形，生长缓慢，有完整的包膜，与周围组织较少粘连。MRI 检查对听神经瘤具有较大的诊断意义，可检出约 90%的病灶。除听神经瘤以外，约 50%的病例还伴有其他脑神经的神经鞘瘤、脑膜瘤或室管膜瘤等中枢神经系统肿瘤。也可伴有皮肤和眼部病变，主要为咖啡牛奶斑以及青少年性囊下性白内障。

诊断　符合下列三种表现之

一者，即可诊断：①影像学证实的双侧听神经瘤。②患有神经纤维瘤、脑膜瘤、胶质瘤或神经鞘瘤且一级亲属中有被确诊的 ‖ 型神经纤维瘤病者。③患有青少年性后囊下白内障且一级亲属中有被确诊的 ‖ 型神经纤维瘤病者。

治疗　手术切除可根治听神经瘤，术中需尽可能保留面神经，以免出现术后面瘫。出现其他病变如神经鞘瘤、咖啡牛奶斑和白内障等可在神经外科、皮肤科和眼科等学科治疗。

（林晓曦）

## kāfēi-niúnǎibān

## 咖啡牛奶斑（café-au-lait spot）

生而有之，见于全身各处皮肤的棕色斑片。是一种表皮色素过度沉着性疾病，常为神经纤维瘤病的初期临床表现。出生时即可被发现，但有时色泽很淡难被察觉，两岁后多可完全呈现。95% 的 ‖ 型神经纤维瘤病伴随此斑块，并随年龄增大而数量增多。新生儿发病率白人为 0.3%，西班牙人为 0.3%，黑人为 18%，阿拉伯人为 0.5%，中国人为 0.4%。儿童白人发病率为 13%，黑人为 27%。无性别倾向，未有该病恶性变报道。

发病机制　可能与真皮纤维原细胞过度表达肝细胞生长因子、干细胞生长因子和碱性成纤维细胞生长因子等有关。上述因子可刺激表皮黑素细胞的黑素形成，导致表皮色素沉着。

病理特征　与雀斑十分相似，主要表现为表皮中黑色素量的异常增多，角质细胞内常出现巨大黑色体，而黑素细胞的数量正常。在 ‖ 型神经纤维瘤病的斑片中，黑素细胞密度显著增高，电镜下角质形成细胞与黑素细胞的比例是 7∶1，而正常皮肤的比例为

10∶1。

**临床表现** 可见于全身各处，色泽自淡棕色至深棕色不等，但单个斑片颜色相同且均匀，深浅不受日晒影响，大小自数毫米至数十厘米不等，圆形或椭圆形，边界清晰，光滑或呈锯齿状，表面皮肤质地完全正常（图）。大量斑片出现需怀疑有基因性疾病的存在，最常见于Ⅰ型神经纤维瘤病患者。青春期前直径＞5mm，青春期后直径＞15mm的斑片是诊断标准之一。此外，还可见于结节性硬化及其他神经外胚层综合征。

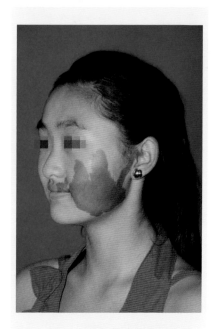

图 左面部咖啡牛奶斑

**治疗** 传统治疗手段包括冷冻、磨削和切除，这些方法有不同程度的成功率，但易出现较严重不良反应，如永久性色素改变或瘢痕形成等。目前主要依靠激光治疗，其风险包括暂时性色素沉着、色素减退、轻微瘢痕形成、永久性色素沉着和复发等。使用Q开关紫翠宝石激光、Q开关红宝石激光和Nd∶YAG激光治疗一般不导致瘢痕，但疗效差异较大，

难以预估。约50%能完全清除，另50%会出现复发和片状色素沉着。疗效及复发率与激光类型无明显关联，复发的机制尚不清楚。需多次治疗，以免附近未受照射的黑素细胞重新造成色素沉着，治疗后须避光以降低残留黑素的活性。

(林晓曦)

huángsèliú

**黄色瘤**（xanthoma） 真皮内因含有脂质的组织细胞聚集而形成的黄色皮肤丘疹或结节。是黄色瘤病的皮肤表现。简称黄瘤。

**病因及发病机制** 病因可以分为原发性与继发性两大类。①原发性黄色瘤病：a. 家族性黄色瘤病，此类患者均同时伴有明显的血脂异常及全身其他表现，并有明显的家族倾向。b. 非家族性黄色瘤病，此类黄色瘤病系散发病例，无家族遗传史，血脂正常。②继续性黄色瘤病：各种其他病因导致真皮内含有脂质的细胞聚集而形成的黄色瘤，患者血脂可增高，也可正常。胰腺炎、肾病综合征、甲状腺功能减退、糖尿病以及梗阻性胆汁性肝硬化等疾病均可引起黄色瘤病。该病发病机制为血浆中脂蛋白增高，血管壁通透性异常，血清脂蛋白透过血管壁，沉积在血管周围结缔组织。

**临床表现** 皮肤或黏膜，黄色的平滑或稍隆起的斑块。根据临床及形态特点，分为以下几种类型。

**原发性家族性黄色瘤病** ①扁平黄色瘤：常见于眼睑周围，泛发的可波及面、颈、躯干上部和手臂。为扁平的黄色丘疹，边界清晰，表面光滑。②结节性黄色瘤：起病缓慢，直径0.5~3cm，多见于膝、肘关节伸面，常为半

球形，界清，黄色，围以红晕，质硬；如结节附着于肌腱、韧带、筋膜或骨膜，又称腱性黄色瘤。③发疹性黄色瘤：可自全身各处成批发出，起病迅速，皮疹直径1~3mm，高出皮面，黄色，基底为红色，有时累及口腔黏膜，可迅速消退，不留痕迹。

**原发性非家族性黄色瘤病** ①播散性黄色瘤：起病于青少年，表现为黄色，橘黄色或棕黄色丘疹或结节，初起分散继而成片状，好发于大关节曲侧。注意有无累及呼吸道而造成窒息的潜在危险。不少患者出现自行缓解，一般预后好。②泛发性扁平黄瘤：多在40~50岁后发病，最常见于睑周，可集中于上睑内侧，也可遍及整个上睑甚或整个眼睑，部分患者还累及躯干，肢体。一般预后好。

**继发性黄色瘤病** 指继发于各种原因的黄色瘤，可伴有血脂增高或血脂正常，常继发于下列情况：甲状腺功能减退、肾病综合征、胰腺炎、糖尿病、肝病、造血系统疾病等。

**诊断** 根据临床表现，初步诊断无困难。

**治疗** 原发性家族性黄色瘤病患者，主要接受内科治疗，包括低脂饮食、药物降脂等。对伴有血脂升高的继发性黄色瘤病或者，除了上述治疗外，还应积极控制原发性疾病。对于非家族性黄色瘤病患者，面积不大的可以考虑局部切除后直接缝合；较大的则需局部皮瓣转移或移植。但术后复发性大。部分患者的病灶可能自行消退，一般不立即治疗。

(王晓军)

biǎopíyàng nángzhǒng

**表皮样囊肿**（epidermoid cyst） 异物经皮肤刺入组织，带入表

皮细胞进入皮下，增殖而形成的囊肿。又称外伤性表皮囊肿、上皮囊肿或表皮包涵囊肿。

**病因和发病机制** 因外伤异物刺入后，皮屑进入皮下，形成表皮样囊肿。

**临床表现** 表现为单发圆形或椭圆形的肿块，光滑，皮肤无色泽改变，质地坚硬，基底可移动，一般无自觉症状，或有轻度压痛。如并发感染或破裂时，可引起粘连、疼痛及其他局部的炎症反应。偶见恶变为鳞状细胞癌的报道。病灶多位于手掌、指端、足跖、跖底等，偶见于头部或瘢痕组织内。

**诊断** 根据临床表现及外伤史可确诊。

**鉴别诊断** 皮样囊肿：属先天性，无外伤史，起病年龄较早，病变的部位常较深并与深部组织粘连，不可推移。此外，两种囊肿各有好发部位，也可以作为鉴别的参考。

**治疗** 手术摘除，切除时可包括部分的表面皮肤及囊肿周围组织，分离时要十分细心，防止破裂。如出现部分囊壁残留，易于复发。

（王晓军）

## 皮样囊肿（dermoid cyst）

偏离原位的皮肤细胞原基所形成的先天性囊肿。通常位于皮下组织，或有窦道通向皮面。也可见于黏膜下以及体内器官。皮样囊肿是错构瘤的一种。

**病因及发病机制** 皮样囊肿属先天性疾患。病因不明。皮样囊肿起源于异位的胚胎上皮细胞，是胚胎发育早期（3~5周）在神经沟封闭时将部分皮肤组织带入的结果。

**临床表现** ①囊肿多见额部或眶边。②表面皮肤正常，皮下有圆形肿物可触知，境界清楚，无痛。

**诊断** ①出生后即发现额部或眶边皮下有圆形肿物，境界清楚，无挤压痛，可逐渐增大。②切除后发现囊肿内含有皮脂。毛等。

**治疗** 治疗方法为手术彻底切除。囊肿的基底若与骨面紧贴，宜连同该部骨膜一并切除。囊肿切除后，如有骨组织凹陷、缺损或变形等畸形，可根据创口有无沾污和无菌条件，即时或后期行组织移植，以恢复正常外貌。手术摘除，囊肿较深者有时与脑膜粘连，因而手术剪除时，应小心谨慎勿伤及脑膜。

**预后** 由于皮样囊肿生长缓慢，即使部分切除，亦可长期缓解，手术死亡率在 0~2.6%，死亡原因主要为术后无菌性脑膜炎。因此，如果能防止这一并发症发生，预后多数良好。

（王晓军）

## 皮脂腺囊肿（sebaceous cyst）

皮脂腺排泄管阻塞，继续产生的皮脂不能排泄到体表，皮脂腺囊状上皮被逐渐增多的内容物膨胀所形成的潴留性囊肿。又称粉瘤、粉刺。可以发生在全身（除了手掌和脚底），常见于头、颈、躯干和臀部，通常表现为生长缓慢、突出于皮肤表面的无痛性包块，容易在皮下移动。一般无自觉症状，表面的皮肤上可以有一种难闻的气味。通常是非癌性的、无害的良性封闭性囊腔，其中充满白色或灰褐色豆渣样油脂性分泌物（角蛋白、脂质和其他皮肤颗粒），囊肿就诊时可存在数月到数年，部分会逐渐增大。如囊肿突然破裂、继发感染时可有疼痛、化脓（图）。这些囊肿多发生在青春期或成人，儿童中很少见。

**病因和病理** 发病原因尚不清楚，可能与遗传因素有关。其发病机制为皮肤灰尘或细菌感染阻塞皮脂腺导管，皮脂腺囊状上皮被逐渐增多的内容物膨胀而形成潴留性囊肿。多半发病无明显诱因，有时可能与导管发育异常或皮肤创伤有关，如与痤疮相关的毛囊破裂、局部区域的皮肤伤害等均可诱发囊肿。

**临床表现** 患者一般无自觉症状，无意中发现有突出皮肤表面的球形囊肿；单发或多发，直

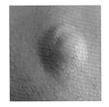 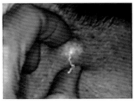 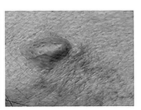 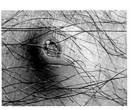 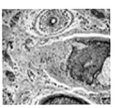

囊肿外观     可挤出油脂样物     感染发红     中心脐样凹陷     病理切片

**图 皮脂腺囊肿**

径可由数毫米到数厘米不等；无压痛，中等硬度，有弹性，与皮肤有粘连，不易推动，表面光滑，无波动感；肿物中心部位有针头大脐孔样凹陷开口，呈蓝黑色，形如针头粉刺，挤压可出豆腐渣样内容物，为皮脂和破碎的皮脂腺细胞，常有腐臭味。皮脂腺囊肿癌变极为罕见，但易继发感染，如果并发感染可出现红、肿、热、痛等炎性反应；如果囊肿破溃，引流液呈灰白色和干酪样，有腐臭味。囊肿在外力下可以破裂而暂时消退，但会形成瘢痕，且易于复发。

**危害**  皮脂腺囊肿可发生在头皮、面部，有碍美观，但对身体健康一般没有过多影响。可能继发感染、形成瘢痕等。

**诊断**  可根据临床表现及相关检查确诊。查体可见头皮、颜面、胸背等处皮肤呈结节样球形隆起，单发或多发，大小为数毫米到数厘米。色泽正常或略呈淡青色，隆起与皮肤连接紧密，中央有蓝黑色脐孔样凹陷，皮下可以滑动，表面光滑，无波动感，有时挤压可出豆腐渣样内容物，常有腐臭味。辅助检查主要包括以下几种。①超声检查：必要时可行超声检查了解囊肿性质，及其与周围组织的关系。②组织病理学检查：术前一般不需要活检，可术后送病理检查。③实验室检查：全身多发性皮脂腺囊肿者，应进行有关代谢和内分泌功能的检查。

**鉴别诊断**  ①皮样囊肿：是一种由偏离原位的皮肤细胞原基形成的先天性囊肿，位于皮下深层与基底部组织紧密粘连，常长在身体中线附近，好发于眼眶周围，鼻根，枕部及口底等处，属错构瘤。②表皮样囊肿：是一种

真皮内含有角质的囊肿，多因外伤（尤其刺伤）将表皮植入真皮而成，肿物表面常有角质增生，好发于手及足踝等易受外伤和压迫的部位。③皮下脂肪瘤：呈扁平分叶状，位于皮下，用手指沿肿物两侧相向推挤局部皮肤，可出现橘皮样征。

**治疗**  隐蔽部位较小的皮脂囊肿通常不需要治疗，除非它发炎（发红）或引起生活不便。而面颈部等显露部位的囊肿，则倡导及早手术，以免随着囊肿的增大而遗留较大的切除手术瘢痕。目前的治疗主要分为药物治疗、微创治疗和手术治疗。①药物治疗：针对囊肿感染、局部炎症扩散，可以考虑应用抗生素治疗以控制感染、减轻炎症；痤疮患者可以通过药物控制痤疮来预防囊肿。②微创治疗：$CO_2$ 激光、电离子微创法是治疗无合并感染的囊肿的一种方法，特点是操作简单，切口小，出血少，不用缝合，几乎不留瘢痕，但有一定的复发率，多用于颜面部较小皮脂腺囊肿的治疗。③手术治疗：对于感染的皮脂囊肿可以切开引流，对于面颈部影响美观的皮脂囊肿或其他部位较大的囊肿，则可考虑在局麻下行囊肿切除。应尽量完整地摘除，不残留囊壁，降低复发概率，同时兼顾美容效果，进行小切口切除。对于局部反复发作的皮脂囊肿伴发明显瘢痕，要适当扩大切除，以免复发。

**预防**  清淡饮食，避免辛辣刺激性食物。多喝水，多吃蔬菜水果，减少摄取油炸、辛辣、坚果类食品；保持面部皮肤清洁，使皮脂腺开口通畅，利于分泌物排泄；面部皮肤瘙痒时，不能任意抓挠，以免引起面部皮肤感染，破坏皮脂腺开口，导致皮脂分

泌物潴留，促使皮脂腺囊肿形成；不挤面部皮肤疖等。

**预后**  很好，囊肿可能自行消失或长期保留，癌变极为罕见。易继发感染，引流或在外力下囊肿可以破裂而暂时消退，但会形成瘢痕，且易于复发。手术完整切除可以治愈，手术中囊壁部分残留可导致复发，可以再次手术切除。

(李 强)

**pífū zhīfángliú**

**皮肤脂肪瘤**（skin lipoma）  由成熟脂肪细胞组成，多发生于皮下的良性软组织肿瘤。单发或多发，好发于肩、背、臀部及大腿。任何年龄均可发生。国内报道男女比例为 2.5：1，国外报道男女比例为 1：（2~3）。有一定的遗传倾向。该病病因及发病机制尚未明确。

**临床表现**  好发于躯干，如肩、背、臀部及大腿内侧，其次是面部、头皮与外生殖器。可单发或多发。大小不一，呈扁圆形或分叶形，分界清楚有完整的包膜；活动度好，手紧压脂肪瘤基部，可见分叶形态，皮肤可出现橘皮状。一般对机体无严重不良影响，恶性变者甚少，边界分不清者要提防恶性脂肪瘤的可能。此外还有痛性脂肪瘤、多发性脂肪瘤病及对称性脂肪瘤病。①痛性脂肪瘤：为一类多发性圆形或卵圆形结节状脂肪瘤，常见于四肢、腰、腹部皮下。肿瘤大小及数目不定，较一般脂肪瘤略硬，压迫时疼痛感。②多发性脂肪瘤病：和遗传因素有关，可多达数百个，一般均体积较小，可伴有中枢神经系统疾病。③对称性脂肪瘤病：表现为对称性生长特点，发生在颈部，可引起呼吸困难。也或伴有中枢神经系统疾患，可

能与甲状腺机能减退，下丘脑、垂体、胰腺等病变有关。

**诊断与鉴别诊断** 根据其临床表现，一般不难诊断，必要时可行 B 超检查。需与血管瘤、神经纤维瘤、脂肪肉瘤等进行鉴别，必要时行穿刺活检。

**治疗** 如不影响外观及功能，可不治疗。如影响外观及功能，可考虑手术切除，尽量完整地切除包膜，对于脂肪瘤浅面的正常皮肤可予以保留，切口直接拉拢缝合。

（王晓军）

miànbù liángxìng féidà

## 面部良性肥大 （facial benign hypertrophy）

面部脂肪过多、肌肉肥大或骨骼过大使面部轮廓臃肿的先天性畸形。

**分类** ①脂肪堆积。②颊脂垫肥大。③咬肌肥大：又称咬肌良性肥大。咀嚼肌包括咬肌、颞肌、翼内肌、翼外肌等。咬肌肥大多伴有下颌角肥大、下颌角外翻等情况发生，所以临床上又将咬肌肥大称为下颌角肥大或咬肌良性肥大，临床上单纯去除肥大咬肌的情况比较少，如咬肌确实肥大一般手术多在去除下颌角的同时去除部分咬肌。④骨骼肥大：最影响美观的是下颌角肥大。

**病因** ①人体咀嚼肌包括咬肌、颞肌、翼内肌、翼外肌等，自从 1880 年莱格（Legg）最早报道一个 10 岁的良性咬肌肥大的病例以来，下颌角肥大至今仍被西方学者诊断为嚼肌良性肥大。对于引起咬肌良性肥大的病因也主要集中在咬肌本身的病理性改变。1947 年，古拉伊（Guraey）提出了引起咬肌良性肥大的"工作性"病因，即"工作性肥大"的理论。他认为咬牙习惯，夜间磨牙和咀嚼肌的过分工作，造成了咬肌良

性渐进性的肥大增生。有些学者补充提出牙齿脱落、牙痛、单侧咀嚼，多种咬合关系紊乱和颞下颌关节的疾病以及情绪不稳定时的习惯性咬牙均可能促成咬肌良性肥大。所以咬肌肥大的发生一般又认为与人咀嚼习惯和饮食习惯有关。如饮食中经常吃硬的食物或有吃零食、吃口香糖习惯有关。②咬肌肥大与遗传因素有关，事实上从临床上看确有家族性咬肌肥大的现象。1986 年，南斯拉夫学者龙切维奇（Roncevic）根据自己的实践经验提出了遗传因素造成下颌角肥大或咬肌良性肥大理论，他不同意"工作性肥大"的理论，认为在下颌角肥大或咬肌良性肥大的患者中确有咬合关系紊乱者，但不能认为咬合紊乱就是下颌角肥大或咬肌良性肥大的诱因。紊乱可能是原发性的，也可能是继发性的，因为有众多的咬合关系紊乱患者并没有发生下颌角肥大或咬肌良性肥大。偏侧咀嚼可能是结果，因为一般情况下，在肌肉发育良好的一侧咀嚼更容易；而且许多因一侧牙齿脱落或牙痛而主要用另一侧咀嚼的人，并未出现下颌角肥大或咬肌良性肥大。咬牙和夜间磨牙在正常人中比较常见，而在下颌角肥大或咬肌良性肥大的患者中却不多见。手术并没有去除"工作性肥大"理论提及的下颌角肥大或咬肌良性肥大的诱因，但迄今为止，尚无 1 例复发。下颌角肥大或咬肌良性肥大患者手术切除的标本，经组织病理学检查，都是正常横纹肌，并没有发现肌纤维肥大。基于上述原因，龙切维奇提出，咬肌良性肥大很可能是一种先天性的、由遗传因素决定的由于下颌角肥大而引起的肌肉畸形，而大部分"方形脸"或下

颌角区域的增大变厚诊断为下颌角肥大更为合理。这一理论普遍被东方学者所接受。③咬肌肥大的原因多伴有下颌角肥大、下颌角外翻等情况发生，所以临床上又将咬肌肥大称为下颌角肥大或咬肌良性肥大。

**临床表现** ①脂肪堆积、颊脂垫肥大患者多有脸部轮廓臃肿感。②咬肌肥大患者咬紧牙时可见面部的耳朵下方突起明显，可触到较硬的咬肌，而且皮下脂肪不多。③下颌骨肥大患者特征表现为：从正面看面下 1/3 处明显宽大，呈方形脸，从侧面看下颌角肥大，骨质增厚，该区域组织厚度也增加，下颌平面角 <28°，下颌角 <110°，部分患者面下高度过短，颏部短小。

**诊断** 主要依据病史和临床表现，可做病灶刮片及钳取活体组织做病理检查确诊。对于 40 岁以上的患者，在皮肤上发生结节，且质地较硬，边缘隆起，并由向四周发展的趋势，应考虑皮肤恶性肿瘤的可能，早做活检可明确诊断。

**治疗** ①脂肪堆积、颊脂垫肥大的治疗：a. 面部吸脂能有效去除脸部的脂肪。b. 按摩也是消除面部脂肪的简单方法。c. 注射瘦脸针。②骨骼肥大的治疗：手术为首选。下颌角截骨术常用。③咬肌肥大的治疗：a. 手术是唯一有效的解决咬肌变小的方式。b. 也可采用采用瘦脸针。c. 部分咬肌切除术。

**预后** 形态与功能恢复满意度低。

（王晓军）

èxìng pífū zhǒngwù

## 恶性皮肤肿物 （malignancy of skin）

起源于表皮基底细胞或毛囊外根鞘的低度恶性肿瘤。其发

病可能与过度日光暴晒有关，故多见于 50 岁以上男性的面部，特别是鼻旁、眼周和颊部，开始为绿豆大光滑结节，逐渐发展扩大成环状，中央常溃破，并可破坏深层骨或软骨，造成鼻部或眼睑毁形，故又称侵蚀性溃疡，损害发展缓慢，很少转移。在中国发病率低，但在白色人种中却是常见的恶性肿瘤之一。美国的高加索人种，皮肤癌的发病率 165/10 万，澳大利亚南部地区的发病率为 50/10 万，中国上海市市区的发病率 1.53/10 万。

**分类** ①原位癌：1912 年由鲍恩（Bowen）首先报道，故又称鲍恩病。是一种皮内鳞状细胞癌，属角化不良的癌前病变。②基底细胞癌：又称基底细胞上皮瘤，是基底细胞恶性增殖所致，可能与日光及离子辐射损伤有关。③鳞状细胞癌：又称棘细胞癌或表皮样癌。常在放射治疗、梅毒、慢性溃疡、烧伤瘢痕、日光性角化病、皮角及肉芽肿等皮肤损害基础上发生。④恶性黑色素瘤：又称痣癌、黑素癌。体表的黑痣或色素性母斑，经长期刺激、不彻底治疗及活体检查等可诱发该病。

**病因** ①物理因素：长期紫外线照射、放射线。②化学因素：砷化物、焦油、沥青。③遗传因素：黑色素瘤为常染色体显性遗传。④癌前病变：脂溢性角化病、老年角化病、着色性干皮病等可癌变。⑤内分泌：约有 12% 的恶性黑色素瘤患者雌激素受体呈阳性反应，近年来发现恶性黑色素细胞中有雌激素蛋白。⑥其他：病毒（人类乳头状瘤病毒），免疫、遗传因素等。

**临床表现** ①原位癌：皮损初为浅褐色小斑片，以后逐渐长大，相互融合呈斑块状，常有灰黄或黑褐色厚痂，或表浅糜烂形成溃疡。多见于 40 岁以上患者。该病全身均可发生。组织病理：表皮角质增厚和角化不全，棘细胞增生，有大小形态不等异型细胞，胞核较大，染色不均，称为鲍恩小体。②基底细胞癌：初为豆粒至扁豆大坚硬结节，表面有暗灰或黄褐色痂皮，癌组织潜伏其下。皮损继续发展形成溃疡，其特征是中央稍凹陷，周边略隆起呈堤状。指盖到硬币大小。多见于老年人，面部、鼻周围、眼眶周围多见。病程缓慢，一般不发生转移。组织病理：肿瘤来自基底细胞呈栅栏状排列，肿瘤与基质之间存有裂隙。③鳞状细胞癌：初为豆粒大坚硬结节，多呈红色，表面粗糙，典型的呈烂菜花状，破溃后形成溃疡，有恶臭。多见于 50 岁以上的男性。好发于头、面和颈部，易发生转移。组织病理：癌组织呈团块状或条索状，浸润真皮甚至皮下。④恶性黑色素瘤：皮损初为黑色扁平或稍隆起的斑块，以后迅速增大，呈大小不等的乳头瘤样黑色结节或菜花状，可破溃形成溃疡，有黑色渗液。多见于中老年患者，好发于足部，也可发生在其他部位。该病是一种极恶性癌。组织病理：癌细胞形态与痣细胞相似，但显著变异。有黑色素的梭形细胞，组成带状或巢穴形细胞团。

**诊断** 主要依据病史和临床表现，可做病灶刮片及钳取活体组织做病理检查确诊。对于 40 岁以上的患者，在皮肤上发生结节，且质地较硬，边缘隆起，并有向四周发展的趋势，应考虑皮肤恶性肿瘤的可能，早做活检可明确诊断。

**治疗** ①手术治疗：手术切除是主要方法，切除范围应距肿瘤边缘 2～3cm，头面部的切缘亦应距瘤缘 1cm 以上，深部受侵犯的组织应一并切除，创面可一期缝合或潜行分离后缝合，出于美观考虑也可行皮瓣转移修复。有区域淋巴结转移者应做清扫。具体时间据肿瘤类型定。②放射治疗：非黑瘤性皮肤癌对放射线敏感，单纯放疗可治愈。根据病灶的深度选用浅、中、深层 X 线治疗，或加速器电子线，总量 60～65GX。③冷冻治疗：治疗前必须做活检证实，适于颌面部临界部位的肿瘤，美容效果好。④激光治疗：常用 $CO_2$ 激光及 Nd：YAG 适于治疗小而浅表的基底细胞癌。⑤药物治疗：局部化疗适于小而浅表的基底细胞癌或多发性基底细胞癌，原位鳞癌和癌前期病变。常用药物：氟尿嘧啶（5-FU）软膏、皮癌净，20% 蟾酥软膏。若病期较晚，发生区域淋巴结转移的可考虑全身化疗，常用博来霉素。⑥免疫治疗：效果有待观察。

**预后** 基底细胞癌预后较好，非黑素性皮肤癌预后好于恶性黑色素瘤。影响恶性黑色素瘤的预后因素：①肿瘤浸润的深度。②淋巴结转移的情况。③病灶部位：四肢效果好于其他。④年龄和性别：女性好于男性，年长者好于年轻者。⑤是否有溃疡，有者预后差。⑥手术方式。⑦肿瘤细胞的核分裂象，分裂象多者预后差。

（王晓军）

jīdǐ xìbāo'ái

**基底细胞癌**（basal cell carcinoma） 源于皮肤表皮及附属器的恶性肿瘤。又称基底细胞上皮瘤、基底样细胞癌，侵蚀性溃疡等。是常见的皮肤细胞癌类型之一。其特点是病程发展缓慢，有一定的侵蚀性，恶性度底。一般不发生淋巴、血液转移。病变皮损初起为基底较硬的斑状丘疹。渐行增长破溃，宜早期手术切除进行根治治疗。如果发现骨性浸润，需辅助全身化疗。基底细胞癌是人类皮肤癌中常见的恶性肿瘤，男性多发于女性，其中浅表性基底细胞癌尤以男性为多，60～70 岁为发病高峰期。30 岁以下患者较少见，长期户外工作者多见，好发于身体的暴露部分，特别是面部，尤以眼睑，鼻、鼻唇沟及颊部为多。

**病因** 病因不明确，长期日晒是较显著的诱因，过量的放射线照射、某些化学物质作用、反复的温热损伤刺激亦可诱发该病。其病理变化是位于表皮基底层的基底细胞发生异常分化、增殖，整体生长失控等。

**临床表现** 多发于中老年人群，头面部尤以鼻、睑及颊部为常见。通常为单发亦有数个并存。早期表现为局部皮肤略凸起质地较硬的半透明结节，可伴有毛细血管扩张但无疼痛及压痛，经数月或数年后病变可出现脱屑、反复结痂、溃烂、渗血等。当病变不断增大时，中间会形成浅表溃疡，周边参差不齐呈蚕食状。依肉眼观察其形态，又可分如下几种类型：①结节溃疡性基底细胞癌。②色素性基底细胞癌。③硬斑病变样基底细胞癌。④表浅性基底细胞癌。⑤纤维上皮瘤样基底细胞癌。⑥扁平瘢痕型基底细胞癌。⑦痣样基底细胞癌综合征。⑧囊性基底细胞癌。⑨线状单侧基底细胞痣。

**诊断** 根据其病史（有否放射线、无机砷接触史、慢性皮肤损伤及长期户外工作史），临床表现及组织病理学可明确诊断。应与鳞状细胞癌，恶性黑色素瘤、皮肤纤维瘤、日光角化病、脂溢性角化病等鉴别。

**治疗** 基底细胞癌恶性度较低，很少转移。故其治疗重点是局部病变的处理。理想的疗法是手术彻底切除。不能手术的患者可进行 X 线放射疗法、电灼、冷冻、激光及不同浓度的药物软膏局部治疗，总之以病变的大小，恶性程度、患者的年龄、全身状况、医疗条件等多方因素决定。①手术治疗：手术切除是最为常见的治疗手段。其清除病灶彻底，也可进行详细的病理检查，最终明确病变性质。切除范围一般距病变边距 0.5cm。对病程长肿瘤较大者边距要超过 1cm，对复发性的肿瘤要据情扩大，边距超过 2cm。浅层浸润者切除深度要包括皮下脂肪，侵蚀较深者应包括深筋膜，如骨膜，软骨被浸润亦应一并切除。切除后创面可用直接拉拢缝合，植皮、局部皮瓣转移等方法修复。创面较小的特别是位于颜面部的常用直接缝合和全厚皮片移植，对范围较大、恶性程度较高及病变复发者宜用中厚皮片移植。对病变确认切除彻底者行局部皮肤移植。对有重要组织结构如脑，大神经血管、骨、关节等暴露的创面则必须用皮瓣转移覆盖。②放射疗法：适用于鼻、口早期病变者。以此保留局部正常形态。某些伴有其他疾病不宜手术者亦可选择此疗法。③化学疗法：没有淋巴、血液转移者一般不采用全身用药，只行局部涂抹抗癌药物。④物理疗法：可用电凝，电灼、冷冻等。但不利病理诊断，不提倡应用。⑤激光疗法：常用二氧化碳激光治疗浅表肿瘤，此法损伤小，修复快，

但也有不利于病理检查等缺点。

**预后与预防** 因生长缓慢极少发生转移，故其预后取决于病变大小、病程长短、侵蚀程度、治疗是否及时等因素，单纯引起死亡病例者极罕见。病程长未及时治疗者有侵犯脑组织、侵蚀大血管引起的死亡病例。也可转移至肺部。结节溃疡性基底细胞癌偶有皮损向深层组织侵蚀，破坏眼、鼻、颊部，亦可穿透颅骨侵蚀脑组织引起死亡。平时减少在强日光下活动，外出注意保护皮肤，可起到预防作用。

（王晓军）

línzhuàng xìbāo'ái

## 鳞状细胞癌（squamous cell carcinoma）

源于鳞状上皮细胞较常见的皮肤恶性肿瘤。简称鳞癌。又称表皮样癌。也可以发生在黏膜，其恶性度高于基底细胞癌。组织破坏性较大，发展较快，以皮肤和结膜交界处的睑缘为多发部位，即可破坏眼部组织，又可以入侵鼻窦和颅内，亦可以通过淋巴管转移到周边组织乃至全身。鳞癌多见于 60 岁的老年人，男性多于女性，长期紫外线照射，放射性或热辐射损伤，化学致癌物刺激，病毒感染，慢性皮肤病，如慢性皮肤病溃疡、慢性窦道、红斑狼疮、萎缩硬化性苔藓等均可以诱发或者继发鳞癌。某些遗传皮肤病患者鳞癌的发病率也较高。

**临床表现** 病变好发部位为颜面、头皮、下唇、手背、前臂等曝光部位皮肤，也易发生于会阴部。早期皮肤损伤常呈小而硬的红色结节，边界不清，表面有毛细血管扩张，中央有角质物附着且不易剥离，皮损渐行扩大后，形成较硬的红色斑块，表面有磷屑，中央易发生溃疡，溃疡表面

呈颗粒状，易坏死出血，溃疡边缘较宽，凸起呈菜花状，触之坚硬。肿瘤进一步扩大时，溃疡向周围及深层组织侵犯，可深至肌肉骨骼，受损组织相互粘连形成坚硬的硬块，不易移动，自觉疼痛。邻近的淋巴结及区域淋巴结肿大，如有局部感染坏死，组织分解会产生严重臭味。累及骨骼可发生骨髓炎或骨膜炎。

**诊断与鉴别诊断** ①根据患者的发病年龄，肿瘤部位，职业如长期日晒、慢性热刺激等生活工作史以及皮肤不稳定瘢痕、慢性溃疡等病史可做初步诊断。②注意病变是否粗糙、脱屑、溃疡，邻近组织淋巴结有无肿大。③影像学检查。④组织病理切片检查。鳞癌应与角化棘皮瘤，基底细胞上皮瘤以及其他恶性皮肤肿瘤和肉芽肿鉴别。一般根据临床表现，特别是组织病理检查即可确诊。

**治疗** 手术治疗为最常见的方法，以彻底切除病变组织为原则。切除范围的广度，一般距病变边缘 1~2.5cm。切除的深度要根据病变侵袭的程度而定，如侵袭过深，要将皮下组织、肌肉、骨膜乃至骨组织一并切除。必要时要做局部淋巴清扫术。术后创面可直接拉拢缝合，亦可用皮片移植，局部、邻位或远位皮瓣转移修复。术后要行局部放射治疗。对病变广泛恶性度高的患者需要化学药物治疗。一般不主张使用激光，冷冻等物理治疗手段。

（马晓冰）

## 瘢痕癌（carcinoma of scar）

瘢痕组织发生的恶变。其中因烧伤所致瘢痕形成溃疡后发生癌变由马乔林（Marjolin）于 1828 年首先报道，称此种溃疡为马乔林溃疡（Marjolin ulcer）。皮肤瘢痕恶变的发生率为 1%~2%，多为男性，年龄越大，越易发生癌变。瘢痕恶变的潜伏期从数月到几十年不等。按潜伏期的长短分为急性和慢性，潜伏期小于 1 年为急性，大于 1 年为慢性。按组织学分为鳞状细胞癌、基底细胞癌、恶性黑色素瘤、肉瘤、复合型及其他类型。

**病因及发病机制** 发病机制还不十分确切，慢性刺激具有重要的意义，与烧伤及其他原因所致的瘢痕增生有关，常见于烧伤后的不稳定瘢痕组织、下肢慢性溃疡、慢性骨髓炎窦道的瘢痕组织、放射性溃疡发生癌变，烧伤后瘢痕癌变多为鳞癌，放射性癌变多为基底细胞癌，以烧伤后的瘢痕癌变最为多见。

**临床表现** 瘢痕初起局部瘙痒和感觉过敏，破损后出现溃疡，或由小丘疹逐渐扩大破溃，长期破溃、糜烂，经久不愈，逐渐形成侵蚀性溃疡或菜花样病灶，边缘常有角化增殖或乳头样增生变化，伴有疼痛或较多的分泌物，有恶臭，易出血。多发生在小腿下 1/3、足跟、四肢关节部位，头皮、躯干也是好发部位。病变发展较慢，癌细胞被基底与四周致密的瘢痕组织所限制，局部血供差，一般不易发生扩散转移。但如打破上述屏障，可造成迅速播散蔓延并发生转移。瘢痕癌按病理形态可分为三种。①火山口样：溃疡基底不平，边缘呈火山口状，质坚硬，多为鳞癌。②菜花样：溃疡呈乳头状增生，表面凹凸不平，边缘外翻，似菜花状，多为鳞癌。③虫蚀样：溃疡基底不平，边缘不整齐，似被虫咬过，多为基底细胞癌。

**诊断与鉴别诊断** 诊断以病理诊断最为准确，对于慢性瘢痕溃疡反复破溃不愈，或者边缘扩大形成硬结者，可取多点组织反复行病理活检，一般较易确诊。需与其他皮肤良性病变及恶性肿瘤鉴别。

**治疗** 强调早期发现，早期手术切除。切除范围至少应距创缘 2cm 以上，深度达深筋膜下或肌层，在头部或小腿前面、足踝部等组织薄弱区要达骨膜，必要时切除部分骨质。因瘢痕对癌细胞的限制，局部转移少见，一般不强调行局部淋巴结清扫；对病史较长，病变范围较大，局部浸润深，周围又可触及的肿大的淋巴结者，可行预防性区域淋巴结清扫术。切除后组织缺损的修复可根据缺损的面积、深度和部位、对功能外形的影响程度、患者年龄和要求，以及术者的经验制订不同的治疗方案。可选用游离植皮、局部皮瓣、游离皮瓣或肌皮瓣修复。术后一般不主张化疗及放疗，因为病变周围血供差，化疗药物难以在到达局部起效。对局部放疗的敏感性差。

**预后** 因瘢痕癌较少转移，一般预后较好，但仍应强调早期发现，早期治疗。

（王晓军）

## 头面部创伤（head and face trauma）

即要挽救患者的生命又要修复患者面部的形态，通常先进行患者整体病情评估，由于存在病情迅速变化的可能性，且常合并其他严重创伤，需要对头面部外伤掌握正确的处理方法。

早期处理包括初步检查和处理，通常 ABCDE 的顺序就是初步检查和处理的步骤，维持气道通畅及保护颈椎，保持血循环，迅速补充血容量，神经系统的格拉斯哥评分，后续的处理包括对患者的伤情重新检查，以不同部位进行全面检查：眼睛、颌面骨骼、神经系统、耳、鼻和颈部等。虽然整形外科医师在创伤救治中只是一个成员，但是患者病情可能会迅速变化，要求所有外科医师必须全面掌握创伤的急诊处理，维持呼吸道通畅非常重要，必须充分考虑和明确诊断颈椎损伤，以上是急诊处理时首先需要考虑的。

当排除和处理危及生命的损伤以后，作为整形外科医师，除了需要注重患者的面部重建功能和进行外观的修复，包括头皮缺损的修复、面部创伤的修复、颅骨缺损的修复等。但是从整形外科来说，在早期如果不能完全恢复患者的外观，只能将创面进行早期覆盖，留待后期进行美容修复，如头皮缺损的患者，早期不能重建患者正常头皮，只能通过植皮或其他组织覆盖后二期行头皮重建手术，毛发移植。在早期，尤其是面部，不能随意去除较多的组织，如果无严重污染或者血供尚可的组织，尽量保留，留待二期修复重建时使用，不能将可能的坏死组织保留，同时尽量恢复患者面部的解剖学标志结构，如鼻唇沟。当然以上所有的考虑都是基于患者的生命体征较为稳定的情况下，才能进行整形美容修复手术。

清创和修复操作，在伤势复杂的情况下，如简单的定向缝合，消除死腔，连续缝合法较间断缝合法可以缩短时间；有组织缺损的穿通伤，可暂将黏膜和皮肤缝合以消除创面，需要组织移植修复的缺损，除简单的皮片移植外，均应于伤员度过危险期后，再做后期修复。清创和修复操作时，

在伤员一般状态良好的情况下，应进行细致的清创和组织的全面修复，力求达到较好的外貌和功能疗效。颜面部清创修复手术的原则，由于局部解剖的特点（图），清创术应较为保守的态度，尤其眼睑、口唇、耳郭等部位部分撕脱以蒂部相连的组织，除非能确认毫无生机者外，不可轻易切除。清创术后，如无显著组织缺损，应辨明各组织器官具有的关键标志，将损伤组织准确对位，逐层严密缝合。如较大的组织缺损，应用皮肤移植术的方法修复。

（黄渭清）

tóu-jǐngbù chuāngshāng jízhěn chǔlǐ

## 头颈部创伤急诊处理（emergency treatment of head and neck trauma）

急诊工作的重要组成部分，头部外伤可引起颅骨骨折及颅内血肿等可能危及生命的危险，也有可能只涉及头皮的损伤，又或者是头皮和颅骨的复合伤；而颈部受伤患者往往容易在第一时间被忽略，因为颈部外伤常常涉及颈椎的损伤，可导致不能弥补的遗憾。处理分为院前处理和院后处理两部分。

**创伤特点** 头颈部创伤患者大多有复合伤存在，在处理的次序上要轻重有别，先处理危及生命的致命伤，如脑外伤、呼吸道阻塞、失血性休克等. 然后处理头颈部创伤，做到主次分明，有条不紊。颜面部的清创缝合同样重要，颜面部不同部位的外伤，因解剖结构的不同而各有特点，在清创和修复术中应予注意。经过周密的检查和充分的术前准备后，即可开始进行清创和修复手术，因颜面部供血极为丰富，抗感染和愈合能力强，清创和缝合延迟至 24 小时进行，仍可以获得顺利愈合，但时间拖延过长时，缝合不宜过密。

**院前处理** 不论何种原因导致的头颈部外伤，以 A（呼吸道）B（呼吸）C（循环）D（神经状态）E（暴露）急救的准则是不变的。入院前主要介绍神经学检查。首先查看头部有否变形，头发是否有地方很湿可能有出血，亦可能为受伤处；外耳道或鼻孔有否流血水，可能伴有脑脊髓液，亦即可能颅底有骨折；看瞳孔是否等大，瞳孔是否有反应。当瞳孔不等大可能代表受伤很严重，已有脑干压迫；眼眶周围是否青

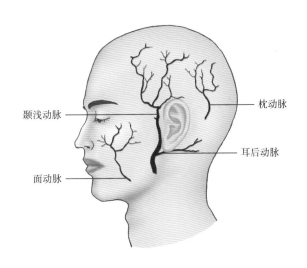

**图 头面部浅动脉**

颞浅动脉
枕动脉
耳后动脉
面动脉

紫，熊猫眼，要怀疑有颅前窝骨折；耳后是否有青紫，巴宾斯基征（Babinski sign），要怀疑有岩样骨折；有否异物插入头部，若有异物在头部，千万不要想办法拔除，只要将伤口与异物固定包扎即可；看颈部有没有淤青及肿胀，这通常是看不出来的，若伤者清醒，可问其项部是否疼痛、僵硬、麻木，请他活动四肢看看有没有力气，若有以上情形，则搬运病患要依输送患者作业程序，以免未知之可能颈脊椎骨折因为搬运患者不当造成永久性脊髓伤害，形成四肢瘫痪（图）。

**院后处理** 包括以下几方面。

**常规检查及检验** 头部及颈椎之 X 线检查，头部 CT，全血细胞计数（CBC），白细胞分类计数（DC），凝血酶原时间（PT），活化部分凝血活酶时间（APTT），血型/备血。

**内科治疗** ①卧床姿势：头高位。②氧气给予：昏迷患者最好使动脉血中二氧化碳浓度保持在 25～35mmHg，氧气浓度增加。③体温控制低温疗法以减少脑内新陈代谢率及血流，以降低脑压。④营养给予。⑤脑压测量。⑥高剂量巴比妥酸盐昏迷疗法。⑦高压氧治疗。⑧类固醇：可消除脑部组织肿胀情形。⑨降脑压药物：甘露醇等。

**外科治疗** ①头皮裂伤：因头皮的血液循环非常良好，对裂伤的部分一定要清洗干净，周围 5cm 之头发要剃光，予以整层一次缝合。②颅内出血：计算机断层摄影，可很迅速及正确做出诊断，以决定是否需要手术，除非在急诊室为了争取时效，当场做钻孔探查术引流硬脑膜上、下之出血，减少脑压以挽救生命，否则要立即将患者送至有神经外科医师的医院手术治疗或会诊。③面颈部皮肤外伤的处理：颜面部不同部位的外伤，因解剖结构的不同而各有特点，在清创和修复术中应予注意，如眶部眼睑外伤，眉毛是良好的关键标志，不可剔除，以便准确对合。在麻醉状态下进一步检查眼球有无损伤，上睑提肌等，应即时修复。眼睑缺损的即时修复如难度较大，应以角膜可得到适当覆盖为最低修复要求。面颊部外伤，需注意面神经的损伤，如神经主干有缺损而不能直接缝合时，一般不宜即时行神经移植或与其他神经的交叉吻合术。神经末梢分支的损伤，可以逐渐自然恢复，无需处置，创口内如有透明清澈液体不断流出，为腮腺损伤的征象，缝合腮腺包膜后如局部发生积液，可穿刺吸出，或任其吸收，如出现腮腺瘘，在导管通畅的情况下，瘘多可自愈。发生在耳屏与上唇中央连线部位的外伤，可能伤及腮腺导管，如发生断裂，可插入硅胶管支撑，将两断端吻合。表情肌和咀嚼肌的损伤，不行缝合虽不致引起功能障碍，但日后将出现较宽的凹陷瘢痕，故也应注意修复。头颈部创伤急诊的早期正确处理，极其重要，可以把瘢痕降低到最小限度，减少再次手术的困难。

（黄渭清）

júbù pí bàn xiūfù miànbù chuāngmiàn
**局部皮瓣修复面部创面** （local flap for repairing facial wound） 面部外伤导致皮肤软组织缺损常见，面部处于人的显露部位，面部皮肤缺损的修复要求较高，若早期处理不当，往往会形成明显的瘢痕或继发畸形。因此，颜面部组织缺损修复不仅仅是创面覆盖的问题，还要考虑到外形的改善，修复结果的优劣对患者的身心影响较大，尽量做到切口隐蔽，要求修复组织与受区组织在肤色、质地基本一致。而由于色

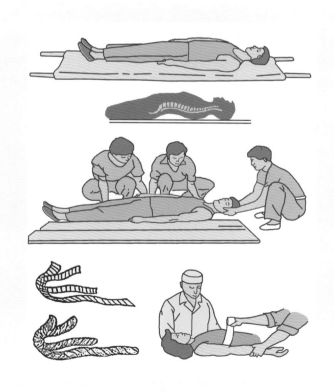

图 头颈部外伤后的正确搬运方法

素痣，肿瘤切除所致的面部缺损修复方法较多，各有利弊。对于中、小面积的病变传统手术方法多为单纯梭形切除后直接拉拢缝合。传统的皮片移植，往往存在色素沉着，与面部上皮肤颜色不一致和弹性较差；远位游离皮瓣需要较高技术，且存在皮瓣臃肿等不足，均不尽人意。因此，根据整形美容的需要，组织缺损的修复以就近取材的方案为首选。对不能直接缝合的创面，若勉强拉拢缝合或用植皮等方法修复创面，则产生增生性瘢痕或导致邻近器官移位变形，难以达到美观的理想效果，故最好的方法是局部皮瓣和邻近岛状皮瓣修复。采用病变皮肤切除以局部邻位皮瓣修复皮肤缺损，局部组织颜色、质地相同，切口愈合后瘢痕较局限，操作方便，易于推广（图）。

**一般原则**　有效地应用局部皮瓣、简单地了解移植组织的各种操作技术是不够的，整形外科医师必须首先掌握一些应用局部皮瓣的一般原则，必须将几何学、皮肤生物力学、颜面解剖学等方面的知识与美学意识和形态判断，颜色的鉴赏能力相结合，术者选定可利用的组织供区并检查缺损后，需了解一般特殊皮瓣的信息资料，皮瓣转移的原则，这些皮瓣的优缺点、并发症，最后术者

于考虑获得的全部资料后，对每一病例设计出最妥当的方案以期获得最好的美观效果。根据受区的部位，创面的大小和形状，组织缺损的类型和深度，周围组织的状况，术者的经验和技术条件等选择皮瓣转移的方法；一般选择邻近受区相对隐蔽，局部皮肤正常且较松弛的次要部位设计皮瓣修复重要部位的缺损；首选设计简单，转移方便，附加切口少的皮瓣，尽量沿皮纹线作附加切口，顺血管走向设计，使皮瓣的蒂部位于血管的近心端；皮瓣的长宽比例一般不超过 1.5∶1，但在头面部血供丰富的部位，皮瓣长宽可达 3∶1；皮瓣的设计面积应大于创面 10%～15%，以免转移缝合后张力过大影响血供。

**局部皮瓣的优点**　局部皮瓣利用周围的组织修复缺损，为面部修复提供最为理想的解决方法，用以修复缺损的这些皮瓣其颜色与质地同缺损部位相似。另外，小型修复手术还可以在门诊局部麻醉下进行，供区通常可以直接缝合。有争议认为皮片移植具有和局部皮瓣相同的效果且易于操作，事实上，取自耳后及上睑的全厚皮片用于上、下眼睑与内眦部缺损的修复，效果满意，鼻唇沟部皮肤也曾作为全厚皮片用以修复鼻缺损，同时移植后的皮片

常变得较周围肤色苍白或有色素沉着，偶见皮肤呈粉红色。鼻、唇、眼睑、耳郭的全层缺损必须用皮瓣修复。就功能而言，皮瓣优于皮片，因很少或不发生瘢痕挛缩，故可以预防唇外翻、眼睑外翻、溢泪和口唇功能的丧失。局部皮瓣转移不仅提供较好的肿瘤切除后修复的功能效果，而且具有正常的皮肤色泽与质地，最好地解决了患者的美观问题。

**局部皮瓣的缺点**　应用皮瓣的缺点是需要周密的设计与丰富的经验，如皮瓣设计不周全可引起功能障碍，如唇外翻、眼睑外翻、鼻堵塞等。一旦发生功能障碍，囿于瘢痕和变形，也常带来美学方面的并发症，另外，是错用了质地和颜色不相匹配的组织，将带毛发的皮肤移植到正常不应有毛发的部位，或皮瓣太厚而臃肿。术者设计皮瓣时必须保证皮瓣的大小、厚度和缺损的一致。局部皮瓣在老年患者中易于应用，但在儿童因没有多余皮肤就不那么容易了，由于局部解剖的重新安排所引起的瘢痕与变形在儿童也常成为问题。任何年龄的患者的解剖标志如颞部发际线，眼眉必须保持原位，皮瓣设计不良将改变可以移动的解剖标志，因此引起明显的不对称。一旦皮瓣手术失败发生坏死，局部组织已消耗殆尽，只好采用质量欠佳的皮肤移植，再次修复将导致更多的瘢痕形成，功能障碍与外观畸形，这种后果进一步表明精心研究皮瓣的设计与应用的重要意义。

**手术方法设计**　①可利用的组织供区：为了有效地应用面部局部皮瓣，面部必须具有多余的皮肤，这些包含多余皮肤的部位称为可利用的组织供区。随着年龄的老化，这些区域的皮肤除口

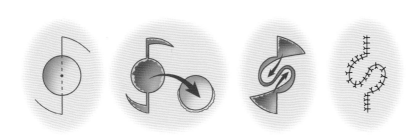

图　圆形创面手术

唇外变得更为富余，出现老年皱纹，生物力学称之为最小张力松弛线。与此线相垂直的皮肤张力最小，顺此线方向可提供修复所需的松弛皮肤，幸而皮肤癌通常见于老年人，随年龄的增长皮肤伸展性加大，可为切除肿瘤所遗留的缺损提供更多可以利用的皮肤，年轻患者皮肤缺损的修复，由于可供利用的组织量少而成为更为艰巨的任务。②受区与供区的检查：检查预计行程的缺损以决定皮瓣的最好的位置，皮瓣供区切口应落在最小张力松弛线上，这种情况下，切口瘢痕手横向牵引力最小而愈合良好。需修复部位的周围皮肤也需细心检查，初步计划需决定皮肤的质与量，供区皮肤必须与受区皮肤色泽质地近似并有足够多的供修复全部缺损面积所需的皮肤量。

**皮肤转移的方法**　包括旋转皮瓣、易位皮瓣、推进皮瓣、岛状皮瓣、特殊类型皮瓣（传统菱形皮瓣、改进菱形皮瓣、双叶皮瓣）等。常见局部皮瓣的临床应用：①A-T 皮瓣，特别适用于发际、眉部、上下眼睑及唇部皮肤缺损的修复，因为可以把 T 边设计在这些部位的交界处，形成的瘢痕不明显。②菱形皮瓣，常用于面部外侧缘、前额部、颊部鼻侧部缺损的修复。采用菱形皮瓣闭合缺损时，所承受的张力方向大，不转移到与受区短轴垂直的方向，因此选择菱形皮瓣修复缺损前，应检查缺损旁切线方向上皮肤的松动性，观察该方向上是否有重要的结构会被牵拉。菱形皮瓣变化多样，应用广泛。

**局部皮瓣并发症**　几乎所有局部皮瓣并发症都是由于判断，设计或手术技术错误所造成。最严重的并发症是肿瘤复发，由于

没有考虑到肿瘤的生物学特征，试图使缺损去适应皮瓣而不彻底切除肿瘤是人为的，病变必须广泛切除，纵然是基底细胞癌（除发生在眼睑者外，基底细胞癌扩展或越过睑缘者甚为少见），也应在 0.5cm 安全边缘以外切除。只有当肿瘤广泛切除后才能就所造成的缺损选择适当的皮瓣修复，可以将缺损进行修改以适应所选用的皮瓣之修复。皮瓣坏死是一种严重的并发症，几乎都是由于设计或技术错误所造成，皮瓣手术设计失败有以下的原因：①以小皮瓣修补大缺损。②血肿。③损伤血供。④皮瓣设计超出血供范围以外。⑤创口在张力下缝合，没做松弛切口。⑥皮瓣的蒂部太短，造成蒂部过度牵拉、扭转等。

成功的应用局部皮瓣与掌握皮瓣知识，精心计划，良好的技术操作与丰富的经验同手术效果密切相关。广泛切除皮肤癌是必须高度重视的原则，形成缺损后，闭合缺损需选择大小与形状合适的皮瓣在无张力下转移修复。若需用局部皮瓣修复必须将蒂部置于具有绝对安全可靠的丰富血供部位，缝合切口无张力，应细心止血，皮瓣下彻底引流。转移后的皮瓣发生血循环危象时，立即采取措施，对于缝合张力过大处，可拆除几针缝线，皮瓣的循环危象仍无缓解，则拆除全部缝线，清除血肿，止血后再缝合。面部血供丰富，神经较多，术中操作要注意解剖层次，避免损伤重要的神经和血管，正确的操作原则是颜面皮瓣应按颜面部除皱术的剥离平面掀起皮瓣，避免损伤皮瓣的血供。术中一旦发现皮瓣创缘出血不活跃或皮瓣苍白，应停止手术，将皮瓣缝回原处，2～3

周后再行手术，这就是皮瓣的延迟；术中止血要彻底，根据情况适当放置引流，术后正确包扎；局部如曾行放射治疗，所面临的一个问题是皮肤与皮下组织血供减少。

（黄渭清）

tóupí sītuōshāng

## 头皮撕脱伤 （scalp avulsion）

头皮随头发受暴力牵扯以致部分或全部撕扯脱落。多见于留辫的纺织女工，未遵守安全操作规范。

**头皮撕脱伤的特点**　①头皮强韧，由皮肤、皮下组织、枕额肌和帽状腱膜、腱膜下疏松结缔组织、骨膜 5 层组成，前 3 层连接紧密，难以分开，多沿疏松结缔组织层撕扯脱落。②头皮有滑车上、眶上、颞浅、耳后、枕动静脉等在皮下组织内走行，彼此间广泛连接，组成血流丰富的血管网，且结缔组织致密，血管断裂后破口不易收缩，失血较多，兼因剧痛而往往发生休克，现场急救，应注意采取压迫包扎和镇痛治疗。③头皮撕脱伤后往往遗留永久性秃发畸形，对患者生理和心理是严重的创伤。局部瘢痕挛缩导致面部畸形。头皮撕脱伤不仅需要早期的急诊处理，后期的修复工作同样重要。

**早期急诊处理**　主要是采取积极的抗休克、抗感染和镇痛等措施，全身情况迅速好转后立刻进行清创和创面的修复手术。依据损伤的程度分为以下三种情况：①单纯撕脱而未撕落，尚有蒂部相连，仔细观察毛细血管指压反应，创缘远端出血情况等，逐步修剪直至出血旺盛为止，不可侥幸，盲目决定缝回原位。②完全撕脱的头皮，可行血管吻合原位回植，必备条件是：撕脱的头皮完整，无严重的挫伤，有良好的

可供吻合的血管，切忌按游离移植原位缝回。如不能行吻合血管的再植手术，当骨膜完整无损时，首选将撕脱的头皮剃发洗净后削薄制成中厚或全厚皮片回植，虽无毛发再生，但可保证移植后的存活，消灭创面。③伴有骨膜撕脱颅骨裸露的创面，如面积不大且为部分头皮撕脱时，可用邻近残留的正常的头皮形成局部皮瓣，转移修复；如骨裸露面积较大且为全头皮撕脱时，暂时包扎，全身情况允许时，则行颅骨外板钻孔，培养肉芽，择期进行皮肤游离移植。撕脱的头皮剃发洗净后削薄制成中厚或全厚皮片，冰箱保存，准备回植。吻合血管的大网膜游离移植，在大网膜表面游离移植中厚皮片的方法现已不再采用。

**后期的修复**　主要指患者的秃发的处理，可以佩戴假发。头部不稳定性瘢痕或者创面，可以采用扩张皮瓣法进行修复。

（黄渭清）

*tóupí quēsǔn*

# 头皮缺损（scalp defect）

分为先天性和后天性。先天性头皮缺损主要见于先天头颅畸形的患儿，或者与先天性颅骨畸形合并存在。后天性头皮缺损主要见于外伤，如头皮撕脱伤、动物咬伤、交通事故、深度烧伤、电击伤等，偶发生于严重感染、骨髓炎或肿瘤切除后。严重的头皮缺损常合并颅骨缺损。

**早期修复**　头皮缺损修复早期，无论何种原因所致，都可按头皮撕脱伤的治疗原则进行手术。头皮缺损的修复，根据其缺损的范围和深度而定，一般认为缺损宽度小于1cm，可直接缝合；小面积缺损，可用局部皮瓣转移；大面积缺损，骨膜完好可行游离

皮片移植术；骨膜缺损者，应行皮瓣转移修复；整个头皮全层缺损创面，一般选择颅骨钻孔术，等肉芽组织铺满骨面后用皮片游离移植修复，若双侧颞浅动静脉完好，可行吻合颞浅动静脉的大网膜游离移植，切取大网膜时面积应较创面大，以保证既无张力又无折叠，尽可能切取的大网膜血管蒂够长，便于无张力吻合血管，皮片与网膜紧贴，不留死腔，然后在大网膜表面植中厚皮片，也可行游离皮瓣移植术，修复全头皮缺损。由于手术难度较大，对身体创伤较大，修复后效果并不优于颅骨钻孔植皮法，不作为修复全头皮缺损的首选方法，仅在有大块颅骨坏死，需行颅骨修补者选用。

**后期修复**　主要是秃发的问题，其他如因早期治疗不当，形成瘢痕挛缩。需采取切除瘢痕，毛发再造等方法，以达到恢复功能，改善外形的目的。具体手术方法，视瘢痕面积、深度、秃发区的大小及所在部位等不同而异。如瘢痕或秃发面积较小在头顶部，切除后的创面，可运用局部旋转皮瓣转移后修复；如瘢痕或秃发面积较大，行局部旋转皮瓣转移手术修复，皮瓣供皮区即难以直接缝合，而需在骨膜上行皮片移植修复，此时旋转皮瓣的供瓣区应选易被长发所遮掩的部位。在适当的条件下，如皮瓣的供皮区不在局部时，也可考虑行吻合血管的有发头皮游离移植，以完成一期手术。如瘢痕面积广阔而不稳定，正常头皮已残存无几，但瘢痕基底松动，颅骨骨膜完整时，可行瘢痕切除皮片移植术；如骨膜已受损伤，或还存在尚需修补的颅骨缺损时，则用吻合血管的大网膜游离移植并在网膜上移植皮片的方法，或

行远位皮瓣或皮管转移修复，以后佩戴假发（图）。

头皮缺损的修复主要问题是解决患者的秃发区的外形，尽量使其拥有较为正常的毛发，临床工作中尽可能将周围正常的毛发进行充分的利用，或者将秃发区的面积尽可能减小。

（黄渭清）

*tóupí chóngjiàn*

# 头皮重建（scalp reconstruction）

针对头皮缺损而进行的修复手术。外伤与肿瘤切除是造成头皮缺损的主要原因。头皮重建的目标有：①重建对裸露颅骨的稳定的软组织覆盖。②恢复头皮的毛发及发际线。

**头皮撕裂伤**　首先对头皮撕裂伤进行冲洗和清创，切除无血供组织。如果软组织缺损较多，伤口不能直接关闭，则可以在帽状腱膜下疏松组织层进行潜行分离，再结合使用切开帽状腱膜及真皮深层的方法，可以获得足够的松弛度，从而直接关闭伤口。切开帽状腱膜及真皮深层的方向应与皮瓣准备推进转移的方向相垂直，如果行方格状切开帽状腱膜及真皮深层，那么，既可以增加头皮推进皮瓣的长度，也可以增加头皮推进皮瓣的宽度，切开应限于帽状腱膜层及真皮深层，避免损伤皮瓣的血液供应及毛囊。如果存在范围广泛的头皮撕脱，经常有必要放置引流管。切忌单纯强力拉拢缝合头皮瓣，封闭创面。

**非全层头皮缺损**　头皮部分层次的缺损通常发生在位于帽状腱膜下的疏松组织层内，颅骨骨膜保持完整。对于比较小的缺损，局部皮瓣可用于急性或亚急性的情况。对于比较大的缺损，皮瓣修复技术通常会导致比较宽的切

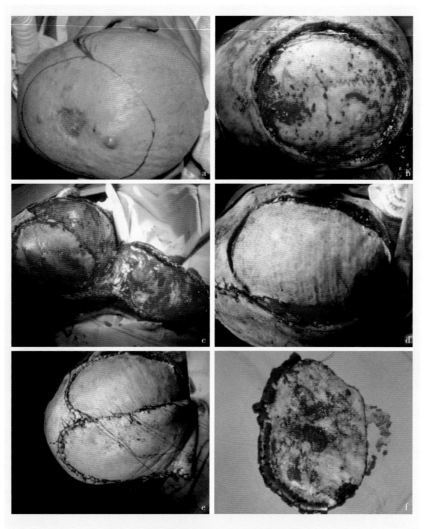

图　头皮肿物切除术后皮片游离移植修复

口瘢痕和脱发，手术效果不能令人满意。对于骨膜完整，缺损创面较大的病例，可以应用皮肤游离移植的方法修复创面，皮片存活后，再对有毛发的头皮进行组织扩张术，然后切除所移植的皮片，用扩张的头皮瓣修复缺损。对于那些不适合采用这种方法的患者，可以使用局部皮瓣的方法予以修复，二期应用毛发移植技术修复较宽的切口瘢痕。

**全层头皮缺损**　头皮全层缺损导致颅骨外露，头皮皮瓣是首选的修复材料。没有条件即刻修复时，可在颅骨外板上钻孔，通过换药治疗，培养肉芽形成，然后再进行植皮，修复全层缺损，其结果是导致不稳定瘢痕的形成，

出现复发性溃疡；另外一种方法是应用邻位帽状腱膜瓣剥离、切取，带蒂转移覆盖裸露的颅骨，然后在帽状腱膜瓣上植皮，可获得稳定的皮肤覆盖。最为理想的情况是在不增加头皮切口的情况下，完成帽状腱膜瓣的切取。比较大的头皮缺损要求动员几乎整个头皮及其帽状腱膜瓣才能修复。

**术后头皮缺损**　手术切除肿瘤后导致的头皮缺损的修复重建可以分为两大类：一类是小于 $5cm^2$ 的小面积缺损创面的修复；另一类是大于 $5cm^2$ 以上的大面积缺损的修复。小面积头皮缺损创面的修复重建，参照外伤后头皮缺损，重建头皮的方法，都可以满意完成。大面积头皮缺损，其

至合并有放射治疗病史的患者，其头皮的重建，是一项具有挑战性的工作，因为放射线对组织造成了损害，使应用局部皮瓣进行创面覆盖变得非常困难，或者说是不可能的。

远位带蒂皮瓣，如前臂皮瓣、背部皮管-皮瓣等转移修复重建头皮，是安全可靠的选择。

（黄渭清）

lúgǔ quēsǔn

**颅骨缺损**（skull defect）　由于颅脑外伤和脑部其他疾病进行开颅治疗而去除部分全层颅骨瓣，造成颅骨缺损，如颅骨良性肿瘤或类肿瘤切除、颅骨慢性骨髓炎等，临床上常见多因严重的损伤（电击伤、严重烧伤等）可伴或不伴有脑损伤，修复的目的是为颅腔内容物提供覆盖和保护，此外，由于额颞部的缺损位置暴露，所以，重建手术还应恢复额颞部的正常外观。由于颅骨缺损，大气压使头皮内陷压迫脑组织，可引起头痛、头晕等症状。为了恢复颅腔的密闭性，保持生理性颅压稳定，减轻颅骨缺损综合征，对颅骨缺损直径在 3cm 以上，无禁忌证者都应行颅骨修补。一般认为，开颅术后 3~6 个月修补为宜，儿童则 3~5 岁后即可做成形手术。应用自体骨移植修复颅骨缺损是理想的修复方法。但如果缺损过大，不能使用自体材料修复，则可以选用代用品植入物。

**早期修复**　在清创手术时应注意全身及脑部并发症的治疗。对大块颅骨缺损，应及时予以复位，在颅骨大块脱落甚至有污染时，可予以清洗消毒甚至煮沸后，放回原位，再设法用头皮覆盖；有时既有极为严重的颅骨缺损，而又无法应用局部皮瓣或远处游离皮瓣或大网膜覆盖时，脱落的

骨片则无法放回，缺损处及其他伤口只能暂用游离皮片覆盖；某些严重的头皮与颅骨同时有烧伤缺损时，可能有脑脊液外溢或脑组织膨出，如果损伤面积不大，除一般清理与局部消毒，无菌敷料覆盖外，局部可不做积极的处理，颅骨缺损可等3～6个月再行处理。

**晚期修复**　常合并有头皮等软组织损伤后造成瘢痕粘连和塌陷畸形，就必须先行修复头皮组织，在秃发部位，还必须同时考虑秃发区的修复。

**缺损区头皮的修复**　头部秃发区伴有较大的颅骨缺损时，首先应考虑头皮的修复，首选局部皮瓣转移覆盖，如局部无条件时，则可考虑用吻合血管的游离皮瓣移植，应仔细检查受区的血管情况，最常用的血管为颞浅动静脉，也可以采用远位皮瓣，如前臂皮瓣带蒂转移修复。

**颅骨的修复**　颅骨缺损修复材料的选择，一般可用自体骨，异体骨或非生物性代用品。自体骨可用肋骨、颅骨外板或髂骨，也可用胫骨或肋软骨。非生物性代用品有不锈钢板、有机玻璃、医用硅橡胶等。目前用自体肋骨、髂骨或颅骨外板为多，有机玻璃次之。①自体骨移植可以取颅顶骨外板，作为骨移植材料使用，需要大量的自体材料，或者不能切取颅骨，则可以取肋骨进行移植，切取肋骨的缺点很明显，如供区瘢痕，术后疼痛和潜在的导致气胸的风险。为了增加骨块的数量，促进骨块的新生血管化，可以用骨凿将切取的肋骨劈开，由于骨与骨之间的充分接触可以加快移植物的再血管化。②异体移植材料非常有用，通常只能放置在没有感染的血供良好的受区，

但是，如果软组织覆盖条件差，或者移植物要放置在额窦附近，就会经常发生异体材料的外露和感染。一般来讲，对于处于生长发育期的儿童来说，最好不要使用异体材料。携带颅骨外板的全层邻位复合组织瓣带蒂转移，是修复颅骨缺损的良好方法。

（黄渭清）

huòdéxìng lúgǔ jīxíng

## 获得性颅骨畸形　（acquired skull deformity）　区别于先天性的颅骨畸形，由后天性疾病导致。

**病因**　主要原因包括以下几方面。①侵犯颅面骨骼的肿瘤：如侵及颜面骨、颅底、颞下窝或筛窦等的癌肿和脑膜瘤等，采用颅前窝-上颌骨联合切除术，颅中窝-下颌骨联合切除术，扩大颅中窝联合切除术，半侧颅底次全切除术和颞骨次全联合等手术方法治疗后导致的骨骼缺损畸形。②颜面骨折：外伤后导致的颅骨畸形，包括颅骨骨折和颅骨缺损，主要包括额骨骨折或缺损，颜面骨骨折或缺损（面中部骨折或缺损，下颌骨骨折或缺损后引发的

骨骼畸形）。早期骨折复位，植骨及固定，并用于后期骨折错位愈合的凿开复位，配合植骨术和颜面器官和软组织损伤的修复，以达到较好的外观和功能恢复。

**临床表现**　颅面的骨骼结构由额骨、上下颌骨、鼻骨、颧骨共同组成（图）。骨折多由强力撞击造成，常见于交通事故，在战时也多见于火器伤，由于致伤原因和暴力轻重程度的不同可表现为闭合的，单一骨块的骨折；也可表现为伴有广泛软组织挫伤的开放性全面部多发性粉碎性骨折，甚至有骨质缺损。由于造成颜面骨折常较引起颜面软组织外伤的暴力为重，故伴身体其他部位的严重创伤，尤其是颅脑损伤，颈椎损伤的可能性也较高，昏迷和休克的发生也较常见，检查时应特别注意全身情况，判明主次，顺次处理。颜面骨骼由于其解剖结构特点，发生骨折时各有其一定的好发部位，而各具有不同的临床表现。

**治疗**　额骨畸形手术的目的包括重建额部外形和预防感染性

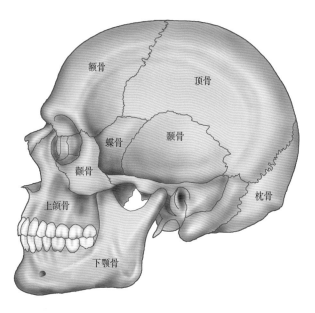

图　颅骨的侧面观解剖图

并发症的发生。未经治疗的额窦骨折有可能导致脑膜炎、脑脓肿、甚至死亡。额窦引流阻塞或滞留在骨折线的黏膜可导致黏液囊肿逐渐形成，继发细菌繁殖后可使感染向颅内或眶内播散。除非伴有明显移位的额窦前壁骨折需要手术，CT 显示的无移位（或移位小于 2mm）的额窦前壁骨折仅需观察即可，中度前壁粉碎性骨折，可行开放性复位和钛板内固定保留额窦，严重的前壁粉碎性骨折需要进行额窦填塞治疗。轻微移位的后壁骨折（移位小于骨壁的厚度），没有确定的脑脊液漏，可进行观察治疗。轻微移位的后壁骨折伴有脑脊液漏者，可观察 7天，如果脑脊液漏停止，患者仅需密切观察和抗生素治疗。如果脑脊液漏存在，应进行额窦填塞，后壁骨折移位超过一个壁的厚度且伴有脑脊液漏者，也应进行额窦填塞。同样，如果后壁骨折移位，脑脊液漏存在且无粉碎性骨折的证据，也应进行额窦填塞，但是，伴有移位的非粉碎性后壁骨折，没有脑脊液漏的证据，应观察治疗。对于允许观察的病例，内镜探查可作为一种辅助手段以降低漏诊发生率。

额窦填塞　包括去除额窦内壁黏膜，填塞额鼻管，充填残留的腔隙。用磨钻仔细打磨额窦不规则的骨性内壁，以去除所有残留的黏膜成分，可采用颅骨填塞额鼻管、副鼻管以及残留的窦腔，其他可供选择的材料包括髂骨、自体脂肪移植物、骨膜瓣等。术后应用广谱抗生素预防感染，头高位。

骨折复位　最好于伤后初期处理时进行，但应视全身情况而定，否则也可在伤后数天内进行，由于颜面骨大多比较浅在，除下颌骨外，都没有强劲的肌肉附着，

故骨折复位一般都可经受手法或器械复位，面部血循环丰富，组织存活较有保障，抗感染能力强，故粉碎性的游离骨折片，除非污染严重，不可轻易去除，保留回植，仍可愈合成长，骨折线上的牙齿，或儿童未萌出的牙齿，除非移位严重妨碍固定，或已完全游离者外，不可轻易丢弃。颜面骨折除发生不同骨骼各自特有特殊表现外，在早期肿胀尚不明显时，均可见局部凹陷畸形，并能触出骨面失去完整性，骨折部有异常活动及骨摩擦音，肿胀发生后，局部常见有血肿或皮下淤血，应根据检查所见，按照不同部位和方向的 X 线平片，以进一步明确诊断及损伤范围，作为治疗依据。骨折早期紧急救治的要点，和颜面软组织外伤一样，主要为维持呼吸道通畅，止血及防治休克，对损伤严重，需要作为广泛而复杂手术处置的病例，应毫不犹豫地进行气管切开术，以确保呼吸道通畅，并有利于麻醉的实施和管理，保证手术后的安全，不受喉头水肿的威胁。对于经采取一般措施，难于控制的出血，应即行颈外动脉结扎，以利手术进行。骨折本身的基本处置原则为复位及固定。骨折固定几种方法：①颌间固定法，将上颌或下颌牙列各自栓固，再将上下颌互相固定成一整体，这是单纯下颌骨、上颌骨，或上下颌骨都有骨折时，常规使用的外固定法、连接杆外固定法，此法适用于下颌无牙或不能做颌间固定的下颌骨骨折。②悬吊固定法，一般用于上颌骨或全面部骨折。由于面部骨折愈合较快，一般固定 6 周后，骨折常即达到临床愈合，可解除外固定的连接杆，进行观察，如尚愈合不稳定可再延长固定时间，在骨折固定期间，

要注意口腔卫生，保证足够的营养供给。

（黄渭清）

## qián'é quēsǔn
## 前额缺损（forehead defect）

分为创伤后缺损、先天性缺损和外科手术后造成的缺损三类。其中最为常见的是创伤后缺损，这种缺损包括一系列范围非常广泛的损伤，从简单的撕裂伤到头皮的全部撕脱，导致缺损的原因可以是钝性损伤、剪切伤和撕脱伤，头皮卷入机械设备内是常见原因。先天性缺损包括皮肤发育不良和先天性色素痣。由于头皮经常承受日光暴晒，因此相对来说，头皮发生皮肤恶性肿瘤的情况比较常见，特别是秃顶的男性。其修复方法根据缺损深度而定，原则上以局部组织瓣移植和游离植皮为主。①局部皮瓣转移修复术：适用于额部较小而深的创面。手术方法为在缺损的一侧或两侧，沿发际缘设计局部旋转皮瓣，切开皮肤、皮下、帽状腱膜，充分游离额部皮瓣，向创面旋转，与创缘间断缝合，皮瓣下置橡皮引流，皮瓣旋转后的残余创面用游离植皮覆盖或直接缝合，继发创面位于发际区，不影响外形。额部皮瓣的长宽比例，随意皮瓣以 1∶1.5 为安全。切口应尽量隐蔽及顺皮纹方向。②皮肤扩张术：适用于额部较大面积或较深的皮肤缺损，不能接受游离植皮，局部皮瓣转移又不能覆盖的病例。③游离皮片植皮术：适用于额部软组织缺损只要颅骨未外露，厚中厚或全厚皮片植皮，效果良好。

先天性色素痣，对于额正中部的黑痣，可采用两侧额部正常皮肤进行扩张，向内侧转移的方法予以治疗，应当将切口瘢痕设计成沿眉毛走行、在发际线上或

位于发际线的后方；对于半侧额部为黑痣病变的患者，可对未受累的额部皮肤进行连续扩张，这样可尽量避免为便于推进皮瓣的转移而做回切切口；对位于眶上和颞部额头的色素痣，可以采用对位于色素痣内侧的正常组织进行扩张，然后采用易位皮瓣转移的方式予以修复；如果额部病变切除治疗结束后，眉毛的位置过高，应对额部皮肤进行推进和换位处理，使眉毛的位置降低；尽可能使用最大的扩张器，必要时，可以进行超量注水扩张。

前额的重建需要重建额部的外观，包括额部发际线，额部的外观重建需要正常的额骨外观，所以前额的重建常常和额骨重建手术同时进行，额部发际线的重建同样是需要考虑的问题，发际线过低或过高都会对术后外观具有重要影响，术前通常需要结合三维颅骨重建，同时还包括之前使用的扩张器扩张的头皮量是否足够，需要综合考虑。额部皮肤在面部来说是较为独立的一个分区，植皮后的外观形态可，周围扩张的正常头皮量可以在额部形成一个较好的发际线。额部的外观中还包括眉毛外形的修复，可以进行相应的治疗，包括岛状头皮瓣移植或毛发移植再造眉毛，但是通常需要等前额部重建手术结束稳定后进行。

（黄渭清）

hémiànbù zhǒngliú dàkuài qiēchú jíshí zhěngfù

## 颌面部肿瘤大块切除即时整复（repair of macrosis-wound after resection of maxillofacial tuomr）

在对颌面部肿瘤进行大面积切除的同时，能够一期完成组织缺损的修复和器官再造，恢复局部形态和功能，大大提高了患者的生存质量的方法。颌面部是指过眉间点水平线以下的颜面区域，该部位为人体经常外露的部位，是外形美的重要代表区之一，也是一个敏感部位，具有眉、眼、鼻、唇、颊和颏部等多种结构和器官，在功能、形态及外观上均具有重要意义。颌面部肿瘤是头颈部肿瘤的主要内容，对其进行切除治疗后会遗留局部缺损，尤其是大面积的缺损，如不进行必要的修复手术，往往会对患者的容貌及机体功能带来很大的影响。

**特点** 颌面部解剖分区复杂，各分区间缺少明确的界限或屏障，因此，肿瘤往往会波及多个解剖区域或结构，这样就造成了病灶切除后的缺损具有波及范围广、涉及组织类型丰富的特点。对于这部分缺损的即时修复，常常需要大量的复合组织，在封闭创面、修复结构的同时，尽可能保留或重建功能。

**内容及要点** 主要包括以下几方面。

**软组织缺损的即时整复** 治疗要根据缺损大小、深度、功能以及患者年龄、全身情况等因素进行综合分析，选择理想的修复方法，以就近、从简、效果好为原则。①单一组织瓣的游离移植：黏膜组织的游离移植，因供体来源有限，可根据需要从口腔、阴道内切取黏膜，用于眶内结膜囊成形或眼睑再造中的结膜衬里；皮肤组织的游离移植，根据创面的大小和部位，选择不同厚度的皮片进行移植覆盖，术中注意良好的固定及对感染的预防；筋膜组织的游离移植，可用于纠正因肿瘤切除所致面瘫的悬吊或对于局部重要结构的保护性包裹，如颈部重要血管的包裹。②带蒂组织瓣的移植：带蒂黏膜瓣（黏骨膜瓣），适用于口腔内的缺损，在应用大面积腭黏骨膜瓣修复时，需要注意对其神经血管束的保护；带蒂皮瓣，因具有良好的实用性和有效性，带蒂皮瓣是颌面部缺损修复的重要手段，使用时要注意皮瓣外形的设计、血供的来源以及转移方式（局部推进、旋转或是较差换位），以免出现继发畸形；带蒂肌瓣，转移的肌瓣能够有效地充填腔隙，或是对深部的重要结构起到保护作用，其供区包括胸大肌、胸锁乳突肌、肩胛提肌等，手术中应尽可能减少供区的继发损伤；带蒂肌皮瓣，是轴型皮瓣的发展演变，具有携带组织量大、组织成分丰富的特点，应用范围广阔，目前可采用的肌皮瓣包括胸大肌肌皮瓣、颈阔肌肌皮瓣、背阔肌肌皮瓣、胸锁乳突肌肌皮瓣、舌骨下肌群肌皮瓣等。③吻合血管的游离皮瓣/肌皮瓣：对于部分患者可通过显微外科技术，移植到切除病变部位的轴型皮瓣或肌皮瓣。其优点是：有效地解决了大面积或全层的组织缺损；缩短了治疗周期；供区相对隐蔽。但是，该技术也具有较大的应用风险，术前需全面客观评价患者的全身情况及局部情况，术中、术后完善移植组织的各项指标（如皮瓣色泽、温度、毛细血管充盈时间等）观测。

**骨性组织缺损的即时整复** 颌面部肿瘤切除的骨缺损以上、下颌骨最为多见，其次是另外的面骨。骨缺损修复的组织来源包括自体骨、异体/种骨和人工骨。目前，随着医学及计算机辅助技术的不断发展，通过三维CT重建、快速模型打印技术所制备出的具有三维形态的人工材料，已在临床上成功地使用，为医患双方均带来了诸多益处。①下颌骨缺损的整复：下颌骨在形态、位置及自身功能均较为特殊，因此如何成功地即刻或延迟完成对其的修复一直是广大临床医师关注的焦点。整复的方法包括以下几种。a. 骨组织游离移植，因异体骨易被吸收，临床上肋骨、髂骨等自体骨的应用要优于前者，术中可对切取的骨块做适当的塑形，移植后给予坚固的固定（内固定为主），感染是手术失败的主要原因。b. 吻合血管的游离自体骨移植，供区可来自髂骨、肋骨、颅骨以及腓骨，腓骨移植具有骨段长、以密质骨为主的优点，有利于同期完成牙根种植，因此获得了临床上广泛的关注。c. 自体下颌骨的移植，适用于肿瘤切除后仍残留部分下颌骨的病例，其优点是无需另开术区，缺点是供骨量有限、难以充分恢复下颌形态、佩戴义齿困难。d. 人工材料的移植，目前临床上引用的材料种类较多，分为生物性（如羟基磷灰石、生物陶瓷等）和非生物性（钛、不锈钢等），该方法的主要问题仍是排斥反应，同时也包括假体塑形困难、人体内存留时间等。②上颌骨缺损的整复：上颌骨位置固定而无运动，所以对它的修复相对较下颌骨修复容易，可采用复合组织瓣修复重建上颌骨区的缺损，必要时完成硬腭和/或软腭的修复再造。另外，上颌骨缺损常可赝复体用于修复，其优点是同时恢复牙列。

颌面部器官的修复重建　有些肿瘤切除时会造成颌面部眼睑、鼻、口唇、舌等结构的部分或整体缺损，因此，如患者的全身和局部情况良好，可一期完成相应结构的再造。

(祁佐良)

miàn-jǐngbù lǎohuà

**面颈部老化**（aging face and neck）　面颈部皮肤及深层组织在各种老化因素下发生的进行性萎缩、松垂、皱纹形成等老化表现的过程。面颈部老化的本质，可归纳为松和不均衡。松，是在重力和动力组织退化的双重作用下，组织结构既松散，又松垂。松散，是由内向外离散的松弛；松垂，是自上向下、自外上向内下的重力性下垂。不均衡，是组织萎缩和增多同时发生在不同部位：眶周的脂肪组织萎缩，加上颞深脂肪垫在颧弓后方下垂，致使颞区凹陷。与萎缩同时发生的，是颧颊部、腮部、颏下颈中部的脂肪组织增生、增厚、堆积，形成特有的膨隆、饱满的松垂。整形与美容外科治疗的老化改变，就是这些解剖学和组织学上的老化表现，主要是松垂皱纹和容积的不均衡改变。

**解剖特点**　根据 1992 年门德尔松（Mendelson）的划分，面部可被认为由两个区域组成，即外侧区和内侧区，两区的分界是沿眶外缘的垂线。外侧区反映了其深面咀嚼肌功能。这里有两块大的深层肌肉，即颞肌和咬肌，起、止两头均附着于骨，走行与皮肤平行。外侧区还有颧弓和腮腺。内侧区与面部表情肌密切相关。表情肌起于深面的颧骨体和中央的上、下颌骨，附着于内侧区的皮肤。内侧区的固有特性是比咀嚼区更富活动性，以满足表情的需要。开合时，运动路线也向中央的口集中，所以即使是咀嚼动作，内侧区的运动度也大于深部是颞下颌关节的耳周部位。内侧区组织的易活动性，使它们易于随着老化而变得松弛。只有这里的老化改变发展到很严重程度时，

才有可能扩展到外侧的咀嚼区。在内侧区内，鼻唇沟又将该区域分为外侧的颊部和内侧的口周部。年轻化的颊部，表现为从颧弓到鼻唇沟的连续横向的丰满突起倾向，鼻唇沟内侧的口周部，上、下唇也有突起的弧度。随着老化进展，这种丰满的双突外形被一系列的台（folds）与沟（furrows）所破坏，年轻、圆形、丰满的外形逐渐丧失。初始时，丰满变扁平并不明显，最终颊部出现斜向的凹陷，即颊中部沟，它再次将颊部分成明显的内外侧两份。随着与老化有关的松弛，斜向的台和沟向内侧移动，形成手风琴键样集中。台的高度和沟的深度呈进行性进展，方向越来越变得纵向。台、沟渐向口周部移动的结果，使颊部似乎变大。年轻时相对平坦挺直的上唇，也变得像台似的隆起圆滚，上唇的隆起和下移改变了口裂，使其加深、加长并下垂，变得像木偶的嘴沟。在某些个体，木偶嘴沟融入外侧的鼻唇沟，参与形成此区的皮肤袋样隆起。伴随颊部的明显移位，下唇也发生变化，它失去了原有的平坦挺直，变得圆隆。这一点夸张了木偶嘴沟的深度。颏皱褶也渐加深、加长，并下转，终形成唇颏沟。鼻唇沟的长度和深度的发展，是面中部老化的最重要的表现之一。鼻唇沟的形成，包含两种重要的机制。①多个表情肌参与了鼻唇沟的构成：提上唇鼻翼肌、上唇提肌、颧小肌、口角提肌、颧大肌等。正是由于这些表情肌长期而持续的活动，最终产生并加深了鼻唇沟。②鼻唇沟内外侧分别为无脂肪区和多脂肪区。鼻唇沟内侧区域，口轮匝肌和提上唇鼻翼肌表面，几无皮下脂肪，真皮与肌纤维紧密连接；

鼻唇沟外侧区域为多脂肪区，浅层为颧脂肪垫，深层为其他多个脂肪垫。因此，鼻唇沟内外侧组织结构的差异，是鼻唇沟产生并加深的机制之一，即肥胖可形成并加深鼻唇沟，消瘦也可产生并加深鼻唇沟，肥胖的鼻唇沟加深，适合于吸脂术，同时提紧术；消瘦引起的鼻唇沟加深，适合于填充，同时提紧术。

**成因及影响因素**　面颈部老化是许多因素，包括紫外线、重力、脂肪组织的丢失与重新分布、肌肉萎缩和肥大、骨质吸收以及遗传因素等共同作用导致的结果。皮肤老化的重要病理改变，是皮肤变薄、弹性降低、皮下组织减少及皮肤的松弛下垂。

**分型**　2001 年美国的贝克（Baker）将面颈部老化分成四型（表，图）。

**意义**　老化是个过程，面颈部老化的临床表现及其程度，也是随着人体整体老化的渐进性过程。面颈部老化是人体老化的外部表现，是人社会年龄的主要评价依据。人体其他部位的老化是引起功能的渐进性衰退；而面颈部老化，主要是引起他人特别是自己，对个人生理年龄的判断和提醒。因此，面颈部老化与人体其他部位的老化是不同的，人们往往指的是其外观形态上的老化表现，特别是其解剖学和组织学上的老化改变。

（王志军）

sōngchuí

松垂（sagging）　由于重力的作用，加上组织结构的退行性变，面颈部包括皮肤的软组织发生向下、向内下的松弛垂坠，在特定的部位，形成特有的老化改变。松垂是除皱术治疗的主要老化表现。

**解剖特点**　松垂的分布多倾向于中线集中，围绕着眼周、口周和颏下分布。①眼周的松垂：眉外侧半下垂，上睑外侧松垂，下睑膨出，下睑越接近眶下缘时越渐显弧形的陷沟。此沟，内侧半称为泪沟，外侧半称为睑颊沟。②口周的松垂：随着颧脂肪垫松垂加重，鼻唇沟越来越深；颊部的皮肤、颊脂肪垫等软组织向内下松垂，口角外侧囊带逐渐加重，囊袋内侧的唇颊沟、口角沟渐深渐重。③颏下的松垂：颈上部皮下脂肪随老化增厚增多，颏下颈中线处最垂。与此同时，颏下颈上部的皮肤、颈阔肌松垂，由原来的凸向上呈圆滑的曲面，变成了凸向下的松垂"赘肉"。此外，在下颌角及其前方附近，皮肤松垂，腮腺膨出。此处的松垂，除了使老化的外观加重外，也使脸型发生破坏性改变。

**成因及影响因素**　青春期过后，面颈部软组织已经逐渐开始松垂，并随着年龄增长而加重。松垂的发生，一般应有三种原因。①软组织本身致密性下降，如皮肤的胶原纤维、弹力纤维的强度

下降，称为松弛。松弛是组织结构本身的老化，可发生在每一个部位。因为皮肤的纤维含量远多于其他软组织，所以皮下脂肪、筋膜等其他软组织的松弛程度应该大于皮肤。②每一处的软组织，均应该有支持固定装置，如纤维脂肪间隔，既固定脂肪团叶，又支持表面的皮肤；另外，很多韧带是支持固定系统的主力军。退行性变的逐渐发展，使纤维间隔、韧带等拉长、松弛、变弱，支持固定作用逐渐减弱，加重了局部重力作用而引起的松垂。③由于长期重力作用，皮肤等软组织逐渐克服各种支持固定装置的限制，发生主要是向下，也有向内下的垂坠。以上三种原因同时发生，互为因果，共同形成了松垂。

**意义**　松垂是面颈部老化的特征之一。这个特征的最早表现是上睑外侧皮肤松垂，颧脂肪垫松垂引起的鼻唇沟加深。这些往往是患者就诊要求美容手术（恰恰未要求除皱手术）的主诉。松垂对年轻化的最大破坏，是使得简洁流畅的年轻化面颈部轮廓变成了复杂不规则的曲线。因此，和其他如皱纹，皮肤颜色、质地、弹性等老化表现相比，松垂对年轻化的容貌美的影响最大，所以说，松垂是年轻化的最大敌人。松垂对脸型美也会产生不良的影响，因为：①颧脂肪垫松垂，使颧突降低突度不足。②下颌角部

表　面颈部老化的贝克（Baker）分型

| 分型 | 年龄 | 累及部位 | 口角外侧囊袋 | 颏下松垂 | 颈前脂肪 | 松弛度 |
|---|---|---|---|---|---|---|
| I | 30~40 | 面部 | 不显 | +/- | + | 轻微 |
| II | 40~50 | 面颈部 | 中等 | + | ++ | 中等 |
| III | 50~60 | 面颈部 | 明显 | ++ | +++ | 中等 |
| IV | 60~70 | 面颈部 | 明显 | +++ | +++ | 重度 |

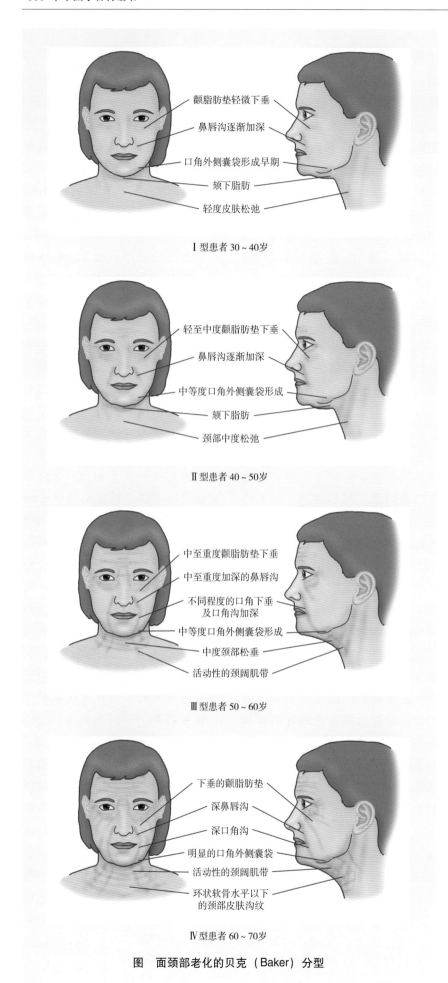

Ⅰ型患者 30～40岁

Ⅱ型患者 40～50岁

Ⅲ型患者 50～60岁

Ⅳ型患者 60～70岁

图　面颈部老化的贝克（Baker）分型

的皮肤软组织堆积，加之腮腺膨出，显示下颌角肥大的脸型特征。

（王志军）

**zhòuwén**

**皱纹**（wrinkles）　面颈部皮肤上的皱褶。皱纹是面颈部老化的重要表现，随着年龄的增长而逐渐出现并加深加重。盖伊（Guy）等将面部老化的皮肤皱纹分为自然性皱纹（体位性皱纹）、动力性皱纹、重力性皱纹和混合性皱纹。特定部位的皱褶，通常有其专有名词，如位于外眦（外眼角）外的鱼尾纹等。皱纹的形成是多种因素造成皮肤的某一固定位置长期持续地、反复地处于折叠状态，如鱼尾纹、额横纹。

（王志军）

**dònglìxìng zhòuwén**

**动力性皱纹**（dynamic lines）表情肌的长期收缩所致的皮肤表面皱褶。额肌收缩产生前额横纹，在青年即可出现。鱼尾纹是由于眼轮匝肌的收缩作用所致，又称笑纹，某些女性在 20 岁时已经开始显现鱼尾纹，可能与多笑有关。眉间垂直皱纹是由于皱眉肌的作用。鼻根部横纹是眉间降肌的作用。鼻中隔降肌收缩产生鼻小柱横向皱纹。口轮匝肌收缩产生口周的细密纵向皱纹，多在 40～50岁时出现。早期，动力性皱纹是可逆的，用肉毒毒素治疗后，可完全消失不留痕迹；晚期，皱纹很深，已不可逆转，以肉毒毒素治疗后，可以缓解，但仍会留下痕迹。

（王志军）

**zhònglìxìng zhòuwén**

**重力性皱纹**（gravitative lines）在皮肤及其深面软组织松弛的基础上，再由于重力的作用而形成的皮肤表面皱褶。重力性皱纹多分布在眶周、颧弓、下颌区和颈部。上睑皮肤松弛形成细密皱纹，严重者下垂形成三角眼，甚至影响视力。额颊部组织在重力作用下松弛形成颊中沟、加深鼻唇沟。颈部皮肤、皮下和颈阔肌松弛形成火鸡颈。

（王志军）

hùnhéxìng zhòuwén

## 混合性皱纹 （combination lines）

多种原因引起的皮肤表面皱褶。其形成机制较复杂，肌肉的收缩、重力导致的下垂以及局部解剖学特点等多种因素共同参与，如鼻唇沟、口周皱纹等。

（王志军）

chúzhòushù

## 除皱术 （rhytidectomy）

治疗包括松垂、皱纹等面颈部解剖学老化的美容外科手术。又称面部提升术、面部提紧术。俗称拉皮术。除皱术不能解决皮肤的弹性、质地、颜色的老化改变，更不能解决由于细胞外基质的退行性变导致的老化改变。这些老化问题，可以通过光与激光的方法得到部分解决。

**分类** 除皱术有很多种方法，包括一系列技术，方法的不同是由于手术中需要分离的层次不同，分离层次由浅入深包括三种：①皮下脂肪层分离的除皱术。②表浅肌肉腱膜系统（superficial musculoaponeurotic system，SMAS）技术，又称 SMAS-颈阔肌下分离的除皱术。③额部、眶部、颧部骨膜下分离的除皱术。SMAS 下分离的除皱术被认为是经典标准的除皱手术，适合于大多数中老年的中重度老化求美就医者。皮下分离的除皱术是最古老的方法，因为只能部分地提紧外侧切口附近的浅层皮肤，所以只适合于较年轻的轻度老化求美就医者。骨膜下除皱术，只限于浅面被覆较

薄软组织的大片状的额骨及其相连的眶骨、颧骨等骨表面部位的除皱手术。分离平面清楚，在颧部骨膜下分离有利于保护其表面经过的面神经分支等，是骨膜下分离除皱术的优点；但因分离范围有限、术后肿胀较剧烈等缺点的存在，骨膜下除皱术已较少采用。但眶周和颧突表面的各种美容手术，仍时常采用骨膜下剥离的方法。除皱手术包括一系列的技术组合，根据不同的需要而在手术中单独使用或联合使用。如缝线悬吊的技术；各种器械（如安多泰等）悬吊的技术；内镜辅助分离和切除的除皱技术；颊部和颈部吸脂技术，颞部、额部、眶部填充技术等。根据面颈部老化的特点和部位，加用上述技术，可以显著增加年轻化或者美容效果。

**适应证** 对于需做手术解决松垂和皱纹老化改变的患者，所有的解剖学老化表现，均是面部除皱术的适应证。除皱术的适应证主要考虑如下几方面：①面颈部老化的部位、性质、程度：除皱术对于动力性皱纹的治疗效果总体上是较好。其中眉间纵纹与鼻根横纹的效果最好，额横纹效果较好，鱼尾纹效果一般。除皱术对于软组织松垂的治疗效果总体上是较好。其中，面上部的眉与上睑松垂的治疗效果最好，面下部的下垂效果较好，面中部的效果一般，且不恒定。颧脂肪垫松垂的矫治较好，鼻唇沟上部的矫治较好，对上唇的各种老化矫治效果均无效。②年龄：除皱术不存在最佳手术年龄，但是以 40~60 岁年龄段较为适宜。手术不能阻止老化的发展，但能治疗和预防老化。随着主客观需求的变化，30~40 岁者要求做除皱术

的人增多，但只应将其列为小范围局部手术的相对适应证。③全身状况：无重要脏器如心、脑、肝、肺、肾病变；非瘢痕体质；无皮肤病和血液系统疾病；高血压病和轻度糖尿病经内科治疗已有效地控制。处于消瘦期时效果优于处于肥胖期，长脸型者优于宽脸型者。④心理状况：术前仔细了解求术者的要求、动机，排除存在异常心理状态者，如期望值过高，要求脱离实际者；为解决爱情、婚姻或事业中存在的问题者；顺应周围人的要求者。

**手术方法** 除皱手术的实质是提紧术。因为在老化表现中，多数属于包括皮肤在内的软组织松弛、松垂。而且，这些表现均位于沿眶外缘下降的垂线为界的内侧区（表情区），如眉外侧 1/3 下垂、上睑外侧皮肤松垂、颧脂肪垫松垂引起的一系列老化改变，如鼻唇沟加深、颧突形状位置改变引起的脸型不良变化，颊部皮肤、SMAS-颈阔肌、颊脂肪垫等组织结构的松垂，形成严重的口角外侧囊袋和口角沟加深。只有通过向后上方、向上方提紧皮肤、SMAS-颈阔肌、颊脂肪垫、颧脂肪垫这些结构，才能治疗这些结构松垂引起的老化表现。提紧这些组织结构必须满足两个条件，①这些结构的深浅面（至少是一面）被分离。②位置与大小都适当的悬吊提紧力。因为面部解剖结构特别是面神经分支的复杂性，限制了大部分面颈部的随意手术分离，这是除皱手术操作复杂性的主要原因。由于切口均位于外侧区耳周围或有发区内的隐蔽部位，而需要提紧的松垂，却位于远离切口的内侧区。所以，适当的悬吊点和悬吊力，是除皱手术

研究的相当长时间的课题。这个问题，也是除皱手术效果不尽如人意的原因之一。除皱手术能治疗的另一解剖学老化改变是皱纹，如额横纹、眉间纹、鱼尾纹、鼻根横纹、鼻唇沟、颈部横纹等。除皱手术对这些皱纹解决的效果分成三类，分别是效果好、改善、无效。其详细情况和治疗原理见表1。

**并发症** 除皱手术因分离层次多而复杂，分离平面广泛，故而难免发生各种并发症（表2）。在实践中应积极预防并发症的发生，及早并认真处理已发生的并发症。

（王志军）

pífūbàn tíjǐn chúzhòushù

**皮肤瓣提紧除皱术**（skin face rhytidectomy） 在全面和颈部的皮下脂肪层进行分离的单纯皮肤提紧切除的除皱术。是早期的第一代除皱术。德国霍兰德（Hollander）在 1901 年率先开展了除皱手术。1907 年米勒（Miller）发表了一系列文章阐述了通过皮下处理某些肌肉来改善面部皱纹的外科技术。1919 年，法国帕索（Passot）介绍了多处皮肤切除结合少量皮下分离的面部提升术。1927 年，巴姆斯（Bames）倡导通过皮下分离的技术，以获得更好的除皱手术效果。法国布尔盖（Bourguet）在 20 世纪 20 年代发表了许多文章来强调更广泛皮肤分离的作用。德国伯里安（Burian）也强调了术前皮肤标记与术中广泛剥离的重要性。二次大战之后，人们对除皱手术的兴趣逐渐恢复。1949 年布朗（Brown）发表了题为《外科矫正年老下垂的颊部》的文章，强调利用耳部掩盖面部提升术切口。1950 年迈尔（Mayer）和斯旺克（Swanker）创造了"皱纹整形术（rhytidoplasty）"一词。他们强调广泛皮下分离对保证长期的除皱效果的重要性。他们还描述了折叠浅表筋膜脂肪的方法。在第二代 SMAS 技术除皱术出现以前，人们一直以分离成形并提紧皮肤瓣来实施除皱手术。皮肤瓣提紧除皱术操作简单、安全、术后反应轻微，但因其未将老化松垂的深部组织复位，远期效果不佳。

**解剖特点** 皮肤瓣提紧除皱术治疗的主要是轻中度面颈部老化患者。该手术主要在皮下脂肪层进行分离，面颈部皮下脂肪分布可分为多脂肪区、少脂肪区和无脂肪区。①多脂肪区：鼻翼外平均 1.9cm、口角外上平均 1.8cm 处，是皮下脂肪最厚的部位，均厚 0.8cm。一般在鼻唇沟外上方，这里的皮下脂肪位于由表情肌围成的三角形凹窝内，窝的上界是眼轮匝肌下缘，内侧界是上唇的表情肌，外侧界是颧肌。窝底有面动脉、上唇动脉以及面神经颊支分支等通过。此凹窝的下内方恰是多脂肪区和无脂肪区的分界线，该界线的体表解剖标志是鼻

**表 1 面颈部皱纹的形成和治疗**

| 皱纹 | 形成部位 | 手术治疗 | 效果 | 原因 |
|---|---|---|---|---|
| 额横纹 | 额肌 | 切断或切除 | 好 | |
| 眉间纵纹 | 皱眉肌 | 切除 | 好 | |
| 鱼尾纹 | 眼轮匝肌 | 与真皮分离 | 改善 | 肌肉不能切除 |
| | 降眉肌 | 与真皮隔离 | 待观察 | 方法未推广 |
| 鼻根横纹 | 眉间降肌 | 切断或切除 | 好 | |
| 鼻唇沟 | 未明确 | 经外侧切口提颧脂肪垫 | 改善 | 颧弓颧突表面分离是关键 |
| | | 经睑袋切口提面中部 | 改善 | 悬吊和固定方法是关键 |
| 口周放射状纹 | 口轮匝肌 | 不能用手术方法 | 无效 | 可用肉毒毒素 |
| 颈部横纹 | 颈阔肌和颈部活动 | 不能用手术方法 | 无效 | 可用肉毒毒素 |

**表 2 面颈部除皱术的常见并发症**

| 并发症 | 严重程度 | 发生概率 |
|---|---|---|
| 血肿 | 中等 | 高 |
| 血清肿 | 中等 | 低 |
| 感觉神经损伤 | 一般 | 高 |
| 面神经损伤 | 严重 | 低 |
| 感染 | 严重 | 十分低 |
| 皮肤坏死 | 严重 | 十分低 |
| 脱发 | 一般 | 高 |
| 外形不规则（凸凹不平） | 一般 | 高 |
| 耳移位与尖耳畸形 | 一般 | 高（皮瓣提紧术中高） |
| 长期麻木或疼痛 | 中等 | 高（额部除皱术中高） |
| 不对称 | 中等 | 低 |
| 过早松垂 | 中等 | 高（皮瓣提紧术中高） |

唇沟。②少脂肪区：颞区缺乏皮下脂肪。在皮肤和颞浅筋膜之间，仅有少量的薄层脂肪分布。耳垂下及乳突下区域是第2个少脂肪区，其深面的耳大神经、颈外静脉等结构仅有薄层的 SMAS 组织覆盖。③无脂肪区：口轮匝肌和眼轮匝肌表面几乎无皮下脂肪分布，真皮和轮匝肌纤维几乎直接连结。另外，额肌表面也几乎无皮下脂肪分布。上述部位皱纹明显（图）。

**适应证** 一般适合贝克（Baker）分型的Ⅰ型求术者，即30~40岁，皮肤弹性好，皮肤等软组织轻度松垂，口角外侧囊袋不显，颏下松垂轻微的患者。

**手术方法** 皮肤瓣分离除皱手术操作，有三个要点需要明确：①皮肤瓣的厚度。分离在皮下脂肪层的深层，要使皮肤瓣在层次正确的前提下尽可能的厚。厚皮

瓣的好处，一是血供好，二是能使远处的脂肪组织被皮瓣携带至近处。②分离的范围。应适当扩大至面内侧区（眶外缘下降的垂线分面部为内侧区和外侧区）。有作者甚至报道其皮瓣分离前界接近鼻唇沟。这实际上有操作上的困难，主要原因是越向前出血越多，越是不容易止血。③闭合切口时的张力。要适当减少切口的张力，如此能避免一些并发症。然而，张力越小，意味着提紧的效果越差。事实上，也不是提紧的张力越大，效果越好。随着张力的增加，切口瘢痕增生、牵拉外貌、尖耳垂畸形等，就会如影随形而容易地发生。

**并发症** 皮肤瓣分离除皱术具有简单易行、容易推广，对受术者的创伤较小，发生严重并发症如：面神经分支损伤的概率很少等优点，是该术式长期被采用

的主要原因。然而，这种术式也存在很多缺点，主要包括深层松垂的软组织未被提紧、牵拉外貌、张力性瘢痕、尖耳垂畸形等。①深层松垂未被提紧，面颈部老化时的松垂，不仅是累及皮肤、皮下脂肪层、各种脂肪垫、SMAS等，甚至包括全部软组织，都发生程度不等的松垂，方向分别是向下、向内下、向外。因此，除皱术时仅仅分离提紧皮肤瓣是不够的。②牵拉外貌，是一种除皱术后特有的不自然的外貌，俗称假面像。主要原因是：a. 前述的深层组织依然松垂，表层皮肤却被较大张力提升后产生的绷紧外貌。实际上，这种皮肤被扯得"绷绷紧"的状态，是不能坚持较长时间的，因为皮肤的弹性终有限度，较短时间即会松垂复发。b. 皮肤瓣分离提紧的除皱术，获得了切口附近面外侧区的最大效果，即是眶外侧缘垂线的外侧部分。而这里恰是老化改变最轻的部位。某些效果是通过具有弹性的皮肤张力传递到内侧区域，就是说内侧区域的效果是通过牺牲外侧区效果获得的——耳周区皮肤达到了非自然的紧张度。然而面部老化最严重部位内侧表情区，却未能获得同样效果的治疗。随着进一步老化，未矫治的内侧表情区老化持续加重，而外侧区似乎因过去的过度紧张效果，抵抗了老化。内外侧区之间的差异，随着时间推移而增大。这解释了为什么经历过皮肤瓣提紧除皱术的人，倾向于具有不自然的牵拉外貌。③张力性瘢痕，是由于皮肤瓣被提紧的张力过大，切口在较大张力的情况下缝合，术后极有可能导致切口瘢痕增生。防止的方法，一方面避免较大张力，另一方面分层减张缝合。④尖耳

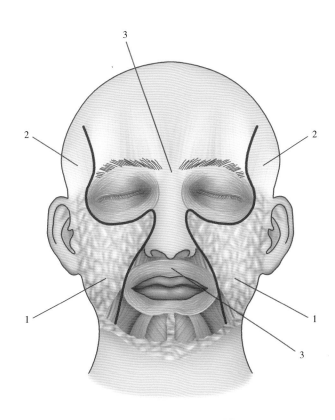

**图 面颈部皮下脂肪分布情况**
1. 多脂肪区；2. 少脂肪区；3. 无脂肪区

垂畸形，也是由于具有较大张力的皮肤瓣在术后逐渐回缩，连带着附着于上的耳垂回缩的结果，就会牵拉产生尖耳垂畸形。将耳垂缝合固定于耳垂致密的深层组织上，即可以预防尖耳垂畸形的发生。

（王志军）

biǎoqiǎn jīròu jiànmó xìtǒng pífūbàn tíjǐn chúzhòushù

## 表浅肌肉腱膜系统皮肤瓣提紧除皱术（SMAS face rhytid-ectomy）

分离成形并提紧表浅肌肉腱膜系统（SMAS）-颈阔肌瓣，再提紧皮肤瓣的双层双向提紧除皱术。又称第二代除皱术。20 世纪 50 年代以前的除皱术，一般仅做皮肤瓣分离的提紧术。到了 60 年代，特别是 70 年代，随着对表浅肌肉腱膜系统的认识和应用，逐渐开创了"双层""双向"面颈部除皱术的新时代。1974 年斯科格（Skoog）首创了 SMAS 悬吊技术，将 SMAS 和皮肤作为一个单位推进，产生了强力持久的效果。1976 年米茨（Mitz）和佩罗尼（Peyronie）首次报道了 SMAS 的较详细的解剖学结果。此后，对 SMAS 的研究和应用成为除皱外科的焦点。1987 年，高景恒教授首次在国内开展了 SMAS-颈阔肌除皱技术。1992 年，王志军首次提出了 SMAS 的三种不同构成区域、SMAS 的解剖学定义，并提出了 SMAS 腱膜性部分作为表情肌的"中间腱"的假说，即：SMAS 腱膜性区是 SMAS 的中心腱连结于浅层表情肌周边，而不跨越浅层肌表面的特点。在颧大小肌浅面和整个颧脂肪垫深面，缺少明确的 SMAS 结构。也正是因为如此，SMAS-颈阔肌瓣的分离提紧，对颧脂肪垫区的提紧效果不良，对鼻唇沟的改善也是有限

的。SMAS 瓣提紧除皱术首先在皮下层分离，形成皮肤瓣；然后在 SMAS-颈阔肌下分离，离断一些面部支持韧带，形成范围较大的 SMAS-颈阔肌瓣；将 SMAS-颈阔肌向后上、向后提紧，将皮肤瓣向上、向后上提紧。这种技术已在全世界得到广泛的认可并应用。经 30~40 年的发展完善，已成为经典、标准的除皱手术技术。SMAS 除皱术开创了深部除皱术的先河，在面部年轻化外科中，具有里程碑式的划时代意义。

**解剖特点** 在面部皮下脂肪层的深面，存在一个明确的连续的解剖结构，它主要是由肌肉以及腱膜组织等排列构成，称为表浅肌肉腱膜系统（superficial mus-culoaponeurotic system，SMAS），如图所示。

**SMAS 的延伸范围** SMAS 向上过颧弓和颞浅筋膜延续，进而通过颞浅筋膜再向上和帽状腱膜连续，向前上接眼轮匝肌、额肌，向后上接耳上肌、耳后肌和帽状

腱膜。SMAS 向下移行为颈阔肌。颧颊区的 SMAS 向前接眼轮匝肌和颧肌的外缘；颈阔肌向前连接颧肌和口周肌。耳垂下方颈阔肌后缘以后移行为胸锁乳突肌浅面的颈浅筋膜；耳前 SMAS 向后渐薄，并融入耳-面移行处的皮下和耳郭、外耳道的软骨膜。在耳-面移行的纵行带状区中，SMAS 与深面的腮腺筋膜和浅面少量的致密皮下组织紧密结合，形成纵行致密区，也称为为腮腺皮肤韧带。

**SMAS 的各区域构成** 广义的 SMAS 可分为三种区域。

**肌性区域** SMAS 的肌性区域包括额肌、眼轮匝肌、颧大小肌和颈阔肌所占据的范围。颈阔肌上缘能到达的高度个体差异极大，绝大部分的颈阔肌上缘位于耳下点以下 1.8cm 的水平。耳屏游离缘距颧大肌外缘是 5.0cm。

**腱膜性区域** 腱膜性区域包括：①胸锁乳突肌区：胸锁乳突肌浅面的颈浅筋膜与颈阔肌连续。由多纤维的致密结缔组织构成，

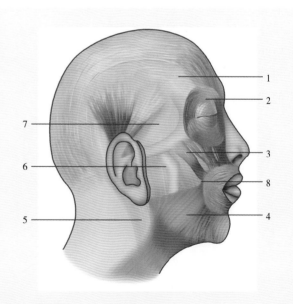

图 SMAS 的延伸范围和各部分构成（SMAS 上自颅顶、下至颈部，有肌性区域、腱膜性区域、混合性区域）

1. 额肌；2. 眼轮匝肌；3. 颧肌；4. 颈阔肌；5. 胸锁乳突肌区腱膜性区域；6. 耳前腱膜性区域；7. 颞区腱膜性区域；8. 混合性区域

薄且与深浅面界线不清，内有不连续的肌束，称为胸锁乳突肌区SMAS。②耳前区：耳前区 SMAS 腱膜性范围上至颧弓，下至颈阔肌上缘，平均距离为 3.6cm；后界是耳屏的垂线，前界是颧肌外缘，距离为 5.0cm。耳前腱膜性区域中肉眼可见散在肌束，多是横行，也有纵行。与皮下组织和腮腺筋膜无明显分界。③颞区：颞区的颞浅筋膜在颧弓水平续SMAS，再向上移行为帽状腱膜。颞浅筋膜前下部接眼轮匝肌，前上部接额肌，后部接耳后肌及其腱膜，并通过耳后肌、帽状腱膜与枕肌相连。颞浅筋膜由致密结缔组织构成，其中有连续的肌层，称为颞浅筋膜 SMAS。颞浅血管、耳颞神经及其分支由下向前上走行过程中，开始在颞浅筋膜的深层，逐渐到中层、浅层及至皮下，即边走行，边分支，边斜向浅层。上述各腱膜性区域的 SMAS 致密坚韧，耐牵拉。

混合性区域　40%的人存在着"混合性区域"。位于颧肌下半附近的颊脂肪垫浅面，通常为包括颧大肌下 1/2 外缘在内的1.6cm 宽的带状范围。其结构特点是薄的纤维膜连接着纵行、横行肌束，膜的浅、深面有多量的脂肪。①纵行肌束：颧大、小肌下半薄弱且渐分束，终编入口轮匝肌。另一纵行肌束是笑肌，与颧大肌后缘之间也分开一段距离，并以薄膜和脂肪连接。②横行肌束：颈阔肌的前缘已渐薄弱且分束，编入口轮匝肌。③膜浅面的脂肪：鼻唇沟外上方的颧脂肪垫的外下部分。④膜深面的脂肪：是颊脂肪垫，有面神经颊支通过。

SMAS 与深浅面组织结构的关系　主要包括以下几方面。

与浅面组织的关系　SMAS 浅面是皮下脂肪层，其厚度不均。

与深面组织、结构的关系SMAS 深面的脂肪量很少（颊脂肪垫区除外），不能构成一个连续的脂肪层。面部各区 SMAS 深面的情况叙述如下：①腮腺区：腮腺筋膜浅面几乎没有脂肪，SMAS和腮腺筋膜连结紧密，耳屏前的腮腺筋膜与 SMAS 连接更为紧密。②咬肌区：咬肌筋膜浅面有薄层脂肪，或者分布在咬肌上端，或者分布在咬肌下端，中段脂肪量较少，往往可见隔着半透明的咬肌筋膜深面的面神经颧颊支。③颊脂肪垫区：颊脂肪垫位于咬肌前方，颊咽筋膜浅面，往往掩盖咬肌前缘甚至前 1/3。脂肪垫外被薄膜。此区的 SMAS 有两种情况，一是耳前腱膜性部分在此区上半浅面和颧肌外缘相接，二是此区下半浅面恰是 SMAS 的混合性区域。④颧弓区：SMAS 与颧弓浅面愈着较疏松，原因是面神经颧支过颧弓浅面时被颞中筋膜衬覆。在神经支周围有多量脂肪包绕。SMAS 与颧弓骨膜间存在着颞中筋膜、颞深筋膜浅层。⑤颞区：颞浅筋膜 SMAS 深面的组织结构以颞浅动脉额支为界，上下有所不同：上方是帽状腱膜下疏松结缔组织，下方是颞中筋膜及其中的面神经颧支。颞浅筋膜与颞中筋膜只是结构上的不同，浅筋膜是致密结缔组织，中筋膜是疏松结缔组织，两者之间无明显的分界。⑥胸锁乳突肌区：在胸锁乳突肌区 SMAS 与胸锁乳突肌纤维鞘紧密愈着，需锐性分离。耳大神经行于两者之间。近乳突区时，SMAS 和胸锁乳突肌纤维鞘及胸锁乳突肌抵止腱纤维三者几乎融合为一体，不能解剖分离。⑦下颌、颌（颊）下区：颈阔肌 SMAS 深面除各种韧带外，余部与深面组织结构连接疏松，尤其是下颌缘下方，很容易钝性分离。值得注意的是，颈阔肌深面和下颌体骨膜之间有一紧密的愈着点，位于下颌角点前 3.9cm 处，是在SMAS-颧颊部韧带最下束的下方。下颌缘支及其分支通过该愈着点之间走向前方。

SMAS-颈阔肌大范围分离悬吊才能获得较理想的下面颈部提紧效果。在咬肌前缘，从上到下离断颧弓韧带、SMAS-颧颊部韧带、颈阔肌在下颌体的紧密愈着点（位于下颌角点前 3.9cm 处）。唯有确切地离断这些韧带，才能获得 SMAS-颈阔肌悬吊提紧的确切效果。

根据 1992 年王志军、高景恒的研究，SMAS 各部位中，均无面神经主干走行，只有细小的分支进入 SMAS 的肌性区域，并支配该肌的运动。面神经分支主干走行在 SMAS 深面的结构中，如面神经颧支走行在颞中筋膜内，这使得颧弓上 SMAS 颞浅筋膜瓣的分离安全可行；面神经颧支、颊支、下颌缘支走行在咬肌筋膜、颊脂垫筋膜内，这使得颧弓下腮腺、咬肌、颊脂垫表面的 SMAS-颈阔肌瓣分离安全可行。上文所述，SMAS-颈阔肌瓣要大范围分离，就是指的腮腺、咬肌筋膜、颊脂肪垫表面的分离。如此，才能达到提紧下面部内侧区颌颈部的效果；如此，才能到达并离断颧弓韧带、SMAS-颧颊部韧带。

SMAS-颈阔肌瓣提紧的功效主要是颧弓下大范围的 SMAS-颈阔肌瓣提紧的功效。能够被提紧的软组织，仅包括下颌骨体上下的范围。还要根据个体颧弓颧突的高低，该部位的范围要变大（颧弓高）和变小（颧弓低）。确切有效的范围，上界是耳屏与鼻、口连线中点的连线，下界是下颌骨体缘以下 3~6cm，这个范围内包括鼻唇沟的下段。颧弓上的额颞部除皱术，能同时提紧皮肤瓣、额肌、眼轮匝肌与颞浅筋膜组成的 SMAS 瓣；关键是这种双层瓣一直能分离到老化的眶周，所以额颞部除皱术的效果优于下面颈部。即是说，要想获得理想的提紧效果，除了双层组织瓣成形外，是否能接近老化区的分离，起到了至关重要的作用。对于面中部，颧脂肪垫松垂与上段鼻唇沟的治疗，是个巨大的挑战。虽有各种各样基于悬吊技术的方法，但未能达成广泛的共识。主要原因：是缺乏解剖学的明确研究成果。是缺乏老化改变的病理解剖学研究成果。沿颞侧切口深面分离有来自面神经颞颧支的威胁。经鬓缘切口时，缺乏悬吊固定点的深入研究结果。

长期以来，仍有对 SMAS 技术除皱术一直心存怀疑的整形与美容外科医师。他们或者认为 SMAS 瓣分离提紧的效果等同于皮肤瓣分离提紧的效果；或者认为 SMAS 仅仅是脂肪瓣，既无分离成形的必要，又无提紧的强度。事实上，对 SMAS 技术缺乏信心或者不认可的原因，大致有如下三种：①SMAS 瓣分离过小，没能离断颧弓韧带和 SMAS-颧颊部韧带，未能对内侧表情区形成有效的提紧。②对 SMAS-颈阔肌解剖学上的模糊认识，未能在咬肌筋膜、颊脂肪垫筋膜表面分离 SMAS-颈阔肌瓣，仅在浅层分离获得了脂肪瓣。③消瘦较严重的受术者，或者是一般的而非较胖的欧美高加索民族的受术者，SMAS-颈阔肌很薄，既难分离，有无强度耐提紧，只适合于折叠缝合。一般来讲，中国人的 SMAS 厚度远大

于西方人。

**适应证** SMAS 技术除皱术的适应证比较广泛，适合于中重度面颈部老化的求术者。按 Baker 分型，SMAS 技术除皱术适合于 Ⅱ~Ⅳ 型患者，即 40~70 岁的求术者（见面颈部老化）。

**手术方法** SMAS 瓣提紧除皱术的手术方法，主要包括四个操作步骤：小范围的皮肤瓣分离，SMAS-颈阔肌瓣分离成形，SMAS-颈阔肌瓣的提紧固定，皮肤瓣的提紧固定、切口缝合。①皮肤瓣分离：分离范围小些，平均耳屏前 6~7cm，耳垂下 6~7cm。在颧脂肪垫和眼轮匝肌眶部表面，用钝性分离方法，余部用锐钝性分离方法。皮肤瓣厚薄适中，将小部分皮下脂肪留在 SMAS-颈阔肌瓣上。颧弓韧带离断处，多数情况下需要确切有效地止血。②SMAS-颈阔肌瓣分离成形：在颧弓下分离成形 SMAS-颈阔肌瓣：腮腺表面锐性分离，咬肌筋膜表面和颊脂肪垫表面钝性分离。离断颧弓韧带和 SMAS-颧颊部韧带时，要贴近 SMAS 颈阔肌侧，看清楚韧带附近的面神经分支再剪断韧带。看见颧大肌时，即可停止 SMAS 瓣的分离。将颊脂肪垫牵出，缝在颧弓下缘的腮腺筋膜上。③SMAS-颈阔肌瓣的提紧固定：在平耳垂水平，剪开 SMAS-颈阔肌瓣，分其为上瓣和下瓣。上瓣向上提紧固定在颧弓根上，下瓣向后上提紧，固定在耳后乳突区。这是一种强力提紧。如在上、下瓣的前端，先锚定提紧一针后，再固定最后的颧弓根和乳突区的两针提紧缝合，则对口周的老化区软组织提紧更有利；并将强有力的一级固定力量，一分为二成两级，避免缝线切割撕脱，松垂复发。这称为两级递进式提

紧 SMAS 技术除皱术。④皮肤瓣提紧固定：皮肤瓣以后上方向提紧：如果向上为主，耳后区皮肤切口可缩短，但须增加鬓角前切口，避免鬓角上提过高。因为 SMAS-颈阔肌瓣的强力提紧，已将皮肤瓣拉向后上方，所以不需有、也不该有较大张力缝合皮肤切口。

**并发症** SMAS 瓣提紧除皱术，和其他除皱技术相比，有两种术后并发症容易或者可能发生。①血肿：发生率较高，但多为小血肿或中等量血肿，2~10ml 常见。这是由于面颈部广范围、多层次的分离，创伤增大，术后渗出会积少成多，聚为血肿。尤其是术后发生恶心呕吐、疼痛等，会引致血压升高，导致原已止住血的出血点再发出血，形成血肿。如果包扎不妥，也会容易发生血肿：包扎过紧，患者不能忍受，致使 24 小时内过早打开包扎，引起血肿；包扎过松，未能起到压迫止血的目的，当然会引起血肿。血肿一旦形成，应及早发现，认真清理。小血肿可穿刺抽吸，较多量血肿需拆开切口缝线清理冲洗。如果血肿未能发现，未能彻底清除，后果不良。轻者皮瓣色暗，恢复时间延长；重者血肿机化，局部挛缩变形，需二次手术修复。因此，要十分强调防止血肿。②面神经分支损伤：SMAS-颈阔肌下分离是在面神经分支的表面分离，在韧带离断时更是需认真分清神经分支与韧带，两者紧密毗邻。咬肌筋膜表面和颊脂肪垫表面要以钝性分离为主，不能进入咬肌筋膜内。肿胀麻醉液如注入咬肌筋膜内，则会增加这种进入的风险。SMAS-颈阔肌下分离出血时，慎用单级电凝止血，以结扎或双极电凝止血为宜。一

旦发生面神经分支离断性损伤，应立即显微外科方法吻合。为防止神经吻合后恢复过程中的双侧面部不对称症状出现，可在对侧严格对称的神经支，严格对称部位切断，行严格对称的显微外科吻合。唯此方法，双侧能同时吻合，同时恢复，并无较严重的面瘫不对称表现。

（王志军）

ébù chúzhòushù

## 额部除皱术（forehead rhytidectomy）

提升下垂的额眉部，抚平额部横行皱纹和眉间纵纹的除皱术。额部除皱手术由于能提紧上睑及上睑外侧的皮肤和眼轮匝肌，故也能改善鱼尾纹。额部，是除皱术中效果最好的部位，如果分离得好，肌肉能处理得确切，额部的动力性皱纹均能较彻底地得到治疗，而且，术后额部皮肤质地、弹性与颜色，也能获得良好的改善。额部除皱术包括两个基本的技术：传统的（经典的）额部提升术和内镜辅助下的额部提升术。前者适用于松垂老化明显，需祛除较多额部组织的患者。后者适用于轻中度松垂老化，不需祛除过多组织和不接受大切口的患者。

**解剖特点**  额肌是额枕肌的一部分，它起始于发际线的帽状腱膜，向下止于前额部的皮肤，其主要作用是提眉。额肌收缩是产生前额皱纹的主要原因。皱眉肌与眉间垂直皱纹的形成有关。皱眉肌位于眼轮匝肌眶部和额肌的深面，两侧眉弓之间，起自额骨鼻部，肌纤维斜向上外，终止于眉部皮肤。收缩时牵眉向下，使鼻根部皮肤产生纵沟，出现皱眉的表情。降眉间肌是额肌的延续部分，起自鼻根部，向上终止于眉间部皮肤。收缩时牵引眉间

部皮肤向下，是鼻根部皮肤产生横纹。与其他部位相比，额部除皱术操作容易，技术简单。这是由于分离平面单一并容易掌握，最主要的是由于该部位没有面神经的主干分支，无大风险顾虑。但也有面神经颞支损伤、患侧眉瘫痪的可能性。这是由于额颞部分离没在帽状腱膜下疏松结缔组织同一层面中进行，由额中部的该平面，转进入了颞部的较浅层次中。在这个转换部位，切断了分布到额肌的面神经颞支。因此，不但术后额横纹消失，患侧的眉毛也不能活动。

**适应证**  额部除皱术治疗的老化表现有以下两种：①额部皮肤、眉毛、上睑松垂，伴有较重的额横纹、眉间纵纹、鼻根横纹等动力性皱纹。适合采用双冠状切口的额部除皱术。②额部皮肤、眉毛、上睑松垂，不伴有或仅有较轻的上述动力性皱纹。适合于内镜辅助或小切口额部除皱术。

**手术方法**  包括以下几种。

*传统（经典）额部提升术*  对于发际高度正常或较低的患者，冠状切口设计在发际线后，环绕前额，从一侧耳上向上，绕过额顶部向下到达另一侧耳上。这样切口会隐蔽在头发内。如果发际线较高（7cm 以上），可沿发际线设计切口线。手术前，先在额部分离区注入麻醉肿胀液，然后沿设计切口线切开头皮至帽状腱膜下疏松结缔组织层面，此时动作要快，迅速用头皮夹止血。切开后，沿该层面锐性分离。额中部贴着额骨骨膜表面，双侧颞部越是向下越紧贴着颞深筋膜表面分离。分离至距眶上缘 1.0cm 时，改成拇指缠纱布的钝性分离。这种分离方法，既能很好地保护眶上神经血管束，又能清楚完整地

显露皱眉肌。在眶上缘与眶外缘转折处，有眶韧带连接于该部位骨与软组织之间，注意认真分离松解。中部分离须到达眶上缘，双颞部分离要接近颧突颧弓上缘。将充分显露的皱眉肌和降眉间肌彻底切除，将额肌纵横切断。以上操作，要特别强调：分离要充分彻底，表情肌处理要确切彻底。处理表情肌，要认真保护好眶上神经、滑车上神经。额部除皱术时，由于暴露好，平面深，所以可同时进行颧突颧弓的关于脸型的美容手术，也适合填充额颞部和眉弓。冲洗后将多条的头皮切除后缝合切口。值得指出的是，闭合切口时不可有较大张力，而且缝合要快。前者是防止切口区脱发的需要，后者是为了节省时间以防止有丰富血供的头皮切口出血增多。

*内镜辅助下额部提升术*  在额部发际后设计几个小切口，每个切口长度小于 1cm。从其中一个切口中插入可弯曲的带摄像头的内镜，将分离的组织图像清晰地传输到显示器上。从另外一个切口插入一个套管，套管内置入分离剪、电凝等，在可视条件下将额部头皮瓣、肌皮瓣与下面的组织进行分离，切断肌肉，然后提紧额部使之表面光滑。镜下可同时提升眼眉。用缝线或螺钉将额部瓣固定。处理完毕后关闭发际缘处的切口，清洗术区，必要时绷带包扎。

此外，额部除皱术也可用缝线来进行提升。即在发际缘切口上置入特殊的带有倒钩样结构的外科缝线，将缝线左右对称的从上向下置入额部软组织中。然后向上提紧缝线，确保线上的倒钩能够拉住周围软组织，最后固定于发际切口处。这种手术可以在

局麻下进行，患者保持清醒，可以随时观察效果并与医师沟通，调整缝线松紧和提升高度。

**并发症** 额部除皱术并发症中，最主要的是脱发和切口后头皮的顽固性瘙痒与麻木。①脱发，一般位于切口附近，面积可大可小。对于脱发，最好是防患于未然，如果已经发生，至3~4个月仍无新发生长的迹象时，小面积者采用切除脱发或瘢痕区，直接拉拢缝合；对较大面积者，可以考虑扩张器方法治疗。如何防止脱发发生，关键是避免切口缝合的张力；也要防止在分离头皮时损伤毛束，应选择在帽状腱膜下疏松结缔组织层面分离，就无损伤毛囊之虑。②切口后头皮的顽固性瘙痒与麻木，是由于双冠状切口，切断了双侧的眶上神经，其分布区的感觉异常、感觉障碍。一旦发生，并无好方法治疗。顽固性瘙痒与麻木的病例非常少见，多数人是程度不等的可以忍受的痒，至3~6个月时均有不同程度的恢复。③如果术中损伤了面神经颞支的分支，抬眉、产生额纹的动作会不同程度地受到影响。

（王志军）

nièbù chúzhòushù

# 颞部除皱术 （temporal rhytidectomy）

在颞部进行的、旨在改善鱼尾纹的除皱术。这是一种中国独有的除皱技术。

**解剖特点** 颞区的皮下组织和颞肌之间存在着下述由浅入深的结构：颞浅筋膜、颞中筋膜、颞深筋膜浅层、颞浅脂肪垫、颞深筋膜深层和颞深脂肪垫等。①颞浅筋膜：颞浅筋膜是表浅肌肉腱膜系统（SMAS）过颧弓向颞区的延伸。颞浅筋膜SMAS富含血管，其浅面与真皮之间、在耳-眼之间有少量皮下脂肪组织。

在颞浅动脉及其额支的后上方，颞浅筋膜借腱膜下疏松结缔组织与颞深筋膜相隔，极易钝性分离。②颞中筋膜：颞中筋膜是一层多脂肪的筋膜性结构，由疏松结缔组织构成。后下方在腮腺上缘和颧弓浅面附近较厚，向上、向前渐薄，至颞浅动脉及其额支的后上方时消失在腱膜下疏松结缔组织中。在眼轮匝肌外缘附近亦较薄，移行为眼轮匝肌深面的筋膜。颞中筋膜来自腮腺筋膜。从腮腺上缘起始，包覆着面神经颞支及各神经支之间的脂肪，走向前上方。颞支先是在其中偏深层，斜向前上方时渐浅出。后位颞支先浅出到耳前肌和额肌，前位颞支在眼轮匝肌外缘稍外方浅出到眼轮匝肌和与眼轮匝肌相接处的额肌。颞中筋膜的重要临床意义在于面神经颞支行于其中。③颞深筋膜浅层：颞深筋膜起始于颞上线，向下覆盖颞肌。在颞浅脂肪垫上缘处，颞深筋膜分为浅深2层，位于颞浅脂肪垫浅面的称为颞深筋膜浅层（以下简称浅层）。它在颞浅脂肪垫上缘与深层愈着处称融合线。因脂肪垫上缘形态不同，融合线可呈斜向后下的直线状、弓向上的弧线状和曲线状。最高点距颧弓上缘3.7cm。浅层沿脂垫浅面向下，过颧弓浅面后与咬肌筋膜连续。向前方在眶上缘和外缘处与颞深筋膜深层融合后移行为骨膜，向后至颞窝后界骨膜。浅层在颧弓上1.0~1.5cm范围内较薄弱。④颞浅脂肪垫：颞浅脂肪垫（STFP）位于颞深筋膜的浅深层之间。其前上大部分由脂肪组织构成，后下部分是致密结缔组织筋膜板，它来自STFP中的横行脂肪间隔。STFP上界和融合线一致，下界是颧弓上缘，前界到达颞窝的前界，后方至耳

屏点前2.4cm时移行为上述的致密结缔组织筋膜板。浅垫的后、上部较薄，前、下部较厚。STFP中有两种特别成分：横行脂肪间隔；较粗的弓形颞中静脉。弓形颞中静脉的最高点距颧弓上缘2.4cm，整个情形如同框架围绕着STFP，它接受眼轮匝肌、颞肌、颞浅脂肪垫和颞深脂肪垫的静脉属支，最后注入颞浅静脉。此外，STFP中有较多的微小动脉分支。⑤颞深筋膜深层：由融合线向下，颞深筋膜分出颞深筋膜深层（以下简称深层）。它向下分隔颞浅、深脂肪垫，在颧弓上缘移行为颧弓深面和上缘的骨膜。深层向前至颞窝前界和眶上、外缘，与颞深筋膜浅层融合后移行为骨膜，向后至颞窝后界部分与前界情况相同。深层为致密的腱膜性组织，较浅层厚。深层上有不规则孔洞，供血管、神经穿行，颞浅、深脂肪垫通过这些孔洞相通。⑥颞深脂肪垫：颞深脂肪垫（DTFP）与STFP相比，较薄较小，其中混杂有颞肌肌束。DTFP上界最高处距颧弓上缘1.8cm，前界近眶外缘，后界至耳轮脚附近。向下过颧弓深面与颊脂肪垫相连。DTFP的深面是颞肌和颞肌肌腱。DTFP中有较丰富的细小动脉网，近上缘附近有较多的静脉支，回流到STFP中的弓形静脉。

**适应证** 对于只想略有改善鱼尾纹，或者想把圆眼形略微改变成狭长眼形的求术者，她（他）们是不愿接受肉毒素注射或者外眦韧带成形术的人，颞部除皱术是一种退而求其次的选择。因为肉毒毒素注射是治疗鱼尾纹的首选方法；通过外眦韧带外移才能持久维持狭长的眼形。

**手术方法** 如果欲改善鱼尾纹，应行颞浅筋膜浅面即皮下脂

肪层的分离，一直分离到眼轮匝肌的眶部。头皮内的分离应偏向深层，因为要保护毛囊的完整性，避免术后脱发；眼轮匝肌部位的分离要偏向浅层，因为深层的眼轮匝肌一旦被分离，会出现难于止血的出血，甚至术后并发血肿。对于眼轮匝肌的处理，可以采取如下方法：①用眶隔内切取的脂肪，或者从颊脂肪垫切取的脂肪少量，均匀铺于眼轮匝肌和真皮之间，略做固定。②单极电凝以适当的输出功率，在眼轮匝肌表面均匀地微烫一层。上述两种方法，并不能完全消除鱼尾纹。最后，以适当张力闭合颞部头皮内的切口。切忌大张力拉紧缝合头皮，以避免切口缘脱发如在颞深筋膜浅面分离，会获得颞浅中筋膜瓣，即颞支蒂瓣，提紧颞支蒂瓣（颞浅中筋膜瓣），会对浅面的头皮瓣有明显的减张作用，最后以适当张力闭合颞区头皮切口。

**并发症**　颞部除皱术的主要不良反应是容易并发颞区脱发。如果远离切口区的脱发，则可能的原因是分离头皮时损伤了毛囊；如果是切口区附近的脱发，则可能的原因是切口缝合张力过大。颞部除皱术的效果并不十分理想。这是因为：如果想切除引起鱼尾纹的动力肌即眼轮匝肌，是不可行的；如果想提紧舒平横向松弛的鱼尾纹，则是应该首选方向向上提紧的额部除皱术。鉴于上述，对于想治疗鱼尾纹同时提高眼角的求术者，应推荐首选是肉毒毒素注射，次选是额部除皱术，最后才是颞部除皱术。

（王志军）

miànzhōngbù chúzhòushù

**面中部除皱术**（midface rhytidectomy）　治疗面中部老化的除皱术。能够改善眶下区凹陷、提

紧松垂的颊脂肪垫、矫治明显的鼻唇沟等面中部老化的表现。长期以来，面中部老化的治疗方法研究，一直是整形美容外科医师的重点和难点。松垂与皱纹的老化表现，发生在全面颈部。传统经典的除皱术对治疗额颞部、下面部和颈部的老化有效，却对面中部的老化治疗效果不佳。额部除皱术能够提紧头侧向眶部松垂的软组织。标准的面颈部除皱术，能够治疗面下部、颈部的松垂老化。从眶到上唇这一面中部区域的松垂老化，必须用特殊的方法来处理。

**解剖特点**　面中部是指面部双侧颧突与蜗轴连线之间的区域。颊脂肪垫是面中部的重要结构，它是一个由皮下脂肪构成的三角形纤维脂肪结缔组织。2006 年罗纳德（Ronald）等对 10 个患者的 CT 影像进行了研究表明，颊脂肪垫深面是上唇提肌。这些表情肌，是面中部的表浅肌肉腱膜系统（SMAS）。整个面部 SMAS 通过无数的结缔组织纤维隔附着于皮肤的真皮面。这些纤维穿经皮下脂肪层，通过表情肌的收缩使皮肤产生表情活动。在面中部，SMAS 与真皮的连接纤维既致密又结实，颊脂肪垫也因此而被纤维化了。这种纤维化的特性，为面中部悬吊提紧颊脂肪垫提供了有一定强度的缝合点。鼻唇沟位于颊脂肪垫的内下方。鼻唇沟的沟底，是皮肤的真皮直接与深层的 SMAS 相连，并无脂肪层相隔。上唇位于鼻唇沟的内下方，上唇部位无皮下脂肪层，真皮直接与称为纤维脂肪层的致密组织紧密结合。此致密组织中含有口轮匝肌与皮肤的连接纤维。颊脂肪垫发生老化向内下松垂，但被严格地挡在了鼻唇沟"防线"位置。阻止了

脂肪垫继续向鼻、上唇的继续下垂接近。但被挡在鼻唇沟上方的颊脂肪垫，就像腰带上方松散的衬衫，会越垂越重。颊脂肪垫的头侧紧邻眶颧隔，又称眶颧韧带。眶颧韧带是一个连接于弓状缘（骨性眶下缘）与表面皮肤的筋膜结构。泪沟正是眶颧韧带抵止于真皮处的表面痕迹。随着年龄增长，老化加重，颊脂肪垫持续下移，于是在紧邻泪沟的下方，缓慢形成了一个早期时平坦、晚期时凹陷的区域，被称为眶下凹陷。眶下凹陷的加深，相对加重了泪沟上方膨出的睑（眼）袋。所以，颊脂肪垫的老化松垂，在其下方加深了鼻唇沟，在其上方加深了眶下凹陷。由此处看出，面中部老化呈现了由上向下的凸凹不平的变化，外形不规则，失去了圆润丰满的简洁曲线美。其变化的核心，是颊脂肪垫的松垂。

**适应证**　人在 40 岁开始，已经有鼻唇沟加深、眶下凹陷显现等老化表现，这些是面中部除皱术的适应证。

**手术方法**　前已述及，面中部除皱术是美容整形外科医师长期以来研究的重点也是难点问题。因此，方法与技术较多，但其共识较少。综合起来，大致有如下技术和方法提紧面中部：①经皮缝合颞侧悬吊颊脂肪垫方法。②结合面部除皱术时颞侧缝合悬吊颊脂肪垫方法，即开放的缝合悬吊方法。③下睑缘切口垂直悬吊缝合颊脂肪垫方法。④深面分离折叠缝合颞侧悬吊方法。

经皮下缝合颞侧悬吊颊脂肪垫方法　该方法使用李森恺研制的埋没导引方法，将颊脂肪垫处的悬吊点缝合，埋没穿行在皮下、SMAS 下，在颞区将悬吊线固定在头皮深面的颞深筋膜上。悬吊点

最好缝在平鼻翼沟的水平线和过外眦点的垂线之交点。此点附近经周安、王志军的组织学研究（2010 年），证明其结缔组织纤维束最丰富和致密，作为悬吊点，比较强韧。可以悬吊 1～3 针。这种闭合悬吊方法，符合微创理念，但因为没有分离，颧脂肪垫的提升移动有限。因此，只能适合于面中部轻度老化的求术者。

**开放的缝合悬吊方法** 在颞部除皱术，或者面颈部除皱术时，在皮下分离或在 SMAS 下分离达颧大肌外缘，继续在颧大肌的浅面和皮下向前钝性分离，显露下垂的颧脂肪垫外上缘。将此外上缘缝合悬吊至颞区，固定在颞深筋膜上。悬吊 1～3 针。

**下睑缘切口垂直悬吊方法** 经下睑缘切口，在肌皮瓣下分离，显露眶下缘，距下缘 1～2mm 切开 SOOF（眼轮匝肌下脂肪垫）和骨膜，在骨膜下略分离显露眶缘与上颌骨。分别在眶下缘的上颌骨上，内中外置 3 枚很小的钛合金钉（最好是可吸收的非金属钉），备固定悬吊线。在肌皮瓣的深面穿入悬吊线，在 A、B、C 三点悬吊后，三条线分别固定在三枚小钉上。A、B 两点分别是鼻唇沟的始点和终点，C 点是过 A 点水平线、过外眦垂线的交点。A、B、C 三点适当上提悬吊，刚好将下垂的颧脂肪垫提升起来。与此同时，缝缩眶隔、提升 SOOF 提紧眼轮匝肌瓣。适当剪除皮肤和眼轮匝肌后，闭合切口。该法的下睑缘皮肤切口要适当延长，因为面中部上提较多，需切除的皮肤就较多。切口不够长，会在切口外端附近堆积较多皮肤。

**深面分离折叠缝合颞侧悬吊法** 以内镜在颞部分离。经骨膜下通过颧弓颧突到达上颌骨前面和眶下缘附近。在面中部深面，在内镜辅助下，将面中部软组织在深面折叠缝合；再将折叠缝合后的面中部，在深面上提，固定在颞区的颞深筋膜上。该方法最初由奥斯利（Owsley）在 1997 年创用。手术操作复杂，再辅以内镜，很难推广。未获得广泛应用。

①、②、④，因是向颞侧悬吊提紧，要求悬吊线竖直一些。因为略竖直方向的提升，才能有效地改善鼻唇沟的同时，也能改善眶下凹陷。③因是垂直提升，不存在调整方向问题了。

（王志军）

hé-jǐngbù chúzhòushù

## 颌颈部除皱术（mandible and cervical rhytidectomy）

对颌部颏部及与颌颈部相接的颈部松垂、索带、皱纹进行治疗的除皱术。颈部皮肤软组织老化可导致颏颈角变钝而失去吸引力，包括颌下脂肪堆积，口角外侧囊袋形成或松垂及伴或不伴颈阔肌索带的颈部皮肤过多。

**适应证** 受术人群通常为 40～70 岁患者。理想的适应证为：颏区和颈前皮肤轻度-中度松弛，颌下缘界限模糊，颏颈角变浅；下颏部和颈部脂肪轻度-中度增多者；而中面部和其他部位松垂老化并不明显的患者。此外，那些不愿接受全面颈部除皱术，却想改善颌颈部轮廓者，以及那些拒绝耳前留有瘢痕者，也适合采用颌颈部除皱术。如果求美者面颈部广泛松垂老化，如能接受的话，则将传统除皱手术方法与颌颈部除皱术结合应用，效果最好。但应特殊注意耳后皮瓣尖端的血供情况。

**手术方法** ①颌颈部吸脂术：患者于直立座位时，照相、画线。于颏下皱褶处标记 3～4cm 的皮肤横切口，标记脂肪增厚堆积区域，标记吸脂区域和吸脂孔。采用肿胀麻醉辅助静脉镇静。受术者仰卧位并过伸头颈部。使用细吸管呈扇形并交叉地吸脂，特别要掌握好层次。注意全范围吸脂，一直过渡到颈根部。吸脂毕，钝性分离纤维隔，使皮肤瓣被完全剥离。②颈阔肌成形术：完成颈部吸脂术后，按颏下切口标记线切开，钝性分离皮下掀起皮肤瓣。此时，也可直视下切除颈阔肌表面余留的脂肪。钝性分离起位于中线的双侧分开的颈阔肌前缘。连续缝合颈阔肌内缘至甲状软骨水平。第二排缝合从下端开始向上反缝，至甲状软骨水平时掩埋第一排缝合。双层重叠缝合产生锐利的颏颈角以及平整圆滑的颈下平台。③颈阔肌悬吊：手术转向耳垂周围。围绕耳垂切开，绕过耳垂终止于耳后沟。通过此切口，沿颌缘表面潜行分离耳垂前 3～4cm，耳下后 5～8cm，耳前下方的分离与颏下的皮下分离隧道连通。在分离的隧道内设置肌肉悬吊带。这个技术首先由贾恩博（Giampapa）和伯纳多（Bernardo）在 1995 年报道，被称为贾恩博缝合，目的是塑造一个锐利的颏颈角。从一侧乳突区筋膜的缝合开始，经过隧道紧贴下颌角下方、颌缘下方到达中线，缝到对侧的颈阔肌内侧缘后返回到同侧乳突区筋膜，打结。对侧的缝线与此相同，只不过是在中线处不但缝到对侧的颈阔肌前缘，还与对侧的缝线交锁。也就是说，悬吊右侧颈阔肌前缘的缝线固定在左侧的乳突区筋膜上；悬吊左侧颈阔肌前缘的缝线固定在右侧乳突区筋膜上。悬吊不宜过紧，避免造成颈部勒紧的不适感。松紧适中，只为塑造出锐利的颏颈角。

两侧颈阔外侧缘分离出来后，提紧固定在乳突区筋膜上。④切除多余皮肤，各切口适当张力缝合：如果患者有下面部松垂并伴有颌颈部松垂时，则需要将颌颈部除皱术与传统的面部除皱术结合应用。

**并发症和注意事项**　该手术可能并发血肿、感染、皮肤坏死、面神经下颌缘支损伤、切口瘢痕增生。术中操作轻细，认真确切止血，可避免大部分血肿、感染的发生。要把握住在皮下层吸脂就能确保避免下颌缘支损伤。增生性瘢痕多发生在耳垂下和耳后沟的切口处，说明是部位与增生性瘢痕的关系为首要因素。有增生性瘢痕倾向时，应用曲安奈德注射在瘢痕处，2~3次后效果多数良好。

（王志军）

quán miàn-jǐngbù chúzhòushù

# 全面颈部除皱术（overall facial and cervical rhytidectomy）

提升和去除面颈部多余皮肤和脂肪，并矫正面部老化和相关松垂的除皱术。

**适应证**　皮下软组织松垂为主要表现的面部老化症。通常适用于40~65岁的患者，但个人老化程度及主观要求差别较大，所以上述年龄范围并不是绝对的。

**手术方法**　全面颈部除皱术包括两个最基本的技术，皮下分离除皱术和浅表肌肉腱膜系统（SMAS）除皱术。①皮下分离除皱术或面部提升术：俗称拉皮术。是在全面和颈部的皮下脂肪层进行分离的单纯皮肤提紧切除术。该术式操作相对简单、安全，术后反应轻微，对鼻唇沟治疗效果较好。但因其未将老化松垂的深部组织复位，故术后显牵拉外貌。如皮肤提拉过紧，会招致切口瘢痕较明显，同时皮肤如被拉薄，则可能加快老化。远期效果不良。这项技术适用于面部较瘦，皱褶较多，下垂不明显，而皮肤弹性和骨性结构尚佳的患者。虽然这种方法只对于少数患者效果明显，但重要的是，它是其他除皱技术的基础。②SMAS面部除皱术和深平面除皱术（复合提升术）：适用于全面颈部皮肤及其深层的软组织广泛松垂、老化明显的患者。手术特点：术中操作的步骤较多；分离平面各部位有别；手术时间较长，达4个小时以上，创伤相对较大。

皮下除皱术与SMAS面部除皱术等的切口设计原则相同，即尽可能的隐蔽和保持发际分布的自然流畅。典型设计：额发际内切口向下接续颞发际内切口，再向下接续耳前切口，转向耳后及耳后发际内（图1）。耳后皮瓣的长度因年龄而异，年轻体健者可适当延长；年老体弱者应适当缩短。设计分离范围：在额部多于帽状腱膜下分离至眶上缘；颞部在颞深筋膜浅面分离，向前至眶外侧缘，向前下至颧弓附近；在耳前6~7cm范围，耳垂下7cm范围及耳后乳突区在皮下潜行分离，并在深面保留薄层均匀的皮下脂肪，以免术后凸凹不平（图2）。SMAS面部除皱术在上述操作的基础上还加上了SMAS下分离，以耳前切口为后界，以颧弓下缘切口为上界，向前分离至颧大肌外缘，离断SMAS-颧颊部韧带，显露出颊脂垫，并提拉缝合固定于耳前筋膜处。SMAS分离层次是在腮腺咬肌筋膜的浅面，透过筋膜可见咬肌前缘穿出的面神经分支。对于SMAS的处理方式有多种，可将SMAS瓣分成前后两叶，然后以两级递进的方式提拉缝合固定于耳前筋膜和乳突区肌筋膜处（图3）；还可将SMAS折叠后缝合提紧等。

**并发症**　手术后常见的并发症有出血、血肿、青紫、肿胀、疼痛、神经损伤等（这是所有面

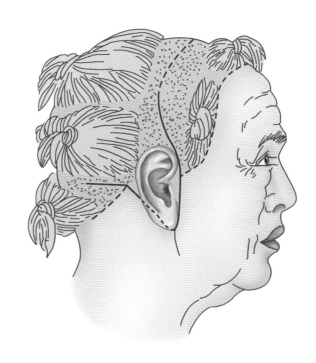

**图1　全面颈部除皱术切口线**

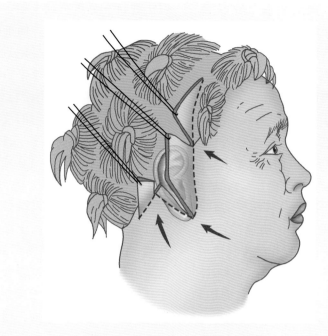

图2 提紧皮肤后，切除皮肤范围

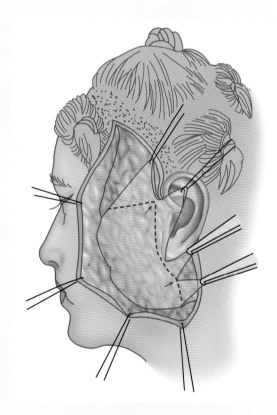

图3 提紧缝合 SMAS 的范围

部提升术所共有的并发症）。为了减少并发症的风险，术后6个月患者要经常复诊。面部提升术后的美学并发症包括不自然的提拉过紧，这主要由于切除了过多的皮肤；耳垂形态欠佳，主要由于耳垂被提紧的皮肤下拉移位；不规则的发际线、脱发，主要由于头皮牵拉张力过大，破坏了毛囊。切口的瘢痕增生，术中尽量减少皮肤张力，术后可配合积极的抗瘢痕治疗。

（王志军）

**féngxiàn xuándiàofǎ chúzhòushù**

## 缝线悬吊法除皱术（thread suspension rhytidectomy）

应用各种特制悬吊线对面部软组织进行提升的除皱术。缝线悬吊法操作相对简单，安全。患者恢复较快。缝线悬吊法除皱术所用悬吊线分为可吸收和不可吸收的材料。悬吊线为主要作用结构方向一致的锯齿样倒钩。手术多在局麻下进行，患者保持清醒状态，术中可与医师交流，共同决定提升情况。该技术的即刻效果良好，但远期效果尚不确切。

**适应证** 要求对额部、颞部、面颊部、颌颈部等区域提升的轻中度面部松垂的患者；要求尽快恢复的患者；不接受大切口手术治疗的患者。

**手术方法** 以面颊部颧脂肪垫的缝线提升为例。在面颊部松垂区：鼻唇沟外上方，口角外侧设计多个提升点。在颞部发际内设计微小切口。麻醉成功后，以悬吊线套管针从颞部发际进入，向前下方达面颊部标记提升点处，置入悬吊线，拔出套管针。将周围组织向悬吊线处挤压，并轻轻回拉悬吊线，使组织与倒钩充分接触。同法置入其他悬吊线。同时向上提拉悬吊线，达到理想提升度时，将缝线固定于颞深筋膜处。剪除多余缝线，关闭切口（图）。

**并发症** 缝线悬吊发除皱术常见的并发症有感染、血肿、青紫、局部不适。一般上述症状于术后1周内恢复。可能有两侧不完全对称，尤其是术后远期，悬

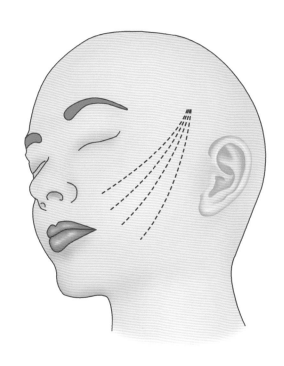

**图 颞部缝线法悬吊术**

吊线切割拉脱时间不同，易造成两侧的明显不对称。此方法效果一般可维持 0.5~1 年，最终两侧提升效果逐渐消失，恢复一致。

(王志军)

nèijìng fǔzhù chúzhòushù

# 内镜辅助除皱术（endoscopic assistant rhytidectomy）

借助于内镜进行的额部、颞部、面中部等的除皱术。内镜技术是指将细小的特制管子通过自然腔隙或人工切口送入人体，并将体内组织图像传输到显示器上，在直观下进行微创性的诊断和治疗的技术。随着该技术的发展，借助附加的管道，可在镜下进行多种手术操作，完成复杂的外科治疗。1992年9月，巴斯科内斯（Vasconez）等在华盛顿举行的美国整形外科学会年会上放映了额部内镜除皱术30例的录像带。此后，国内外许多医师陆续开始使用内镜进行额部、面部除皱。

**适应证** 动力性皱纹较轻、单纯轻度皮肤与 SMAS 松垂且较消瘦者，不需要去除皮肤者。

**手术方法** 切口均位于额颞部头皮内。单纯额部除皱术时：切口有 4~5 个，一对与眉头对应；另一对与眉梢对应。颞部、面部除皱术时：颞发际内耳上弧形切口，长约 4cm。如与额部除皱术联合施行，额发际内切口只做与眉头相对应的两个切口。①额部除皱术：将前额分成两个小的外侧部和一个大的中间部，界线约为眉外侧 1/3 点的垂线。做一侧眉头与眉梢对应的切口。先分离外侧部，在骨膜下剥离。中间部剥离，最好是在帽状腱膜下平面。在内镜指引下，中间部的钝性分离很容易，向下至眶上缘、鼻根部。从骨表面钝性离断皱眉肌，用内镜剪刀剪断或剪除降眉肌。最后剪除额肌。上述分离、肌肉处理后，前额可自动上移。在切口缘挂线，以钛合金钉固定在颅骨外板上。切口缝合，

一般不需置引流。②颞部除皱术：颞发际内耳轮上弧形切口，向外眦上下、固定带方向分离。颞部分离分浅层和深层。浅层分离平面是颞浅筋膜浅面，不用内镜。深层分离平面是在颞深筋膜浅面，需用内镜，均为钝性分离。向前至颞窝前界的固定带时改为骨膜下剥离，直至眶上缘与眶外缘交界处的眶韧带；向下至颧弓浅面行颞中筋膜下剥离，由后向前剥离颧弓浅面。如辅以睑袋切口或口内颊龈沟切口，上颌骨、颧突表面骨膜下剥离，则与颞部深层分离平面相通，则可同时行面中部除皱术。深、浅层分离毕，形成有颞浅筋膜、颞中筋膜组成的含有面神经颞支的"颞支蒂瓣"。将此颞支蒂瓣强力向后方提紧，固定在颞深筋膜上。切除多余头皮，缝合切口，酌情确定是否置引流。③颞-面部除皱术：绝大部分的面部除皱术需与颞部同时施行，况且其切口位于颞部头皮内，所以面部除皱术实为颞面部除皱术。切口与颞部的浅深面分离同前述。过颧弓浅面向下小心钝性分离，沿着腮腺咬肌筋膜浅面，腮腺区以纵向分离为主，咬肌区以横向分离为主。钝性离断颧弓韧带，但要十分注意面神经颞支，在内镜下清晰可见。分离毕，做悬吊提紧固定。最后按颞部除皱法，提紧固定颞支蒂瓣，缝合切口，置引流。

**并发症** 内镜辅助除皱术的并发症与传统的除皱手术相似，包括感染、血肿、血管或其他内部组织的损伤、神经损伤等。但是，内镜辅助除皱术切口小，相对于传统手术切口来讲愈合更快，出血、淤斑和肿胀更少，术后瘢痕不明显。

(王志军)

lú-hé-miàn zhěngxíng yǔ miànbù
lúnkuò wàikē

## 颅颌面整形与面部轮廓外科

（cranio-maxillofacial plasty and facial contour） 颅颌面外科是整形外科在经历一个多世纪的发展基础上逐步形成的一门新的外科专业。它包含颅部和面部的修复，目的是矫正出生缺陷、创伤和肿瘤的所致的颅面骨畸形。颅面外科正式创建于 1967 年罗马举行的第四届国际整形修复外科会议上。在该会议上法国整形外科医师保罗·泰西耶（Paul Tessier）展示了应用勒福（Le Fort）Ⅲ型术式行骨切开，整个上颌眼眶前移的方法治疗克鲁宗综合征（Crouzon syndrome）的成功病例，奠定了颅面整复外科的理论基础。泰西耶（Tessier）开创了至今所有颅面外科医师仍需遵循的颅面外科原则以及难以胜数的手术方法。60 余年来颅面外科在世界上继续发展，建立了稳固的基础，并显示了广阔的发展前景。颅面畸形的治疗过程是一个序列、整体的治疗程序，由于手术范围广，涉及颅骨、颅底、眼眶及眼球、口腔与牙齿、鼻及鼻窦，以及上下颌骨的截骨、移位、重新组合、植骨以及固定等多个部位和复杂的手术步骤，因此需要建立一个颅颌面外科专家团队，包括颜面外科或整形外科、麻醉科、放射科、儿科、眼科、五官科、口腔正畸科、遗传学家、心理学家、语言学家和社会学家的共同参与和密切配合。颅面畸形类型包括：①颅缝早闭，各种不同的头颅畸形是因为不同颅缝发生早闭，或早闭范围不同所致，因而产生各种颅面综合征。②中面部发育异常。③颅面裂畸形，颅面整复手术复杂，针对不同的畸形应用不

同的基本手术术式并加以组合。手术术式包括：①颅骨切开术，将颅骨板截下后移位和加工成形，扩大颅腔，骨间结扎固定。②额眶前移手术，目的是松解早闭的颅缝和颅盖骨对脑组织的压迫，重塑颅骨形状，扩大狭小的颅腔，前移后缩的眶上骨结构，改善外形。步骤是打开前额部颅腔，暴露颅前窝和眶顶；在前额颅开窗部的下缘与眶上缘之间，保留横行的额骨桥，制备前额眶上桥，在骨桥额颅和眶骨游离移位后，做骨间固定，使整个眼球和眶内其他组织完全在骨膜下松解游离。将整个眶架骨组织从上下左右及后方全部截断，并使之移位固定。③面中份畸形矫正手术，主要应用勒福型截骨术，根据不同的需要，可以于上颌骨的低位（勒福Ⅰ型）、上颌骨的中位（勒福Ⅱ型）和整块面部骨骼（勒福Ⅲ型）骨切开后重新移位固定，其中Ⅲ型和它的一些改良式式是颅面外科中将中面部前移的最为常用手术。④正颌手术，颅面畸形患者，常常合并颌面畸形，需矫正颌面外观及牙齿咬合关系。因此，需正颌手术治疗。⑤面轮廓美观的整复手术，在颅面畸形得到大部分整复后，有可能存在面部骨骼对称性、形状不协调，该手术包括骨移植、骨形态修整，如颏成形等。⑥采骨、植骨手术，为了促进骨愈合和防止复发常在骨间隙间充填骨组织，目前常用的在颅骨取下后，将内外板分离，将之作为植骨来源，但也可用肋骨和髂骨。

正颌外科是颅颌面外科组成之一，又称外科正畸，是指应用外科手术和传统的牙齿正畸方法，联合矫治牙颌面畸形的一种新的分支学科。治疗目的是矫正异常

和畸形的容貌，取得最美的容貌效果，同时恢复理想的口颌系统功能。正颌外科治疗范围包括：①骨性Ⅱ型错𬌗畸形，下颌发育不足相对的上颌过度发育，也见于下颌发育缺陷而上颌垂直向发育不良，但更常见的是上颌过度发育。②骨性Ⅲ型错𬌗畸形，下颌过度发育或上颌发育缺陷，常见面容形态为面中份偏平或凹陷。③面部垂直向过度发育，表现为长脸畸形，最常见于上颌骨垂直向过度发育，少见于很严重的下颌骨小颌畸形病例的垂直支发育不全，或下颌前突患者的下颌垂直向前端过度发育。④面部垂直向发育不足表现为短脸畸形，最常见的是下颌发育不足，而产生深覆𬌗，其次是上颌垂直向上颌发育不足，少见的是垂直向的小颌畸形，短颏常合并下颌发育不足，非常严重的短脸畸形可包含上下颌垂直向不足。⑤颜面不对称性畸形，常可累及上下颌骨。⑥其他疾病继发畸形，如唇腭裂继发畸形，颞颌关节强直后遗症以及骨折后继发畸形等。正颌外科的治疗过程一般分为：检查诊断，制订手术和正畸治疗方案，术前正畸，外科手术，术后正畸。定量术前设计可通过 X 线头影描迹图，采用手工或计算机辅助的方式对初步拟定的手术进行模拟设计和术后面型预测，也可以通过对石膏牙颌模型按拟定的手术方式进行移动，切割和拼接，确保术后患者具有正常的咬合关系和咀嚼功能。术前正畸可矫治去除牙代偿，建立合适的牙–骨对应关系，同时矫治器也为正颌手术中颌骨位置的固定提供有利条件，而术后正畸可建立稳定的咬合关系，增强颌骨移位后的稳定性。目前有关"手术第一"的观点已

被提出并且逐渐接受，即术前不需要正畸，手术后再行正畸治疗，可以减少总体治疗时间而且疗效良好，但是该方法仍需进一步验证。正颌手术术式较多，但常用的术式有四种：①勒福Ⅰ型骨切开术。②下颌支矢状骨劈开术（SSRO）。③上颌前部骨切开术（Wassmund术式）。④下颌前部根尖下骨切开术（Kole术式）。另外还有勒福Ⅱ型，勒福Ⅲ型，下颌支垂直骨切开术，下颌支倒L形骨切开术，下颌后部根尖下骨切开术，下颌体部骨切开术等术式，以上手术可单独或合并施行。

牵张成骨技术已广泛应用于多种颅颌面先天性或后天性骨骼发育不足和骨缺损畸形的矫治中，具有较多优点：①减少血供破坏和首次手术时间。②与传统的骨块前移技术（最长6~10mm）比较前移较多（可达20mm以上）。③由于在骨切开口处新骨形成，无需植骨。④减少相对传统手术的感染风险。⑤减少复发。但也有需要较长时间牵引和配戴牵张器，需再次手术拆除牵张器等缺点。

面部轮廓美在不同民族、不同年龄有不同的美学内涵，并随不同时代文化背景而有一定的变迁，是人类形体美的首要条件及最显著的标志。面部轮廓与人面部软组织特别是骨组织的结构及形态有关。面部轮廓外科是用外科技术进行面部软组织、骨组织的修整，使颜面轮廓符合一般公认较为美观的比例的美容手术。

常见的面部轮廓畸形及整复手术如下：①小颏畸形的治疗方法为颏部成形术，其中最常用的是颏部水平截骨。方法是切开颏部唇颊沟黏膜，分离颏部骨膜达

颏部下缘，截断颏部，截下的颏部依据患者的要求和美学标准，向下或向前推移，如需颏延长，需在截骨间隙中植入骨片。另外有植入式下颏整形术，就是用人造植入物，达到垫高或延长下颏的外观。②下颌角肥大，又称方脸畸形，这种脸形在比例上显得圆、短。在东方人较常见的原因是两侧下颌骨发育异常或咬肌肥厚，此外通常会合并下颏较为短小、下颚骨发达，使得脸形更显方正，此种脸形给人强悍的错觉。下颌角截骨术过通常口腔内黏膜切口进入，将宽大的下颌角切除或劈除以改善下颌角肥大的问题，有时合并磨除下颌骨前侧骨皮质，或者以整块劈除的方式移除前侧骨皮质，或者合并颊脂肪垫摘除等术式。通过这些手术方法能使面下部变为柔和的弧线，脸型亦成为"瓜子脸"。对于咬肌肥厚的患者，还可以行咬肌肉毒杆菌素注射使咬肌萎缩以改善脸形。目前通过上述方法基本上可达到改善下颌角外形效果，因此几乎不建议切除咬肌。③高颧骨畸形是指在眼眶两侧或颊部的颧骨较为明显隆起，并偶合并脸部宽大的现象。它往往使面部的弧线不自然，给人高傲强悍的错觉。它亦可通过颧弓缩小手术得到解决，按颧骨截骨方法分类可分颧骨截骨移位，颧骨突削平，颧骨突磨平等。如颧骨截骨移位法，是由口腔黏膜切口及耳前进入，将颧骨截断，切断颧骨弓，将整个颧骨内移后，钛板加以固定。

颅颜、整形外科医师需依不同脸形比例，做整体考量，将可施行的面轮廓整形手术，依不同需求加以组合运用，以达到整体比例的协调性。

（陈旦瑞）

lú-miàn jīxíng
## 颅面畸形（craniofacial deformity）

发生于头颅和面部骨骼及软组织的畸形。可分为先天性畸形和后天性畸形，先天性畸形致病因素尚不明确，可能仅有头颅骨的异常，也可能既有颅骨畸形，又有面部畸形，或更合并有四肢及其他的骨骼畸形。后天性畸形多由于外伤、肿瘤等造成。

**分类** 目前尚缺乏一个包罗众多畸形，相对完善的分类方法。常见的有马奇卡（Marchac）分类法。马奇卡（Marchac）将先天性颅面畸形简单地分为两大类。

颅缝早闭 临床上常见的典型畸形有：①三角头畸形：额缝早闭的表现，前额呈三角形。②舟状头畸形：矢状缝早闭的表现，颅骨前后径增长，颅穹隆中央部凹陷。③斜头畸形：单侧冠状缝早闭的表现。一侧前额后缩，眼眶后缩及抬高。④短头畸形：双侧冠状缝早闭的结果。前额垂直部后缩，横向扩张，颞窝膨大。⑤尖头畸形：进行性冠状缝及矢状缝早闭所致。表现为尖头及前额部斜向后缩症状。⑥小头畸形：为全部颅缝早闭的结果。表现为整个头颅很小，大脑发育不良。⑦颅骨肥厚：人字缝早闭的结果。

颅面骨成骨发育不全 包括面中部，特别是和颅底相连部位的颅缝发生病变。最常见的是克鲁宗综合征（Crouzon syndrome）和阿佩尔综合征（Apert syndrome），呈现面中部的后缩症状，这是此类畸形的主要形态变异。

**临床表现** ①颅裂畸形，伴发脑膜-脑膨出：是中枢神经系统的先天性发育畸形。患儿的脑膜或脑组织通过颅裂的缺口膨出，形成脑膜-脑膨出或单纯性脑膜膨出，有时枕骨缺损与颈椎椎板缺

损同时存在，脑、脑膜、颈部脊髓及脊膜均膨出皮下，称为脑-脊髓膨出。②颅内压增高：颅缝早闭限制了大脑的正常发育，在婴儿发育过程中，常并发颅内高压症，这种颅内高压室一种慢性的过程。患儿智力发育经常轻度下降。也可能导致视神经萎缩，造成视力减退甚至失明。颅内压增高除直接进行测定外，头部 X 线颅骨出现指压迹，也可作为证明。

诊断 ①产前检查：包括羊水穿刺、超声波检查等。羊水穿刺可做细胞学检查，超声检查从胎儿 11~12 周时即可看出头型。②颅面检查：很多颅面畸形通过视触诊就可以确定，检查颅面部骨骼软组织的发育情况，双侧是否对称，有无脑-脊膜膨出以及神经、肌肉的功能等。③X 线检查：头部 X 线平片可看到颅骨骨缝，脑回压迹，以及眼眶，上、下颌骨畸形等。④CT 检查：是诊断颅面畸形的最佳选择，可看到颅脑的发育情况，三维重建可看到颅骨全貌。

治疗 手术治疗，主要包括松解骨缝，修复裂隙，以及自体骨移植等。如额眶前移，颅骨骨缝松解，颅骨成形手术，勒福手术，自体髂骨、肋骨移植等。

预后 随年龄增长，颅缝早闭有复发的可能，可能需二次手术松解，患儿的智力发育多迟缓。

(徐家杰)

*lúfèng zǎobì*

# 颅缝早闭 （craniosynostosis）

由单一颅缝或多条颅骨缝提早闭合而形成的颅面畸形。又称颅缝早闭症。可以有各种临床类型，如单纯颅骨型、颅面复合型和合并肢体畸形的综合征型的颅骨畸形。发病率为 1：（1000~1500）。如将怀孕期一些其他致病因素都考虑在内，如病毒感染及胚胎位置异常等，则发病率将更高些。据达尼亚尔·马查卡（Danial Marchac）报道，39% 的患者有家属遗传史。

病因 与患者的遗传因子尤其是受累颅缝周围硬脑膜的生长因子表达、外环境因子如病毒感染、放射性致畸因子、某些药物作用、出生前后的机械压力等均有关，确实的病因尚未可知。

分类 可分为非综合征型及综合征型颅缝早闭两大类。前者根据过早闭合的颅缝数量可以分为单颅缝早闭及多颅缝早闭，并分别根据过早闭合颅缝的名称或所引发头颅畸形的形态而命名。后者则包括以克鲁宗综合征（Crouzon syndrome）、阿佩尔综合征（Apert syndrome）、斐弗综合征（Pfeiffer syndrome）、卡彭特综合征（Carpenter syndrome）等为代表的上百种临床病症。

临床表现 以各种不同类型的头颅畸形为主要临床表现特征，在综合征型颅缝早闭中亦可出现合并特征性的肢体畸形表现。头颅的畸形形态主要由过早闭合的颅缝部位所决定，受累颅缝相邻的颅骨在垂直该颅缝方向上发育不足而平行于该颅缝方向上往往过度发育，进而引发整个头颅的形态结构异常。

非综合征型颅缝早闭 常见的头颅畸形形态包括以下几种。①三角头畸形：由额缝早闭引起，额部中央耸立呈崤状。②舟状头畸形：由矢状缝早闭引起，头颅矢状径增长而水平径缩短。③斜头畸形：由单侧冠状缝早闭引起，可见单侧头颅额部的矢状径缩短，伴有患侧眶上壁的倾斜畸形，X 线平片可见蝶骨小翼上抬形成典型的小丑征（图 1）。④短头畸形：由双侧冠状缝早闭引起，头颅水平径缩短而矢状径延长。⑤后斜头畸形：由单侧的人字缝早闭引起，可见头颅后部的扭曲畸形。⑥尖头畸形或塔头畸形：由多条颅缝同时早闭引起，颅腔狭小，头颅高耸，呈尖顶或塔形。⑦三叶头畸形：由双侧冠状缝、颞蝶缝、蝶额缝等多条颅缝同时早闭引起，头颅呈特征性的三叶草形态。单纯的三叶头畸形甚少发生，多合并脑积水、面中部后缩等综合征型表现。在多颅缝早闭的患者中，除了各种类型的头颅畸形外，往往还会出现颅腔减小引起的慢性颅压增高，颅骨平片呈现典型的指压迹（图 2），CT 检查可见颅骨内板呈虫蚀状表现，并可有先天性脑积水、蛛网膜囊肿等伴发畸形。

综合征型颅缝早闭 患者除了非综合征型病症的各种头颅畸形表现外，还多伴有颅底缝早闭、面颅骨发育不全的表现，如面中部后缩、突眼、反𬌗、上呼吸道梗阻、睡眠呼吸阻塞、发际线上移、上睑下垂等临床表现，部分患者还伴有各类典型的并指、多指、肢体关节强直等表现，亦有

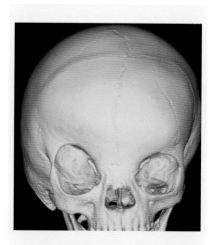

**图 1 右侧冠状缝早闭患者 CT**
可见融合成崤的颅缝及受累变形的右侧眼眶

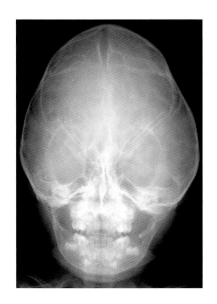

**图2　三叶头畸形患者X线平片**
可见典型的指压迹，提示慢性
颅压增高

患者有心血管系统或泌尿生殖系统的畸形表现，严重的综合征型颅缝早闭患者还可伴有不同程度的脑功能异常。成年患者可有不同程度的心理疾患引发社交障碍。

**诊断**　颅缝早闭根据患者的特征性临床畸形表现，结合X线平片及CT检查确定过早闭合的颅缝数量、部位即可确诊，罕见的综合征型颅缝早闭可通过染色体或基因芯片确定遗传因子病变位点而确诊。B超检查有助于产前诊断。

**治疗**　轻度的颅缝早闭无需特殊治疗，由于体位引发的早期后斜头畸形等可以通过塑形支具（塑形头盔）加以矫正。伴有颅内压升高的颅缝早闭患者需在4岁前接受颅腔成形术扩大有效颅腔容积，保护大脑的正常发育。严重的颅骨形态畸形亦可通过颅腔成形术加以矫正，手术在患儿可以耐受全身麻醉后即可进行，随患儿发育颅骨矿化度提高手术塑形难度会逐步加大，通常3~6岁是较好的手术时机。对于综合征

型颅缝早闭患者而言，应在早期首先实行各类恢复、重建肢体功能的手术，之后在上述手术时机实施头颅畸形的矫正。对于由颅底缝早闭引起面颅骨发育不全、面中部后缩的临床症状，如无严重的上呼吸道梗阻，可待成年后行勒福Ⅲ型截骨前移手术改善面中部外观及反𬌗，部分患者需加行勒福Ⅰ型截骨。对于前移距离超过1cm的患者，选用牵引成骨治疗可以有效地减少复发。但对于存在上呼吸道梗阻的患者，应早期即实施勒福Ⅲ型截骨结合面中部牵引成骨治疗，同时矫正患者突眼、反𬌗、面中部后缩和呼吸道梗阻的表现，应用内置式面中部牵引器最早可以对3个月大的患儿即开展治疗，外置式牵引器多适合6岁以上患儿。对于患者的心理辅导治疗应当贯彻患者的整个心理发育历程。

（穆雄铮）

lú-miàn chénggǔ fāyù bùquán

## 颅面成骨发育不全 （craniofacial dysostosis）

颅面骨成骨发育不全是一个通称，主要包括中面部，特别是它和颅底部相连接的部位，最常见的是克鲁宗综合征（Crouzon syndrome）和阿佩尔综合征（Apert syndrome），其他如斐弗综合征（Pfeiffer syndrome）、卡彭特综合征（Carpenter syndrome）等亦可包括在内。面部后缩是颅面骨发育不全的主要形态变异，同时还可合并其他形式的颅穹隆畸形，最常见的是短头畸形。发病率约1.6/100 000。

（徐家杰）

lú-miànliè

## 颅面裂 （craniofacial cleft）

由于颅骨、颜面部软组织或骨骼结构的缺损、裂开、易位，或在解剖学上表现为颅面部与线性裂开

相关的组织变形或头颅畸形。又称颅面裂隙。是所有颅面畸形中变化最多的一类疾患。

**分类**　分类方法繁多，系统完整的颅面裂分类对人们完整的认识这类疾病有着巨大的帮助。临床常用的颅面裂分类法包括邱武才法和泰西耶（Tessier）法。①邱武才法：美国腭裂康复协会1962年将颅面裂按照病理部位被分为以下四类：下颌突裂、鼻眶裂、口眶裂和口耳裂。下颌突裂将下颌骨和下唇的畸形归为一组。鼻眶裂包括位于鼻翼和内眦之间的畸形。口眶裂由连接口腔到内外眦之间的眶的裂隙畸形组成。口耳裂代表的是包含在口角到耳屏之间区域的畸形。邱武才进一步将骨骼解剖标记与表面解剖标记联系起来分类。口眶按眶下孔的位置被分为两个亚型，可称为Ⅰ型（口内眦裂）和Ⅱ型（口外眦裂）。Ⅰ型口眶裂位于眶下孔的内侧，起始于丘比特弓的外侧，不累及鼻而沿鼻唇沟往上止于内眦或下睑。Ⅰ型口眶裂的骨骼部分起始于外侧切牙和尖牙之间，延伸到犁状孔和眶下孔之间。Ⅱ型口眶裂起始于口角联合的内缘，延伸至眼眶，止于外眦或下睑中部。Ⅱ型口眶裂的骨骼部分起始于尖牙和第一磨牙之间，向上穿过眶下孔的外侧。②泰西耶法：泰西耶提出了以颅面裂为基础的分类原则，将颅面裂分为0~14型。裂隙根据精心划分的"时区"以数字0~14来标号表示。眼睑和眼眶定义为此系统中的基本轴线，可以将面部分为上半球和下半球。泰西耶使用这些标志是由于眼眶同时属于颅部和面部。眼眶将颅部（或称北界裂隙）与面部（或称南界裂隙）区分开来。所有的颅面裂由北界裂隙和南界

裂隙组合而成。从上唇正中线开始，以眼眶为中心，顺时针或逆时针地（指左右两侧）向前额部中线旋转而在面部各个部位形成各种类型的先天性裂隙畸形。各种裂隙可在患者的双侧面部分别以不同的组合表现。

**临床表现**　颅面裂的临床表现具有高度的变异性，只有在充分理解泰西耶（Tessier）分类法为代表的各类分类法的基础上才能对患者的临床表现作出系统性的归纳（图）。

**0 号裂**　发生在面部及颅中缝部位，包括正中部许多颅面部畸形，如中缝部面裂、额鼻骨发育不全、面中裂综合征等。一些较小的上唇下唇部畸形，如上唇下唇正中裂、上唇唇红部缺口、正中唇裂、正中切牙间裂隙、齿槽裂、腭裂等亦可归纳入该类。此外，鼻裂、鼻梁宽阔平坦、鼻中隔肥厚、筛窦扩大、低位嗅板、鸡冠增大、分叉鼻等亦属之。如眼眶亦被侵犯，并和 14 号裂合并发生，临床上表现为严重的眶距增宽症的症状。

**1 号裂**　多出现在唇弓部位，相当于一般唇的裂隙，始于唇弓，可直抵鼻孔部。它可能向上展现，通过鼻、眉内而直达眼裂水平以上的额顶颅部，最后形成和 13 号裂的合并症，即单侧的眶距增宽症。骨性裂隙可开始发生在牙槽骨，向上穿越鼻底展开。

**2 号裂**　位于鼻骨和上颌骨额突之间。患侧鼻部呈平坍，鼻梁宽平，并呈眶距增宽症状。如有内侧端异位及前额异常则已有和 12 号裂合并出现的现象。鼻翼变形是其特征，鼻缺失或稍短小。患侧鼻侧面平坦，但无 3 号裂中的眼睑变形。异位鼻是 2 号面裂和 12 号颅裂复合发生时的一种变异形式，或者为管形鼻。眉毛缺损亦是 2 号裂特征之一。

**3 号裂**　是一种常见的波及眼眶的裂隙畸形，可称为眶鼻裂。裂隙位于中鼻、侧鼻及上颌突的联合部。眼眶畸形十分典型，内眦角向下移位，下睑缘缺损，出现兔眼，眼睑闭合不全，泪道口

异位，鼻翼基部和内眦角间距缩短，鼻泪管闭锁不全，通常引起泪囊炎。内眦角下移，内眦韧带发育不佳，眼球发生变形亦为畸形之一。牙槽骨缺损从侧切牙及单尖牙间开始，直抵梨状孔外侧部的上颌和鼻腔之间，筛板亦有缺失。严重者眼眶、鼻腔及上颌窦和口腔全部连成一片。

**4 号裂**　位于口角与人中嵴之间，向上侧方延伸到颊部，但鼻及鼻翼并未被波及，故梨状孔仍保持正常。再向上抵内眦部而止于下眼睑。如继续向上裂开，则和 10 号裂相连横越上睑和眉的中 1/3。鼻泪道及泪囊正常，但泪点恰处于裂隙中。内眦韧带及眼球位置正常。

**5 号裂**　位于眶下孔外侧，较 4 号裂更外侧的部位。

**6 号裂**　患者呈现轻度眼外角倾斜症状（反蒙古型倾斜）。眼睑缺损位于外 1/3 部位，有闭眼不全。仔细触摸眶下缘，可摸到该部存在切迹。裂隙各向外下方伸展，直达口角及下颌骨角。骨骼缺损表现为颧弓缺失，但颧骨仍存在。眶下缘的下外部有骨性凹陷，颧骨和上颌骨联合处有裂隙。齿槽骨常完整无缺，但在磨牙区可见骨发育不全情况。下颌畸形则表现为鸟嘴畸形。

**7 号裂**　主要症状是从口角到耳郭的裂隙。从轻微的外耳畸形，直到从口角到耳郭整个裂开。此外，还可波及中耳、上颌骨、颧骨、颞部以及下颌骨的髁状突，这些部位都可出现发育不全。患侧可有传导性耳聋、无腮腺、无外耳道、第 V，VII 对脑神经及其支配肌肉可存在缺失发生功能障碍。

**8 号裂**　极少单独出现，常与唇裂和其他颅面裂同时出现。

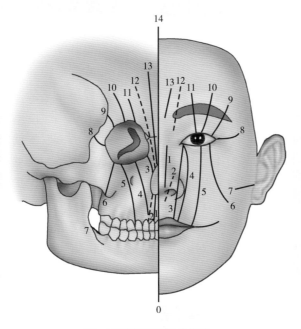

**图　泰西耶颅面裂分类法**

裂隙从外眦角开始，斜向颅侧及颞部。

**9 号裂** 患者眶上半球被累及，出现眶上区侧角畸形，包括眶上缘和眶顶，致造成该部位外 2/3 的缺损。上睑外 1/3、眉毛被分裂为二份，直抵颞部发际。

**10 号裂** 集中在上睑及眶的中 1/3，可和 4 号裂隙的伸延部连成一片。

**11 号裂** 常和 3 号裂伴合发生，裂隙从眼睑内侧 1/3 部位，越过眉毛及前额，穿过发际的内 1/3 部位，向下方展开，而在上颌骨的额突部和 3 号裂伴合。

**12 号裂** 是面部 2 号裂的延伸性畸形，常出现眶距增宽畸形。裂隙可将眉毛的内侧端割裂。在鼻根部，裂隙通过上颌骨的前额突，或在前额突和鼻骨之间向下方裂开，并波及筛窦迷路使它的横径增宽，导致眶距增宽。

**13 号裂** 从筛板开始，嗅沟增宽为其特征，故筛板亦有横向增宽。如有一个旁正中前额脑膨出，则可将筛板推向下方。多见于单侧。亦可同时存在筛窦扩张，额窦广泛气化。眉毛的鼻侧端被剖裂，并明显向下方移位。

**14 号裂** 与 0 号裂相接连，可存在组织缺失，或组织过多。如为缺失引起，则可见眶距增宽症，以及包括独眼畸形、头颅发育不全畸形、猴头畸形等。在组织过多的类型中，两侧眼眶常被中央增宽的颅缝推向外侧，中央部出现额鼻型脑膜-脑膨出，或中央型额部脑膨出。

**诊断** 颅面裂的临床表现有其特征性定位特点存在，根据患者的外观畸形部位及特征，结合 X 线平片及 CT 三维重建观察患者骨缺损或骨裂隙的具体部位即可诊断并分类。

**治疗** 以手术治疗为主，治疗原则包括骨组织的补充和软组织结构的复位。对于骨缺损或骨裂隙的畸形，可通过自体骨移植或牵引成骨手段加以补充，对于骨表面的发育不足，亦可考虑人工材料的充填移植。软组织畸形通常是由于组织移位所造成的，通过邻位皮瓣的转移多可完成软组织的复位和畸形的矫正。对于部分严重患者确有软组织缺损的，可通过游离皮瓣、筋膜瓣、肌皮瓣移植或游离脂肪充填的方式予以补充。由于颅面裂畸形的高度变异性，面部器官的各类畸形应根据其实际畸形的临床表现实施针对性的重塑甚至再造。

（穆雄铮）

**Āsīkēgé zōnghézhēng**

## 阿斯科格综合征 （Aarskog syndrome）

以面部、生殖器等多系统发育不良为表现的临床综合征。又称面部生殖器发育不全。1970 年首先被阿斯科格（Aarskog）描述该病，该综合征为 X 连锁隐性遗传，女性携带者面及手部可出现轻度症状，主要表现为身材矮小以及面部、手指脚趾、生殖器的异常。该病是一种非常罕见的疾病，目前世界上报道仅几百例，主要在英国、美国、日本、南非等地。

**病因** 该综合征是 X 染色体隐性遗传病，主要是由于 X 染色体短臂 11.21（Xp11.21）的 FG-DY1 基因突变所致，男性发病率明显大于女性，女性携带者可出现轻度症状。意大利学者奥里科（Orricco A）研究 46 例患者的基因，发现 FGDY1 基因突变形式主要是密码的缺失、插入、错义。

**临床表现** 该综合征的临床表现十分复杂，几乎涉及全身各个系统。①脸部：前额很宽，骨缝脊明显，圆脸形。眼距过宽，可有眼睑下垂。鼻孔前倾，人中长。上唇可有唇裂，牙齿发育延迟。②眼睛：眼向内倾斜，眼睑下垂，眼距增宽，可有远视、斜视，1994 年皮齐奥（Pizio HF）报道了 1 例该综合征合并有双侧视网膜畸形，其主要表现为视网膜血管的扭曲。③耳郭：形状异常，最常见耳垂宽厚。④肌肉骨骼：上颌骨发育不良、鸡胸、脊柱裂、第一节颈椎发育不良。⑤生长发育：轻度到中度身材矮小，可始于胎儿期，最常见始于 1~3 岁，可引起青春期延迟。大部分成年身高小于 3%，骨龄落后。性发育延迟。⑥手脚：手小且手宽，手指过度伸直，第五指弯曲，掌纹为通贯手，手指、脚趾短，轻微指间蹼状膜，前臂外翻受限。膝反屈，扁平足。⑦腹部：肚脐扁平或外突，可合并有漏斗胸、腹股沟疝。可有腹股沟疝气。⑧生殖器：女性生殖器异常并不明显。男性有很特别的鞍状或围巾状阴囊，隐睾，男性生殖器异常的概率明显大于女性。有的男性患者可能会出现不育，其原因可能是精子顶体蛋白酶的缺乏。⑨心脏：1994 年费尔南德斯（Fernandez）等报道日本 30 例该综合征患者可合并先天性心脏病如肺动脉狭窄或心室中隔缺损等。⑩智力：弗润斯（Fryns）通过对 52 例该综合征患者的回顾研究发现有 1/3 的患者出现智力发育迟缓，但也有英国学者洛吉（Logie）测试 21 名小于 17 岁的该综合征患者的智商，发现其智商水平与正常人相似。

**诊断与鉴别诊断** X 线可以发现骨骼发育异常、骨龄延迟，长骨变短变宽，第一掌骨短宽，骨盆发育不全，小指中节发育不全。基因分析可以发现 FGDY1 基因突变。替比（Teebi）等在 1993 年提出诊断该综合征的主要和次要诊断标准。①主要诊断标准：身材矮小，面部五官间距过远，短鼻且鼻孔前倾，上颌骨发育不全，下嘴唇有折痕，轻度的交叉指型，手掌宽短，短小弯曲的小指，围巾样阴囊。②次要诊断标准：外耳厚且过度向后倾斜，间距额头的 V 型发尖，上睑下垂，睑裂向下倾斜，关节过伸，脚宽并有杵状趾，腹股沟疝、尿道下裂、肚脐异常。阿斯科格综合征是一种先天发育异常的遗传性疾病，其需要与里格尔综合征（Rieger syndrome）、综合征（Robinow syndrome）、侏儒症、特纳综合征（Turner syndrome）等各种先天性疾病相鉴别。

**治疗** 对于面部畸形可以进行矫形治疗，对于身材矮小可以用生长激素治疗。达伦代利莱尔（Darendelilere）等用生长激素治疗该综合征儿童 21 名，每周 0.22mg/kg 分 4~7 次注射，治疗 1~3 年，身高有明显改善。牙齿排列不齐的可以进行正畸治疗。对于合并有隐睾要进行精索松解睾丸下降固定术，有腹股沟疝的可进行疝修补术。

（徐家杰）

**Āpèi'ěr zōnghézhēng**

# 阿佩尔综合征 （Apert syndrome）

以尖头、短头、面中份发育不良及并指/趾为特征的临床综合征。又称尖头并指综合征。为散发的常染色体显性遗传性疾病。最早由法国神经学家阿佩尔（Apert）于 1906 报道。该综合征的发病率在美国为 15.5/百万，亚洲为 22.3/百万，西班牙为 7.6/百万。该综合征在所有颅缝早闭患者中占 4.5%。男女患病

概率相等。病例可以是新发的，也可以是遗传于阿佩尔综合征家族的。

**病因** 该综合征是由常染色体显性遗传所引起，其后代有 50% 的遗传率。多年来牛津大学对其病因进行了深入的研究，对该综合征患者的基因进行了标记，发现 98% 以上病例是由于特殊的基因置换突变所引起，突变的是第 10 染色体短臂上 25~26 成纤维细胞生长因子受体 2（FGFR2）外显子 7 中的第 2 和第 3 细胞外免疫球蛋白连接子之间毗邻的氨基酸置换异常，即丝氨酸 252 被色氨酸置换（Ser252Trp），丝氨酸 252 被苯丙氨酸置换（Ser252 Phe），脯氨酸 253 被精氨酸置换（Pro253Arg），其余的病例是由铝元素插入到 FGFR2 中的外显子 9 之间或附近引起的。在该综合征中 FGFR2 突变引起进入成骨通路的前体细胞增多，最终导致在患儿发育过程中骨膜下成骨基质的增加和颅骨骨化的提前。由此可见该综合征颅缝早闭的原因就是基因型的改变导致细胞表现型的变化所引起。基因的改变、细胞的变化最终引起了临床颅缝早闭，颅缝闭合的顺序和速度决定了畸形的程度。一旦一个颅缝闭合，和它相垂直方向的颅骨发育受到限制，其他开放的骨缝代偿性生长以允许颅脑持续的生长。多个骨缝的早闭经常向颅底骨缝延伸，引起颅底早闭，导致面中部发育不良、浅眶窝、小鼻背、上颌骨发育不良等。

**临床表现** 颅面部的症状与克鲁宗综合征（Crouzon syndrome）相似，表现为颅缝早闭导致的头颅畸形，突眼和中面部严重发育不良。在阿佩尔综合征中，头颅畸形多为尖头和短头。婴儿时期

前额部明显的扁平和后倾，前囟膨凸，枕部扁平无正常突起。中面部可见额部很高，轻度突眼，伴有中度的眶距增宽症，且眼眶水平轴线的外侧向下倾斜。中面部凹陷，腭盖高拱，可有腭裂，牙列拥挤和开殆，反殆。成年患者面部有典型的痤疮。①颅面骨畸形：明显短头并伴有尖头，前额陡峭；面中部 1/3 发育不足，下颌相对稍显前突，鼻梁低平。②手足畸形：左右对称，并指畸形至少累及第 2、3、4 指，若第 2、3、4、5 指并指称为产科手，所有手指并指称匀状手。并趾常涉及第 2、3、4 趾，X 线显示有骨融合。③眼症：眶距过宽，眼球突出，外斜视，外眦下斜，视神经因在视神经孔处受压，出现视盘水肿，常继发视神经萎缩。④口颌系统畸形：上颌骨发育不足致错殆畸形，有 25%~30% 的病例患有软腭裂或悬雍垂裂。⑤中枢神经系统异常：多数患者有智力发展迟缓，但有些作者报道，患者的智力处于中等水平，智商接近正常人。颅缝早闭，严重者有颅内压升高的相应症状。⑥其他畸形：低位耳、脊柱裂、关节粘连、心血管系统异常等。

**诊断** 根据病史和临床表现，就可做出诊断。①影像学检查：颅缝早闭，包括冠状缝早闭、骨缝硬化、骨桥、骨缝不清、浅眼窝和上颌骨发育不良等可通过颅骨影像来鉴别诊断。颅顶和颅底的三维 CT 颅骨重建是目前确定颅骨形态和骨缝的变化最有用的手段之一。并有助于手术的设计。MRI 检查可以检测到软组织和脑组织的异常。②产前诊断：孕期的早期诊断和干预是十分重要的，在 26 孕周出现三叶草状颅骨缝闭合畸形是该综合征的明显特征。

使用二维超声及胎儿 MRI，必要时三维超声可用于诊断出异常的手、脚和脸。三叶草状胎儿头骨畸形的特点，胎儿的并指/趾的临床诊断和产前基因分析证实 FG-FR2 的突变均可诊断胎儿患有该综合征。

**鉴别诊断** 注意与下列疾病鉴别。①卡彭特综合征（Carpenter syndrome）：又称尖头多指并指畸形Ⅱ型（acrocephalopolysyndactyly Ⅱ，ACPS Ⅱ）。颅骨骨缝早闭使呈尖头畸形，但相当部分病例为单侧骨缝早闭，导致形成不对称的尖头，并指/趾为指/趾间软组织粘连成蹼，非骨性融合，常累及第 3、4 指/趾，并可伴有多指/趾畸形。该病为常染色体隐性遗传。②塞特勒·霍特泽恩综合征（Saethre-Chotzen syndrome）：又称尖头并指畸形Ⅲ型（acrocephalosyndactyly Ⅲ，ACS Ⅲ）。短尖头，但常为单侧骨缝受累而呈斜头畸形。并指/趾亦呈软组织蹼，并指常发生于第 2、3 或第 2、3、4 指间，并趾常发生于第 2、3 或第 4、5 趾间。该病为常染色体显性遗传，外显率较高。③克鲁宗综合征（Crouzon syndrome）：又称遗传性头颜面骨发育不全，为一种特殊类型的颅骨缝早闭。多有家族遗传史。头面部畸形的特点为多数颅骨缝过早闭合，上颌骨发育差和脑积水，颅骨的前后径短，两眼分离并向外斜视、鼻底退缩、鼻弓增宽，眼眶下缘缩小，眼球向前突出，上、下齿呈反殆。除头面部畸形外，常有头痛和脑挤压征象。④小头畸形：常因胎儿期的有害环境因素所致，偶然见于常染色体隐性遗传。该畸形脑部和颅骨的发育均有障碍，发育完全后脑重不超过 1000g，最大颅周径一般不超过 47cm。头颅形状亦有特异性变化，额部和枕部平坦、狭小、顶部略呈尖形，和发育完整的面骨形成强烈对照。头皮增厚，头发粗密。身材矮小，智能发展停留于白痴阶段。

**治疗** ①颅眶畸形的矫正：尖头畸形的整个头颅的重新塑形和增加颅内空间和眶间距离的额眶前移术，应在出生后 3~4 个月内进行；也有学者主张在 3~6 个月进行，直到 18 个月内进行都可以。出生后 6 个月时，阿佩尔综合征患儿颅盖中线存在缺陷，从眉间延伸至后囟，这种缺陷于 2~4 岁全消失，尽管冠状缝生后闭合，但蝶囟较大，人字缝和颞骨鳞缝有一定生长潜力，所以阿佩尔综合征的婴儿颅骨在生后较开阔，颅内压增高不易发生。解决颅缝早闭的手术多在出生后 4 个月进行，现在基本的手术方法是 4~6 个月时行前部眶骨前移手术，6 个月~1 年时进行后颅延长术。②中面部畸形：中面部前移术通常在学龄前进行，对面中部凹陷经典术式采用勒福Ⅲ型截骨，前移面中部骨骼，矫正面中部凹陷。近年来报道采用骨延长器技术治疗的文献逐渐增多。外部牵张成骨被用来治疗先天性面中部发育不全。外部牵张成骨相比标准的勒福Ⅲ截骨，降低复发率、并发症少等优点。②并指/趾畸形：矫正并指畸形的分叉术需要分离并指间的皮肤，做 Z 形组织瓣改形，通常皮瓣应尽可能覆盖于关节部位，尽量用皮瓣覆盖手指的桡侧保证桡侧感觉的存在。并指分指后的创面，用全厚皮片移植。两指并连之间仅有一条指神经时，在分指时应将指神经尽可能保留于示、中、环指的桡侧和小指的尺侧，以便重建对指捏物时有感觉。两并指共用一条肌腱时，可将该肌腱保留在主要指上，必要时可从一指移位到主要指上的相应位置，对无肌腱的指，后期可行肌腱移植术。脚趾的并趾畸形对功能和外形影响较小，不做处理也可。

**预后** 决定预后的因素主要有：①手术的年龄。如果不早期手术，颅缝早闭会引起颅脑的缩小和智力的发育迟缓。②颅脑畸形。胼胝体和脑室的大小对于最终的智力水平没有影响或影响较小。但是透明间隔的畸形对智力水平影响则很大。③家庭环境的质量。送到专门福利机构的患者中只有 12.5% 达到正常智力，而在正常良好的家庭环境中成长的患者中有 39.3% 能恢复正常。

（徐家杰）

Kǎpéngtè zōnghézhēng

# 卡彭特综合征（Carpenter syndrome） 以先天性颅面畸形、尖头、肥胖、并指/趾或多指/趾为特征的临床综合征。又称尖头并指多指畸形Ⅱ型。是一个极其罕见的常染色体隐性遗传病。突变基因为 RAB23，位于 6 号染色体，MEGF8 基因含三个关键 SNPs，位于 19 号染色体（19q13.2），这已经被确认为是引起该综合征的主要原因。发病率约为 1/1 000 000。

**临床表现** 典型临床特征为颅骨畸形，最常见的类型有矢状缝早闭和双侧冠状缝早闭。矢状缝早闭可导致患儿头颅呈舟状，前后径长，左右径短，严重者头颅呈马鞍状畸形，枕极及额极均过度膨出，前额亦高耸突出，前囟门狭小或早已闭合。双侧冠状缝早闭可导致患儿头颅呈短头畸形，前后径短，额颞部扁平、高耸、额枕部无正常突起，甚至向后倾斜。当矢状缝和双侧冠状缝均早闭时，表现为尖头畸形，颅骨呈锥形状。这些患者眼窝比正常人小，常常导致视神经损伤，视力下降，眼球突出致角膜损害。常表现为畸形的宽脸，低鼻梁，宽且异常肥大的朝天鼻，耳朵位置较低，结构异常等。并伴有中面部发育不良，上颌后缩，下颌相对前突，异常高拱的上腭也可引起牙齿发育问题和发音困难。颅缝早闭常伴有脑积水，脑积水导致了大脑压力的增加，如果没有及时治疗可引起永久性脑损伤。该综合征患者常伴有并指/趾畸形或多指/趾畸形，多趾较多指常见，偶见短指。大约三分之一的患者有心脏缺陷，常见的心脏缺陷可包括：肺动脉狭窄，主要血管错位，或存在异常大的腔静脉将头颈部和上肢的血液回流到心脏。男性的睾丸也有可能没有下降。

**诊断** 主要靠双侧冠状缝及矢状缝早闭引起的头颅畸形，呈尖头、短头等。可伴有并指/趾畸形或多指/趾畸形。X线及CT检查可准确判断头颅畸形。其他遗传病也可表现为类似的头颅畸形，故可通过基因检查确诊该综合征。

**治疗** 头颅畸形矫正术最好在1岁之前完成，颅骨生长发育阶段实施手术易于塑形，能获得更好的手术效果。术中，医师将颅骨切开并重置颅骨，重塑颅骨使头颅形状更为正常。将早闭的颅缝打破后，脑组织可以有空间继续发育，如果一个卡彭特综合征患者有严重的心脏缺陷，他们需要手术纠正心脏畸形。其他的畸形也可以选择性地进行手术。有些父母为其孩子的蹼状的手指或脚趾进行矫正手术，以改善外观和功能问题。为了解决疾病带来的职业挑战，许多患者通过演讲和职业治疗以达到更为独立地完成日常任务和活动。为了解决与双侧冠状缝早闭相关的视力问题，患者必须寻求眼科医师的诊治。若上腭有严重畸形，需要颌面外科医师来矫正。卡彭特综合征患者常伴有肥胖，所以需要制订终身饮食计划来维持健康的体重。睾丸未完全下降的患者有可能导致不育，所以必须手术治疗。

（徐家杰）

Kèlǔzōng zōnghézhēng

## 克鲁宗综合征 （Crouzon syndrome） 由颅底缝为主的多颅缝早闭引起的以突眼、反𬌗、面中部发育不全为主要临床表现的临床综合征。在颅面畸形中的发生率，贝尔莱德森（Berldsen）报道为6.8%，戴维（David）报道为14.9%，斯特里克（Stricker）报道为13.5%，张涤生报道为9.0%。属常染色体显性遗传。但在许多临床上见到的病例中，大部分均单个散发。

**分类** 根据病变累及的范围可分为五型。①上颌型克鲁宗综合征：以中面部的后缩、凹陷为主要特征。②假性克鲁宗综合征：主要表现为突眼畸形。③颜面型克鲁宗综合征：有典型的突眼、中面部后缩和反𬌗。④颅型克鲁宗综合征：除颜面型的特征外，还有短头、额窦发育不良等症状。⑤颅面型克鲁宗综合征：最严重的一型。所有症状均可出现，并有明显的颅内压增高、眶距增宽症等伴发症状。

**临床表现** ①典型症状是由于上颌骨发育不全，特别是眶骨发育不良而造成的突眼症。少数病例亦合并有眶距增宽症，但常被中面部后缩和额部的后倾所掩盖。②前额及颅部多较正常，但在颅面型中，由于涉及较多的早闭颅缝，故可出现短头畸形或尖头畸形（图）。③面部畸形最为典型。中面部扁平，有时成凹陷的盘形脸，颧骨及眶顶部发育不足，眶腔极小而不能容纳眼球，致造成突眼，貌似青蛙眼。可存在散开性斜视。从下面观，可见鼻根平塌，鼻梁及鼻孔宽阔。侧面观则可见鼻尖弓状隆起，呈鹦鹉嘴状。另一典型症状是严重牙齿反𬌗。下颌骨虽属正常，但由于上颌骨严重后缩，故可表现为下颌骨的相对前突状态。牙齿咬合关系不良，牙列不齐，呈反𬌗状。④上腭狭长，腭盖高拱。软腭及悬雍垂较正常人长。鼻咽腔很小，有时会影响呼吸，导致口呼吸习惯及打鼾，严重时造成阻塞性睡眠呼吸暂停症。可以出现发音不准、缺乏共鸣、辅音不清等语音障碍。有些病例可存在外耳道狭窄，甚至闭锁，导致听力障碍，加上上呼吸道易致感染，欧氏管（耳咽管）口阻塞，亦会进一步影响患者听力的发育。视力方面的影响，主要来源于眼睑闭合不全，

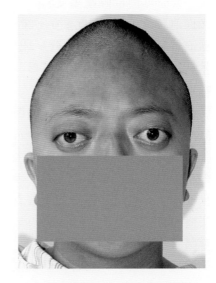

图 颜面型克鲁宗综合征患者<br>可见突眼及尖头畸形表现

缺乏眼球的保护组织，长期角膜暴露导致暴露性角膜炎，严重者可致角膜白斑，导致失明。⑤患者一般均少见有智力发育迟缓问题，但如与多条颅缝早闭有关，颅内压增高严重，则可能发生智力发育迟缓。

**诊断** 除上述临床表现外，还可结合以下检查加以诊断：①X线平片上颅顶部的异常依早闭颅缝的数目而定。和短头、尖头畸形相似，可以见到明显的颅顶骨嵴。额骨呈垂直型或向后倾斜。骨壁薄，冠状缝及矢状缝迹消失。大脑印迹多而显著。颅底部筛骨呈曲线状，前下部凹陷，蝶骨小翼增大，而大翼则在长宽两方面都缩小，整个颅底部呈拱背状，这是该综合征的一个特有症状。头部X线的定位测量在诊断和治疗该综合征时有重要意义。常用的为X线侧影定位测量。该综合征患者的头颅测量常呈短头形态。颅底和颅基底（枕大孔）夹角缩小是造成颅底拱背的原因。②CT同样对该综合征的诊断和测量有重要意义。在CT横断面平扫的眼眶断面上，可以测定眼球的突出度，同时可测量眼眶壁变浅，前颅底前后径变小的程度。在CT冠状面平扫中，有时可见眼眶缘高抬，提示该综合征同时伴有短头畸形等颅缝早闭症。

**治疗** 手术治疗是唯一的治疗方式。①上颌型克鲁宗综合征和假性克鲁宗综合征：可选用颅外法勒福Ⅲ型截骨前移术。②颜面型克鲁宗综合征可行颅外法勒福Ⅲ型截骨前移术。严重额部后倾或平坦者，可考虑行Monobloc手术或泰西耶（Tessier）的二期法额眶、上颌前移术。③颅型克鲁宗综合征小儿患者可仅行单纯的额眶前移术，待成年以后再行勒福Ⅲ型截骨前移术。成人患者可行Monobloc手术。④颅面型克鲁宗综合征多伴有眼眶向外侧倾斜分开，伴眶距增宽症和腭部正中高拱，甚至有腭部裂开者。此类患者应行Monobleoc和Bipartition联合手术以一期矫正上述畸形，但应限于14岁以下的儿童进行此类手术。

轻度的克鲁宗综合征，应避免早期手术，以防中面部截骨时损伤乳牙或恒牙胚。有严重突眼畸形、额颅畸形者，可早期手术，但最早应在2岁以后。可行额眶前移术，也可行Monobloc手术。大多数病例二期还要做矫正手术，如勒福Ⅰ型、勒福Ⅲ型截骨术等。克鲁宗综合征早期伴发上颌中面部严重后缩而形成鼻咽部气道阻塞者，应作为早期截骨前移的指征之一。但术前应做气管切开术以策安全。严重的颅面型克鲁宗综合征患者，最好在3~4岁时行Monobloc和Bipartition联合手术，既安全，又能取得良好效果。

对于面中部截骨前移超过1cm的患者或者14岁以下的小儿，推荐采用牵引成骨的方式，6岁以下的患儿采用内置式牵引器更为安全。

（穆雄铮）

*Fěifú zōnghézhēng*
## 斐弗综合征 （Pfeiffer syndrome） 以原发性颅缝早闭，拇指/跗趾短而宽大和手足并指畸形为主要表现的临床综合征。也有表现为脑积水、眼球突出及手足的骨骼畸形和生长发育迟缓等症状。是一种罕见的常染色体显性遗传性疾病。发病率约1/100 000。

**病因** 成纤维细胞生长因子受体（FGFR）基因突变可能导致该综合征，FGFR1和FGFR2基因突变都可能导致胚胎期颅骨及指/趾骨早期融合。

**临床表现** 典型临床表现为原发性颅缝早闭合并短而宽大的拇指/趾。①颅缝早闭：主要是冠状缝和人字缝早闭，有时也有矢状缝早闭，头颅横向发育，枕部平坦，中面部发育不良，眼眶发育不良而造成眼球突出，鼻部发育不良，可能有眶距增宽。②指/趾畸形：拇指/跗趾短而宽大，且与其他指/趾分离，2，3指/趾并指畸形。③其他：可能有智力发育迟缓，中脑导水管狭窄导致脑积水，脑疝等。外耳道狭窄或闭锁导致反复的耳道感染。也可能有肾积水，肾脏移位至盆腔，胆囊发育不良等。由于中面部发育不良也可能出现上呼吸道梗阻。

**分类** 科恩（Cohen）根据临床特征及严重程度将斐弗综合征分为三种亚型。①1型斐弗综合征（经典型斐弗综合征）：临床表现较轻，如短头畸形、面中部发育不全、手指及舌异常。这一型通常智力正常、预后良好。FGFR1和FGFR2突变均可导致1型斐弗综合征。②2型斐弗综合征：表现为头颅畸形、眼球突出明显及手指、舌的重大异常，生长发育迟缓和神经系统并发症。③3型斐弗综合征：临床表现与2型斐弗综合征相似，但是没有头颅畸形。2型斐弗综合征和3型斐弗综合征由FGFR2基因突变引起，可能会出现后鼻孔异常、咽气管异常、脑积水、癫痫等症状，死亡风险增加。

**诊断** 根据临床表现，原发性颅缝早闭合及短而宽大的拇指/跗趾，可以做出诊断。由于临床表现变异较大，对于怀疑的病例，可以做FGFR基因突变的检测。①X线检查：头部X线平片可以看到颅缝处骨质增厚，密度增加，颅内压增高而出现的指压切迹，蝶鞍扁平，各颅凹变深等。②CT 检查：头部 CT 可以提供手术者直观的畸形外貌，对颅面畸形的诊断，手术方案的制订都具有极高的参考价值。③产前诊断：该综合征产前诊断可以提供产前超声表现，如颅缝早闭，眼球突出和宽大的拇指/踇趾。但由于该综合征症状变异较大，仅依靠超声诊断比较困难，必要时可以做 FGFR 基因突变的检测，以明确诊断。

**鉴别诊断**　①克鲁宗综合征（Crouzon syndrome）：除头面部畸形外，一般没有指/趾畸形。②阿佩尔综合征（Apert syndrome）：明显短头并伴有尖头，并指畸形左右对称，至少累及第 2、3、4 指，并趾常涉及第 2、3、4 趾。

**治疗**　治疗主要包括开颅解压，严重的患者可以在 3 个月就进行手术，手术的目的主要是减少颅压，重塑颅骨以及加深眼眶。其他手术包括 LeFort 截骨前移，改善中面部发育不良等。

(徐家杰)

Sāitèlè-Huòtèzé'ēn zōnghézhēng

## 塞特勒-霍特泽恩综合征

（Saethre-Chotzen syndrome, SCS）　以颅缝早闭致塔形尖头合并手足对称性并指/趾的临床综合征。又称尖头并指畸形Ⅲ型。其发病率为 1：（25 000～50 000）。发病没有种族和族裔群体的区别，男女比例 1：1。SCS 的发病与遗传有关。1931 年，挪威的精神病学家哈康·塞特勒（Haakon Saethre）描述了一位母亲和她的两个女儿之间类似的特征。他们都有长且不均匀的面部特征，低发际线，短指，第 2、第 3 个手指或第 2、第 3、第 4 趾为并指/趾。

1932 年德国精神病学家霍特泽恩（F. Chotzen）形容一个父亲和他的两个儿子有非常相似的特征，听力损失，身材矮小，轻度精神发育迟滞。因此，该综合征便以两位科学家的名字命名。

**病因**　主要病因为颅缝早闭，正常情况下，颅骨之间的各骨缝须遵循一定的时间顺序骨化闭合，如由于种种原因，某一或者多个颅缝在正常年龄以前过早骨化闭合，周围颅骨就会产生与骨化颅缝呈垂直方向的生长不全，而沿骨化颅缝方向则呈代偿性过度生长。SCS 患者的颅骨因为颅缝早闭而呈塔状头。SCS 的患者冠状缝闭合，如果不对称就会导致面部和前额不对称。患者大脑的增长速度大于他们的头骨，因此将会导致患者颅内压增高以及头顶、前额隆起，以便为大脑发育提供足够的空间。面部的不对称，主要表现在眼部、脸颊、额头的宽度和高度。从基因层面上看，目前多认为该病为常染色体显性遗传。

**临床表现**　SCS 个体差异根据疾病的严重程度有些许不同，但总体来说，SCS 患者颅顶短而尖，前额高突，上颌骨发育不全；眼眶浅而扁平，眼球突出，眶距较宽，患者可能出现斜视，上睑下垂，发际线较低；手足对称性并指/趾，程度不一，以 2、3 指最为常见，且指（趾）较为短小。闭合的颅缝越多，闭合时间越早，面部畸形也会越严重。SCS 还可导致患者生长延迟，比同龄人身材矮小。虽然大多数患者智力正常，但仍有一些患者可能有轻度至中度精神发育迟滞（智商从 50～70）。

**诊断**　①产前诊断：产前诊断通常在胎儿 15～18 周时行羊膜穿刺术从胎儿细胞中提取 DNA，也可以在 10～12 周行绒毛膜绒毛取样（CVS）来提取胎儿的 DNA。最近，超声技术在检测颅缝早闭的领域中也被广泛应用。②临床诊断：主要基于患者外观及影像学的评估：a. 患者是否有颅缝早闭的情况，以及患者特异性的塔颅。b. 低发际线，面部不对称，上睑下垂和斜视。c. 手足对称性并指/趾且短小，拇外翻等。③基因诊断：通过基因分析来检测 TWIST1 基因。

**治疗**　轻度的 SCS 只涉及指/趾，若不会影响手或脚的功能，则不需要手术进行修复，除非患者强烈要求手术治疗。但如果病情较为严重，则需要进行头颅成形术来重建颅骨骨骼，手术最好选择 1 岁左右，以防止颅内压增高影响视力、智力和面部畸形程度的加重。手术方式以颅骨直线形、十字形切开或双侧颅骨骨瓣成形术为常用。术后要佩戴头罩以进行头部保护，时间为 3 个月。术后患者预后良好，甚至不会有人知道他们曾经是 SCS 患者。

(徐家杰)

Sàkǎtè-Nài'ēn-Dìsīdài'ěr zōnghézhēng

## 萨卡特-奈恩-蒂斯代尔综合征

（Sakati-Nyhan-Tisdale syndrome）　以头部、手指以及其他部位的畸形为特征性表现的罕见遗传学疾病。又称萨卡特综合征。也有学者将其归为尖头并指畸形Ⅲ型。该病由萨卡特（Sakati N）、奈恩（Nyhan WL）和蒂斯代尔（Tisdale WK）于 1971 年首次报道。主要畸形表现为头颅畸形，颅缝早闭造成的尖头畸形，颅内压增高和脑积水患儿多伴有智力发育障碍。头皮萎缩或出现秃发，发际线过低。面部畸形表现为下颌前突、上颌发育不全、牙齿排列拥挤，面中部发育较平坦，低位耳及短颈等。手指足趾畸形是另一重要表现，包括短指/趾、多指/趾、并指/趾，还可表现为拇指和足趾过宽。四肢长骨发育不良，包括股骨和胫腓骨弯曲畸形或发育不全。其他系统畸形如先天性心脏病、阴茎短小、睾丸发育不全等。此外，患儿可伴发呼吸困难、反复呼吸道感染、腹股沟疝、紫癜等。该病病因尚不明确，有可能与遗传缺陷、紫癜、尖头并指畸形等原因有关。

（徐家杰）

## 萨米特综合征（Summitt syndrome）

Sàmǐtè zōnghézhēng

症状与卡彭特综合征（Carpenter syndrome）相似，如尖头畸形或舟状头畸形，第2及第5指/趾并指畸形等。与常染色体隐性遗传有关。与卡彭特综合征不同之处为拇指一般不分叉，智商较低。

（徐家杰）

## 特雷彻·柯林斯综合征（Treacher-Collins syndrome，TCS）

Tèléichè-Kēlínsī zōnghézhēng

由于先天性双侧第一、二腮弓发育不良而产生的不同程度的眼睑畸形、颧骨及下颌骨发育不良及耳部畸形。又称弗兰切斯凯蒂-茨瓦林-克莱因综合征（Franceschetti-Zwahlen-Klein syndrome）、下颌面骨发育不全综合征等（图）。此病罕见，发病率1/50 000~1/25 000，为常染色体显性遗传性疾病，因TCOF1基因突变而致病，基因定位于5q32-q33.1（TCOF1基因），具有不同的外显率及表现度，但亦有60%以上的病例为散发，无家族史。

**临床表现** 轻重不等，临床变异较大，主要表现为以下几个方面。①双侧且对称性的眶周软组织特征性改变，睑裂向外下倾斜，呈"反眼"畸形，下睑缘内2/3与外1/3交界处有裂隙，下睑内2/3睫毛缺失。②颧骨体及颧弓发育不良，面部前后突度增加，宽度不足，同时还存在上颌骨发育不良。③下颌骨发育不良，颏部后缩，颏高增加，前开殆常见。④其他：可能还合并有外耳及中耳畸形，耳周发际异常；鼻背宽大，鼻长度增加，呈鹰钩鼻；腭部畸形等。头影测量显示面部突度增加（此因下颌骨发育不良及位置异常所致），然而面中部与前颅底的关系（SNA角）在正常范围内，下颌平面较陡，并顺时针旋转。三维CT成像显示眶外下缘存在骨裂隙或缺损。

**诊断** 结合临床评估、影像学检查和分子遗传学检查可以确诊。此病需与纳赫尔综合征（Nager syndrome）区分，其除了有下颌面部发育不良外，还有上肢（或合并下肢）的桡侧缺陷。

**治疗** 病情严重患者出生时出现阻塞性呼吸窘迫症状，需采取对症治疗，必要时需给予气管切开治疗。后期畸形整复治疗包括：①眼部畸形矫正：下睑缺损可采用蒂位于外眦部位的上睑眼轮匝肌肌皮瓣修复，该方法既能修复全层的下睑缺损，也能将外眦角上移，同时应做外眦韧带固定，矫正反眼畸形。②颧骨发育不良矫正：可采用骨移植的方法，包括颅骨外板或颅骨全层移植、以颞肌为蒂的血管化颅骨移植、肋骨移植等。移植骨通常塑形为T形，同时矫正颧骨体及颧弓发育不良以及修补眶下缘骨裂隙。手术的难点在于骨骼重建后颧突部位是否有足够的软组织来覆盖。颧骨手术的时机通常认为在5~7岁比较合适。③下颌骨畸形：畸形较轻同时颞下颌关节功能正常者，可以保守治疗，至青春期接受正颌外科治疗，行下颌升支矢状劈开截骨及勒福Ⅰ型截骨以矫正殆平面角度，并关闭前牙开殆。此外，颏成形术可用来矫正颏高并增加颏突度。畸形较重患者可在6~10岁开始治疗，可采用下颌骨延长术，此法在下颌骨截骨后安置骨延长器，缓慢牵开逐渐延长，这种方法具有创伤小，复发率低，延长长度可靠等优点。严重患者下颌升支仅有菲薄骨皮

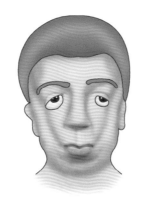
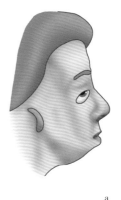
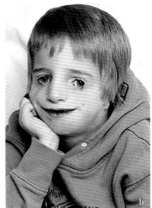

**图 特雷车·柯林斯综合征**
a. 正侧位；b. 小儿正位

质，需先行肋软骨移植重建升支。患者二期还需行双颌手术，以矫正面中部畸形，殆平面角度及面高度的不足。④其他治疗：合并有听力障碍者，需及时治疗以避免影响语言功能发展；外耳畸形、鼻畸形及发际异常者采用相应的治疗方法。总的来说，各部位畸形的矫治需综合考虑，适当安排治疗先后顺序并配合，如下颌骨重建时要考虑气道通畅问题及腭裂的修复时机。

（黄绿萍）

bàncè yánmiàn wěisuō jīxíng

**半侧颜面萎缩畸形**（progressive hemifaical atrophy deformity）　单侧面部皮肤及皮下组织的渐进性萎缩性疾病，也可波及肌肉、软骨及骨骼，病程发展缓慢的组织营养障碍性疾病（图）。又称龙贝格病（Romberg disease）。此病病因不甚明了，不是一种先天性疾病，无明确遗传病史，左右侧受累机会均等，95%以上均为单侧，各种族均有发病，女性多发。目前有三种可能的病因假说：感染、三叉神经周围神经炎及交感神经功能紊乱，但均不能完全解释该病的发生。

**临床表现**　典型的发病年龄在20岁以前，病程长，进展缓慢，起初表现为皮肤的轻微变化，有时仅为皮肤色泽改变，呈色素沉着或减退的退行性变化。病变沿三叉神经分支的走行区域分布，累及一个或多个分支区域。在进展期内出现皮肤、皮下组织及肌肉的进行性萎缩，一般持续2~10年。病变区域一般不超过中线，在前额出现几乎垂直的线状凹陷痕，并向眉间及前发际处延伸，与健侧界限分明，称为军刀痕，这是具有诊断意义的特征性临床表现。虽然面部肌肉萎缩变薄，但面部表情不受影响。有时可见患侧鼻翼软骨、耳软骨、舌及腭部组织受累，亦可波及患侧的汗腺、毛囊及唾液腺，出现秃发及硬皮病等症状。在幼年期发病（<10岁）会影响患侧面部骨骼发育，出现严重的面部不对称畸形，通常累及面中部及下颌部，下颌升支发育不良致面后高度不足；下颌骨矢状方向发育不良，上颌骨在矢状面上同时具有垂直及矢状方向的发育不良，导致殆平面倾斜及咬合关系紊乱。当三叉神经第一分支区域受累时，眶周组织明显萎缩，则出现典型的眼球内陷。

**诊断**　根据病史及特征性临床表现，多可确诊。有时需要与脂肪营养不良及线性硬皮病鉴别。脂肪营养不良仅累及脂肪组织，且为双侧对称。线性硬皮病有时较难鉴别，两者的病程发展及病理改变较为类似，但硬皮病患侧与健侧界限不分明，硬皮病的病变皮肤存在弹力纤维缺失，而半侧颜面萎缩者的皮肤无弹力纤维缺失，这是两者鉴别的重要依据。

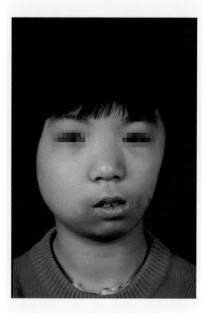

图　半侧颜面萎缩

**治疗**　尚无特效疗法。在进展期内，可采用神经内科方法保守治疗，如加强神经营养、按摩及理疗等，但疗效多不显著。待病情进入稳定期后，可采用充填及组织移植的方法，使患侧面部外形丰满，以求与健侧对称。①轻度不对称畸形，注射胶原、透明质酸或脂肪以改善皮肤及皮下组织萎缩，需多次或重复注射。②局限性的组织凹陷采用真皮、脂肪或真皮-筋膜-脂肪组织游离移植。组织移植块不宜过大，以避免移植组织坏死，必要时分区进行，多次治疗，每次手术宜相隔6个月以上。移植时应使真皮面向外，脂肪面向深层，并与皮肤做外固定。由于移植组织部分吸收，需做过度矫正。由于皮肤软组织菲薄，血供差，组织代用品（如硅胶等）植入发生感染及外露的风险大，多不采用。③面部病变范围大，组织萎缩严重时需采用带血供的组织移植。吻合血管的游离组织移植是治疗的最佳选择，疗效稳定，一次成形。一般选用的皮瓣有肩胛或旁肩胛皮瓣、腹股沟皮瓣、胸三角皮瓣及大腿内侧脂肪筋膜瓣等，转移至受区后有时会留有一个皮岛以缓解皮肤组织张力，并可用来监测皮瓣血供，指导下次手术修整。手术时采用改良面部除皱术切口及下颌下缘切口以暴露受区的吻合血管。皮瓣移植后通常需要二次手术修薄并悬吊。转移成活的皮瓣体积稳定，未见萎缩，但皮瓣成活后并无改善局部营养之作用；还可以采用腹部皮管经多次转移，削除表皮后植入病变部位皮下，术后需要多次修薄。④对于幼年期发病的患者（<10岁），由于同时伴有眶骨、眶颧复合体畸形及上下颌骨畸形，根据严重程度不同，

可采用骨或软骨移植，眶部截骨术及双颌手术以矫正眶部偏斜及咬合关系紊乱。⑤此外，某些相对独立的区域，如上下唇、鼻翼萎缩畸形不易矫正，可采用健侧唇红瓣转移以增厚患者唇红组织、耳郭复合组织游离移植修复鼻翼缺损（见耳郭复合组织移植法鼻再造术）。

（黄绿萍）

*Bó-Wéi zōnghézhēng*

## 伯-韦综合征（Beckwith-Wiedemann syndrome）

一种罕见，以脐膨出、巨舌和巨体为主要特征，还可伴有其他畸形和异常（包括低血糖、肾脏畸形、耳部皱褶或凹陷、面部红斑及偏侧肥大等）的先天畸形。又称脐疝-巨舌-巨人综合征（exomphalos-macroglossia-gigantism syndrome，EMG综合征）、威德曼Ⅱ型综合征和半身肥大综合征、贝克威思综合征、新生儿低血糖巨内脏巨舌小头综合征等。该病1963年由贝克威思（Beckwith）首先报道，1964年威德曼（Wiedemann）进一步提出诊断意见并报道数例后，改称贝克威思-威德曼综合征（Beckwith-Wiedemann syndrome）。该病罕见，发生率为0.07/1000活婴，其中85%的患儿为散发，15%的患儿有家族史，有家族史者有不同的表现度和不完全的外显率。分子遗传学检测提示部分可能存在有11p15基因位点异常。

**临床表现** ①脐膨出：脐疝，一般较大，腹直肌分离，内可含肝脏和/或小肠。②巨舌：舌体增大，轻重不等，新生儿期可出现上呼吸道慢性阻塞，换气不足，舌体常伸出口腔外致吸吮困难，咬合不良、喂养困难，后期可导致言语功能障碍。③巨体：出生时为巨大儿，但身高仍是正常范围，生后几个月内体重和内脏增长甚快，可为全身性或者半身肥大，骨龄增加；其半身肥大可能会节段性影响身体的某一部分或者某些器官与组织，生长速度至7～8岁时减缓。④低血糖：1/3～1/2的患者出生时或出生后数月出现，大部分为轻度及一过性的，但严重者持续存在，还可伴有隐性糖尿病或高脂血症。这是由于胰腺中有异常区域性胰岛细胞增生，引起胰岛素分泌增加及低血糖等联合特征。血糖大多在1.12mmol/L，低血糖可引起心脏暂时性增大，红细胞增多，肝大。⑤其他：还可伴发肾脏畸形、耳部皱褶或凹陷、面部红斑及偏侧肥大、巨大肾上腺皮质、胰腺肿大、心脏畸形等。此外，该病患者8岁前发生儿童期特有的胚胎性肿瘤概率较高，达7.5%，如肾母细胞瘤、肾上腺癌、肾胚胎癌、肝细胞癌等。

**诊断** 依据临床表现的三大特征（脐膨出、巨舌、巨体）即可诊断，若三大症状缺一项但伴有其他畸形或异常者仍可诊断为该综合征。患者应常规行血糖水平测定，X线及B超检查，以发现心、肝、肾的其他异常及畸形。此外，该征应与过度生长（SGBS）综合征鉴别，该征具有伯-韦综合征的许多临床表现（如巨体、巨舌、巨内脏及肾畸形等），但SGBS综合征具有特征性面容、腭裂及骨骼畸形如并指等，可以鉴别。

**治疗** ①出生时如舌体巨大导致呼吸困难，必要时需行气管插管术；巨舌导致的喂养困难必要时需行鼻饲管喂养。②纠正低血糖：对于持续性及顽固性低血糖，常用三氮嗪、皮质激素或高血糖素治疗。③舌体部分切除术：通常于2～4岁时实施，以利于言语发育。④整形术：尽早修补脐疝；偏侧肥大下肢长度不同者，可在青春期手术封闭一侧长骨的生长骺板，以改善双下肢长度不对称；青春期后行面部整形术改善面部发育不对称。⑤定期随访：8岁前每3个月定期行腹部B超排查胚胎性肿瘤。

**预防及预后** 产前诊断可从13孕周后超声动态监测胎儿肾脏与腹围比，或能发现多囊肾，脐膨出等。该病新生儿死亡率约20%，主要死于早产后并发症，如新生儿低血糖、脐膨出、心肌病等。

（黄绿萍）

*jìngmài jīxíng gǔféidà zōnghézhēng*

## 静脉畸形骨肥大综合征（venous malformation hyperostosis syndrome）

具有毛细血管畸形、静脉畸形及发育不良和肢体过度生长肥大三联征的先天性疾病。又称克利佩尔-特脑纳综合征（Klippel-Trenaunay syndrome）。1900年由克利佩尔（Klippel）与特脑纳（Trenaunay）首先报道，描叙其以血管瘤、浅静脉曲张和骨、软组织增生三联征为主要表现。95%以上病例仅累及下肢，通常为单侧，5%左右病例仅累及上肢，个别患者累及整个躯干。此病为常染色体隐性遗传，发病机制很难用任何单一学说来圆满解释，可能是多种因素共同作用的结果，即在三联征中，血管瘤和静脉畸形同为机体先天性发育异常的结果，而浅静脉曲张和组织增生则是多种因素共同作用引起的继发表现。

**临床表现** 多发生于下肢，出生或幼儿时肢体症状多不明显，仅在单一肢体的皮肤上出现血管痣（瘤）或鲜红斑痣，多位于大腿前外侧、臀部及躯干，随着生长发育，血管异常及畸形逐渐加重，出现明显的静脉曲张，患肢骨组织及各层软组织过度发育而肥大，呈典型的肢体粗大、静脉曲张与血管痣/瘤三联征（图）。通常大小隐静脉均被累及，最常见的类型是腓肠外侧静脉畸形，25%～50%病例存在深静脉畸形，静脉穿支功能不全亦可能存在。患者通常同时伴有淋巴水肿及淋巴系统异常，淋巴造影显示淋巴管发育不良。如果累及躯干部则可能伴内脏器官的血管畸形、小肠淋巴管扩张，并导致蛋白丢失性肠病。肢体增粗肥大表现为长度增加和/或周径增粗，主要是因为肌肉肥大，皮肤增厚以及过多的脂肪组织，可能还伴有淋巴水肿，有时在局部可能出现不成比例的肥大，尤其是脚趾或足部。肢体过度生长的机制不明。部分患者还伴有巨趾、多趾、并趾、马蹄内翻足等。由于下肢静脉处于长期高压状况，可致使患肢皮肤色泽改变、溃疡。

**诊断** 具有三联征表现但不存在明显动静脉瘘者，可诊断为克利佩尔-特脑纳综合征，还可行患肢深静脉顺行造影以了解静脉的病变部位、范围与程度。此病须与帕克斯-韦伯综合征（Parkes Weber syndrome）鉴别，该病有三联征表现，主要发生在上肢，并合并有动静脉瘘。另外，还需与马富奇综合征（Maffucci syndrome）区别，此为累及软骨和血管的先天性发育畸形，表现为多发性的海绵状血管瘤伴发一侧肢体末端，如指/趾骨和掌/跖骨的骨软骨瘤。

**治疗** 此征为低流量型脉管畸形，治疗大多为保守方法，症状较轻者可长期穿医用弹力袜减轻症状，防止病变进一步加重。2岁左右应测量腿的长度，如双侧差异超过1.5cm，则需要采用矫治鞋来弥补，以免进一步出现脊柱侧弯及跛行。对于较重的静脉曲张，应常规进行深静脉造影，了解深静脉有无病变，在深静脉病变得到纠正，方才施行曲张浅静脉或外侧畸形静脉的剥脱、结扎术。手术越早越好，这样可望不出现或减轻患肢增粗或增长的症状。对于肢体，尤其是足部严重肥大者，可分期实施外形修整术，如已影响穿鞋或活动，还可选择局部截肢治疗。

（黄绿萍）

Pí'āi'ěr-Luóbīn zōnghézhēng
## 皮埃尔-罗宾综合征（Pierre-Robin syndrome） 合并有小颌畸形或下颌后缩、舌后坠和吸气性呼吸道阻塞的先天畸形，大部分合并有腭裂。又称罗宾序列（Robin sequence）、第一腮弓综合征等（图）。该病1923年由皮埃尔（Pierre）等首次报道，病因不明，可能是一种具有不同外显率的常染色体显性遗传病，也可能与胚胎发育过程中各种因素导致下颌骨发育障碍有关。由于原发性或继发性下颌骨发育不良或后缩，使舌体在口咽部占据相对较大空间，舌体位置不良导致舌后坠，影响了位于舌两侧的垂直腭架向水平方向的伸展，故不能在中线融合而导致腭缝不能关闭，出现腭裂。由于这一系列的畸形和异常是在胚胎发育过程中序贯发生的，因而又称罗宾序列，发生率为1/30 000～1/2000活婴，可单独发生，也可合并其他遗传性综合征，最常见的为斯蒂克勒综合征（Stickler syndrome）。

**临床表现** 新生儿时期呈鸟嘴状面容，下颌发育不良或者下颌后缩，舌后坠，大部分患者合并有腭裂，且多为完全性腭裂，裂隙大呈U形。新生儿期因舌后坠导致不同程度的阻塞性呼吸困难及喂养困难，表现为阵发性青紫，严重者发生严重青紫、缺氧，甚至死亡。喂养困难主要因舌后

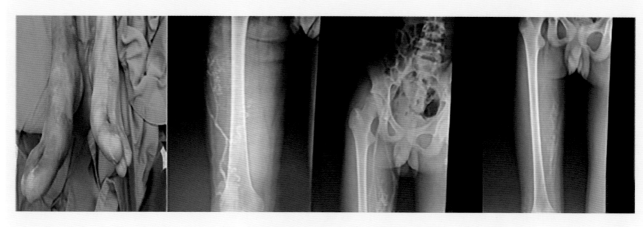

图　静脉畸形骨肥大综合征

坠及腭裂导致吸吮困难、喂奶时间长、疲劳、呛咳、呕吐以及误吸，从而易发生营养不良、代谢紊乱以及吸入性肺炎等。同时还可以合并先天性心脏病、颅面畸形、眼内斜视以及唇裂等先天性畸形。

**诊断** 小颌畸形或下颌后缩、舌后坠和吸气性呼吸道阻塞三者并存时可确诊。

**治疗** 新生儿期主要是对症及支持治疗，包括以下几个方面。①改善阻塞性呼吸困难：出生后可行鼻咽镜检查以明确呼吸道阻塞的类型及严重程度，有助于治疗方案的选择。轻者采取俯卧位即可，较重者可先行鼻咽管治疗；如仍不足以改善呼吸困难则需行手术治疗，包括舌固定术或舌唇粘连术，甚至行气管切开术。现还可采用下颌骨延长术向前牵开延长下颌骨，从而使舌前移，缓解呼吸道阻塞症状；随着年龄的增大，舌后坠程度减轻，临床症状明显改善，大部分患者出生6个月至1年后呼吸困难症状大部分消失。②喂养：患儿应监测生长发育，喂养困难导致营养不良时，需使用鼻咽管维持呼吸道通畅，并采用鼻饲管喂养，还可采用特殊饮食。③腭裂修补：由于腭裂修补术后的肿胀会进一步加重气道阻塞，因而此修补术至少应延迟至出生12个月以后，以等待下颌骨进一步发育，降低术后气道阻塞的风险。12个月后定期行鼻咽镜检查以评价呼吸道通畅状况，决定是否可行腭裂修复术。此外，腭裂修复术应在气管切开拔管前。随着患者的生长发育，大部分下颌骨最后都能正常发育。该病预后取决于合并症及其畸形的严重程度，一般随年龄增长，呼吸困难及喂养困难症状逐步减轻。该病死亡率约7%，主要原因为严重的呼吸道阻塞及合并其他病症。

（黄绿萍）

*Mòbǐwūsī zōnghézhēng*

## 默比乌斯综合征 （Mobiüs syndrome）

双侧面神经及外展神经麻痹的先天畸形。又称先天性双侧面神经并外展神经瘫痪综合征（congenital bilateral facial and abducent nerves paralysis syndrome）。面部无表情，双侧眼球不能外展，呈特征性"面具"样面容。病例为散发，罕见遗传史。

**病因及发病机制** 病因不明确，目前有四种可能的病理机制：①脑神经运动核发育不全。②脑神经运动核损伤。③周围神经畸形。④原发肌病。这四种病理表现在术中及尸检中得以证实。

**临床表现** 典型病例表现为轻重程度不等的双侧面神经及外展神经麻痹，导致特征性"面具"样面容，面部表情缺乏，双侧眼球外展不能，眼裂闭合不全，闭口不紧，流涎，吸吮困难，发音不清楚等，面部表情缺乏给患者与他人交流及社交造成了严重障碍。严重者还累及三叉神经运动支、动眼神经、舌咽神经及舌下神经，患者除上述症状外，有时还伴随有上睑下垂、眼球震颤或斜视，内眦赘皮也较为常见。鼻背通常较高较宽大，并延伸至鼻尖部，张口度较小。此外，部分病例还可伴单侧或双侧舌发育不全，上腭活动度差，吞咽及吮乳困难，下颌骨发育不良，这些因素可能会影响出生后第1年的喂养，生长发育亦受影响；还可出现嗓音粗及语音功能障碍。患者的听力通常是正常的，随着患者的生长发育，张口度及喂养状况

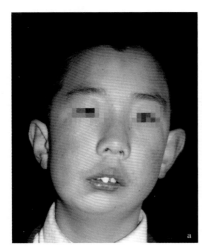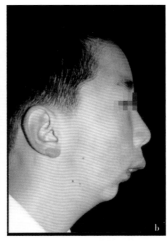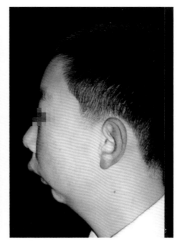

**图 皮埃尔-罗宾综合征**
a. 正位；b. 右侧位；c. 左侧位

会有所改善。仅有 10%～15% 的患者会出现智力障碍。有些患者还伴有四肢畸形，多为畸形足、并指/趾、指/趾缺如等。

**诊断** 先天起病，由于病变双侧对称，新生儿早期不易发现，喂养一段时间后才发现，患者呈特征性"面具"面容及双侧对称性改变，不难与其他疾病鉴别。肌电图检查属于核上性病变。

**治疗** 目的是恢复部分面部表情，改善口角下移、流涎、喝水及发音等。主要采用治疗面神经瘫痪的手术方法。①筋膜条悬吊法：非动力性疗法，改善静态时面容，矫正下唇外翻及口角下移。②颞肌瓣转移：恢复部分面部表情。③吻合血管神经的小肌肉移植：如股薄肌等，可选择与舌下神经或副神经吻合，或与三叉神经支配咬肌的运动支吻合，后者多功能保存完好，术前可以检测评估，且该分支邻近术区，吻合便利，其活动与面部表情协同性较好，手术分二期进行，每次治疗一侧。

（黄绿萍）

chángmiàn zōnghézhēng

**长面综合征**（long face syndrome） 以原发性前面高过长，尤其是下面部高度过长为特征的面部生长型。又称长面型、骨性开𬌗及高下颌平面角畸形等。颅面结构在生长发育过程中的空间比例变化，可以反映面部生长型，如各向生长的比例协调则为平均生长型，如下颌骨向下、向后旋转生长时，则为垂直生长型，具有开𬌗的趋势，其极端表现型即为长面型。后面高的生长量和上颌骨垂直向的生长量的比例决定了面型的生长方式，即下颌旋转方式，如后面高的增长慢于上颌骨的垂直生长，则发生后旋。

**临床表现** 面部双侧基本对称，面型窄而长，下颌宽度及双颊宽度窄，前全面高及前下面高均较大，前下面高与全面高之比明显增大，上唇高度基本正常，唇齿关系不协调，开唇露齿，鼻背较高，鼻侧区凹陷，颏后缩，颏唇角明显增大。常为安氏Ⅱ类错𬌗畸形，伴或不伴有开𬌗，腭穹隆窄而高。头影测量显示下颌平面角（MP-SN）大，即下颌平面的倾斜度较陡，下颌角角度大，鼻突度小。下颌角角度增大，与面高比呈正相关。上颌前牙槽高度远大于正常，上颌后牙牙槽高度也明显大于正常，上颌骨垂直高度与前面高的增加有明显的正相关关系。因此，长面综合征的主要畸形机制是上颌骨垂直方向过长。可分为伴有开𬌗及不伴有开𬌗的两个亚型。

**诊断** 根据临床表现及 X 线头影测量结果则可明确诊断。

**治疗** 生长高峰期的判断及不同生长型的差异对治疗手段的选择和实施都具有重要意义，正畸治疗必须在生长高峰期前，至少应在高峰期间，而正颌外科则需在生长停止后。在成年期前，传统的抑制垂直向生长的方法有高位头帽牵引或功能性矫治器，防止磨牙增长，限制下颌后旋，如能压低后牙槽使下颌前旋，可使面型改善，但往往仍难以控制其生长趋势。成年期采用正颌外科治疗，恢复面部各部分垂直方向的正常比例，建立正常的咬合关系，获得理想的唇齿关系。根据头影测量分析，采用勒福Ⅰ型截骨术，使上颌骨整体或分段上移，使之位于理想的位置，保持上切牙暴露 2mm。如下颌骨位置与上颌骨不协调时，可采用下颌升支矢状劈开截骨术使下颌移动

到理想位置，伴有明显的颏后缩者可采用颏成形术前徙颏部，以达到理想的上下面高比例。正颌外科术前及术后需进行正畸治疗，以获得良好的咬合关系。

（黄绿萍）

duǎnmiàn zōnghézhēng

**短面综合征**（short face syndrome） 以颜面垂直长度不足，尤其是下面部高度过小为特征的面部生长型。又称短面型、骨性深覆𬌗及低下颌平面角畸形等。颅面结构在生长发育过程中的空间比例变化，可以反映面部生长型，如各向生长的比例协调则为平均生长型，但颌骨尤以下颌骨向上、向前旋转生长时，则为水平生长型，具有深覆𬌗的趋势，其极端表现型即为短面型。后面高的生长量和上颌骨垂直向的生长量的比例决定了面型的生长方式，即下颌旋转方式，如后面高的增长快于上颌骨的垂直生长，则发生前旋。短面型可因上颌高度不足或下颌前份高度不足而形成。

**临床表现** 面部双侧基本对称，面型方而短，下颌宽度及双颊宽度增大，前全面高及前下面高均较短，前下面高与全面高之比明显缩小，下颌角角度小，近于直角，下颌角向外侧突出，咬肌肥厚，呈方形脸。如上颌高度不足，则伴有鼻翼基底宽，鼻孔大。上唇自然状态时，上下切牙切缘在上唇下缘以上，说话及笑时均不露齿。如下颌高度不足，面下 1/3 短，颏唇沟深，颏部突出。常为安氏Ⅱ类错𬌗畸形，前牙深覆𬌗，深覆盖。头影测量显示下颌平面角（MP-SN）小，即下颌平面的倾斜度较平缓，下颌角角度小。下颌支高度与下颌平面角及下颌角负相关；下颌平面

角与下颌角正相关。下颌平面角通常被用作诊断的重要依据。

**诊断** 根据临床表现及X线头影测量结果则可明确诊断。此综合征应与儿童时期外伤，感染等原因导致的颌骨发育不良鉴别，后者亦表现为颌面部发育不良，但其有明确的致病因素，且无典型的短面综合征面型，可以鉴别。诊断时还应根据头影测量分析结果，确定形成短面综合征的主要原因是上颌高度不足抑或是下颌前份高度不足。

**治疗** 生长高峰期的判断及不同生长型的差异对治疗手段的选择和实施都具有重要意义，正畸治疗必须在生长高峰期前，至少应在高峰期间，而正颌外科则需在生长停止后。早期（儿童期）采用正畸治疗使下颌向下、向后旋转，从而使面前下1/2及前牙槽高度增加，同时解决前牙深覆𬌗，但往往单纯的正畸治疗难以控制其生长趋势。至成人或青年后期，因上颌骨高度不足所致的短面型，可采用上颌勒福Ⅰ型截骨术，使上颌骨整体或分段下移，根据头影测量的结果决定上颌移动的距离及方向。骨间隙内植骨，增加上颌骨高度以达到良好的唇齿关系；因下颌骨发育不足所致的短面型，咬合关系正常时可采用颏成形术增加颏部高度并调整突度；因下颌后缩引起的下颌高度不足时，应采用下颌升支矢状劈开截骨术，或合并下颌前部根尖下截骨术以建立正常的咬合关系。

（黄绿萍）

kuàngjù zēngkuānzhèng

## 眶距增宽症（orbital hypertelorism）

以双眼眶内侧壁间骨性距离过度增宽为临床表现的疾病。可出现于多种类型的颅面畸形中。

**病因及发病机制** 病因主要包括：①先天性颅面骨发育不良，包括颅面裂、原发性中面部发育不良、伴有颅面骨发育不良综合征，如克鲁宗综合征（Crouzon syndrome）、阿佩尔综合征（Apert syndrome）等。②额鼻部的鼻筛型脑-脑膜膨出或额窦肥大。③颅面外伤。④颅面部肿瘤。筛房窦水平方向增宽及筛板脱垂是主要的病理机制，仅限于筛房前部增宽，不涉及筛房后部和蝶窦。

**临床表现** 眼眶间距离增宽，鼻中隔、鼻骨、筛骨、筛板及嗅窝等部位均宽于正常人。颅面裂导致的眶距增宽症表现为内眦距、外眦距、瞳距过大，伴有鼻外形平坦，鼻背软组织嵴状堆聚，鼻头低平，中鼻部支架结构以及鼻翼软骨发育不良，鼻尖缺如或双鼻尖，双重鼻中隔表现，额部、旁正中部的皮肤裂隙，内眦移位畸形。单侧颅缝早闭所致的眶距增宽症表现为单侧的眼眶和眼球的移位。鼻筛型脑-脑膜膨出者可见鼻根部正中沟状裂隙，视神经夹角变大可导致两眼协同视物能力丧失。继发于颅面肿瘤的眶内侧骨壁的异位，其眼眶的整体位置基本正常。继发于颅面外伤的可见软组织错位、严重的内眦及眼睑的畸形，骨性眶壁异常改变。

**诊断** ①X线检查：测量两侧泪嵴点之间的距离，即内眶距或眶间距（Interorbital distance, IOD）。泪嵴点为上颌骨鼻突、额骨及泪骨的交汇点。根据内眶距将该病分为三度。Ⅰ度：轻度，IOD32～36mm；Ⅱ度：中度，IOD36～40mm；Ⅲ度：重度，IOD大于40mm。②CT检查：可见宽大的筛板、嗅沟变圆、鸡冠重复或消失，视神经孔位置正常，两

侧眼窝向外侧扩张，视神经夹角增大，重者可达60°。鼻筛型脑-脑膜膨出患者，膨出物从增大的盲孔内向外突出，不存在与颅面裂相关的骨缺损。三维CT重建影像测量更加精确，在不对称颅颌面畸形的分析中尤为重要。应用头部CT平扫和冠状扫描以确定双侧眼眶和眼球在前后突度和高低距离方面的差异，是单侧眶距增宽症诊断的重要参考依据。

**治疗** 先天性眶距增宽症患者，4～6岁为最佳手术时机。术前明确病因，进行体表测量，根据头部定位X线平片、三维CT测量眶间距，分析眶距增宽程度，以选择术式。Ⅰ度患者：可通过矫正内眦畸形结合隆鼻术来改善症状；Ⅱ度患者：行颅外径路的C形或U形截骨术矫正畸形，若存在筛板脱垂，则亦需采用颅内外联合径路截骨矫正术；Ⅲ度患者需施行颅内外联合径路O形截骨矫正术以彻底游离眶缘骨架，截除眶间多余骨块，并将眶缘骨架在新的位置重新固定。对于Ⅲ度眶距增宽伴眶纵轴倾斜的特别严重的病例，可选用中面部劈开术以彻底改善眼眶形态。手术的基本原则包括以下四个要点：①切除眶间异常扩大部分（鼻骨、鼻甲、筛板、筛窦等）。②眶壁及眶缘三维立体截骨。③以额部的骨带作为支持结构行左右眼眶的内移。④内眦韧带固定和自体骨移植鼻再造。

**眶内侧壁内移手术** 适用于轻、中度眶距增宽症。先截除过宽鼻骨及筛窦，将部分或全部眶内侧壁和鼻眶缘截断后连同内眦韧带向中央靠拢，钢丝结扎固定或小钛板固定。眶内侧壁的截骨主要涉及泪囊窝、筛骨筛板及鼻骨。眼眶内上缘截骨需进入颅内，

只要无明显的脑脊液漏，可不予处理。部分额窦较大者可能损伤额窦前壁，需清理窦腔内黏膜。筛骨和筛板打开后可不予处理。眶外侧壁自体骨游离移植或人工材料充填以预防复发。眶内侧壁内移手术仅游离部分眶内侧壁和眶内缘，不改变眼球的位置，故实际上只是将两侧内眦韧带及其附着骨块向中央靠拢从而纠正内眦间的过宽畸形。由于截骨量少，内眦距缩短不明显，因而临床应用并不广泛。

U 形截骨术　适用于中度眶距增宽症，筛板位置较高，及无脑膜膨出的病例，可以缩短内眶距 10mm 左右。在眶内侧壁、外侧壁、眶下缘和眶底进行截骨，截下骨块呈 U 型，同时截除中央过宽的鼻根部及筛窦组织，将眶下部向中央靠拢、固定，并在两侧的眶外缘截骨间隙中进行植骨。在儿童患者，为避免牙胚损伤，水平截骨面应在眶下孔血管神经束以上的部位进行离断。

颅内外联合径路 O 形截骨术　是颅面外科的经典术式，适用于严重的眶距增宽症。基本手术步骤是额颅开窗、前额眶上骨桥制备、眼眶截断并向中央靠拢及植骨。取颅顶冠状切口充分剥离暴露额骨、双侧颞窝、眶上缘、眶外缘以及鼻根部。一般眶四壁剥离深度为 2～3cm（小于 4cm），不宜过深，避免暴露眶尖部而损伤视神经。眶间鼻筛部截骨方法常用鼻骨旁正中截骨术，即保留鼻骨中央骨带和部分筛骨正中板，用以固定截骨后形成的两个游离的眶架。该术式能在直视下从颅前窝进行眶上缘截骨，最大幅度地缩短内眶距，彻底改善患者眶距增宽症状。

（滕　利）

shuānghé qiántū

## 双颌前突（bimaxillary protrusion）

上、下颌骨同时前突的错𬌗畸形。

**病因与发病机制**　上、下颌骨过度发育或上、下牙弓突度过大是主要的发病机制，受遗传和环境因素双重影响，有明显的种族和家族倾向。口呼吸、口腔的不良习惯，乐器使用不当、全身性疾病引起舌体肥大等均可诱发双颌前突。

**临床表现**　上、下牙弓和/或上、下前牙前突，磨牙关系为中性，前牙唇倾，前牙覆盖基本正常或超覆盖，凸面型，口唇部突出或外翻，开唇露齿，颏部相对后缩，自然状态下，口唇难以闭合，强行闭合时，口腔周围肌肉紧张，颏唇沟消失，鼻唇角减小，上、下唇位于审美平面前方，鼻唇颏关系不协调。

**诊断**　目测软组织侧貌，当上、下唇凸点超前审美平面≥4mm 时，患者表现出较为明显的突颌侧貌，它代表了与大众审美观有差异的突颌侧貌，即医师认可的双颌前突患者，但不否认上下唇突点<4mm 时依然存在着侧貌较突的表现。X 线头影测量显示患者下颌骨相对后缩。

**治疗**　对于双颌前突患者，应着力于改善患者的前突面型和唇闭合功能，建立良好的牙齿咬合关系及协调的鼻唇颏关系。可分为正畸治疗和正颌正畸联合治疗。

**正畸治疗**　对于青少年患者，因从恒牙早期到恒牙期，下颌仍有一定的生长潜力，不能过早地拔出双尖牙。确定矫治开始的最佳时机取决于牙𬌗畸形的类型和个体生长发育以及心理情况。成人患者颅颌面骨及软组织基本稳定，对于比较严重的双颌前突患者，单纯正畸治疗主要为牙齿轴向的代偿，无法矫治骨性颌骨前突，因此难以改善前突的面型，只有采用正颌手术治疗，才能达到形态和咬合功能的改善和稳定。

**正颌正畸联合治疗**　对于以下患者应采用手术治疗：①患者侧面观表现为明显双颌前突。②成人患者且仅正畸矫治疗效不佳者。③要求明显改善面形者。④SNA 角和 SNB 角明显大于正常值者。⑤要求在短时间内改善明显者。治疗程序为：①术前准备：为便于手术，术前正畸使上下前牙进一步排列并适当改善𬌗曲线。先进行模型外科，在模型上去除 4 个第一前磨牙后，上下颌前牙段根尖下截断后退，在新的位置关系上制作固位咬合导板，以便术中固定前牙骨块。②正颌手术：拔除第一前磨牙，然后在上下颌尖牙至尖牙骨段距根尖 3mm 以上，截断骨块整体后退，戴用备好的咬合导板，并用钛钉钛板坚强内固定。③术后矫治：消除骨切开处的牙间隙，调整和改善咬合关系。

（滕　利）

xiàhé qiántū

## 下颌前突（mandibular protrusion）

下颌骨相对于颅底位置过度向前生长，造成前牙反𬌗，后牙安氏Ⅲ类错𬌗畸形，并以面下 1/3 向前突出、比例失调为特征的面骨畸形。可在欧洲哈普斯堡王朝家族成员中追踪到，又称哈普斯堡型突颌（Habsburg jaw）。

**分型**　①上颌正常，下颌前突。②上颌后缩，下颌前突。③下颌前突且偏向一侧。④上、下颌均前突。

**临床表现**　正面观，下唇颏部明显前突，下唇位于上唇的前方，面下 1/3 增宽，鼻翼基底部略窄，面中部后缩，鼻唇沟消失或变浅，部分病例两侧不对称；侧面观，下颌前突且不能后退，可伴有颏前突，下颌体长，下颌支短，下颌角变钝，严重者闭口不全，上颌前部发育不足或正常，颜面多为凹面形。咬合关系严重紊乱，前牙对刃、反𬌗或开𬌗，后牙安氏Ⅲ类错𬌗畸形，并可伴有牙列拥挤。

**诊断** X 线头影测量：SNA 角正常，SNB 角>80°，ANB 角小于正常，甚至为负数，即可诊断为下颌前突，借此可与因上颌发育不足而呈现的假性下颌前突相鉴别。

**治疗** 目的包括矫正外形和重建正常的咬合关系两方面，方法主要以外科截骨手术为主，配合正畸治疗；对于只有牙槽部或前牙轻度畸形的患者，正畸可以收到良好的效果。下颌前突的截骨手术方法有三种：下颌体部截骨术（下颌体前份截骨术、下颌体后份截骨术等），下颌升支部截骨术（下颌升支垂直截骨术、下颌升支倒 L 形截骨术、下颌升支水平截骨术、下颌升支矢状劈开术等），下颌根尖下截骨术。口内入路下颌骨升支矢状劈开截骨术（intraoral sagittal split ramus osteotomy，SSRO）和口内入路下颌升支垂直截骨术（intraoral vertical ramus osteotomy，IVRO）是目前矫治下颌前突畸形常用的两种手术方法。

口内入路下颌骨升支矢状劈开截骨术 SSRO 的主要优点包括：①近远心骨段间骨接触面大，容易施行坚强内固定。因此，十分有利于骨段的稳定和骨创面的早期愈合。②术后可以早期开口，有助于食物的摄入和口腔卫生的

清洁，利于咀嚼功能和口腔其他功能以及身体的迅速恢复。③可以在术中同时拔除阻生的智齿。④可以在术后早期开始进行牙齿正畸治疗，从而缩短矫治时间。

口内入路下颌升支垂直截骨术 IVRO 的主要优点包括：①技术操作简单，手术时间短，出血少。②手术损伤下牙槽神经的概率比 SSRO 低。③髁突和咬合关系更容易复位。

对绝大多数对称（含轻度不对称）的和不能接受较长时间颌间固定的下颌前突患者应该首选 SSRO 进行矫治，而对下颌前突伴严重不对称畸形以及术前存在明显的颞下颌关节紊乱综合征的患者则应优先选择 IVRO 进行治疗。此外，颏部截骨颏成形术常被用于下颌前突矫治的辅助手术。

（滕 利）

lú-miàngǔ xiānwéi yìcháng
zēngshēngzhèng

## 颅面骨纤维异常增生症

（craniofacial fibrous dysplasia of bone） 发生在颅面骨，以正常骨组织被均质梭形细胞的纤维组织和发育不良的网状骨骨小梁所代替的自限性良性骨纤维组织增生疾病。其特征为。该病病因不明、缓慢进展。

**分类** ①单骨型：单个或多个损害累及一块骨。②多骨型但不伴内分泌紊乱：多个损害累及一块以上骨骼。③多骨型伴有内分泌紊乱：损害散布于多个骨骼，常为单侧分布，伴有较大皮肤色素斑，多见于女性，表现第二性征早熟。

**临床表现** 病变部位的畸形和局限性、无痛性肿块。邻近器官受累移位。常见颅腔、眶腔变形缩小，眼球移位，上颌窦腔缩小或闭锁，鼻道狭窄，牙齿错位，

咬合关系紊乱，齿槽嵴畸形，语音不清，鼻塞，流泪等症状。神经受压表现，如视力、听力的下降，内耳功能的障碍以及脑组织受压症状等。膨胀区的软组织正常，无明显压痛。随病变发展可出现头痛，偶有鼻衄。皮肤和黏膜异常的色素沉着是最常见的骨外表现，但单骨型少见。

**诊断** 结合病史、部位、体征及影像学检查，大多无需组织学证据即可确诊。影像学表现：①X 线检查：a. 囊状改变。b. 磨砂玻璃样改变。c. 丝瓜络状改变。d. 虫蚀状改变。②CT 检查：能更好地显示病变的细节、边界和累及范围，常表现为板障增宽、颅底骨孔和神经孔狭窄。③MRI 检查：典型表现为 $T_1$ 和 $T_2$ 加权像均为低信号。病灶在 CT 和 MRI 上均可出现强化。

**鉴别诊断** ①骨化纤维瘤：为缓慢生长的孤立性骨损害，多累及下颌骨。X 线呈轮廓清晰而膨大透明的外观，其中心部呈斑点状或不透明。组织学上以纤维骨的纤维成分为主。②嗜酸性肉芽肿：为一良性孤立的非肿瘤性溶骨损害，起源于网状内皮系统。常见于额骨、顶骨和下颌骨。多发于 30 岁以前，男性居多。在组织学上，由浓密的泡沫组织细胞组成，伴有不同数量的嗜伊红细胞和多核巨细胞。③加德纳综合征（Gardner syndrome）：为侵犯上下颌骨、颅骨和偶见于长骨的多发性骨瘤，伴有肠息肉、皮样囊肿、纤维瘤和长骨局灶性波纹状骨皮质增厚。

**治疗** ①治疗时机：病变较轻，畸形不明显的患者，可进行临床观察；病变较重，畸形明显者应积极行手术治疗。手术一般应在青春期后进行。②治疗方法：

主要为手术切除，化疗和放疗无效，且放疗后易诱发恶变。手术中综合考虑颜面部畸形情况，根据病变范围选择根治性切除和姑息性切除手术。根治性切除主要适用于病变比较局限，病灶切除后可以重建的单骨性病变。对于病变范围比较广泛，根治性切除可致永久性颌面畸形及功能障碍，则手术应以整形及恢复受累器官功能为准则，选择姑息性切除手术。对复发病例，重复手术是一种较理想的治疗手段。视神经减压对挽救患者的视力非常重要，如果影像学检查发现视神经孔狭窄，应行预防性视神经减压术。该病手术切除预后良好。

（滕 利）

## lú-miàn gǔzhé

## 颅面骨折（craniofacial fracture）

因交通事故、运动、摔伤、撞击、生活意外等直接暴力或间接暴力导致的颅面部骨质连续性完全或部分中断。根据伤后体表是否完整，分为开放性和闭合性；也可以根据解剖部位进行分类。

**临床表现** 几乎所有的患者都会出现不同程度的肿胀、疼痛、出血及淤斑。因骨折部位的不同表现为相应的局部畸形和功能障碍。颅骨骨折常表现局部凹陷，可伴有颅内出血、脑组织损伤，出现颅内压升高、脑水肿，伴随相应的症状，如头痛、呕吐、瞳孔反射异常、血压、心率变化等症状。眼眶及眶周骨折常因眼外肌损伤、嵌顿、麻痹、功能失调等出现复视，眶腔增大、眶内容物移位而至眼球内陷，若伤及视神经还会导致视力减退或失明。鼻眶筛骨折表现为以鼻根部为中心的面中部凹陷畸形，内眦区肿胀变形、内眦角变平、内眦窝消失，伤侧眼裂缩短，而内眦距中线的距离明显比对侧增宽，可有眼球移位。鼻泪管损伤导致溢泪，鼻出血常见，若有筛前动脉或筛后动脉破裂，则出血猛烈，上、下眼睑淤血呈现典型的"眼镜征"，还可伴有程度不等的眼部损伤，如球后血肿、视网膜水肿和视神经损伤，眼球内陷、眼球运动受限等，眶骨膜撕裂后可有复视和半侧头痛。颧骨颧弓骨折多表现为突度减小或塌陷，常见骨折段向下、外、后方向移位，塌陷重者可因挤压下颌骨喙突而致开口障碍。上、下颌骨骨折表现为骨折段移位、异常活动，牙齿咬合紊乱，异常感觉：上颌骨骨折，如有眶下神经受伤，可出现眶下部、上唇和鼻部麻木感。下颌骨骨折，如伴发下牙槽神经损伤，同侧下唇可出现麻木感。颌骨骨折后，可因颞下颌关节损伤、疼痛、骨折段移位、咀嚼肌运动失调和反射性痉挛等，导致张口受限。特别是下颌骨骨折，对张口运动影响较大。此外颌骨骨折可因骨折段移位，影响呼吸和吞咽功能。

**诊断** 根据病史及体格检查，结合 X 线检查、CT 或 MRI 检查不难诊断。

**治疗** ①目的：救治生命，恢复受损的颅面部功能、容貌并防治并发症。②原则：准确诊断、及时治疗；先救命，如迅速止血、抢救休克等，后或同时进行局部处理。对骨折要准确、稳定的复位和固定，恢复正常的解剖形态，如牙齿咬合关系和面部的高、宽和前突度，存在骨缺损者可行一期植骨，仔细修复神经、肌肉和韧带（内眦韧带），尽可能早期闭合伤口。早期进行功能锻炼（适用于下颌骨骨折）。对无明显功能障碍和形态异常的骨裂或青枝骨折的闭合性损伤可采用保非手术治疗。③治疗分三个阶段：急诊治疗、早期治疗、后期修复重建。④挽救生命的措施：包括保持呼吸道通畅，止血，发现并防止误吸，诊断出其他可能存在的损伤，如眼、脑及颈椎损伤。⑤颅面外伤继发畸形一般指外伤 6 个月后的颅面部畸形。每个伤者因外伤机制、严重程度、是否修复和恢复情况不同而表现各异，应根据伤者畸形与解剖特点选择恰当的手术路径，选用合适的截骨复位、植骨和骨间固定等方法，以达到修复重建的最佳效果。

（滕 利）

## quángǔ féidà

## 颧骨肥大（zygomatic hypertrophy）

颧骨体、颧弓过度发育导致面中部超出正常的过宽或过突的畸形。又称颧骨复合体肥大。

**分型** 生理性肥大、病理性肥大。

**生理性肥大** ①真性肥大：除了颧骨突出外，面型为椭圆形。可分为：颧骨体突出、颧弓突出、颧骨体及颧弓突出三种亚型。②假性肥大：颧骨正常而颞部及颊部凹陷。③混合性肥大：既有颧骨突出，又有颞部及颊部凹陷。

**病理性肥大** 如颧骨肿瘤、巨人症或肢端肥大症等可导致颧骨颧弓突出，会伴有相应疾病的临床症状。

**临床表现** 颧骨体、颧弓过凸，面部中 1/3 向前或向两侧凸出，使面部显得粗犷，而失去和谐清秀之美感。

**诊断** 主要依靠测量额面宽与颧面宽之比。一般认为额面宽与颧面宽之比低于 0.75 为颧骨复合体肥大的诊断标准。真性颧骨肥大因类型的不同，治疗措施截然不同。因此，鉴别其属于何种类型极为重要。额面宽正常，而颧面宽过大，为真性肥大；颧面宽正常，而额面宽过小，则为假性肥大；颧面宽与额面宽都不正常，可考虑为混合性颧骨肥大。

**治疗** 真性颧骨肥大只需行颧骨缩小术，即可获得理想效果，假性颧骨肥大则需行颞、颊部充填整复术，仅仅缩小颧骨非但不能取得理想效果，反而使面型趋长。单一的颧骨缩小术对于混合性颧骨肥大显然不足，需同时实施颞、颊、下颌角乃至颏的整复。为了获得理想的美容效果，必须将颧部与面部其他器官的美容作为一个整体予以考虑。

颧骨肥大缩小术手术入路分为口内（内路）与口外（外路）两种方式。最常采用的是口内上颌前庭沟入路，口外入路采用发际内冠状切口，常同期施行面部除皱术，很少单纯为降低颧骨颧弓而选用口外入路。手术方式包括：①皮质骨磨低术或凿低术：去骨量有限，但创面小，可应用于单纯颧骨体肥大且骨皮质较厚的患者。②颧骨颧弓截骨降低术：通过在颧骨前端和颧弓根部截骨，将突出的颧骨及颧弓离断后向后向内移位，使颧骨退缩，颧弓缩窄，适用于颧骨体及颧弓共同突出的患者。颧弓根部截骨位置一般选择在关节结节的前缘。颧骨前端截骨位置应根据颧骨颧弓隆起突出的部位进行调整，如颧骨颧弓均肥大外突，则截骨线近中端需靠近内侧，使移位骨段包含部分上颌骨的颧牙槽嵴，如仅为颧弓侧突，则截骨线可选在颧骨颧弓交界处，只截开和内移颧弓。前端截骨处常需要去除小段骨块为截骨段内移后缩提供空间。截骨线可以选择直线形、弧线形或

L形。颧弓根部截骨断端一般无须内固定，而颧骨前端多需固定，可采用钛板钛钉、钢丝或缝线固定，也有手术者不予固定。

**并发症** 颧颊部软组织松垂：手术缩小了颧骨颧弓轮廓，使覆盖其上的皮肤皮下等软组织相对变多，导致软组织轻微松弛，还由于需要剥离颧颊部软组织在颧骨颧弓上的部分附着，其重力作用也会造成颧颊部软组织出现程度不同的松弛。通过术中减小颧骨颧弓分离显露范围，内移后退骨块时避免其向下移位，确切固定截骨块防止术后移位，能够一定程度预防和减轻软组织松垂发生。严重者需要通过颞部除皱术进行矫正。骨不连：由于颧弓颧骨骨质较薄，且颧骨体内为上颌窦空腔，截开移位后常会导致骨断端接触面过小或无接触而形成骨不连或部分骨不连。一般对形态和功能无影响，如无明显的临床症状，可不予处理。截骨线处"台阶"形成：需要截骨内移和后缩距离较大的重度颧骨肥大者，术后截骨线处常会形成可触及的骨"台阶"，通过对截骨处突出部分骨质的磨削，能够一定程度地减轻、缩小截骨线两侧骨突出差距。

**预后** 经手术治疗后，一般效果较好。

（滕 利）

quángǔ fāyù bùliáng

# 颧骨发育不良 （zygomatic dysplasia） 颧骨体积、突度不足，颧弓短小内陷，甚至缺失的发育性颅面畸形。很少独立存在，多为颅面部综合征的症状之一，如特雷彻·柯林斯综合征（Treacher-Collins syndrome）、克鲁宗综合征（Crouzon syndrome）、半侧颅面短小畸形等。

**临床表现** 颧骨体积、突度不足，颧突扁平、颧弓侧突或短小内陷，甚至缺失，面中部上分塌陷，眼球外凸，面颊部扁平。同时还表现相应综合征的特征性症状，以特雷彻·柯林斯综合征的颧骨发育不良最为严重，可表现颧骨发育不全，甚至缺失，颧弓可以完全缺失或者仅留有颞骨颧突残存的骨突起，同时伴有下睑部分缺损，眼裂向外下下垂，颏后缩，外耳及听力缺陷等。如克鲁宗综合征，表现为中面部扁平，双侧颧骨低窄，眶腔浅；颅面短小畸形，主要以耳、上颌、下颌为中心的骨骼、肌肉及其他软组织的发育不良，并可向上累及颅底、颞骨、颧骨和乳突等，表现为单侧的颧突低平等。

**诊断** X线平片有很好的诊断价值，可摄取头部侧位定位片、头部后前位、华特位片和颌骨全景片等。头部CT和三维CT重建检查可全面分析评估两侧颧骨发育不良程度，评价双侧是否对称，对手术有指导意义。

**治疗** 通过手术重建颧骨颧弓的连续性和完整性，恢复颧骨颧弓的体积、突度和轮廓。根据颧骨发育不良的程度及相伴的颅面畸形选择不同的手术方式：①对颧骨颧弓连续性存在只是体积略小突度不足的轻度发育不良者，可采用人工材料置入隆起颧骨颧弓区，常用的材料有医用硅胶、致密多孔聚乙烯（medpor）等，也可应用自体骨移植进行矫治。②颧骨扩展术：在颧骨颞突根部将颧骨体截断，以颧弓根部为旋转轴点，将颧骨颧弓向外侧展开，在截骨断面形成的缺损处植入自体骨以增加颧骨突度。③颧骨截骨前移术：在颧颌缝、颧额缝、颧颞缝处进行截骨，离

断整个颧骨体，将其向前外侧移位，并于骨断面间植入自体骨，以增加颧骨体的突度。④颧骨缺损自体骨或人工材料植入修复术：可选取颅骨外板、髂骨、肋骨或人工修复材料如聚乙烯、钛板或钛网等，根据所需形态进行雕刻。肋骨片可进行分层叠加植入。手术入路可选取口内上颌龈颊沟切口、冠状切口以及下睑缘切口。在特雷彻·柯林斯综合征患者，也可选择上睑蒂瓣的局部进路同时矫正下睑缺损，骨块或骨代用品一般置于骨膜下，必要时可部分切开骨膜，以松开眶周组织，有利于形成合适的植骨空间，在骨膜较紧的部位可不做骨固定。⑤上颌勒福Ⅲ型截骨术：用于克鲁宗综合征（Crouzon syndrome）患者，用以矫正整体面中部发育不良、眶腔浅及颧骨低平，彻底松解、游离面中1/3骨段，并调整咬合关系对位后，进行颌间结扎，并于面中1/3骨段移动后所遗留的颧骨支持区植入自体骨。

（滕利）

kē jīxíng

**颏畸形**（chin deformity） 遗传、内分泌障碍、炎症、外伤等各种原因导致的下颌骨颏联合处的发育畸形。可以单独存在也可与下颌骨其他部位畸形同时存在，依其发育形成原因可被分为颏部发育不足、颏部发育过度以及颏部两侧发育不一致，相应表现为小颏或颏后缩、颏部前突或巨颏、颏部偏斜畸形等。

**病因** 包括先天的发育障碍原因和后天获得性原因，先天性病因如遗传因素、第一二鳃弓综合征及某些颅面发育异常综合征；后天性原因包括产伤、外伤、感染、疾病等。

**临床表现** 颏后缩畸形包括小颏畸形，表现为颏部短小后缩，颏点位于审美平面后方，可以独立存在，也可伴有不同程度的颏骨发育不良；单纯颏部前突畸形在东方人群中并不多见，但在骨性下颌前突畸形患者中常伴有不同程度的颏前突；巨颏畸形为颏部在三维空间上的明显增大，表现为颏部过宽、过长，部分病例在婴幼儿时期有外伤史，创伤引起的局部血流增加，使颏部过度生长；颏偏斜畸形表现为颜面部左右不对称，颏联合偏离面中线，位于正中矢状平面的一侧，上、下中切牙中线位置不一致，可能伴有后牙锁𬌗等严重的咬合紊乱。

**诊断** 详细询问病史仔细进行体格检查，注意颏唇沟的深度与位置、颏有无歪斜及颏肌的丰满度等，精确的定位照相及X线头影测量分析有助于诊断，头部正侧位片、下颌骨全景片有助于观察颏骨形态，下颌神经管走行，确定颏孔的位置，CT及三维CT的影像检查有助于获取客观数据，了解畸形的严重程度，为制订手术计划提供直观的依据，还可以用于预测手术后外形及评价手术效果。颏部正常位置的判断有多个标准，正面观：颏前点、颏点和颏下点位于面中线上，左右形态对称一致，面部分割为三等份，即发际缘至鼻根点、鼻根点至鼻下点、鼻下点至颏下点距离相等，各占面部1/3。侧面观：常用两种测量方法。一是通过软组织鼻根点和鼻下点作两条与眶耳平面（FH）的垂线，正常颏点应在这两条垂线之间，超出前线为颏前突或巨颏，位于后线之后为颏后缩或小颏；二是通过审美平面（EP）判断，下唇突点至审美平面距离正常值为2mm±2mm。颏部

位置的判断标准并不绝对，除考虑上述点位指标外，还应该考虑颏本身形态和体积与邻近结构的协调性，如颏唇沟和颏颈角的形态等。

**治疗** 以手术治疗为主。根据患者X线头影测量、CT检查结合临床面部分析及患者意愿，确定颏畸形的类型和程度制订不同的手术方案，手术方法包括以下几种。

口内进路的水平截骨颏成形术 适用于各类颏部畸形的矫正，最为常用，使颏部骨段前徙、后退、旋转或侧移，根据需要可增加或减少颏部前突度或矫正颏部偏斜畸形。宜在下颌第一双尖牙的口腔前庭沟靠近唇侧黏膜处做软组织切口，切至骨膜，以便保留适量的颏肌附着于骨面上，一般不剥离颏部下缘的软组织附着，尽可能多地保留截骨线下方的软组织附着。在根尖下4~5mm或颏孔下3~4mm做截骨标志线以及对位标志线。然后用矢状锯、摆动锯或者来复锯沿截骨标志线截骨。当截骨至舌侧骨板时，操作要轻柔，以免损伤过多的软组织，导致术后口底血肿及重度肿胀。完成设计的截骨后，可根据术前X线投影测量结果预计颏部骨段移动的距离与方向，将颏部骨段移动至适当的位置，然后固定之。采用传统的钢丝结扎固定法或者钛板钛钉固定法（骨内坚固内固定）进行骨间固定。其改良术式有：①水平移位式：适用于颏中线偏斜但两侧颏结节突度及颏下高度基本一致的轻度颏部偏斜畸形者，其咬合关系经正畸治疗已经基本正常仅遗留颏偏斜无法矫正者。②水平旋转移位式：适用于颏偏斜且双侧颏结节突度并不一致的情况。当矫治一侧髁颈发

育过长或单侧髁突短小所导致的颏部偏斜畸形者常用此术式，即在水平移位的同时旋转颏部骨段，使较突的一侧向后旋转而突度不足的一侧向前旋转，从而使颏部整体在三维方向上达到和谐。③三角形骨段切除式：适用于颏中线歪斜，而且双侧颏下缘高度不一致并伴有下唇颏高较长的情况。切除的骨块为一平卧的三角形骨块，三角形的顶角位于健侧而底边位于患侧。此种术式亦可以使骨段前徙或后退以达到理想的效果。④梯形骨段旋转移位术：适用于颏部偏斜畸形但两侧颏下缘高度不一致而下唇颏高基本正常的颏部偏斜畸形者，不同于三角形骨段切除式的是，该术式通过梯形骨段的旋转移位来矫正颏中线偏斜，梯形骨段的截骨线的设计应依据两侧颏下缘的高度差来确定梯形骨段的底宽，取其差值的 1/2 作为梯形骨段的顶宽。上方的截骨线应与𬌗平面平行，位于两侧颏孔下方约 5mm 处。完成截骨及梯形骨段旋转移位后，修整旋转骨段使其稳定就位。

**口内进路的下颌升支截骨术**　通过下颌骨整体前徙，结合颏部水平截骨颏成形术，以矫治小颏畸形并下颌后缩畸形，可达到满意的临床效果。

**下颌体部弧形截骨术**　在双侧下颌体下缘，采用弧形截骨线切除一段下颌骨下缘，用以矫正巨颏畸形。

**下颌骨表面贴骨术**　适用于轻度偏颏畸形的患者，一般采用自体髂骨片、异体骨片和生物活性材料，如羟基磷灰石、生物活性陶瓷等，贴敷于颌骨表面以增加局部体积和突度，手术时应注意保护颏神经，植入物牢靠固定，术后下颌亦应恰当制动。

**下颌下缘去皮质术**　切除下颌下缘外侧骨板，然后切除多余的下缘骨质。如下齿槽神经管位置偏低靠近下颌下缘，应先暴露和游离下齿槽神经血管束，加以保护，再进行下缘骨质的去除。

**牵张成骨颏部延长术**　做颏部水平截骨，将牵张器受力点分别固定于截骨线两侧骨质上，安放时应精确控制牵张器方向保持与预期颏前移的方向一致。持续定期地对牵张器加力，在截骨骨段之间保持一定的持续的缺损间隙，刺激缺损处新骨形成和骨周软组织再生，牵张器牵开形成骨间隙的速度应与新骨生成沉积的速度同步一致。该方法可用于严重的颏部后缩畸形和小颏畸形。

**假体隆颏术**　一般用于颏后缩畸形不太明显者，采用下牙槽神经阻滞麻醉或局部浸润麻醉，切开颏唇沟黏膜直达肌肉下至骨膜，可切开或不切开骨膜，于骨膜浅层或骨膜下分离至颏下缘水平制备腔穴，置入假体调整位置后，分层缝合切口。常用的假体有固态硅胶、致密多孔聚乙烯（medpor）和聚四氟乙烯等。

**并发症**　①出血：软组织的活跃出血以及截骨时骨髓腔的渗血，手术中应给予低压控制麻醉，及时结扎活跃的软组织出血，用骨蜡填塞骨创面的活跃出血。②口底血肿：主要是由于操作时损伤口底软组织而造成术后局部软组织渗血，术中应及时结扎活跃出血，对于广泛的渗血可使用明胶海绵或者止血纱布进行填塞压迫，当渗血不多时再行关闭切口，以免造成术后口底血肿。③感染：少见，多为缝合时伤口内翻，或过度的电刀切开和烧灼，导致创面愈合不佳而发生。④颏神经损伤：不适当的牵引暴露以

及截骨线设计位置过高均可造成其损伤，导致局部下唇麻木，多为暂时性，如果颏神经被切断将导致术后长时间甚至是永久性的下唇颏部麻木，术中即刻吻接。⑤意外骨折。⑥植入物相关并发症。

（滕　利）

**yánmiàn búduìchèn jīxíng**

## 颜面不对称畸形（facial asymmetry deformity）

颜面形态左右侧的比例明显不协调与不对称，其首要的病理特征是颌骨的不对称，因而累及颜面软组织不对称。

**分类**　①颏偏斜畸形：虽可单独存在，但往往伴发于下颌偏颌畸形，这种畸形可用颏成形术矫正。②下颌偏颌畸形：主要分为两种类型。a. 由于一侧下颌骨发育过度（髁突颈过长）引起的单侧下颌前突畸形。b. 由于一侧下颌骨（髁突）发育不足引起单侧小下颌畸形。③半侧下颌肥大畸形：又称半侧颜面肥大畸形，这种发育性颌骨不对称畸形在临床上并不少见。④半侧颜面短小畸形：此类畸形主要是由第一、二鳃弓发育异常引起，故又称第一二鳃弓综合征。⑤半侧颜面萎缩畸形：是一种同时累及上下颌骨甚至眶周及颧部软硬组织的复杂颜面不对称畸形，其中软组织的整复更具挑战性。

**临床表现**　上、下颌前牙中线偏移，及后牙无法形成中性咬合关系。出现在生长发育期的不对称畸形，往往会引起包括咬合在内的另一侧颌骨及对应颌骨的继发位置关系失调。不同类型的不对称畸形有相应的临床表现，单侧下颌前突畸形表现为下颌骨整体增大，一侧增大显著，前牙开𬌗，颏中线及牙中线偏斜，非对称性长脸畸形。单侧颌骨肥大

者可有患侧关节区疼痛不伴张口受限，患侧面部的垂直高度明显大于健侧，口角低于健侧，患侧下颌较健侧前突，颏部向健侧偏斜，患侧下颌骨下缘外翻，造成面部外凸，健侧扁平，整个面部表现为不协调的偏斜扭曲状，头后仰可见患侧下颌骨位置明显低于健侧。半侧颜面短小畸形表现为患侧面部短小，皮下软组织薄弱，颏部偏斜，面神经发育不良，面横裂及外耳畸形等，颏部多偏向患侧，患侧殆平面上移，上颌骨、颧骨发育不良，颧弓窄小，甚至缺失，额骨平坦，患侧的咀嚼肌发育不良，包括咬肌、翼内外肌和颞肌，肌肉的功能也相应受损，面颊部存在皮赘或窦道，腮腺发育不良或缺如。半侧颜面萎缩患者一般于20岁前的青春后期开始发病，面部一侧从皮肤开始出现萎缩，逐渐延及皮下脂肪、筋膜、肌肉、软骨及颧、额、上、下颌骨组织，病变一般不超越正中线、与正常组织界限分明，常在额部正中或稍偏出现一分界凹陷痕，称为军刀痕，病变呈慢性进行性发展，但是可以停止、稳定于任何阶段。在组织萎缩同时，可出现皮肤色素脱失或增深、毛发脱落或白发、多汗或汗闭、患侧唾液分泌减少，个别病例有三叉神经痛、患侧面部感觉障碍或癫痫发作。

**诊断** 通过采集病史、临床检查、X线图像研究等方法来确定软组织、硬组织、牙颌的不对称及其范围和程度。①牙颌的检查和评估：通过牙中线的确定、垂直向牙颌检查、横向及前后向的牙颌检查，揭示不对称畸形代偿引起的双侧牙、颊部与舌的位置角度不一致。②骨骼和软组织的检查：判断鼻背、鼻尖、颊部

偏斜与否，否则在并不正中的中线两侧进行比较，将会得出错误的结论。③X线检查：头部后前位片、颌骨全景片、头部定位侧位片、颅底片。④三维CT：诊断骨性的颜面不对称畸形，三维CT能够从多角度、多位点对双侧骨骼进行定性和定量的对比研究；运用三维摄像法进行软组织对称性研究，可发现两侧软组织的形态与大小有明显差别。⑤照片测定：照片易于获取，软组织结构显示清晰，在双侧不对称畸形，尤其是对软组织不对称畸形的测量和评估有一定的应用价值。但普通的照片由于不能显示软硬组织的关系，即不能提供三维结构信息，定量研究的价值有限。

**治疗** 由于临床表现的个体差异极大，矫治方法各不相同，在拟定治疗计划时应特别注意，认真分析导致畸形的原因，明确畸形累及的范围和程度，通过外科、正畸联合矫治手段，有步骤、有针对性地实施治疗，达到功能与形态并举的矫治效果。手术方式包括：①上颌骨勒福Ⅰ型截骨。②下颌升支截骨。③下颌体部截骨。④颏部截骨。⑤局部植骨。⑥软组织充填。结合不同临床症状、畸形程度来选择一种或联合多种不同的手术方法组合。此外，偏颌畸形辅助外科手术的正畸治疗也是重要的辅助治疗手段，包括手术前排齐牙列，调整上下颌牙弓关系，有利于手术中实现颌骨的移动，手术后改善咬合关系，巩固治疗效果等。

(滕 利)

dāncè xiàhé fāyù guòdù

# 单侧下颌发育过度 （single mandibular hypergenesis） 一侧髁突颈发育过度或增生过长所引起的不对称性牙颌面畸形。又称

单侧髁突增生、不对称型下颌前突、偏突颌畸形。可累及患侧下颌支甚至下颌体，多发生于青春期，随年龄增长逐渐明显，主要表现为面下1/3不对称，颏中线偏向健侧，同时伴有咬合关系紊乱。其病因不明，发生机制为某种因素干扰了一侧下颌骨，尤其是髁突的协调发育过程，引起受累侧下颌出现临床可以觉察的生长过度。

**临床表现** 为面下1/3不对称，颏点偏向健侧，上下颌前牙中线不正，咬合关系紊乱，患侧后牙呈安氏Ⅲ类错殆畸形及正锁殆，健侧后牙反殆，部分患者伴有颞下颌关节紊乱病。X线表现为患侧髁状突增生变大，髁颈较对侧细且长，下颌支高度增加，但下颌体高度不仅不增加反而有所降低，下颌体长度变长，病变范围不超过颏部正中联合。

**诊断与鉴别诊断** 根据患者的特征性面容变化、下颌功能、口内咬合情况、X线检查及病理检查结果不难做出诊断。病理检查可见：髁状突纤维软骨层厚度接近正常，其增殖层则根据年龄的不同而表现各异，在青少年期增生活跃，在老年期则增生不明显，病理性过度生长的中心主要位于髁状突的中心，呈底朝外尖向内的锥形，这是该病的特征性病理学表现，与单侧下颌骨肥大有重要的鉴别意义。一些患者还需与髁突的肿瘤相鉴别，髁突的骨软骨瘤也能引起患侧下颌向健侧偏斜。

**治疗** 手术治疗是唯一的有效方法，包括：①术前正畸治疗：去除牙代偿，使旋转后退的下颌牙弓与上颌牙弓关系协调。②患侧下颌支的垂直或斜行截骨术：适用于单侧下颌前突不严重的病

例，即下中切牙中线与上中切牙中线偏差在 5mm 及反𬌗在 4mm 以内者。③双侧下颌支垂直或斜行截骨后退旋转术：适用于双侧下颌发育过度，但一侧比另一侧前突严重的不对称性下颌前突患者，术中将发育过度严重的一侧下颌后退比不严重的一侧更多来矫正下颌牙列中线的偏移。④患侧下颌支行垂直或斜行骨切开后退术，健侧行下颌升支矢状劈开前徙术：适用于一侧下颌发育过度较为严重，同时伴另一侧下颌发育正常或不足的患者，将下颌旋转至正常咬合位。⑤上颌勒福Ⅰ型截骨术：适用于伴有上颌平面倾斜严重的患者，调整上颌平面，再根据下颌畸形的情况，选择下颌支的垂直或矢状骨切开术矫正。⑥颏部水平截骨颏成形术：经上述手术方法依然存在颏中线偏斜者。⑦下颌体部成形术：适用于患侧或健侧下颌体侧方凸度或高度异常的患者，修整下颌骨外板或下颌下缘的轮廓使双侧下颌骨外形基本对称。

（滕 利）

bàncè xiàhé féidà jīxíng

## 半侧下颌肥大畸形（hemimandibular hypertrophy deformity）

单侧下颌骨在遗传与环境因素的相互作用之下所发生的在三维空间方向上的增生过长，而引起的颜面不对称畸形。又称半侧颜面肥大畸形。可同时累及一侧的髁状突、下颌骨升支及体部，导致一侧下颌骨与对侧下颌骨及相应的上颌骨间的继发性位置关系失调，并造成严重的咬合关系紊乱。男女均可发病，以女性多见，青春期发展迅速，在成年后一般不再发展。

**临床表现** ①患侧面部前后向长度和垂直高度明显大于健侧，下颌骨下缘下垂、外翻，颏偏向健侧，呈现一种特征性的扭曲状不对称面型，开闭口时常出现一侧或双侧关节疼痛、弹响、运动异常，侧方运动可能受限，严重者患侧耳前区可出现光滑质硬的包块。②口内检查：下颌牙列中线偏向健侧，患侧牙列下垂，𬌗平面明显倾斜，后牙区可出现反𬌗甚至开𬌗，磨牙呈现近中𬌗关系，上颌牙列代偿性向下移位，开口度正常，开口型偏斜。③影像学检查：患侧下颌骨体积明显增大，髁突增大增粗，但不失正常密度和形态，髁突颈显著延长，下颌支增高增宽，下颌角圆钝并低于健侧，下颌下缘呈弓形下垂，下颌管位置下移，病变范围不超过颏部正中联合。

**诊断** 根据患者的特征性面容变化、下颌功能、口内咬合情况、X 线检查及病理检查结果不难做出诊断。$^{99m}$Tc 荧光检查可见患侧髁状突增生活跃。头部三维 CT 重建检查可全面分析评价两侧颌骨的对称性，了解畸形累及的范围和发展程度，预测术中截骨量。术后病理检查结果一般为髁状突良性增生肥大，其表面覆盖厚纤维软骨，变厚的纤维软骨带与其上方的增殖带界限不清，近骨质侧则显示活跃的骨吸收，有大量位于陷窝中的多核巨细胞，并可见活跃的成骨，新形成的骨小梁中可见大量分散的软骨岛，血供丰富，有时可见新鲜的出血灶。

**治疗** 治疗原则：①切除增生肥大的髁突。②矫正颜面不对称畸形及𬌗平面倾斜。③重建颞下颌关节。治疗方法：①术前正畸治疗。②勒福Ⅰ型骨切开术矫正倾斜上颌面：应用于上颌平面严重倾斜及上颌牙列中线偏斜的患者，上移旋转骨段以摆正上面及中线。③下颌支垂直骨切开术：便于将近心骨段游离取出体外，对下颌中线偏移明显的患者，应同时在健侧下颌升支行矢状劈开截骨或垂直截骨术，将下颌牙列中线完全摆正。④病变髁突的切除与颞下颌关节重建：将近心骨段连同髁状突游离取出，切除肥大的髁突，修整近心骨段上端至圆钝后，重新植入原位并适度上移，重建患侧颞下颌关节功能。⑤下颌体成形术：切除向下生长过度的下颌体骨质使双侧下颌骨外形轮廓基本对称。⑥颏部水平截骨颏成形术：移动旋转颏点位于正中并双侧对称。

（滕 利）

huòdéxìng miàngǔ jīxíng

## 获得性面骨畸形（acquired craniofacial bone deformity）

肿瘤、外伤、炎症等原因造成后天性的颅颌面骨畸形。由于早期未对颅面部畸形进行治疗，或早期处理不当，导致颅面结构的错位、塌陷，以及颅面部外形和功能的异常。

**病因及发病机制** ①肿瘤：是近年来颌面部获得性畸形或缺损的主要原因之一。因肿瘤本身造成的颌面部畸形多为良性肿瘤，这其中多数属于先天性畸形，如错构瘤、管型瘤、神经纤维瘤等。少数非先天性肿瘤，如颌骨囊肿、牙源性肿瘤等，则可因肿瘤的发展压迫等因素造成不对称畸形。对于恶性肿瘤来说，则多数由于手术治疗造成不同程度的缺损或畸形。病期越晚，切除组织越多，畸形缺损也越大。除此以外，放射治疗也可导致组织缺损，特别见于放射性骨坏死，或由于放疗而引起发育抑制及组织萎缩性改变。②创伤：交通事故引起的口腔颌面畸形与缺损已日趋增多。

其次是生活外伤，包括儿童期的跌落伤，是造成一侧（或双侧）颞颌关节损伤、偏颌（或小颌）畸形的主要原因，有时还可因此伴张口受限，造成真性颞颌关节强直。③炎症：软组织的非特异性炎症可致畸形，但一般不引起组织缺损，颌面骨的炎症，由于骨质坏死，溶解或分离排出，常可造成不同程度的颌面部畸形，畸形除可因骨质缺损本身引起外，也可因颌骨生长发育中心如儿童期髁状突的破坏，使颌骨一侧发育障碍而造成；特异性炎症，包括梅毒、结核等均可引起颌面部软硬组织缺损与畸形，如晚期梅毒可导致腭部穿孔，梅毒还可引起下一代鼻发育畸形即典型的鞍鼻，坏疽性口炎可引起大片软组织或骨组织坏死，而且常常由于严重的瘢痕挛缩而导致牙关紧闭，造成假性颞颌关节强直。

**诊断** 详细询问病史，了解病情的发展、治疗过程，是否有并发症和后遗症以及恢复后出现的主要颅面部畸形和功能障碍等。系统的体格检查和面部影像检查可以帮助诊断。X线平片，包括华特位片、头部正侧位片、上下颌骨全景片。CT及三维CT的影像检查有助于全面部复杂骨折的诊断及二期整复手术的设计。MRI能很好地显示软组织的情况，对于诊断脑组织及神经损伤有很大帮助。

**治疗** 早期诊断，早期治疗，创伤后的几周内即可进行修复，术中充分暴露骨骼支架并准确、稳定的复位和固定，恢复牙齿咬合关系及面部的高、宽和前突形态，固定方法可以选择颌间结扎术、钢丝结扎固定、钛板坚固内固定和颅面骨外固定，对明显的骨骼缺损行一期植骨，颅骨外板

为首选的供骨区，其次为髂骨和肋骨，并进行骨膜和软组织的复位缝合，仔细修复软组织，并早期进行无痛性功能锻炼。根据畸形部位选择手术入路，包括头颅冠状切口、上睑缘切口、下睑缘切口和口内前庭沟切口。

（滕 利）

zǒumǎgān hòuyí jīxíng

**走马疳后遗畸形**（post noma deformity） 口腔内正常情况下不致病的微生物如奋森螺旋体、梭状杆菌等共生厌氧菌，在特殊条件下暴发的急性、破坏性严重的感染所导致的具有特征性的面部畸形。又称坏疽性口炎。多见于医疗卫生条件差的贫困地区，5岁以下营养不良、口腔卫生差、抗病能力低下的儿童，在染患急性热性病，如中毒性痢疾、麻疹、肺炎、黑热病等时所发生的并发症。病程进展极为迅速，难以控制，短期（1~2天）内，在一侧口腔内外及其周围，不经过急性炎症反应阶段，直接出现范围广泛的深度组织坏死。

**临床表现** 早期可见牙龈的小水疱或溃疡，而后迅速发生局部组织坏死，并迅速广泛扩展至颊、唇黏膜和面部组织，引起面部组织的严重毁损甚至死亡。若患儿幸存，则面部坏死组织逐渐腐烂脱落并瘢痕愈合，形成具有特征性的后遗畸形。以颊部为中心的组织缺损，轻者为轻度颊部洞穿性缺损，重者口唇缺失、颊部缺损形成贯通面颊的宽大缺裂，并伴有上、下颌骨牙槽突的破坏，牙齿脱落，残存牙齿排列紊乱，咀嚼肌损毁。由于颊部瘢痕的挛缩，上下颌骨间的骨性粘连，或颞下颌关节的强直等原因导致牙关紧闭，严重影响咀嚼功能。鼻畸形常见：如鼻翼缺损，全鼻缺

失、梨状孔外露。偶见下睑外翻。若感染穿破眶底骨骼而蔓延至眶内，造成眼球的破坏可致失明。

**诊断** 结合流行病学资料、病史、体征，多无需特殊检查即可确诊。X线检查可明确上下颌骨和颞下颌关节的破坏情况。CT检查能更好地显示病变的细节、边界和累及范围。

**治疗** 幸存者由于组织缺损大，需分期分部位通过多次修复手术来恢复丧失的形态或功能。包括以下方面：①唇部组织缺损：根据缺损的范围和深度采用不同的修复方法。②颊部组织缺损：多伴有开口困难和患侧下颌骨和面部的生长、发育畸形。颊黏膜前部缺损者，病变位于第一磨牙以前，可切除瘢痕，以中厚皮片游离移植，结合开口练习来治疗。颊黏膜后部缺损者，病变位于第一磨牙以后，常达咽侧的前部，有时翼内肌前部也受到侵犯，伴有严重的开口困难。治疗方法和前部的缺损相似，但瘢痕切除常常困难，可用瘢痕横断法来代替。颊黏膜后部缺损合并骨质粘连者，以及颊黏膜的广泛缺损者，可切除松解瘢痕后应用颈部或颈胸部翻转皮瓣或管状皮瓣修复。颊部全层缺损的治疗包括皮肤部和口内衬里组织的同时应用局部推进皮瓣、皮管、吻合血管的游离皮瓣进行修复。③鼻缺损：根据鼻缺损的范围进行相应的修复，原则是先修复唇颊部缺损，再修复鼻缺损。

（滕 利）

zhènghé shǒushù

**正颌手术**（orthognathic surgery） 联合应用牙齿正畸等技术矫治患者的牙、颌及面部畸形，是正颌外科治疗方法中重要组成部分。同时还能达到较好的面型

改造作用。为了达到良好、稳定的术后效果，正颌手术必须与口腔正畸相结合，而且需进行术前模拟手术和手术效果预测。

**适应证** 主要适用于对上下颌骨畸形的矫治。针对不同的病因或畸形的机制，颌骨畸形可以分为：①针对病因分类：先天性畸形、后天发育性畸形以及后天获得性畸形。②针对颌骨畸形机制分类：上颌骨畸形、下颌骨畸形、双颌畸形、牙槽畸形、其他继发畸形。

**手术方案的设计与制订** 不但应该结合患者/求美者的自身主观要求，更为重要的是，从医疗角度出发的客观系统的分析、评价以及模拟手术。其主要理念来源包括：临床检查，能够从整体的角度考虑并大致确定拟行的手术方式；头部 X 线投影测量（即通过 X 线影像对牙、颌、面、颅的相互关系进行测量分析定位的方法），根据二维平面上的模拟手术，结合患者的想法，制订手术方案，目前 X 线投影测量分析已经数字化，可以应用计算机完成三维平面上的模拟和设计；模型外科，牙模或面模上的模拟手术结合 X 线投影测量预后分析能够达到在矫正颌骨畸形的同时重新制订良好的咬合关系。

**手术方法** ①勒福 I 型截骨术：该术式适用于单纯的上颌骨畸形，如上颌前突、上颌后缩、上颌不对称等，以及双颌畸形，如上颌前突下颌后缩、上颌后缩下颌前突、长短面综合征等。操作要点：在上颌前庭沟做横行切口，切透至骨面，骨膜下分离暴露上颌骨，根据设计的截骨线性上颌骨内外侧壁截骨，然后用骨凿凿断上颌骨后缘，折断上颌骨重新定位、固定，术中注意保护

颌内动脉和腭降动脉等知名血管。②下颌升支矢状劈开截骨术：该术式适用于下颌骨后缩、前突、偏斜等畸形。操作要点：口腔内下颌骨升支前缘设计切口，分离显露升支的内外侧骨面，注意保护下牙槽神经血管束，应用电锯及骨凿矢状劈开下颌升支，重新固定截骨块，建立新的咬合关系。③水平截骨颏成形术：该术式适用于矫正小口畸形、颏后缩、颏前突、颏偏斜等畸形。操作要点：在口腔内下牙前庭沟内设计唇侧切口，切开至下颌骨骨面，骨膜下分离暴露骨面达颏下缘水平，根据术前设计，应用骨锯截开下颌骨颏部，注意保护颏血管神经束以及骨块舌侧的肌肉黏膜蒂，重新固定形成练好的颏外形。

**常见并发症** ①感染：颌面部血供丰富，一般不易出现感染。需要注意的是，术中有效消灭死腔，预防血肿形成，术后应用抗生素，注意保持口腔卫生。②出血及血肿：往往由于个别血管损伤所致。一旦出现，知名血管行结扎处理；骨腔内出血使用骨蜡止血；非活动性出血采用填充压迫止血；对于止血不完善的情况，应常规留置引流，预防血肿继发感染。③神经损伤：通常为面神经和下齿槽神经的损伤。术中应注意神经处于直视下操作，给予充分保护，避免暴力等不当操作。对于神经离断伤，尽可能一起吻合修复；对于神经挤压、牵拉损伤，以术后神经营养治疗为主。④骨折延期愈合或不愈合：原因包括骨折固定不良、骨断面接触面积小、骨块血供不佳、感染等。必要时，需行二期手术处理。⑤颞下颌关节紊乱：常常因下颌手术造成髁突位置变化所致。对于升支区手术，应注意髁突的复

位以及术后预防性固位保护。⑥术后复发：这与术后软组织牵拉、骨折固定不佳或操作不当、咬合不平衡等多方面因素有关。治疗过程中，应注意术前合理的设计、术中正确的复位和固定以及术后必要的正畸治疗。

（祁佐良）

miànbù zǔzhī jiégòu chóngjiàn

**面部组织结构重建**（facial structure reconstruction） 面部是整个头部的重要组成部分，其上至发际线，下至下颌骨下缘，两侧达外耳。面部的结构和组成十分复杂。其骨性结构主要由额骨、上颌骨、颧骨和下颌骨四块骨组织构成（图），面肌、韧带、皮肤等组织覆盖在其上面，此外面部还包含眼、鼻、口、耳等重要的五官结构。因此，面部不但对一个人的心理和容貌十分重要，而且还是视觉、嗅觉、听觉、味觉及语言等功能的前提和保障。临床上，由于外伤、肿瘤切除、感染等因素，常常会导致面部畸形、结构异常，所以合理、有效进行修复重建变得十分有意义。

**骨组织重建** ①额骨的重建：重建方法包括自体骨移植修复、金属人工骨修复、有机玻璃颅骨修复、及应用其他人工材料的修复。修复过程中应注意对硬脑膜的保护。②上颌骨的修复 重建方法包括带蒂颞肌颅骨瓣移植术、带蒂颊脂垫衬里骨移植上颌骨修复术等。理想的上颌骨缺损修复应满足以下几点：a. 填补缺损部位，关闭口鼻交通。b. 恢复面中部器官的重要功能，如咀嚼、语言功能。c. 为周围软组织提供足够的的骨性支撑。d. 恢复面部特征性器官的美学特征。③下颌骨的修复：重建方法包括自体骨移植、异体骨移植、异种骨移植、人工

材料移植术等。自体骨移植术是临床上的主要应用方法，骨源多来自髂骨。④颧骨的重建：重建方法包括颧骨增高术（植入材料可分为全异质体、骨/软骨、血管化的颅骨瓣）和颧骨前移术。

**软组织重建** 面部软组织缺损可导致容貌畸形外，常可引起不同程度的功能障碍；长期的缺损畸形甚至会造成患者心理异常。重建应遵循的一般原则是：一般为择期手术修复；形态修复的同时兼顾功能重建；修复手术应考虑患者全身情况；应用"邻近优先"的原则合理选择组织瓣；注重与患者的交流沟通。①额部软组织的重建：重建方法包括游离植皮、邻近皮瓣、皮肤软组织扩张术、游离组织瓣移植术等。②面颊部软组织的重建：此部位软组织构成了包括皮肤和皮下组织、颊筋膜、颊肌、黏膜下层和颊黏膜的5层结构。对于黏膜的

缺损重建，可应用直接拉拢缝合、皮肤游离移植、腭黏骨膜瓣带蒂转移、吻合血管的游离组织瓣移植术；对于皮肤的缺损重建，方法基本同额部的处理；对于面颊部洞穿性缺损，若范围较小则主要应用局部组织转移修复，若范围较大，则可采用前额瓣修复法、舌骨下肌皮瓣修复法、颈阔肌肌皮瓣法、前臂皮瓣法、胸大肌肌皮瓣法、两组织瓣瓦合法、游离大网膜法等。③腮腺咬肌区缺损的重建：根据缺损程度、深度的不同，选则皮片或皮瓣修复单纯的皮肤缺损，而复合组织瓣移植修复复杂大范围、深部缺损。

**器官重建** 面部的器官结构复杂、外形特殊、功能各异，对于各个器官临床上也各有相应的修复重建方法，各成体系，其终极目标是对形态和功能的协调重建。

（祁佐良）

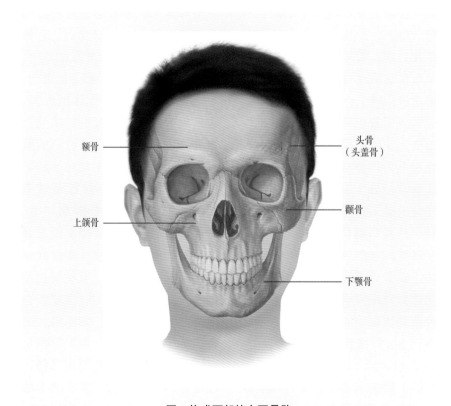

**图 构成面部的主要骨骼**

额骨
头骨（头盖骨）
上颌骨
颧骨
下颚骨

**眼周围结构重建**（periophthalmic structure reconstruction）眼周围的结构复杂，主要由容纳眼球的眼眶和其外面的眼睑所构成。眼眶为一四面锥形体的骨腔，位于鼻根两侧，上邻颅前窝，下为上颌窦，内侧为鼻腔，外侧为颞窝。眼睑分为上、下睑，由皮肤、眼轮匝肌、眶隔、睑板和睑结膜多个层次构成。所以，眼周围结构修复重建的主要内容包括眶周骨性的重建和眼睑的重建。

**眼眶重建** 眶骨是由7块颅面骨所构成的，即额骨、筛骨、蝶骨、上颌骨、颧骨、泪骨和颚骨。由于外伤、肿瘤等多种原因，眶周围骨常发生损伤、骨折或缺损。一旦发生损伤，伴发多种并发症，在生命体征平稳的前提下应早期处理。对于骨折移位严重、产生畸形、已形成骨痂等可数月后择期手术治疗。对于眶骨骨折移位很少，仅1~2mm，无明显功能和美容上的障碍，可暂不手术。

**适应证和禁忌证** 手术修复重建适用于存在面部畸形、功能障碍（眼球运动受限、复视、张口受限、咀嚼功能减退）的病例。同时应严格排除：①颅脑严重外伤昏迷的患者。②脑脊液漏较多。③出现颅内感染。④休克或血容量不足。⑤存在威胁生命的胸腹、四肢联合伤。⑥局部有感染。

**手术方法** ①需完善相关的术前检查，包括：眼部检查、神经系统检查、鼻部检查以及详细的影像学检查等。②通过眼周切口入路，对术区进行清创，清除游离的细小骨片，固定复位大的骨碎片，必要时行人工材料［如膨体、致密多孔聚乙烯（medpor）等］充填。③骨折通常合并上颌骨和颧骨颧弓骨折或鼻骨骨折

属于全面部骨折。复位固定顺序应遵循全面骨折的处理顺序以恢复伤前的咬合关系和面中部的高度和突度，稳定面中部后再处理眶骨骨折和软组织畸形，做到解剖复位和坚强内固定。

术后处理　预防切口感染、监测视力、定期检查眼肌和眼压、眼内点抗生素或皮质激素眼药水、全身硬要必要的抗生素。

眼睑重建　①眼睑浅层缺损的修复重建：适用于皮肤、眼轮匝肌缺损，而睑板、睑结膜完整的患者；根据缺损大小、部位不同，可采取直接缝合、旋转皮瓣、滑行皮瓣、全厚或中厚皮片移植修复；手术中应对移植瓣精确设计。②眼睑深层缺损的修复重建：适用于睑板和睑结膜缺损的患者；若创面后部尚保留部分睑板结膜，可做睑板结膜移行瓣修复；若眼睑深面缺损不大于缺损全长的1/3，则可以做易位睑板结膜瓣修复。③眼睑全层缺损的修复重建：适合于眼睑全层缺损的患者；根据缺损占睑缘的长度不同，分为轻、中、重三度，其中以重度最为复杂，可采用邻近或远位组织瓣转移修复，其方法包括：下睑再造术、颊部旋转皮瓣法、眼睑带蒂交叉组织瓣转位法及颞浅动脉岛状皮瓣法。

（祁佐良）

zhōng 1/3 miànbù zǔzhī jiégòu chóngjiàn

# 中 1/3 面部组织结构重建

（middle third facial reconstruction）　通过眉间、鼻小柱基底的水平线分割出中 1/3 面部，上颌骨、鼻骨、颧骨、颧弓和鼻骨及其上皮肤软组织构建出面部凸凹不等的轮廓线。由于外伤、肿瘤切除后造成的面中部骨折、骨组织缺损不仅会严重影响患者的外观容貌，而且还可能造成视力、呼吸、开口等功能受限或障碍，因此中 1/3 面部的修复重建具有重要的临床意义。下文主要介绍中 1/3 面部骨组织缺损后的重建。其皮肤软组织构重建见面部组织结构重建。

上颌骨缺损重建　上颌骨缺损多见于肿瘤术后、外伤、炎症等，且多伴有相邻组织缺损，如筛骨、鼻骨、腭骨、眶骨缺损等。上颌骨是面中分的基石，为中面部最重要的骨性结构，参与构成面中部各个基本结构，如颧上颌复合体、鼻以及口颌复合体。上颌骨的上、中、下三个部分分别参与构成眼眶、鼻腔及上颌窦壁、齿槽嵴。上颌骨的缺损常常导致包括咀嚼、吞咽、语言等功能的丧失，同时造成面部的畸形，影响面部美观及患者的生活治疗。上颌骨缺损分类包括修复学分类和外科学分类，修复学分类主要有 HS 分类法、樊森分类法及基于阿兰曼尼（Aramany）六分类法基础上提出的赵铱民八分类法。修复学分类的共同特点是注重赝复体固位的余留牙及骨性条件，指导赝覆体的设计，但对整复外科的临床指导意义有限。外科学分类有斯皮罗（Spiro）分类法、科代罗（Cordeiro）分类法以及布朗（Brown）分类法。目前普遍采用的是布朗分类法，布朗分类法以缺损垂直方向作为主要分类，水平方向作为亚类，将上颌骨缺损分为四个主要分类和三个亚类。其中四个主要分类分别是：不引起上颌窦瘘的上颌骨缺损；低位上颌骨切除后牙槽骨、窦壁缺损，但不累及眶底、眶周或颅底；高位上颌骨切除术后包括眶底、眶周及颅底的缺损；上颌骨根治性切除，包括眶内容物摘除，前颅底缺损。三个亚类分别是：单侧上颌牙槽骨和硬腭缺损，但不超过中线或鼻中隔；双侧牙槽骨和硬腭缺损，包括超过中线的小部分牙槽骨和鼻中隔缺损；牙槽骨及硬腭的完全缺损。

赝复体修复　赝复体是上颌骨缺损的传统修复方法，其优点是：仿真效果较好，具有美容效应；可以重建牙列，恢复咀嚼功能；可以随意摘戴，便于愈后观察；创伤小。同时，它也存在着一些缺点：固位不稳定；对黏膜、周围组织具有刺激性，难以清洁，舒适度差；影响咀嚼效率。目前赝复体对于那些行双侧上颌骨切除，不能耐受进一步手术，以及需要定期复查的病例，还是一种可选择的方法。

自体组织修复　临床工作中，需根据供区、供区情况、术后修复效果以及患者的要求综合评估进行选择，目前上颌骨缺损修复中常用自体组织有带蒂组织瓣和游离组织瓣。①带蒂组织瓣：带蒂皮瓣的优点是手术操作简单，相对安全可靠，缺点是受血管蒂长度以及组织类型的限制，修复效果常常无法达到预期目的。临床常用的带蒂组织瓣有胸大肌瓣、颊脂垫瓣以及颞肌筋膜瓣。胸大肌瓣为典型轴型瓣，血供丰富，易于成活。伤口可以直接对位缝合，蒂部可以覆盖颈淋巴清扫后暴露的颈动脉，起重要的保护作用。颊脂垫瓣及颞肌筋膜瓣的优势在于：血供丰富，易于成活；暴露于口腔部分，无需植皮可自行上皮化；位置相邻，易于操作，同时为联合钛网支架获得理想化修复效果创造便利条件。②游离组织瓣：游离组织瓣移植的优点是不受带蒂组织瓣血管蒂长度以及组织类型的限制，可以根据缺损大小量体裁衣，具有较为理想的修复效果。目前在上颌骨缺损修复中应用的游离组织瓣主要有前臂皮瓣、腹直肌瓣、腓骨瓣、肩胛骨瓣以及髂骨瓣，以腓骨瓣、前臂皮瓣、腹直肌瓣最为广泛，占全部游离皮瓣90%以上，这三个皮瓣共同特点是血管蒂长，容易通过口内隧道；血管口径大，易于吻合，不易发生血栓；制备简便，两组可以同时手术。游离组织瓣的不足在于无法恢复理想的咀嚼功能；而组织瓣大小选择主要依靠术者的主观判断，外形恢复不够理想；此外手术的并发症也极大地增加了治疗风险。

个性化钛支架三维修复　个性化钛支架是将 CT 或 MRI 收集数字信息，通过快速成型技术变为实体的三维模型。在上颌骨缺损修复中，可以利用健侧上颌骨为模板进行复制，制作钛或钛合金支架以还原缺损上颌骨。个性化钛支架修复上颌骨缺损的优点是：能够较理想的恢复面型外观和功能；因为支架为孔状、空腔结构，便于组织长入，紧密贴合，同时不影响鼻内镜等定期复查；对于大型缺损，特别是涉及眶底的缺损，能够起到很好的支撑作用，防止术后复视；支架内部可以植骨行种植义齿修复。

骨内种植体修复　种植体在上颌骨缺损修复中常联合赝复体、组织瓣、骨移植及个性化钛网支架共同使用。在联合赝复体修复中，种植体的植入部位有剩余上颌骨、上颌结节、硬腭骨膜下以及颧骨，其中以颧骨种植体的报道多见，且多应用上颌骨的大型缺损。

骨组织再生修复　骨组织再生技术主要有牵引成骨术及骨组织工程技术。牵引成骨技术是一种自体骨组织工程技术，手术简单、安全，无需植骨且成骨质量好，大小形态可控制，具有良好的应用前景。骨组织工程技术是骨缺损的理想化修复方法，但规模化应用尚需要进一步探索。

**眶缺损重建**　眶缺损多见于眼眶外伤以及眶颧复合体的"三角架"骨折，使眶内容疝入扩大的眶腔，表现为眼球埋没畸形；由于甲状腺疾病、眶内肿瘤、血管畸形、神经纤维瘤等原因，常常导致突眼畸形，多伴有骨壁的破坏。

眶底壁重建　通过下睑缘切口入路，暴露并切除眶下缘骨段后，充分显露眶底，复位疝出的眶内组织，应用人工材料、自体骨或软骨等进行修复，最后复位眶下骨段。

眶内侧壁重建　单纯的眶内壁缺损较少见，更多见的是鼻-眶-筛复合体的损伤。常通过头皮冠状切口及睑结膜穹隆下切口充分暴露术区，对于复合损伤，先行眶内侧壁的颅骨移植重建，然后再行泪囊鼻造口术及内眦韧带固定术。

**颧骨颧弓缺损重建**　颧骨颧弓缺损包括先天性颧骨发育不良和后天获得性颧骨畸形。临床上，患者常表现出明显的面中部形态异常、面部双侧不对称等情况。通过口内或口外入路，暴露颧骨颧弓结构，行颧骨前移术或颧骨增高术。对于先天性颧骨发育不良的患者，可行颧骨前移术，必要时行自体肋骨移植。颧骨增高术根据移植材料的不同，可以分为全异质体移植、骨/软骨移植以及带血管的颅骨瓣移植。

**鼻骨缺损重建**　鼻骨缺损常因肿瘤、外伤、炎症所引起，临床表现为鼻背塌陷、鼻部分缺损甚至全鼻缺损，常伴发对呼吸和发音功能的影响。对于单纯的鼻结构塌陷，可通过移植充填物进行隆鼻术；但对于复杂的鼻组织复合缺损，则需考虑行部分或全鼻的修复再造。

（祁佐良）

xià 1/3 miànbù zǔzhī jiégòu chóngjiàn
## 下 1/3 面部组织结构重建

（lower third facial reconstruction）　下 1/3 面部由口唇、面颊部软组织以及深部的骨性支撑结构（下颌骨及部分上颌骨）所构成，对面部容貌外形及呼吸、咀嚼、吞咽、言语等功能具有重要的意义，所以该区域修复重建的主要内容就是围绕上述的软组织（见面部组织结构重建）、口唇（见口唇重建）和骨组织（见下颌骨重建）。

（祁佐良）

kǒuchún chóngjiàn
## 口唇重建

（oral lip reconstruction）　唇部的位置特殊，缺损后不但影响患者的容貌、表情及社交活动，而且对进食、呼吸以及言语等具有重要的影响。对于患儿，还会影响到颌骨、牙齿的正常发育。因此，口唇部位的修复重建便显得格外的重要。口唇的重建根据缺损的程度不同可以分为红唇的重建、部分口唇重建以及全口唇重建。对于口唇部的修复再造在 19 世纪中叶已有临床报道。其后，其修复再造的方式经历了从局部任意瓣向轴型组织瓣、改良组织瓣、游离组织瓣和多种类型组织瓣联合运用过度的基本历程。修复重建的目标从单纯创面封闭发展到形态和功能平衡兼顾的水平。

**适应证**　适合于各种情况的口唇缺损，主要包括：①口唇浅表性缺损。②口唇洞穿性缺损。

③口角缺损。④唇红缺损。⑤上下唇联合缺损。⑥复合型唇缺损。

**手术方法**  手术是通过局部、邻近或远位的组织瓣转移进行口唇部的修复重建。其需要遵循的一般原则是：①供区组织部位的选择应遵循就近取材的原则。②术前、术中及术后严格加强抗感染措施，注意保持口腔卫生。③对于烧伤造成的口唇畸形，修复中应充分松解，同时注意可能出现的肌肉缺损。④对于外伤及感染造成的口唇畸形，修复时应注意对错位组织的归位及对口内深部组织大面积缺损的预先评估。⑤唇部肿瘤切除后的缺损，以局部组织修复为优先考虑。⑥对于伴发牙齿、牙槽骨畸形的口唇畸形，在修复时应考虑对咬合关系的重建。⑦修复时注意口唇组织亚单位的概念。

**红唇重建**  ①直接缝合：该法适用于红唇缺损不超过唇全部宽度的1/4而其余唇组织正常者。术中修整创面，直接缝合或行必要的Z改形后分层缝合。②颊黏膜修复红唇缺损：适合于红唇部的缺损超过全部宽度的1/4，部位靠近口角，而同侧颊黏膜正常者。术中应把颊黏膜瓣的蒂部设计与口角部。③舌瓣修复唇红黏膜：适用于缺损宽度为唇全部宽度的1/4~1/2，而舌部无明显瘢痕者。该法不适合于患儿。术中根据缺损的深度和范围切取舌瓣，供区的创面直接封闭。

**部分口唇重建**  ①直接缝合：适合于唇组织缺损不超过唇全部宽度1/3而其余唇组织正常者。术中修整创面后，分层缝合黏膜、肌肉及皮肤组织。②交叉唇瓣修复唇部分缺损：适用于缺损占全唇宽度的1/3~1/2，且对应唇组织结构正常者。可用于上下唇的

缺损修复。其操作要点基本同埃斯特兰德（Estlander）唇瓣，不同的是若对正中部的缺损修复采用阿贝（Abbe）瓣法，手术需行二期断蒂治疗（图1）。③扇形皮瓣修复唇部分缺损：适合于占全唇宽度1/2以上的上唇缺损，或缺损区接近口角区，而对侧唇组织和颊组织正常（图2）。④推进

颊瓣修复唇部分缺损：适合于占全唇宽度2/3~3/4以上的唇缺损，且周围颊组织正常（图3）。⑤鼻唇沟瓣修复唇部分缺损：主要适用于修复上唇侧方标签性缺损和靠近口角的颊部局限性浅表缺损；双侧鼻唇沟瓣、唇交叉和颊黏膜瓣的联合应用可用以上唇全唇缺损的修复（图4）。

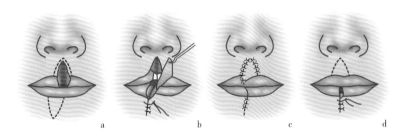

**图1  阿贝瓣修复部分唇缺损**
a. 术前设计；b. 一期术中；c. 一期术后；d. 二期断蒂术后

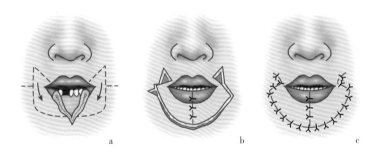

**图2  扇形皮瓣修复部分唇缺损**
a. 术前设计；b. 术中；c. 术后

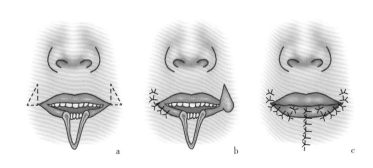

**图3  推进皮瓣修复部分唇缺损**
a. 术前设计；b. 术中；c. 术后

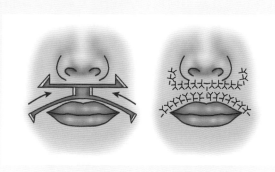

图4 鼻唇沟瓣及上唇瓣修复上唇缺损

全口唇重建 ①旋转颊瓣修复全唇缺损：适用于颊部组织正常的全唇缺损。术中设计颊瓣时应设计出多余的颊黏膜组织用于唇黏膜的重建。②岛状额瓣修复全唇缺损：额瓣面积大、血供稳定，是修复大范围唇、颊缺损的较好选择。适用于全唇缺损，尤其是上唇的全唇洞穿性缺损。③远位组织瓣修复全唇缺损：可选用的组织瓣包括复合桡侧前臂掌长肌皮瓣及双叶状桡前臂皮瓣。其均适合大面积的复合性组织缺损或颊部的洞穿性缺损。

常见并发症 不同的修复方法术后可能出现不同的情况，常见的并发症包括出血、血肿、感染、转移的唇瓣部分或全部坏死、口唇外形不对称等。

(祁佐良)

*Āisītèlándé chúnbàn*

**埃斯特兰德唇瓣** （Estlander lip flap）用一侧唇瓣修复对侧唇部于非正中部位的缺损的带蒂唇瓣。是唇交叉瓣法中的一种。早在1837年，萨巴蒂尼（Sabatini）最先提出了唇交叉瓣的唇重建方法，随后，阿贝（Abbe）和埃斯特兰德（Estlander）对这个方法进行了修改，并最终形成了以他们名字命名的重建技术。目前，作为唇缺损修复的一种方法，埃斯特兰德唇瓣是公认的修复中度唇缺损的理想方法。

适应证 埃斯特兰德唇瓣设计在唇侧方，主要用来修复下唇缺损在1/3~2/3累及口角的缺损或上唇外侧合并少许颊部组织的缺损。

手术方法 埃斯特兰德唇瓣转移修复术是通过切取缺损区对侧正常唇组织为供体，以上唇或下唇动脉为蒂的将岛状复合组织瓣转移修复唇部的缺损。不同于阿贝唇瓣，埃斯特兰德唇瓣是在供区唇侧方近口角区形成的全层三角形组织瓣，蒂在内侧，转位后蒂部组织刚好形成新的口角，无需二期断蒂手术（图）。唇交叉瓣由于组织来自缺损对侧的正常唇部，因而其组织结勾与缺损组织基本一致，转移封层缝合后可较好地恢复口周肌肉的连续性和唇部形态，修复的外形效果和后期功能均较为稳定。但唇交叉瓣往往会因牺牲唇组织而产生不同程度的小口畸形。在修复较大范围的缺损时，还易引起缺损区周围唇、颊、口角的移位和变形，从而限制了他们在更大缺损修复中的应用。具体操作要点：设计时唇瓣的高度应该略高于缺损区的高度，考虑到组织切取后供区唇部的缩短，瓣的宽度应为缺损宽度的一半。如果唇周围有瘢痕或组织弹性较差时，唇部蒂部应适当加大。手术时应完全切开非蒂部侧的供区唇组织，在蒂侧应保留部分唇红和至少1cm的口腔侧黏膜，需特别注意其内部走形的血管，防止损伤。沿蒂部旋转后插入缺损区后组织分层缝合。唇交叉瓣可根据修复范围设计成单侧或对称性双侧组织瓣。从上唇切取组织瓣时，最好符合形态学亚单位的理论，以尽量减少供区组织的外观畸形。

术后处理 手术后应加强手术区域的外科换药，嘱患者注意口腔卫生，目的是避免出现感染的情况。同时，术后早期，还应避免唇瓣蒂部受压及过度开口。

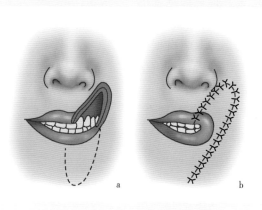

图 埃斯特兰德唇瓣修复上唇缺损
a. 术前设计；b. 交叉转瓣后

**常见并发症** 出血、血肿、感染、转移的唇瓣部分或全部坏死、继发小口畸形、口唇外形不对称等。

（祁佐良）

xiàhégǔ chóngjiàn

**下颌骨重建**（mandibular reconstruction） 下颌骨缺损是口腔颌面部最常见的硬组织缺损，多由于外伤、感染、颌面部肿瘤累及下颌骨需行手术切除的缺损、头颈部恶性肿瘤放射治疗等所造成。由于下颌骨在维系面部外形和口腔重要功能上具有很重要的作用，如不及时修复，往往会给患者带来很大的心理负担和生理障碍，因此下颌骨的修复重建具有重要意义。下颌骨缺损大致可以分为水平向的方块缺损或节段性缺损，以及垂直向的颏部缺损、体部缺损和/或升支缺损。

**发展史** 现代下颌骨重建术始于19世纪、20世纪之交，巴登霍伊尔（Bardenheuer）、斯凯洛夫（Skyoff）等率先采用游离髂骨、肋骨、胫骨移植修复下颌骨缺损。随着第二次世界大战骨内固定技术的发展和抗生素的应用，下颌骨重建技术也得以不断改进。在20世纪50~60年代自体骨移植成为下颌骨重建术的标准方法。伴随着材料的发展，能提供良好固定条件的金属或涤纶网（托）槽复合自体松质骨移植成为20世纪60年代下颌骨修复的流行方法。20世纪70年代末，施特兰希（Stranch）最早报道了血管化游离骨瓣修复下颌骨缺损。游离髂骨、腓骨、肩胛骨瓣逐步成为下颌骨重建的主要方法，在肿瘤术后缺损修复中发挥着巨大作用。

**适应证** 重建需考虑功能和外形美观两方面因素。下颌骨修复常规以手术为主，对面下部外形的回复也以采用骨移植重建的方法为好。过去，下颌骨重建手术要经过长期住院和多次手术，目前复合组织缺损的重建可在肿瘤切除的同时一次手术完成。在手术切除的同时即刻完成血供良好的复合皮肤、肌肉和骨移植，恢复下颌骨的连续性，使得即刻重建成为最佳的选择。只有那些不能耐受手术或预后严重不良的患者才排除在手术切除和即刻重建的适应证以外。

**手术方法** 主要包括以下几种方法。

**自体骨移植术** 常用的供骨为肋骨和髂骨，选择骨来源应视缺损部位而定。①适应证：一般单纯下颌骨体缺损或升支缺损以髂骨为佳；植骨成活后可为以后镶装义齿提供较好的条件，功能恢复满意。但在同时有升支和体部缺损的患者，则以带有肋软骨的肋骨较好。②操作要点：立即植骨的固定以骨间内固定为主，采用微型钛板，如无条件也可用不锈钢丝结扎；外固定为辅。外固定方法甚多，在复杂的大型植骨或双端植骨时，颌间结扎仍为良好的固定方法。③术后处理：预防感染是下颌骨立即植骨术后的处理重点。为取得更多的成功，除加强术前准备、选择有足量软组织的病例和加强抗生素的应用外，消灭无效腔也是十分重要的。一旦术后发生感染，应及时切开引流以控制感染，约有1/3的病例通过换药或局部搔刮术仍有获得成功的机会。

**带蒂骨移植术** 带蒂骨的移植必须以骨肌瓣或骨肌皮瓣的方式才能获得成功。目前，临床上常用的包括锁骨胸锁乳突肌（皮）瓣、肋骨胸大肌（皮）瓣、胸骨胸大肌（皮）瓣、顶骨颞肌瓣、肩胛骨斜方肌（皮）瓣。①适应证：由于骨量有限，所以上述方法适用于中、小型的下颌骨缺损的修复。②操作要点：手术中应注意对蒂部的保护；骨瓣转位时避免蒂部过度扭转或受压；必要时对骨瓣供区行固定制动以便于术后的恢复。③术后处理：预防感染、良好制动、保护骨瓣的蒂部。

**血管化自体骨游离移植** 血管化自体骨游离移植在下颌骨重建中占有重要的地位。主要包括包括以下两种。

**血管化髂骨游离移植** ①适应证：a. 下颌体部，特别是半侧体部缺损；亦可用于下颌骨包括升支在内的半侧缺损。b. 放射性颌骨骨髓炎或放射性颌骨坏死切除后立即整复；也可用于因肿瘤经过放射治疗后，或用于有慢性感染病灶的受植区，或多次手术后的瘢痕受植床。c. 修复复合组织洞穿性缺损，可制备成骨肌（皮）瓣。②操作要点：a. 骨肌皮瓣移植时保留旋髂浅静脉有利于静脉回流。b. 以髂前上棘作为下颌角，以髂骨翼前份作为升支时应切取同侧髂骨；以髂后上棘作为下颌角，则以对侧髂骨作为供体。c. 截取髂骨时勿暴力操作，避免产生盆腔脏器副损伤。

**血管化腓骨游离移植** ①适应证：患者腓动静脉无异常；各种跨中线的大型下颌骨缺损的修复。②操作要点：腓血管解剖存在一定变异，术者要熟悉解剖，精细操作；腓骨为密质骨，成形有一定困难，必要时需要计算机辅助完成术前设计。

**自体下颌骨移植或再植术** 是指利用剩余的下颌骨，切取其部分性异位移植。优点是就地取材，减少另辟术区的损伤；缺点是供骨量十分有限。该法只适用于下颌骨小范围的缺损，且需有足够的软组织覆盖。

**代用品修复** 代用品主要分为生物性和非生物性两类，大多在修复过程中起到暂时修复或维持固定的作用。目前常用的是下颌骨重建钛板，其优点为：即使很薄而窄的钛板亦可完全承受咬合力；预制钛板可以成角度以适应下颌角角度，钛板亦可扳弯以适应下颌体弧度；用钛板与两侧骨断端固定，直接承受和传导咬合力，这样使移植骨瓣不承担咬合力而非常有利于骨愈合；固位牢固，不需外固定，创口愈合即可正常进食，不必等待骨痂形成，有利于提前恢复功能，缩短患者住院时间。

**牵引成骨修复** 近年来牵引成骨技术开始应用于下颌骨缺损的功能性整复。该方法适合于下颌骨体部较小的节段性缺损的患者。

**注意事项** ①下颌骨-咬肌附着：下颌骨的协调运动是其行使咀嚼功能的保证，而肌肉的附着是维持下颌运动的基础。咬肌是下颌运动的重要肌肉，其与下颌骨的再附着对咀嚼功能的恢复具有重要意义。②下颌骨形态的准确恢复：临床上因肿瘤根治外科引起的缺损下颌骨的原形态，一般可以通过术前记录获得，并通过快速成形技术取得精确逼真的三维立体模型；对于原发于下颌骨且已引起形态改变的病例，则可以应用"镜映"技术，产生与健侧相对应的"新的"下颌骨，以供重建术参考。在巨大型"失位性"下颌骨缺损的重建过程中，计算机辅助设计（CAD）/计算机辅助制造（CAM）技术更显其重要性。③牙槽嵴高度的恢复情况：

牙槽嵴高度的恢复情况将成为术后能否进行义齿修复的重要环节。④髁状突的处理：髁状突缺失会导致颞下颌关节紊乱，影响颌骨的位置及运动。一旦缺失后，需通过重建下颌支、游离骨瓣或人工髁状突移植进行修复。⑤骨结合牙种植体：使用游离骨皮瓣进行精巧的下颌骨重建可获得接近术前形态的美观效果。新建的下颌骨与上颌骨对应关系及下颌运动能够维持。安装牙种植体不但能够达到美观效果，还有助于咬合功能恢复。

（祁佐良）

**gǔ nèi zhòngzhítǐ**

**骨内种植体**（intraosseous implant） 通过骨结合或纤维-骨结合的方式与周围骨组织紧密相连，被移植于人颅面骨骼中的人工材料。它是种植修复体的基础部件。应用骨内种植体的技术则称为骨内种植技术。早在19世纪，该项技术就已被开始尝试应用于替代功能缺失的天然牙齿。近年来，伴随着新材料、生物力学、生物技术等不断发展进步，尤其是在引入了牙种植体作为颌面部赝复体的固定装置后，颅颌面修复重建的概念发生了巨大的变化，以修复功能和形态为目的的颅面整复外科领域在其基础和临床方面获得了重大的进步。

**理论基础** 骨内种植技术理论基础的提出与瑞典解剖学家布伦马克（Branemark）密不可分，他在动物实验中意外发现金属钛能够和骨结合牢固，遂进行了大量的研究，并最终证实了：①金属钛具有良好的生物相容性。②金属钛能够与骨组织形成紧密、牢固结合。③骨坏死的临界温度是47℃。④种植体植入骨内后，需要3~6个月的愈合期。⑤修复

后的护理直接影响到种植治疗的成败。在后续研究中，布伦马克不仅设计出穿皮式的种植体，还将其植入颅面骨内用于各类赝复体、耳助听器等固位器，为骨内种植体在颅面部整形的应用打下了坚实的基础。

**形态结构和种类** 经长期临床应用证明，骨内种植体较以往的黏膜内骨膜下种植体都好，因此是目前应用最广、数量最大的一类种植体。骨内种植体有多种分类方法，如根据作用，可分为牙种植体、赝复体固位支持种植体、耳助听器固位种植体等。如根据制备材料，可分为金属类、陶瓷类、碳素类、高分子聚合物类和复合材料种植体。如按移植手术所需次数，可分为一期完成式和二期完成式种植体。如分析种植体的形态结构，可分为根状、叶状和支架式种植体等。目前，临床常用的骨内种植系统包括：①布伦马克种植系统：此种植体与组织接触的部位均用纯钛制成，是一种二次种植系统，根据报道其15年以上成功率下颌为91%，上颌为81%。②ITI种植系统：该种植体也为纯钛制成，是典型的一次性种植系统。③IMZ种植系统：该种植体为圆柱形无螺纹纯钛种植体，在其表面有钛浆喷涂，是一种二次植入系统。④BLB种植系统：该系统种植体表面用羟基磷灰石或者纯钛涂层，该系统中许多的新工艺，新技术填补了国内空白。

**应用** 由于颅面骨质较薄，所以颅颌面骨种植体不同于牙种植体，多为纯钛螺旋形，其中以布伦马克种植系统最为经典，其常见植入部位见图。种植方法大多分成两期进行，即先切开皮肤显露骨质，确定植入点后采用特

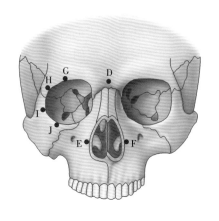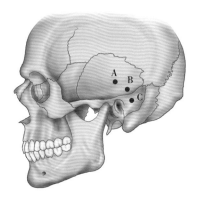

**图　颅颌面骨骨内种植体的常见种植部位**

A、B、C点，耳缺损颞骨区种植部位；D、E、F点，鼻缺损额骨及上颌骨鼻突区种植部位；G、H、I、J点，眼缺损眶周种植部位

定的骨钻依次预备种植窝，植入种植体，缝合伤口。目前，该技术在颅颌面中主要应用在各种赝复体的种植手术中，包括耳缺损义耳赝复体种植修复术、眼缺损义眼-眶周赝复体种植修复术以及鼻缺损义鼻赝复体种植修复术。

（祁佐良）

miànshénjīng tānhuàn

## 面神经瘫痪（facial paralysis）

面神经损伤后造成的面部表情肌部分或全部失去功能所引发的面部畸形，简称面瘫。面瘫是一种常见病与多发病，其发生率为1/500。其中最常见的致病原因是贝尔面瘫后遗症和腮腺区域肿瘤手术切除时损伤面神经，当然也有外伤等其他因素造成者。面神经损伤后，它对功能，外形和心理都有破坏性影响。早期的积极治疗具有重要的作用，如贝尔面瘫后的针灸、中药治疗和面神经管减压术，面神经外伤后连续性的修复，外伤瘢痕或肿瘤压迫的解除等，经过恰当的治疗大部分患者可以获得比较理想的恢复。

**应用解剖**　主要包括面神经和面部表情肌。

**面神经**　为第Ⅶ对脑神经，属混合神经，主要是运动神经，支配面部的各表情肌。起自脑桥下部的面神经核，自脑桥延髓沟的外侧部出脑后，经过内耳道颞骨岩部入面神经管，其行程可分为颅内和颅外两段。颅内段：从面神经管内分出，主要有岩大神经，镫骨肌神经和鼓索神经，在面神经管内，面神经呈弧形向前外方达到膝状神经节，此处骨管扩大，面神经管裂孔处与来自岩深神经合并为翼管神经，在茎乳孔上方约6mm处自面神经发出鼓索神经，含有支配味觉和支配颌下腺体分泌的副交感纤维。颅外段：从茎乳孔穿出时再相当于下颌支外后缘乳突前，耳垂上方距皮肤表面2~3cm处继而向前，经外耳道软骨与二腹肌后腹之间，向前越过茎突，面后静脉和颈外动脉进入腮腺，此处神经主干直径1.5~2mm，主干在腮腺覆盖下并茎突根部的浅面进入腮腺峡部，一般分为颞面干和颈面干两支，颞面部较粗分为颞支，颧支和上颊支，颈面干较细可分出下颊支，

下颌缘支和颈支，出腮腺后呈扇形分布，各分支间均有吻合，最终支配面部表情肌。主要包括五大分支。①颞支：从腮腺前上缘分出，越过颧骨表面，支配眼轮匝肌，额肌。②颧支：浅出腮腺后，分出1~4支，沿颧骨下方前行，支配颧大肌、颧小肌和眼轮匝肌。③颊支：常为3~5支，于腮腺导管上下方分为上颊支和下颊支，上颊支支配上唇肌肉和鼻肌，下颊支支配颊肌，口轮匝肌及口周围肌。④下颌缘支：可有1~3支，位置变异较多，在腮腺前下方，颈阔肌深面，约在下颌缘平面，支配下唇方肌，三角肌和颏肌。⑤颈支：从腮腺下端分出，在颈阔肌深面，下颌角与胸锁乳突肌，行向前下至下颌三角，支配颈阔肌（图）。

**面部表情肌**　额肌是宽大的扁平肌肉，起自帽状腱膜，向前覆盖前额，加入眼轮匝肌，降眉间肌和皱眉肌中，额肌可以抬眉，并维持眉毛的正常位置。额肌功能丧失后，眉毛会下垂并失去传达表情的能力，眉下垂对老年患者有很大的影响，它导致明显的眉毛不对称，并阻碍向上的视野，静态下眉毛低垂的人会显得不愉快，没有活力；眼轮匝肌是薄弱的环状肌，司眼睑闭合功能。眼睑闭合可以保护眼睛，避免损伤和干燥，眨眼可以在角膜前分布一层泪液，维持健康的角膜上皮，面瘫患者有眼干、结膜炎和溢泪。患侧睑裂宽于健侧。眼轮匝肌不能随面部表情而活动，老年患者由于失去下睑的支持而出现睑外翻；颊部、唇部的肌肉系统控制下面部的表情，并在进食、饮水、说话过程中起重要作用。两组肌肉分别司唇部张开和闭合功能，牵开唇部的肌肉包括颧大肌和颧

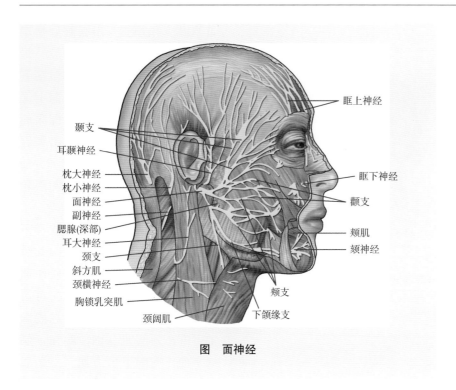

图　面神经

眶上神经
颞支
耳颞神经
枕大神经
枕小神经
面神经
副神经
腮腺(深部)
耳大神经
颈支
斜方肌
颈横神经
胸锁乳突肌
颈阔肌
眶下神经
颧支
颊肌
颏神经
颊支
下颌缘支

小肌、上唇提肌、口角提肌、降口角肌、降下唇肌。闭合唇部的肌肉是口轮匝肌，口轮匝肌形成唇部的大部分。下面部瘫痪的主要问题是不能产生笑容，另外，患者可能在说话及表达意图和情感时存在困难，笑的时候最重要的肌肉是颧大肌和上唇提肌，有的个体笑时露出下牙，此时下唇降肌也非常重要。口轮匝肌对于维持饮水和说话时的唇部功能非常重要，面瘫患者常常有代偿发生。

**发病机制**　可以分为先天性面瘫和获得性面瘫。先天性面瘫的病因可能是遗传，发育异常，或者分娩期产道或产伤所致。先天性面瘫的一个最常见的原因是默比乌斯综合征（Mobius syndrome），通常是Ⅵ、Ⅶ脑神经瘫痪，可以是单侧的，常合并Ⅸ、Ⅹ、Ⅺ、Ⅻ脑神经的功能不全。获得性面瘫的病因包括创伤、肿瘤、感染性疾病、神经肌肉疾病。获得性面瘫一个最常见的原因是感染，贝尔面瘫（Bell palsy）可能与病毒感染有关。80%~90%的

贝尔面瘫患者恢复后不留后遗症状。寒冷和感染，可引起贝尔面瘫，病毒使神经鞘发生炎症，特别是在面神经管内神经，因水肿受到压迫使局部缺血，这种贝尔瘫痪占面神经病变的80%左右。其他如腮腺炎、中耳炎、脑膜炎等也可以导致神经水肿、缺血、坏死病变，造成面神经麻痹；外伤或手术损伤，如颅底骨折、面部损伤、乳突和腮腺手术、肿瘤（最常见的为听神经瘤），产钳也可引起面神经一个分支或主干的损伤，造成面神经暂时性或永久性麻痹；占位性病变，如颅内动脉瘤、脑血管意外等，侵犯面神经，皆可引起面神经损伤或瘫痪。

在不同的病例，面瘫可以影响面神经的所有分支，也可能仅累及单一分支。在面部的任何特定区域，瘫痪可能是部分的，也可能是完全的，另外，面瘫可以是双侧的，双侧面瘫的最常见的原因是默比乌斯综合征、脑干肿瘤、双侧听神经瘤和双侧颞骨骨折。面神经核上部的细胞接受两侧皮质脑干束的纤维，支配同侧

眼裂以上的表情肌；面神经核下部的细胞只接受对侧皮质脑干束纤维，其组成的面神经运动纤维，支配同侧眼裂以下的表情肌。当上位神经元的病变时，可引起对侧眼裂以下的表情肌瘫痪，但肌肉不萎缩，称为面神经核上瘫；而下位神经元发生病变的称为面神经核下瘫，如经久不愈，面部表情肌可呈萎缩。

**临床表现**　面神经可因中枢性或周围性的损害而出现暂时性或永久性面瘫，通常多发生在一侧。中枢性面瘫常是颅内肿瘤压迫的结果，或为脑血管意外的表现之一，周围性面瘫多由感染、外伤、面部肿瘤手术时误伤或肿瘤切除时连同面神经一并切除，临床上最为常见的贝尔瘫痪多为突发性，常无前驱症状，个别患者，发病前在患侧面部、耳后、腮腺区有轻度疼痛。如病变部位在鼓索神经和膝状神经节之间，可有舌前2/3味觉丧失，患侧面部出现不能随意活动，表情丧失，前额皱纹消失，无皱眉或抬眉功能，眼裂扩大，下眼睑松垂或外翻，日久可伴有结膜炎，鼻唇沟消失，口角下垂，不能吹口哨及鼓腮，患侧颊部与牙龈之间常积存食物，不易清除。汗液减少或无汗。因外伤或手术误伤引起的面瘫，症状多于损伤后逐渐发现，面部严重创伤后引起局部软组织水肿，面瘫多在水肿消退后才被发现，也可因手术时受到较长时间牵拉，引起暂时性面瘫，于数月内常能自行恢复。

**诊断**　面瘫对于每一个患者的影响并不相同，对有的患者，外观的影响是面瘫最痛苦的方面，而另一些患者的主诉则是特定的功能障碍，如眼干和流口水，因此确定患者的主诉非常重要，引

起面瘫的病因非常重要，因为病因会影响自主恢复和神经再生。临床检查通常可以定位面神经损伤的位置，如果损伤在骨管内或更深，除了面部变化外，还有味觉改变和听觉过敏，检查必须系统化，并细化到面部的每一个部位，包括静态和动态，检查可以显示每一块肌肉和每一个肌群的健康程度和活动度，重要区域的活动，如口角和上唇中部，应当用测量技术来记录，连带运动是指当个体希望运动的肌肉时引起另一块或更多肌肉的运动，连带运动常常发生在面瘫部分恢复时。作为评估的一部分，所有颅面神经都应进行评价，另外，在诊断不明确时，可行 MRI 和 CT 检查，影像检查可以发现肿瘤，听神经瘤和其他损害。

**治疗** 对于眼睛而言，治疗的目的是保护眼球，美容的目标是达到静态对称和获得眼睑的一些运动功能，修复的最终目的是使眼部能够表达情感。口唇修复的目的是矫正不对称，增强口腔控制力，产生模拟笑容的动作，改善语言发音，完全达到修复目标的情况是非常少的，应当向患者说明能够达到的术后预期效果，如果患者的预期结果很现实，就容易对术后效果感到满意。从面瘫的病因及症状分析，患者的手术治疗是最大限度地恢复患者的静态外观，同时尽可能恢复患侧的面部动态功能。

（黄渭清）

*jìngtài miàntān xiūfùshù*

## 静态面瘫修复术（static repair of facial paralysis）

恢复患者静止状态下两侧面部对称的手术。年老的患者面部松垂可能较明显，常是患者关心的问题，如果手术的目的仅是维持面部静态对称，

悬吊的方式很有效，可以采用肌腱或阔筋膜悬吊，注意矫枉过正。

**眉下垂的静态治疗** 提眉术对于提高面部对称性是一种有效手段，所有的提眉术的效果都是静态的，单侧面瘫引起眉毛高度的差异可能达到 12mm，这种不均衡会导致面部外观明显不对称，矫正眉毛的高度，改善面部外观的相对简单的方法，是通过眉毛上入路直接提升眉毛的手术，但存在形成瘢痕的可能，切口应当设计在眉毛上缘的毛囊之内，切口应当仔细保护，予以避免损伤眶上神经。

**阔筋膜悬吊的颞肌筋膜固定手术** 手术时先在大腿外侧位于膝关节上 5cm 处做长约 3cm 横行切口，暴露阔筋膜，应用筋膜抽取器切取长宽合适的筋膜片一条，用盐水纱布包裹备用。然后在患侧颞部发际上缘 2～3cm 处做 5～6cm 斜形切口，如患侧皮肤松弛下垂，需要切除松弛皮肤者，则切口可沿耳屏前延长到耳垂后方。筋膜悬吊后早期可以恢复较好的外观，但是远期存在着力量会减弱的缺点，可能需要患者再次的手术。静力支持法是利用植入皮下的强韧筋膜条，牵紧瘫痪部位，以达到颜面两侧在静止状态下的平衡对称，使急性得到改善，但无自主表情活动，此型手术简便易行，效果也较可靠，故一般较为常用，称为阔筋膜条悬吊术。操作方法：先用筋膜切取器取 4 条自体阔筋膜备用，分别在瘫痪侧的颞部，内外眦部，鼻唇沟和上下口唇中央稍偏健侧等部位做皮肤切口，用筋膜导引器经各切口做由颞部经外眦、下眼睑至内眦部，和由颞部经面颊至口角的皮下深层隧道，并做围绕患侧口唇超过口裂半周的口轮匝

肌隧道，在每一隧道贯通后随即用阔筋膜导引器将一条筋膜植入隧道，口唇部的一条呈"8"字状植入口轮匝肌内，两端互相缝合，面颊部的 2 条阔筋膜自颞部从不同的面颊行径植入，下端分别与口唇部的"8"字韧带相接缝合，上端在拉紧阔筋膜条的情况下与颞肌筋膜编织或穿过在颧弓上所钻骨孔缝合固定。另一条阔筋膜穿经下睑皮下隧道，一端与颞肌筋膜，另一端与内眦韧带或鼻骨骨膜，在将阔筋膜条牵紧的状态下缝合固定，为弥补日后阔筋膜条固定点的松弛，须过度矫正。动态重建的手术可以兼得静态效果，静态手术的结果不能得到动态的效果（图）。

（黄渭清）

*dòngtài miàntān xiūfùshù*

## 动态面瘫修复术（dynamic repair of facial paralysis）

能尽量恢复患者面部最基本表情动作的手术。一部分患者经过 2 年左右的治疗后，恢复不理想，继而成为晚期难治性面瘫。目前尚无可靠的方法帮助患者实现完全的生理性恢复，各种治疗方法都只是部分的解决其形态或功能的异常。

**去神经小肌肉游离移植** 以游离移植为核心、埋没导引缝合技术为支柱的面瘫综合性治疗，费用低、创伤小、恢复快、效果可靠，手术后患者可以实现静态的完全对称和动态的基本对称，堪称晚期面瘫比较理想的治疗方法，是为晚期难治性面瘫患者的一种理想选择。术后早期可获静态效果，远期可获动态效果。要求患者术前要注意面部清洁及足部浸泡准备，术后软食 1 个月，面部表情仍需功能锻炼 3～6 个月。将足部的小肌肉的神经做一期去神经化处理，2 周后二期移

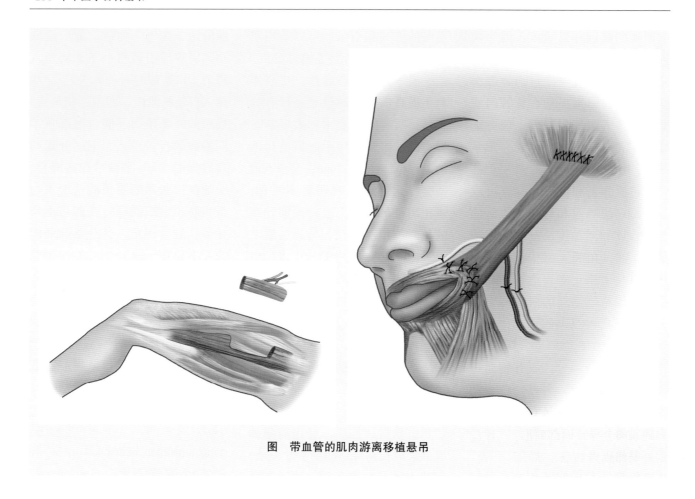

图　带血管的肌肉游离移植悬吊

植到面部。由于该移植的肌肉即有肌性部分又有腱性部分，且移植后避免了局部臃肿，适合面部的精细调节。去神经肌肉游离移植手术适合医治非手术治疗无效的晚期难治性面瘫患者，同时面部嚼肌及其神经正常。该手术的不足之处是面部移植肌肉的神经支配来源于三叉神经，恢复自然表情需要长期锻炼；肌肉成活及神经再生后肌力有限；但这些对手术效果的影响并不大，该手术仍有着它独特的优点。

适应证　因手术或外伤等原因，面神经已经肯定断裂，无法再予以修复；其他原因造成的面瘫，经多年、多种保守方法治疗无效。

理论依据　用恒河猴做动物试验证实，去除运动神经支配的跗短伸肌和趾短伸肌游离移植后，可以成活；成活后的肌肉内，运动终板可以再生，邻近肌肉的运动神经可以长入；3 个月后，游离移植的肌肉即有动作电位出现，表示肌肉恢复收缩功能。

优点　跗短伸肌和趾短伸肌是小肌肉，游离移植后，受区不臃肿，容易成活；采用多种无损伤手术器械：口角支持带，保证游离移植肌肉缝合处的无张力愈合的外固定；切取跗短伸肌和趾短伸肌对足部行走功能无影响；手术后的半年之内有静态对称效果，半年之后逐步恢复动态功能，而且越来越协调。

**跨面神经移植联合吻合血管的肌肉游离移植**　经典的显微神经血管肌肉移植一般采用跨面神经移植（图）。短小的神经移植物长约 10cm，取自小腿腓肠神经从正常侧转移到对侧颊沟，在神经移植和肌肉转移之间需要约 6 个月的等待期。股薄肌是备选的肌肉之一，其血管蒂与面动静脉匹配，肌肉转移不会导致功能缺失，并且瘢痕隐蔽，切取带有主要血管蒂的一段肌肉，其长度需足以重建笑容，显微神经肌肉移植后 6~8 个月不会产生活动，再经过 1 年力量逐渐增强，跨面神经和肌肉移植技术的缺点是手术操作复杂，最终恢复的时间较长，另外，恢复面部活动的程度在不同患者存在很大差异，有的患者会要求拉紧或放松移植的肌肉并改善颊部膨隆。可以利用一部分肌肉进行显微外科吻合血管神经肌肉移植表达面部表情，通常采用股薄肌，背阔肌和胸小肌。神经支配来源于同侧或对侧的面神经。转移的肌肉连接到上唇提肌，颧肌和口轮匝肌结合的地方，肌肉放置在口角后能模拟与对侧面部相似的运动，在某种程度上肌肉的量决定最终运动恢复的程度，

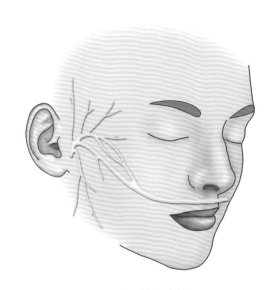

图　跨面神经移植

能够植入的肌肉量是有限的，过多的肌肉会导致面部畸形。

**局部肌肉转移**　局部肌肉转移可以是部分颞肌、咬肌，或两者共用。颞肌从颞窝分离出来，转移越过颧弓，携带筋膜延伸至口角，过度矫正口角非常重要，因为它在术后早期即可拉伸，颞区需要植入移植物以修复肌肉供区的空洞，颞肌跨越颧骨会导致局部肌肉膨隆。可以在冠突处分离颞肌，利用筋膜移植延长到达口角，这种技术既不会导致颞窝的空洞，也不会导致颊部的膨隆，颞肌转移的问题是其产生的运动不足以使大多数患者满意，但是，静态口角位置令人满意。

**眼睑动态修复**　颞肌转移对于眼睑闭合有效，向上分离宽1.5cm的一条颞肌，向前转移，可以利用肌腱或筋膜延伸颞肌，由于肌腱不易拉伸，效果更好。颞肌转移仅应用于上睑部分；下睑可通过独立的肌腱悬吊技术进行校正，这种方法与金片植入相比，更具有动态效果，患者每次咀嚼时都会产生眼睑运动。采用

这种方法会导致眼眶外缘的膨隆，闭眼时的睑缘裂隙，如果眼睑皮肤与肌腱粘连，会产生向外侧的牵拉运动。下眼睑的问题可以单独处理。也可以作为颞肌转移的一部分。在正常眼睑闭合时，下眼睑仅向上移动 1~2mm。然而，瘫痪时，下眼睑拉伸称袋装，导致巩膜外露，溢泪和远期外翻。采用 1 条肌腱支持下睑可以获得良好的效果，将肌腱置于适当的位置非常关键，因为适当位置的筋膜条不会使眼睑变形。

（黄渭清）

hòupí hòugǔmó zōnghézhēng

**厚皮厚骨膜综合征**（pachy-dermoperiostosis，PDP）　累及皮肤和骨膜的一种结缔组织病变。费里赖克（Ferieareick）于 1868 年描述，后由图雷纳（Touraine），索朗特（Solente），戈莱（Gole）于 1935 年正式报道，又称图雷纳－索朗特－戈莱综合征（Touraine-Solente-Cole syndrome）。此病有家族聚集倾向，多见于男性，男女比约为 9∶1。患者多在青春期后迅速发病，且男性发病

症状较女性严重。

**病因及发病机制**　病因及发病机制尚不清楚。目前认为 PDP 是一种累及皮肤和骨膜的罕见的遗传性疾病，与遗传性结缔组织代谢紊乱有关。遗传模式和机制尚不清楚，可能为常染色体隐性遗传病或具有不同外显率的常染色体显性遗传病。

**分型**　根据临床表现及 X 线检查将该病分为三型。①完全型：皮肤肥厚、杵状指/趾和骨膜增生。②不完全型：无皮肤改变，仅有杵状指/趾和骨膜增生。③顿挫型：有杵状指/趾、皮肤增厚，但只有轻微或无骨膜反应者。根据 X 线表现分为三期。①早期：X 线表现不明显，易被忽略。②进展期：掌、指/趾骨及长管状骨远端有骨膜增生。③高度进展期：关节周围软组织肿胀，增生的骨膜呈花边状或葱皮状。

**临床表现**　可分为原发性和继发性两大类。①原发性：多在青春期后发病，表现为头面部皮肤增厚、皱褶、鼻唇沟变深、狮状面、脑回状头皮、多汗、皮脂腺分泌旺盛、杵状指/趾、下肢和前臂圆柱状增粗，也可有关节炎的表现，多不对称，最常见于膝关节，其次为踝关节和手部的小关节，X 线表现为对称性不规则性骨膜骨化，多累及长骨远端。不伴有其他脏器系统病变（图1，图2）。②继发性：多继发于肺和纵隔的恶性肿瘤或慢性感染，其皮肤体征没有原发性明显，但是骨关节病变严重（图3）。

**诊断与鉴别诊断**　诊断主要根据临床及影像学检查，该病临床表现多样，诊断要点为杵状指/趾、皮肤增生及广泛对称性骨膜新骨形成三大症状。皮肤肥厚，可能有家族史，且须排除继发因

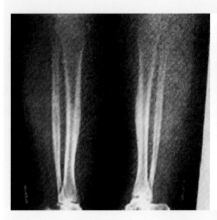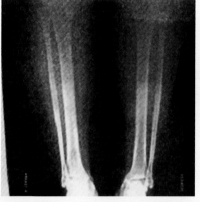

**图1 双侧胫腓骨正侧位片**

双侧胫骨前段骨皮质对称性增厚，其内密度较均匀，双侧胫前软组织内可见多发斑点状高密度影，双侧胫骨上端后缘骨皮质显示不规整，双侧腓骨骨皮质增厚

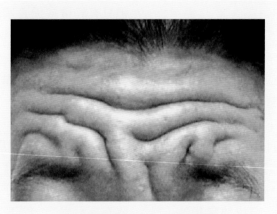

**图2 额纹明显加深，呈沟回状**

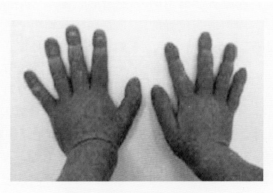

**图3 十指末端呈杵状膨大**

素损伤。组织病理检查：角质层及表皮未见明显增生。可见毛囊角栓，真皮浅层中度增生，胶原纤维较为致密，皮下可见大量毛囊、皮脂腺结构。PDP 患者部分临床表现与内分泌疾病肢端肥大症相似，易混淆和误诊。肢端肥大症可表现为与 PDP 相似的头面部皮肤改变，但肢端肥大症患者常还伴头部骨骼增生导致的额骨增生肥大、颧骨及下颌骨增大突出、眉弓外突下颌突出，头面部皮肤改变与骨骼改变共同形成肢端肥大症的特殊面容；肢端肥大症患者 X 线检查指/趾骨骨端肥大，关节增宽，而骨干相对变细。且无长骨骨膜增生。病情活动期的肢端肥大症患者血清生长激素（GH）水平持续升高且不被高血糖所抑制，口服葡萄糖抑制试验为临床确诊肢端肥大症最常用的试验，亦有助于与 PDP 鉴别诊断。另外，PDP 骨的改变还需与继发性 PDP、甲状腺性肢端肥厚、风湿性或类风湿性关节炎、梅毒性骨膜炎、非特异性骨膜炎及进行性骨干发育不良等鉴别。

**治疗** PDP 属自限性疾病，少年及青春期活跃，至成年进入无症的稳定期。PDP 目前尚无根治的特效方法，如休息、理疗、水杨酸类药物、皮质类固醇等对关节肿痛可有暂时疗效，异维A酸可改善患者皮肤方面的症状，秋水仙碱对于抑制白细胞趋化作用和减轻组织肿胀都有明显的作用，但所有治疗手段均不能改变病程；严重影响容貌者可行整容手术。继发性厚皮厚骨膜综合征，随着原发病的治疗可以好转。

（黄渭清）

yìngpíbìng

**硬皮病**（scleroderma） 以皮肤和内脏组织胶原纤维进行性硬化为特征的结缔组织病。女性多见，男女患病率之比约 1∶3。

**病因及发病机制** 尚不清楚。硬皮病病因可能与遗传、外伤、感染、自身免疫和血管病变有关。发病机制可能为在致病因子作用下真皮及内脏器官成纤维细胞活化，合成过多胶原，导致皮肤或内脏器官的纤维化。患者在婴幼儿时期一般都有头部外伤史，至成人就诊时，在头部可以扪及头皮包含颅骨的局部凹陷。

**组织病理** 早期真皮中、下层的胶原纤维束肿胀和均质化，真皮、皮下血管周围有淋巴细胞、嗜酸性粒细胞浸润；以后胶原纤维束肥厚硬化，血管壁内膜增生，管壁增厚，管腔狭窄甚至闭塞，皮肤附属器明显减少甚至消失；晚期皮肤萎缩，真皮胶原纤维增厚可达汗腺，真皮深层和皮下组织可有钙质沉积。内脏损害主要表现为间质及血管壁的胶原纤维增生和硬化。

**临床表现** 分为局限性硬皮病和系统性硬皮病两种类型。

**局限性硬皮病** 病变累及皮肤和皮下组织。有斑状硬皮病和线状硬皮病两型。①斑状硬皮病：又称硬斑病。躯干部多见。皮损可单发或多发，开始为圆形、椭圆形或不规则淡红色水肿性斑片，钱币大小或更大，稍高出皮面，经久不退，逐渐扩大并硬化，数月后红色变淡，周围可有紫红色晕，中央略凹陷而呈蜡黄色或象牙色泽，表面干燥、无汗，毳毛逐渐消失，触之皮革样硬度。病变呈现进行性，可持续数年至数十年，数年后皮损硬度可减轻，局部变薄、萎缩，留有轻度色素沉着。因其病变较表浅，不累及筋膜，故一般不影响肢体功能。皮损多发时称为泛发性斑状硬皮病。②线状硬皮病：多累及儿童和青少年。皮损常沿单侧肢体呈线状或带状分布，初发时常为一带状红斑，发展迅速，早期即发生硬化，可累及皮肤、皮下组织、肌肉和筋膜，最初硬化并固定于下方的组织而产生畸形，运动受限或引起肢体挛缩及骨发育障碍；在额部和头皮处可表现为单侧皮肤、皮下组织和颅骨的萎缩，呈

刀劈状，可伴脱发，称刀砍状硬皮病（图1）；下肢病变可伴有隐性脊柱裂。

**系统性硬皮病** 又称系统性硬化症。为侵犯皮肤和内脏多系统多器官的硬皮病，多累及中青年女性。临床分为肢端型和弥漫型两型，其中肢端型约占95%，病程缓慢。其临床表现有：①前驱症状：如雷诺现象、关节痛、不规则发热、体重减轻等。其中雷诺现象有特征性，往往为首发症状，表现为双手出现阵发性苍白、发冷、麻木，后变青紫，再转为潮红（图2）。由雷诺现象到发生皮肤硬化时间从几年到10余年不等。②皮肤黏膜损害：面部和双手最先受累。病程可分为水肿、硬化期和萎缩期。初期皮

肤有水肿发紧感，随后进入硬化期，表现为皮肤变硬、变紧，不易捏起，表面呈蜡样光泽，进一步发展可逐渐累及前臂、上臂、腹部，影响肢体活动、呼吸运动等。口、咽部黏膜可干燥萎缩。典型手部表现为手指硬化如腊肠样或呈爪形，指端皮肤可发生坏死和溃疡，不易愈合，久之手指末节吸收变短，有时可有软组织钙化。典型面部表现面部皱纹消失、表情丧失呈假面具样，鼻尖似鹰嘴状，口唇变薄，口周皮肤皱褶呈放射状沟纹，张口受限；面部弥漫性色素沉着，发际部色素减退的基础上出现毛囊性色素岛，还可出现点状毛细血管扩张。③血管损害：表现为血管（特别是动脉）内膜增生、管腔狭窄，

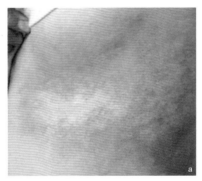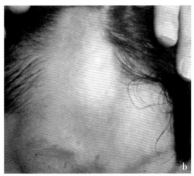

**图1 线状硬皮病**
a. 皮肤萎缩凹陷；b. 头皮萎缩颅骨凹陷伴脱发

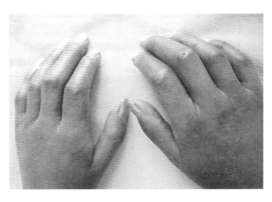

**图2 系统性硬皮病双手雷诺现象**

对寒冷及情绪刺激的舒缩反应异常。④骨关节和肌肉损害：可表现为指、腕和踝关节发生对称性疼痛、肿胀和僵硬；近端肌无力和肌痛，晚期可出现肌肉萎缩；骨受累表现为骨质吸收，出现牙齿松动等。⑤内脏损害：50%以上患者可累及消化道，表现为吞咽困难、胃肠蠕动减弱、吸收不良和脂肪泻等；约2/3患者肺部受累，出现间质性肺炎和肺纤维化等多种病变，常为系统性硬化病的主要死因；心脏受累可引起心电图异常、心功能不全等；肾脏受累时可出现高血压、蛋白尿、血尿、尿毒症等；其他尚有末梢神经炎、多汗、贫血等。

**CREST综合征** 为肢端型硬皮病的一种特殊类型，由下列五种临床表现组成：皮肤钙化、雷诺现象、食管功能异常、肢端硬化和毛细血管扩张，此型患者较少发生肾脏和肺部损害，预后较好。

**弥漫型硬皮病** 占系统性硬皮病的5%，一开始即为全身弥漫性硬化，无雷诺现象及肢端硬化，病情进展迅速，常在2年内发生全身皮肤和内脏广泛硬化，预后较差。

**诊断与鉴别诊断** 根据典型临床表现及实验室检查该病不难诊断。局限性硬皮病一般无实验室检查异常，少数播散性硬斑病可有嗜酸性细胞升高。系统性硬皮病可有贫血、血沉加快、尿蛋白阳性等，90%患者ANA阳性（多为核仁型），抗Scl-70抗体阳性率约20%，多见于肺部受累者；伴发雷诺现象者多可检测到抗$U_1RNP$抗体；抗着丝点抗体为CREST综合征的标志性抗体。可有球蛋白升高、类风湿因子阳性、冷球蛋白阳性、补体下降等免疫

学异常；胸部、食管及骨关节X线检查有相应改变。

斑状硬皮病需与硬化萎缩性苔藓鉴别。系统性硬皮病应与成人硬肿症进行鉴别，后者常发生于感染、发热性疾病后，无毛细血管扩张、色素变化、萎缩及雷诺现象等，有自限性，常在1~2年消退。此外还应与皮肌炎、红斑狼疮等进行鉴别。

**治疗** 对有典型临床表现及实验室检查异常的患者，主要采取针对免疫调节异常、结缔组织代谢异常及血管异常的病因治疗和针对系统受累和皮肤病变的对症治疗。斑状硬皮病早期皮损可给予抗感染药物如青霉素静滴；晚期皮损可用糖皮质激素治疗。系统性硬皮病患者应注意休息、保暖、进食高营养食物，适当运动，防止外伤。

(黄渭清)

yǎnbù zhěngxíng

**眼部整形**（oculoplasty） 针对眼部畸形而进行的整形修复手术。广义上包括眼部整形修复手术和眼部美容手术。整形修复手术中，针对眶骨畸形可行骨折复位固定术、截骨成形术，必要时可辅助骨骼移植以及人工合成材料植入等；眼睑整形包括眼睑缺损的修复术、内外翻矫正术、上睑下垂矫正术、眼裂开大术以及内外眦角成形术等；以及眉毛再造、睫毛再造和眼窝再造等。另外，眼部美容手术包括重睑成形术、上睑松弛矫正术、下睑袋矫正术、内外眦开大术及眉上提术等，在美容外科中占有很大比重。眼部整形手术属于精细手术，对于术者要求较高，操作上要做到稳、准、轻、巧。除此之外，还需具备一定的美学修养。

(杨红岩)

yǎnbù jīxíng

**眼部畸形**（eye deformity） 与眼睛及眼睑、眼眶、眉毛等眼周器官相关的畸形。眼睛是心灵之窗，眼部畸形的影响是巨大的。其原因可以是先天发育性的，也可以是创伤、炎症、肿瘤等后天因素所造成的。眼睑畸形包括上睑下垂、小眼畸形、眼睑内翻、眼睑外翻、眼睑松垂以及眼睑缺损等，还包括内、外眦发育性畸形以及外伤畸形等。眼眶畸形包括眶骨骨折移位或缺失、眶骨发育畸形等；眉毛移位、缺失，睫毛缺失、倒睫，眼球摘除后上睑凹陷、结膜囊挛缩也包括在内。

(杨红岩)

méi quēsǔn

**眉缺损**（eyebrow defect） 各种原因导致的一侧或两侧眉毛部分或全部缺损。这种眉缺损影响面部形态，也会使得汗液因没有眉毛的阻挡而直接流入眼睑，造成眼睑的功能障碍。眉毛是位于眶上缘的一束毛发，有阻止汗水流入眼内的作用，并参与面部表情活动。左右两侧位置、形态对称，眉既是面部的功能单位，也是重要的形态要素。故眉的缺损对功能和外貌均会产生影响，需要修复。

**病因** 眉毛缺损的原因中以外伤和烧伤为多见，如面部烧伤的后遗症，局部外伤；少见于累及眉部的皮肤病变或肿瘤切除。偶见于局限性脱发，亦可为麻风、梅毒等疾病的局部表现。

**临床表现** 表现为眉毛连续性的中断，部分或全部的缺失。

**治疗** 眉毛的修复主要采用手术方法。包括头皮游离移植、头皮带蒂移植以及毛发种植术。此外，还有较简单的文身法、炭笔涂饰等非手术方法。

**头皮游离移植法** 首先，参照健侧眉毛的位置、形态设计拟移植的头皮移植片，若两侧眉毛均缺损，可沿眉峰定位。一般多选择同侧耳后发际头皮作为移植材料。因同侧耳后发际的头皮毛发生长方向与缺损侧眉毛生长方向基本一致，均是指向外侧。由于头发系斜行生长，毛囊深埋皮下脂肪组织中，故切取头皮时，应施行顺毛发生长方向的斜行切口，切取包括完整的毛囊毛根的头皮游离移植片。移植片不宜过宽，以 0.6cm 为度。可视性别及健侧眉毛情况做适当调整，一般男性偏宽，女性偏窄。然后，将毛囊根部的脂肪颗粒尽量去除，此操作要尽可能保护好毛囊。供区多能直接缝合（图1）。受区按照定位线切开至骨膜表面，沿切口方向略做分离，使创面较移植片略宽以保证受区血供。不必去除一条皮肤组织，特别是对烧伤后伴有上睑外翻者，本式式尚可起到松弛上睑的作用。移植片置于受区时注意毛发方向朝向颞侧。为避免缝针损伤毛囊，缝针只穿过移植片的表浅组织，缝线留作术毕打包固定，术后 10～14 天打开敷料，检查皮片成活情况。一般地，移植后 1～3 周移植片的毛发有增长趋势，3～4 周则毛发逐渐脱落，2～3 个月后毛发会重新生长，但较稀疏。且移植的毛发有不断生长的特点，故需要随时修剪。

**颞浅动脉岛状头皮瓣法**
① 颞浅动脉额支岛状头皮瓣法眉再造术：颞浅动脉额支位于颧弓上方，自颞浅动脉分出后斜行向前上方，在眉峰上外方处转弯，行向上方进入额部发际，用超声多普勒血流探测仪可测得动脉血管的走向，对准确选择头皮瓣有

很大帮助。手术可以颞浅动脉额支转折点作为皮瓣血管蒂的旋转轴点，于额部发际处沿动脉走行设计头皮瓣。由于血管贯穿皮瓣，血供有确切保证，该法获取的额部毛发较柔软，质地更接近眉毛。② 颞浅动脉顶支岛状头皮瓣法眉再造术：血管探测同上法，以同侧颞浅动脉的顶支为血管蒂，于头皮顶部制备合适的头皮瓣。以上两种方法均是在血管标记线两侧 0.5～1.0cm 处切开（皮肤）头皮，形成宽 0.8～1.0cm，长 6.0～8.0cm 的血管蒂，于其远端连接一头皮条，形成岛状头皮瓣。于耳轮角上方和受区之间制备足够宽的皮下隧道，并将皮瓣转移到受区。供区直接缝合，受区准备同前述（图2）。以上方法形成的岛状头皮瓣血供丰富，容易成活，毛发生长浓密，需经常修剪。因此，带蒂移植法更适宜于两侧眉全缺失或一部分或全部眉缺失

者，而健侧眉浓密者的修复。女性的眉毛多较窄而稀疏，一般不适宜此法。

**毛发单株移植术** 按照上述方法切取全层头皮，将头皮切割成 2～3mm 的小株，再行单株毛囊移植，其方法见毛发移植。该方法相对较烦琐，术后眉毛稀疏，分布不均匀，需多次反复添加插植。

**文眉术** 对于由于疾病或其他原因引起的眉毛脱落，本人顾虑手术，或健康情况不允许手术者，以及如眉毛部分缺损，眉间有断缺瘢痕，严重烧伤后两侧眉毛缺失，局部瘢痕严重，无良好的皮瓣移植受床，也无头皮带蒂移植的条件，或头皮严重烧伤，头皮全撕脱秃发者，都可采用文眉术来弥补和掩盖缺陷。文刺用具要消毒严格，一人一针，避免交叉感染。眉色的调配要与发色、肤色、原有眉毛的色泽相协调。

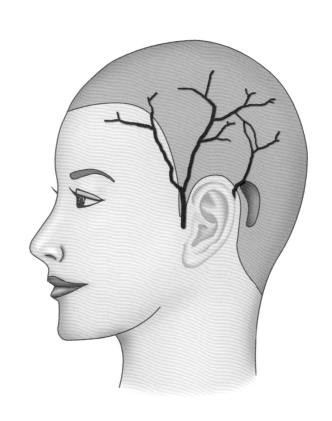

**图1 以耳后发际内头皮游离移植作为眉再造供区**

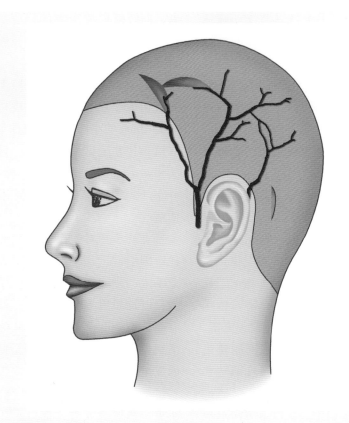

**图 2　以颞浅动静脉顶支、额支为蒂的头发岛状皮瓣作为眉再造供区**

眉毛的形状应与脸型、眼型、年龄以及原眉的形状相适应。

（郑永生）

**méi jīxíng**

## 眉畸形（eyebrow deformity）

分为先天性和后天性因素所致。①先天性因素：较少见，包括先天性眉距过宽、各种面裂导致的眉移位及眉毛发育畸形等。②后天性因素：主要见于外伤后眉毛组织的缺失、早期治疗不当、对接缝合粗糙、造成断端分离或错位愈合等；面神经额支瘫痪或重症肌无力，都可导致眉下垂；也可见于老年性皮肤松弛。治疗方法主要包括以下几种。①眉错位畸形矫正术：各种外伤愈后瘢痕挛缩导致的眉毛向上或向下错位，可采用 Z 成形术矫正。注意切口要深及皮下，再将皮瓣易位缝合，使眉毛复位，避免损伤眉毛毛囊。若两侧眉距过宽，可采用 V-Y 成形术修复。若外伤导致眉毛断裂，连续性中断，可将期间的瘢痕组织切除，将两侧眉毛对齐缝合。②眉下垂畸形矫正术：适用于老年性皮肤松弛、因面神经额支瘫痪或重症肌无力等所致的眉下垂。治疗方法主要有眉上提术和眉上缘皮肤切除术。a. 眉上提术，于上睑皱襞切口，在眼轮匝肌深面向眉部分离，当分离到眶上缘上 1.0~1.5cm 处，即可见眉脂肪垫。将眉脂肪垫从眶上缘的中 1/3 到颧额缝做整块切除。用 5-0 尼龙线将下垂的眉悬吊至眶上缘上方的骨膜上，悬吊的位置应高于眶上缘。b. 眉上缘皮肤切除术，于眉上缘标出需切除的皮肤宽度和弧度，于局麻下，按标志线切除皮肤和皮下组织。沿眉弓上缘的切口要注意略向额面倾斜，以保护眉毛的毛囊。分层缝合，皮下缝合时必须与额骨膜相固定。皮肤层可做间断或皮内缝合。

（郑永生）

## 睫毛缺损（eyelash defect）

睫毛位于睑缘，为 2~3 排的短毛，上睑睫毛略向上翘，下睑睫毛略向下卷。睫毛具有遮挡阳光和风尘、汗水、飞虫等的作用。各种外伤，烧伤及肿物切除术后均可造成睫毛缺损。睫毛缺损不仅影响功能，也影响美观。其中，上睑睫毛在外观和功能上占有重要地位，修复时应兼顾美容与功能。下睑睫毛形态和功能均不如上睑睫毛重要，其缺损可以不予修复。

**治疗**　上睑睫毛在外观和功能上均十分重要，部分或全部睫毛缺失应行手术修复，下睑睫毛在形态与功能上均不如上睑睫毛重要，可不予修复。因眉毛在毛发粗细长短和生长方向等与睫毛十分接近，故为首选供毛区，仅在双眉也缺损或缺如情况下，才选择头皮作为供区。

**眉毛游离移植术**　①采用同侧眉偏内侧端的中央区域，根据所需长度，顺毛囊生长方向斜行切取包含 2~3 排毛囊的移植皮条。移植片较窄小，易于成活，故无需去除毛囊、毛根之间的脂肪组织。②于睫毛缺失的上睑缘上方 2mm 处，做与睑缘平行的深至睑板的横切口。③将切口略做分离，以形成和移植片相适宜的深槽，然后将获取的移植皮条嵌植入形成的沟槽内。采用 5-0 丝线从一侧创缘进入，由另一侧创缘穿出皮肤，结扎固定。针距不宜太密，以免影响血供。④为确保移植皮条的成活，将上下睑缘暂行缝合，术后 14 天拆除缝线以及睑缘缝线。

**毛发单株移植术**　单株毛囊的制备及种植见眉缺损。

**手术并发症及注意事项**

①游离移植片皮条坏死：多由于缝合过密造成。因此，缝线不宜过密，打结也不宜太紧；切取皮片时要顺毛囊方向，斜形获取全层皮条，注意保护毛囊。②毛发生长方向不一致：手术前要注意切取眉毛的方向与睫毛方向一致。亦可以在移植皮片上下方放置小油纱条，保证毛发生长方向。单株毛发移植时种植器角度与正常睫毛生长方向一致为宜，进针深度2~3mm。③单株毛囊坏死：术中修剪毛发基底部时应留有少量脂肪，种植时毛发不宜过密。

（郑永生）

## yǎnjiǎn nèifān
## 眼睑内翻 （eyelid entropion）

睑缘向内翻卷导致睑缘位置异常的疾病。

**病因及发病机制**　可分为先天性和后天性因素。前者主要为婴幼儿，只发生在下睑内眦处。后者主要是痉挛性与瘢痕性两种。①痉挛性睑内翻：a. 急性痉挛性睑内翻：多由于炎症刺激引起眼轮匝肌反射性痉挛，以致睑缘内转而造成睑内翻。当炎症消失，痉挛解除，睑内翻可自行恢复。b. 慢性痉挛性睑内翻：又称老年性睑内翻。多发生在下睑。主要是由于老年人眼睑皮肤萎缩松弛，失去正常张力，以及下睑缩肌无力，失去对下睑板下缘的支撑而向外凸出，眼睑上缘向内倾斜，造成内翻和倒睫。倒睫对角膜的刺激又进一步引起眼轮匝肌的反射性痉挛，增加了内翻程度。②瘢痕性睑内翻：是由于结膜或睑板的瘢痕收缩，使得睑缘向内翻转所致。常见于严重的沙眼后遗症，睑结膜、睑板的化学烧伤、外伤等。

**临床表现**　睑内翻使得睫毛在角膜、结膜表面摩擦，刺激及摩擦角膜引起疼痛及角膜损伤，轻者可有异物感、疼痛、流泪等症状，重者特别是瘢痕性睑内翻可造成角膜炎性浸润和溃疡，最终导致角膜白斑、大量的深层、浅层新生血管增生，严重影响视力，甚至造成失明。

**治疗**　根据不同病因，内翻程度以及上下睑，选择不同的术式。①皮肤眼轮匝肌切除术：适用于先天性睑内翻的矫正。操作要点：于睫毛根外2mm切开，行皮肤及睑板前眼轮匝肌部分切除，然后缝合皮肤切口，或缝合时连带睑板，以增加向外翻的力量，6-0尼龙线间断缝合，术后5天拆线。此法多用于婴幼儿，由于婴幼儿的睫毛细软，刺激症状不明显。这类患儿的睑内翻多发生于内眦处，随着年龄增长，鼻梁发育，多能消失，不必急于手术。若长到5~6岁，倒睫仍未消失者，方考虑手术矫正。②眼轮匝肌切除增强术：主要适用于老年性睑内翻的矫正。操作要点：做法基本同上，但由于老年人皮肤松弛，皮肤去除量相对较多。于下睑缘下方2mm处切开，向下分离显示眼轮匝肌，于睑板前去除一条宽3~4mm的眼轮匝肌，然后将睑板下缘与眼轮匝肌的两残端缝合，以向外翻转睑缘，6-0尼龙线缝合皮肤。③睑板部分切除术：又称霍茨（Hotz）手术，主要用于上睑瘢痕性睑内翻的矫正。先于睑缘上方3~5mm处做平行于睑缘的切口。若内翻较轻，切口可选在重睑线上，或上睑缘上方5mm处，这样术后切口痕迹隐藏在重睑线内，有美容效果。若内翻较重，则切口尽量选择贴近睑缘。术中可根据皮肤松弛程度酌情切除一条皮肤，然后梭形切除部分睑板前眼轮匝肌，直达睑板。

再分离切口下方的皮肤，直到隐约可见毛囊为止。做睑板的楔形切除，但勿穿透睑板。用5-0线从下缘皮肤进针，经过睑板楔形切口上缘及皮肤切口上缘穿出，缝合5~7针。

**预后**　取决于睑内翻的原因、时间、程度等，一般轻度内翻，手术效果良好。严重的瘢痕性睑内翻若治疗不及时，则预后较差。

（郑永生）

## yǎnjiǎn wàifān
## 眼睑外翻 （ectropion of eyelid）

眼睑与眼球脱离，泪小点与眼球不能贴附，上下睑闭合不全及睑结膜向外翻转外露。眼睑外翻可单独发生或同时发生于上下睑。

**病因及发病机制**　根据病因可分为先天性眼睑外翻、痉挛性眼睑外翻、老年性眼睑外翻、麻痹性眼睑外翻、瘢痕性眼睑外翻和医源性眼睑外翻六种。其中麻痹性眼睑外翻和瘢痕性外翻在临床上最为常见。老年性眼睑外翻或麻痹性下睑外翻其组织量并无缺损，而是眼轮匝肌的张力降低或丧失，以及重力作用，导致的下睑外翻。医源性眼睑外翻常发生于施行下睑整形术的病例，由于术中对下睑皮肤组织的过度去除，导致的下睑外翻畸形。

**临床表现**　眼睑外翻更易发生于下睑，因为下睑的睑板较窄小且受重力的影响。下睑外翻发生后，常导致泪小点远离眼球，而发生溢泪；上睑只有当皮肤缺失时才表现为外翻，若上睑外翻发生，角膜将失去保护，易发生角膜白斑，影响视力。眼睑长期的外翻，将导致结膜肥厚充血甚至角化、睑缘变形、糜烂、睫毛错乱生长等。

**治疗**　矫正眼睑外翻的方法较多，应根据外翻的原因、程度以及眼周组织的条件选择合适的治疗方法。眼睑外翻矫正的目标是使眼睑组织重新返回到正常位置，实现闭合眼裂、睑球贴附、保护角膜。恢复泪小点与眼球的接触，可改善溢泪。眼睑外翻的原因分析对手术方法的选择很重要。对于眼睑本身疾患导致的眼睑外翻，如老年性或麻痹性下睑外翻，组织量并不缺少，可以考虑运用增强下睑张力的方法予以矫正；而对于因眼睑组织量缺损导致的眼睑外翻，补充皮肤组织量将是手术的关键所在，如烧伤、外伤后的瘢痕性眼睑外翻。眼睑外翻的程度也是手术方法选择的重要参考指标。轻度外翻常可施行 V-Y 成形术或 Z 成形术，实现眼睑的闭合；中重度外翻则需要皮肤移植或局部组织瓣的移转实现眼睑的闭合；对严重外翻且眼周没有良好的组织瓣供给者，游离植皮将是最常采用的手段，同时，为实现稳定的手术效果，暂时性的眼睑粘连术有时是必要的。手术方法包括以下几种。

外眦睑缘粘连术　对于老年性或面瘫引起的轻度下睑外翻可施行此术，缩短睑裂横径，减少角膜和结膜的外露，同时加强下睑的支持来矫正下睑外翻。手术将外眦角的上下睑缘连同睫毛切除，长度距外眦角 6~7mm。然后用丝线穿过创面缝合缩小睑裂即可。

眼睑紧缩术　适用于下睑外翻及松弛明显者，如老年性下睑外翻。于下睑内中 1/3 处自泪小点下方 2mm 处向外做与睑缘平行的皮肤切口，致外眦部顺皮纹向外下方延长约 1.0cm。沿眼轮匝肌深面剥离切口下缘，宽度在 1.5cm，将下睑劈裂为前后两层，前层是皮肤与眼轮匝肌，后层为睑板与结膜。在后层的外 1/3 段，切除一尖向穹隆的三角形组织块，组织块的大小依松弛程度而定，以使两侧切缘缝合后睑缘与眼球紧密贴合为度。然后，用 6-0 尼龙线对合睑缘一针，线头留长外置，避免摩擦角膜或结膜。再于睑板前面用 8-0 尼龙线缝合睑板结膜组织。然后，向外上方牵拉下睑前层的皮肤肌肉组织瓣，去除多余的一块三角形皮肤与眼轮匝肌，6-0 尼龙线缝合。对于下睑

外翻时间较久，结膜外露过多者，亦可考虑于睑板下方切除一条睑结膜，以减轻和缓解结膜的外露。

V-Y 成形术或 Z 成形术　V-Y 成形术仅适用于轻微和没有广泛瘢痕的眼睑外翻，Z 成形术适用于纵行条索状瘢痕挛缩引起的轻度眼睑外翻。利用三角形皮瓣交错对合后，增长纵向的组织量，缓解因瘢痕挛缩造成的下睑外翻。若条索状瘢痕较长，则应设计几个连续的 Z 形切口。但是这种交错的三角形皮瓣不宜设计过大，以免术后眶区产生明显的瘢痕（图1，图2）。

上睑组织瓣法　仅适用于利用上睑松弛的皮肤组织修复下睑轻度外翻，特别是老年患者。由于上睑可提供的组织量有限，皮瓣的宽度通常不超过 1.0cm，皮瓣可以做成单蒂，亦可做成双蒂，形成含眼轮匝肌的单蒂或双蒂皮瓣，移转至下睑创面，为使上睑供区保持良好形态，通常同期行上睑重睑术。

颞部皮瓣法　上、下睑外翻均适用。根据上、下睑形成的创面形态，于颞部设计皮瓣，皮瓣

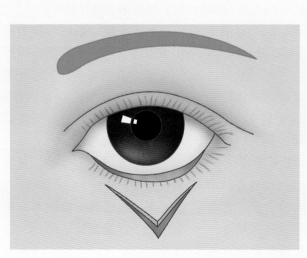
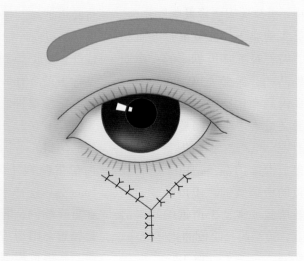

图1　V-Y 推进皮瓣矫正下睑外翻

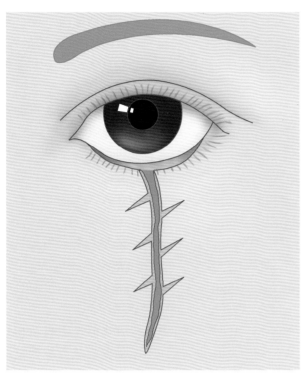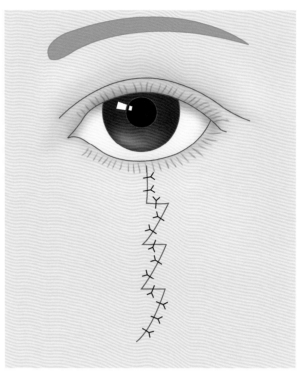

**图 2　Z 改形术矫正下睑外翻**

长宽比例可达（5~6）：1 以上，但旋转角度不宜大于 90°。供区皮肤可以直接缝合。蒂部形成的猫耳多可自行恢复，必要时做适当修整。

眼轮匝肌蒂的皮下蒂皮瓣法　上、下睑外翻均适用。利用眼部血供丰富的特点，将眶周以及颞部皮肤组织制成眼轮匝肌为蒂的皮下蒂皮瓣用于修复眼睑外翻，该皮瓣的血供有充分的保障，且皮瓣的转移更加方便、灵活。首先将外翻的眼睑复位，根据形成的创面大小、形态，按照皮瓣制备原理，于创面外侧形成一个以外眦处眼轮匝肌为蒂的颞部皮瓣。皮瓣设计的大小通常为（3.0~6.0）cm×（2.0~3.0）cm。切开皮瓣至浅筋膜层，由远端向近端掀起皮瓣，在外眦处将眼轮匝肌组织携入皮瓣。皮瓣 180° 旋转至受区即可，供区直接缝合。这种皮瓣的优点是可以行 180° 旋转，

而蒂部在皮瓣的下方，所以皮瓣旋转后没有猫耳问题。且皮瓣的采取方向与颞区的皮纹方向一致，术后供区的瘢痕也不明显。供区多可直接缝合，无需植皮。

颞浅动脉岛状额部皮瓣　术前用超声多普勒测出颞浅动脉走行并标志。将外翻得眼睑复位并形成创面，于额部设计一略大于创面的含有颞浅动脉额支的岛状皮瓣，切开皮瓣至肌层下，于骨膜表面将皮瓣远端掀起，近端认真解剖血管蒂，勿伤及颞浅动脉额支。解剖完毕后将皮瓣通过皮下隧道移转至受区创面。解剖的血管蒂长度以够转移到眼睑创面为度。供区根据情况直接缝合或植皮修补。

颞浅动脉顶支供血的反流轴型耳后皮瓣　颞浅动脉的顶支与耳后动脉之间在耳上极上方 5.5~9.0cm 处有 2~4 支吻合支，借此吻合支可以将耳后动脉供血

的耳后区域，制成以颞浅动脉顶支供血的反流轴型耳后皮瓣，移转到眼睑受区。该皮瓣可提供更长的血管蒂，便于更远距离的转移，可以修复任何部位的眼睑外翻。且耳后的皮肤组织量比较充分，更适于上睑或下睑较大面积的瘢痕挛缩引起的睑外翻。血管测量和创面形成基本同前，沿乳突皮瓣上缘皮肤的发际做切口，切口切至颞浅筋膜层。切口前方跨越颞浅动脉标志线，再沿颞浅血管前缘向后上顶部做 8.0cm 长的切口，在切口的远端另做一横行切口，使呈 Z 形，翻开头皮，观察吻合支，制备出血管蒂，可于耳上极向上剪开 3~6cm，以延长血管蒂部。在颞深筋膜下、胸锁乳突肌腱膜和耳郭软骨表面掀起包含颞浅动、静脉及耳后动静脉的筋膜蒂皮瓣，于耳前颞部切口与受区间形成皮下隧道。皮瓣由此隧道移转至眼睑受区。注意

皮下隧道要足够宽敞，以免影响皮瓣蒂部血供。

**游离植皮术** 该方法较为简单，适用于上、下睑任何程度的眼睑外翻。皮片可以采自耳郭后、发际前乳突区、锁骨上区、上臂内侧等，皮片尽量选用全厚皮片。该术式缺点是皮片移植术后的收缩。部分患者可能需要二期植皮手术。游离植皮范围一般不宜过小，以避免皮片的挛缩发生。必要时应切除一部分正常的或已经植过皮的区域以扩大创面。

**睑缘粘连术** 眼睑长期的外翻，睑板形态往往发生了变化。因此，即使术中将眼睑重新恢复到正常位置，眼睑仍会有外翻的顺应性趋势，特别是在采用植皮术矫正眼睑外翻时，由于术后皮片收缩，外翻复发的可能是不容忽视的。为实现彻底的矫正外翻，一段时间内的睑缘粘连非常必要。手术于上、下睑缘中内1/3和中外1/3交界处灰线部位切除一宽3~4mm，深1~2mm的组织块。形成的创面采用褥式缝合将上下睑缘紧密对合，上下睑缘处分别用一小的橡皮片垫于缝线下打结，10天拆线，上下睑缘即粘合。

值得一提的是，上睑具有重要的开合功能，若移植的皮瓣过于臃肿，将会影响上睑的上抬功能，长期将导致机械性的上睑下垂。下睑具有重要的支持作用，组织瓣过重，也会因重力而下坠，继发外翻。因此，在选择皮瓣时应避免皮瓣过于臃肿。若皮瓣过于臃肿，应于术后3个月予以修薄，以预防和避免并发症的产生。

**预后** 眼睑外翻的治疗时机选择对眼球及视力的保护十分重要。外翻早期得到矫正，对眼球及视力的保护非常有意义；若外翻迁延数年，眼球长期暴露，睑

结膜和球结膜均会发生慢性炎症，角膜也有可能累及，甚至导致视力下降或失明。而长期迁延不愈的睑外翻，会使得睑板形态发生严重畸形，治疗的效果也会受到影响。

（郑永生）

yǎnjiǎn quēsǔn

**眼睑缺损**（eyelid defect） 眼睑的皮肤、肌肉、睑板和睑结膜的组织缺损。眼睑是眼球的重要保护屏障，具有极其重要的生理解剖功能。一旦发生缺损，轻者造成结膜炎及其邻近组织器官的慢性炎症、溢泪等症状。重者导致角膜裸露，严重威胁视力，甚至导致失明。

**病因及发病机制** 按眼睑缺损的原因可分为先天性缺损和后天性缺损两种。①先天性缺损：常见于各种面裂畸形所致，如3、4、5、6型面裂，主要表现为下睑裂及缺损；9、10、11型面裂，表现为上睑裂及缺损；此外，先天性眼睑发育不良，亦不少见。先天性眼睑缺损可以发生于单侧或双侧，常伴有眦角、泪道、眉以及眶骨缺损或畸形。但视力多不受影响，缺损周围组织良好。②后天性眼睑缺损：主要见于各种外伤，如烧伤、爆炸伤等，其次是眼睑肿瘤术后、感染后遗症、整形美容术后皮肤组织的过度去除等。

**临床表现** 表现为眼睑组织完整性的破坏。按缺损范围的大小可分为轻、中、重度。①轻度缺损：指缺损的范围小于眼睑宽度的1/3者。②中度缺损：指缺损范围在眼睑宽度的1/3~1/2者。③重度缺损：指缺损范围在眼睑宽度的1/2以上者，或上下睑部分或全部缺损者。按部位可分为上睑缺损、下睑缺损以及上

下睑缺损。

**诊断与鉴别诊断** 通过临床表现即可做出明确诊断。

**治疗** 包括治疗原则和治疗方法。

**治疗原则** 眼睑缺损的修复应根据缺损的原因、部位、范围、视力有无，以及周围组织情况综合考虑。①缺损的原因：先天性眼睑缺损多见于上睑，上睑因缺损不能闭合，对视力影响很大，故应及早修复。由于局部组织多属正常，故利用周围邻近组织修复是首选；对于先天性面裂导致的眼睑缺损，外观上看似乎组织并不缺少，实际上组织缺损量很大，不仅是皮肤肌肉等软组织的缺损，骨组织的缺损也是不容忽视的，修复时要有通盘考虑；而后天性眼睑缺损，尤其是外伤所致者，周围组织常有损伤，利用局部皮瓣修复时，应考虑局部组织的血液供应和形态问题。②缺损的部位：缺损位于上睑，对视力影响较大，应及早修复。而由于上睑具有灵活的开合功能，故修复上睑的组织瓣不宜过于臃肿肥厚，以免继发机械性上睑下垂；下睑相对薄弱，且受重力作用，有时须补充支撑性组织，如异体睑板、巩膜或组织代用品等。③缺损的范围：轻度缺损多可以直接拉拢缝合；中度缺损可利用睑板-结膜瓣转移，结合游离植皮修复；重度缺损修复起来较为困难，有时需要几种方法联合应用。④视力的有无：眼睑缺损修复的目的是最大限度地保护有视力的眼球。只要是有视力，则再造的眼睑衬里就必须是滑润的黏膜组织，缝合时要避免缝线穿过结膜面。若视力丧失，眼睑修复的主要目的则是再造眼窝，以佩戴义眼之用，此时再造的眼睑衬里可

以是黏膜、皮片，也可以是皮瓣等。⑤周围的组织情况：眼睑修复应遵循就近取材的原则。当眼睑周围的组织完好时，应首选眼周组织；但当眼周组织存在病变，如外伤后的瘢痕等，应考虑这些因素对局部皮瓣血供的影响。⑥缺损的层次：应对缺损的皮肤层和睑板结膜层分别修复。内层的睑板结膜层采用游离的组织移植，则外层的皮肤层必须是带血供的组织瓣；若外层的皮肤组织层是游离的组织移植，则内层的睑板结膜层就应该是带血供的组织瓣。眼睑皮肤组织缺损主要有带蒂皮瓣转移与游离植皮术两种；修复的原则类同于眼睑外翻的修复。睑板类似于弹性软骨，是维持眼睑形态的重要结构。它的缺损可以用异体巩膜、耳郭软骨、鼻中隔软骨以及组织代用品等替代。睑结膜缺损的修复应采用滑润的结膜或黏膜作衬里修复。最理想是利用自体睑结膜，但自体睑结膜组织量有限，往往不敷修复之用。黏膜组织可以取自口腔，但口腔黏膜术后发生挛缩的可能性大，效果不甚理想；硬腭黏膜组织，兼有黏膜的性质，质地也较韧，类似于睑板的硬度，且可提供足够多的组织量，较为理想；鼻中隔黏软骨膜-软骨复合组织游离移植也是重要的选择，但术后的分泌液过于黏稠，致术后眼睛常有混浊外观，有时也影响视线，不甚理想。

治疗方法　包括以下几种。

直接缝合法　适用于小于眼睑宽度1/5的较小的缺损或切迹。如囊肿、色素痣的手术切除等。手术要点：①缺损位于睑缘前叶皮肤上，未侵及后叶时，可以将眼睑沿灰线劈开成为前后两叶，将前叶肿瘤作三角形切除。然后

在两侧创缘潜行分离，动员创缘的两侧做拉拢缝合即可。②若肿瘤侵犯眼睑全层，则在将肿瘤做三角形的切除后，沿睑缘的灰线作横切口劈开，锐性分离，将眼睑分为前后两叶，于后叶一侧切除一三角形组织块，包括睑板和结膜；同时在前叶的另一侧切除一块相同大小的组织块，即皮肤与眼轮匝肌。然后将前后创缘错开缝合，避免直线性瘢痕挛缩的发生，缝线可用7-0可吸收或尼龙线缝合，于睑板前缝合，且缝线不经过结膜面，避免缝线对眼球的摩擦。③对于上睑或下睑皮肤松弛者，若仅为前叶组织水平向为主的小缺损，可以将缺损两侧的切口稍加延长，并将前叶做皮下分离，向下推移与睑缘缝合。但此法术后没有睫毛。

眼睑皮肤与睑板瓣推进及滑行法　①上睑垂直向滑行皮瓣，适用于上睑宽而垂直径小的皮肤缺损。手术要点：将上睑缺损修剪成矩形，然后在缺损上缘两侧睑部皮肤上做横向切口，分别向内、外眦方向延伸，在上缘横切口的两侧各切除三角形皮肤一块，三角形的尖角向着内、外眦，三角形的底宽等于缺损的高度。这样，在上睑形成一个矩形的突起组织瓣。然后将上睑组织做皮下分离，牵拉矩形皮瓣下移，覆盖创面，间断缝合。此法也适用于下睑，但由于下睑组织量有限和受重力作用，如向上推移的组织量过多，有造成下睑外翻的可能，应用时需加注意。②上睑垂直向滑行睑板-结膜瓣，适用于上睑睑缘及睑板部分缺损，一般应用于垂直向5mm以内的缺损。手术要点：翻开上睑睑板，沿睑板缺损上缘向左右各切开约2mm，然后在切开的两端向上方将上睑板做

纵行切断，直达睑板上缘，如此将上睑板切成内、中、外三段。分离睑板上的眼轮匝肌，以使中间段的睑板及其结膜能松弛的向下方拉到正常的睑缘水平为度。但中间段睑板与上睑提肌的附着关系要妥善保护，以免影响眼睑上抬功能。然后于这段睑板的两角，各切除方形组织一块，其高度与缺损的高度相等。这样就把睑板形成一突出部分，恰好镶嵌到睑缘的缺损部位，7-0线缝合睑板，缝线不穿过睑结膜。皮肤缺损可根据上睑皮肤情况，选用皮瓣或游离植皮。

应用对侧睑板组织修复睑缘睑板缺损　①上睑滑行组织瓣修复下睑缺损，该方法适用于下睑较大缺损。手术要点：根据下睑缺损的大小及形状，于上睑结膜面设计蒂在上睑结膜穹隆、远端距上睑缘约4mm且与睑缘平行的睑板结膜瓣。切开结膜、睑板及其前筋膜，两侧纵向切口远端部分切开米勒肌。于睑板前筋膜前面向上剥离，至睑板上缘后再于米勒肌与上睑提肌之间继续向上分离，至结膜上穹隆处，形成睑板-结膜瓣。将睑板-结膜瓣向下牵拉至下睑缺损处，与缺损处的睑板及结膜间断缝合，表面游离植皮。3个月后可行二期手术，顺睑裂走向切断睑板-结膜瓣，形成新的睑裂，术后6周另行睫毛移植术。注意事项是该法一般只用于上睑修复下睑；且上睑的睑结膜、睑板水平切口离睑缘不宜过近，至少在4mm以上，否则有发生睑内翻畸形的可能。②下睑组织瓣交叉移植修复上睑缺损，该法系利用下睑全层组织瓣旋转修复上睑，适用于上睑长而不宽的缺损，尤其是缺损处残存睑板较少甚至全无。手术要点：该法

原理类同阿贝（Abbe）唇瓣交叉移植，首先测出缺损部位的实际高度、宽度和上睑长度，以实际缺损宽度的一半作为旋转组织瓣的宽度，高度相同，以缺损处中点对应处为下睑旋转的轴点，即旋转组织瓣的蒂部。于下睑设计蒂在睑缘的三角形全层睑瓣，瓣不宜过于偏向内侧，以免损伤泪道系统，且组织瓣的蒂部一般应距睑缘约 5mm，以保证睑缘动脉包括在内。切开下睑，形成睑瓣。将睑瓣旋转 180° 至上睑缺损处，将睑瓣与缺损处创缘分层缝合固定，注意缝线勿穿透结膜层。术后 3 周断蒂，行睑缘修整术。

眼睑全部缺损的眼睑再造见眼睑再造。

（郑永生）

## yǎnjiǎn zàizào

## 眼睑再造（eyelid reconstruction）

上睑或下睑以及上、下睑因外伤或烧伤以及肿瘤切除等致大部或全部缺失，无法利用眼睑组织修复者，则需行眼睑再造。

**适应证** ①眼球具有一定视力或计划行角膜移植者。②眼球摘除后，佩戴义眼者。

**手术方法** 眼睑的再造实质是外层的皮肤肌肉层再造，和内层的睑板结膜层的再造。由于睑板与结膜很难分开，故作为一个解剖结构来修复与再造。应遵循的原则是：①眼球具有一定视力或计划行角膜移植者，结膜层必须选择结膜或黏膜组织移植。②若眼球已经摘除或拟摘除者，眼睑再造的目的仅是为放置义眼，则内层可以是黏膜组织也可以是皮肤组织。手术主要包括皮肤层的修复与再造和睑板及结膜复合组织的修复与再造两大步骤。

皮肤层的修复与再造 皮肤层的修复与再造与瘢痕性睑外翻矫正方法基本相同，可采用游离植皮法也可以采用皮瓣法，临床上皮瓣的应用更为广泛。详见眼睑外翻。

睑板结膜复合组织的修复与再造 ①动员残存的睑结膜组织：睑板是眼睑的支架结构，对眼睑的形态和功能维持具有重要作用。若睑板组织缺损，经动员残存的睑、球结膜后，可以完整地包裹眼球，则可于结膜前方置入具有支撑作用的材料，起到睑板的作用，再于睑板的前方行皮瓣移植。目前可用作睑板修复和再造的材料有如下几种：鼻中隔软骨、耳郭软骨、对侧睑板、异体睑板、异体巩膜、组织代用品如致密多孔聚乙烯（medpor）等。其中，对侧睑板由于组织量有限，很少应用。异体巩膜、异体睑板常被采用，且效果较好。其中，健侧的睑板结膜组织量往往有限，缺损较大时无法满足再造睑板及结膜的需求。而且，也有造成健侧眼睑畸形之虞，临床上很少应用。②鼻中隔黏软骨膜-软骨复合组织移植术：取材相对丰富，可于鼻小柱后方 6mm 处行纵向切口，切开软骨膜和鼻中隔软骨，用骨膜剥离器将对侧鼻中隔黏软骨膜和软骨分离，切勿穿通对侧黏膜，造成中隔穿孔。用刀切透所需大小的软骨块，将鼻中隔黏软骨膜-软骨复合组织一并切下、取出。鼻黏膜应较软骨块稍大。将鼻黏膜与结膜创缘缝合，鼻中隔软骨与残留的睑板切迹或内外眦韧带或眶骨缘缝合，这些将作为再造眼睑的睑板及结膜层，亦即再造眼睑的后层组织。其表面需应用局部带血供的皮瓣修复。③自体硬腭黏膜移植术：来源丰富，且其具有柔韧的支持作用和分泌功能，可以同时起到睑板和

睑结膜的作用，是理想的修复材料之一。术前应用多贝尔液漱口3天。局麻或全麻下施术。按照硬腭黏膜的组织结构不同，可以将其分为中缝区、齿龈区、腺区和脂肪区四部分。其中，脂肪区的黏膜质韧、光滑，符合睑板结膜修复的要求。一般于硬腭中缝偏外侧 1.0cm 切取，因硬腭中缝处的组织较薄，韧性较小。后方近软腭处的黏膜组织也薄而软，不宜应用。脂肪区可获取的一侧硬腭组织量大小在 4.5cm×3.0cm，足敷上睑、下睑或上下睑修复之用。根据所需大小，以超出缺损周边 1mm 切取硬腭黏膜，一般切口深度在 2~3mm。锐性切取，创面认真止血，表面用碘仿纱条打包结扎。然后修剪掉附着在硬腭黏膜上的脂肪和腺体。将获取的自体游离硬腭黏膜植片移植于眼睑后层，与残存的睑板、睑结膜切缘缝合，以作为再造眼睑的睑板及结膜层，亦即后层结构。表面应用局部皮瓣修复。

**注意事项** 缝合内层黏膜时需将线结打在肉面，避免摩擦眼球。用鼻黏软骨膜复合组织游离移植或硬腭黏膜移植修复睑板结膜完全缺损时，应将内外眦分别与泪嵴和外眶骨缘骨膜固定，以形成一定的张力，避免外翻，和维持良好的外形。

**并发症** ①睑裂闭合不全：修复的组织量不足、缝合张力过紧、术后瘢痕收缩、皮片或皮瓣的全部或部分坏死等均有可能导致眼睑的闭合不全。组织量不足常见于皮瓣的设计长度或宽度过小，以及植皮的面积偏小。预防和处理方法：首先，要彻底去除瘢痕、松解挛缩，使眼睑的组织缺损量得到真实反映；其次，皮瓣的设计应较创面稍大，因为术

后皮瓣有收缩的倾向，一般应超出创面10%。皮片的面积应较实际创面大，以免术后皮片收缩对手术效果的影响。对修复量不足造成的眼睑闭合不全，补充组织量是必须的。可行二次皮瓣移植或植皮术予以矫正。②继发性上睑下垂：修复上睑的皮瓣过于臃肿，使得上睑上抬功能受限，长久则可导致上睑机械性下垂。预防和处理方法：首先，应尽量选用眼睑缺损局部的皮瓣修复，因眼睑周围的组织相对较薄，且与缺损处的解剖结构最为接近。如利用眼睑本身的松弛度和延展性，制作眼睑组织瓣等；其次，选择颞部皮瓣时，皮瓣的远端可以适当地修薄，仅在蒂部保留部分眼轮匝肌以确保血供即可。术后3个月，可采用皮瓣修薄术矫正皮瓣的臃肿。③下睑术后继发性外翻：常见于修复下睑之组织瓣臃肿，因重力而使下睑外翻；此外，在用鼻黏软骨膜复合组织游离移植，或硬腭黏膜移植行下睑再造时，应注意内外眦区与泪嵴骨膜和眶外侧缘的固定，否则，再造的眼睑不能保持其张力和稳定性，也会导致下睑外翻。应避免以上情况发生。④睑内翻倒睫：在利用对侧组织瓣修复缺损时，如睑板、睑结膜切口离睑缘过近，小于4mm时可因术后瘢痕收缩形成睑内翻倒睫。因此，睑板结膜瓣的水平切口应在4mm以上。

（郑永生）

*shàngjiǎn xiàchuí*

## 上睑下垂 （blepharoptosis of upper lid）

在没有额肌参与下，两眼自然平视前方时，上睑不能充分提起，睑缘遮盖瞳孔的部分或全部的异常形态。

**病因及发病机制** 可分为先天性和后天性上睑下垂。

先天性上睑下垂 是由于上睑提肌或动眼神经发育不良所致，单双侧均有可能发生，部分患者有家族遗传史。

后天性上睑下垂 是由于：①各种外伤致上睑提肌或动眼神经损伤，如上睑撕裂伤、切割伤、眼睑手术损伤等，多见于单侧。②各种后天疾病累及动眼神经或提上睑肌，如霍纳综合征（Horner syndrome）、重症肌无力等。③机械性原因，外伤后瘢痕增生变厚、神经纤维瘤、血管瘤等可使上睑重量增加，导致机械性上睑下垂。④假性上睑下垂，见于眼球凹陷、眼球摘除术后等由于眼睑失去支撑的力量而导致的下垂。⑤老年性上睑皮肤松垂。

**临床表现** 根据不同病因临床表现有所不同。①先天性上睑下垂：患者由于从小视线受阻，往往逐渐养成视物时仰头、皱额、扬眉等习惯，久而久之造成额部皱纹增多加深，颈部肌肉和颈椎畸形等；上睑下垂还可合并其他睑部畸形，如睑裂短小、内眦赘皮、小眼球等。②后天性上睑下垂：各种原因导致的上睑下垂表现有所不同，需做好临床分析，以便更好地选择合适方法矫正。

**诊断与鉴别诊断** 依据临床表现和辅助检查诊断较为容易，术前应对上睑功能进行全面的评估，包括上睑下垂的性质、分类、程度，从而为手术方法的选择和术后效果的预测提供依据。辅助检查主要包括：①下垂程度的测定：单侧上睑下垂者，平视时患侧眼与健侧眼的睑裂高度之差为下垂量。双侧上睑下垂者，平视前方时上睑缘位于瞳孔上缘为轻度下垂；覆盖瞳孔上1/3者为中度下垂；覆盖超过瞳孔中央水平线者为重度下垂。②上睑提肌肌

力的评估：用拇指按压眉弓以限制额肌上抬眼睑的功能，让患者向下方注视，此时的睑缘为上睑运动范围的最低点，再让患者尽力向上方看，上睑缘的提升幅度为上睑提肌肌力。肌力可分为3级：0~3mm为弱，4~7mm为中等，8mm以上为良好。一般来讲，上睑提肌的肌力强弱与上睑下垂程度呈正比关系，但并不绝对，因此不能简单通过上睑下垂程度来推测上睑提肌肌力。上睑提肌肌力测定的主要目的是为选择合适的手术方法提供依据。如果上睑提肌肌力在中度以上，即上睑提肌动度在4mm以上，可以选择缩短上睑提肌长度来达到矫正上睑下垂。若上睑提肌肌力很差，即肌肉动度在4mm以下，则需选择额肌作为上提眼睑的动力来源。③贝尔（Bell）现象：指在患者闭眼时，用手强行撑开眼睑时，眼球可以向上方转动。如果此时眼球无法向上转动，则说明上直肌功能缺陷。此类患者在睡眠状态下眼球不能上转，容易在上睑下垂术后发生暴露性角膜炎，因此不宜接受上睑下垂手术。④合并疾病：术前应明确患者有无重症肌无力、霍纳综合征及下颌-瞬目现象（咀嚼时上睑下垂消失）所致的上睑下垂。

**治疗** 包括以下几方面。

治疗原则 主要有三个手术思路：①减轻上睑提肌负荷。②增强上睑提肌力量，如上睑提肌缩短术。③借助额肌或上直肌的力量。但应用上直肌行上睑动力重建后，容易发生兔眼、复视等并发症，目前已很少应用。上述手术方法的选择主要根据上睑提肌的肌力而定。对先天性上睑下垂患者来说，如果上睑提肌肌力较好，应首选上睑提肌缩短术，

因为这类手术方法最符合正常的生理解剖要求，术后上睑活动自然，效果较好。如果上睑提肌肌力量很差，即上睑提肌肌力测定为4mm以下时，则只有借助额肌的力量才能满足上提上睑的活动。对后天性上睑下垂，也首选上睑提肌修复术，如果上睑提肌受损而无法修复，则只能采用以额肌代行上睑提肌功能的手术方法。对由于单纯性上睑重量增加，而上睑提肌肌力正常的患者，只需去除上睑肿物、异物或多余的松垂皮肤即可。

手术时间的选择　先天性上睑下垂应在3~5岁后手术，年龄过小，患儿不配合，影响手术效果。若双眼严重下垂，也可在全麻下提前至1岁左右手术，以避免或减轻仰头、扬眉等畸形；后天性上睑下垂应明确病因后施术，如外伤导致的上睑下垂，应于1年后待瘢痕基本软化后，观察下垂是否缓解或消失。全身性疾病导致的上睑下垂，在疾病得到控制或治愈后，下垂的症状往往会消失，不必手术。

手术方法　目前矫正上睑下垂的方法较多，但根据其原理，可分为以下四类。①减轻上睑提肌负荷。②借助上睑提肌力量。③直接借助额肌力量。④间接借助额肌力量。

减轻上睑提肌负荷　主要为睑板部分切除术。它通过切除部分上睑睑板，减轻上睑提肌的负荷以达到治疗上睑下垂的目的，并常作为上睑提肌缩短和前徙术的一部分。对轻度先天性上睑下垂及曾做上睑下垂手术的、但术后出现矫正不足或睑内翻倒睫导致角膜损伤者，均有较好的疗效。优点为方法简便，容易掌握，缺点为适应范围较窄。

利用提上睑肌的力量　包括上提睑肌缩短和前徙术及上睑提肌折叠术。先于睑缘上方5~6mm处切开皮肤、眼轮匝肌，略做分离，即可显示上睑提肌腱膜。向上分离，见眶隔及眶隔脂肪，在其后方即是上睑提肌腱膜及上睑提肌腹，两者之间为疏松结缔组织，易于剥离。剥离至限制韧带。此时，即可施行各种增强上睑提肌肌力增强的术式。上睑提肌缩短和前徙术是传统的、临床应用最广的术式，它通过缩短上睑提肌腱或肌腹达到矫正上睑下垂的目的，衍生出众多改良方法，差别主要在于不同的手术入路，如经皮肤入路法，经结膜入路法，经皮肤、结膜联合法入路法等。上睑提肌折叠术分为向前折叠和向后折叠两种方法，操作更为简捷，效果同样良好。该术式成功率较高，加之符合正常的生理解剖，因此常作为矫正轻中度上睑下垂的首选方法。

直接利用额肌的力量　适用于重度的上睑下垂或复发性中度上睑下垂，原理是通过额肌的上提力量，使上睑得以上抬。操作要点：于上睑缘上方5~6mm处制做重睑切口，切透眼轮匝肌，于眼轮匝肌下方向上分离至眶骨上缘，转向皮下在额肌表面分离至眉上方形成长宽在（1.0~2.0）cm×（1.5~2.0）cm额肌组织瓣。将额肌组织瓣下拉至上睑板上缘，并缝合固定，使得上睑在额肌的提升过程中实现上抬。该方法术式较多，但区别在于：①是否有眉下切口：早期术式常采用重睑切口联合眉下切口，近年来很多改良方法已放弃行眉下切口。②分离层次有眼轮匝肌后间隙或眶隔后方，目前使用最多的是眼轮匝肌后通道。③额肌表面分离范围

的大小：分离过大可增加不必要的损伤，因此在允许范围内尽量减少分离范围。④是否做额肌下分离：额肌下端的深层为滑动层，因此即使额肌下不做分离，也可将额肌下端下移。⑤是否做额肌外侧切口：由于额肌的神经（面神经的颞支）支配及主要血供来自外侧，因此额肌外侧不可分离过远；⑥额肌组织的形态：有叉形、三头、矩形、扇形或梯形等。⑦额肌瓣（或腱膜）与上睑的固定方式：有两种方式，可直接固定于睑板，或固定于上睑提肌（图）。

间接利用额肌力量　是指在额眉部和上睑之间通过其他组织或材料进行连接，从而将额肌的上提力量传递到上睑，达到矫正上睑下垂的目的。适用于中重度和复发的上睑下垂。使用的材料可分为生物性材料和合成材料。生物性材料有：①自体或异体阔筋膜。②异体硬脑膜。③异体巩膜。在使用前，同种异体的材料必须经过酒精处理，使具有较好的生物相容性。合成材料有：①缝合线：该方法长期效果不可靠。②硅胶：部分学者附加眉部切口，采用可调式硅胶悬吊术。但这些合成材料均有排异的风险。

手术并发症　矫正不足或过度，睑裂闭合不全，结膜脱垂，睑内翻、倒睫，睑外翻、睑缘成角畸形或弧度不佳，感染血肿，暴露性角膜炎或角膜损伤致失明等。

(郑永生)

yǎnjiǎn sōngchí zōnghézhēng

**眼睑松弛综合征**（blepharochalasis syndrome）　与年龄老化无关，见于青少年眼睑水肿、眼部刺激症状的综合病变。又称眼睑松解症（dermatolysis palpebrarum）、萎缩性眼睑下垂（ptosis atrophica）。是一种特殊眼睑疾病，

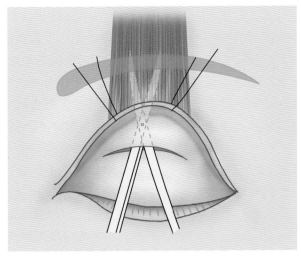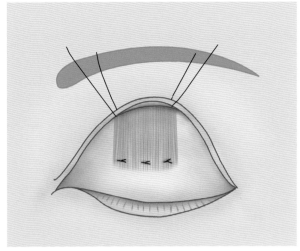

图 应用额肌瓣矫正上睑下垂

1807 年比尔（Beer）首先对该病进行了描述，病因不明，部分与肥胖和阻塞性呼吸睡眠暂停有关。临床病程经历三期，反复水肿期、继续性张力减弱期和并发症期。早期以青少年反复发作性眼睑水肿为特征（图 a），有眼部刺激症状，眼睑皮肤变薄（图 b），弹性消失，皱纹增多，色泽改变，多累及结膜和角膜，后期眼睑组织结构受到破坏，会出现泪腺脱垂、上睑下垂、角膜穿孔和睑裂横径缩短等并发症。睑板弹性蛋白显著减少为其病理特征。由于目前尚缺乏定量和特异的检测手段，诊断主要靠临床出现的与老化无

关的眼睑变性松弛和眼部刺激症状。在病情不稳定早期对症药物治疗，如抗生素、润滑剂、眼垫和激素。在病情稳定后期主要对松弛的眼睑及皮肤进行手术治疗，如重睑术、上睑提升术、泪腺复位固定术等。

（刘立强）

**xiǎojiǎnliè zōnghézhēng**

### 小睑裂综合征（small palpebral fissure syndrome）

以睑裂狭小、上睑下垂、反向内眦赘皮及内眦间距较宽为主要临床表现的家族遗传性疾病。又称睑裂狭小-上睑下垂-反向内眦赘皮综合征（blepharophimosis-ptosis-epican-

thus inversus syndrome，BPES）。1841 年冯安蒙（Von Ammon）首先报道该病，并指出有遗传性。1921 年小本（Komoto，音译）详细描述该病，称睑三联征。迄今对该病命名尚未完全统一，有小睑裂综合征、小本综合征（Komoto syndrome）、温斯综合征（Vignes syndrome）、睑四联征等，较通用的名称是小睑裂综合征。

**病因及发病机制** 该病具有家族遗传性，以常染色体显性遗传方式延续，目前的研究已将 BPES 致病基因定位于 3q23 上，且候选基因主要集中在 FOXL2。可分为两类。①Ⅰ型：普通型，由父亲传代，女性患者伴有不孕症。有典型的四联征表现。②Ⅱ型：父亲，母亲传代机会均等。除典型四联征外，还有上睑皮肤脂肪增厚且缺乏弹性、皮肤不足和下睑外翻、眼轮匝肌薄弱轻度变性、内眦韧带浅头附着点易位、睑板短小、泪点外移、泪点和半月襞发育不良、眉弓和鼻梁低平、额鼻角不明显等表现。

**临床表现** 典型特征：①小睑裂：眼睑裂长度明显较正常短，仅 20mm 左右。②上睑下垂：睑

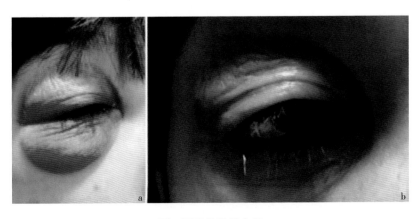

图 下睑松弛综合征

裂狭小，不仅垂直径较短，水平径也明显较正常为短，上睑提起功能明显受限，常为重度上睑下垂。③内眦赘皮：多为反向性，由下睑向上延伸与下睑连成一线，呈新月形，向上终止于上睑的睑板部。④内眦远距：患者内眦间距约为40mm，外眦间距一般正常。其他表现包括屈光不正和弱视、下睑外翻、睑板短小、泪小点外移、内眦韧带浅头附着移位等。

**治疗** 主要包括睑裂开大和上睑下垂矫正，两者可同期完成，也可以先行睑裂开大，3~6个月后再行上睑下垂矫正。应早期手术治疗，但年龄过小，眼轮匝肌收缩过强，额肌尚未发育完全，手术不易成功，一般认为睑裂开大术以3岁后为宜，上睑下垂矫正术以4岁后为宜。内眦开大术通常采用Mustarde法，外眦开大可采用Fox成形术、Von-Ammon成形术、V-Y成形术。上睑下垂矫正主要采用额肌或额肌腱膜瓣悬吊术。由于小睑裂综合征的患者上下睑组织发育不全、睑裂狭小，手术效果并不十分令人满意。此外患者内眦间距宽，鼻梁低平，亦是术后美容效果不佳的原因。在成年后行隆鼻术，会对整体面容改善有所帮助。

（郑永生）

jiǎnqiú zhānlián

# 睑球粘连（symblepharon） 睑结膜与球结膜、角膜之间发生的粘连。

**病因和发病机制** 多发生于化学性物质（酸、碱）溅入结膜囊内所致的烧伤，以及各种爆炸伤、热烧伤、创伤等；结膜本身的疾患，如重症沙眼、结膜天疱疮以及结膜手术等也可引起睑球粘连；亦可见于先天性者，如先天性角膜皮样囊肿等。

**临床表现** 病变范围可小可大，粘连程度可轻可重，临床表现与粘连的范围和程度密切相关。轻者，眼球活动不受限制或受到轻微的限制；严重者，眼球运动明显受限，两侧眼球运动不同步而出现复视；若角膜亦粘连，则视力明显下降，甚至失明。

**诊断与鉴别诊断** 根据临床表现诊断不难，但要对粘连程度做全面评估，以便采取最佳修复方法。

**治疗** 粘连轻微而不限制眼球活动者可不加治疗，重者须手术矫正。手术方法包括以下几种。①Z成形术：用于部分粘连且呈条索状挛缩者。手术切除瘢痕带，行结膜瓣易位缝合，即可消除粘连。②睑结膜瓣：上睑结膜可用于下睑的修复，于同眼上睑距睑缘4mm处做结膜横切口，剥离出结膜瓣，向下推进并按褥式缝合将结膜固定于下睑穹隆，做睑缘间缝合。二期行睑缘分开并切断结膜瓣。③结膜或黏膜移植片：先行粘连的分开，恢复眼球的正常运动，形成穹隆，小面积的球结膜缺损，可用自体结膜移植或睑结膜瓣修补。面积大者，可从下唇内侧或口腔颊侧壁切取全厚黏膜片，植入球结膜与睑结膜缺损区。获取唇黏膜时，将下唇向外翻，注射局麻药，使黏膜平坦而紧张，易于切取，供区自愈。注意事项：取红唇中厚或全厚黏膜片较好，颊黏膜过厚，不太适宜。

（郑永生）

yǎnjiǎn zhǒngliú

# 眼睑肿瘤（tumour of eyelid） 分为良性肿瘤和恶性肿瘤两类，以良性为多见。

**良性肿瘤** 可为先天性，也可在儿童期、青春期或成年后出现。肿瘤可源于单一胚层或多胚层。常见的良性肿瘤有以下几种。

**血管瘤** 为先天性良性肿瘤，通常分为三种类型。①毛细血管瘤：较常见，表现为肤色异常，为鲜红色或暗红色，有时表面皮肤粗糙，边界清楚，不会引起功能障碍。治疗可采用手术、激光，还可选择冷冻、放射性核素等治疗。②海绵状血管瘤：表现为蓝紫色局限性隆起，质软且具有弹性，压之颜色可变浅、体积可变小，肿物体积随体位变化而变化。病变位置较深，随肿瘤增大可导致一定程度的功能障碍，如上睑下垂或下睑外翻等畸形发生。治疗首选手术治疗，还可采用激光、放射性核素、放射治疗、硬化剂注射、铜针留置和口服或注射皮质激素等方法。③混合型血管瘤：为以上两种类型的结合。

**色素痣** 为黑褐色肿物。位于睑缘的色素痣常呈疣状突起，可遮挡视线或引起角膜刺激症状，可手术切除或选择激光、冷冻治疗。眼睑部的色素痣呈片状，表面皮肤粗糙，可波及结膜、全部眼睑、眉、面颊、额等形成巨痣或太田痣。有时可表现为分裂痣，上、下眼睑的色素痣在闭眼时可形成一块完整病变，睁眼时则分为两半，故称眼睑分裂痣。色素痣根据病理检查可为皮内痣、交界痣或混合痣。治疗以手术治疗为主，部分睑缘痣可选择激光治疗。手术切除后根据眼睑缺损的情况可选择皮片游离移植或皮瓣转移修复。

**神经纤维瘤** 眼睑的神经纤维瘤是全身神经纤维瘤的一部分，病变多见于一侧上睑，发展缓慢，表面伴有咖啡斑，质软但可触及条索状肿物。肿物逐渐增厚，体积日益增大，松弛下垂呈袋状，并向深部浸润，可累及上睑提肌、睑板及结膜等，引起上睑下垂、眼球突出。治疗方法唯有手术切除，但由于肿瘤组织分布弥散、边界不清，难以彻底切除，因此，治疗目的仅限于改善外观和功能。

**黄色瘤** 多见于老年女性，上睑内眦部高发且对称分布，色深黄，隆起于皮面，发展缓慢，无不适症状，可伴有高脂血症或高胆固醇症。治疗以手术治疗为主，早期也可选择激光治疗，治疗后易复发。

**皮样囊肿** 为先天性病变，以上睑外侧为多见，也可见于眼睑其他部位。是在胚胎期间鼻眼沟融合时被埋入的外胚层细胞演变所致，多在 1 岁左右时出现，增长缓慢。表现为圆形或椭圆形的隆起，表面光滑，皮肤完好，质韧有一定张力，边界清楚。肿物囊壁较薄，囊内充满油脂和干酪样坏死物质，混有毛发。病变位置较深常与骨膜粘连。故手术时如发现肿物与骨膜粘连，需去除骨膜。手术剥离时需仔细操作，避免肿物破损，如有残留易复发。

**其他良性肿瘤** 还包括皮脂腺囊肿及其他腺体潴留囊肿、乳头状瘤、汗管瘤等，可采用手术、激光等治疗。

**恶性肿瘤** 多源于上皮，常见于老年人，无性别差异。眼睑为皮肤癌的好发部位之一，多发生在下睑和内眦部，可能与长期承受眼镜压迫和眼内分泌物的刺激有关。对眼睑恶性肿瘤最重要的是尽早诊断、及时治疗，以及最大限度的保存眼睑组织，避免造成严重缺损畸形和视力丧失。治疗首选手术，彻底切除肿瘤同时修复缺损。放射治疗可能引起白内障、慢性结膜炎、泪道阻塞、眼睑瘢痕畸形等不良反应，不宜采用。

**基底细胞癌** 是最常见的眼睑恶性肿瘤，源自皮肤或其附属器基底细胞的皮肤恶性肿瘤，恶性程度较低，病变较局限，发展缓慢，偶有转移。根据临床表现分以下几种类型。①溃疡型：最常见，局部轻微损伤后皮肤创面长久不愈或先有小结节然后破溃不愈。②结节型：突出皮肤表面质地较硬的结节，表面可有血管扩张。③硬化型：为黄白色，表面有微血管扩张，边界不清，质硬。④表浅型：红斑表面被覆鳞屑、小溃疡或结痂。⑤扁平瘢痕型：基底细胞癌向四周扩张时，中心部位的肿瘤细胞坏死形成瘢痕，边缘具有很强的侵蚀性。各型都可伴有不同程度的色素沉着。肿瘤可以侵犯睑板、结膜，当结膜、眶隔受累后，肿瘤可继续向眶内蔓延。早期发现，早期彻底切除，预后相对较好。

**睑板腺癌** 发病率仅次于基底细胞癌居第 2 位，高龄女性高发，常见于上睑，早期即可发生转移。早期病变位于睑板内，呈结节状，边界清楚，表面皮肤完整，但结膜面变得粗糙，可伴有黄白色斑点，易误诊为睑板腺囊肿。后期可与皮肤、结膜粘连，少有结膜溃疡发生。肿物增长过大可引起上睑下垂，如向眶内转移可引起眼球突出与运动障碍，还可并发局部淋巴转移和远位转移。治疗上以手术切除为主。

**鳞状细胞癌** 源自表皮或其附属器，早期表现为结节样突起或浸润性红斑，鳞癌的发展较基底细胞癌快，自皮肤表面向外隆起，随着生长，中央出现破溃、坏死，形成菜花样，并伴有明显的臭味。肿瘤还向四周及深部浸润，形成溃疡，伴局部淋巴结转移。上睑和外眦部肿瘤多转移至耳前淋巴结，下睑和内眦部肿瘤多转移至颈部淋巴结。

**恶性黑瘤** 老年人高发，来源于表皮的正常黑色素细胞或原有的痣细胞，较少见，但恶性度极高，与日光照射、内分泌、创伤等有关，具有遗传性。表现为扁平的色素性斑块，周围伴有卫星结节，为黑色或暗棕色，表面光滑或粗糙。早期即可发生转移，故应做广泛切除治疗，预后不佳。

（郑永生）

kuàngbì gǔzhé

**眶壁骨折**（orbit fracture） 外力导致的眶缘或眶壁骨质完整性或连续性受到破坏。眶壁骨折可单独发生，也可与其他颅面骨折同时发生，如合并颧骨骨折、鼻骨骨折、勒福 I 型和勒福 II 型上颌骨骨折等。眶腔为四边形椎体，分为四个壁即内侧壁、外侧壁、眶顶（眶上壁）和眶底（眶下壁），椎体的尖端突向视神经孔。内侧壁为上颌骨额突、筛骨纸板构成，外侧壁为额骨颧突、颧骨额突、蝶骨大翼构成，眶顶为额骨的眶板构成，眶底为上颌窦上壁、颧骨眶突构成。眶底与眶外侧壁被眶下裂所分开。眶顶与眶外侧壁被眶上裂所分开。眶内前半部为眼球及其周围所包绕的脂肪，后半部充满脂肪及穿行其中的肌肉、血管和神经。

**分类** 眶壁骨折分为单纯性眶壁骨折和非单纯性眶壁骨折。单纯性眶壁骨折是指眶底或内侧壁骨折，但是眶缘完整；非单纯性眶壁骨折是指合并眶缘骨折或者邻近颅面骨折。单纯性眶壁骨折还可以分为线型骨折、粉碎性骨折。

**病因及发病机制** 眶缘部骨质比较坚硬，但眶壁的骨质却非常菲薄。当外力撞击眶缘，坚固的眶缘被推向后方，引起薄弱的眶壁发生骨折。或外力直接作用于眼球导致其后移，造成眼内压骤然升高，也可引起眶壁骨折。如外力持续存在骨折线前端的骨质就会推动后端的骨质向后移位，直至后部也产生骨折，眶腔整体容积增大，眼球后移、下陷。当外力消失后，眶缘可部分或全部回位，但已发生线性或粉碎性骨折的眶壁很难完全回位，眶壁形成缺损。眶内容物包括眼肌如下直肌、下斜肌、内直肌，眶壁骨膜及其眼球周围的脂肪和结缔组织等，可由眶壁缺损区向外疝出进入上颌窦或筛窦。向外疝出的肌肉组织如被嵌顿在骨折片之间就会导致眼球运动障碍，从而引起复视。如果动眼神经、滑车神经或外展神经的分支被嵌顿在骨折片之间也会引起复视，还可引起瞳孔增大。后期，疝出的脂肪组织坏死、吸收、萎缩，或肌肉组织纤维化、瘢痕形成，将因眶内容减少而导致眼球内陷畸形的发生。

**临床表现**　①眶周淤血、肿胀：眶周皮下及结膜下出血导致局部淤血、肿胀。②眼球内陷：眶壁骨折可引起眶腔增大、眶内容疝出、减少，致使眼球向后或向下移位呈现眼球内陷畸形。但受伤早期由于水肿和出血，眼球内陷常会被掩盖，待肿胀消退后眼球内陷才日渐明显。③复视：轻者，仅在向上或向外视物达到一定角度后才出现复视。重者，向前视时即出现复视，向上或外看时复视加重。受伤早期，由于眼睑肿胀、敷料包扎，易忽略复视的存在。由水肿、出血而导致的复视，待肿胀消除后，复视也可随之消失。由眼周肌肉或神经嵌顿而引起的复视会持续存在。

④视力下降：视神经受压迫、水肿导致暂时性的视力下降，或骨折延伸至视神经管导致视神经损伤可引起视力下降，甚至丧失。⑤眶下区麻木：骨折移位损伤或压迫眶下神经，可导致眶下、鼻侧、上唇，甚至上前牙区域麻木。⑥眶上裂综合征：骨折累及眶上裂，损伤经过眶上裂的动眼神经、滑车神经、展神经、三叉神经眼支、眼上静脉、脑膜中动脉眶支等，引起上睑下垂，眼球运动受限，瞳孔增大、对光反应不灵敏，角膜、上睑及前额感觉减退或消失等症状。

**诊断**　根据外伤史、症状、体征、体格检查和影像检查即可做出诊断。在明确诊断过程中需注意以下方面：①询问病史时需了解外力方向、受力点，详细询问患者的症状。②仔细观察两侧瞳孔是否等大，对光反应是否灵敏。③检查眼球向各个方向活动范围，明确哪个方向运动受限。鉴别复视是横向复视还是竖向复视，视野中哪些方位出现复视。④触诊眶周是否有台阶感，有无压痛或异常活动。⑤结合影像检查，明确是否合并其他颅面损伤。辅助检查主要包括：①眼球突出计检查：待眼部肿胀消除后利用眼球突出计比较两眼突出度，明确眼球内陷程度。眼球内陷3mm以内属于正常范围。②视力检查：明确视力下降程度，可多次检查进行对比，监测视力变化情况。③被动牵拉试验及下直肌肌力试验：可帮助鉴别眼球运动受限是由于肌肉嵌顿还是其他原因如眶内水肿、肌肉挫伤或神经损伤所致。④眼底检查：观察视盘、视网膜动静脉的情况。⑤影像学检查：华氏位、额枕位、前后位X线、CT或三维CT及MRI检查，

观察眶壁骨质是否连续，眶腔内有无空气存在，上颌窦、筛窦内有无软组织影，眼肌等软组织嵌顿情况。

**治疗**　眶壁骨折造成患者复视、眼球内陷，影像学检查提示存在球外软组织嵌顿或软组织疝入上颌窦内等需手术治疗。手术的目的是松解嵌顿于骨折处的球外软组织，将其还纳回眶腔内，恢复眶容积，改善眼球运动功能，减轻或矫正复视。在骨折处置入骨片或人工材料遮挡缺损区，重建眶腔，防止球外软组织再次疝出。手术入路可选择下睑缘切口，或结合冠状口、口内前庭沟切口。剥离探查眶壁，暴露骨折处，将嵌顿的组织还纳回眶腔内，应用骨片或人工材料修补缺损、重建眶壁。人工材料主要有羟基磷灰石，致密多孔聚乙烯（medpor）等。其中羟基磷灰石可在CT上显影，便于术后观察效果，但该材料质硬粗糙，不易塑形。而多孔高密度聚乙烯质韧，易于塑形，但在CT上不显影，不便于术后观察。故可根据术者习惯和临床需要酌情选择植入材料。对于手术时机的选择有两种观点。①择期手术：伤后不需立即进行手术，以在伤后3个月内实施为宜，这时软组织基本消肿，且未发生眼周肌肉的挛缩，骨组织的移位或错位也容易矫正，并使之复位。如果伤后时间超过3周，嵌顿的组织会萎缩、坏死，则会使复视更加严重。②急诊即刻手术：如果患者全身情况允许，以在伤后7天内实施手术为宜。因为面部血供丰富，15天后伤后移位的组织既有明显的粘连，增加手术操作难度。而7天之内，局部出血已经停止，手术野清晰，便于清理爆裂骨片，完整还纳复位疝入上

颌窦腔内的眼眶内容软组织。

**预后** 眶壁骨折的预后主要与骨折的损伤程度，以及骨折后的治疗时间有关。一般眼周组织损伤越严重，修复的效果就相对较差；早期及时的伤后治疗，效果还是很好的；晚期治疗，则软组织粘连明显，常导致眼球运动明显受限，使得手术矫正难度增大，手术效果降低。

（郑永生）

nèizì rèndài sǔnshāng

## 内眦韧带损伤（inner canthus trauma）

内眦韧带是由上下睑板的内侧角以及睑板前部眼轮匝肌的内段组合而成，较宽而坚韧，由于内眦韧带附着于眶骨内缘较前的位置，所以受伤机会较多。各种外伤导致的内眦韧带断裂、撕脱，都会引发不同程度的内眦角畸形。

**病因及发病机制** 内眦韧带可因各种外伤、车祸等原因发生断裂，内眦韧带受伤断离或撕脱后，则睑板受外侧眼轮匝肌和外眦韧带的牵引而移位，表现为内眦角变钝圆畸形，局部的瘢痕组织牵拉也是重要的致畸因素。

**临床表现** 表现为睑裂缩小、眦角变钝圆、移位等畸形；严重者会影响视物；部分患者还伴有泪小点的移位、泪小管断裂、溢泪等。

**诊断与鉴别诊断** 明确的病史，典型的临床表现即可做出诊断。

**治疗** 治疗原则：①单纯的韧带断离不伴有邻近骨折和邻近器官如泪小管、泪囊等损伤者，修复时仅需找到韧带残端，用 3-0 丝线或金属丝，将睑板和韧带的残端连接缝合即可。如果韧带全部撕脱，残端不易找到，则需在原来附着的眶缘骨壁上钻孔，用不锈钢丝穿过小孔与睑板残端缝合。②如伴有骨折，应去除已游离的碎骨片。当眶内壁广泛骨折移位时，应先将骨折复位固定或植骨，然后同时进行韧带固定。③对复杂的眦角韧带断离病例，如伴有上睑下垂和泪器损伤等，可先行内眦韧带复位手术，然后再行上睑下垂和泪器损伤的修复手术。手术方法主要包括以下几种。

**内眦韧带断离整复术** 适用于各种内眦韧带完全和不完全断裂者。在内眦角近鼻根部做弧形切口，分离和切除皮下的瘢痕组织，使上下睑及周围组织获得充分游离，暴露上下睑板内侧端及断离韧带的残端。经分离于内侧眶缘后方暴露前后泪嵴，于后泪嵴处用牙科小骨钻钻上下两个小孔，孔间距约为 5.0mm，注意勿穿破鼻黏膜。用细不锈钢丝，将一段略弯曲从上孔插入，在鼻黏膜和骨壁之间转向下孔穿出。抽出钢丝，用此钢丝穿以缝针，缝针穿带残端或直接穿过上下睑板内端，然后将钢丝提紧扭转固定，剪除多余钢丝。观察固定后的内眦形态满意后，再行内眦角处皮肤修剪缝合。注意事项是术中要不断参照健侧内眦位置与鼻中线的距离以及水平向位置，来调整结扎之松紧度和钢丝固定在后泪嵴上的位置高低。如手术后睑裂横径仍小于健侧，则可做外眦角成形术以扩大睑裂。如合并有上睑下垂或泪道损伤者，需在术后 6~12 个月局部瘢痕松解软化后再进行矫正手术（图）。

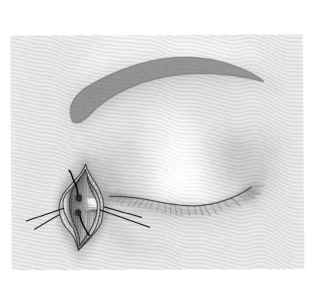
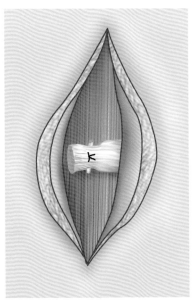

图 内眦韧带固定术

内眦角移位整复术 内眦角移位多伴有内眦韧带断裂，所以手术方法应包括眦角韧带离断整复术，如前所述。通过内眦韧带离断整复术不足以矫正眦角移位时，可根据 Z 成形术原理，在内眦处设计两个三角形皮瓣，充分松解周围瘢痕组织，将皮瓣对偶换位，缝合固定。若充分松解瘢痕后，局部皮肤组织缺损较多，将内眦角复位到正常位置后，尚有较多组织缺损，可考虑行眼周局部皮瓣修复。注意事项是内眦处有泪道等附属器，手术操作切勿损伤。内眦皮瓣彻底分离，以达到尽可能的松解，转移后皮瓣才能减小张力，减轻术后瘢痕挛缩。确切地将内眦韧带残端固定于后泪嵴骨膜上。

并发症 ①术后瘢痕：眦角韧带损伤多由外伤、手术、肿瘤术后等造成，术区多已形成瘢痕组织，所以，术后容易造成局部瘢痕增生，早期瘢痕较为明显。手术操作中，尽量彻底松解瘢痕，在不影响手术效果的前提下，切除部分瘢痕组织；缝合过程中，注意减张缝合，这些都有利于术后伤口的恢复和减少瘢痕的形成。②溢泪：术前泪管、泪囊受到损伤，或在矫正内眦韧带损伤时不慎伤及泪管，则患者可出现溢泪的症状。对于术前患者已有泪管、泪囊损伤者，造成的不适，应于术前告知患者，待韧带损伤矫正后再行泪管泪囊的修复。此外，手术操作中，应明确解剖，谨慎操作，避免损伤，如意外损伤泪器，应尽量予以修复，恢复其功能。③内眦点复位不满意：多由于内眦韧带损伤伴有眶壁周围骨折，内眦韧带附着点严重移位，手术矫正不能将其满意复位。应尽量矫正骨折移位畸形，以尽可

能实现内眦韧带的确切固定。④睑外翻：内眦损伤较为严重、组织缺失或瘢痕牵拉均可发生睑外翻。在矫正韧带损伤的前提下，可以根据形成睑外翻的病因，修复睑外翻。组织缺损者，需要利用周围组织瓣修复；瘢痕牵拉者可施行 Z 成形术，矫正外翻；一般地，内眦韧带断离或移位越严重，外翻的程度也越明显。但这种外翻，随着内眦韧带的复位，外翻也就得以矫正。

（郑永生）

wàizì rèndài sǔnshāng

**外眦韧带损伤**（lateral canthus trauma） 上下睑板均依赖内外眦韧带的维系，以保证正常竖立平衡的位置。外眦韧带附着于眶外缘后方 3mm，使外眦角紧贴于眼球。由于外眦韧带附着的部位在眶骨外缘之后，因此受伤机会较少。但外眦韧带受伤断离，睑板及受他端韧带的牵引而移位，因此会出现睑裂缩小、眦角移位等畸形。外眦韧带因外伤断离，可造成外眦向上、向下或向内移位。向内移位可引起睑裂横径变短，原来尖形的外眦角变得圆钝。手术方法：在外眦角眶外缘弧形切开皮肤，清除瘢痕组织，暴露眶骨外缘。①找到外眦韧带残端，用 3-0 尼龙线将残端缝合固定于外侧眶缘骨膜适当位置。如外眦向下移位，缝合固定的位置可提高些。②如未找到外眦韧带残端，可用 3-0 尼龙线将上下睑板外端与眶外缘骨膜缝合。③用小骨钻在颧骨的眶骨结节上钻一小孔，将外眦韧带残端或上下睑板外侧端穿一不锈钢丝，将钢丝穿过骨孔，然后钢丝两端提紧扭转固定，剪除多余的钢丝。④切开近外眦部的上下睑缘灰线，两切口至外眦部相连。从外眦部向外做一水

平切口，长约 1cm，沿灰线切口分离暴露上下睑板外端的眼轮匝肌，分离眼轮匝肌，暴露眶缘、眶骨。在眶骨表面做 1.0cm 长、0.6cm 宽的骨膜瓣，其基底部在眶缘。骨膜分离后向内翻，游离端剪成分叉状成 Y 形，用 5-0 尼龙线将分叉之骨膜瓣上下臂分别与上下睑板外侧端缝合。⑤修剪并调整外眦处皮肤组织。注意事项：①正常人外眦角比内眦角高 2~3mm，这一点蒙古族人种显著于欧洲民族。但外眦角高于内眦角 5mm 以上，或内外眦角连线和水平线之间的夹角大于 15°，则为外眦向上移位畸形。手术后应使外眦角高于内眦角 2~3mm，这样才能符合睑裂的解剖生理位置。②应考虑到术后瘢痕回缩等问题，外眦角正常位置要略矫枉过正一些。③外眦角向上或是向下移位均可用 Z 成形术，于外眦角处设计两对偶皮瓣，形成两个三角形皮瓣时，应彻底松解皮瓣，将两个对偶皮瓣易位以获得矫正，易位缝合时，皮瓣皮下组织应与骨膜间加强固定缝合 1~2 针。

（郑永生）

lèixiǎoguǎn sǔnshāng

**泪小管损伤**（lacrimal ductule trauma） 由于内眦部挫伤、切割伤或眼睑撕裂伤以及常并发的内眦韧带断裂、鼻骨或泪骨骨折，造成的泪小管离断或骨性泪道阻塞。

临床表现 ①溢泪。②泪小管断裂常伴有颜面部和眼睑损伤。③下泪小管断裂较上泪小管损伤为多见。④伴有内眦韧带断裂时泪点有移位现象。⑤泪道检查提示泪小管离断。

诊断 ①有外伤史。②出现溢泪。③泪道检查可发现泪小管断裂。

**治疗** 如受伤时即发现泪小管断裂，但无缺损，应立即行对合复位。如有骨折、泪道移位或鼻泪管阻塞，则不必行泪小管修复。①单纯泪小管断裂修复术：将泪道探针自泪点插入，并从创口中穿出，以此找到泪小管一侧断端。然后在断裂处滴满生理盐水，从上泪小管注入空气，从气泡溢出处确定远侧断端。如断裂点接近泪总管，则要在内眦处切开暴露泪囊，切开泪囊前壁后在囊腔内寻找泪总管或泪小管开口。应用显微外科缝合技术进行断端缝合，并保留探针 10～15 天。修复完成后将内眦韧带复位固定。取出探针后要坚持至少每天 1 次的泪道冲洗 1 个月。②泪小管穿线插管修复术：首先暴露并切断内眦韧带。从下泪点插入泪道探针，确定泪小管断端近侧端，进而暴露泪囊，纵行切开泪囊前臂，将探针从泪囊内的泪小管口插入到泪小管远侧断端。用泪道探针穿以 5-0 丝线从泪囊内壁插入鼻泪管，从下鼻道中将探针前端的丝线环用拉线小钩钩出鼻孔外，将制好的带有细丝的聚氯乙烯管丝线端穿入鼻孔外的丝线环内，从泪囊抽出探针，塑料管的细端经鼻泪管进入泪囊。再从泪小管远端插入探针进入泪囊，将塑料管细端引出，后将此细端自近侧端泪小点引出，用 8-0 尼龙线将泪小管断端缝合。最后将内眦韧带复位并缝合皮肤。术后将塑料管粗端推至泪小管，将露出鼻孔外的塑料管剪除，由泪小点引出的细丝经扭成团用胶布固定于颞颥部。通常泪小管缺失小于 2mm，一般可以拉拢缝合，否则必须通过替代物移植。这种塑料管约放置 3 个月后拔出，此时泪小管通畅，溢泪症状减轻或消失。

**预后** ①治愈：伤口愈合，无溢泪。②好转：伤口愈合，但仍流泪。③未愈：伤口未愈或愈合畸形，流泪。

（郑永生）

yǎnwō xiázhǎi huò bìsuǒ

## 眼窝狭窄或闭锁（stenosis or atresia of eye socket） 因眼已失明或无眼球者需要在眼窝内安装一个与对侧正常眼球大小相近的义眼壳。但是如果眼窝穹隆过小，则不能安装适当大小的义眼，而眼窝穹隆消失或者眼睑完全闭锁则无法安入义眼壳。因此，眼窝狭窄或闭锁是相对于安装义眼而言。

**病因** ①先天性病因：先天性无眼球或小眼球畸形。多为单侧眼畸形，偶见双侧。无眼球者合并有上睑下垂、唇腭裂、鼻裂、副耳、多指等畸形。②后天性病因：常因熔化的金属、纯酸、浓碱等因素引起眼球与其周围眼睑的严重烧伤，使眼球或呈高眼压角膜葡萄肿，或至眼球严重萎缩，致使眼睑与眼球几乎完全粘连。也常见因爆炸伤、外伤、严重眼内或眼周感染等致眼球损毁、结膜缺损、眼睑结膜与眼球结膜粘连，结膜囊挛缩。此外婴幼儿时期因眼睑或眼球的肿瘤行眼球摘除术后又行放射性治疗，因而导致眼睑、眼周围的皮肤、肌肉、骨骼等所有组织的萎缩和发育不良，其表现与先天性无眼球的眼窝狭窄很相似。严重的眼睑与眼球粘连或眼球摘除后眼睑结膜的缺损、挛缩可导致结膜囊消失，眼窝完全闭锁，即没有眼窝存在。也可见成年人眼眶周围的肿瘤切除术后，因无眼球、球后内容物和结膜使眼睑直接与眼眶骨壁粘连愈合，致使眼窝完全闭锁。

**临床表现** 先天性眼窝狭窄典型的表现不仅眼睑缝隙很小，且眼窝容量也很小。上下眼睑的睑缘结构都存在，即有睫毛、睑板、泪小点、泪腺等，但无眼球或有凹陷的小眼球（也称小眼畸形），小眼球无视觉，且仅有幅度很小的眼球转动，临床检查无眼球者多见眼窝上下、左右及容积均发育过小。有眼球者可见其结膜囊极浅。CT 或 MRI 显示眶骨、眶腔容积、肌锥容积等均发育过小。后天性有眼球者仅朦胧可见黑眼球，无巩膜（白眼球），眼球完全被睑结膜覆盖，多无视觉，偶见有光感者，可有睫毛缺损或眼睑的边缘结构缺损。无眼球者则仅可见眼睑凹陷的狭窄眼裂，其内可见肉色的睑结膜，眼窝很浅，眼睑仅有轻微收缩活动。如全眼睑与眼球结膜粘连，眼睑完全闭锁则眼球和眼睑只能有连带的很小幅度移动，眼球几乎不能转动，眼睑不能睁闭。眼窝闭锁的无眼球者其眼睑也不能睁闭。如成年后发病则眼眶骨性结构正常。

**诊断** ①根据发病原因可诊断是先天性或后天性。②无视觉小眼球或无眼球。③凹陷的小眼裂，眼睑睁闭运动幅度轻微。④结膜囊浅或眼窝浅小。以上可诊断为眼窝狭窄。⑤结膜囊或眼窝穹隆消失，上下眼睑无睁闭运动则可诊断为眼窝闭锁。

**鉴别诊断** ①睑球粘连：即单纯眼睑结膜与白眼球的球结膜粘连。多为创伤所致，常见于结膜囊任意一侧的睑球粘连，其余方向正常。眼球结构、功能正常、视觉正常。但眼球运动可在某一方向受限。②上睑凹陷或退缩：多为眶骨爆裂骨折导致。在伤后 1 年左右，眼球逐渐发生内陷致使上眼睑凹陷，眼裂变小。眼球转动大致正常，视觉正常，结膜囊正常。常伴有上睑下垂。X线检查可见眼球后组织容积减小或同侧向上颌窦内移位。

**治疗** ①预防性的治疗：当眼球、眼睑有各种原因的损伤时，首要的措施是预防感染、保护眼球、防止眼睑和眼球粘连、促进创面愈合。常用的方法：每天眼睑内涂用红霉素眼膏，用纱布遮盖眼睛；可应用上皮生长因子（EGF）滴眼液促进角膜和结膜的生长。同时可口服或静脉点滴抗生素预防感染。如眼球内有肯定的损伤，或伤后1~2天出现眼球内的组织（葡萄膜、晶体等）外露，且出现无视力、无光感、无眼压等表现。为防止影响对侧正常眼睑的视力（专业名词为交感性眼炎），必须摘除受伤的眼球。眼球摘除术后，除使用上述预防性治疗措施外，同时应用有机玻璃或陶瓷眼壳置于眼窝内，以支撑结膜囊，防止眼窝内结膜瘢痕粘连而进一步引发眼窝狭窄。②扩张法：适用于先天性眼球狭窄，因局部组织质地柔软，弹性好，因此适于从婴幼儿时期开始治疗。可用适当大小的陶瓷义眼安入眼窝内。义眼的面积和体积可从小到大每隔1~2年更换1次。此法可持续扩张眼窝，且对周围眼眶骨组织及软组织均有刺激发育作用。最终可塑造一个与对侧健康眼球外形、尺寸、颜色及黑眼球的细致形态近乎相同的义眼。③黏膜移植法：适用于后天性眼窝狭窄者。有部分健康结膜存在的眼窝狭窄者。手术利用眼球上的瘢痕结膜和健康的结膜，尽可能将其修补到眼球的位置上。后可将狭窄的结膜囊周缘切开至眶骨缘，所形成的结膜缺损创面可用口腔黏膜游离移植以形成新的穹隆或结膜囊。手术后需用临时义眼壳插入眼窝穹隆或结膜囊内予以支撑。此外还常需行上下眼睑睑缘缝合或粘连术防止眼窝穹隆或结膜囊进一步收缩。④游离皮片移植法：适用于后天性眼窝闭锁者。因眼窝内基本是以挛缩的瘢痕愈合，无残存结膜故需较大面积的移植物构建眼窝内壁。而大面积的黏膜来源有限，因此通常选用中厚游离皮片移植以形成新的眼窝上下穹隆结构。术后处理同黏膜移植法。⑤眶内容物填充：适用于眼窝内肌锥容积过小者。当眼窝狭窄矫正后，需安装较厚的义眼以与对侧正常眼球的大小与突出度相匹配。但因较厚的义眼过重下眼睑难以支撑，义眼常会脱出眼窝，故需行眶内组织填充以扩大其容积，减小佩戴义眼的厚度和重量。有眼球者常用眼眶下壁的髂骨填充法。无眼球者可用羟基磷灰石义眼台、肋软骨球或游离真皮脂肪组织块植入眶底肌锥形腔内。

（李 东）

yǎnwō chóngjiàn

**眼窝重建**（reconstruction of eye socket） 严重狭窄或闭锁的眼窝因需要安入义眼而重新构筑与对侧结膜囊相似的眼窝穹隆的手术。

**适应证** 适用于后天性因眼睑结膜大部分或全部缺损形成瘢痕愈合而导致的严重眼窝狭窄或闭锁。目的为安装义眼所用。

**手术方法** 包括以下几种。

游离皮片移植 首先要彻底切除所有眼窝内的瘢痕和残存的零星结膜。如睑缘结构存在或眼睑睑板表面有片状结膜存在尽可能保留之。而后沿眼眶内肌锥表面向眶骨缘切开分离，向下分离至眶下缘骨膜为准，向上分离至眶上缘下即可，不要接触眶上壁以免损伤提上睑肌，两侧分离需越过内外眦角范围。至此所分离的腔穴范围与原有结膜囊的范围相似。因需面积约10cm×10cm大小的移植物构建眼窝内壁，而如此大面积的黏膜来源有限，故通常取大腿外侧的中厚皮片游离移植。皮片不可太厚，否则皮片成活后会有汗腺、皮脂腺分泌积存，日久会有臭味，且汗毛丛生不易清除。皮片太薄则术后易挛缩，且不耐磨损。如长期佩戴义眼会因摩擦致皮片表面创伤溃疡。皮片移植时其肉面贴附剥离腔穴的创面并向前反转到上下眼睑的内侧创面，皮片边缘与眼睑内侧创面边缘缝合形成一有睑裂的眼窝皮囊。之后需将一个带孔的，形状大小与分离的腔穴相似的丙烯酸酯（俗称：有机玻璃）眼壳装入皮囊内，同时需行上下眼睑的睑粘连术，此举是防止皮片收缩，且常需保持3个月，而后再行睑缘分离术，此时上下眼睑已有睁闭运动。术后必须立即佩戴临时义眼，再经1~2个月后眼睑、眼窝完全消肿后更换最终的义眼壳。

岛状颞浅筋膜瓣+游离皮片移植 ①手术原理：此法适用于眼肿瘤切除术后眶腔内容物全部缺失的患者。这种情况眶窝表面只有一层眼睑皮肤覆盖，而眼球与眶容积比为1：4.5，也可以说眶窝内所有组织的容积约有4个或5个眼球容积之和。因此需要在眶窝内填充相应容积的组织才能减小佩戴义眼的厚度和重量。颞浅动脉向上行走途中分出两支，即颞浅动脉额支和顶支。因顶支所在位置较为隐蔽，且所属区域的颞浅筋膜较大、较厚、较长，最大切取筋膜可达17cm×14cm，故通常取颞浅动脉顶支携带颞浅筋膜移转填充眶窝。②手术步骤：a. 眶窝受区制备。沿闭合的上下睑缘中线切开至眶底骨膜前，沿眶窝骨膜表面分离，使全部眶窝骨面完全暴露，上下眼睑掀起，彻底止血，填塞纱布备用。b. 颞浅筋膜瓣制备。在眼眶受损侧颞区用超声血流探测仪标注出颞浅动脉顶支的行走路线，并测量标记出超过耳轮脚前缘到眼眶外侧缘距离 1～2cm 的颞浅动脉蒂长度。沿颞区设计的 S 形切口线切开头皮皮肤皮下组织，暴露颞浅筋膜全部区域，从颞浅筋膜顶部周缘切开帽状腱膜、筋膜下疏松结缔组织、骨膜，后向下掀起颞浅筋膜，并在颞浅动脉顶支行走轴线左右旁开 1cm 宽处切开颞浅筋膜并自颞肌筋膜表面游离之，使其成为 2cm 宽的筋膜血管蒂，其所携带的颞浅筋膜瓣形似乒乓球拍。而后自同侧耳前皮下潜行分离一个隧道至眶骨外侧缘，并眶外侧壁在凿开 1.5cm 直径的孔洞，再将颞浅筋膜瓣自耳前经皮下隧道穿入至眶窝，将颞浅筋膜瓣边缘与眶窝边缘骨面缝合固定（图 1，图 2）。再取 10cm×10cm 中厚游离皮片移植与颞浅筋膜表面和眼睑的内侧面，同时安入带孔的有机玻璃眼模壳以支撑眼睑穹隆，最后做睑缘缝合，颞浅筋膜瓣供区切口缝合。术闭颞浅筋膜瓣供区、受区均以纱布覆盖，绷带加压包扎。术后 7～10 天拆线。3 个月后再行睑缘粘切开，睑缘成形术。③手术注意事项：a. 颞浅筋膜瓣的蒂部应在颞肌筋膜表面分离。太浅易损伤蒂内的血管，太深会损伤颞肌。b. 耳前至眼眶的皮下隧道分离不可过深，否则会损伤面神经额支。c. 颞浅筋膜瓣移入眶窝后其蒂部的张力不可过大，否则会在耳前蒂部转弯处或眶外侧壁孔洞边缘挤压蒂内血管，使筋膜瓣缺血坏死。d. 如所植入的颞浅筋膜容积仍有不足，可在眶窝植入一定容积的自体髂骨碎屑，并以颞浅筋膜瓣覆盖。

其他方法　包括吻合血管的大网膜游离移植、前臂皮瓣游离移植、耳后乳突区岛状皮瓣移植、眼周双旋转皮瓣的移转等。这些方法都较为复杂，其适应证的选择要视眶窝的条件、供区的条件以及技术的熟练程度而定。重要的是要以手术的安全性和损伤程度为参考依据，故这些手术方法均不作为首选。

（李　东）

yǎnjiǎn měiróng

## 眼睑美容（blepharoplasty）

去除上、下睑脱垂脂肪，松垂的皮肤和肌肉以提紧松弛的上睑或去除下睑袋，改善眼部皮肤松弛、下垂、老化状态的方法。主要包括眉上提术，上睑皮肤松弛矫正术，眼袋祛除术。

（杨明勇）

méi shàngtíshù

## 眉上提术（eyebrow lift）　切除眉上或眉下部分皮肤（可含部分眉毛），并将深层组织悬吊固定，使眉毛或上睑皮肤上提，调整眉

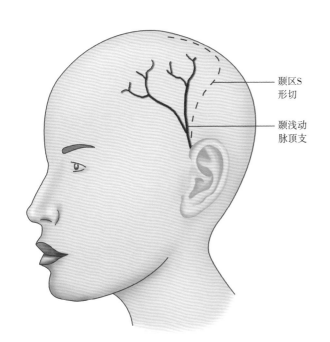

图 1　带血管蒂颞浅筋膜瓣切口设计

颞区S形切

颞浅动脉顶支

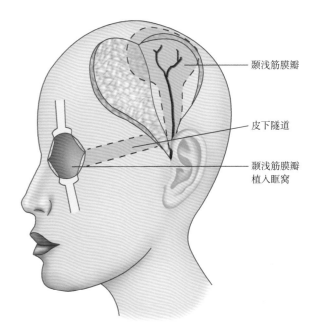

图 2　掀起含颞浅动脉顶支的带蒂颞浅筋膜瓣转移至眼眶

颞浅筋膜瓣

皮下隧道

颞浅筋膜瓣植入眶窝

毛外形、位置或改善上睑皮肤松垂状态的手术。眉上提术是矫正先天或后天眉下垂及眼睑皮肤松垂的经典术式。通过切除眉上或眉下部分皮肤，或同时切除部分眉毛，将深层组织向上悬吊固定，能改善眉松垂症、额肌运动异常所致的眉下垂、双眉不对称畸形、文眉或洗眉后眉形态不佳，同时能够改善上睑皮肤松垂、眼睑皱纹及鱼尾纹等。通过额颞部除皱术及肉毒素注射术也可达到眉上提的治疗效果。

**适应证** ①眉下垂或眉型欠佳者。如八字眉，文眉形态不佳等。②上睑皮肤松垂重睑线消失，上睑皱纹增多，外眦鱼尾纹明显。

**禁忌证** ①患有精神或心理疾患，不能正确对自身情况做出判断者。②患有出血性或出血倾向的疾病，传染病急性期或急性炎症。③患有严重心脑血管疾病等不能耐受手术者。④面神经瘫痪或其他原因导致眼睑闭合不全者。⑤瘢痕体质者。

**手术原理** ①眉上切口：通过切除眉上方部分皮肤，并将深层组织向上悬吊固定，使眉毛位置上提，同时能使上睑皮肤略上提，改善眉毛低垂，部分改善上睑松垂状态，包括部分上提和全眉上提。②眉下切口：通过切除眉下方部分皮肤，并将深层组织向上悬吊固定，使眉毛和上睑皮肤上移，改善眉下垂与上睑皮肤松弛，同时减轻上睑部皱纹及鱼尾纹。③经眉切口：原理同眉下切口，切除范围包括部分或全部眉毛，一般保留眉头，能去除形态不佳的眉毛，需重新文眉。

**手术方法** ①切口设计：分为眉上切口、眉下切口、经眉切口（图1）。a. 眉下切口：切口位于眉毛下方，切除范围包括上睑松弛的皮肤及眉尾部形态不良的眉毛，保留眉毛上缘形态及前2/3的眉形，主要上提眼睑及眉尾部皮肤为主，改善眉毛下缘及眉尾部形态。b. 眉上切口：切口位于眉毛上方，切除范围包括眉毛上方皮肤及部分或全部眉毛上缘，保留眉毛下部及下缘形态，上提眉部显著，可根据设计切口形状不同，不同程度提升眉部的不同部位，从而改善眉形（图2）。c. 经眉切口：切除范围包括部分或全部眉毛，一般需保留眉头部眉毛，目的是以去除形态不佳的眉毛为主，完全改变眉毛上下缘的形态，患者术后需要重新文眉。术前应与受术者充分沟通，了解受术者的需求，并依照具体局部情况决定术式以及去除皮肤宽度。

眉上切口适用于眉毛下垂、八字眉而上睑皮肤略松弛者，但术后切口瘢痕相对比较明显；眉下切口适用于上睑皮肤松弛较明显，眉外形及位置尚可，不愿意行重睑术矫正上睑皮肤松垂者；经眉切口适用于眉外形不佳、文眉洗眉失败、眉部瘢痕遗留，并伴上睑皮肤松弛者。去除梭形皮肤的宽度应以上睑皮肤提捏后无眼睑闭合不全为准。②麻醉选择：眉上提术一般可在局部麻醉下进行。③手术步骤：沿设计的梭形标记线切开皮肤，皮下及眼轮匝肌纤维，去除梭形组织，显露眶脂肪垫上筋膜，有时可见环绕眼裂的环行眼轮匝肌纤维，于切口下缘适当分离皮下，将深层组织向上提拉并悬吊固定，观察眉毛位置

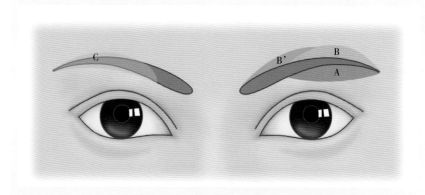

**图1 眉上提术的三种切口**
A. 眉下切口；B、B′. 眉上切口；C. 经眉切口

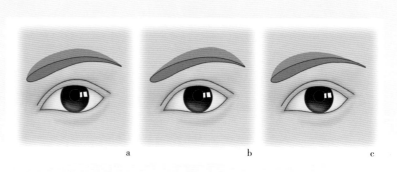

**图2 眉上切口**
a. 上提眉峰显著；b. 上提眉尾显著；c. 上提眉头显著

以及上睑皮肤松弛矫正满意后，以可吸收线缝合皮下及皮内，单丝尼龙线缝合皮肤。④术后护理：术后 24 小时内应用冰敷术区，以利于止血、消肿；应保持术区清洁干燥，口服抗生素 3 天，预防感染；术后第 1 天去除眉部敷料，清洁手术切口，术后 5~7 天拆线。

**优缺点**　优点：眉上提术能够同时做到提眉，改善上睑皮肤松弛，改善眉形态作用，同时不改变原重睑形态，手术创伤小，恢复快，术后效果好。缺点：术后眉部遗留细线状瘢痕，需要描眉或文眉掩盖。

**并发症**　术中出血、血肿形成；术后切口感染、愈合不良，瘢痕遗留，眉毛脱落。

（杨明勇）

dānjiǎn

**单睑**（fondles eyelid）　睁眼时上睑无明显皱襞形成的形态。俗称单眼皮（图1）。

**解剖特点**　上睑由外向内共分为 6 层，皮肤、皮下、眼轮匝肌、睑板前组织（眶隔及脂肪组织等）、睑板和睑结膜（图2）。起到上提眼睑作用的提上睑肌由眶尖肌肉总腱环发出后走行于眼眶上壁和上直肌间并呈扇形向前延伸，末端形成纤维腱膜止于睑板上缘及前方，部分纤维穿过眶隔与眼轮匝肌止于上睑皮肤。当提上睑肌腱膜末端发出纤维较薄弱，与睑板前组织及皮肤结合疏松，且睑板前组织较厚时，上睑提肌收缩时睑板前皮肤不能同时上提而无上睑皱襞形成，表现为单睑；当提上睑肌腱膜发出的纤维束比较粗大并与睑板前组织、眼轮匝肌及皮肤结合紧密时，上睑提肌收缩，睑板前眼睑皮肤随之上提，形成上睑皱襞，表现为

重睑。

**影响因素**　单睑的形成与种族有关，由于解剖结构的差异，东方人中单睑发生率较高并常伴有内眦赘皮，而西方高加索人种往往形成典型的重睑。另外，单睑的发生与遗传相关，中国古代仕女画，多为单睑。

**意义**　在形态学上与重睑相比，单睑除无重睑皱襞外，上睑较厚，平视时皮肤下垂遮盖睑缘，睫毛下斜，睑裂小，常伴内眦赘皮，整体美观不如重睑，并且上睑皮肤松弛严重者还会引起倒睫影响日常生活。因此，通过手术

方法，使上睑形成一条重睑皱襞，能够在上提上睑同时使睫毛上翘，让双眼更富美感。

（杨明勇）

chuántǒng chóngjiǎn chéngxíngshù

**传统重睑成形术**（traditional doubling eyelid plasty）　使上睑部分皮肤与提上睑肌腱膜粘连，睁眼时上睑皮肤凹陷出现皱襞，形成双眼皮形态的手术。简称重睑术。

**适应证**　①身体健康，无精神及心理疾患，患者主动要求手术。②有手术指征：如单睑、睑裂小、上睑臃肿、上睑皮肤松弛、

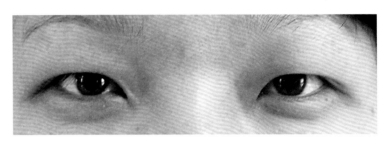

图1　单睑

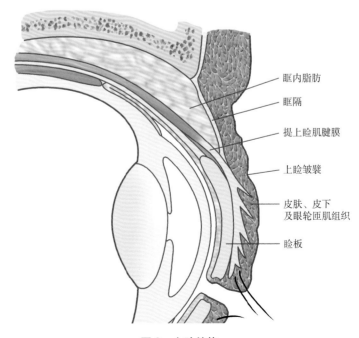

图2　上睑结构

（图中标注：眶内脂肪、眶隔、提上睑肌腱膜、上睑皱襞、皮肤、皮下及眼轮匝肌组织、睑板）

上睑内翻或倒睫；原来为重睑者重睑皱襞浅或上睑皮肤松弛使重睑不明显、多条重睑线、两侧不对称。③无手术禁忌证。

**禁忌证** ①患有精神或心理疾患，不能正确对自身情况做出判断者。②患有出血性或出血倾向的疾病，传染病急性期或急性炎症。③患有眼疾者如急、慢性感染，先天弱视等。④面神经瘫痪或其他原因导致眼睑闭合不全。⑤眼球中重度突出者。⑥未满18周岁，监护人不同意手术者。⑦要求不合实际者以及已满18周岁，但是家属坚决反对者为相对禁忌。

**手术原理** 重睑术的手术方法不止一种，但原理都是相同的，即设计重睑线，通过手术操作于此线上形成皮肤与睑板前筋膜和提上睑肌腱膜的粘连，在睁眼时提上睑肌收缩，重睑线下方皮肤能同步向上抬起，从而形成重睑皱襞。根据术中是否切开皮肤可分为两类：①埋线法重睑成形术：可分为间断埋线法和连续埋线法，适用于睑裂宽，上睑皮肤较薄，无眶隔脂肪凸出及皮肤松弛者。原理是将线埋入皮下使皮肤与睑板固定。优点：操作简单，创伤小，恢复快，无切口，不留瘢痕，若术后效果不理想易于修复。缺点：适应范围较窄，术后重睑线出现一侧或两侧变浅、消失的发生率较高；且易因上睑皮肤逐渐松弛下垂遮住重睑线，变成"内双"。②切开法重睑成形术：此法适用于任何受术者，特别适用于年龄较大、上睑皮肤松弛和臃肿的患者。原理是通过切开皮肤，形成与天然重睑相似的解剖学结构。优点：重睑线自然牢固不易消失；可同时去除膨出的眶隔脂肪，改善上睑臃肿的状况；对年

纪稍大受术者还可以通过切除皮肤改善皮肤松弛皱纹明显的状况。缺点：术后肿胀相对明显，恢复时间长，术后遗留一条细微的切口瘢痕；术后效果不佳者修复困难较大。

**手术方法** ①术前设计：术前合理良好的设计对手术效果有着直接的影响。重睑大体形态分三种：广尾形（开扇形）、平行形和新月形；重睑的宽度有较宽、适中、较窄三类。具体选择哪一种，应根据美学标准结合患者的脸型、个人要求等因素综合考虑。因此术前应充分与患者沟通，了解其想法及需求，同时要结合具体眼部的解剖特点，如眼裂的大小、皮肤松弛程度和厚度、眼球是否凸出、两眼是否对称、有无上睑下垂、是否有内眦赘皮等，选择具体术式，设计重睑外形、距睑缘宽度及拟去除皮肤宽度，以及决定是否同时行内眦开大术。②麻醉：重睑术手术创伤小，位置表浅，操作时间短，一般常于局部麻醉下进行。③手术过程：a. 埋线法重睑术：不切开皮肤，不去除任何组织。于皮肤设计好的重睑线上直接进针，通过缝线

将设计线处皮肤下组织与睑板固定，缝的线直接埋入皮下，线结打在皮肤深层，无需拆线。b. 切开法重睑术：沿设计好的重睑线切开皮肤，去除设计线处皮肤及皮下方眼轮匝肌，暴露睑板前筋膜，若上睑较肿，可打开眶隔，去处脱垂脂肪，以 7-0 单丝尼龙线带睑板前筋膜缝合皮肤。以凡士林油纱以及平纱覆盖手术切口（图）。

**术后护理** 重睑术后 24 小时内应用冰敷术区，以止血、消肿；应保持术区清洁干燥，口服抗生素 3 天，预防感染；术后第 1 天去除眼部辅料，清洁手术切口，切开法重睑术者第 5~7 天拆线。

**并发症** 术中出血、血肿形成；术后切口感染、愈合不良，瘢痕遗留。

（杨明勇）

kuànggé chóngzhì chòngjiǎn chéngxíngshù

**眶隔重置重睑成形术**（orbital septum reset double eyelid plasty）轮匝肌肌膜释放与眶隔高位重置技术。睁眼时上睑皮肤出现的一条与睑缘相平行的皮肤皱襞为重睑，俗称双眼皮，闭眼时消

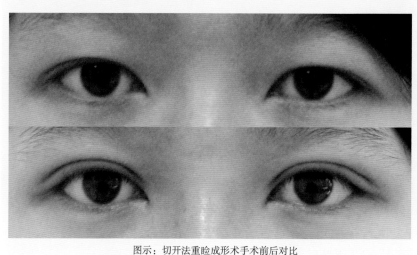

图示：切开法重睑成形术手术前后对比

**图 切开法重睑成形术，术前、术后对比**

失，有显性遗传倾向，睁眼时没有出现此皮肤皱襞的上睑则为单睑，东方亚裔民族单睑居多，但多以重睑为美。人为形成双眼皮是改变单眼皮的有效方法，通过外科手术形成双眼皮的技术称为重睑成形术，包括埋线和切开两种技术。对于上睑皮肤较薄且没有松弛及上睑下垂的单睑人群，可以进行埋线法重睑术，手术方法可以选择间断埋线和连续埋线两种技术，术后恢复快，存在单睑复发问题。切开重睑成形术适合所有单睑人群，是目前使用最广泛的技术，涉及皮肤、轮匝肌、睑板前筋膜、眶隔及脂肪的处理。依据重睑时对睑板前及切口处肌肉筋膜的处理方式分为三种：①完全切除。②部分切除。③完全保留。前两者在重睑线附近会出现不平整和台阶现象，睁眼时看不出破绽，闭眼时可见人工痕迹，称为静态重睑术，后者以Park法为代表，闭眼可以获得自然的平整外观，无台阶和凹陷外观现象，称为动态重睑术。对于伴有轮匝肌肥厚而施行动态重睑术的人群还会不同程度出现重睑臃肿的现象，俗称肉条外观，这也是目前国内外采用的保留轮匝肌的动态自然重睑术的主要问题。根据术中眶隔返折位置高低有保留眶隔和切开重置眶隔两种处理方式。

**上眼睑应用解剖**　上眼睑由皮肤、轮匝肌肌肉、肌肉后脂肪、眶隔、脂肪、上睑提肌及腱膜、睑板、米勒肌及结膜等结构。其中皮肤与肌肉连接紧密，上睑提肌通过腱膜与睑板相连，米勒位于上睑提肌与结膜之间与睑板连接。眶隔筋膜自眶骨弓状缘发出于轮匝肌后脂肪垫向下延续并返折与上睑提肌腱膜融合，中间包含疏松可滑动的眶隔脂肪，轮匝肌后脂肪垫和眶隔脂肪的量决定眼睑的饱满度。单睑人群中眶隔返折位于睑板前缘，低于重睑人群中的睑板上缘位置，返折位置的高低决定重睑的宽度。上眼睑主要由颈外动脉分支血管供血，在睑缘浅面及睑板上缘深面形成两级动脉弓并发出丰富侧枝血管吻合支。泪腺神经、眶上神经、滑车下神经及筛前神经都参与上睑的感觉。

**手术原则**　积极做好术前准备，严格掌握手术适应证，选择身体健康、精神正常、无心理障碍的单睑者。综合考虑求美者的年龄、职业、性别、脸型及眼睛特点。重视求美者的特殊诉求，因人而异，量力而行。

**手术方法**　①眼轮匝肌深浅肌膜不对称释放：术前准备、设计与麻醉按常规重睑术进行。去除切口内皮肤，距离上切口下1mm全层切开轮匝肌，眼科剪将睑板前方轮匝肌深层表面肌膜组织剪除暴露轮匝肌肌束纤维，向上提拉肌肉以肌肉纤维束相互分离呈网状为准，肌肉游离缘形成肌袖；将肌袖向远端牵拉张紧皮肤，与下切口缘切断肌肉外膜与真皮的连接并继续沿真皮深面向睑缘方向分离约1mm，至此完成切口下缘轮匝肌的深浅肌膜不对称释放。②眶隔高位重置：自外向内沿眶隔低位返折打开眶隔，去除或重置疝出脂肪组织，仔细止血，修剪游离低垂远端眶隔筋膜组织；自眼轮匝肌肌袖深面进针，从肌袖瓣中间位置出针，越过睑板上缘向上与眶隔前层游离缘及上睑提肌腱膜缝合固定，检查睑缘睫毛灰线外翻程度及眼裂闭合情况，调整固定点以睫毛适度外翻、灰线不外露和眼睑正常闭合为准，在距内外眦1.5cm处按上述组织顺序各缝合一针，调整睁眼至重睑弧线顺畅；间断缝合皮肤（图1）。术后处理同传统切开重睑术。

**预后**　重睑术后1~3天为肿胀淤青较重时期，7天拆线后肿胀明显减退。受设计、面部两侧肿胀反应差异及瘢痕产生的原因，远期最常见的并发症为双侧不对称现象。由于采取肌肉释放和高位眶隔重置技术，完全保留眼轮匝肌，术后闭眼凹陷和台阶外观消失（图2），睁眼时无臃肿和肉条现象，睫毛上翘效果明显。存在较低发生率的重睑变浅和睑缘轻度外翻问题。

（刘立强）

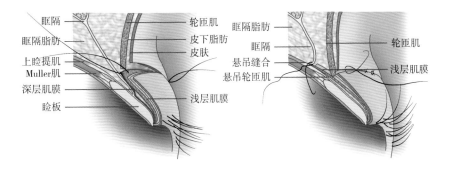

**图1　手术设计与缝合**

蓝色箭头：眼轮匝肌深层释放；紫色箭头：眼轮匝肌浅层释放，眶隔高位重置与轮匝肌悬吊缝合至上睑提肌腱膜

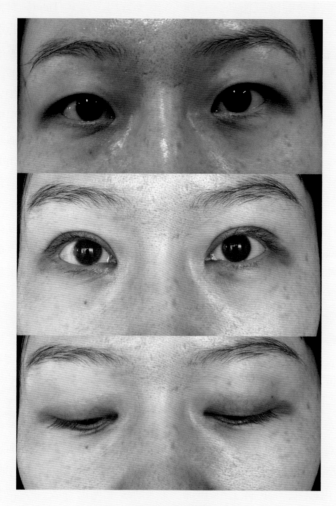

**图2 切开重睑与内眦开大术**
应用眼轮匝肌释放和眶隔高位重置技术，术后6个月

shàngjiǎn pífū sōngchuí méixià tíshēng yǔ méigōng chōngtiánshù

## 上睑皮肤松垂眉下提升与眉弓充填术（technique of up eyelid skin lift and superciliary arch augmentation）

将眉下的真皮筋膜肌肉经眉弓下上移并与额肌缝合固定，矫正上睑松垂的手术。是一种真皮筋膜肌肉悬吊技术。随年龄增长，额部、眉区及上睑皮肤因为松弛会整体下移，表现为眉毛和上睑皮肤下垂，进一步导致八字眉和三角眼的老化外观。亚裔东方人群中很多存在眉弓低平甚至局部凹陷的结构特征，影响眉弓眉毛及眼部的立体形态，甚至导致相对突眼外观。

眉下切口真皮筋膜肌肉悬吊技术提升上睑皮肤的同时对凹陷的眉弓进行填充，保持深层肌肉的连续性，直接将切口处组织瓣向上转移至眉弓处折叠并与额肌缝合固定，不仅可以部分起到填充眉弓凹陷的作用，而且随着皮下筋膜瓣越过切口缘的对侧潜行固定极大减轻了切口部位的张力。另外该技术采用真皮筋膜悬吊于额肌而不是固定于骨膜，可以将额肌的收缩力量通过真皮筋膜瓣传递到上睑皮肤，使上睑皮肤获得来自于额肌的静态张力，闭眼时皮肤紧致舒展，睁眼时眼睑皮肤上抬活动更有力灵活。

### 眉弓区及上眼睑应用解剖

额骨眶上缘的前方呈弓形隆起形成眉弓，高加索人种高突，东方亚裔人普遍低平甚至有凹陷存在，眉弓区皮肤覆有毛发，由浅入深是皮肤、皮下脂肪、额肌、皱眉肌、肌下脂肪垫、骨膜及骨骼，骨骼的内侧及中间存在切迹，滑车上血管神经及眶上血管神经从其中发出，皮肤肌肉连接紧密隔脂肪垫与骨膜间有滑动性，额肌通过腱膜和肌纤维在眉弓区域与轮匝肌形成交叉连接，额肌收缩可以上提眉毛及上睑皮肤；上眼睑由皮肤、皮下脂肪、轮匝肌肌肉、肌肉后脂肪、眶隔、脂肪、上睑提肌及腱膜、睑板、米勒（Muller）肌及结膜等结构，其中轮匝肌后脂肪是由眉弓区深层脂肪垫延续而来，由于脂肪垫的存在，浅层皮肤肌肉与深层骨膜及眶隔相对隔离而具有上下滑动性。眉弓区及上睑主要由滑车动脉、眶上动脉供血，具有丰富侧枝血管吻合支。泪腺神经、眶上神经、滑车上下神经及筛前神经都参与眉弓及上睑的感觉。

### 上睑皮肤松垂的发生机制及临床表现

眼睑皮肤松弛是随年龄增长而出现的自然老化现象，主要原因：皮肤胶原蛋白丢失和透明质酸含量下降，皮肤的内在张力及外在悬吊固定筋膜系统的削弱，上述因素导致皮肤的绝对长度增加，另外额部及眉弓区域皮肤由于重力作用沿骨膜浅层疏松间隙下移也加重了上睑皮肤的下垂程度。眶周皮肤的松弛下垂可以引起眉毛的移位及眼裂变形，外观上给人老化的表现，是面部最早出现老化现象的区域，一般以外眦部为显著，往往存在上睑多层皱褶及眉外侧部分的下降。轻者外观呈现八字眉和三角眼外观，重者下垂皮肤遮挡瞳孔妨碍视物。部分人群外由于眦角皮肤与下睑皮肤接触导致腌渍发生。

**手术原则** 积极做好术前准备，严格掌握手术适应证，选择身体健康、精神正常、无心理障碍的上睑皮肤松垂者。综合考虑求美者的年龄、职业、性别、脸型及眼睛特点选择眉下提升或重睑等不同手术方案。

**手术方法** 采用眉下切口真皮筋膜肌肉悬吊上睑皮肤提升与眉弓填充技术。患者平卧位，常规面部术区消毒，根据眉毛下垂及上睑皮肤松弛程度决定眉下切口长度和去除皮肤宽度，紧邻眉毛下缘设计切口，若皮肤松弛严重可将切口向外延伸至眉毛外侧。1%利多卡因（肾上腺素1∶100 000）局部浸润麻醉，15号刀沿设计线切开深达肌层，沿真皮深层完整切除浅表皮肤毛囊等，保留切口区域的深层真皮及下方脂肪筋膜组织，沿眉缘切口自肌肉表面向眉弓区深层分离暴露眉弓上额肌，

彻底止血，将保留的真皮筋膜瓣向眉毛区皮瓣下方眉弓处牵拉，并以5-0可吸收缝线折叠缝合固定于眉弓上表面额部肌肉处，共缝合固定三针，上睑提升高度以眼睑不外翻且自然闭合为度，5-0可吸收线行切口皮缘内减张缝合，7-0圆针尼龙线连续缝合皮肤（图1，图2）。无菌油纱及纱布覆

盖包扎，术后第2天换药，术后7天拆线。

**预后** 术后1~3天为肿胀淤青时期，7天拆线后肿胀明显减退。受设计、面部两侧肿胀反应差异等原因，远期并发症为双侧不对称现象。在矫治上睑松垂的同时，眉弓饱满立体，切口瘢痕轻微，是该法相较其他方法的优

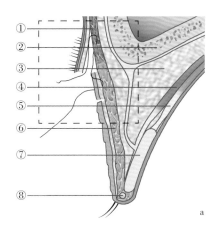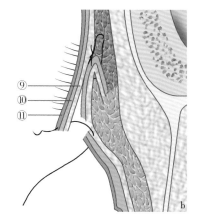

**图1 手术设计**

a. 术前：① 额肌；② 眶骨；③ 眶隔脂肪；④ 上睑提肌；⑤ 米勒（Muller）肌；⑥ 轮匝肌；⑦ 睑板；⑧ 动脉弓。b. 术后：⑨ 皮下脂肪；⑩ 真皮；⑪ 表皮

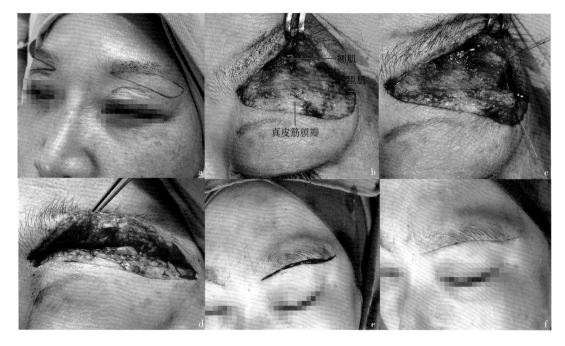

**图2 手术过程**

a. 术前设计去皮范围；b. 切开及眉弓剥离范围；c. 真皮筋膜脂肪瓣与高位眉弓上额肌悬吊缝合；d. 真皮筋膜瓣高位悬吊折叠缝合完毕；e. 悬吊缝合完毕后切缘皮肤无张力聚拢，眉弓填充隆起；f. 皮内缝合完毕

点（图3）。存在较低发生率的感染问题。

（刘立强）

## 下睑袋 xiàjiǎndài（baggy deformity of lower eyelid）

下睑脂肪突出伴或不伴下睑部组织松弛而至下睑呈现袋状膨隆的形态。俗称下眼袋。

**解剖特点** 下睑解剖基础：眶内眼球周围有大量的脂肪组织存在，称眶脂体。充填于眶内各结构之间，形成弹性垫对眼球起保护及缓冲作用，对框内的结构也起着支持作用。位于眶下部的脂肪由于下直肌及下斜肌的分隔作用形成三个脂肪球，中内两脂肪球之间由下斜肌所隔，外侧脂肪球位置较深，位于眼球前方底部，由洛克伍德（Lookwood）韧带的前部延伸使其与中央脂肪球分隔。洛克伍德韧带为眼球支持结构。每个脂肪球都有各自的包膜，3个脂肪球于下直肌深面，与球后相通。内侧脂肪球与中外侧脂肪球组织学上有所差异，内侧脂肪球颜色呈白色或淡黄色，颗粒较小、致密，纤维化较明显；中、外侧脂肪球颜色亮黄，结构松软，颗粒较大，密度较低。眶周脂肪由于眼睑支持结构的限制作用局限于眶内。眼睑支持结构包括眶隔、眼轮匝肌、皮下组织及下睑皮肤，其中，眶隔起主要作用。眶隔位于眼轮匝肌后方，于眶下缘处连于骨膜，向上突入下睑，在睑板下方约5mm处和睑囊筋膜融合，后者与提上睑肌腱膜相似。眶隔是坚韧无弹性的纤维结缔组织，将眶周脂肪与下睑组织分隔开（图1）。

**形成机制** 正常情况下，眶脂体体积变化较小；下睑支持结构坚韧，能够将其深面脂肪组织局限在眶内，且下睑皮肤组织及眼轮匝肌弹性良好无明显松弛，外观上下睑部平滑或略凹陷而无隆起形成。当由于遗传或年龄等因素导致眶周脂肪组织体积增加和、或眶隔及下睑组织松弛时，其深面的脂肪组织突出眶外，外观上即形成下睑部袋状膨隆。

**分类** 从发病年龄上可分为两类：原发性睑袋和继发性睑袋（图2）。原发性睑袋多见于年轻人，患者常有家族遗传史，主要表现位眶内脂肪过多，一般不伴眼睑皮肤松弛，外观上下睑皮肤呈丘状隆起，皮肤弹性良好多无明显皱纹；继发性睑袋多见于中老年，是下睑支持结构薄弱松弛引起的继发改变，表现为眶内脂肪突出并伴有眼睑皮肤松弛，外观上常常呈囊带状，可见明显泪沟，皮肤弹性较差，皱纹较多。

**意义** 下睑袋形成导致外观上疲惫，衰老，眼睛无神。原发性睑袋形成能加快下睑皮肤松弛，严重影响美观。可以通过皮肤或结膜入路行下睑袋祛除术改善。

（杨明勇）

## 眼袋祛除术 yǎndài qūchúshù（eye bag excision）

改善下睑衰老体征，实现下睑年轻化的美容性手术。又称下睑成形术（lower eyelid blepharoplasty）。下睑衰老体征包括：下睑皮肤与肌肉松弛、下垂、皱纹增多，眶脂肪膨出，眶下缘处出现泪槽与睑颊沟，下睑缘至睑-颊结合部的距离增大，睑-颊轮廓线呈双凸型（年轻人多呈单凸型）等，常伴有颧袋、颊部下垂、鼻唇沟加深等中面部衰老体征。衰老的下睑常呈袋状畸形，故被形象地称为袋状眼睑或睑袋。因此，下睑成形术在国内常被称为睑袋

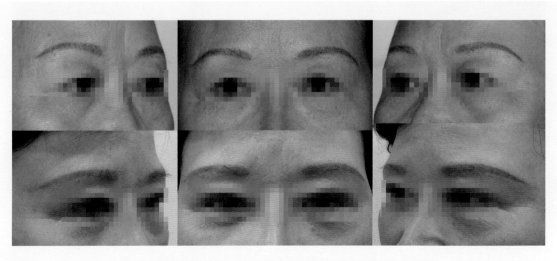

图3 患者50岁，女，手术前后6个月，眉弓饱满，切口隐蔽

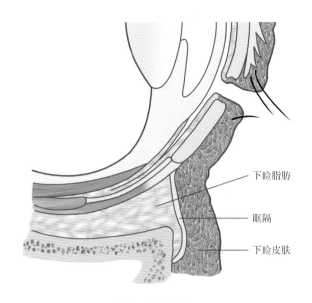

图1 下睑结构

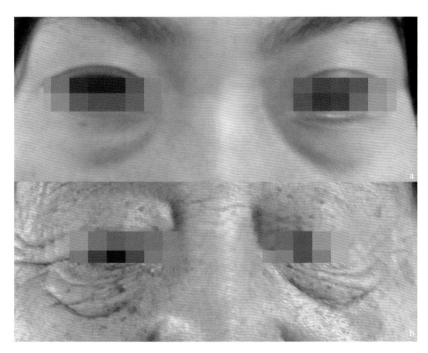

图2 下睑袋
a. 原发性睑袋；b. 继发性睑袋

弱、外眦韧带松弛变长使下睑的悬吊力量减弱，脂肪（包括皮下脂肪、眶隔脂肪、颧脂肪垫及眼轮匝肌下脂肪）容量减少，中面部下垂，眼轮匝肌限制韧带的束缚，眶下缘骨质吸收，以及先天性眶脂肪过剩（针对年轻睑袋患者）等。睑成形术（blepharoplasty）这一术语由冯格雷费（Von Graefe）于1818年杜撰，用以描述眼睑肿瘤切除后的重建手术。"blepharoplasty"一词，源于希腊词汇"blepharon"和"plastos"，前者意为"eyelid（眼睑）"，后者意为"formed（成形的）"。现在，这一术语多用于描述增加眼睑美感或改善眼睑衰老体征的美容性手术，如双眼皮成形术、上睑成形术和下睑成形术等。下睑成形术有多种术式，从早期的单纯下睑皮肤和眶隔脂肪切除，到新近报道的一些将多余下睑皮肤肌肉切除、眶隔脂肪保留/重置、中面部自体脂肪注射充填、下睑缩紧与提升等步骤融为一体的综合性技术，不下几十种。根据切口部位不同，下睑成形术式可概括为两大类，即皮肤入路类和结膜入路类。此外，联合应用结膜与皮肤入路、经口腔入路以及综合性的下睑成形术近年也已见诸报道。皮肤入路下睑成形术，根据剥离层次不同，可分为皮瓣法和肌皮瓣法；结膜入路下睑成形术，根据暴露眶隔脂肪的途径不同，分为眶隔前法和眶隔后法。各种入路的下睑成形术，根据眶隔脂肪的处理方式不同，又可分为脂肪切除法和脂肪保留与重置法。

**皮肤入路皮瓣法下睑成形术**

20世纪上半叶，许多作者试图通过切除过剩皮肤的方法矫正睑袋。1951年，卡斯塔尼亚雷斯（Castañares）在前人的工作基础

祛除术或睑袋整复术，但在国外多被称为下睑成形术。需要指出的是，并非所有衰老的下睑都同时存在上述体征，都呈袋状畸形，即便是同时存在，各种体征的严重程度也不尽相同。因此，对这类个体施行的下睑年轻化手术，称为下睑成形术较为科学。关于

下睑衰老体征的形成机制，目前尚未完全统一认识。提出的解释有多种，有的甚至相互矛盾，包括：衰老导致的眼轮匝肌松弛或萎缩，渐进性的眶脂肪增多，眼球悬韧带（Lockwood韧带）松弛致使眼球下降压迫眶隔，脂肪向前疝出，以及由此引起的眶隔薄

上，最早描述了现代下睑成形技术，他详细介绍了眶脂肪分隔的解剖知识，将眶袋的病理基础解释为眶脂肪的假性疝出，并描述了经睫毛下切口将皮肤从眼轮匝肌上掀起，切除多余皮肤，经眼轮匝肌水平开口切除眶隔后脂肪

的手术矫正方法，即皮瓣法下睑成形术。目前，该法在西方国家已不再流行，但在中国仍被普遍应用。其操作步骤如图1所示。其优点是：①维持了睑板与眼轮匝肌的正常解剖关系。②对眼轮匝肌及其神经支配无破坏或干扰

小。③可减少术后睑板前方变平的倾向。④可通过夹捏试验估计皮肤切除量。其缺点是：①剥离皮瓣比较费时，且出血较多。②不能解决肌肉冗余和松垂问题。③术后皮肤青紫较为广泛，且易发生色素沉着、皮下不规则、下

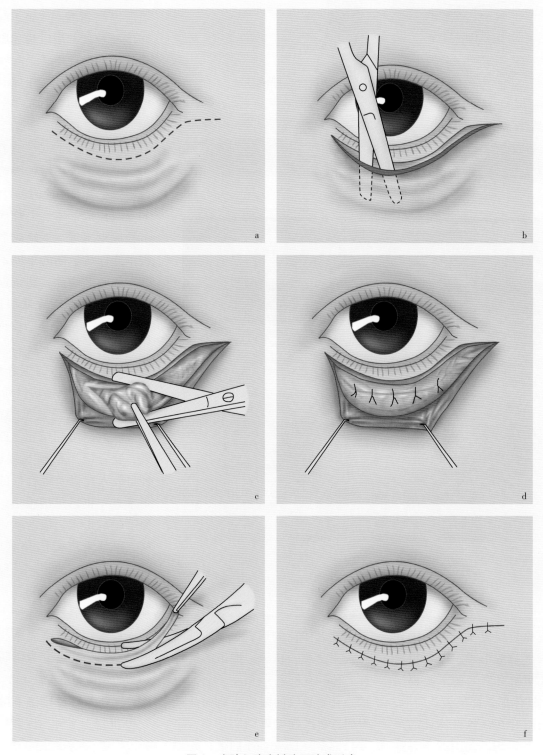

**图1 皮肤入路皮瓣法下睑成形术**
a. 切口设计；b. 剥离皮瓣；c. 打开眶隔，切除多余的眶隔脂肪；d. 缝合眶隔开口；e. 切除多余皮肤；f. 缝合皮肤切口

睑易位和外眦角变圆等并发症。该法主要适用于下睑皮肤过剩，或伴有眶隔脂肪假性疝出的患者，尤其是下睑皮肤呈绉纱样改变者。

**皮肤入路肌皮瓣法下睑成形术** 该法起源于何时，尚无定论。但可以明确的是，该法在 20 世纪 50 年代即已为麦金杜（McIndoe）所使用，并于 1967 年由比尔（Beare）首先报道，称为麦金杜－比尔（McIndoe-Beare）技术。而麦金杜认为该法由希恩（Sheehan）创用。该法自 20 世纪 70 年代开始流行，现在被称为"传统的下睑成形术"，操作步骤如图 2 所示。其主要优点是：①容易分离，出血少。②可同时解决皮肤、肌肉和眶隔脂肪过剩问题。③不

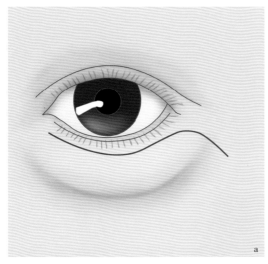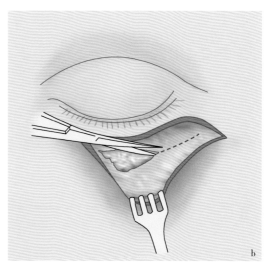
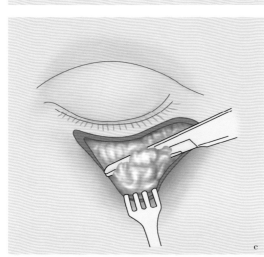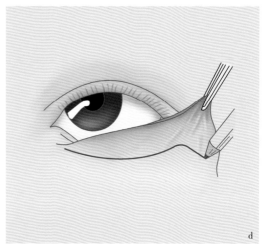
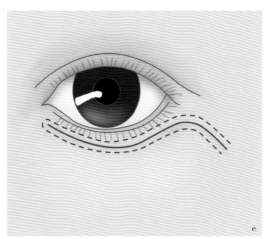

**图 2　皮肤入路肌皮瓣法下睑成形术**
a. 切口设计；b. 形成肌皮瓣，将其向下方牵拉，打开眶隔，暴露眶隔脂肪；c. 于内、中、外三处切除多余的眶隔脂肪；d. 切除多余的皮肤和肌肉；e. 缝合皮肤切口

易发生下睑皮肤色素沉着和皮下血肿。缺点是：①破坏了睑板与眼轮匝肌间的正常解剖关系。②可能导致睑板前正常的隆起（卧蚕）消失。③易发生下睑外翻、退缩、凹陷等并发症。该法主要适用于皮肤、肌肉过剩或伴有眶隔脂肪增多的患者。

**结膜入路下睑成形术** 布尔盖（Bourguet）于 1924 年最早在法文杂志上报道了结膜入路眶隔后去除眶脂肪的下睑成形术，但当时并未引起人们的重视，直到 1973 年泰西耶（Tessier）、1975 年汤姆林森（Tomlinson）眶隔前法、1983 年拜利斯（Baylis）眶隔后法等先后在英文杂志上报道经结膜入路实施行眶底骨折修复及下睑成形术以后，该术式才自 20 世纪 80 年代开始流行（图 3）。该术式的主要优点是术后不易发生下睑退缩、下睑外翻等并发症，且无切口瘢痕暴露；主要缺点是不能解决下睑皮肤肌肉松弛问题。早期认为，该术式主要适用于有眶脂肪膨出而无皮肤过剩和肌肉松弛的年轻患者。但近年来有作者认为，只要有去除眶脂肪指征，该术式也可以用于有皮肤肌肉松弛的中老年患者。理由是，经结膜入路切除眶脂肪，改善下睑眶脂肪膨出体征后，皮肤肌肉过剩问题可以通过挟捏法下睑成形术，或者激光嫩肤、化学剥脱的方法解决。20 世纪 90 年代，眶脂肪保留与重置的概念出现以后，一些经结膜入路实施眶脂肪保留与重置的下睑成形术式相继出现。

**皮肤入路弓状缘释放与眶脂肪重置法下睑成形术** 1981 年，洛布（Loeb）最早报道了利用下睑鼻侧眶隔脂肪垫矫正鼻颊沟。1995 年，哈姆拉（Hamra）报道

了弓状缘释放和眶脂肪重置法下睑成形术。1998 年，哈姆拉改良了自己前期报道的下睑成形技术，他将眶隔连同眶脂肪一起向下推进，覆盖眶下缘（图 4），以矫正泪槽和睑颊沟畸形，产生一个平滑自然的睑-颊过渡区。该技术被称为眶隔重置。该法的主要优点是可同时矫正下睑皮肤-肌肉松弛、眶脂肪膨出以及眶下缘凹陷体征，并且具有一定的颊提升效果。主要缺点是操作较为复杂，术后恢复期较长。主要适用于下睑皮肤肌肉松弛、眶脂肪过剩且伴有明显泪槽和睑颊沟畸形的患者。

（邢 新）

yǎndài qūchúshùhòu bìngfāzhèng

**眼袋祛除术后并发症**（complication of eye bag excision）主要包括以下几种。

**出血** 早期自切口处有血溢出，如不是鲜红色、持续的都不必过于担心，避免低头动作，尽量头处于高位，闭目减少术区活动，压迫冷敷为较适宜的处理方法。如果出血为鲜红色较多，首先须压迫止血的同时及时就诊。

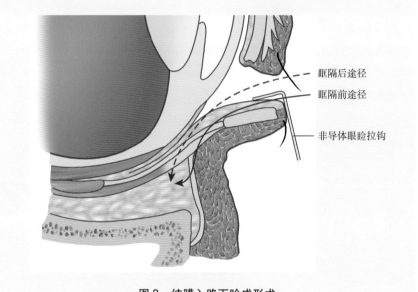

**图 3 结膜入路下睑成形术**
虚线箭头示眶隔后途径；实线箭头示眶隔前途径

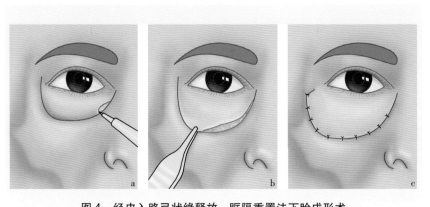

**图 4 经皮入路弓状缘释放、眶隔重置法下睑成形术**
a. 沿弓状缘切开眶隔；b. 将眶隔连同眶脂肪一起向下推进；c. 将眶隔下缘及其下面的眶隔脂肪缝合固定于眶下缘下方的骨膜上（眶隔重置）

**水肿** 24小时内冷敷能够明显的减轻水肿，减少术区活动，避免低头。

**眼睛干燥** 由于下睑伤口瘢痕收缩，下睑轻度退缩，睑裂轻度闭合不全所致。一般数月后随着瘢痕松解，症状会逐渐好转和消退。在这段时间内应白天注意滴用眼药水，睡前应用眼药膏，起保护作用。

**溢泪** 在眼袋切除术后的数天，患者可有溢泪现象，多是由于局部组织创伤、水肿导致泪液排流不畅所致，症状一般随着局部组织水肿的消退而逐渐消失。但如果内眦部皮肤切除量过多，造成下泪点外翻，与球结膜分离等亦可引起的溢泪，经保守治疗无效后，需要做内眦Z改形手术加以矫正。

**下睑凹陷** 早期轻度凹陷，可不必处理，会随着术后短期内眶隔脂肪再次轻度膨出而得到矫正。如果凹陷严重，发生原因包括：由于眶隔脂肪去除过多，包括切除了部分球后脂肪；受术者本身是深凹的眼型，有比较隆突的下睑缘，术前未做仔细检查（这种眼型的受术者不应去除眶脂），应该将隆突的下睑缘修整；对于下睑袋明显，眶下缘凹陷以眶下缘的中内侧为更显著者，可按常规睑袋整形术式暴露眶隔膜，在眶隔膜和眼轮匝肌之间进行锐性分离，清晰和完整地暴露眶下缘，在眼轮匝肌深面紧贴眶下缘骨膜向下分离达眶下孔平面，轻压眼球，眶隔向前膨隆呈弓状，于膨隆高点处横行切开眶隔膜，可见多余的眶隔脂肪自然疝出，如脂肪过多，可做少量切除，大部分保留，稍游离，将其铺平，充填于眶下缘5mm范围内。如眶下缘中内侧的凹陷明显，充填量

可多些，用5/0丝线将脂肪与眶下缘稍下方的骨膜缝合固定，其余按常规操作。

**睑球分离、下睑外翻** 是常见的并发症，容易发生在重度眼袋患者或老年性皮肤弹性差的患者。主要的预防措施是手术中在去除多余皮肤组织时需要嘱患者尽力向上看，在皮肤正常松弛状态下，确定去皮量。如果为轻度下睑外翻，可做外眦悬吊以拉紧睑缘，能使外翻得到一定程度矫正。重度者，只能通过植皮或皮瓣转移的方法进行矫正。外翻在术后3个月内能自行恢复者为可逆性下睑外翻；3个月内不能自行恢复者为不可逆性。可逆性外翻的原因有：①术中或术后肿胀。②眼轮匝肌暂时性麻痹。③下睑支撑力下降。导致不可逆性下睑外翻的常见几个原因是：①皮肤切除过多。②去皮后未分离或分离少直接缝合。③切口感染瘢痕形成，牵拉下睑。④眼轮匝肌或眶隔脂肪去除过多。⑤血肿及皮下淤血。⑥睑板松弛。处理方法：①如果术中发现因去皮过多引起下睑外翻，可采用扩大皮肤剥离范围和纵向缩紧眼轮匝肌的方法补救。②如发现肌肉去除过多可在眼轮匝肌深层扩大剥离范围。不缝合肌肉。③如用上述方法外翻仍没有完全矫正。应观察3~6个月可采用下列方法矫正：下睑板缩短，在外翻最严重处将睑板V形切除缝合；扩张下睑皮肤，在眶下缘皮下埋置小型扩张器扩张皮肤；颞浅筋膜悬吊，即在颞部发际内做切口，于颞浅筋膜深层分离至眶外缘，将筋膜悬吊固定在颞深筋膜上，此法适合下睑中外侧外翻；皮瓣旋转，如上睑皮肤松弛可在重睑皱褶处旋转皮瓣至下睑缺损区，也可以做外眦

部皮瓣旋转。④血肿引起的下睑外翻，轻者保守治疗即可消散，重者须及时彻底清除血肿。术中对睑缘动脉弓出血点确切止血以及术后局部加压冷敷，是有效措施。

**下睑退缩** 由于眶隔修剪过度和缝合过紧，睑缘向后方牵拉的角度过大所致。正常人在原位注视时，下方角膜恰好与下睑缘平齐，下睑退缩时下方巩膜部分暴露，如退缩明显应将眶隔缝合松解。

**外眦粘连** 由于下睑缘切口在外眦部不是不平行或转向外下，而是延向外上隐裂内，因而上下睑在外眦粘连，形成瘢痕性赘皮，需将赘皮切除做Z成形术。

**瘢痕显露** 手术切口设计过低、不对称、设计不当、缝合粗糙，松弛皮肤切除量估计不足、下睑前壁提紧不足等原因造成。

**角膜损伤** 结膜入路下睑外翻矫正术中注意保护角膜，以免发生角膜损伤。角膜损伤完全由于手术中不细致所引起的误伤。术中应注意应用湿棉片轻压止血，忌用大块干纱布擦血，以免损伤角膜。

**感染** 因眼睑血供丰富，感染机会较少，但一旦发生，后果是严重的，应该全身用药以控制感染，局部应尽早拆线及引流。

**血肿** 可发生在皮下、肌肉下和眶隔内。皮下淤血多见于下睑做皮下与眼轮匝肌之间锐性分离者。肌肉下出血多见于分离下睑肌皮瓣或眼轮匝肌松弛矫正术后。眶隔内出血多因去除眶隔脂肪时止血不完善所引起。当术后患者自觉有眼球胀痛、局部肿胀淤血严重，下睑穹隆结膜有淤血时，应当警惕眶隔内出血可能，必要时需再次手术打开眶隔清除血肿并查找出血点，止血，否则

血液渗入球后可能会因血肿压迫视神经导致失明。皮下和肌肉下的血肿在术后恢复过程中也会因机化形成硬结，影响手术效果。

**下睑皱襞** 下睑缘出现像重睑样皱襞，是由于下睑板眼轮匝肌被切除，皮肤与睑板粘连所致。

**睫毛脱落** 眼袋祛除术的切口位置应在下睑缘下 1~1.5mm，如过于贴近睫毛缘，会因损伤毛囊，而致睫毛脱落或生长错乱。

(马继光)

èrcì yǎndài qūchúshù

## 二次眼袋祛除术（second eye bag excision）

第一次眼袋手术效果不理想，可以做眼袋二次修复来进行矫正补救；患者行眼袋切除术后随年龄增加，眶隔脂肪再次膨出形成眼袋或者皮肤松弛下垂，可进行二次眼袋切除术。手术方法基本与眼袋祛除术手术方法相同。但因既往手术史，局部瘢痕增生，增加手术难度。针对修复手术后下睑皮肤凹陷，主要是由第一次手术中脂肪去除过多或眶隔缝合过紧所致，可应用自体脂肪填充的方法进行修复。但如果局部条件差不允许进行自体脂肪填充的，可进行局部组织的修复手术，手术在局麻下进行，可沿原手术切口切开，分离至皮肤凹陷区域及其周围，可用周围的眼轮匝肌和皮下组织进行修补凹陷。针对皮肤松弛再次出现的皱纹，可沿原手术切口切开，分离皮肤组织，将多余的皮肤予以适当去除，脂肪组织去除量根据眶隔脂肪膨出程度而定，与眼袋祛除术相似。

(马继光)

nèizì zhuìpí

## 内眦赘皮（epicanthus）

在内眦角前方的垂直向将内眦角遮盖的皮肤皱襞。内眦赘皮可将内眦

角及泪阜部分或全部遮盖，严重者还遮挡部分视野。有内眦赘皮的人两眼间的距离增宽，鼻梁平阔，显得两眼笨拙呆板，影响眼的美观。内眦赘皮在所有人种中 3~6 个月的胎儿是常见的。随年龄增大，鼻部的发育，内眦赘皮逐渐减轻，长期存在的内眦赘皮一般在黄种人中较多见。

**分类** ①内眦赘皮分先天性和后天性两种。先天性多见。a. 先天性内眦赘皮：多为双侧，在蒙古人中多见，为常染色体显性遗传。若伴有小睑裂、上睑下垂、内眦远距先天异常、小眼球或无眼球、斜视和半面萎缩等为先天性小睑裂综合征。b. 后天性内眦赘皮：多由外伤、烧伤及眦部手术后瘢痕挛缩牵拉而形成，多为单侧，常伴邻近组织损伤。②先天性内眦赘皮据赘皮的起始范围可分为：a. 眉型内眦赘皮：起自眉部，经内眦延至泪囊及鼻部。b. 睑型内眦赘皮：起自上睑睑板区以上，经内眦部至下睑或融合于鼻翼部皱襞。c. 睑板型内眦赘皮：起自上睑皱襞向下止于内眦部。d. 倒向型内眦赘皮：起自下睑向上止于上睑。③先天性内眦赘皮据程度分为：a. 轻度：赘皮窄，宽度为 1.0~1.5mm，皱襞遮盖泪阜<1/2。b. 中度：赘皮宽度为 1.5~2.5mm，皱襞遮盖泪阜 1/2~2/3。c. 重度：赘皮宽度超过 2.5mm，泪阜大部分或完全被遮盖。

**病因** 内眦赘皮形成的病因尚不清楚，可能与以下因素有关：①水平皮肤过剩说：水平方向皮肤发育过剩，皮肤过多，过多的皮肤形成皱襞，遮盖泪阜，形成内眦赘皮。需切除水平方向皮肤矫正内眦赘皮。②内眦部轮匝肌异常说：内眦部皮下眼轮匝肌及

纤维组织过多，致使皮肤张力过大。需切除内眦部皮下多余的眼轮匝肌和纤维组织，缓解皮肤张力方可矫正内眦赘皮。③垂直方向皮肤紧张说：内眦部垂直向皮肤不足，张力过大，牵拉内眦皮肤产生皱襞。需加大内眦部皮肤垂直方向长度，缓解垂直方向的张力，使组织重新排列方可矫正内眦赘皮。此理论现为大部分人接受。

**临床表现** 在鼻梁上皱折中捏起皮肤内眦赘皮可暂时消失。下睑内眦赘皮伴有下睑内侧倒睫，触及角膜，引起畏光、流泪等。先天性内眦赘皮常为双侧性，内眦角及泪阜部分被遮盖，故常造成假性内斜视的外观，需用交替遮盖法进行鉴别。

**治疗** 治疗内眦赘皮，以手术矫正为主。对儿童患者，要等 10 岁后再视情况行手术治疗。婴儿及儿童时期的轻度单纯内眦赘皮无需手术，随年龄增长和鼻梁逐渐增高，眼球突出度增大，赘皮随之减轻或消失。伴倒向型内眦赘皮者或合并先天性小睑裂、上睑下垂者，应尽早施行手术。后天性内眦赘皮需 6 个月后待瘢痕软化再行手术治疗。据内眦赘皮类型和轻重程度来选择具体术式：①皮肤切除：范围不大的内眦赘皮，使用单纯切除的方法。设计切口及预切除皮肤范围，使内眦角外露。切口据实际情况呈弧形、双弧形、横 V 形（尖端向鼻梁）、W 形等。优点是术式简单，易于操作。缺点是易留瘢痕，因为切除了皮肤术区切口处张力较大。L 形皮肤切除：仅用于倒向型内眦赘皮。②Y-V 成形术：适用于较为严重的内眦赘皮或伴内眦间距增宽者。Y 轴位于内眦角水平中线。缝合后创面呈横 V

形。优点是瘢痕相对少，方法简单。如果内眦赘皮严重，可处理内眦韧带及内侧眼轮匝肌，行切除或折叠缩短缝合。③皮瓣换位法：此类手术为临床最常用方法，其具体术式也灵活多样。其术式大体分为：单 Z 成形术、双 Z 成形术、四瓣法、矩形瓣法等。优点是换位效果较为理想。缺点是术后可能遗留明显瘢痕。④赘皮下眼轮匝肌切除皮肤深固定法：以切除赘皮下过多的眼轮匝肌为主。将赘皮处皮肤上下唇缝合固定于深部组织上。切口可选择重睑线延伸到内眦赘皮嵴上连线。术后切口不明显。⑤横切法内眦赘皮矫正术：目前最理想的方法。适用于各种类型的不同程度的内眦赘皮。切口同样可选择原重睑线延伸到内眦赘皮嵴上连线。设计新重睑线的内眦点，暴露出内眦赘皮的内外两面及赘皮在上睑的起点。切除修剪赘皮多余皮肤、修整皮肤使之平整。矫正内眦赘皮的方法有很多，根据不同情况选择合适的方法，也可在重睑术的同时处理内眦赘皮。切开内眦赘皮时，切口不要过深，防止伤及泪小管。要细线无张力缝合。术后涂消炎眼膏，防止感染。不能忽视术后的瘢痕形成，术式选择应尽量将瘢痕减少到最小。

**预后**　经过矫正后，患者疗效较为稳定。术式正确的话，极少出现复发现象。内眦赘皮矫正术后切口遗留瘢痕，是常见的并发症，也是影响手术效果的重要因素。术前和患者有充分交流，告知术后有一定的恢复期。线状瘢痕一般在术后 6 个月后变得不太明显。矫治不理想欲重新手术时也需待 6 个月以后方可选择合适的术式重新手术。

（马继光）

wàizì chéngxíngshù

## 外眦成形术（lateral canthoplasty）

对先天性发育不良、后天的外伤、炎症所致睑裂过小进行的睑裂开大手术。正常人外眦略高于内眦 1~2mm，这种情况东方人比西方人明显。内外眦的位置高低决定了睑裂的倾斜度，中国人以水平型为最多。内眦多圆钝，而外眦多呈锐角，平视时多为 30°~40°。外眦在眶外缘内侧 5~7mm，距颧额缝约 10mm。外眦韧带是连接和固定上睑睑板颞侧端与眶外缘的纤维结缔组织，附着于外侧骨缘内的外侧眶结节上，它连同内眦韧带一起，对维持眦角形态、保持眼睑张力有着重要作用。各种原因所致的外眦形态异常，如外眦角移位，常常不仅有皮肤组织的改变，也常伴有深部结构的异常，如韧带断裂或局部骨折引起的韧带附着点的移位等。外眦成形开大术适合于睑裂狭小、外眦粘连者。外眦成形术的目的是使睑裂达到永久性扩大，用于矫正睑裂小于正常者，如小睑裂综合征或外伤和眼部疾患、睑缘炎症所致的睑缘粘连；或正常人以达到美容效果者，睑裂较正常人小，可通过外眦成形术以获得永久性睑裂开大。

### 冯安蒙（Von Ammon）外眦成形术

在局麻下行外眦角切开，切口长短根据睑裂需要放大的程度，用钝头剪刀从切口插入，于球结膜下潜行分离，剥离范围为整个外眦部，使结膜充分松动，可以在无张力情况下拉至外眦角创口。用丝线将球结膜颞侧尖端与眦角创口的尖角缝合 1 针，其他上下睑缘创口逐针间断缝合。术后 5~7 天拆线。如果球结膜有张力，不能拉至外眦角与皮缘接触，可将球结膜剥离至角巩缘，沿角巩缘做弧形切口，以减低张力，使向外眦牵拉较为容易。

### 福克斯（Fox）外眦成形术

用亚甲蓝画线，标记原外眦点为 A A′，距 A 点 4~6mm 处标记新的外眦点 B。沿着上睑缘的弧度向外下约 4mm 处做 C 点，连接 A A′C 与 CB。在上下睑外 1/4 接近睑缘后缘处劈开眼睑，将切口向外下延伸，切开 A A′C 与 BC。前行剥离，范围不超过新外眦点 B 以便将这一点作为固定点。将 C 点缝合于 A 点，将 A′ 缝合至 B 点。剥离外侧穹隆结膜及球结膜。将结膜切缘与皮肤切缘缝合。缝合外侧结膜处，形成外侧穹隆。术后 5~7 天拆线。

### 布拉斯科维奇（Blascovics）外眦成形术

沿上睑的弧度于外眦部做一向外下方延伸的皮肤、肌肉切口，长约 1cm，于切口的末端再做一斜向上外方的切口，长约 1cm。在此三角区域下进行充分剥离，剪除长约 0.75cm 的皮肤。剥离切口颞侧皮下，用 5-0 丝线将颞侧切口与第一切口缝合。剥离外侧穹隆结膜及球结膜，将结膜与三角形基部缝合。术后 5~6 天拆线。布拉斯科维奇（Blascovics）外眦成形术可延长外眦部的上睑长度。颞侧皮下剥离范围要向颞侧达到 1cm 的距离，否则缝合时会发生困难。

（马继光）

jiémáo yízhíshù

## 睫毛移植术（eyelash transplantation）

将自体它处的毛发移植至睫毛缺失部位并在此受区继续生长的手术。用以替代因各种原因造成的睫毛永久性脱失或加长原有的毛发。

**适应证**　因各种后天创伤因素、感染后、肿瘤以及先天性缺陷等疾患，造成眼睑部分或全部睫毛的永久性脱失，而自体又具有足够的毛发供区时，可以行使自体毛发移植睫毛再造术。还可应用于正常人群中，因追求时尚而要求睫毛加长加密的美容需求者。

**手术方法**　手术在局部麻醉下进行。根据受区的大小和患者的需求，供发区一般选取耳后或枕后隐蔽的发际区。于该区切取一小部分带发头皮组织并分割成一系列单株的毛囊单位移植物，其供区可直接拉拢缝合之。置入眼球保护器后，于睑部外侧缘以针样锋利刀具按一定角度刺入皮内，制备出所需数目的微孔。继之，将备好的单株毛发一一植入其中并保持良好的固定。

**不良反应及注意事项**　移植的毛发区域一般不留有痕迹。但是，手术后短期内有轻度水肿，少部分患者有淤血、淤斑发生。移植的毛发的发干一般在1个月内逐渐脱落。在2~3个月后逐渐长出并永久生长。移植的毛发来源头皮，因此生长的毛发会不断变长，需要终生不断修剪整理。手术操作应注意勿伤及毛囊，尽量缩短离体毛发缺血的时间及术后移植物应处于良好的固定状态。

(范金财)

lóngnièshù

**隆颞术**（temporal augmentation）　采用自体组织移植、注射或组织代用品填充手术修复颞部凹陷的方法。颞部凹陷多为先天性颅面骨发育不全所致，双侧凹陷者较多，表现为额部横径较窄，呈梨状面型。部分患者因半面发育不全、进行性单侧颜面萎缩及创伤等原因，造成单侧颞部凹陷。该类患者常伴有软组织或者其他颜面骨形态上的缺陷或畸形。可以分为注射治疗和手术治疗两类方法。

**注射治疗**　是将自体脂肪颗粒、透明质酸钠或胶原注入软组织内充填。

**手术治疗**　采用自体组织或组织代用品填充凹陷。如行颞筋膜瓣转移术，因血供丰富，不被吸收，质地柔软等优点，但厚度常不足，而采用固体硅腔填充，可根据局部形态雕刻假体，起到较好的塑形效果。自体脂肪充填法创伤小、取材容易，手术操作简单安全，能同时达到减肥及美容双重目的，因而较为求美者所接受。但是，充填的自体脂肪可能发生不同程度的吸收，吸收率高低不等。影响植入脂肪成活率的因素很多。目前，国内尚无成型的颞部假体供应，需自用硅胶块切塑成型。硅胶假体置入的位置可在皮下、颞深筋膜下或颞肌下。多放置于颞深筋膜下，颞肌膜的表面，操作简便，不易损伤面神经颞支，且固位好，外观自然。因假体与颞肌之间有肌膜相隔，不影响肌肉的咀嚼运动。若置于皮下间隙，因位置浅在，硅胶体的轮廓易显现，并易脱出。置于颞肌下，因需分离肌肉。易出血。采用真皮脂肪充填法治疗颞部凹陷时，应将真皮脂肪块的真皮面朝向皮肤，脂肪面朝向皮下组织，并用油钉固定2周，可使植入的脂肪组织获得良好的血供。术后外敷料包扎固定要妥当，压力要均匀。生物材料充填，一般选用致密多孔聚乙烯（medpor）、聚四氟乙烯（PTFE）及硅胶。不同的材料，植入的层次不同。PTFE是一种高分子软组织填充材料，其内在间隙是$30\mu m$，结缔组织可渗透其中，少有组织细胞和巨细胞在植入处聚集，因而较少产生慢性炎症及异物反应，

良好的组织相容性是硅胶所不及的。PTFE质地柔软，无透光，可放置皮下，填充后受区手感柔和。medpor因材料较硬，需放置于较深层次，一般放置在颞深筋膜和颞肌筋膜之间。这样，植入材料才不易损伤神经，且固定较好。但由于其本身较硬，术后受区手感较差。一般求美者更愿接受自体脂肪充填术，安全性是其最显著的优点。生物材料植入法，将随着材料科学的发展，有可能成为今后发展的方向。手术治疗可在局麻下进行，一般术后7~10天拆线，术后加压包扎，一般需住院观察3~5天。

(马继光)

ěrguō jīxíng

**耳郭畸形**（deformities of the auricle）　分为先天性耳郭畸形和后天获得性耳郭畸形。先天性耳郭畸形是第一、二腮弓综合征面部表现的症状之一，主要是耳郭各种不同形式和程度畸形、缺如，或赘生物及瘘管等，有时伴有耳道的狭窄和闭锁。导致先天性耳郭畸形的病因目前并不十分明确，但通过基础研究、临床观察以及病史采集和分析整理发现：遗传因素与该病的发生有关，特别是易感基因学说认为发生耳郭畸形与家族遗传易感性有关；药物和感染也会影响孕早期胚胎的发育，从而导致胎儿的耳郭畸形；环境污染如射线、化学物质等均可对胎儿早期的发育构成威胁，并导致耳郭畸形的发生。后天获得性耳郭畸形指由于创伤、烧伤、感染和肿瘤等因素造成的耳郭部分或全部的缺失和/或不同程度的变形及正常解剖结构的消失。耳郭畸形严重影响患者的外观和部分功能，同时也给患者及家属造成一定的心理负担。

**临床表现** 先天性耳郭畸形表现形式多种多样，其中包括一侧或双侧的全部耳郭缺如，亦称无耳畸形；耳郭的部分或大部缺如，代替以仅有花生米或腊肠样的残耳或耳郭部分结构缺失，通常称之为小耳畸形；还有就是耳郭大部分存在但耳郭扁平，上半部分低垂、前倾，耳轮结构消失或不明显，对耳轮形态异常，临床中常见招风耳、贝壳耳、杯状耳（垂耳、卷曲耳、环缩耳）、隐耳（埋没耳、袋耳）、猿耳（猩猩耳）；另外耳垂畸形亦属耳郭畸形范畴之中，表现为耳垂分裂、耳垂粘连、耳垂的部分或大部缺失；副耳畸形主要指位于耳屏周围的赘生组织，其形式多种多样，通常内含软骨组织，同时也会伴有耳屏的畸形及耳屏形态异常；耳前瘘管在耳郭畸形中也较常见，常有家族史，瘘管口较小，常位于耳屏前上方近耳轮脚处，亦可位于耳前的其他部位，瘘管的管道狭窄，可以弯曲、分支，多属盲管，内衬复层鳞状上皮，管内常有乳酪样分泌物溢出，如并发感染偶有脓性分泌物；先天性耳郭肥大也属耳郭畸形，一种是先天性大耳（巨耳），表现为耳部过度的发育，较正常明显增大，但基本结构存在，比例也无失调，此类耳畸形较少见，另一种是由于耳郭的神经纤维瘤、黑痣或血管畸形等病理因素造成的耳郭异常肥大，常常随着年龄的增长、病变的加重而出现。

后天获得性耳郭畸形主要包括耳郭的部分和全部缺损，由于致伤的原因不同，常常在缺损区遗留瘢痕组织，给耳郭修复再造时的皮瓣设计带来一定的困难。通常锐器伤、咬伤造成的缺损以部分缺损为主，耳甲结构保留较完整，而烧烫伤、撕脱伤造成的耳郭损伤较严重，并常常波及耳周皮肤组织；耳郭皮肤肿瘤（如基底细胞癌等）切除后造成的缺损较局限，修复手术相对容易；另外，由于长期反复挤压（摔跤、柔道运动员）创伤出现的耳郭软骨无菌性炎症造成的软骨坏死吸收或软骨化脓性感染均可导致耳郭皱缩，正常解剖结构大部分消失，外观呈献不规则的沟回，触之硬韧无弹性，状如菜花，又称菜花耳。

**诊断** 耳郭畸形的临床诊断较容易，只是有时几种先天性耳郭畸形合并存在，如招风耳伴贝壳耳畸形，杯状耳同时伴有轻度的小耳畸形，隐耳伴轻度的卷曲耳畸形等，但临床诊断时应该首先对最明显的畸形进行诊断，然后再对轻度畸形进行诊断，不能忽略。

**治疗** 依据畸形的类型选择术式。小耳畸形、无耳耳郭缺损主要选择不同方法的耳郭再造术，如坦策（Tanzer）法、布伦特（Brent）法、扩张器法等；招风耳、杯状耳、隐耳的矫正手术方法较多，各有千秋，常常根据术者对某种术式的熟练程度及对畸形程度的判断而定，无千篇一律的方法可循。

（蒋海越）

xiāntiānxìng xiǎo'ěr jīxíng

# 先天性小耳畸形 （congenital microtia） 胚胎发育期受多种因素的影响，使第一鳃弓和第二腮弓表面的 6 个丘状隆起异常融合，从而导致耳郭形成不完全的畸形状态。先天性小耳畸形常常伴发同侧的下颌骨、颧骨、颞骨发育不良。同时偶有伴发同侧面神经发育不良所致部分面神经功能障碍。另外一些面部的综合征，如特雷彻·柯林斯综合征（Treacher

Collins syndrome）等也会伴有小耳畸形的临床表现。先天性小耳畸形是中国四种体表重大出生缺陷之一。国内外对发病率的报道有很大的差异，国外为 1∶6000 ［格拉布（Grabb），1965 年］，中国为 1∶3439（刘国兴，1978 年）；男性的发病多于女性，男女比例为 2∶1 ［迪佩尔蒂（Dupertuis），1959 年］，而日本学者的数据是 3∶2。先天性小耳畸形的右、左、双侧均可发生，其比例为右∶左∶双侧为 5∶3∶1（迪佩尔蒂，1959 年），日本学者为 5∶3∶2。

**分度** 根据外观形态表现对先天性小耳畸形分度，Ⅰ度：耳郭的大部分解剖结构存在，但轮廓较正常侧小；Ⅱ度：耳郭的多数解剖结构消失或无法辨认，残留的结构尚存部分耳垂，形态各异，但大多数外观呈现花生状、腊肠状和舟状，大多伴耳道闭锁、耳甲腔消失，此类型最多见；Ⅲ度：残留的组织仅仅呈现小的赘皮、凸起，又称小耳症。

**治疗** 先天性小耳畸形的临床诊断较容易，值得注意的是分度诊断较重要，部分Ⅰ度的小耳畸形可以利用复合组织移植的方法进行治疗，而不一定选择耳郭再造的方法。先天性小耳畸形的治疗方法很多，主要是通过局部皮瓣、筋膜瓣并结合肋软骨移植的方法进行分期的耳郭再造术。早在古代就有关于应用残耳周围无毛发皮肤修复耳郭缺损的记载，近代也有很多医师尝试耳郭再造术，均未成体系，但给后人留下了很多宝贵的经验。直到吉利斯（Gillies）在 20 世纪 20 年代利用雕刻的肋软骨形成耳郭形状的支架植入小耳畸形侧的乳突皮下，并通过分期手术的方法完成耳郭再造术,他在小耳畸形整形外科治疗技术上的贡献具有开创性,同时为以后耳郭再造方法的发展奠定了坚实的基础。现代利用自体肋软骨移植并结合局部皮瓣、筋膜瓣进行的分期法耳郭再造技术源于坦策(Tanzer)创立的术式,目前国内外常规采用的分期法耳郭再造、扩张器法耳郭再造均借鉴了坦策的方法。

对于先天性小耳畸形患者何时选择耳郭再造术,要从心理方面和生理方面考虑。从心理方面,小耳畸形患儿及家长对此种缺陷均存有心理负担,同时患儿上学后也会引起同学的嘲讽,很容易影响到患儿的心理发育,造成患儿性格孤僻、自卑等,使患儿的身心健康受到极大的伤害,所以手术应尽早,至少考虑在学龄前;而从生理方面,首先,耳郭一般在儿童9~10岁时就接近成人耳郭的大小,6岁儿童的耳郭略小于成人期,另外从软骨发育的组织量上考虑,6岁左右儿童肋软骨完全满足雕刻耳郭支架的需要。综上所述,结合国内外学者多年的临床经验,绝大多数患儿可以考虑6岁是进行耳郭再造术的理想时机。先天性小耳畸形伴有同侧耳道闭锁的患者,如果是单侧,多数学者认为应优先考虑进行耳郭再造术,然后再考虑患侧是否进行外耳道、中耳重建,提高听力的手术,因为患侧尚存部分听力,健侧听力正常,对患儿语言发音并无大的影响,也可以满足患者的正常生活需要;如果是双侧,则应首先对患者的听力进行测评,并与耳科医师共同制订治疗方案,以决定手术的先后顺序,针对这种情况,掌握的原则是听力的提高要比形态的恢复更重要。对于小耳畸形伴有同侧颜面短小

畸形的患者,进行下颌骨延长或颧骨延长的手术可以与耳郭再造术同时进行,也可以同颌面外科医师探讨,根据具体情况决定耳郭再造和骨延长术的先后顺序。针对患侧面部软组织发育不良的矫正手术如自体脂肪移植等,从患者的发育和供区组织量方面考虑,最好在成年后进行。对中年以上患者,年老体弱并出现肋软骨钙(骨)化失去弹性的患者,应考虑佩戴赝复体义耳;目前国内外学者也在进行非创伤性的赝复体义耳暂时佩戴工作,主要针对手术时机不成熟的幼儿期,以最大限度降低患儿心理压力,待手术时机成熟再进行耳郭再造;也可作为患者根本不愿意接受手术造成创伤时的无奈之举。

关于耳郭再造术的耳支架的选择,也是耳郭再造术的关键,国内外的学者也进行了大量的研究和临床应用,主要包括软骨类如同种异体肋软骨和异种软骨,替代的材料类如尼龙编织物、硅胶类等,均由于软骨吸收和材料类支架的外露、感染等问题而未能普及。目前,国内大多数学者认为选择自体肋软骨作为耳郭再造的支架是最安全、可靠的。有关组织工程方面的耳郭支架的研究仍然处于试验阶段,在种子细胞来源和形成的耳支架软骨的生物力学方面还有很多问题需要进一步探讨,一旦获得突破将为临床耳郭再造开辟美好的应用前景。

(蒋海越)

ěrguō zàizàoshù

## 耳郭再造术 (auricle reconstruction) 通过局部的皮瓣和筋膜瓣、肋软骨支架或其他人工材料支架植入、游离植皮等手段塑造出具有三维立体形态的耳郭,达到治疗目的的手术。是治疗先

天性小耳畸形和后天获得性耳郭缺损的主要术式之一。耳郭再造术在整形外科领域是极富挑战性的手术,而且涵盖了多项整形外科的基本技术,具有一定的难度和复杂性。

**形成与发展** 有关耳郭修复的历史早在公元前六百年的古印度《吠陀经》中就有记载。1870年国外学者就尝试了利用皮瓣卷曲形成耳郭的全耳再造术。直到1920年吉利斯(Gillies)将肋软骨经过雕刻制成耳郭形状的支架植入到残耳后乳突区皮下,再经过一段时间再将耳郭从颅侧壁掀起,利用颈部的皮瓣转移修复掀起后形成的耳后创面,重建颅耳沟,形成具有立体感的耳郭,才开创了全新意义上的耳郭再造术的历史,并成为整形外科治疗小耳畸形的先驱者。1930年皮尔斯(Pierce)进一步改良吉勒斯的术式,在掀起的耳郭后面保留一层筋膜组织,耳后筋膜表面及乳突区创面上进行游离皮片移植而形成耳颅沟,再用颈部皮肤形成细小的皮管重建耳轮结构,此方法完成的再造耳郭进一步提高了观赏性。总体看,再造耳郭美容效果仍不尽如人意,加之手术的次数多,颈部遗留瘢痕明显,而一直未被更多的医师所接受。直到20世纪50年代中后期,坦策(Tanzer)在总结前人经验的基础上,经过不断的临床探索,大胆创新,形成了独具特色的经典四期法耳郭再造术:即耳垂转位、取肋软骨雕刻成耳支架植入皮下、掀起耳郭游离植皮、耳屏及耳甲腔成形。每期手术间隔数月。坦策四期法技术成为现代整形外科耳郭再造术的标志。继坦策后又有很多医师对经典的四期法进行了改良,其中布伦特(Brent)第

一期采取肋软骨雕刻成耳郭支架并植入残耳后乳突区皮下，然后再分期进行耳垂转位、耳屏再造及从颅侧壁掀起耳郭并植皮，他认为如果先行耳垂转位后产生的瘢痕组织干扰支架与皮肤的附贴，影响再造耳郭的效果。另外日本福田（Fukuda，音译）改良坦策的四期法为二期法耳郭再造，第一期将耳垂转位、采取肋软骨并雕刻成耳郭支架植入残耳后乳突区皮下、加深耳甲腔及再造耳屏合在一起完成，第二期手术在6个月后再将耳郭从颅侧壁掀起，并在耳后和乳突区创面植皮，完成耳郭再造。1977年巴西阿韦拉尔（Avelar）、美国特格特迈尔（Tegtmeier）分别报道了利用颞浅血管为蒂的颞顶筋膜瓣翻转并包被肋软骨雕刻而成的耳郭支架，再结合局部皮瓣加之筋膜表面游离植皮的方法进行一次成型的耳郭再造术。1979年中国宋儒耀提出了一种全新的一期法全耳再造术，就是用一蒂在前的乳突区残耳后皮瓣覆盖软骨支架的前侧，再用该皮瓣延伸的皮下组织筋膜瓣包被软骨支架的后侧，在创面上游离植皮，完成耳郭再造术。该方法疗程短、效果好，被国内的多数学者所接受并进行了适当的改良。1981年宋业光在此基础上又设计出在残耳后乳突区掀起一蒂在前的皮瓣和一蒂在前的皮下组织筋膜瓣，即所谓的双瓣，并将雕刻的肋软骨耳郭支架置于两瓣之间，皮瓣覆盖支架的前面，筋膜瓣从后面包被支架的后侧，两瓣在耳轮处瓦合，并在筋膜瓣上游离植皮，完成耳郭再造。20世纪70年代，由于皮肤软组织扩张器的出现和在临床的广泛应用，一些学者利用扩张器进行残耳后乳突区皮肤的扩张，并完成耳郭再造。直到1989年，庄洪兴将扩张器技术与一期法的双瓣耳郭再造技术巧妙地结合在一起，开创了利用皮肤扩张器法耳郭再造的新技术。手术分三期完成，第一期残耳乳突区皮下植入皮肤软组织扩张器，第二期扩张器取出、雕刻的自体肋软骨耳郭支架植入耳郭再造，第三期耳甲腔或耳道成形（含中耳重建）和耳屏再造。该方法克服了一期法耳郭再造的缺点，使再造的耳郭边缘被无毛皮肤覆盖，耳郭的结构更加清晰，不显臃肿，皮肤边缘的坏死率大大降低。该方法被国内同行广泛应用于临床，并取得了满意的疗效，成为当今世界上完成耳郭再造术样本量最多的手术方法。

**材料的选择**　再造耳郭支架材料的选择也是成功再造耳郭的关键因素。近一个世纪，有些学者采用新鲜或保存的同种异体肋软骨或异种软骨作为支架材料，并有成功的报道，但因软骨吸收等问题而未能广泛应用。还有些学者利用医用硅橡胶作为耳郭支架材料。医用硅橡胶因具有组织相容性良好、不吸收变形、减轻患者痛苦等优点，曾一度获得应用。但由于覆盖的皮肤组织较薄，常常会出现支架外露、脱出等并发症，也未能普遍推广。近些年临床常用的致密多孔聚乙烯（medpor）材料，也被作为耳郭再造的支架，同样由于该材料质地硬，经常出现感染外露现象，应用的学者越来越少。还有近十年组织工程软骨的研究取得了很大的进步，也为耳郭支架材料的来源提供了新的途径，但目前仍限于实验阶段，还有待研究的进一步深入，仍无法应用于临床。总之，利用自体肋软骨作为耳郭再造的支架仍是目前临床工作中最可靠、完美的选择，并被绝大多数的临床医师所接受。

**时机的选择**　耳郭再造术手术时机的选择应该从患者的生理及患者和家属的心理双方面统筹考虑。首先，在生理方面，3~4岁的儿童耳郭大小已接近成人的85%~90%，5~10岁已基本接近成人；从肋软骨的发育上考虑，6岁左右的儿童肋软骨已能雕刻为耳支架，只要设计合理，完全能满足雕刻成耳支架的需要，同时耳郭位于头颅两侧，并不会引起人们过多的观察和比较，成年后即使再造耳郭与正常侧相比略有差别也无太大的影响，而且利用自体肋软骨雕刻的耳支架植入后，只要包被的组织血供良好，该支架也具有一定的生长潜力；另外患儿的出生缺陷是家属的心理负担，同时孩子上学也会引起同学的嘲笑，容易影响患儿的正常心理发育，所以耳郭再造术应尽量提早进行，至少应在学龄前。综上所述，耳郭再造术的时机选择在6岁左右应该是比较理想的。耳郭再造术的适应证主要是先天性的小耳畸形，其次是后天获得性的耳郭部分或全部缺损。值得注意的是耳郭再造术涵盖了很多的整形外科技术，具有一定的难度，手术操作也比较复杂，并需要良好的团队配合，对整形外科医师而言也非常具有挑战性和无穷的乐趣。虽然再造的耳郭外观形态与正常的耳郭已经非常的接近，但正常耳郭软骨是弹性软骨，而再造耳郭的软骨支架来自肋软骨，属于透明软骨，所以再造耳郭的柔软度较差，偏硬韧，无法与正常耳郭相比；同时为了确保再造耳郭的形状稳定性，雕刻软骨时不能修削得很薄，以免失去强度，加之皮肤的厚度等因素，再造耳郭也显得比较厚重。所以对于要求行耳郭再造术的患者，术前要详尽说明，对于能理解手术的困难所在、对术后结果也能接受的患者才可进行耳郭再造术，否则慎行。对于烧伤等因素造成耳郭部分或全部缺损的患者，要充分考虑乳突区损伤的情况，必要时需结合远位或邻近皮瓣转移技术才能进行耳郭再造。对于年老体弱、心脑血管疾病、糖尿病等不宜进行耳郭再造术的患者，可考虑佩戴义耳。

**与耳道成形中耳听力功能重建之间的关系** 耳郭再造术与耳道成形中耳听力功能重建之间的关系很重要。通常先天性小耳畸形伴耳道闭锁患者的患侧听力并未全部丧失，虽然患者听力的气导部分会受到损失，但骨导仍存在，所以仍然存在一定的听力，再加上正常侧耳的听力，基本不会影响患者的发音语言功能，对日常生活也无大碍。在这个问题上，耳科医师与整形外科医师在进行耳道成形中耳听力功能重建与耳郭再造的先后顺序的问题上存在分歧。由于再造耳郭的位置会影响到耳道成形的手术入路，再造耳郭的弹性较差也会影响耳科医师的操作，所以耳科医师主张先行耳道及中耳重建手术。而对于整形外科而言如果先进行耳道、中耳重建的手术，会使乳突区无毛发的皮肤及残耳组织受到损伤并失去较多再造耳郭所需的正常皮肤组织，同时也会在乳突区遗留瘢痕组织，另外由于重建耳道的外口位置也会影响再造耳郭的位置，使再造耳郭手术更加困难。关于这个问题的解决，首先要明确患者对容貌外观恢复的要求越来越强烈，同时在具备解剖结构条件下兼顾听力功能的恢复。即使乳突气房发育良好，也有足够的间隙形成外耳道，中耳的听骨存在发育良好，重建恢复的听力也仅仅是部分而不是全部恢复。而对于乳突气房发育较差，成形耳道的空间又很狭小，中耳鼓室发育较差，听骨缺失或严重畸形者，虽勉强进行耳道中耳重建，恢复的听力也微乎其微。加之耳道中耳重建后，出现的耳道流液、感染、创面不愈合、瘢痕挛缩、再阻塞等并发症，所以要全面分析，慎重考虑增进听力的耳道中耳重建手术。总之，对于双侧小耳畸形伴耳道闭锁的患者，应优先考虑提高听力的耳道中耳重建手术，而对于单侧小耳畸形耳道闭锁患者，更多的学者倾向先进行耳郭再造术，然后再根据具体的客观检查指标、患者的诉求进行外耳道中耳重建。这里值得注意的是整形外科医师与耳科医师的协同会商、密切配合会使患者得到更满意的效果。

**常见并发症** 耳郭再造术常见主要的并发症是皮瓣血供障碍、耳支架外露、感染，支架的变形和钢丝外露。任何一种并发症的发生均会导致再造耳郭形态受到影响，以致前功尽弃。为避免并发症的发生，要从以下几方面高度关注：①术中设计的皮瓣、筋膜瓣长宽比例合理，确保皮瓣、筋膜瓣远端血供良好，同时包扎时勿压迫到皮瓣、筋膜瓣的蒂部。②耳支架的外露多数是由于皮瓣、筋膜瓣的坏死造成的，应及时处理，并选择最有效的办法，如切取血供非常丰富的颞浅血管为蒂的颞浅筋膜瓣进行覆盖并游离植皮修复，支架外露时尽量保持局部的清洁、干燥，并尽快修复；感染多数发生在支架与皮瓣的间隙间，应该尽早充分切开引流、抗炎治疗，如果是支架软骨的感染则会导致软骨液化、排出，预后较差，应严格预防。③对支架的变形，术中应该在组合支架时充分考虑肋软骨韧度与固定的钢（钛）丝配合，稳定且具有一定强度的耳支架的制备是术者应该掌握的基本技能。钢（钛）丝的外露主要是由于旋紧时遗留的尾头过长或弯曲隐蔽的位置不够合理造成的，应该尽量将尾头弯曲嵌入到支架的间隙间，或固定时置于覆盖的软组织较丰厚的区域。

（蒋海越）

Tǎncèfǎ ěrguō zàizàoshù

**坦策法耳郭再造术**（Tanzer method of auricle reconstruction） 是治疗先天性小耳畸形的传统经典方法之一。20 世纪 50 年代中期，美国坦策（Tanzer）通过对吉利斯（Gillies，1920 年）将雕刻肋软骨支架埋置于乳突区皮下等方法的研究总结，创造性地提出了分期进行耳郭再造术的术式，又称经典四期法耳郭再造术。最初坦策进行的耳郭再造术分为六期，伴随着技术的不断进步，在 20 世纪 70 年代，坦策通过反复的临床应用和研究，将这一技术推向高峰，并总结形成经典的四期法耳郭再造术。Ⅰ 期：耳垂转位（rotation of the lobule）；Ⅱ 期：肋软骨采取雕刻形成耳支架并埋置于乳突区皮下（construction and transplantation of the framwork）；Ⅲ 期：掀起耳郭形成耳颅角游离植皮（release of the auricle from the side of the head）；Ⅳ 期：耳屏和耳甲腔重建（construction of the tragus and conchal cavity）。该方法中坦策在雕刻肋软骨支架时多采取患耳对侧的胸部肋软骨。对于耳垂的移位不是很严重的病例，坦策常将耳垂转位和肋软骨支架植入结合在一起完成，并提出了三期法耳郭再造术。坦策法耳个再造术取得了良好的效果，临床应用证实此方法安全可靠，在随后的几十年里，有很多学者如日本永田（Nagata，音译）等不断对其改良完善，形成了二期法耳郭再造术，并应用于东方人，也取得了满意的效果。

（蒋海越）

yīqīfǎ ěrguō zàizàoshù

## 一期法耳郭再造术（one-shot auricle reconstruction）

通过一次手术再造出含有耳垂、耳颅角和耳甲腔的具有立体感的耳郭，有时也包括同期进行外耳道成形、中耳重建在内的手术。该方法避免了分期法耳郭再造术治疗时间长、费用高等缺点，但再造耳郭稍显臃肿，细微解剖结构不十分清晰，耳轮边缘带有较多的毛发，使该方法在临床应用中受到一定的限制。

**适应证** 用于先天性小耳畸形和后天获得性耳郭缺损的患者。对于先天性小耳畸形的患者，残耳遗留较多，耳后乳突区特别是上半部分无毛发区较大且皮肤较薄者适用此法；对后天获得性耳郭缺损者，缺损的部位较小，耳后乳突区皮肤薄者较适用。

**手术方法** 主要分为三种术式。①1977 年阿韦拉尔（Avelar）等应用以颞浅血管为蒂的包括颞顶区的筋膜瓣，向下翻转包埋肋软骨雕刻而成的立体耳支架，筋膜瓣表面利用游离植皮的方法覆盖。②1979 年宋儒耀提出的用一个蒂在前的乳突区残耳后皮瓣覆盖立体软骨耳支架的前面，用由该皮瓣远端延伸出来的一个皮下组织筋膜瓣包裹立体软骨耳支架

的后面，并在其表面游离植皮。③1981 年宋业光设计出在残耳后乳突区掀起一个蒂在前方的皮瓣和一个蒂在前方的皮下组织筋膜瓣，筋膜瓣的范围要超出皮瓣范围 1~2cm，然后将雕刻好的肋软骨耳郭支架置入两瓣之间，皮瓣覆盖支架的前面，筋膜瓣从后面包被支架并固定于支架的耳轮边缘，与皮瓣的边缘瓦合，筋膜瓣和乳突区的创面利用游离植皮覆盖。这种一期法耳郭再造的技术也被后来称为双瓣法耳郭再造术。

**注意事项** 术中要特别注意保护血管蒂的完整性；另外设计双瓣的手术要遵循任意皮瓣的设计原则，蒂宽与皮瓣（筋膜瓣）长度之比最好控制在 1 : 1.5，不要超出 1 : 2 为佳，术中解剖要保持剥离平面的一致性，尽量避免对蒂部的损伤，保证蒂部完整性。

（蒋海越）

pífū kuòzhāngfǎ ěrguō zàizàoshù

## 皮肤扩张法耳郭再造术（skin expansion of auricle reconstruction）

把皮肤扩张术运用到先天性小耳畸形和后天获得性耳郭缺损患者中，并将扩张的皮瓣、筋膜瓣和软骨支架等有机地结合起来进行耳郭再造的手术。又称扩张法耳郭再造术。20 世纪 70 年代末，美国拉多万（Radovan）研制出皮肤软组织扩张器，并将其应用于临床，取得了令人鼓舞的效果。皮肤扩张技术逐渐为整形外科医师所认识并广泛应用于整形外科领域。20 世纪 80 年代初布伦特（Brent）报道了应用皮肤扩张器治疗先天性小耳畸形。庄洪兴自 1984 年开始关注并思考将该技术与中国的一期法耳郭再造技术相结合。直到 1989 年将自行设计研发的肾形扩张器应用到耳郭再造术中，经过数以万计的临床应

用，基本解决了耳郭再造术中乳突无毛区皮肤组织量不足、皮肤臃肿、皮瓣血供障碍等问题。目前皮肤扩张法耳郭再造术已经成为中国最具特色的耳郭再造术之一。该术式术后效果良好，为国内同行广泛借鉴和应用，也得到国外同行的认可。自 20 世纪 90 年代，也有很多国内外学者不断地将扩张法耳郭再造术进行改良，主要是对扩张器植入的层次和扩张器的容量进行调整，但万变不离其宗，此类术式的关键技术大同小异。

**适应证** 各种先天性小耳畸形及外伤性耳郭缺损，特别是对于残耳后发际线较低的患者。

**手术方法** 一期将皮肤扩张器（容量 50~150ml，肾形）置入皮下或筋膜下，定期注水扩张，疗程 1~3 个月。二期将雕刻好的三维立体肋软骨支架植入，完成耳郭再造。

**注意事项** 定期注入生理盐水，注意观察扩张皮肤的血供情况。根据扩张皮肤的薄厚、血供状况和伸展度动态调整注入生理盐水的总量。扩张期间注意保护扩张皮肤，避免外伤、蚊虫叮咬、疖肿、感染等。

**常见并发症** ①血管血栓造成局灶性皮肤坏死。②过度扩张、皮肤坏死或外伤导致扩张器外露。③身体其他部位的化脓感染，如扁桃体炎或扩张区皮肤毛囊炎所致感染。④由于扩张器质量问题或注水误穿造成的扩张器渗漏。

（蒋海越）

wài'ěrdào chéngxíngshù

## 外耳道成形术（external auditory meatoplasty）

治疗外耳道狭窄与闭锁，使听力等功能获得一定程度的提高，形态得到改善的手术。在整形外科方面，主要

针对治疗先天性小耳畸形伴外耳道狭窄、闭锁和后天获得性的外耳道狭窄、闭锁的患者。外耳道成形术的主要目的是提高、改善听力等耳功能，并非以恢复外耳道的解剖形态为主，而且外耳道成形术必须与中耳传导装置（听骨链）修复术相结合才能达到增进听力的目的。通常对于先天性小耳畸形伴有外耳道闭锁的患者，实施外耳道成形和中耳功能重建术后，听力的提高幅度也只有 20~30 分贝，而并不能得到完全恢复，达到正常的听力水平。此类手术需要整形外科医师与耳科医师共同合作完成，特别是对于已经完成过耳郭再造术的患者更为重要。

**适应证选择** 先天性小耳畸形患者多数存在外耳道闭锁，因此患者和家属均提出重建耳郭外形和恢复听力的治疗要求。对单侧小耳畸形伴耳道闭锁患者而言，患耳尚存在一定的听力，加上健耳正常的听力，并不会影响患者的语言功能，应优先考虑耳郭再造术。避免先行外耳道成形术时造成的乳突区皮肤瘢痕、部分无毛发皮肤的损失和外耳道口的位置偏差，给耳郭再造术带来更大的困难。对双侧小耳畸形伴双侧耳道闭锁的患者，如果听力障碍对语言能力影响不大，可以考虑耳郭再造同时进行外耳道成形术；如果听力较差，则应优先考虑进行增进听力的单侧或双侧的外耳道成形和中耳功能重建手术，以免由于听力障碍使患者的语言功能发育受到影响。

在进行外耳道成形和中耳重建术前，还必须明确两个问题：内耳的功能和乳突、中耳腔、听骨的解剖形态以及发育情况。这些情况常需结合耳的听力检测、

CT 等检查，以选择适当的时机施行手术。双侧先天性外耳道闭锁患者，只要内耳功能正常均可进行提高听力的手术，先行一侧手术，年龄以 6~7 岁为宜。单侧耳道闭锁患者，除内耳功能正常，还应在乳突、中耳腔、听骨发育良好的情况下手术。目前多数学者主张，即使单侧耳道闭锁，如果条件具备，也可进行听力提高手术，年龄可适当推迟。后天获得性的耳道狭窄、闭锁，多由于烧伤等原因引起，属面部瘢痕挛缩等软组织封闭为主，常局限于外耳道口处，宜尽早手术，保证外耳道的通畅。

**手术方法** 先天性耳道闭锁手术多选择全麻下进行，术者应根据解剖变异的情况见机而行。手术切口多选择在颞颌关节、颧根下方、乳突前缘间 S 形或弧形。磨除骨皮质后，去除闭锁的疏松骨质，逐渐深入达鼓室，新建的外耳道应尽量宽大，为术中修复及术后挛缩导致狭窄留有余地。后天获得性耳道狭窄、闭锁的手术可选择在局麻或全麻下进行，主要以瘢痕切除松解、中厚植皮或局部皮瓣转移进行修复，多数不涉及中耳的问题。

**注意事项** 术中应注意避免损伤面神经和内耳；术后要注意防止外耳道狭窄、感染流液的发生。

（蒋海越）

ěrchuí zàizàoshù

**耳垂再造术**（ear lobe reconstruction） 修复耳垂部缺损，也包括耳郭下 1/3 缺损的修复手术。耳垂和耳郭下 1/3 部分的缺如是较常见的耳郭畸形，其原因包括先天性耳垂及耳郭下 1/3 缺损和外伤造成的耳垂缺损，临床中还是以创伤后出现耳垂缺损为多见。

耳垂缺损基本上无任何功能障碍，主要是影响美观，还会影响妇女佩戴耳饰。

**适应证** 耳垂缺损均可通过耳垂再造术进行修复，但对有严重瘢痕体质的患者要慎重选择。

**手术方法** 耳垂再造术选择再造耳垂形态时，首先以正常侧耳垂为参照，另外要考虑再造耳垂的形态与耳郭的总体形状保持协调；对双侧耳垂缺损要注意再造耳垂的定位；对耳垂缺损较大甚至达到耳郭下 1/3 缺损，且面部软组织量不足时，要结合软骨移植进行耳垂再造术。耳垂再造的手术方法很多：局部皮瓣法应用较广泛，包括耳后乳突区双弧形皮瓣折叠法、康弗斯（Converse）皮瓣结合植皮法、耳后双瓣法、本特（Brent）乳突倒转波形皮瓣法和森特诺·阿拉尼斯（Zenteno Alanis）的纵向三角瓣法等。局部皮瓣法再造耳垂的方法设计灵活、适用，但其缺点是在乳突区或颈上部遗留明显瘢痕或植皮区；乳突区皮肤扩张法结合肋软骨支架的植入也是耳垂再造的方法之一，首先在耳后乳突区偏下方置入 50ml 的扩张器，待注液扩张完成后，再取少许肋软骨雕刻成支架，并取出扩张器，在扩张的皮肤上设计局部皮瓣和/或耳后乳突区筋膜瓣完成耳垂再造术，此法的优点是对耳垂完全缺损及耳郭下 1/3 缺损者较为适用，而且耳后瘢痕均可置于隐蔽部位，多数情况下不需植皮，缺点是疗程较长，约 2 个月，再造的耳垂虽然形态饱满但较硬韧，也不适于术后穿孔佩戴耳饰；复合组织游离移植法也可以进行部分耳垂再造，但此法需要取健侧的耳垂复合组织，而且该方法要求健侧耳垂较大，患侧耳垂缺损

较少，缺点是在健侧耳垂遗留少许瘢痕，移植的复合组织在患侧成活后会出现皱缩现象，该方法应用较少。

**注意事项**　局部皮瓣法偶尔会出现皮瓣部分血供障碍。因此，在设计皮瓣时应特别注意；另外，再造的耳垂欠丰满，需二次手术解决。

（蒋海越）

## shuāngyè píbànfǎ ěrchuí zàizàoshù

# 双叶皮瓣法耳垂再造术 （bi-lobed flap of ear lobe reconstruction）　应用耳后乳突区双叶形皮瓣进行耳垂再造的方法。又称折叠皮瓣法。

**适应证**　适用于耳后乳突区有足够正常皮肤的耳垂缺损。

**手术原理**　于邻近耳垂缺损的耳后乳突区设计一双叶皮瓣，前面的一叶用来再造耳垂的腹侧面，后面的一叶用来再造耳垂的背侧面，双叶瓣转移缝合后即可形成新的耳垂。

**手术方法**　①常规消毒铺巾。②在耳后乳突区设计一双叶皮瓣，由于皮瓣转移后会有一定程度的收缩，每叶瓣均要比健侧耳垂稍大些，尤其是后叶，要更大些（图a）。③一般采用2%利多卡因局部浸润麻醉，小儿或不配合者也可采用全身麻醉。④切除耳郭下部缺损缘处的瘢痕组织，形成创面。注意创面的前后缘尽量不在同一平面上。⑤掀起双叶皮瓣，将前后叶折叠形成耳垂，再将新形成的耳垂上缘与耳郭的创面缝合（图b）。⑥供瓣区创面直接拉拢缝合，张力过高者也可移植全厚皮片（图c）。⑦适当加压包扎。有时为了确保皮瓣的血液供应，也可以先行迟延手术，将皮瓣大部分掀起后，进行原位缝合，10~14天后再次掀起皮瓣，完成再造手术。

**术后处理**　①注意观察皮瓣血液循环情况，发现异常情况及时处理。②次日换药。③7~10天后拆除缝线。供瓣区张力较高，拆线时间可适当延后。④拆线后缝合处可应用抗瘢痕药物。

**注意事项**　①由于皮瓣转移后会有一定程度的收缩，双叶瓣的每叶均要比健侧耳垂稍大些，后叶要更大些。②利多卡因局部浸润麻醉时不加或少加肾上腺素，以免影响皮瓣的血供。③术后密切观察皮瓣，尤其是皮瓣远端的血液循环状况。④供瓣区拆线不可过早，以免切口裂开。

**并发症**　皮瓣坏死、感染、出血、瘢痕增生以及再造耳垂外形欠佳等。

（杨东运）

# 康弗斯法耳垂再造术 （Converse method of ear lobe reconstruction）　应用耳后乳突区皮瓣或瘢痕组织瓣结合皮片移植进行耳垂再造的方法。又称皮瓣皮片法。

**适应证**　适用范围广，即便是耳后乳突区没有足够正常皮肤也可应用该方法。

**手术原理**　于邻近耳垂缺损的耳后乳突区设计一皮瓣或瘢痕组织瓣，将该皮瓣或瘢痕组织瓣再造耳垂的腹侧面，其背侧面移植全厚皮片，从而形成新的耳垂。

**手术方法**　①常规消毒铺巾。②在耳后乳突区设计一皮瓣或瘢痕组织瓣，考虑到皮瓣或瘢痕组织瓣转移后会有一定程度的收缩，该瓣应较健侧耳垂略大（图a）。③一般采用2%利多卡因局部浸润麻醉，小儿或不配合也可以采用全身麻醉。④切除耳郭下部缺损缘处的瘢痕组织，形成创面。注意创面的前后缘尽量不在同一平面上。⑤掀起皮瓣或瘢痕组织瓣，将其后上部分与耳轮缘上创面缝合，然后在皮瓣或瘢痕组织瓣背面及供区创面上进行全厚皮片移植。术后由于皮片收缩，会将皮瓣或瘢痕组织瓣边缘卷向耳后内侧面，形成较自然的耳垂形态（图b）。⑥适当加压包扎。

**术后处理**　①注意观察皮瓣或瘢痕组织瓣血液循环情况，发现异常情况及时处理。②次日换药。③术后12天左右拆除缝线。④拆线后缝合处可应用抗瘢痕药物。

**注意事项**　①由于皮瓣转移后会有一定程度的收缩，皮瓣或瘢痕组织瓣要比健侧耳垂稍大些。②利多卡因局部浸润麻醉时不加或少加肾上腺素，以免影响皮瓣或瘢痕瓣瓣的血供。③术后密切观察皮瓣或瘢痕组织瓣，尤其是

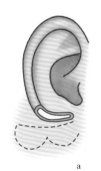 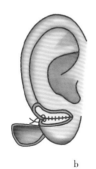 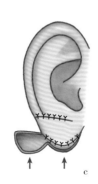

a.　　　　　　b.　　　　　　c.

**图　双叶皮瓣法耳垂再造术**

a. 乳突区设计双叶皮瓣；b. 折叠双叶皮瓣再造耳垂；c. 供区创面拉拢缝合

其远端的血液循环状况。

**并发症** 皮瓣或瘢痕组织瓣坏死、移植皮片坏死、感染、出血、瘢痕增生以及再造耳垂外形欠佳等。

（杨东运）

Bùlúntèfǎ ěrchuí zàizàoshù

## 布伦特法耳垂再造术（Brent method of ear lobe reconstruction） 应用耳后乳突区"尾"状分叉皮瓣进行耳垂再造的方法。

**适应证** 适用于耳后乳突区有足够正常皮肤的耳垂缺损。

**手术原理** 在患耳的耳后乳突区设计一个"尾"状分叉皮瓣，将皮瓣向前上方掀起，相互折叠缝合形成耳垂，乳突供瓣区创面可直接拉拢缝合，耳后部分创面行全厚皮片移植。

**手术方法** ①常规消毒铺巾。②根据耳垂缺损的形状和面积（图a），在耳后乳突区设计一个"尾"状分叉皮瓣，考虑到皮瓣转移后会有一定程度的收缩，皮瓣应稍大些（图b）。③一般采用2%利多卡因局部浸润麻醉，小儿或不配合者也可采用全身麻醉。④切除耳郭下部缺损缘处的瘢痕组织，形成创面。注意创面的前后缘尽量不在同一平面上。⑤将皮瓣向前上方掀起，相互折叠缝合形成耳垂（图c）。⑥乳突供瓣区创面可直接拉拢缝合，耳后部分创面行全厚皮片移植（图d，图e）。⑦适当加压包扎。

**术后处理** ①注意观察皮瓣血液循环情况，发现异常情况及时处理。②次日换药。③术后7~12天拆除缝线。④拆线后缝合处可应用抗瘢痕药物。

**注意事项** ①由于皮瓣转移后会有一定程度的收缩，皮瓣应稍大些。②利多卡因局部浸润麻醉时不加或少加肾上腺素，以免

影响皮瓣或瘢痕瓣瓣的血供。③术后密切观察皮瓣，尤其是其远端的血液循环状况。

**并发症** 皮瓣坏死、移植皮片坏死、感染、出血、瘢痕增生以及再造耳垂外形欠佳等。

（杨东运）

Sēntènuò Ālānísīfǎ ěrchuí zàizàoshù

## 森特诺·阿拉尼斯法耳垂再造术（Zenteno-Alanis method of ear lobe reconstruction） 应用耳郭下方纵向弧形皮瓣进行耳垂再造的方法。又称弧形皮瓣法。

**适应证** 适用于耳郭下方有

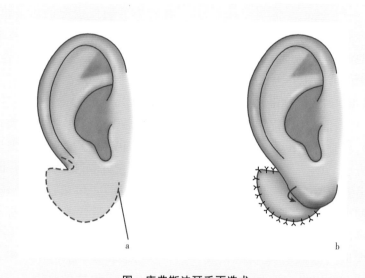

**图 康弗斯法耳垂再造术**
a. 设计乳突区皮瓣或瘢痕组织瓣；b. 掀起皮瓣或瘢痕组织瓣形成耳垂，创面植皮

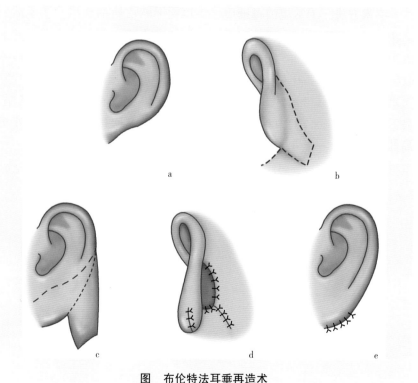

**图 布伦特法耳垂再造术**
a. 耳垂缺损；b. 皮瓣切口设计；c. 掀起皮瓣；d. 形成耳垂，创面植皮；e. 手术完成

足够正常皮肤的耳垂缺损。

**手术原理** 在患耳相当于耳垂位置的下方，设计一个蒂在上方的纵向弧形皮瓣，将皮瓣向前上方旋转形成耳垂，供瓣区直接拉拢缝合。

**手术方法** ①常规消毒铺巾。②一般采用2%利多卡因局部浸润麻醉，小儿或不配合者也可采用全身麻醉。③切除耳郭下部缺损缘处的瘢痕组织，形成创面。注意创面的前后缘尽量不在同一平面上。④参照健侧耳垂大小与形态，定出患侧耳垂标志线，在相当于耳垂位置的下方，设计一个蒂在上方的纵向三角形皮瓣，使弧线 BD 与 AB 等长、弧线 CA 与 CD 等长（图 a）。然后掀起皮瓣（图 b），上界到弧形线平面以上，将皮瓣向前上方旋转，皮瓣尖端缝合于 A 点（图 c）。缝合各切口，形成耳垂。⑤供瓣区创面直接拉拢缝合（图 d）。⑥适当加压包扎。

**术后处理** ①注意观察皮瓣尤其是尖端的血液循环情况，发现异常情况及时处理。②次日换药。③7~10天后拆除缝线。供瓣区张力较高，拆线时间可适当延后。④拆线后缝合处可应用抗瘢痕药物。

**注意事项** ①由于皮瓣转移后会有一定程度的收缩，皮瓣要稍大些。②利多卡因局部浸润麻醉时不加或少加肾上腺素，以免影响皮瓣的血供。③术后密切观察皮瓣，尤其是皮瓣远端的血液循环状况。④供瓣区拆线不可过早，以免切口裂开。

**并发症** 皮瓣坏死、感染、出血、瘢痕增生以及再造耳垂外形欠佳等。

（杨东运）

bùfen ěrguō quēsǔn xiūfùshù

## 部分耳郭缺损修复术 （partial auricle defeat repair）

应用局部的皮瓣和筋膜瓣、肋软骨支架或其他人工材料支架植入、游离植皮等修复先天或后天的原因造成的耳郭部分缺损，塑造出具有三维立体形态的完整耳郭的手术。

**适应证** 由于先天或后天切割伤、咬伤、挤压伤、撕裂伤、烧伤等损伤，可造成耳郭部分缺损畸形。与先天性耳郭缺损畸形比较，后天性缺损由于创伤的原因，导致耳后乳突区皮肤常有瘢痕，皮瓣的血供、弹性、松弛度等都较差。部分耳郭缺损的修复，可以参照全耳郭再造术的基本原则，并结合缺损的部位、大小和局部组织情况等，选用适合的手术方法和组织移植进行修复。

**治疗方法** ①耳轮推进缝合法：适用于耳轮部较小的缺损。于缺损的两侧沿残留耳轮的基部做切口，切开前侧皮肤和软骨，后侧皮肤则不切开，再经切口进行软骨后侧的皮下潜行剥离以获得充分的松动性，耳轮脚部按照 V-Y 手术原则切开，然后将缺损的两端相向滑行推进相接缝合。②耳郭复合组织游离移植法：适用于难以直接缝合的稍大的楔形耳郭缺损。可自对侧正常耳郭的相应部位切取宽度为缺损1/2的全厚楔形复合组织块（宽度不超过1.5cm），游离移植修复缺损区域，供区直接缝合。也可以游离缺损局部耳后侧的皮肤，向缺损区推进形成受植床。自对侧耳郭切取复合组织块，组织块只包括耳郭前侧皮肤和耳轮部的软骨，移植在受植床上，这样，移植块虽较大也易成活，耳轮部因有软骨支架，可以保持较稳定的形态，但耳舟的形态因皮瓣的收缩会受到影响。对侧耳切取移植块的供区，可用在软骨膜上移植皮片和耳轮推进缝合法修复。③局部皮瓣法：也常用于耳郭缺损的修复。如耳前局部皮瓣可用于耳轮脚部的修复，耳后乳突部的局部皮瓣结合软骨移植支架，常用于耳轮和耳郭部分缺损的修复。还可将

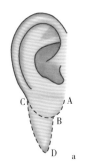 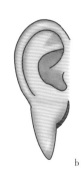 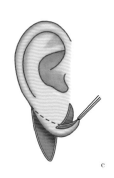 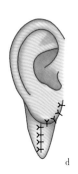

**图 森特诺·阿拉尼斯法耳垂再造术**
a. 皮瓣设计：BD＝AB，CA＝CD；b. 切开皮肤；c. 形成皮瓣并旋转推进；d. 手术完成

皮瓣自相折合用于修复耳垂。④皮管法：也常用为后期修复的手段。可沿胸锁乳突肌走向，或在锁骨上窝沿锁骨方向为供皮区。如这些部位的皮肤不健全时，也可以上臂内侧为供皮区，制作长12～14cm、宽2～3cm的细长皮管，以后分次移转至耳部用于耳轮次全或全缺损的修复。⑤皮肤扩张器法：对于较大范围的部分耳郭缺损，由于耳后乳突区皮肤面积不足，可以采用扩张器法进行部分耳郭再造。

**注意事项** 应用耳后局部皮瓣包裹耳支架，在修复部分耳郭缺损时，由于皮瓣臃肿，再造耳结构模糊、轮廓不清晰，患侧耳颅沟不明显。同时，在应用耳前皮肤为蒂形成皮瓣时，要充分考虑皮瓣的血供问题。皮肤软组织扩张器的应用改善了以上问题，该技术不仅增加了耳后乳突区皮肤的面积可获得与健侧一致的耳颅角，而且经扩张后的皮瓣变得很薄，有利于再造耳的轮廓各个细节的显现。同时皮肤扩张的过程中实际上对皮瓣也起到了延迟的作用，扩张后的皮肤软组织局部的血供得到增强，皮瓣的血供也更为可靠。应用皮肤软组织扩张法对部分耳郭缺损修复术虽需两次手术，历时2～3个月，但与传统预制皮瓣、皮管移位相比仍缩短了治疗时间，还避免了其他部位遗留瘢痕。

（杨庆华）

Āndìyà-Bùkèfǎ bùfen ěrguō quēsǔn xiūfùshù

## 安蒂亚-布克法部分耳郭缺损修复术（Antia-Buch method of partial auricular defect repair）

双向推进耳轮来拉拢缝合修复耳轮缺损的手术。最早由安蒂亚（Antia）和布克（Buch）在1967年提出。

**适应证** 适用于因先天因素、创伤或肿瘤切除后的耳轮全层缺损。

**手术方法** 沿着耳轮缺损处两侧前面的皮肤软骨根部设计切口，切开皮肤及耳软骨，上方至耳轮脚根部，下方可至耳垂上方处，保留软骨后面皮肤及皮下组织的完整性，沿耳软骨后方的软骨膜表面充分分离，分离后将两侧接近的耳轮残端缝合（图1）。1999年，阿达姆（Adam）和斯威（Swee）报道了改良的安蒂亚-布克法，利用颞浅动脉在耳轮脚处的分支为蒂，V形切开耳轮脚，充分游离后，Y形与下方的耳轮残端缝合，此方法只需在耳舟和三角窝处各切除一块新月形的组织即可达到无张力缝合，避免了缺损下方过长的松弛切口（有时切口直达耳垂处）。术后可以获得光滑的耳轮，且瘢痕隐蔽；缺点是有可能会缩短外耳的长度，若两侧外耳长度相差较大，可将正常侧耳郭做一个简单的楔形切除手术即可达到（图2）。

**注意事项** 此法成功的关键是充分游离整个耳轮及耳轮沟的耳轮复合组织瓣。切口要切透软骨，但不要破坏耳后的皮肤，耳郭后内侧面的皮肤要在软骨膜面潜行分离，使其缝合后无张力。此方法适用于耳轮缺损小于1/3的病例。

（杨庆华）

Dàiwéisīfǎ bùfen ěrguō quēsǔn xiūfùshù

## 戴维斯法部分耳郭缺损修复术（Davis method of partial auricular defect repair）

即依靠耳轮脚前方为蒂，切取同侧耳甲腔皮肤软骨复合组织瓣旋转上提修复耳郭上1/3缺损，软骨背面及耳甲供区用全厚或中厚皮片移植的修复部分耳郭缺陷的手术。戴维斯（Davis）皮瓣是一种皮肤软

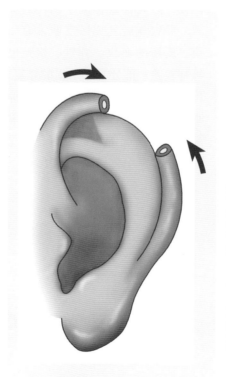

图1 安蒂亚-布克法部分耳郭缺损修复术

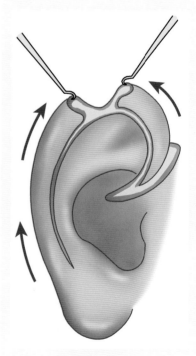

图2 改良安蒂亚-布克法部分耳郭缺损修复术

骨复合组织瓣。

**适应证** 适用于修复耳郭上部稍大（大于1.5cm）的缺损，且患者原来的耳甲腔发育良好。

**手术方法** 根据耳郭上部缺损的大小设计切口，以耳轮脚前方为蒂，在耳甲腔依耳郭上部缺损的大小及形状切取带有皮肤耳甲软骨复合组织瓣，切透前侧软骨膜、软骨及后侧软骨膜（图 a），于后侧软骨膜处剥离，逐步掀起，向上旋转的耳甲复合组织瓣，保留足够宽的蒂部软组织以维持血供，耳甲供区和组织瓣后面的创面用全厚皮瓣移植（图 b），缝合后加压包扎。为了血供的建立，潜行分离受区耳后的皮肤，向外伸展其创面与复合组织瓣创面接触，以增大复合组织瓣与受区接触的面积，利于组织瓣的成活。

**注意事项** 此皮瓣设计的前提是耳轮脚完整，血供未受到破坏。耳甲的位置隐蔽，移植皮片后，即使肤色异于耳部原来的皮肤，亦不影响外观，且不损坏残留耳郭结构及形态的稳定。缺点是面积有限，且由于移植皮片的收缩导致术后耳郭上部耳颅角变小。

（杨庆华）

## 康弗斯法部分耳郭缺损修复术（Converse method of partial auricular defect repair） 利用耳后乳突区局部皮瓣结合自体肋软骨做耳郭支架修复耳郭中上1/3缺损的手术。

**适应证** 适用于耳郭上中部比较大的缺损、乳突区皮肤完好无瘢痕的患者。手术一般分为两期进行。

**手术方法** ①耳郭上部缺损皮瓣移植：将耳郭连同缺损处压向乳突区皮肤，用亚甲蓝按缺损缘大小在乳突区皮肤上画出切口线。按标记线做切口切开皮肤，在乳突区皮下潜行分离出比耳郭缺损面积略大的口袋，切开缺损灶边缘，尽量切除瘢痕组织，将耳郭缺损处切口的后内侧缘缝合于乳突区皮肤切口的前缘。取肋软骨雕刻成耳郭缺损处的形状，将其缝合于耳缺损缘上下端的软骨上，并置放于剥离的腔内，然后将乳突区皮肤切口的后缘与耳缺损缘切口的前外侧缘缝合。术后经常用棉签清洁隧道。2~3个月后沿移植外缘5mm处切开皮肤，在软骨底面的皮下组织层中进行分离，注意软骨底面尽多地保留皮片下组织，不可外露软骨。最后在软骨底面的皮下组织上与乳突区创面上行中厚或全厚皮片游离移植（图1）。②耳郭中部缺损修复：切取肋软骨，雕刻成耳郭缺损部位的支架备用。在缺损缘的上、下方做切口，在乳突区皮下潜行剥离形成皮下隧道。将乳突区上方切口的上缘与缺损区上方切口的后缘、乳突区下方切口的下缘与缺损区下方切口的后缘互相缝合。将软骨支架埋植于乳突区的皮下间隙内，并将其上、下端分别与耳郭软骨的断端缝合固定，最后缝合切口。第二期手术于术后2~3个月进行，沿耳轮边缘做切口，向移植的软骨深面剥离，将耳郭连同软骨掀起，形成合适的耳颅角后，耳后、乳突区创面行中厚或全厚皮片游离移植（图2）。

**注意事项** 康弗斯（Converse）乳突区皮肤下隧道法重建耳郭缺损，因乳突区皮肤色泽和质地与耳郭近似，并且血供丰富，术后效果逼真。采用这种方法进行重建耳郭缺损的要点包括：①耳郭的定位十分重要。采用耳轮角上点、耳轮最高点以及耳垂最低点的三点定位法，其中起主导作用的是耳轮角上点，将其定位准确，从而保证手术效果。②部分耳郭缺损修复重建的关键在于耳支架，因自体肋软骨最能长期稳定存在，是最可靠的组织材料。

**缺点** 对于耳郭缺损较大的病例，由于皮肤囊袋大小的限制及创伤后乳突区皮肤的瘢痕挛缩，移植的支架不能与健侧耳郭等高，支架掀起后，由于植皮的挛缩，常导致再造耳变形，耳颅角变小。

（杨庆华）

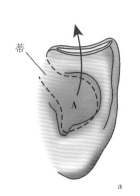
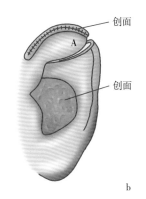

蒂 创面 A 创面

图 戴维斯法部分耳郭缺损修复术

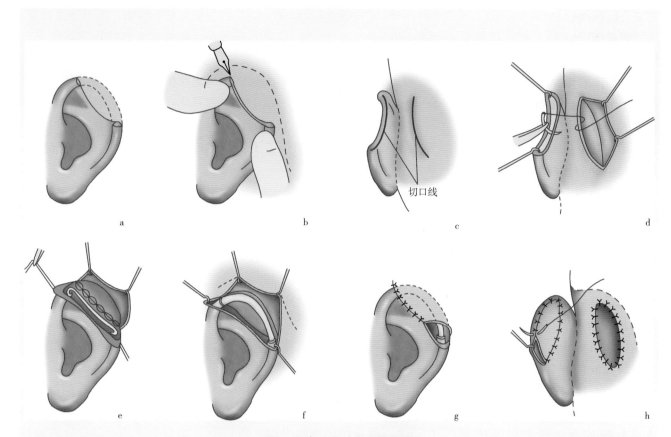

**图1 耳郭上部缺损皮瓣移植**

　　a. 术前，虚线为耳郭设计线；b. 设计耳郭创缘瘢痕切除；c. 耳后切口设计；d. 缝合耳郭后方创缘；e. 后方创缘缝合完成；f. 移植软骨；g. 缝合前方创口；h. 3~6周后断蒂，手术完成

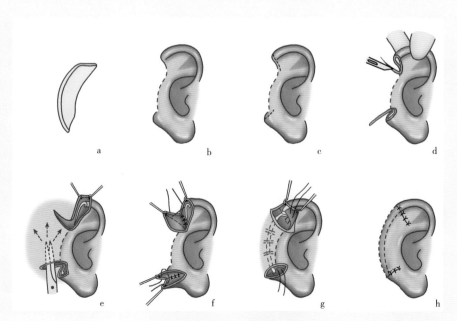

**图2 耳郭中部缺损修复**

　　a. 再造耳软骨支架；b. 术前；c. 在请审缘上、下方做切口；d、e、f. 在耳后皮下做隧道，并做隧道后缝合；g. 植入耳软骨支架；h. 缝合皮肤

dìngliàng pífū kuòzhāngfǎ bùfen ěrguō quēsǔn xiūfùshù

## 定量皮肤扩张法部分耳郭缺损修复术（quantitative skin expansion of partial auricle defect repair）

把耳后有限的无毛皮肤区应用皮肤扩张术进行定量扩张，结合耳后筋膜瓣和软骨支架移植等修复及再造耳郭的手术。庄洪兴教授自 1984 年开始将该技术与宋儒耀教授的一期法耳郭再造技术相结合。直到 1989 年将自行设计研发的 50ml 肾形扩张器应用到耳郭再造术中，经过数以万计的临床应用，基本解决了耳郭再造术中乳突无毛区皮肤组织量不足、皮肤臃肿、皮瓣血供障碍等问题。

**适应证** 各种先天性小耳畸形及面积较大的外伤性耳郭缺损，特别是对于残耳后无毛皮肤面积不足、发际线较低的患者。

**手术方法** 手术分二期进行，一期将 50ml 肾形扩张器置于耳后乳突区皮下（切口选择在发际线内 1cm），定期注水扩张，至 70ml 左右，静止扩张 3～4 周。二期掀起扩张皮瓣，将雕刻好的与缺损区对应的肋软骨支架植入，若皮瓣不能完全包裹耳支架，则需成形耳后乳突区筋膜瓣包裹耳支架后面，耳后创面植以中厚皮片，完成耳郭缺损的修复。

**注意事项** 选用适合患者大小的扩张器，选择过大的扩张器只能扩张后上方的有毛区域的皮肤或者颈部皮肤，并不能应用于再造耳郭。对于一些乳突区无毛皮肤面积过小的患者可以在一期手术之前及扩张的过程中做 2～4 次的激光脱毛术，增大无毛皮肤的面积。由于皮瓣面积的增加，植入耳支架的高度不再受限，再造的耳郭的耳颅角完全可以与对

侧对称，形态也更加立体。

**常见并发症** ①感染：手术时的局部污染，扩张期间的频繁穿刺污染，或者继发于身体其他部位的感染。初期可加强换药、防置引流辅以抗生素治疗，必要时需取出扩张器，待感染控制后再重新放入。②扩张器的外露：术中扩张器放置时成角、切口愈合不良、血肿压迫皮肤坏死、注水过程中皮瓣张力过大导致血供障碍，皮瓣血栓形成造成局灶性皮肤坏死等均可导致扩张器外露，必要时取出扩张器，半年后重新植入。③扩张器渗漏：由于扩张器质量问题或注水时误穿造成的扩张器渗漏，一旦发现，及时行扩张器置换术。

（杨庆华）

píguǎnfǎ bùfen ěrguō quēsǔn xiūfùshù

## 皮管法部分耳郭缺损修复术（tubed flap of partial auricle defect repair）

在颈部或远位供区形成双蒂皮瓣，创缘相对，缝合成细长管形，用于耳郭缺损修复的手术。皮管即为双蒂皮瓣，又称闭合皮瓣。将两端与身体蒂连的移植皮肤，缝成圆柱状，即称为皮管。皮管外层为皮肤，中心为脂肪组织构成的实体，实际并无管腔。在各期手术过程中完全密闭，不露创面，因此不易发生感染。皮管的使用需延迟移转，其血管排列、血流轴向经过延迟后的调整，血供较为成熟，用于修复时，如不需较厚的脂肪层，可即时削薄而不致影响血供。单蒂皮瓣缝成管状即时移转用于修复者，与皮管有实质差别，仍应视为皮瓣，而非皮管。皮管的创造为有蒂皮肤移植开辟了新的途径。

**适应证** 皮管本身呈圆柱形，适于某些部位如耳轮、鼻小柱、

手指、阴茎等的再造。皮管法多用于耳轮缺损的修复，一般使用沿胸锁乳突肌走向，或在锁骨上窝沿锁骨方向为供区。对于面积较大的耳郭缺损，局部没有可利用的皮瓣或筋膜瓣，也可采用远位皮管转移修复。

**手术方法** 手术分二期进行，一期行皮管形成术，是在选定的供皮部位，按预定的长宽比例，做两条等长深达深筋膜表面的平行切口，由一侧切口紧贴深筋膜表层向对侧切口剥离，直至与皮下隧道互相通连，形成一双蒂皮瓣。将皮瓣的两切口的内侧缘朝里相向卷合，缝合后即成为皮管，供区的两创缘行广泛的皮下剥离后直接拉拢缝合。二期行皮管断蒂术。针对耳轮缺损的修复，可使用颈斜皮管或颈横皮管。颈斜皮管是沿胸锁乳突肌走向所形成的细长皮管。可以直接移转到修复部位。但供区的瘢痕比较明显，有时可转变为增生性瘢痕。颈横皮管是在颈根部沿锁骨走向所形成的细长皮管，多需间接移转，但供皮区缝合瘢痕相对较为隐蔽，且较少发生瘢痕增生。远位皮管可选用上臂皮管、胸肩峰皮管、腹部皮管等（图）。

**注意事项** 皮管术也有其局限性：不能即时移转、无法用于创伤的即时修复、手术次数多、疗程长；远位皮管在移转过程中常需行肢体制动等。

（杨庆华）

jīnmóbànfǎ bùfen ěrguō quēsǔn xiūfùshù

## 筋膜瓣法部分耳郭缺损修复术（fascial flap of partial auricular defect repair）

当局部没有可利用的皮肤来覆盖耳支架时，采用耳后皮下组织筋膜瓣或以颞浅血管为蒂的筋膜瓣包裹耳支架，

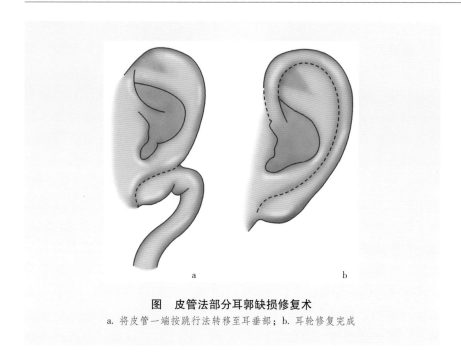

**图　皮管法部分耳郭缺损修复术**
a. 将皮管一端按跳行法转移至耳垂部；b. 耳轮修复完成

筋膜瓣表面行游离皮片移植来修复耳郭部分缺损的手术。

**适应证**　适用于先天性耳郭缺如及外伤性耳郭缺损，筋膜瓣法还可应用于全耳再造术后因感染、耳支架变形等的再造耳翻修术。

**手术方法**　对于不超过对耳轮的缺损，使用耳后筋膜瓣包裹支架；若超过对耳轮缺损，使用颞浅筋膜包裹支架。沿切口线切开头皮至毛囊下，在筋膜浅层锐性分离掀起头皮瓣，将耳后皮下组织筋膜瓣自颅骨骨膜浅层分离。应用颞浅筋膜瓣时，沿颞浅动脉升支走行方向，纵行切开头皮，在颞浅筋膜表面分离（面积以能够包裹耳支架为宜），将筋膜瓣翻转180°覆盖耳支架，注意保护颞浅血管蒂部。筋膜瓣及供区仔细止血，缝合头皮切口，头皮瓣下置负压引流管。切取足够大小的中厚皮片，移植于筋膜瓣上并缝合。加压包扎。

**注意事项**　术前对照健侧耳，合理地设计任意型耳后皮下组织筋膜瓣的切取范围，术前可用X线胶片对照健侧耳描出耳片以便术中参考，现也可将3D打印技术引入术前设计，可用3D扫描仪进行对健侧耳的扫描得到其3D模型，再利用3D打印技术打出健侧耳模型，可在术中提供更为直观的参考，相较于传统的2D耳模片更为立体；术后常规负压引流4~5天，可有效地减轻再造耳的肿胀，提高手术的成功率；打包时避免压力过大，以免压迫皮肤而引起坏死。

**常见并发症**　筋膜瓣坏死、皮肤游离植皮成活不良、支架外露、感染和外耳形态欠佳等。尤其是在应用致密多孔聚乙烯（medpor）支架时，术后应嘱患者避免皮肤破溃或其他部位感染，继发再造耳感染可引起支架外露，一旦外露，只能取出。

**缺点**　由于植皮和筋膜瓣的挛缩，易导致再造耳软骨吸收支架变形，且颜色质地与周围组织也不一致。

（杨庆华）

dìyī'èr sāigōng zōnghézhēng

## 第一二鳃弓综合征（first and second branchial arch syndrome）

胚胎时期第一、二鳃弓和位于其间的第一咽囊和第一鳃裂，以及颞骨原基的发育不全所致的畸形。又称口-下颌-耳综合征。简称鳃弓综合征。多发生于一侧，右侧常见。为除唇腭裂以外第二位常见的先天性面部畸形，发生率在新生儿中为1/5000~1/4000，男女比为3∶2。双侧发病的发生率占5%~16%，两侧轻重程度往往不一致。

**病因及发病机制**　该征为常染色体显性遗传，有较多的同胞间发病报道。但环境因素对其发生的影响颇大，1959~1962年反应停致畸事件中，就有该病的重型新生儿1000名左右，轻型新生儿2000例左右。主要病变涉及由胚胎时期第一、二鳃弓及其间的第一咽囊、第一鳃裂和颞骨始基所起源的组织和器官。

**临床表现**　为局限于颜面的下2/3部位器官的发育不良，具体表现为耳郭、中耳、上颌骨、颧骨、颞骨、下颌骨、面肌、嚼肌、腭肌，舌，腮腺等的发育不全，以及大口畸形，和第一鳃裂窦道等。耳郭畸形可由轻度的形体较小、重度的先天性小耳乃至无耳，通常无外耳道存在，个别病例可仅表现为向内逐渐狭窄止于发育不全的鼓膜。中耳畸形的严重程度与外耳一致，或为听骨的发育不全，或为锤骨砧骨的完全融合，伴不同程度的听力障碍。上颌骨、颧骨和颞骨除容纳内耳的岩部外，均可发育不良。下颌骨髁突发育不足，重者甚至升支完全缺如，水平支的发育亦较差。颏部退缩并向患侧偏斜。颞骨的下颌关节窝发育不良或缺如，张口时下颌向患侧偏斜。上下颌间的𬌗平面倾斜，使患者横衔压舌板时即可明显显现。属于面肌、嚼肌和腭肌任何肌组的肌肉都可能因神经支配不全而有轻瘫和萎缩。因上述骨骼和肌肉的缺陷，导致患侧颜面整体发育不足，呈显著短小的形象，故又有半侧颜面短小综合征之称。舌患侧薄弱，口角敞裂呈大口畸形。腮腺发育不良，常无功能，严重者患侧面神经亦有不同程度的发育不良，表现为患侧眼睑闭合不全，额部皱纹消失等轻度面瘫的症状。或在颊部见有窦道或残留的软骨存在，这与上下颌原基的融合失常有关。第一鳃裂窦道，始于外耳道，向前下方伸展邻近腮腺，经面神经的内侧或外侧及下颌角后，向后下方走行，开口于下颌体下方的胸锁乳突肌前缘和颈前中线之间的部位，第一二鳃弓综合征患者，可以显示上述所有畸形，或为轻重程度不同的部分畸形的表现（图）。

**治疗** 对于此综合征，一般认为小耳畸形和下颌骨发育不良造成的面部不对称是该症的主要

表现和治疗重点。整形手术的治疗，如为骨骼的轻度畸形，可行上颌骨、颧骨、下颌骨体部的外嵌植骨术，即可获得较好的形态。移植骨可取自体髂骨、肋骨或颅骨外板，劈分后应用。骨骼的重度畸形，则需长、宽、厚的立体修复。因外嵌植骨法只能增加宽度和厚度，故还需在植骨前先行长度的延长，即上颌骨的横向截骨和下颌骨升支的纵向劈分截骨术，然后以健侧的上颌结节为轴向正常侧旋转，使𬌗平面恢复水平位。旋转后，在上颌骨所出现的楔状缺损以骨块移植充填，下颌骨的空隙则以移植骨桥接，并可增加下颌部宽度；下颌骨升支关节端缺失者，也可用移植骨替代修复，也可于下颌骨的升支或体部放置下颌骨延长器以矫正下颌骨短小畸形。如有必要，日后还需行下颌骨的颏部截骨并向前方和健侧推进的颏成形术，或恢

复颞下颌关节活动的手术。

小耳畸形可以行耳郭再造术。面部咀嚼肌因尚有一定功能存在，健侧正常肌肉可以满足一般咀嚼的要求；腭肌的轻瘫也不致引起腭咽闭合功能不全，均不必须手术治疗。大口畸形的修复，需注意口角准确定位，务求两侧对称，分黏膜、肌肉、皮肤逐层缝合皮肤的缝合应按 Z 成形术原则操作，勿成一条直线，并应设计小的三角形皮瓣或口内黏膜瓣形成口角，以防因瘢痕组织的挛缩影响口角形态的稳定。面颊部皮下软组织层明显薄弱时，可以行真皮脂肪组织的游离或有蒂移植术充填，也可以采用脂肪注射移植矫正。

也有一些针对第一二鳃弓综合征的综合治疗。但对于一些重度的半面发育不良患者，由于其患侧面部明显短小，再造耳郭距面中线的距离过近，容易产生再造耳郭高度有限，术后两侧面部在视觉上的差异仍较明显，手术效果不佳。因此，对先天性小耳伴有严重面部发育不对称的患者，在再造耳郭的同时，进行自体脂肪注射或真皮脂肪瓣来适当填充面部，可以改善手术效果，使两侧面部更加接近。自体脂肪注射面部填充术可多次进行，以期更大的改善。此外，在再造耳郭的同时，利用肋骨进行患侧颧弓及下颌骨的填充，也可以改善手术效果。

（杨庆华）

xiāntiānxìng dà'ěr

**先天性大耳** （ congenital big ears） 整个耳郭的过度发育，较正常明显增大，但各部位匀称并无比例失调的畸形。此种畸形远较先天性小耳为少见。先天性大耳，可行耳郭缩小整形术矫治。

图 第一二鳃弓综合征

但此种手术也可用于全耳郭再造术后，当再造的耳郭小于健侧时，为补救计，乃行健侧缩小术以达到两侧对称的要求。耳郭缩小术有多种术式，但均以包括长度和宽度两个方向的缩小为原则，以免术后耳郭变形。如以楔形切除法为例，尚需在楔形切口的每一侧各切除与之垂直的小的楔形组织块后缝合，垂直切口可设计在宽大的耳舟，也可设计在增高的耳甲处，以使宽度及突出度也相应缩小，否则缝合后，即可能出现类似招风耳的耳郭前倾畸形，缝合时注意保持耳轮及对耳轮的连贯性，耳轮部的缝合，有时还需做成阶梯状的拼插交错，以防直线缝合后可能因瘢痕收缩在边缘出现小的切迹。耳垂如需缩减时也应如此操作（图）。

（杨庆华）

xiāntiānxìng zhāofēng'ěr
## 先天性招风耳（congenital flaring ear）
胚胎期耳轮形成不全或耳甲软骨过度发育所致的先天性耳郭畸形。又称隆突耳畸形。招风耳以双侧性较常见（但两侧畸形程度常有差异），也可见于一侧，通常在其父母兄妹中能发现同样的畸形。正常成人耳郭上端与颅侧间距离不超过 2cm，耳郭整体与颅侧间夹角约为 30°。招风耳畸形则表现为这一距离的超限，和夹角的扩大，约成 90%，因此耳郭呈显著向外侧耸立突出之状，尤以上部为明显，故又称外耳横突畸形。

**病因**　畸形的构成主要是由于耳舟与耳甲角角度过大所致。正常耳甲后壁与颅侧垂直，舟甲角也约成直角，由正常舟甲角构成隆起的对耳轮及其上脚。如果舟甲角过大，直至接近 180° 时，隆起完全消失，三角窝与舟状窝间遂失去明显界限而位于同一平面，耳郭上部呈扁平状态，故又称扁平耳。严重者耳轮失去正常的卷曲，类似贝壳耳畸形。招风耳的成因，也或单纯由于耳甲后壁过高，以至耳甲过深所致，并无舟甲角的明显异常，但此种情况甚为少见，一般多由以上两种因素同时存在所致。即耳郭不仅扁平，且形体扩大，畸形则更加明显（图 1）。

**治疗**　包括非手术治疗和手术治疗。

**非手术疗法**　佩戴耳矫正器，须及早开始（最后在出生后 3 个月内，由于此时幼儿体内的雌激素水平仍较高，有利于软骨的塑形），并需坚持数月方可有效。因治疗周期较长，有时难于取得患儿及家长的配合，故一般都主张采用手术疗法。手术年龄，以在学龄前 5 岁左右时为宜。

**手术治疗**　手术前应认真分析畸形构成的因素，以便进行有针对性的矫正。一般根据畸形的出现常由于舟甲角过大所致，而采取在恰当的部位形成圆钝隆起的对耳轮及其上脚为主的手术方法。如同时存在耳甲后壁过高，或耳垂向外伸展的导致畸形的因素，也需同时矫正，才能达到全面彻底的修复。术前须经正确的检查，以测定形成对耳轮及其上脚的准确位置，有无耳甲后壁过高的因素存在。检查者用手指向后轻压耳舟部，使耳郭整体和颅侧恢复到正常角度时，即可见圆钝的正常对耳轮及其上脚的形态在原为扁平的耳郭面上自然的突露出来。在此情况下同时观察耳

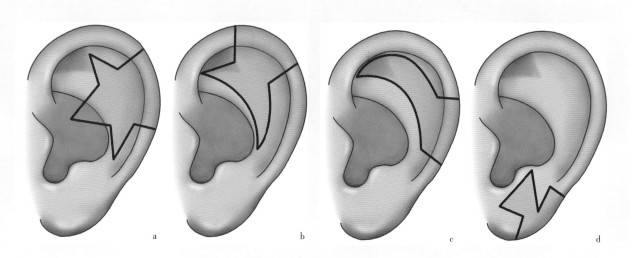

**图　耳郭缩小术切口设计**
a. 星形切口；b. 楔形切口；c. 条形切口；d. 耳垂缩小切口

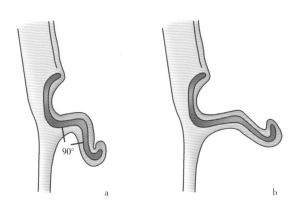

**图1　正常耳与招风耳横切面比较**
a. 为正常耳郭；b. 为招风耳（横切面）

甲外缘，如见耳甲外缘显著突出，或还见耳垂过度向外伸展，都是耳甲后壁过高的表现。通过检查也可初步测定在耳后应该切除的多余皮肤范围。招风耳的治疗原则包括两个方面：成形对耳轮及其上脚，降低耳甲高度使耳轮与颅侧壁间距达到2cm左右。手术方法很多，其中以降低耳甲高度的手术方法较为简单。常见两类，一类是在耳颅沟处切除一条梭形的皮肤和软骨，再将耳甲软骨缝合于乳突骨膜；另一类是直接在对耳轮下方切除一椭圆形耳甲软骨。另外，成形对耳轮及其上脚的手术方法较多，原理主要是改变耳郭软骨前外侧表面或改变耳郭软骨后内侧表面，使其折叠成形。下述三种方法具有一定的代表性。①马斯塔德（Mustarde）法：此法是将缝线穿过软骨，在耳后内侧面应用褥式缝合形成对耳轮折叠。此法对耳郭软骨薄的儿童较适用，因为软骨薄，容易弯曲成形，对软骨厚的受术者则不适用。它的优点是由于软骨未被切开，因此如果手术不理想，可以再行修整；缺点是易复发。②斯滕罗姆（Stentrom）法：又称软骨前外侧面划痕法。软骨膜对维持软骨的形状起重要作用，如

果切除软骨膜和部分表面软骨，则会释放软骨表面的自然张力，被软骨向着未切开骨膜的一面弯曲。根据这一原理，斯滕罗姆通过耳后内侧面耳轮尾部的小切口插入类似锉刀的短齿器械，在耳前外侧面相当于对耳轮部位进行划痕，使其自然弯曲形成对耳轮。本法产生的对耳轮平滑，因为软骨未全层切开，效果常不理想，且容易复发导致再次手术。③康弗斯（Converse）法：是当前普遍选用的术式。此法即在耳后内侧面软骨沿对耳轮长度纵行切开，然后将其卷曲缝合形成对耳轮。此法效果可靠，缺点是术后如外形不佳，则难以再次手术矫正。目前常用的是经过改良的康弗斯法，其术式及操作步骤如下：折叠耳郭，制成对耳轮外形用示指及拇指将耳郭向颅侧壁轻压折叠，以显现对耳轮及其上脚的轮廓，设计耳后皮肤切口位置。梭形切除相当于对耳轮位置的耳郭后内侧面的一条皮肤，在切口两侧于软骨膜表面向两侧分离，沿对耳轮及其上脚长度在软骨上做两条纵向切口（两条切口间的距离随招风耳的严重程度加大），两切口向下方逐渐靠近，上方则逐渐分开。上方切口间的软骨暂不切开，

待缝合过程中如需要时再切开，但切开时须保持一定间隔，不可连续切断。将两道切口间的耳软骨条缝合成管状，形成对耳轮及其上脚，然后分层缝合皮下组织和皮肤，这样大多数轻中度畸形即可得到纠正。对于重度招风耳畸形，还需将软骨管上下方切开的软骨缝合，以减小耳轮与颅侧壁的间距。对于对耳轮下脚发育不全者，可用同样的方法成形对耳轮下脚。凡士林纱布做成细管后填塞耳郭凹陷部分，用棉垫及绷带加压包扎以维持矫正术后的耳郭形态（图2）。

**注意事项**　对于单侧招风耳畸形，术后往往难以达到与对侧完全对称，必要时于术后半年行再次手术矫正，术前应向患者交代清楚。

（杨庆华）

xiāntiānxìng bēizhuàng'ěr

## 先天性杯状耳（congenital cup ear）

以耳郭上部的耳轮耳舟向前下方卷曲，呈幕帘状垂落，耳轮和耳轮脚变浅或消失为主要表现，介于招风耳和小耳畸形综合征之间的先天性畸形（图）。又称垂耳、卷曲耳、环缩耳。约占各种先天性耳畸形的10%。单侧发病者，患侧耳郭常小于健侧耳郭；双侧发病者，左右两侧的畸形程度也常不一样。有一定的遗传倾向。

**病因**　畸形主要是由于耳轮缘长度发育不足，发生紧缩所致。轻者常表现为仅耳郭上部耳轮向前下方卷曲，显示局部耳轮较宽，向前下方呈锐角弯曲；畸形较重者，耳轮缘及耳舟弯向耳甲艇，盖住外耳道口，整个耳郭上部下垂，致耳郭高度明显降低。最重者，则耳郭卷缩几成管状，称为鸟蛤壳状耳。

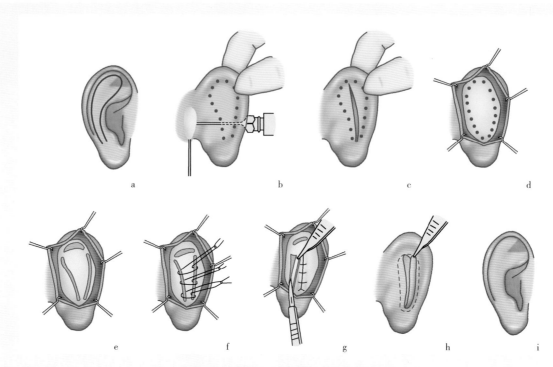

**图2　康弗斯（Converse）法招风耳整形**

a. 折叠耳郭，制成对耳轮外形；b. 绘文耳软骨；c. 切开皮肤；d. 暴露耳软骨；e. 切开耳软骨；f. 缝卷耳软骨；g. 缩小耳甲腔；h. 去除多余皮肤；i. 手术结束

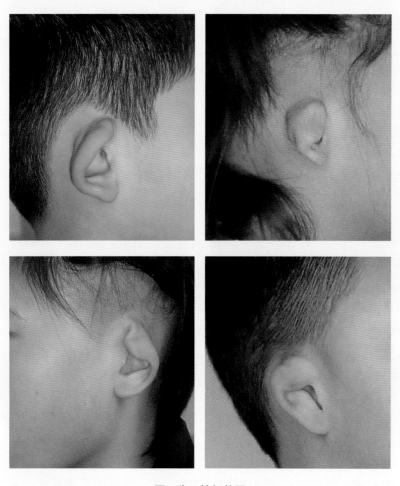

**图　先天性杯状耳**

**临床表现**　杯状耳有四个主要特征。①耳郭卷曲：轻者只是耳轮的自身折叠，重者则整个耳郭上部下垂。②耳郭前倾：亦即招风耳，但与单纯的招风耳畸形有所不同，耳舟、三角窝多变窄。③耳郭变小：主要是耳郭长度变短。耳郭上部分位置前移，使耳轮脚位于耳屏垂线的前面。严重者整个软骨支架和皮肤均减少，因此局部整形往往不能使其恢复正常大小。④耳郭位置低：严重者更明显。有时还伴有颌面部畸形。

**治疗**　杯状耳对容貌影响较大，还会影响戴眼镜，对于婴幼儿患者，可采用耳畸形矫正器佩戴的非手术治疗方法，尤其是出生后3个月以内的患儿，可取得较好的疗效。非手术治疗效果不好者，可进行手术整形。一般3岁后即可手术，双侧可在一次手术中完成。伴有严重颌面部畸形者，应从整体考虑，制订全面治疗方案。手术治疗的原则，是设法增加耳轮和耳舟的长度，以使卷曲的耳郭复位。有关矫正杯状耳的手术方法很多，但每种方法都难以全面矫正各部分畸形，因此效果常不理想，仅能对外形有所改善。对轻、中度杯状耳畸形者，可以进行耳郭局部整形使下垂的软骨复位，成形对耳轮及其后脚；重度者，因其组织缺损严重，往往需要进行部分耳郭再造术才能奏效。较常用的手术方法是在耳郭后面，距耳轮缘至少1cm处做与耳轮上缘平行的切口，以暴露卷曲变形的软骨，轻度者可以将卷曲的耳郭软骨行放射状切开；中度者需按招风耳矫正术的方法成形对耳轮及其后脚，如形成的耳轮缘卷曲不明显，可应用划痕法使其卷曲。若矫正后外耳轮紧缩，整个耳轮长度不足，可在耳轮脚处行 Z 改形、V-Y 推进法将其延长；若整形后的耳郭明显比健侧小，可于 6~8 个月后取健侧耳郭复合组织移植，以达到双侧对称的目的；重度者可参考小耳畸形的治疗行部分耳郭再造术。

（杨庆华）

xiāntiānxìng yǐn'ěr

## 先天性隐耳 （congenital cryptotia）

以耳郭上半部埋入颞部头皮的皮下，无明显的耳后沟与颅侧相隔为主要表现的先天性耳郭发育畸形（图 1）。又称埋没耳、袋耳。如用手指向外牵拉耳郭上部，则能显露出耳郭的全貌，但松开后，因皮肤的紧张度和软骨的弹性又使其回复原状。轻度隐耳畸形者，仅耳郭上部皮肤短缺，耳软骨的发育基本上不受影响；重度畸形者，除皮肤严重短缺外，耳郭上部的软骨也明显发育不良，表现为耳轮部向前卷曲致耳轮缘呈尖角畸形、舟状窝变形、对耳轮亦常屈曲变形等类似猩猩耳畸形。畸形以男性居多，男女之比约为 2∶1；右侧、左侧之比约为 2∶1，双侧畸形者约占 40%。

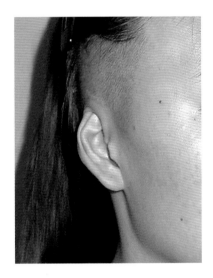

**图 1　先天性隐耳**

隐耳除对容貌产生一定的影响外，由于耳郭上部埋入皮下，无耳颅沟，因此患者无法戴眼镜，淋浴时水亦容易流入耳道内，给患者生活带来诸多不便。3 岁以内的婴儿可试行非手术疗法，即佩戴耳畸形矫正器，持续牵拉皮肤达到矫正目的。3 岁以后则宜手术治疗。隐耳畸形的原因主要是耳郭上部皮肤量不足，因此手术原则将隐入皮下的耳郭软骨上端解脱出来，设法闭合耳郭后面及颅侧形成的创面，建立耳郭上端适度及稳定的耳颅沟。手术方法：目前多采用局部皮瓣转移的方法（图 2）。适用于轻、中度的隐耳畸形且耳上发际线较高的患者，方法简单易行。应用三角形推进皮瓣的方法，设计一个以耳郭上部为基底的三角形皮瓣，皮瓣尖端伸入发际线内。掀起此三角形皮瓣，皮瓣尖端的毛发部分，可用剪刀将其毛囊剪除。剥离翻开耳郭的粘连面，制造耳后耳颅沟，然后将三角形皮瓣向下后方折放于耳后所形成的创面上。供瓣区的创面则在两侧潜行分离后直接拉拢缝合。对于重度隐耳畸形或耳上发际低的患者，仅用局部皮瓣转移时不能覆盖全部创面，可采用耳上方旋转皮瓣加植皮法：在相当于耳轮脚上方设计一个蒂

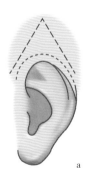 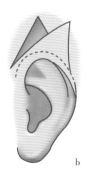 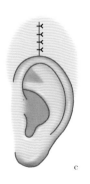 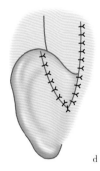

a　　　　　b　　　　　c　　　　　d

**图 2　先天性隐耳手术方法**

a. 三角形推进皮瓣设计；b. 掀起三角形皮瓣；c. 供瓣区拉拢缝合；d. 三角形皮瓣折放于耳后创面

在下方的三角形皮瓣。按设计线切开，掀起三角形皮瓣，剥离翻开耳郭的粘连面使耳郭上部复位，然后将此皮瓣转移覆盖于耳颅沟处，其余创面行全厚皮片游离移植。为方便手术，皮片可取自耳后沟的下部。重度隐耳患者的耳软骨亦常发育不良，或合并有其他畸形，应同时进行矫正。

（杨庆华）

xiāntiānxìng bèiké'ěr

**先天性贝壳耳**（congenital shell ear） 除包含招风耳畸形所具有的对耳轮及其上脚的发育不良特征外，耳轮没有正常的卷曲形态，或不明显的先天发育畸形。因此，耳郭失去应由耳轮、对耳轮、对耳轮上脚、三角窝和舟状窝等所构成的凸凹回转外形，而呈一片平整的弧面薄壳，状如贝壳（图）。治疗时除需依照招风耳的手术修复原则形成对耳轮及其上脚外，还需设法构成卷曲的耳轮。于耳郭的游离缘切除几个小的三角形全厚组织块后直接缝合。由于耳郭外缘的缩短收紧，即可出现耳轮的卷曲形态。贝壳耳手术矫治后，对耳轮及其上脚的形态可以得到满意的矫正，但是外耳轮的卷曲形状往往难以得到完全恢复。

（杨庆华）

xiāntiānxìng xīngxing'ěr

**先天性猩猩耳**（congenital satyr ear） 胚胎初期耳郭形成过程中第4个小丘发育异常所致的先天发育畸形。又称猿耳、尖耳。表现为在耳郭上部呈角状突起，其下方耳轮的连贯性中断，形成一内收的切迹，该处耳舟变窄，耳轮卷屈不全，耳轮沟消失。猩猩耳也可与其他先天性耳郭畸形同时存在，如隐耳、招风耳。猩猩耳在形态上可分为两类：①梭形猩猩耳：是典型的猿耳畸形，耳郭上部尖形如梭，耳轮及部分对耳轮存在，但扭曲（图1）。②扇形猩猩耳：耳郭上部尖形，但耳轮及对耳轮结构消失，类似于招风耳或贝壳耳外观（图2）。手术治疗原则：在局部和沿耳郭边缘平行的切口剥离皮肤和切开修整软骨，使梭形猩猩耳内收的软骨向外舒张，矫正此处内收的切迹；使扇形猩猩耳的软骨向前卷屈。并在耳郭后侧面形成局部皮瓣，向前推进和卷折以助塑造正常的耳轮和耳轮沟。还需按照治疗招风耳的手术方法修复对耳轮。常用的手术方法：在耳轮折痕处耳郭后面纵向切开皮肤，在软骨膜表面掀起皮瓣，于耳郭后内侧面分离皮瓣直至耳舟狭窄处，仔细解剖耳舟、耳轮软骨，分别在耳舟软骨的前外侧面、耳轮软骨的后内侧面划痕或纵行切开，但不切透对侧的软骨膜，使它们分别向相反方向卷曲，如此耳轮的弯度会自然矫正。最后将皮瓣向前推进，缝合固定，耳舟部用油纱卷曲压迫，塑形包扎。术后10天左右拆除缝线，拆线后可佩戴耳畸形矫正器，在耳轮沟即耳舟内加压3个月，以利于维持矫正后的耳郭形状。

（杨庆华）

xiāntiānxìng ěrqián dòudào yǔ lòuguǎn

**先天性耳前窦道与瘘管**（congenital preauricular sinus and fistula） 胚胎发育期第一腮沟的遗迹，可单侧或双侧，有些与遗传

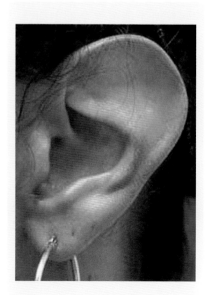

图　先天性贝壳耳

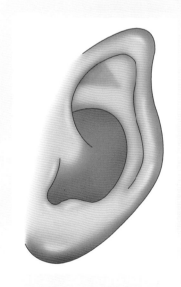

图1　梭形猩猩耳

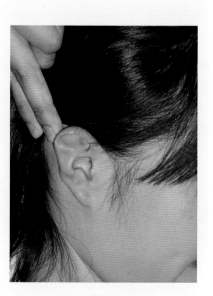

图2　扇形猩猩耳

有关的先天性畸形。俗称耳仓。窦道口大多数位于耳轮脚前，少数位于耳轮脚、耳郭以及耳垂等部位。

**病因及发病机制** 是胚胎期第一鳃沟退化不全的残留物。由于胚胎期间，第一、二鳃弓上各出现的三个耳丘互相融合不全所致，多为窦道，少见瘘管。窦道口可位于耳前或耳周的各个不同部位，但以耳前的耳屏前方或接近耳轮脚的部位最为常见，可为单侧或双侧，窦道的一个或两个外口，经皮下向内下方深入迂曲伸展，或有枝叉。窦道的盲端以薄弱的纤维组织带与耳郭软骨或外耳道软骨或骨壁相连，或向下致腮腺筋膜，或与鼓室或咽部相通而成瘘管。管道内壁为复层鳞状上皮，有毛囊、皮脂腺和汗腺等组织，因走行曲折，腺体的分泌物排流不畅，常继发慢性化脓性感染，并时有急性发作，局部红肿疼痛剧烈，或形成脓肿而破溃，就诊时多见局部皮肤除窦道和瘘管外，邻近部位还有瘢痕，或有因既往感染发作所形成的继发窦道存在。

**临床表现** 耳前窦道多位于耳轮脚前，另一端为盲管，深浅、长短不一，还可呈分枝状。管腔壁为复层鳞状上皮，有汗腺、皮脂腺及上皮脱落、再生等代谢过程，因而产生稍有臭气的分泌物。故挤压时有少量白色黏稠性或干酪样分泌物从管口溢出。平时无症状，继发感染时则局部红肿疼痛。反复感染破溃后可形成瘢痕。①无症状，或挤出少许黏液、皮脂样物。②感染时，局部肿痛、化脓；反复感染可形成脓瘘或瘢痕。

**诊断与鉴别诊断** 根据临床表现及体征可做出诊断。本该病有时与腮源性囊肿和瘘同时存在。表

皮覆盖的肉芽肿应与腮腺肿瘤区别。

**治疗** 无感染的窦道，暂不需治疗。反复感染的窦道应于控制感染后切除全部窦道及其周围瘢痕组织和细小分枝，术前术后要用抗生素。如窦道口有分泌物切忌挤压，可任其自然流出后再用医用酒精棉棒擦拭，必要时每天定时擦拭，可达到清洁消毒的目的。对先天性耳前窦道瘘管诊断明确的患者要尽早手术，以防感染转为慢性，难以控制。继发感染者要先控制感染才能手术。手术治疗应完整的切除，如有残留极易复发，手术选择于炎症完全消退的静止期进行。术前用甲紫或亚甲蓝液注入着色，完整切除窦道或瘘管。根据局部病变或瘢痕情况，在瘘管周围做梭形切口，须在手术显微镜下操作。自切口上方首先分离暴露颞肌筋膜，沿正常组织向远端分离，至耳轮软骨时紧贴软骨膜向下分离，有困难时可切开软骨膜或切除部分软骨进行分离。同时注意切除复发区域的皮下组织或可疑组织，以保证手术切除的彻底性。术后要定期复查，检查有无复发，若有复发须待局部炎症减轻后再次

手术。只要手术切除彻底，术后就不会再复发了。

（郭树忠）

wènhào'ěr

### 问号耳（question mark ear）

耳郭下部（耳轮与耳垂之间）出现裂隙、缺口或缩窄，致使耳轮、耳舟乃至对耳轮的连续性中断，形如问号的畸形（图）。问号耳可以很轻微，亦可严重至耳垂与耳轮完全分离。可以是单侧，亦可以是双侧。如伴有不同程度的髁突下颌骨发育不良则为耳髁突综合征，又称问号耳综合征，是一种罕见的常染色体显性遗传的颅面畸形，具有表型的多样性和不完全的外显率。一般认为，耳髁突综合征为胚胎发育期，基因或环境因素导致的第一、二鳃弓发育障碍所致。1970 年，科斯曼（Cosman B）等首次描述了问号耳的特征，而首次系统描述该病的是扬波尔（Jampol M）等，他们报道一个 5 代的家族，其成员具有相同的临床特征：包括问号耳、小颌畸形、颞颌关节和下颌髁突畸形等，遂提出该家系可能是一个新的综合征，学者们逐渐认可该病，称耳髁突综合征。问号耳

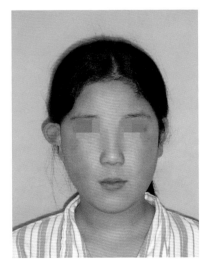
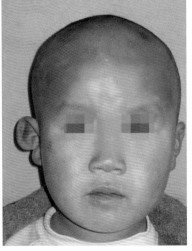

图　问号耳

的治疗方法因畸形的严重程度而异。轻度畸形可采用 Z 成形、W 成形、V-Y 推进法，旋转推进法；中度畸形可采用局部皮瓣转移，对侧耳郭复合组织移植（仅限于单侧问号耳畸形且移植组织不超过 1.5cm）等，重度畸形可采用耳后乳突区皮肤软组织扩张法加自体肋软骨移植等。耳髁突综合征小颌畸形的治疗与半面短小的治疗类似。主要通过牵引成骨的方法增加双侧下颌升支的高度。面部发育完成后，行颏部截骨前移成形术。必要时，行下颌角区的充填术。对下颌升支与髁突严重发育不良者，可考虑骨软骨移植、关节重建术。

（杨庆华）

ěrchuí quēsǔn

**耳垂缺损**（defect ear lobe） 耳垂的形态变异较大，耳垂缺损亦为耳垂先天畸形之一。耳垂缺损虽无任何功能障碍，但因影响美观，且耳垂为女性佩戴耳饰的部位，因此耳垂畸形的修复也为整形外科的常见手术。耳垂缺损的修复再造方法很多，主要的修复与再造方法下列几种。①应用耳后乳突区皮瓣折叠的方法：在耳后乳突区设计一双叶皮瓣，为防止术后收缩，每叶均要比健侧耳垂稍大些，后叶要更大些。然后掀起此皮瓣，将其折叠形成耳垂，再切开耳郭下部缺损缘处组织，将创缘与新形成的耳垂上缘缝合。掀起皮瓣后遗留的创面，可以直接拉拢缝合或移植全厚皮片。此法适用于中度耳垂缺损，对于耳垂完全缺损或健侧耳垂较大的患者，需要切取较大的皮瓣，耳后乳突区会形成较明显的瘢痕；耳后植皮增加了第二供区瘢痕，植皮后的皮肤颜色与周围差异较大。②康弗斯（Converse）法耳垂再造：在耳后乳突区设计一个皮瓣，皮瓣应大出健侧耳垂的 1/3。掀起皮瓣后，将其后上部分与耳轮缘上创面缝合，然后在皮瓣背面及乳突区创面上进行全厚皮片移植。术后由于皮片收缩，会将皮瓣边缘卷向耳后内侧面，而形成较自然的耳垂形态（图 1）。③布伦特（Brent）法耳垂再造：按健侧耳垂的大小、形态，在耳的乳突区设计一个"尾"状分叉皮瓣，皮瓣可稍大些。将皮瓣向前上方掀起，相互折叠缝合形成耳垂。乳突供瓣区创面可直接拉拢缝合，耳后部分创面行全厚皮片移植（图 2）。④森特诺·阿拉尼斯

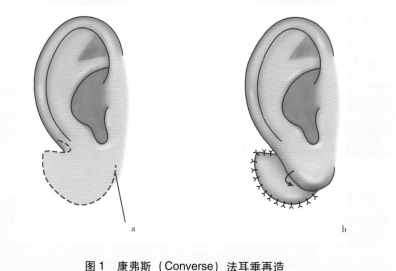

**图 1　康弗斯（Converse）法耳垂再造**
a. 设计乳突区皮瓣；b. 掀起皮瓣形成耳垂，创面植皮修复

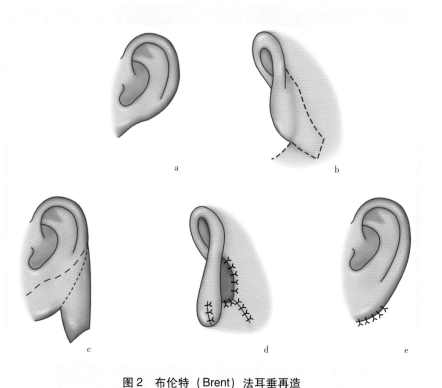

**图 2　布伦特（Brent）法耳垂再造**
a. 耳瓣缺损；b. 皮瓣切口设计；c. 掀起皮瓣；d. 形成耳垂，创面植皮；e. 手术完成

（Zenteno Alanis）法耳垂再造：按健侧耳垂大小与形态，在相当于耳垂位置的下方，设计一个蒂在上方的纵向皮瓣，使弧线 BD 与 AB 等长、弧线 CA 与 CD 等长，然后掀起皮瓣，将皮瓣前上方旋转形成耳垂，掀起皮瓣形成的创面直接拉拢缝合（图3）。

（杨庆华）

xiāntiānxìng wài'ěrdào xiázhǎi yǔ bìsuǒ

# 先天性外耳道狭窄与闭锁（congenital external auditory canal stenosis and atresia）

第一腮沟和第一、二腮弓后部胚胎发育障碍所致的畸形。故常伴有颌面骨发育不全。根据畸形的程度可分为轻、中、重三种。临床上中度畸形最常见。男性较女性发病率高。单侧性畸形4倍于双侧。

**分型** 先天性小耳及外耳道闭锁常合并发生，可分为三型。第一型：耳郭较正常为小，外耳道及鼓膜存在，适应听力尚可。第二型：耳郭畸形，外耳道闭锁，鼓膜及锤骨柄未发育，砧骨体与锤骨小头融合，镫骨已育或未育。呈传音性聋，此型多见。第三型：耳郭畸形较重，外耳道闭锁，听骨畸形，合并非鳃源性内耳畸形。内耳功能丧失。第二型、第三型有时伴有颌面发育不全，称特雷彻·柯林斯综合征（Treacher Collins syndrome）。颞骨 CT 显示外耳道闭锁，鼓室狭小，听骨畸形。

**临床表现** 先天性外耳道狭窄及闭锁常伴有耳郭和中耳畸形。常合并有耳聋及下颌骨发育不全。

**诊断** ①先天性耳郭畸形、外耳道无孔或仅有一小窝。常与中耳畸形同时存在。②耳聋。双侧者因耳聋而影响患儿学习语言。③可合并下颌骨发育不全。

**治疗** 以手术为主。作外耳道成形或外耳道鼓室成形或内耳开窗术。双侧患者以 6～7 岁为宜。单侧患者手术可待成年后施行。手术治疗是开大外耳道口或狭窄的外耳道。术前需查明患者的听力、面神经的情况。手术适应证是中耳和内耳发育基本正常，耳气导骨导接近正常，否则即使手术也不能提高听力。手术选择在耳再造术后半年后进行。手术时可沿狭窄口切开，逐步进入耳道，切除瘢痕组织，直到正常管腔部位，必要时需先找到面神经予以保护，防止手术损伤。采取中厚皮片一块包裹在印模胶上塞入创口，外加压力包扎。术后9～10天去除印模胶，皮片即可成活。术后必须长期放置支撑管以扩张新建的耳道及耳道口，否则皮片极易收缩，造成狭窄或闭锁再次复发。中耳和内耳发育不好者即使开大或再造外耳道也不会改善听力。

（郭树忠）

hòutiānxìng wài'ěrdào xiázhǎi yǔ bìsuǒ

# 后天性外耳道狭窄与闭锁（acquired external auditory canal stenosis and atresia）

常因外耳道烧伤、炎症、肿瘤、外伤及手术等引起。其程度轻重不等，有时导致传音性聋。严重时可发生外耳道胆脂瘤，压迫甚至破坏鼓膜、中耳及乳突骨质，并可继发感染出现耳聋，耳鸣、耳痛及流脓。

**临床表现** ①听力减退。或伴有耳鸣、耳痛、流脓。②耳道有瘢痕组织增生。③听力检查为传音性聋。

**诊断** ①有外耳道炎、烧伤、肿瘤、创伤及手术史，有耳聋，或伴有耳鸣、耳痛、耳流脓症。②外耳道有瘢痕组织增生等堵塞。③纯音测听为传音性聋。④乳突 X 线平片可见外耳道狭窄或闭锁等。

**治疗** ①外耳道成形术。②有外耳道骨性狭窄或外耳道、鼓室胆脂瘤者宜行乳突根治术或鼓室成形术。术后处理：术后静脉或肌注抗生素治疗 7～10 天，同时给予大剂量维生素类。后天性外耳道狭窄及闭锁再通率高，收效好，先天性外耳道狭窄及闭锁再通成功率不如后天性。

（郭树忠）

ěrguō wàishāng

# 耳郭外伤（injury of auricle）

耳郭位于头颅两侧且突出，易受外伤，如切割伤、咬伤、挤压伤、撕裂伤、烧伤等易造成耳郭外伤。耳郭撕裂伤常常与头皮撕脱伤同时发生。耳郭外伤，应强调其早期及时正确处置的重要性。早期

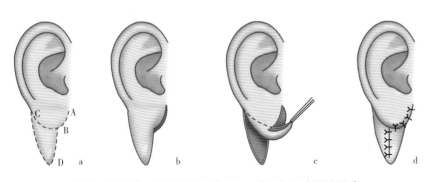

**图3 森特诺·阿拉尼斯（Zenteno Alanis）法耳垂再造**
a. 皮瓣设计，BD＝AB，CA＝CD；b. 切开皮肤；c. 形成皮瓣并旋转推进；d. 手术完成

处置的要点在于血肿的防治、离体部分的再植或用于缺损的即时修复，和耳软骨膜炎的防治等。耳郭的血管丰富，外伤尤其是挤压伤后易于发生血肿，早期可行冷敷或压迫包扎预防。如血肿已形成，只靠穿刺吸常复发，宜经小的切口彻底排净，或考虑再行贯穿耳郭的褥式缝合，下垫小团棉纱结扎压迫，然后用绷带包扎。注意无菌操作严防感染。耳软骨膜炎，多由于血肿或烧伤后的继发感染所致。因此，耳郭血肿应早期积极处理。耳郭烧伤，须避免受压或磨损，局部经常用抗生素溶液清洗保洁，尽早清除受损皮肤，培育肉芽组织行皮片移植术，以防发生软骨膜炎。如软骨膜炎已经发生，须积极控制感染的进展和扩散，保持引流通畅，如有坏死的软骨应及时清除。耳软骨膜炎有较大可能造成纤维组织增生形成菜花状耳或缺损畸形。耳郭外伤后，当受伤的耳郭组织与机体未完全离断时，只要还有少许皮肤组织相连，特别是耳后动脉主干未被切断时，都应进行原位缝合。当耳郭组织与机体完全离断后，对于无挫伤、伤口较整齐的小块完全断离的耳郭组织，只要其长度不超过 1.5cm，即可行原位缝合再植，术后用含抗生素的敷料包扎固定，一般可望成活。大块耳郭组织或全耳郭外伤，可采用显微外科技术吻合血管进行回植。耳周的血管较丰富，而且动脉及静脉的直径多半在 0.5mm 以上，只要具备显微外科技术，再植就能成功。但由于撕脱伤，组织损伤严重，能找出血管进吻合的机会是很小的。如不能进行耳郭再植，可用下述方法处理：当耳后乳突区皮肤完整足以容纳离断的耳郭软骨时，可将

离断的耳郭软骨剥离出来，埋入皮下，3~6 个月后掀起埋入的软骨支架，耳后乳突区创面植皮。反之则将剥离出来的耳郭软骨埋入胸部皮下，以备后期耳郭再造之用。耳郭外伤后如能防止发生严重并发症，并运用某些后期修复手术的原则进行初步处置，则损伤之较轻者，即可能不致遗留需行后期修复的畸形；较重者，也可为后期修复创造有利条件。耳郭外伤如早期处理不当或未作处理，会遗留耳郭各部位的缺损畸形，须行耳郭部分或全部再造手术修复。

（杨庆华）

càihuāzhuàng'ěr

## 菜花状耳 （cauliflower ear）

多为受挤压或捻搓等闭合性创伤后，在软骨膜与软骨间形成血肿引起耳软骨缺血坏死，或继发于化脓性感染引起耳软骨炎，随后机化为纤维结缔组织，纤维结缔组织的增生和收缩，以及软骨的坏死等病理变化，使耳郭逐渐增厚而皱缩，表面呈现许多不规则形的突起，突起间为深浅不等的皱褶缝隙，类似菜花的畸形（图）。菜花状耳的整形一般要在炎症完全消散、病情稳定后进行。手术原则为经沿耳郭边缘的切口，在高低起伏不平的皮肤和软骨间进行剥离形成皮瓣。避免剥穿皮肤，尤其在皱褶的底部更须注意。将所显露的增厚的纤维组织和变形的软骨，以正常的耳郭外形为准，适当削薄，并雕刻出耳轮、耳舟、对耳轮、三角窝等结构，使其符合原有的解剖形态，将翻开的皮瓣舒平覆盖在塑形后的软骨面上，按耳郭的凸凹形态以纱布填充后加压包扎。因皮肤组织的皱缩不平，故一次剥离范围不宜太广，以免皮瓣因血供障碍发

生坏死，软骨的整形也难一次完成，所以需多分几次手术进行治疗，近年来，临床上软骨坏死较多，但对于皮肤组织相对松弛的菜花耳畸形，一般应用切取自体肋软骨雕刻成支架的方法来修复。对于严重的菜花耳畸形，由于其耳后乳突区的皮肤正常，且其耳垂部分因无软骨常不累及，因此索性切除增厚变形的耳郭上部软骨，保留未累及的下部及耳垂，在耳后乳突区植入 50ml 肾形皮肤扩张器，扩张皮肤后二期行耳郭再造术。

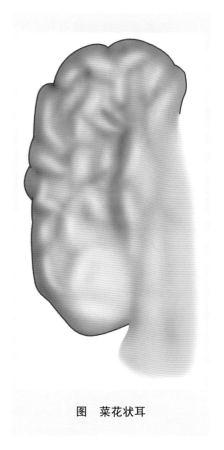

图　菜花状耳

（杨庆华）

ěrchuíliè

## 耳垂裂 （cleft ear lobe）

耳垂裂可为先天性也可为外伤性。从病因学来看，外耳源于第一鳃沟及邻近的第一、二鳃弓的发育。胚胎第 5 周，第一、二鳃弓形成六个隆起的结节。其中第六结节形成耳垂，若第一、二鳃弓出现

发育障碍，则可形成耳垂裂等外耳先天性畸形。先天性耳垂裂畸形比较少见，一般单侧发病，对侧耳垂发育正常。耳垂畸形的程度轻重不一，轻者仅表现为耳垂的切迹，重者耳垂大部分甚至完全缺失。因此，根据轻重程度和裂口方向，可以分成四型，即纵向型、横向型、三叶型和组织缺损型。无论何种类型，均存在组织缺损和裂口边缘扭曲，只是轻重程度不一。因此，理想的耳垂裂修复，应尽可能地保留现有的耳垂组织，应用整形外科的组织移植技术，修复裂口，形成一个外形较丰满、弧线平滑自然、瘢痕较隐蔽的漂亮耳垂。由于耳环被暴力牵拉所致的外伤性耳垂裂较多见，这种耳垂裂无组织缺损，裂口的顶端在耳孔处。先天性耳垂裂可有组织缺损，裂口无规律性，手术方法有保留耳孔和不留耳孔的直接缝合法、Z成形术等。①直接缝合术：耳垂较大者可切除裂隙边缘全厚组织，皮肤对位缝合。②Z成形术：将耳垂裂边缘皮肤切开，各设计两个Z臂并切开，同一侧两个三角瓣左右交换位置缝合后，前后皮肤分别缝合。③皮瓣旋转法：在耳垂裂的两边各设计一个全厚皮瓣，切开后将左面的旋至右侧，右侧的旋至左侧，并将旋至里面的皮瓣边缘切开，然后对位缝合。

（郭树忠）

bíjīxíng

**鼻畸形**（nose deformity） 先天性发育不良和后天的外伤、疾病导致鼻的形态异常。包括先天性鼻畸形和获得性鼻畸形。包括外鼻完整但是形态不佳，比较常见的有歪鼻、短鼻、朝天鼻、鞍鼻、宽鼻、酒渣鼻、驼峰鼻等，同时还包括由于外鼻结构不完整

而出现缺损后形成的畸形，常见的是各种位置的鼻裂或外伤后鼻组织缺损等。

**临床表现** ①歪鼻：是一种鼻部畸形，由鼻部软骨和骨组织发育不良而引起。按歪曲的部位，临床上可以分为下列两种，可用手术加以矫正。a. 软骨部歪曲，歪曲在鼻骨以下软骨部，主要是在鼻的下部和鼻尖部。b. 骨部歪曲，歪曲多在鼻梁上部和鼻根处，多由骨组织不对称所造成。上述两种类型有时可以同时存在，即整个外鼻、鼻根至鼻尖部都呈歪曲现象。②短鼻：是指外观鼻子短，即鼻根点至鼻尖距离较正常短，常伴有鼻背高度减低，鼻骨一般较正常宽而低。短鼻常见于先天性鼻发育不良或鼻部肿瘤的患者，还可能由于手术使鼻尖过度上翘。短鼻矫正目的：在鼻尖不受伤害的条件下增加鼻子的长度并能够维持其长度，使面部整体看起来更加完美。③朝天鼻：东方人占比例较多 主要是鼻骨及鼻软骨发育不良的结果，指鼻尖与嘴唇形成110°以上，鼻尖翘起，鼻孔朝上，鼻孔暴露较多，鼻梁短为典型特征。④宽鼻：指鼻基底宽大、鼻孔宽大、鼻翼外展、鼻背宽大，多为先天性发育异常，有家族性遗传倾向。⑤鞍鼻：畸形是指鼻梁外形扁平，或向内塌陷凹入呈马鞍状，称为鞍鼻畸形。重度畸形，还有鼻长径短缩、鼻尖低并向后仰，致鼻前孔朝前上方，出现碟状脸畸形。鞍鼻主要系由于构成鼻支架的鼻骨和中隔的破坏所致，或还有鼻腔内壁黏膜损伤后瘢痕牵缩的因素合并存在。多由外伤、感染及先天畸形引起。

**诊断** 根据患者的外观检查、局部测量以及影像学检查可以确

诊是否存在鼻畸形。

**治疗** ①歪鼻：软骨部歪曲矫正术歪鼻修复按歪曲的部位，临床上可以分为下列两种，可用歪鼻修复术加以矫正。只要是针对治疗歪鼻的一种常见手术，歪鼻是一种鼻部畸形，由外伤或鼻部软骨和骨组织发育不良而引起的。歪鼻修复术多采用鼻内切口，可以和鼻中隔偏曲同时矫正，也可以采取鼻外切口。手术方法是潜行分离、鼻内软骨间切口、摆正鼻骨、截除偏曲部分、缝合切口。a. 骨部歪曲多表现在鼻梁上部和鼻根处，多由骨组织不对称所造成。b. 软骨部歪曲表现在鼻骨以下软骨部，主要是在鼻的下部和鼻尖部。②短鼻：整形因鼻骨短，鼻软骨不易分离，解决皮肤问题也有难度。传统的L形假体通过假体过度"顶长鼻尖"是错误的，因为只靠假体过度牵拉皮肤，不仅不起效果，而且还会顶破皮肤。通过手术可以矫正的部分只有软骨。应把软骨向希望拉长的方向重新分配。但因皮肤的紧绷总把软骨拉回原来的位置，需要一种组织能够维持重新分配的软骨长度。目前最好的方法是采用充分松解鼻翼软骨与鼻部皮肤后，在鼻中隔与鼻翼软骨之间加上自身软骨进行盾性移植而使鼻部整体安全的向前延长，真正起到短鼻延长。总之，在鼻尖不受伤害的条件下增加鼻子的长度，并能够维持其长度是做短鼻延长手术的独特之处。③朝天鼻：手术方法：通过延长鼻中隔软骨的长度，将鼻中隔软骨及鼻翼软骨分离出来，同时取出鼻中隔下方软骨或耳朵软骨作为材料来延长鼻中隔软骨。通过一些辅助手术，如隆鼻手术、鼻尖软骨移植手术，使鼻子长度增加矫正朝天鼻。根

据朝天鼻皮肤的扩张情况矫正，术后都得到显著效果。但做过鼻子整形后，二次进行手术时，由于瘢痕组织的牵拉和黏膜的损伤，会影响皮肤的伸展性，从而限制鼻长度的延长。所以朝天鼻手术最好是第一次手术成功，二次手术修复时皮肤弹性受限，会影响鼻子的延伸长度，影响手术效果并加大医师的手术难度。④宽鼻：手术方法是切除双侧鼻翼基底，内收鼻翼，缩小鼻孔，双侧鼻翼面沟对称性内收成形；双侧鼻翼软骨内收靠拢，适当配合鼻骨截骨、隆鼻。⑤鞍鼻：垫高的手术方法有三种：第一种是用自身的组织（骨或软骨）植入鼻梁部充填鼻梁。第二种方法是采用异体组织植入或采用人工合成的高分子化合物代替自体骨或软骨组织植入的隆鼻术。第三种方法是注射物隆鼻术，目前主要用可以吸收的注射材料进行隆鼻手术。

(李青峰)

xiāntiānxìng bíjīxíng

## 先天性鼻畸形

（congenital nose deformity）各种先天性因素引起的鼻畸形。常见有鼻背、鼻翼、鼻尖、鼻小柱等畸形。鼻翼畸形多见于先天性疾病，临床上主要有鼻翼下垂、鼻翼肥厚、鼻翼上缩、鼻翼塌陷。鼻尖畸形多系先天性，有家族遗传倾向，鼻尖肥大、圆钝、低平，鼻尖过高、鹰钩鼻、鼻尖隐裂等均需进行美容整形。鼻小柱畸形包括有鼻小柱过宽或过短，鼻小柱过低，鼻小柱下垂，鼻小柱偏斜，鼻小柱内陷等，多系先天性畸形。

**临床表现** 先天性歪鼻畸形常见于13~15岁以后鼻骨第二次发育后体现出来，如果是唇裂患者更早一些就有表现。宽鼻畸形可能伴发面裂，要加以鉴别。鼻翼下垂表现为前部、后部或全部鼻翼缘下垂，侧面观可遮住鼻小柱，形成假性小柱内陷畸形，应与真性小柱内陷相鉴别。鼻翼肥厚的同时往往伴有鼻翼下垂、鼻翼上缩表现，多为先天畸形，易造成鼻小柱下垂之假象。鼻翼塌陷也称为鼻翼缩窄，会出现单侧的也可以是双侧的，不仅会影响到外观，还会影响到呼吸。鼻尖圆钝低平原因是皮肤较厚，皮下组织量多，软骨支架肥厚且有向外膨隆之势，有学者提出，理想美观的鼻尖高度应是鼻长度的1/2，而黄色人种及黑色人种的鼻尖高度往往达不到这个标准表现为圆钝低平，这其实是种族特征之一。若鼻尖高度超过鼻长度的1/2，可视为鼻尖过高。轻度的鼻尖隐裂具有纵向轻微的双角是美的标志，然而过于明显的横向鼻尖双峰是必须纠正的鼻尖隐裂畸形。鹰钩鼻主要表现为鼻尖过长、下垂，面部表情肌运动时下垂更明显，而且鹰钩鼻往往伴有驼峰鼻畸形。鼻小柱过短可表现为鼻小柱过短但鼻尖高度良好，或鼻小柱过短合并鼻尖低平，或鼻小柱短合并鼻翼基部过宽。鼻小柱内陷现象在鼻的侧面观时明显影响鼻的外形美，表现为鼻小柱内陷但鼻尖高度正常，或内陷合并鼻尖低平，以及内陷合并中隔组织紧缩。鼻小柱下垂同样影响外鼻侧面观多见于长鼻畸形。鼻小柱偏斜往往伴有鼻孔、鼻尖甚至鼻翼的畸形。

**诊断** 根据病史和体检，并结合物理检查和辅助检查可以作出诊断。

**治疗** 包括以下几方面。

**鼻背畸形** 如歪鼻和宽鼻等主要需进行截骨等手术，应该等患者成人以后完成。

**鼻翼畸形** 鼻翼下垂，鼻翼整形手术方法有鼻翼整形术边缘切除法、鼻翼软骨外侧脚及中隔软骨下缘修整法、鼻翼衬里部分切除法等。鼻翼肥厚，鼻翼整形手术方法最常用的是切除肥厚及下垂的鼻翼（图）。鼻翼上缩多为先天畸形，其整形手术方法是：做鼻前庭上方或鼻翼外侧基部切口，潜行分离鼻翼缘，在外鼻皮肤与前庭皮肤之间分离出一容纳植入体的腔隙，与鼻翼软骨外侧脚上方切取椭圆形或长方形软骨，将其植入上缩鼻翼处分离之腔隙内，褥式固定移植并留线向下牵引，用胶布固定于上唇。鼻翼塌陷，鼻翼整形手术方法：利用自体软骨或人工材料来加固其软骨

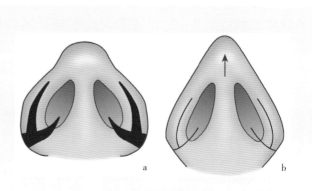

**图 鼻翼肥厚整形**
a. 红色区域为切除部分；b. 切口缝合后鼻尖略有抬高

的强度。

鼻尖畸形　低鼻尖矫正术：①软骨移植法：在鼻孔内做鼻缘切口，或做软骨内切口，显露鼻翼软骨和鼻侧软骨，视情况切除鼻翼软骨的头侧部分或鼻侧软骨的尾侧部分。切取下来的软骨，切削成形后，缝在穹隆的顶部，抬高了鼻尖，也可切取耳甲软骨做移植之用。②双侧鼻翼软骨内脚靠拢法：做双侧鼻小柱侧面切口，显露鼻翼软骨内侧脚和穹隆部，切除两内侧脚之间的软组织，然后在其近上、下端处各做褥式缝合一针，即将双内侧脚靠拢。此法可抬高鼻尖 2～3mm。③鼻翼基底楔形切除法：如鼻尖形态较好，仅是略低时，在双侧鼻翼基底切除一块楔形的全厚组织，使鼻孔内收、穹隆部上突，即抬高了鼻尖。高鼻尖矫正术适宜高度，是指由鼻背向鼻尖过渡，是平直抬高的过程。如有较大的弧度抬高，则称超高鼻尖。手术矫正后，效果良好。做软骨间切口，逆行向尾侧分离鼻翼软骨的穹隆部，将穹隆部的最突出部分适当全层切除一段，断端缝接。接头两侧软骨间断浅层划开，目的是使其减弱，形成的鼻尖峭而不锐。切除的部分也可位于鼻翼软骨内侧脚的基底，但其效果不如在穹隆部切除好。钝平鼻尖矫正术手术采取鼻孔内鼻翼缘切口，完全显露双侧鼻翼软骨的穹隆部。然后在其表面做切口 3～6 条，但不可切透。将鼻翼软骨内侧脚间的软组织切除，褥式缝合拉拢两内侧脚。如鼻尖较低，可移植软骨抬高之。肥厚鼻尖矫正术手术是采取鼻孔边缘切口或软骨间切口。完全显露、游离鼻翼软骨与鼻侧软骨，均匀剪除各个部位的纤维脂肪组织。切除鼻翼软骨头侧的

1/2～2/3，向内侧和头侧旋转外侧脚，此时可见鼻翼内收。在鼻翼软骨穹隆部间断划开软骨，不可切断。加固鼻孔或横鼻孔还不能变成纵向，则在鼻翼基部做楔形切除。鼻尖欠高比较多见，可将切下的软骨垫在穹隆表面，以抬高鼻尖。

鼻小柱畸形　①鼻小柱过宽或过短：只需要在前鼻孔内缘将新月形的过多组织切除即可。鼻小柱过低：常用的方法有 V-Y 成形法，以及局部皮瓣法。②鼻小柱下垂：鼻小柱下垂可以梭形切除全层中隔组织，上提鼻小柱，也可施行鼻小柱边缘切口切除部分皮肤软组织。③鼻小柱偏斜：鼻小柱偏斜常常伴有前鼻孔鼻尖甚至鼻翼的畸形，需要综合治疗，在纠正鼻小柱的同时，还需纠正鼻尖的位置，鼻孔的对称性及整个鼻下部的平衡。④鼻小柱内陷：鼻小柱内陷但是鼻尖高度正常者，可利用鼻中隔软骨或耳甲腔软骨卷曲移植充填内陷的鼻小柱。鼻小柱内陷合并鼻尖低平者，可用自体骨或代用品塑成 L 形，同时纠正上述两种畸形。鼻小柱内陷合并中隔组织紧缩者，可行鼻中隔松弛切口，上部组织向下滑行，鼻棘部分凿除，以松弛中隔下部组织，同时向鼻小柱内植入软骨，也可行单纯鼻中隔矩形瓣推进，或鼻中隔全层 V-Y 形缝合推进。

(李青峰)

huòdéxìng bíjīxíng

**获得性鼻畸形**（acquired nose deformity）　由于外伤等原因导致外鼻全部或部分的缺损。常见的有鼻上部缺损、鼻半侧缺损、鼻翼缺损、鼻尖缺损、鼻小柱缺损等，修复的方法主要采用皮瓣移植术；小的缺损多用局部皮瓣，如鼻唇沟皮瓣、推进皮瓣等。较

大的缺损常用额部皮瓣或状瓣。

**临床表现**　①鼻翼缺损：多见于外伤，烧伤及肿瘤切除术后。可根据其缺损的大小，厚度，选择局部皮瓣，鼻唇沟皮瓣，耳后岛状皮瓣或游离的复合组织瓣修复。②鼻尖缺损：多见于外伤及肿瘤切除术后，可根据其缺损组织的面积及深度采用不同的方法修复，若单纯皮肤缺损，可考虑耳后全厚皮片游离移植或邻近旗状皮瓣或双叶皮瓣转位修复。若缺损深达软骨组织，可考虑耳郭复合组织瓣游离移植或带蒂的鼻唇沟皮瓣，额部皮瓣及耳后皮瓣修复。③鼻小柱缺损：多系外伤及肿瘤切除造成。若缺损仅累及鼻翼软骨内侧脚而鼻中隔完整，可利用耳郭复合组织游离移植。若合并鼻中隔缺损，可利用邻近鼻唇沟皮管或眉上皮管修复，或利用额部岛状皮瓣，或上唇人中区皮瓣修复。

**诊断**　患者的病史、体检可以明确诊断。

**治疗**　包括以下几方面。

鼻翼缺损　①V-Y 成形术：适用瘢痕挛缩引起的鼻翼切迹。②鼻下端推进皮瓣法：适用于轻度缺损或裂隙形缺损。③唇部皮瓣翻转移植法：适用于各种瘢痕性鼻翼缘缺损。④鼻唇沟瓣法：适用于鼻翼各层组织缺损修复。

鼻尖缺损　①鼻背 V-Y 推进皮瓣法：适用于鼻尖上段和鼻翼内上缘的皮肤缺损者。②全皮片移植法：适用于鼻尖肿瘤或瘢痕切除后缺损者。③复合组织移植法：适用于鼻尖缺损如涉及范围不广者。

鼻小柱缺损　①复合组织瓣移植：适用于先天性鼻小柱短缺或创伤性鼻小柱短缺，及鼻中隔鼻小柱残余有部分组织可用此法。

②鼻唇沟瓣法：适用于先天性鼻小柱短或缺损，以鼻小柱基部为蒂在鼻唇沟设计一与小柱相当的皮瓣，向鼻尖翻转180°，将末端嵌在鼻尖部所形成的切口缝合。③上臂内侧小皮管法：适用于鼻周围局部无可利用皮瓣的情况。

鼻部分及全部缺损 随着皮肤组织扩张器在临床上的广泛应用，应用扩张器先将额部皮肤充分扩展，二期再利用所扩张的额部皮瓣修复鼻缺损。这样，不仅鼻缺损得到良好的修复，同时额部的供瓣区皮肤不需植皮就能轻松地直接缝合起来。术后留下的瘢痕细小，不易看出；并且皮瓣蒂部长，向下旋转时张力不大，能充分保证皮瓣血液供应，而成活良好。同时还可利用蒂部的组织增高鼻梁，比较适合东方人。

（李青峰）

xiāntiānxìng bíquēsǔn
## 先天性鼻缺损（congenital nose defect）

是由先天性原因造成的鼻部分或全部缺损，属于少见或罕见的畸形。先天性鼻缺损多见于先天性鼻侧裂、先天性鼻正中裂，而先天性全鼻缺损非常罕见。

**临床表现** ①先天性鼻侧裂：多见于一侧，偶为双侧。畸形表现为鼻翼局部的全层裂口，裂隙两侧的鼻翼常有轻度的移位和变形。②先天性鼻正中裂：畸形较轻者表现为鼻小柱和鼻尖部增宽，正中有沟形凹痕，两鼻孔间距增大，鼻翼软骨和鼻侧软骨向外方移位；程度较重者，两鼻孔间隔很远，鼻下部完全分裂为对称的两半，鼻梁部宽平，呈现眶距增宽的形态。鼻腔内检查可见鼻中隔增厚或为双重鼻中隔，两侧鼻骨并不一定分离。

**诊断** 根据病史、体格检查

和影像学检测可以明确诊断。

**治疗** ①先天性鼻侧裂：裂隙较小的先天性鼻侧裂病例大多可以直接采取简单的沿裂缘做分离，然后分层锯齿形缝合的方法修复；稍大一些的裂隙可以应用自体耳郭复合组织游离移植，因为耳郭的形态结构最接近鼻翼的缺损组织，手术中在切除变形组织后，按创面实际大小略放大，然后在耳郭的适当部位切取带软骨和两层皮肤的复合组织游离移植，局部固定2周。如果缺损的裂隙宽于1.5cm，应行带蒂游离耳郭复合组织岛状瓣移植修复。同时比较大的缺损也可以用局部皮瓣（如鼻唇沟皮瓣、鼻面沟皮瓣）加游离植皮，或者用额部皮瓣等方法进行修复。②先天性鼻正中裂：根据裂隙的具体情况以及面积的大小程度而定。先沿正中裂沟形凹痕的两侧缘做切开，切除凹陷部的皮肤和皮下组织，经皮肤向骨膜下剥离，以充分暴露鼻骨、鼻侧软骨和鼻翼软骨等。然后将互相分离的软骨向中线牵拉缝合。若切除皮肤后两侧皮肤对合张力较高，这时可应用额部皮瓣扭转，再造鼻头鼻背及鼻根，要是预测额部皮肤过紧，取瓣后可能会出现创面直接缝合困难，则应先行额部皮肤扩张术，再用扩张的额部皮瓣修复鼻部缺损。如果鼻梁高度不够，可还行骨或软骨组织移植充填垫高。两眉相隔较远时可行两侧眉内侧端的Y-V手术向中线下方推进，这样可以减少眉间宽度。

手术注意事项：①修复一侧缺损时，应留意修复的完整性以及与健侧的对称性。②鼻侧裂常伴有骨组织的缺损，在周围软组织条件好时可以通过植骨移植一并修复。③鼻正中裂的鼻缺损以及

全鼻缺损，由于缺损面积过大，在修复时需要较多的和面部皮肤颜色接近的皮瓣来修复，采用额部皮瓣的全鼻再造术是最好的选择。

（李青峰）

xiāntiānxìng bíliè
## 先天性鼻裂（congenital cleft nose）

可分为鼻正中裂和鼻侧裂。在胚胎发育过程中，在胚胎的第7周期间，两个球状突未能在中线部位左右两侧互相融合产生鼻正中裂隙。畸形轻者表现为鼻小柱和鼻尖部增宽，正中有沟形凹痕，两鼻孔间距离增大，鼻翼软骨和鼻侧软骨向外方移位。较重者两鼻孔远离，鼻大部完全分裂为两半，鼻梁消失，鼻背加宽，眶距增大，鼻中隔增厚或为双中隔，两侧鼻骨并不分离。治疗可手术缩窄鼻背、垫高鼻梁。鼻侧裂隙在胚胎发育期间，鼻侧突与上颌突融合障碍所致，多为一侧，偶为双侧。治疗将移位组织复位，以局部皮瓣移植修复或以耳郭复合组织块游离移植修复。

**先天性鼻正中裂** 常为先天性面正中裂畸形的鼻部表现。畸形较轻者，表现为鼻小柱和鼻尖部增宽，正中有沟形凹痕，两鼻孔间距增大，鼻翼软骨和鼻侧软骨向外方移位。程度较重者，两鼻孔距离很远，鼻下部完全分裂为对称的两半，鼻梁部宽平，呈眶距增宽形态。鼻腔内检查可见鼻中隔增宽或为双鼻中隔，两侧鼻骨并不分离（图1）。依据患者的病史、临床表现、物理检查以及影像学检查即可诊断该病。先天性鼻正中裂的治疗方法根据裂隙的大小及严重程度而定。凡影响鼻部功能及外观的鼻裂患者，无鼻部感染，全身条件允许者都应该行鼻裂矫正术。操作方法及

程序：沿沟形凹痕的两侧缘做切口，切除凹陷部的皮肤和皮下组织。经切口向左右剥离，以充分暴露鼻骨、鼻侧软骨和鼻翼软骨等。然后将互相分离的软骨向中线牵拉缝合。若切除皮肤后两侧皮肤对合困难，可利用额部皮瓣旋转，再造鼻头、鼻背及鼻根。如果预测额部皮肤过紧，取瓣后会出现创面直接缝合困难，则应先行额部扩张术，再用扩张的额部皮瓣修复鼻部缺损。如鼻梁高度不够，可同时行骨或软骨组织移植填充垫高。如果两眉相隔较远时可行两侧眉内侧端的 V-Y 手术，向中线推进，缩小眉间宽度。值得注意的是，在修复时如果残存组织过少或可利用的组织过少，可考虑行全鼻再造术。

**先天性鼻侧裂** 常为先天性颜面斜裂畸形的鼻部表现。多见于一侧，偶为双侧。畸形表现为鼻翼局部的全层裂口，裂隙两侧的鼻翼常有轻度的移位和变形（图2）。依据患者的病史、临床表现、物理检查以及影像学检查可诊断该病。对于鼻部无明确感

染、全身状况良好、鼻侧裂范围不超过鼻尖的患者多采用修复手术治疗。同时，鼻侧裂的治疗，多不可能直接采取简单的沿裂缘做切口、分层缝合的方法修复。一般多采用耳郭复合组织游离或带蒂移植的方法。耳郭复合组织移植：将移位的组织复位，切除变形组织，再按创面实际大小，在耳郭的适当部位取复合组织进行游离移植。若缺损宽于 1.5cm，则应进行耳郭复合组织岛状瓣修复术。当然，鼻侧裂所形成的缺损，也可用局部皮瓣、游离植皮、额部皮瓣等方法进行修复。

（李青峰）

xiāntiānxìng hòubíkǒng bìsuǒ

## 先天性后鼻孔闭锁 （congenital choanal atresia）

可单侧或双侧，以单侧较多见，约占 60%。闭锁又可分完全闭锁和部分闭锁。骨性闭锁占 90%，其余为膜性或混合性闭锁。女性较男性多见，约为 2:1。右侧较左侧多见。并可合并其他畸形。双侧闭锁者，出生后可因严重的呼吸困难和吸奶困难而迅速死亡。因此对该病

的诊断应为产科、儿科和耳鼻咽喉科各科医师所认识，以便及时救治。单侧闭锁症状较轻，常于体检时发现。先天性鼻后孔闭锁常有其他部位的先天性畸形、并发现遗传倾向。根据文献报道伴有其他畸形的有斜视、两侧下睑缺损、虹膜麻痹、面骨成骨不全综合征、垂耳、外耳道闭锁、法洛四联症、回肠近端憩室、肠道异位及泌尿系畸形等。目前认为先天性鼻后孔闭锁的可能由多种原因形成，如口鼻黏膜遗留、口咽黏膜上部未吸收、鼻后孔上皮栓转化、鼻后孔周围组织增生等。

**病理** 先天性鼻后孔闭锁的间隔可为膜性、骨性或混合性，骨性间隔占 80%～90%。也有属于软骨性者，甚至其中可含有肌纤维或淋巴组织，其中以混合性较为常见。闭锁间隔的表面覆有黏膜，前面与鼻腔黏膜相连接，后面与鼻咽腔黏膜相连接。闭锁分完全闭锁和不完全闭锁两种，其中央常呈凹陷状。不完全闭锁者凹陷处有小孔相通，但其通气仍不畅通。闭锁膜的厚薄各不相

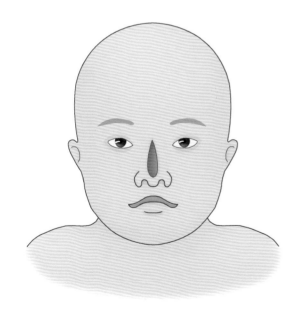

**图 1 鼻正中裂**

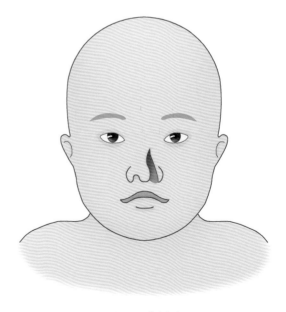

**图 2 鼻侧裂**

同，有的菲薄如纸，也有的厚达 12mm，但多数在 2mm 左右。闭锁部位经常在鼻后孔边缘软腭与硬腭交界处，或者在硬腭边缘之前 1~3mm 处。间隔常向上向后倾斜，向上附着于蝶骨体，外侧接于蝶骨的翼内板，内接犁骨，下接腭骨。按闭锁的部位又可分为前缘闭锁和后缘闭锁两种，即在正常鼻后孔缘之前或其后处。

**临床表现** 新生儿只会用鼻呼吸。若为先天性双侧鼻后孔闭锁的患儿，出生后即有严重的呼吸困难和发绀，憋气促使患儿张口啼哭，空气得由口腔进入呼吸道，从而缓解症状。但呼吸转平稳后，患儿又企图用鼻呼吸，于是呼吸困难又重新出现，因此呼吸困难常呈周期性发作。若新生儿不会如此周期性呼吸，则有可能窒息死亡。反复出现如上的周期呼吸困难，约 4 周后患儿才逐渐习惯于用口呼吸，但哺乳时仍有呼吸困难，吸奶片刻必须停止吸奶而呼吸片刻，如此交替动作。由于患儿吸奶困难，故常因营养情况差而体重减轻。亦有少数先天性双侧鼻后孔闭锁者，并无明显的呼吸困难和吸奶困难，这是因为这些患儿自然会用口呼吸的缘故。或者他们只是部分闭锁。这些患儿和单侧闭锁者相似，仅在儿童期或成年以后发现鼻阻塞，常用口呼吸，说话带鼻音，睡眠时有鼾声，且嗅觉减退和咽部干燥、鼻腔鼻涕较多但不易擤出，鼻前庭皮肤充血糜烂、脱皮结痂等，咀嚼时耳内可有压迫感。许多先天性单侧鼻后孔闭锁常无症状。偶尔可于哺乳时引起气急，患儿喜于头偏向患侧时吸奶，如偏向健侧吸奶可因健侧鼻黏膜血管充盈而加重呼吸困难。患儿长大后，发现其单侧鼻孔不能通气，

嗅觉消失，鼻内积有黏脓涕。有的先天性单侧鼻后孔闭锁患者，因习惯于单侧鼻腔呼吸，而拒绝手术治疗。

**诊断** 凡新生儿有周期性呼吸困难，啼哭时呼吸困难症状消失，并有吸奶困难表现，则应考虑有先天性鼻后孔闭锁的可能性，用体格检查、影像学、鼻咽镜等方法可以进一步明确诊断。

**治疗** ①急救治疗：先天性双侧鼻后孔闭锁的患儿，出生后即有较严重的呼吸困难，需要紧急抢救。解除呼吸困难最迅速最有效的方法，是帮助建立口腔呼吸。临时的方法可以用手指或压舌板将舌压下，使软腭与舌体离开，即可解除呼吸困难。也可用橡皮奶头将顶端剪开，插入婴儿口腔内，并将其固定于颊部，亦可解除呼吸困难。比较正确的急救方法是插入麻醉用的咽喉导管或小号的麻醉插管插入口腔或气管内，待婴儿建立口腔呼吸后，立即拔出。但无论用何种措施解决呼吸困难均是暂时性的，此类患儿在治疗期间均应有专人护理，以防窒息。②手术治疗：先天性鼻后孔闭锁的治疗最主要的还是手术。手术治疗的时间主张尽早为好，一般在患儿 1~2 岁时施行。如果经口呼吸建立较好，再推迟一些时间手术较为有利。单侧性先天性鼻后孔闭锁也可于成人以后施行手术。手术治疗的途径可分为经鼻腔、经硬腭、经鼻中隔和经上颌窦四种途径，一般采用前两种途径，后两种途径可能影响患儿的鼻中隔和上颌窦发育，故较少采用。

（李青峰）

jiǔzhābí

**酒渣鼻**（rosacea） 发生于鼻、额、颊部以红斑、毛细血管扩张、

丘疹、脓疱为主要特征的慢性炎症性皮肤病。又称酒糟鼻、玫瑰痤疮、红鼻综合征。其晚期阶段称肥厚型酒渣鼻。是一种发生于面部中央的慢性皮肤性疾病。早期表现为在颜面中部因小血管扩张而发生弥漫性暗红色斑片，伴发丘疹、脓疱和皮疹，如未进行特殊治疗，进一步可发展成肥大性酒渣鼻，晚期甚至出现鼻赘。该病常并发脂溢性皮炎。毛囊虫（即螨虫）感染是发病的重要因素，但不是唯一的因素。其他诱因如嗜酒、辛辣等刺激性食物、高温及寒冷刺激、紫外线照射、消化、内分泌障等也可促发该病。而一些因过量饮酒而引起的面部红血丝，最常见的部位是鼻部，但并不是通常所说的酒渣鼻，如红铜鼻和朗姆酒鼻，都是因为长期嗜酒而引起。酒渣鼻的病因不明，但是可能与皮肤上或敏感患者小血管的螨虫感染有关，所以又称酒渣鼻为螨虫性皮炎。其病因可能是在皮脂溢出的基础上，由于某些因素的作用，如颜面血管舒缩神经失调、毛细血管长期扩张、消化道功能障碍、内分泌功能失调、精神因素、病灶感染、嗜酒、辛辣食物的刺激等引起局部生理及病理变化。寄生在毛囊皮脂腺内的蠕形螨（即毛囊虫）的刺激，其代谢产物及排泄物引起的炎症也是酒渣鼻的重要发病因素。

**临床表现** 酒渣鼻从开始到停止发展会经过较长时间，病情也是时轻时重，按其发展过程分为三期：即红斑期、丘疹脓疱期、鼻赘期。①红斑期：初起为暂时性红斑，这是刚刚发病的时候，以皮肤发红为主要特点。在脸的中部，特别是鼻子、两颊、眉间出现红斑，两侧对称，红斑一开

始只是偶尔出现，而在一些诱因下，如进食辛辣食物或喝热饮料、紫外线照射或外界环境温度升高、感情冲动时，面部发红充血，红斑更为明显，自己觉得发烫。之后反复发作，日久红斑持续不退，鼻尖、鼻翼及面颊等处可看到扩张的毛细血管，像树枝一样，同时面中部持久性发红，看上去也是油光光的，毛孔粗大。②丘疹脓疱期：在红斑基础上，鼻子、面颊部、颏部可出现一些丘疹或脓疱，甚至结节，会误以为是青春痘。鼻部、面颊处的毛囊口更加扩大，脓疱也是此起彼伏，数年不愈，少数患者还可并发结膜炎、睑缘炎等，中年女性患者皮疹常在经前加重。③鼻赘期：如未经特殊处理及治疗，病情可能进一步发展。但只有少数患者才会发展到这一期，几乎都会发生在男性。患者鼻尖部的皮脂腺和结缔组织增殖，棘层细胞轻度增厚，真皮胶原纤维增生，皮脂腺大小及数目均增加，形成紫红色结节状或肿瘤状突起，鼻尖部肥大，鼻子表面凹凸不平，毛细血管扩张显著，毛囊口扩张并充满角蛋白物质。从红斑发展至鼻赘期差不多需要数十年。

**诊断**　多发生于中年人，女性较多；好发颜面中部，以鼻、两颊、眉间、下颏部多见，分布对称；损害按进展情况可分三期，各期之间并无明显界限。①红斑期：主要为暂时性面部潮红，毛细血管扩张。红斑初期为暂时性，继而持久不退。②丘疹脓疱期：在红斑的基础上成批出现痤疮样丘疹、脓疱，但无粉刺形成。表面油腻发亮，持续存在伴有瘙痒、灼热和疼痛感，甚至发生溃疡。毛细血管扩张更为明显。肉眼可见明显树枝状的毛细血管分支。

③鼻赘期：鼻端部形成紫红色结节呈膨大肿瘤状，皮肤表面出现大小不等的结节和凹凸不平的增生，鼻子肥大不适，毛细血管扩张显著，毛囊口明显扩大，可挤压出白色黏稠皮脂分泌物。

**鉴别诊断**　①痤疮：主要见于青春期，皮损除侵犯面部以外，胸部、背部也常受侵犯，有典型的黑头粉刺，鼻部常不受侵犯。②颜面湿疹：皮损为多形性，剧烈瘙痒，无毛细血管和毛囊口扩张现象，颜面以外的部位也常有湿疹损害。③盘状红斑狼疮：为境界清楚的桃红或鲜红色斑，中央凹陷萎缩，有毛囊角栓，表面常覆有黏着性钉板样鳞屑，皮损常呈蝴蝶状分布。④脂溢性皮炎：青春期男女有的皮脂分泌旺盛，眼部尤为明显，毛囊口常扩大，易挤出白色线状皮脂。在进食热饮或冷风刺激后，鼻端部常出现充血性红斑，但为暂时性。无毛细血管扩张及丘疹、脓疱等。⑤口周皮炎：多发于青年或中年妇女，于口的周围皮肤包括鼻唇沟、颊、颏等处反复发生淡红色小丘疹、丘疱疹、脓疱等，但口唇周围有一狭窄皮肤带不受侵犯。也有学者认为口周皮炎是不典型的酒渣鼻。

**治疗**　酒渣鼻无法治愈，但可以通过局部或全身性治疗来控制或减轻症状。一般疗法包括：饮食宜清淡，多吃水果蔬菜，禁食刺激性食物及饮料，矫正便秘。如果有螨虫的感染，可以选择使用一些杀螨药物治疗。预防酒渣鼻的发生，要尽量避免易感因素。如避免其他诱发因素，如过热、辛辣食物、饮酒、咖啡等；环境因素如日光暴晒和情绪激动等。皮肤护理的相关产品，如肥皂、洁面产品，或者含酒精类的液体

都可以刺激皮肤引起血管的扩张，增加皮肤的易感性。同时，滥用化妆品也会增加酒渣鼻患者的粉刺发生率。一旦出现毛细血管扩张（鼻子上的红血丝），需要立即治疗。

（李青峰）

tuófēngbí

**驼峰鼻**（hump nose）　多由先天性鼻骨、鼻中隔软骨、鼻侧软骨发育过度，鼻翼软骨发育异常所引起的鼻部畸形。也可因外伤后鼻骨畸形愈合或后期骨痂增生而造成。除外伤后可引起一侧鼻孔的通气不畅外，一般情况下，无功能影响。

**临床表现**　轻度驼峰鼻仅表现为鼻梁部的棘状突起，主要位于鼻骨与侧鼻软骨的交界处。重度者表现为鼻梁部宽大，有成角突起，常伴有鼻尖过长并向下弯曲，形似鹰钩状，并往往伴有上颌骨轻度凹陷的中面部塌陷畸形。

**诊断**　根据病史和体格检查可以明确诊断，如果能够拍摄 CT 更加可以排除鼻内疾病的可能性。

**治疗**　对于仅表现为鼻梁棘状突起的轻度驼峰鼻，可通过截除过高隆起的鼻骨、鼻中隔软骨、侧鼻软骨即可矫正。或在截骨同时行假体隆鼻术。也可直接植入假体，通过增加驼峰部两侧的鼻背高度来获得较好的鼻外形。对于重度的驼峰鼻，除了截除过高隆起的鼻骨、鼻中隔软骨、侧鼻软骨外，还应截断鼻骨、侧鼻软骨的基部，使之互相靠拢，以达到缩窄鼻背，恢复鼻梁正常的平直状态。若伴有鼻尖过长，鼻尖下垂时，还需缩短鼻中隔前端，修平鼻翼软骨内侧脚等处理。①手术切口：多采用鼻外切口（图 1），暴露充分，操作方便是其优点，但在鼻小柱会留有瘢痕。

鼻内切口因暴露较差而较少采用。②分离暴露步骤：在鼻翼软骨、侧鼻软骨和中隔软骨表面，与其表面的皮肤、皮下组织分离，然后用骨膜剥离器在鼻骨与骨膜之间分离。③分离范围：上端至鼻根部，两侧至上颌骨额突。然后可以截除驼峰：用骨凿将术前标记的突起的鼻骨、侧鼻软骨截除，然后用骨锉将截面锉平（图2）。如果鼻背过宽（通常大于8mm），需要进行高位鼻骨截骨以缩窄鼻背，然后用鼻外夹板固定1周（图3）。鼻下部整复也很重要。如果同时伴有鼻过长，可解剖出鼻侧软骨下端，并适当地切除一部分。若有鼻尖下垂，可将鼻中隔软骨前端切除一部分，然后用缝线将鼻小柱与鼻中隔缝合。如有鼻翼宽大，可切除鼻翼软骨的上缘和外侧缘。若有鼻尖过低，可用截除下来的软骨充填。

并发症及处理：①出血：术后出血，常因术中操作粗暴，或患者凝血功能异常而术前未及时发现所致。可外部适当、可靠加

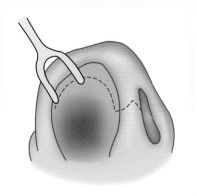

图1　鼻外切口

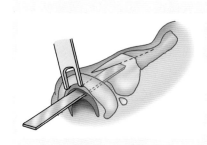

图2　截除驼峰

压，并运用止血药物。②血肿：多发生于鼻部周围。常因术后加压不可靠引起。量少的血肿可任

其自然吸收。血肿较大，需排出血肿并妥善加压外固定。③感染：较少发生，可能术前鼻部存在感染灶，或术中无菌操作不严所致。如发生，除鼻腔引流外，需应用大剂量抗生素。④继发畸形：较常见的是鼻梁基底部呈阶梯样畸形。为截骨时位置过高所致。可二期手术修整。当驼峰部骨和软骨祛除过多时，术后可呈鞍鼻畸形，此也需二期行隆鼻术。

（李青峰）

ānbí

**鞍鼻**（saddle nose）　以鼻梁的骨性和软骨性部分向内凹陷，形如马鞍，鼻尖上翘，鼻孔朝前为表现的鼻部畸形。是最常见的病态的鼻部畸形，多见于东方人。其病因可由先天性、家族性及后天获得，也可因梅毒感染、外伤或医源性引起。在西方国家，医源性鞍鼻较为常见，其中大多是由于广泛的中隔切除手术造成中隔软骨支架塌陷而产生鞍鼻畸形。国内较多见的是先天性鞍鼻。

**临床表现**　鞍鼻根据程度可

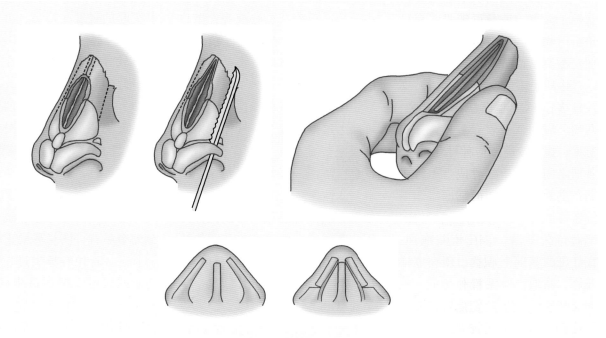

图3　缩窄鼻背

以分为单纯性鞍鼻及复杂性鞍鼻两种。单纯性鞍鼻仅表现为鼻梁平坦或凹陷、鼻尖支撑尚可或鼻尖表现为圆钝低平，鼻腔多无生理功能障碍，美容整形的目的只需填高鼻梁或抬高鼻尖，即可获得良好的外形。复杂性鞍鼻除鼻梁塌陷明显外，往往伴有鼻中隔穿孔、上颌骨发育不良、鼻腔功能障碍、鼻根、鼻背宽阔、内眦赘皮、鼻尖低平、鼻小柱短小、圆鼻孔等症状。此类畸形用简单的隆鼻手术，非但不能奏效，有时因皮肤过紧，反而会导致假体穿出、排异等，在这类患者可以采用髂骨、颅骨、跖骨及肋软骨进行移植，其中肋软骨是首选的填充材料。这与单纯性鞍鼻的治疗有所不同，故应区别单纯性鞍鼻和复杂性鞍鼻。

**诊断** 由于正常人的鼻梁可分为高、中、低鼻梁，后者表现为从鼻根部至鼻尖，整个鼻梁都较低平，是先天发育不良所致。国内隆鼻的对象中除鞍鼻外，还有相当部分的低鼻梁和中鼻梁者，通过隆鼻都能改善其容貌，增加美感。鞍鼻与低鼻梁者是隆鼻的绝对适应证。而中鼻梁者则是隆鼻的相对适应证，这一点在临床治疗中应予以重视，予以区分。

**治疗** 在治疗鞍鼻患者前，首先需要明确两点：一是鞍鼻的严重程度；二是用何种材料充填。从理论上讲，自体骨或自体软骨是首选。然而多年的临床经验已证实医用硅橡胶具有性能稳定、刺激性小、质地适中、便于塑形、能长期保存在组织内、不会变形等特点，以及手术操作方便，患者痛苦少，术后并发症容易处理等优点，是目前比较理想的充填材料。

**单纯性鞍鼻的治疗** 对鼻尖支撑良好的鞍鼻畸形，国内多采用医用硅橡胶。而聚四氟乙烯（PTFE）充填具有易塑形、充填后与周围组织愈合、外观形态自然等优点，亦是一种良好的充填材料。手术切口设计一般有鼻内切口和鼻外切口两类，各有特点：鼻内切口比较隐蔽，无明显瘢痕，术中出血少，但是手术操作难度大。鼻外切口手术操作方便，假体置放位置比较准确，但是术中出血稍多，术后鼻小柱部位有瘢痕，当然远期瘢痕不明显。假体植入前需要定位：画出眉间至鼻尖的纵轴线，眉头与内眦连线中点的水平线，两线相交处即为植入体的上缘，植入体的宽度应根据患者鼻的长宽度以及脸型而定（图）。

分离过程先经切口用细长剪刀沿鼻背软骨表面潜行分离，用骨膜剥离器将鼻背骨膜分离，以保证植入体位于鼻背筋膜的深层。分离范围上达鼻根部，下至鼻尖，两侧根据植入体宽度而定，应稍大于植入体宽度，以植入后软组织无过大张力为度。若植入L形假体，则需将鼻翼软骨内侧角后方分离直至前鼻棘，分理完毕即可植入。术后固定可以用石膏做模型外支架，也可以用铝合金笔夹外固定3~4天，有利于肿胀的早期消退和假体植入腔的稳定。对于单纯性鞍鼻手术过程无明显出血患者术后可不用任何固定。

**复杂性鞍鼻的治疗** 对那些伴有鼻尖圆钝低平的复杂性鞍鼻患者来说，如果用L形硅橡胶充填，鼻部皮肤软组织张力会非常大，而医用硅橡胶在有张力存在的情况下，易出现皮肤穿孔、破溃等并发症，因此宜选用自体软骨或自体骨移植。术前应对鞍鼻的严重程度有充分的估计，尤其应仔细检查鼻腔衬里黏膜是否有缺少甚至缺如。对鼻腔衬里黏膜缺少或紧张的病例，手术采用梨状窝植骨及鼻背植骨。采用鼻尖飞鸟形切口，取肋软骨一块备用。鼻尖鸟形切口沿鼻翼软骨、鼻中隔软骨条分离显露鼻骨和上颌骨额突。在鼻骨边缘上1~1.5cm处弧形切开鼻骨膜，并向下掀起以延长鼻衬里黏膜，待鼻衬里和鼻内层软组织位置下降，达到设计的位置。将塑成L形的软骨植入，

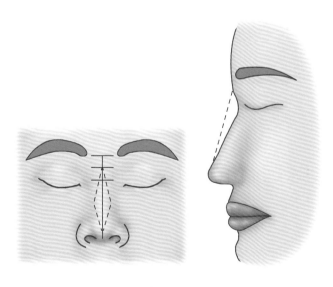

图 鞍鼻整形术前设计

上端固定于鼻骨，下端固定于鼻前棘。鼻尖切口皮肤复位缝合。对于鞍鼻合并面中 1/3 发育不良者，可行犁状孔、上齿槽植骨术，以改善面型。手术采用口内唇龈沟切口，在骨膜下沿梨状孔两侧向上剥离，使犁状孔周围形成可容纳移植体的骨膜下间隙，在剥离时要保证鼻黏膜的完整性。将移植骨修成与犁状孔孔缘弧度相一致的形态，其厚度一般约为 1cm，在犁状孔两侧及上齿槽突凹面做镶嵌式植骨垫高，移植骨与犁状孔缘用钢丝结扎固定。

鞍鼻术后并发症：用硅胶等假体填充的最常见并发症是假体活动、移位、外露以及假体形态不良等，采用肋软骨隆鼻，由于软骨可能发生弯曲导致术后远期鼻梁变形，采用骨移植的并发症主要是移植骨移位和由于自体骨吸收引起的体积缩小。

(李青峰)

**bíjiān féidà**

## 鼻尖肥大 （nasorostral hypertrophy）

求美者自我感觉鼻尖软组织堆积增大，尚无客观明确的诊断标准。

**临床表现** 主要为鼻尖圆钝肥厚，相对高度不够，鼻翼沟不明显，鼻翼外侧缘超过内眦角向下的垂线。常同时伴有低鼻、鼻翼肥大及鼻孔宽大等其他畸形。形成原因分为软骨性和软组织性：软骨支架肥大，两侧大翼软骨距离较远，下外侧软骨穹隆过宽和角度过大；皮肤厚，皮下脂肪和筋膜组织肥大。患者除鼻翼软骨肥厚、穹隆过度分离外，还有鼻尖皮肤质韧而弹性差，富含皮脂腺，皮下组织尤其是皮下脂肪层和纤维肌层较厚的特点。只有对软骨和软组织同时进行整复，才能获得满意效果。

**治疗** ①术前检查：术前将拇食指放于鼻尖上并轻轻施压，可感觉鼻翼软骨的宽度、厚度及硬度；触压感觉鼻尖软组织三角区皮肤及软组织的厚度及鼻翼软骨顶角间有无分离及分离程度。一般鼻尖皮肤越厚，软骨相对较薄，鼻尖塑形越困难，鼻翼软骨顶角间有分离者鼻尖可表现为方形或者球形。②切口选择：开放式切口和闭合切口各有优缺点。经典的开放式鼻尖整形采用蝶形切口，即位于鼻翼缘外面、鼻尖及鼻小柱表面的切口。其优点主要是术区解剖部位暴露充分，操作方便、直观，可以正确地进行移植物的插入和固定，易于调整，缺点是鼻小柱皮瓣坏死风险和瘢痕，这种缺点东方人表现更明显。闭合式切口常用的鼻孔内缘切口，优点是切口隐蔽，术后瘢痕不明显，缺点是手术在盲视下操作，解剖部位显露不清晰，手术操作难度大。医师可以根据自己的手术操作及与患者沟通后合理选择。③手术方法：a. 软骨的处理：分离暴露出鼻翼软骨内外侧角，并离断穹隆间韧带、鼻翼软骨与侧鼻软骨的附着，将鼻翼软骨双侧穹隆和内侧角向中央拉拢并褥式缝合 1~2 针，缩小双侧穹隆夹角及间距的同时提升软骨向前方的突度。对于鼻翼软骨外侧角的切除与否，国内外学者存在不同的见解，有学者认为应对鼻尖的支架系统优先塑形，包括鼻翼软骨外侧角的适当修整去除，也有学者认为会破坏鼻尖的结构，造成鼻翼坍塌。b. 软组织的处理：将鼻翼沟及其内侧多余的皮下脂肪适当去除，注意鼻翼沟皮肤不可修剪得过薄，鼻尖中心部位皮下软组织不可损伤，以免影响血供。c. 如伴有低鼻其他畸形等可同时

行硅胶假体置入，在不减少容积表面积的前提下，将球状的外形变成有规则的外形，同时可以减少容积的空间，避免鼻尖内形成死腔。④并发症：a. 皮肤坏死：鼻尖皮下组织切除过多，皮下血管网破坏会影响鼻尖血供，导致鼻尖皮肤坏死。b. 淤血：手术过程中若碰到细小的毛细血管，就会出现皮下淤血，也就是淤青，通常情况下淤青会在 1~2 周慢慢消失。c. 感染：一旦发生感染，要及时到医院复诊以尽快处理。d. 瘢痕：手术切口会遗留瘢痕，尤其是开发性切口，缝合不当或者切除组织过多也会加重瘢痕。e. 形态不佳：组织切除过多或者软骨组织处理不当都有可能影响外观。

(王晓军)

**bíjīdǐ kuāndà**

## 鼻基底宽大 （nasal basement leniency）

鼻基底的宽度超过双侧眉头及内眦角宽度的鼻部畸形。鼻基底的宽度应该等于双侧眉头及内眦角的连线宽度，这三个点应该在同一条直线上。

**临床表现** 表现为鼻基低平宽，鼻翼宽，鼻孔肥大，面中部欠立体感。从而影响了面部的整体外观。

**治疗** 主要通过鼻基底缩窄术予以改善。鼻基底缩窄术是通过手术方法来改善鼻基底过宽过大、重新为鼻子塑形的一项较为常见的外科美容手术。鼻基底缩窄术能够从整体上缩小鼻子大小，同时还可以令鼻子更加的挺翘，从而起到了隆鼻的效果。常见的几种手术方法：①鼻孔基底缩小：对需求较小的鼻翼缩小术患者，从鼻孔基底楔形切除皮肤和软组织可通过减小鼻孔基底的内径，矫正轻微的鼻翼扁平。虽然鼻翼

的外突曲线改变了，但鼻-面的连接部位并没改变，瘢痕成功地藏在鼻孔基底。一般来说，鼻孔形状是选择手术的关键。该方法可以有效地改善轻度鼻翼扁平畸形，不会改变鼻翼外侧缘的直径。这是对鼻孔基底宽的鼻基底过宽整形。②经鼻孔缘与基底行鼻翼切除：自鼻孔基底经鼻孔缘切入鼻翼一面连接处，可行较大的鼻翼缩小术，可同时矫正鼻翼外侧弯度较大的畸形。注意切口未达鼻翼外侧皮肤，但瘢痕会外露。③鼻翼楔形切除：如果鼻翼大而肥厚，可在鼻翼-面联合处行楔形切除，可整体矫正鼻翼解剖上的臃肿，同时，鼻翼也会向内侧轻度旋转。当行全层组织楔形切除时，可缩小鼻翼的长度，后者适用于矫正鼻尖过突的患者。④鼻翼瓣法：这种鼻基底过宽整形适用于微小的鼻翼缩小和鼻翼-面部联合部向内侧轻度移位的患者。鼻翼的外侧卷曲可掩盖术后的瘢痕。⑤鼻翼滑行瓣：在鼻翼-鼻面连接处行不同程度的鼻翼楔形切除的同时，向上回切可使鼻翼向内侧滑进，能够达到缩小鼻子宽度的目的。如果想获得最大的鼻翼缩小效果，并能产生内侧旋转的作用。可以通过鼻翼切除的角度调整以及鼻翼内、内外侧面组织的切除量来实现。

(王晓军)

*bíyì kuāndà*

## 鼻翼宽大 （alar leniency）

从鼻整体看，鼻翼组织过多。如果鼻背低而鼻翼稍微宽时只以隆鼻术就可以达到鼻翼缩小的自然效果。但是鼻翼很宽的人，则需行鼻翼缩小术才能使整个鼻子形态协调。正常情况下，鼻孔最外侧不超过内眦的垂直线，否则就是鼻翼肥大。如果鼻翼过宽是因为

鼻翼皮肤及皮下组织多余所致，则应切除鼻翼下边皮肤和皮下组织后缝合切口缩小鼻翼，可使鼻孔显得修长。所以需不需要缩小鼻翼必须根据具体鼻翼形态做出判断。鼻翼宽大表现及矫正方法如下：①鼻翼宽大合并鼻孔宽大，可施行鼻翼基底部分切除、鼻孔缩小术。设计切口位于鼻翼基底及鼻翼沟下部，局麻下适当切除部分鼻翼基底全层组织，然后内旋推进，缩小鼻孔，分层间断缝合。②鼻翼缘宽大：可部分切除鼻翼之游离缘。③鼻孔不大、鼻翼过厚或鼻翼沟上部过于丰满者：可沿鼻翼软骨外侧脚的前缘做鼻孔缘皮肤切口，将皮肤与其下面的鼻翼软骨潜行剥离，剪除软骨表面的臃肿软组织，再将鼻翼软骨的上部、外部适当切除部分，然后于鼻孔内、鼻翼基底的内侧面切除适当的前庭皮肤和鼻黏膜，并将多余的脂肪组织剪除最后再将鼻孔边缘的切口和鼻翼基部内侧面的切口缝合。行鼻翼整形手术时，要注意双侧切除组织量及缝合的对称性。④鼻翼不太宽时可选择鼻尖软骨移植术，鼻尖抬高后，鼻翼就会缩小。所以，需不需要做缩小鼻翼手术最好在行挺立鼻尖的手术后再评价判断。⑤鼻翼宽是由于鼻翼皮肤软组织过多时，应切除鼻翼下边皮肤及软组织后缝合切口缩小鼻翼，切口留在鼻翼和颊的界线，瘢痕不明显。鼻翼宽大合并鼻孔宽大者，可谨慎地施行鼻翼基底部分切除。

(王晓军)

*bíyìgōu chéngxíngshù*

## 鼻翼沟成形术 （alar sulcus plasty）

鼻翼沟鼻背和鼻翼交界处。正常情况下，该处有一个明显的塌陷凹槽。目前鼻翼沟成形有如下几种方法。①手术切开法：

采用鼻孔缘蝶形切口，将鼻小柱、鼻尖及鼻翼上方皮肤分离掀起，分离到鼻翼沟处，去除鼻翼沟部位的部分软组织，沿鼻翼沟以褥式缝合，垫以小块凡士林纱布结扎加压固定成形。此方法有如下不足：a. 切口瘢痕。b. 所塑造的鼻翼沟与正常形态存在差距。②埋没导引法：以亚甲蓝画出全程鼻翼沟线，在该线上部取3个等距离的点为埋线点，以尖刀片在埋线点上切开表皮，切口长度约1mm。以大三角弯针带尼龙编织线，从一侧埋线点进针，到达鼻翼软骨后垂直穿透之；穿过后即斜向下走行，从对侧鼻翼沟相对应的点穿出。然后，按原路线走向返回，即自出针点旁同一表皮切口内进针，收紧缝线至鼻翼沟明显加深，打结固定，并将线结稳妥埋入切口表皮下。表皮切口不需缝合。重复上述过程，共完成3处埋线。③鼻孔的内侧行U形切口法：在鼻孔内黏膜做切口进行分离，依次分离鼻翼内超过1/2区域与穹隆部和外侧脚，将外侧脚适当去除后缝合两侧鼻翼穹隆处软骨，如果鼻翼严重肥厚可切除皮下脂肪组织，保证鼻翼沟部位的薄厚程度适当，用缝合线在鼻部构建的腔隙内行缝合真皮深层处，再将两侧的缝合线拉紧，适当调整缝合的松紧程度，使鼻翼沟明显突出。④隆鼻假体植入联合埋没导引法：仰卧位，术区常规消毒铺巾，以2%利多卡因进行局部麻醉。待麻醉生效后，沿双侧鼻翼内缘鼻小柱蝶形切口切开，以眼科组织剪在鼻背筋膜下锐性分离鼻翼软骨和皮肤之间的纤维连接，分离范围为两侧鼻尖穹隆及鼻翼软骨外侧脚之间区域，外缘不超过鼻翼沟及术前设计埋没缝线的进、出针点。无需

去除鼻部组织，鼻背沿骨膜外正中分离置入假体隧道，用锐性拉钩提拉鼻小柱鼻尖皮瓣，直视下电凝止血。用 4-0 可吸收缝线穿过两侧鼻翼术前标记点进、出针，成"<"形将缝线埋没在双侧鼻翼软骨的外侧脚末端，从切口拉出缝线的两端并收紧，此时可见鼻翼沟立刻显现出来。确认外形满意后，暂时先不打结缝线，根据鼻部形态情况置入合适的 L 形鼻假体，确认鼻背外形满意后，收紧鼻尖部缝线并打结。以 6-0 尼龙缝线缝合切口，无菌敷料包扎切口。术后注意局部切口清洁，预防性应用抗生素 3 天，术后 7 天拆线。

(王晓军)

## 鼻孔宽大 (nostril leniency)

鼻整体低平致左右鼻孔呈现椭圆形横置的鼻孔畸形。东方女性的鼻部因种族的因素，有相当一部分人的较低平，致使面部显得平淡，没有立体感。而在中国南方，鼻部低平同时伴有鼻孔宽大、鼻翼下垂的患者较多。

**临床表现和诊断** 一般认为理想的鼻子长度约为额面长度的 1/3，宽度为鼻长的 70%。鼻孔呈卵圆形或梨形，直径不超过鼻翼内侧脚。

**治疗** 鼻孔宽大畸形的矫治多以切除鼻孔底部的组织，包括鼻孔底的前庭皮肤，以缩小鼻孔，改善外形。单纯鼻孔宽大者，可在鼻孔底部切除一小块适当大小的菱形皮肤然后缝合。鼻孔宽大合并鼻翼宽大者，可谨慎地施行鼻翼基底部分切除、鼻孔缩小术。设计的切口位于鼻翼基底及鼻翼沟下部，局部麻醉下适当切除部分鼻翼基底全层组织，然后内旋推进，缩小鼻孔，分层间断缝

合。术后可见瘢痕长度一般不超过 1cm。

(王晓军)

## 鼻背宽大 (nasal dorsum leniency)

鼻骨和上颌骨额突先天性发育异常所表现的鼻背宽大畸形。东方人群中较为多见。易使整个面部轮廓欠缺，使面部比例关系出现不协调。国人鼻背基底宽度在 24~40mm，存在较大的差异性。

**临床表现和诊断** 理想的骨性鼻宽度近似于 80% 鼻翼宽度。鼻翼宽度等于内眦间距宽度。如果骨性鼻宽度大于 80% 内眦间距宽度即为手术适应证。

**治疗** 鼻背骨性宽是外鼻宽大畸形的主要基础，做上颌骨鼻突截骨术可以取得外鼻挺拔秀美的效果。①旁中线截骨术：目的是将两侧的鼻骨与鼻中隔分离。旁中线截骨术通常有两种手术方法，鼻内经黏膜或从上端进入。在没做鼻中隔手术时，即在鼻中隔正常或打开鼻中隔比较危险时，旁中线截骨术通过鼻前庭顶部黏膜从鼻内入路进行。另一种方法是经软骨间切口，从上方分离鼻骨。两种方法都沿鼻锥内黏骨膜下切口进行。②侧鼻截骨术：目的是将鼻锥侧壁与上颌骨鼻突分离。截骨术在鼻基底线上的水平根据手术目标决定，侧鼻截骨术常在双侧进行。最常用的方法有鼻内入路法和口内入路法。鼻内入路法，于两侧鼻前庭外侧壁皱襞部位做长约 1cm 的鼻内切口，用钝头组织剪经切口向外侧梨状孔骨性边缘做分离，抵骨缘后剪开骨膜，插入并顺骨表面向内眦韧带偏内方向分离鼻颌沟部的骨膜，直达内眦韧带水平高度。按术前标记的截骨线，经鼻内切口

送入骨凿做截骨。口内入路法，做上齿龈沟前庭黏膜内切口，切口对着尖牙，全层切开 1cm 后，以骨膜剥离子于骨膜下剥离，显露上颌骨、鼻骨。沿面部标记线经口内切口以骨凿于上颌骨额突做截骨。

(王晓军)

## 鼻尖低平 (saddle nasal tip)

鼻翼软骨穹隆过宽、穹隆分离、夹角过大或双侧的鼻部畸形。鼻尖低平是临床上较为常见的鼻尖畸形，鼻软骨支架异常、唇腭裂修复术后均可导致鼻尖低平畸形。

**病因** 鼻尖圆钝低平的主要原因是鼻翼软骨穹隆部低平，穹隆软骨发育不良，软骨量不足。

**临床表现和诊断** 理想美观的鼻尖高度应是鼻长度的 1/2，而黄色人种及黑色人种的鼻尖高度往往达不到鼻长度的 1/2，表现为圆钝、低平。是临床上较常见的鞍鼻患者所伴随的临床表现。

**治疗** 低平鼻尖的矫正目的在于形成一个适当高度的三角形、顶端略显圆滑、外侧壁直或稍凹的鼻尖。手术方法有多种，最常采用的是硅胶假体植入和自体软骨植入。单纯假体隆鼻的方法可同时抬高鼻背及鼻尖解决鼻尖低平和鞍鼻畸形，尽管疗效确切，但有一些常见的并发症，如鼻小柱增粗、鼻尖因假体向前突致鼻尖发红发亮、鼻尖部假体穿出等弊端。软骨穹隆部低平可以在双侧鼻翼软骨充分游离后向内侧收拢、提升鼻翼软骨穹隆部，使穹隆夹角减小，宽平纠正，鼻头圆钝肥大能有所改善，但鼻尖软骨量不足的情况未能有效改善，鼻尖低平仍得不到有效纠正，必须在鼻尖部移植组织提供支撑和充填作用给予针对性的治疗——增

加鼻尖软骨量。耳软骨或鼻中隔软骨是鼻尖移植的首选材料。两者均为自体组织，移植后无排异反应，软骨易成活且吸收极少，不易移位。有弹性且容易雕刻成形，在鼻尖整形术中均能提供充足的移植材料。现多在鼻尖做蝶形切口，将鼻翼软骨分离，在鼻翼软骨外侧脚下、中 1/3 交界处切断，以延长鼻翼软骨内侧脚的长度，并将内侧脚缝合形成鼻尖支架。应用自体的鼻中隔软骨或组织代用品植入鼻尖，以纠正鼻尖低平圆钝畸形。

（王晓军）

## duǎnbí

## 短鼻（short nose）　鼻长度较正常短，小于颏点至鼻基底距离的鼻部畸形。

**病因**　短鼻多发于东方人，其病因主要分为原发性和继发性两种。原发性短鼻多是由于先天的因素或后天鼻骨及鼻软骨发育不良所致；继发性短鼻通常由鼻部外伤后瘢痕组织挛缩或鼻部感染所致。

**临床表现**　轻度短鼻仅表现为鼻长度过短，鼻尖轻微上扬，重度短鼻时鼻尖与鼻唇沟角度大于 110°，鼻尖翘起，鼻孔外露，有时重度短鼻可以伴有鞍鼻畸形。

**治疗**　多采用手术治疗。

**手术适应证**　患者年龄大于 18 岁，对鼻外观不满意，有强烈改善鼻外观要求。

**手术禁忌证**　①正在发育阶段，年龄未满 18 周岁。②鼻部皮肤溃破、炎症等其他术后高感染风险因素。③过敏体质者。④患者有其他系统性疾病不能耐受手术，或术后高并发症风险。

**手术方式**　①鼻中隔软骨前移：此种方法适用于轻度短鼻。于鼻前庭中隔软骨下缘做纵行皮肤切口，切口贯通至对侧鼻前庭，分离中隔黏软骨膜，切取中隔上缘宽 3~4mm 软骨片一条，切开鼻两侧软骨于中隔软骨相连处，使其下移，将之前切取的中隔软骨片植入中隔软骨下端，褥式缝合固定，关闭切口。②鼻中隔复合瓣转移：此种方法适用于鼻尖上翘的短鼻。设计一复合皮瓣，其蒂部位于鼻前庭上方，将皮瓣向上转移即可增加鼻尖长度，改善鼻尖上翘。③唇颊沟黏膜瓣转移：此种方法适用于鼻内软组织张力较大的短鼻。设计两个唇颊沟黏膜瓣，其蒂位于中部，打通一鼻内软组织隧道，将唇颊沟黏膜瓣经隧道上移以增加鼻中隔软组织容量。④L 形自体软骨移植伴黏膜松弛：此种方法适用于重度短鼻。取患者 L 形自体肋软骨或髂骨备用。组织剪广泛分离鼻背皮下，上至鼻根处，下至唇龈沟，两侧需分离至眶下。于两侧鼻骨背侧骨膜处做与鼻纵轴垂直切口，松解鼻骨骨膜，同时在鼻骨深面黏骨膜上做垂直切口，松解鼻内软组织。鼻内松弛切口位置应尽量向上后方，以便暴露的创面位于狭窄的三角沟内，不会出现中隔穿孔或瘢痕条索从而影响外形。

**围术期处理**　术前需充分交代手术风险，与患者及家属进行有效沟通，使患者了解手术可能达到的预期效果、可能出现的并发症及相关处理措施并做好协助手术的心理准备。术前不可化妆，必要时需剔除鼻毛和清洁面部。若发现鼻部出现疖、痈等局部感染症状需待炎症消退后再行手术治疗。女性患者应避开月经周期。术后注意保护鼻部，避免挤压碰撞，定期换药，1 周左右即可拆除鼻部缝线。

**出院后的护理**　出院后早期仍需加强鼻部保护，避免挤压碰撞，短鼻手术约 2~4 周消肿，术后约 3 个月恢复自然状态。

（王晓军）

## yīnggōubí

## 鹰钩鼻（aquiline hose）　鼻梁上端呈现凸起状，形似驼峰或结节，鼻尖处向鼻小柱方向形成类似钩状的鼻部畸形。又称结节鼻。鹰钩鼻属于鼻尖畸形的一种，多属于先天性。

**病因**　鹰钩鼻的病因分为先天性和后天性，其中先天性最为多见，主要是由于鼻翼软骨圆顶穹隆向下过度生长或内侧脚过长，鼻中隔软骨过长，鼻中隔降肌肥大造成，通常东方人的鹰钩鼻多以圆顶穹隆过长多见，而内侧脚过长少见，也有学者提出可能是由于鼻骨发育过度所致。后天性鹰钩鼻多是由于外伤形成，如鼻骨外伤后错位愈合或后期骨痂过度增生。

**临床表现**　轻度鹰钩鼻主要表现为鼻梁部棘状突起，重度鹰钩鼻则伴有鼻梁部宽大，有成角突起，鼻尖过长并形成弯曲，形似 "鹰嘴"，尤以侧面观最为显著。主要特点为鼻翼软骨圆顶穹隆向下过度生长或内侧脚过长，鼻中隔软骨过长，鼻中隔降肌肥大。以上特点伴有先天病史或外伤史即可诊断。

**治疗**　鹰钩鼻的治疗方法首选手术治疗。

**手术适应证**　同短鼻。

**手术禁忌证**　同短鼻。

**手术方式**　①切除过长的鼻翼软骨：此种方法适用于轻度鹰钩鼻鼻尖缩小整形。于鼻孔边缘设计切口，适当分离两侧鼻软骨，切除过长的鼻软骨下端或鼻翼软骨外侧脚上段和外侧。②切除过长的鼻中隔软骨：此种方法适用于矫正鹰钩鼻的隆起畸形。手术于中隔前缘设计纵行切口，切除不同方向过长的中隔软骨以降低隆起部位皮下软骨量。③切断肥大增生的鼻中隔降肌：鼻中隔降肌起于上颌骨的切牙窝，肌纤维向上附着于鼻翼及鼻中隔。于口轮匝肌深层上颌骨切牙窝上方钝性分离鼻中隔降肌并切断以减少肌肉张力。

对于重度鹰钩鼻患者，切除过多软骨后，鼻尖部多余皮肤可进行适当修剪以塑造满意的鼻尖形态。

**围术期处理**　重度鹰钩鼻手术创伤大，恢复时间相对较长，虽然现在的手术方式对于鹰钩鼻的矫正已十分成熟，但是做好术前与患者及家属的沟通仍十分必要。患者方面应做好个人清洁工作，女性避免月经周期期间行手术，术前需剔除鼻毛，保持鼻腔清洁。鼻部有疖、痈等局部感染需推迟手术。手术创伤较大，术后应做好加压包扎工作，必要时可行鼻孔填塞，注意保护鼻部，避免挤压碰撞。鼻部术后1周左右即可拆线。

**出院后的护理**　出院后早期仍需加强鼻部保护，避免挤压碰撞，对于需要固定的鹰钩鼻手术，固定周期约2周，鹰钩鼻手术约需1个月消肿，鼻部外观恢复自然状态需3~6个月。

（王晓军）

guòchángbí

**过长鼻**（over proboscis）　鼻长度较正常长，严重者可引起鼻尖下垂、鹰钩鼻等症状的鼻部畸形。又称长鼻畸形。

**病因**　过长鼻的病因分为先天性和后天性。其中以先天性过长鼻最为多见，主要是由于鼻中隔软骨和侧鼻软骨发育过长，鼻

翼软骨发育不良，前鼻孔长而窄所致，过长鼻若伴有明显鼻尖下垂则易形成鹰钩鼻。后天性过长鼻多与外伤有关，如鼻骨外伤后错位愈合或后期骨痂过度增生，鼻部整形术假体下滑及鼻部赘生物也可形成过长鼻。

**临床表现**　过长鼻一般表现为鼻长度的增加，鼻尖低平，严重者可伴有驼峰和鼻尖下垂，从而形成鹰钩鼻，鼻小柱支撑力不足，鼻孔长而狭窄。

**临床治疗**　过长鼻的治疗方法首选手术治疗。

**手术适应证**　同短鼻。

**手术禁忌证**　同短鼻。

**手术方式**　①测量鼻长度缩短量：鼻长度缩短量需与患者进行术前沟通，结合医师的意见，以明确鼻长度缩短量。②缩短鼻中隔软骨和鼻侧软骨：将鼻中隔软骨和鼻侧软骨下部的连接切断，然后切除鼻中隔软骨和鼻侧软骨下缘的多余软骨部分，再将鼻翼软骨与鼻侧软骨进行拼接缝合，同时与对侧鼻侧软骨进行交叉缝合以加强固定。根据情况也可适当修整鼻翼软骨上缘，去除多余软骨。除此之外，对于矫正后鼻梁形态欠佳者可配合植入自体肋软骨或鼻假体以改善整体鼻外观。重度过长鼻患者去除多余软骨后也可出现皮肤松弛，对于轻度的皮肤松弛可不予以外科处理，待其自行回缩，而对于较严重的皮肤松弛则可进行适当修剪以达到满意的鼻外观。

**围术期处理**　严重过长鼻往往可伴有鹰钩鼻畸形，因此围术期处理与鹰钩鼻类似。术前需与患者交代手术风险，取得患者配合。患者应做好手术的心理准备，在术前3天应做好个人的清洁卫生工作，术前1天剔除鼻毛，保

持鼻腔清洁，术前用肥皂清洁面部以去除污垢和油脂。鼻部有疖、痈等局部感染应推迟手术。女性患者手术应避开生理期。患者疼痛一般发生于术后24小时内，可根据患者情况适当使用镇痛药物。术后定期换药，观察切口愈合情况，长鼻术后会根据需要进行鼻孔填塞，换药时需一并更换。鼻部术后1周左右即可拆线。对于有肋软骨或假体植入的长鼻矫治术后，应避免擤鼻涕，剧烈的擤鼻涕动作易引起出血，更易引起肋软骨或假体的移位，对于有肋软骨或假体植入的长鼻患者，术后半年内应尽量避免擤鼻涕动作。

**出院后的护理**　出院后早期仍需加强鼻部保护，避免挤压碰撞，行肋软骨或假体植入的患者鼻部保护工作应延长至术后半年，过长鼻手术约需1个月消肿，3~6个月鼻部外观可逐渐恢复至自然状态。

（王晓军）

wāibí

**歪鼻**（nasal deviation）　外鼻的中轴线与面部中轴线成较明显角度时出现的鼻部畸形。又称扭曲鼻（twist nose）、弯曲鼻（crooked nose）等。正常情况下，外鼻的中轴线与面部的中轴线应当基本在一条线上。歪鼻畸形的病因有遗传因素，也有外伤、炎症等获得性因素引起。

**临床表现**　外鼻的轴线与面部中轴线走向明显差异。低头和仰头时更加明显。根据鼻梁中轴线与面部中轴线的不同偏移走向分为：C型，鼻骨和软骨偏向一侧而鼻头偏向另一侧；S型，鼻骨和鼻头偏向一侧而软骨偏向另一侧；I型（侧斜型），鼻骨、软骨和鼻头都向一侧偏斜等（图1）。根据偏斜的组织类型可以分为

骨性歪鼻、软骨性歪鼻（鼻中隔偏斜）和混合性歪鼻。

**诊断** 根据患者主诉、外伤史和生长发育史、体格检查等可以明确歪鼻畸形的诊断。结合 X 线平片和三维 CT 检查可以对病理解剖的结构进行准确的判断，同时排除其他器质性疾病的可能。

**治疗** 先天性歪鼻一般在患者外鼻发育成熟后（东方人一般 17~18 岁）可以进行第一次手术矫正。外伤后早期的歪鼻可以通过闭合手术复位，开放性的手术适合于其他各种类型的歪鼻，目前歪鼻的手术不仅局限于鼻骨截骨复位，外鼻软骨和鼻中隔软骨的畸形矫正，还在向自体软骨移植，外鼻骨和软骨支架重塑的方向发展。①外伤后歪鼻的早期复位一般采用闭合式复位，先拍正位和侧位的 X 线平片或三维 CT 成像以明确骨折部位和方向，然后麻醉下进行复位手术。如果外伤后鼻骨骨折由于伤后外鼻肿胀明显，往往不容易判断鼻骨偏移的方向，一般可以在伤后 1 周肿胀消退后再次就诊，可以在判断清楚前提下用鼻骨复位钳进行鼻骨复位，外伤后 2 周内鼻骨比较容易复位。②先天性歪鼻和陈旧性骨折引起歪鼻的复位需要做开放手术。对于骨折已经愈合形成的歪鼻必须通过开放手术进行矫正。术前必须准确确定正常的鼻梁中线，主要通过眉头或内眦之间连线的中点和人中点的连线确定，同时描绘出鼻梁偏斜的走向，然后判断是鼻骨还是软骨偏斜为主或混合型。对于有鼻骨偏斜的病例必须进行内外侧截骨术（图2），外侧截骨线距离内眦韧带附着部位 3mm 以上以避免损伤泪道；对于合并驼峰鼻的病例须去除驼峰，对于无驼峰的病例可

以施行内侧高位鼻中隔截骨。对于有鼻中隔软骨偏斜的病例须施行鼻中隔矫正术，术中必须将鼻中隔软骨和硬骨周围的黏骨膜和黏软骨膜充分完整的剥离，使畸形的结构充分暴露，引起畸形的各方向张力充分释放；然后可以

将弯曲的鼻中隔软骨拿出，进行放射状切开纠正偏斜后回植，也可以去除。如果要去除弯曲的鼻中隔，要注意保留鼻梁和鼻小柱下 L 形宽至少 15mm 以上的鼻中隔软骨，以免发生术后鼻梁塌陷（图3）。

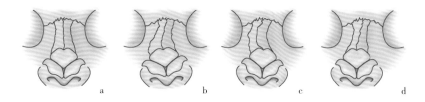

**图1 歪鼻**
a. 正常；b. C 型歪鼻；c. S 型歪鼻；d. I 型（侧斜型歪鼻）

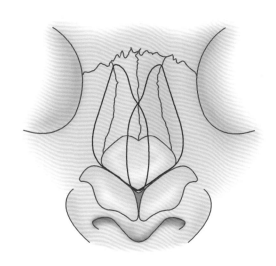

**图2 内外侧截骨线的位置**

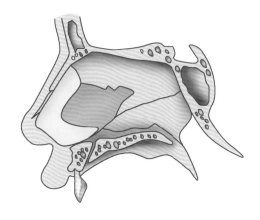

**图3 浅蓝色部分是鼻中隔软骨要保留部分**

术后出血、通气道堵塞和歪鼻复发是手术后主要的并发症，进行鼻中隔矫正的病例术后可能发生鼻中隔穿孔、鼻梁坍塌等并发症。

（李青峰）

## 鼻外伤（injury of nose）

biwàishāng

各种原因导致鼻部形态异常和呼吸、嗅觉功能性障碍的鼻部软组织挫裂伤，鼻骨骨折等后天性损伤。

**临床表现** 局部疼痛，鼻出血，鼻面肿胀，眼睑淤紫，鼻塞，软组织撕裂，鼻中隔脱位、弯曲，黏膜撕裂或血肿形成及外鼻形状改变，呼吸嗅觉障碍等。对于重度复合伤患者可有严重合并症：头痛、呕吐、意识障碍、脑脊液鼻漏，颅骨骨折等颅脑外伤，颌面骨骨折，四肢、躯干、脊柱骨折等。

**诊断** ①有鼻部外伤史。②有上述临床症状和体征。③X线或CT显示鼻骨有骨折情况。

**治疗** 根据鼻外伤的严重程度，其治疗原则如下：①单纯性鼻软组织伤：鼻部皮肤完整时：进行常规消毒，用纱布包扎。早期给予冷敷，1~2天后给予热敷。鼻部开放性伤口：用3%双氧水溶液、聚维酮碘（碘伏）溶液、生理盐水常规清洗，清除异物后，修整创面，进行逐层缝合；鼻腔开放性伤口时，鼻黏膜无需缝合，在鼻腔内从前鼻腔至后鼻孔放置一根16号导尿管，用凡士林纱条填塞管周止血，48~72小时后取出凡士林纱条而仍保留导尿管，并用胶布固定在上唇皮肤，直到2~3周后伤口愈合。②鼻软骨组织损伤合并鼻骨骨折：X线或CT检查以显示骨折部位以及损伤的程度和范围，对于生命体征平稳、一般情况良好患者应争取早期整

复骨折，如受伤后2小时，若局部肿胀明显伴鼻腔大量出血，可适当延长时间，但不宜超过2周，否则因骨痂形成发生错位愈合，难以重新整复。鼻骨骨折常伴鼻中隔骨折，鼻骨复位后填塞时注意使骨折脱位的鼻中隔处于中位，否则易致术后鼻中隔偏曲，影响鼻通气。③鼻软组织损伤并鼻骨骨折及其他部位复合伤：由于鼻骨紧邻眼眶、泪骨、筛骨、额骨、头颅在其后上方，鼻骨骨折常可引起复合伤，对有严重颅脑损伤，面中部及上、下颌骨严重骨折，及颈、胸、腹、四肢脊柱损伤及外伤性休克等应按急诊抢救治疗原则处理，积极抢救患者生命，鼻部外伤应在生命体征稳定之后再行处理。④鼻部软组织缺损：根据鼻部缺损的情况不同，修复的方法亦不尽相同。对于仅有鼻部皮肤缺失，而皮下组织良好的病例采用皮肤移植，取耳前、鼻唇沟、颏下部或锁骨上区的皮肤进行移植。鼻翼部较小的缺损可取耳复合组织瓣移植。鼻部较大的缺失则要进行皮瓣移植。鼻部刀砍伤，游离组织块清洁及受伤时间小于6小时者可酌情考虑利用离断的部分进行全鼻或部分鼻再植。

（李青峰）

## 闭合性鼻外伤（closed injury of nose）

bìhéxìng bíwàishāng

鼻部在受到外力作用时，鼻内部结构和功能发生改变（如软组织挫伤，鼻面肿胀，眼睑淤紫，鼻中隔脱位、弯曲，鼻骨骨折等），但鼻部皮肤黏膜完整性良好的鼻外伤。

**临床表现** 常见症状与体征：局部疼痛，鼻面肿胀，眼睑淤紫，鼻塞，软组织肿胀，鼻中隔脱位、弯曲，血肿形成及外鼻形状改变，

呼吸嗅觉障碍等。鼻骨骨折表现为鼻梁上段塌陷或偏斜、有压痛，严重者有骨摩擦音或捻发音。对于重度复合伤患者，可有严重合并症：头痛、呕吐、意识障碍、脑脊液鼻漏，颅骨骨折等颅脑外伤、颌面骨骨折、四肢躯干脊柱骨折等。

**诊断** ①有鼻部外伤史。②有上述临床症状和体征。③X线或CT显示鼻骨有骨折情况。

**治疗** ①单纯性鼻软组织伤：闭合性损伤仅有皮肤软组织损伤时，进行常规消毒，早期可行适当冷敷，以阻止肿胀的进展程度，同时也有减轻疼痛的作用。②鼻软骨组织损伤合并鼻骨骨折：a.鼻外复位法：适用于向侧方偏移的骨折。局麻下，用双手拇指挤压突其骨折部位，使其复位（图1）。b.鼻内复位法：单侧鼻骨骨折时，鼻部局部麻醉下，将鼻骨复位钳一叶伸入同侧鼻腔内，一叶置于鼻外，将钳闭合钳住软组织与骨折片，稍加用力扮动，并用手指在鼻外协助复位（图2a）；或者用包有油砂或橡皮管的骨膜分离器进行复位（图2b）。双侧鼻骨骨折者，用鼻骨复位钳两叶分别深入两侧鼻腔内至骨折下后方，向上勿超过两眼内眦连线，向前上轻轻用力抬起鼻骨，用另一手拇指和示指在鼻外协助复位；鼻骨骨折合并鼻中隔骨折、脱位或外伤性偏曲者，先用鼻骨复位钳两叶分别深入两侧鼻腔内置于鼻中隔偏曲处的下方，夹住鼻中隔，垂直向上移动钳的两叶，脱位、偏曲的鼻中隔即可恢复到正常位置，复位钳向上已达鼻骨下后方时，即按上述方法抬起鼻骨（图2c）。复位后，鼻腔填塞凡士林纱条，鼻外支架固定。术后2~5天取出填塞凡士林纱条，术

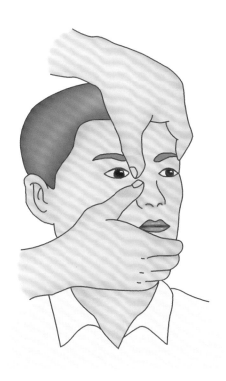

**图1 鼻外复位法**

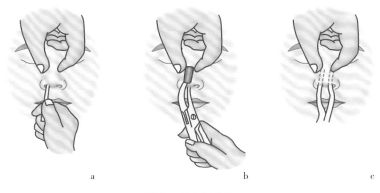

**图2 鼻内复位法**

a. 单侧鼻骨骨折复位法；b. 用套橡皮管的骨膜分离器复位；c. 双侧鼻骨骨折复位

后严禁触摸鼻部和擤鼻。③鼻软组织损伤并鼻骨骨折及其他部位复合伤：处理有合并伤的鼻部外伤时，如颅脑或其他部位更为严重的损伤时，则应分清主次和缓急。鼻部的处理应暂限于止血，处理完危及生命的损伤，待病情稳定后，再行进一步处理。合并眶周颧骨等骨折者，应先行眶周颧骨的复位固定，再行鼻骨复位。

合并脑脊液漏者禁忌鼻腔填塞，严重者行硬脑膜修补术。

（李青峰）

kāifàngxìng bíwàishāng

**开放性鼻外伤**（open injury of nose） 鼻部受到损害时导致的鼻部外形及鼻腔内部结构同时受累，造成鼻翼破裂，鼻腔黏膜撕裂，鼻骨多发性骨折、鼻中隔软骨移位、塌陷变形等，最终使鼻

皮肤和/或黏膜完整性受损的鼻外伤。开放性鼻外伤多由暴力引起，外力直接作用于鼻部造成的开放性鼻外伤，如交通事故、人畜咬伤、枪伤、刀砍伤等，多为锐器伤，或由外力作用于鼻部造成骨折，骨折断端穿出皮肤所致。大多数开放性鼻外伤伴有骨折，形成开放性鼻骨折。

**临床表现** 常见症状与体征：鼻出血，软组织撕裂，开放性鼻骨骨折，外鼻和全面部肿胀，局部疼痛，眼睑淤紫，鼻塞，鼻中隔脱位、弯曲，黏膜撕裂或血肿形成及外鼻形状改变，呼吸嗅觉障碍等。对于重度复合伤患者可有严重合并症：头痛、呕吐、意识障碍、脑脊液鼻漏，颅骨骨折等颅脑外伤，颌面骨骨折，四肢、躯干、脊柱骨折等。

**诊断** 根据外伤史、体检发现外鼻部或鼻腔内有开放性伤口。

**治疗** ①单纯性鼻软组织损伤：对于开放性鼻部损伤应及时行清创术，清创切除组织时应尽量少切除组织，缝合后可最大限度地保持鼻部两侧的对称性。②鼻软骨组织损伤合并鼻骨骨折：开放性鼻骨骨折行清创缝合时可同步行鼻骨复位整复术，这样可以减少手术程序，往往可获得良好效果。在临床处理鼻骨骨折时，一定要考虑到恢复鼻外形原貌并保持鼻腔通气功能，鼻骨骨折最好的整复时机是在受伤后2小时进行。若局部肿胀不明显伤后6~8小时也是整复的良机；如果肿胀非常明显就只能在肿胀消退后进行整复，但应在2周内完成，否则会有骨痂形成或已发生错位愈合，将给整复带来困难。如为粉碎骨折，可清除游离骨片，保留与骨膜相连的骨片，粘合骨折片，尽量从开放伤口复位。如复

位有困难，可行齿龈切口或内眦切口复位，尽量达到解剖复位。鼻腔内予以填塞，术后 2 周不能用力触及鼻部。有脑脊液鼻漏时，一般不宜堵塞纱条，否则易引起逆行性颅内感染。鼻外夹板固定。给予足量抗生素及破伤风抗毒素（TAT）注射。对于严重的开放性鼻骨骨折，有剧烈的出血者，要保持呼吸道通畅、止血、抗休克。必要时安放通气管、气管插管或气管切开以及给氧，保持侧卧或仰卧侧头，迅速控制活动性出血和及时补充血容量是预防、治疗休克的关键。在患者休克时，不要忙于处理局部伤口，应严密监护生命体征，积极抗休克治疗。③鼻软组织损伤并鼻骨骨折及其他部位复合伤：处理有合并伤的鼻部外伤时，如颅脑或其他部位更为严重的损伤时，则应以保持患者生命体征稳定为第一位。鼻部的处理应暂限于止血，处理完危及生命的损伤，待病情稳定后，再做进一步处理。

（李青峰）

## hòubíkǒng bìsuǒ

## 后鼻孔闭锁 （atresia of choana）

先天性发育异常和后天性外伤、外科手术等造成鼻后孔狭窄、阻塞，不能通气的疾病。分为先天性和获得性鼻后孔闭锁。可以是单侧或者双侧的，特别是位于鼻道和鼻咽之间被组织阻塞。鼻后孔闭锁会使空气无法通过鼻孔到下方的呼吸道，出现呼吸困难，由外科方式或对比放射线摄影诊断并不困难。获得性后鼻孔闭锁常见的病因有外伤性、手术或肿瘤放疗后出现的并发症，还有一些过敏性体质患者反复感冒，以致引起后鼻孔狭窄。

**临床表现** 外伤、放疗或手术后出现双侧鼻腔通气不畅，流黏脓涕，伴有异味，呈进行性加重，持续性鼻塞、张口呼吸、擤鼻困难，伴流涕、嗅觉减退或消失。经长期鼻炎治疗无效。

**诊断** 获得性鼻后孔闭锁多有明确的外伤、手术或放疗史，结合病程的进展、临床表现、影像学手段可明确诊断，如果经内镜或纤维鼻咽镜检查，也可以确诊为后鼻孔闭锁。

**治疗** 后鼻孔闭锁临床上治疗常采用经鼻、经腭、经鼻中隔、经上颌窦等手术径路。腭间径路后鼻孔成形术在未使用内镜前为最常用的传统术式，其疗效良好，但径路复杂、创伤大，需全麻手术，术后恢复慢。随着鼻内镜外科的进展，微波技术的广泛应用，内镜下电切或微波治疗后鼻孔闭锁有明显的优越性。首先视野清晰，径路简单，局麻手术，创伤小，术中结合微波热凝切除组织，凝固性能好，其辐射头只在接触点凝固气化，而对闭锁膜周边正常组织损伤小，气化切割组织满意，视野干净，能很好地控制出血。术前用 1%丁卡因+1%麻黄素+1%肾上腺素混合液棉片充分麻醉及收缩鼻腔黏膜。常规消毒铺巾，约 30 分钟后取出麻醉棉片。鼻内镜置入一侧鼻腔后端，在电视显像下仔细识别和判断后鼻孔闭锁的位置和范围。看清闭锁膜的边缘交界处之后，用一长注射针头以 1%利多卡因在膜的周边行浸润麻醉；然后用自制高频电刀自中隔与膜交界处起沿膜的周边切割，边切割边将切割时产生的烟雾吸净，使术野清晰，直至闭锁膜被完全切除，后鼻孔暴露，鼻咽部及咽鼓管咽口窥清为止。同法行对侧手术。术毕两侧鼻腔各置一直径为 1cm 宽，与鼻底长度相等的硅胶管。术后加强局部及全身护理，至愈合。放射性后鼻孔闭锁为膜性闭锁，范围比较局限，一般不超过鼻腔后 1/3，同期行下鼻甲或鼻中隔处理后，鼻腔后部宽大，可不考虑术腔置管，术后术腔仅膨胀海绵压迫 3~5 天，而未置管，随访 6 个月以上，鼻腔通气良好疗效稳定。腭间径路术后全部鼻腔置管，2 例出现再次粘连，其原因一是手术创伤大，自动脱管后易粘连；二是扩张管放置时间过久，诱发肉芽生长，导致再狭窄或粘连。但是如果闭锁伴鼻腔其他部位广泛粘连，仍应考虑术后鼻腔置管，时间为 2~8 周，术后随访 3~6 个月。定期行内镜检查，保持后鼻孔通畅是保证手术成功的关键。

（李青峰）

## qiánbíkǒng xiázhǎi yǔ bìsuǒ

## 前鼻孔狭窄与闭锁 （stricture and atresia of anterior naris）

先天性发育异常和后天性外伤、外科手术等造成前鼻孔的狭窄、阻塞，不能通气的疾病。可为先天性或后天性，临床上以后者多见。男女均可发病，可为单侧或双侧。先天性闭锁物可为膜性或骨性，闭锁部位多位于前鼻孔后缘 1.0~1.5cm。后天性前鼻孔狭窄和闭锁多由于局部感染、外伤、烧伤或特异性感染造成瘢痕组织形成过多或瘢痕挛缩所致，以前多为天花所引起，现在多由灼伤后所遗留，此种闭锁多为双侧性，且多为完全性闭锁。

**临床表现** ①轻度狭窄者不影响呼吸功能，患者也无明显不适。②中、重度狭窄者出现不同程度的鼻塞。③前鼻孔闭锁者，患侧鼻腔完全不通气。④新生儿先天性双侧前鼻孔闭锁有窒息死亡的危险，严重营养障碍，若有误吸可引起吸入性肺炎。

**诊断**　根据病史和体格检查可以明确诊断。

**治疗**　常见术式有四种。①Z形手术矫正法：前鼻孔仅有部分瘢痕性狭窄，手术治疗较为简单，可以采用 Z 成形手术原则处理（图1）。沿环状瘢痕边缘切开一段，在此切口的内端斜切至鼻前庭内，形成一个三角形瓣，在切口另一端做斜切口，与鼻前庭内切口相反，分离此两个三角瓣后做交错缝合，鼻孔得以开大。②单纯切开法：将前鼻孔的闭锁部作"十"字形切开，形成 4 个皮瓣，切除前鼻孔瘢痕组织，于鼻前庭形成与皮瓣相贴合的创面，至皮瓣无张力向后贴合，凡士林纱条包缠硅胶扩张管，置入创面，起压迫皮瓣并扩张前鼻孔作用。瘢痕组织较厚者，则显露鼻前庭内层皮肤时，亦做方向相交叉的切开，交叉缝合皮瓣，覆盖创面后置扩张管，但内层皮肤多难保留完整，需仔细操作（图2）。③皮片移植法：用适宜尖刀沿原前鼻孔边缘做近似三角形或类圆形切口，完整切除瘢痕组织。尽量扩大前鼻孔并止血，取股内侧断层皮片或表层皮片，将皮片创面向外，包缠于备好的扩张管上并缝合边缘，一端皮片穿 2~3 条牵引线，绕过扩张管上端，通过扩张管引出可防皮片卷曲错位。将带有皮片的扩张管置入新的前鼻孔，皮片四周与切口周缘间断缝合，固定扩张管（图3）。④复合组织移植法：适用于鼻翼，鼻小柱皮肤及软骨缩短而狭窄者。测量狭窄鼻前庭的周长，计算需补充的长度，选择耳郭的取材部位及长度。切开鼻前庭内外壁，将移植物修整缝合，鼻前庭硅胶管扩张，同时可修整鼻小柱。

（李青峰）

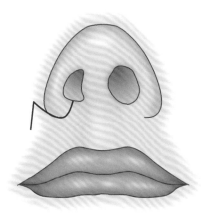

图1　Z形手术矫正法

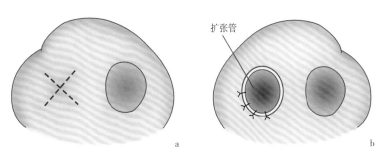

图2　单纯切开法
a. 十字形切开法；b. 鼻孔内置扩张管

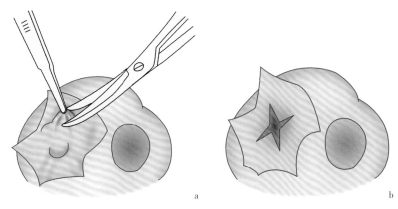

图3　皮片移植法
a. 整张皮片覆盖；b. 皮片切开

bíquēsǔn

**鼻缺损**（nasal defect）　全鼻或鼻的部分组织缺如或发育不全。

**病因**　可为先天性或后天性。先天性鼻缺损主要包括各种面裂、鼻侧裂、管状鼻以及多鼻孔畸形等。后天性畸形的主要病因有外伤、感染、烧伤、肿瘤的手术切除等。

**诊断**　主要依据患者的病史和体征。诊断通常比较简单，但对缺损进行评价却相对困难也更重要。后天因素所致的鼻缺损，会因受伤口发生的变化，而不容易准确判断缺损的范围。当伤口新鲜时，因重力、张力、水肿或局部麻醉等因素影响可使伤口增大，而愈合后的伤口往往又因瘢痕牵拉或之前的手术修复等而变小或移位。因此术前评价缺损时需结合临床的影像学资料以明确缺损的层次和范围。单侧鼻缺损时，健侧的形态是评价缺损的重要依据。

**治疗** 1985 年伯吉特（Burget）和梅尼克（Menick）提出了鼻整形的亚单位理论：鼻的表面由其轻微的凸起和凹陷可以分为鼻尖、鼻背、鼻小柱以及成对的侧壁、鼻翼、软三角（图），如果缺损超过单个亚单位的 50% 时，需要切除残存的正常组织，再造整个亚单位（植皮以及平的或者凹陷的亚单位除外）。

从解剖方面看，外鼻由皮肤外被，骨/软骨支架和黏膜衬里等组成。修复不同层次的缺损所用的方法和材料不同。①皮肤外被的缺损：可以通过植皮或皮瓣转移修复。最早使用的皮瓣就是额部皮瓣，这种方法已经有 2600 年历史。后来发展出许多其他方法，包括上臂皮瓣、颊部皮瓣、鼻唇沟皮瓣、耳后皮瓣、前臂游离皮瓣等。额部皮瓣也由正中皮瓣发展成为以滑车上动脉为蒂的旁正中皮瓣，以及近期广泛使用的额部扩张皮瓣。为了实现同期修复衬里和支架的目的，人们提出了预制皮瓣的方法，这类方法将软骨和皮片预先移植到皮瓣下方，形成具有多层结构的复合组织瓣，然后再将这种组织瓣转移至缺损处行鼻再造。②支架的修复：可以采用自体骨、肋软骨，也可以用异体材料如硅胶和钛板、钛网等。自体肋软骨因为组织量充足，吸收率低，易于塑形等优点成为最常用的材料。随着软骨组织工程技术的发展，组织工程化的软骨用于鼻支架的修复也是可以期待的。③衬里的修复：较复杂，可以采用植皮、皮瓣翻转或鼻黏膜瓣、鼻中隔黏膜瓣转移等方法。缺损较大并且合并面部其他组织缺损时，也可行颊部的黏膜转移修复鼻衬里。修复衬里的方法很多，手术的复杂程度也有很大差别，首选材料应取自鼻腔内。

鼻具有三维形态结构，修复缺损固然很难，但维持这种形态和功能往往更难。鼻再造术后局部皮瓣和瘢痕的挛缩，以及软骨支架的变形、移位等都会影响到术后的外观效果，而组织的移植和转移等造成的鼻气道的改变，更是影响了通气功能。因此术后应用鼻管支撑，局部压迫疗法以及抗瘢痕的药物治疗，对于维持再造鼻的形态和功能都是十分必要的。

（范 飞）

**quánbí quēsǔn**

## 全鼻缺损（total nasal defect）

全鼻或大部分鼻组织的缺损或畸形。包括鼻皮肤外被、骨/软骨支架以及黏膜衬里的缺损。在古代印度和中国都有割鼻的刑罚，约公元前 600 年，古印度的陶土艺人，在治疗这些受刑者的鼻缺损时，发明了额部正中皮瓣法，这是关于全鼻再造的最早记载，这种方法又称印度皮瓣法。15 ~ 16 世纪，布兰卡（Branca）父子应用上臂皮瓣进行全鼻再造，这是欧洲最早的关于鼻再造的记载，又称意大利皮瓣法，或塔利亚科齐（Tagliacozzi）法。随着现代外科技术的发展，全鼻缺损的修复方法也得到了迅速发展。

**病因** 导致全鼻缺损的主要病因为后天获得性的，包括外伤、感染（如走马疳）、烧伤、肿瘤的切除等。某些先天畸形，如分叉鼻畸形，伴有面正中裂的管状鼻，严重的宾德综合征（Binder syndrome）等，虽然可以见到鼻的畸形结构或残存的鼻组织，但治疗时需要进行全鼻或者大部分鼻的再造。

**临床表现** 全鼻缺损通常表现为面中部外鼻的缺损，有时可

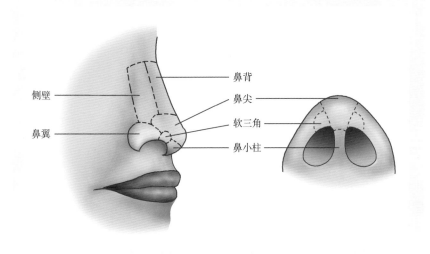

侧壁
鼻翼
鼻背
鼻尖
软三角
鼻小柱

图 鼻部美学亚单位

以伴鼻中隔缺损。肿瘤和感染等原因导致的全鼻缺损也可能伴有感染或肿瘤组织的残留。全鼻缺损累及鼻的外被、支架和衬里，不仅影响外观，而且长期的全鼻缺损会使黏膜受损，影响鼻气道的通气和加温、湿润吸入气体的功能。外伤或手术等原因也导致鼻腔黏膜萎缩，嗅觉障碍，萎缩的晚期可由于脓痂中的蛋白质分解而产生恶臭，称为臭鼻症，这类情况在全鼻缺损的患者中也较常见。儿童时期就出现的鼻缺损，由于环梨状孔的瘢痕挛缩压迫，可能会影响上颌骨的发育，导致上颌骨的发育不全。

**诊断** 全鼻缺损在诊断上并无困难，根据病史和体征可以诊断。相对于诊断而言，缺损程度的评价就显得更加重要。由于全鼻缺损时，没有残存的健侧鼻进行对照，因此设计再造鼻的形态和大小就显得十分困难。如果保留有缺损前患者的照片，可以参考照片进行评价和术前设计；如果不能获得正常的患者照片，则需要参考与患者相同年龄、身高和性别的正常人外鼻形态，评价鼻缺损的范围，设计再造鼻的形态和大小。全鼻缺损时支架通常都有部分或全部缺损，因此 CT 和 MRI 等影像学检查也有利于评价缺损。

**治疗** 吉利斯（Gillies）在 1920 年时即提出了鼻再造的一些原则，其中的一些至今仍被广泛接受和遵循：①治疗前明确诊断。②将正常的组织恢复到正常的位置，并且保持其位置。③制订治疗计划。④不要去除任何组织（除非确定不需要的组织）。⑤用相同的组织修复缺损。⑥关注受区，不要只专注于供区。⑦能够推迟到明天的工作不要今天做。

全鼻再造的原则是运用组织移植技术，修复鼻部的外被、支架和衬里缺损。手术设计应遵循鼻部美学亚单位原则，根据缺损的具体部位和程度，应用最合理的方法，力求在最大程度上恢复鼻的三维立体结构，重建接近正常的鼻外观和功能。

**外被的修复** ①额部皮瓣：是全鼻再造外被缺损修复的最理想供区，其色泽、厚度、质地、层次结构与鼻接近，组织量充足，血供好；缺点是额部供区遗留瘢痕和/或凹陷畸形。随着对于额部解剖的深入研究，以及皮肤软组织扩张技术和皮瓣预制等技术的应用，额部皮瓣也发展出了不同的设计和实现方法。皮瓣蒂部可以形成皮管，转移后需二期手术断蒂。也可将皮瓣通过皮下隧道转移至受区，手术可一起完成，不需断蒂。②额部旁正中皮瓣：以一侧滑车上血管为蒂的轴型皮瓣，血供可靠，蒂部可设计得较窄。③额部斜行皮瓣：皮瓣的纵轴向一侧斜行或弯曲，可增加无毛发区的皮瓣长度。由于皮瓣的远端非轴型血供，常需先行一次延迟术。④额部横行皮瓣（头皮皮瓣）：以一侧颞浅血管为蒂的皮瓣，由于转移距离较长，供区瘢痕明显，因而较少应用。⑤额部正中皮瓣：又称印度皮瓣，以双侧滑车上血管为蒂，由于旋转后皮瓣长度受限，已基本弃用。⑥扩张的额部皮瓣：应用组织扩张术先将额部皮瓣扩张，二期皮瓣转移时额部供区可直接缝合，遗留的瘢痕较隐蔽。扩张的额部皮瓣可以提供充足的组织，扩张后皮瓣的厚度可能会变薄，其缺点是手术次数多、治疗周期长，且扩张皮瓣易挛缩。⑦额部预制皮瓣：为了同期修复鼻的外被、

支架和衬里，可以先期将软骨和皮片分别移植至额肌内和额肌下，待皮片和软骨成活后或经过扩张后，再将预制的复合组织瓣转移至缺损处，同时修复全层缺损。⑧上臂皮管：又称意大利皮瓣。一期于上臂内侧形成皮管（也可先行组织扩张术），二期皮管一端离断转移至鼻部，三期皮管断蒂完成全鼻再造。优点是组织量充足，血供有保障，缺点是皮肤色泽、质地及厚度均不理想，皮管转移后需将头与上肢固定一段时间，患者较为痛苦。⑨前臂游离皮瓣：又称中国皮瓣，可选择桡血管的近端或远端与面部血管吻合。由于前臂皮瓣较薄，可以很好地修复外被的缺损。缺点是供区损伤大，皮瓣色泽、质地、厚度均不理想。⑩耳后皮瓣：以逆行的颞浅动脉为蒂的岛状皮瓣，优点是皮瓣薄，色泽、质地与鼻接近，缺点是组织量较少，转移距离长，皮瓣易出现静脉回流障碍。⑪胸/腹部皮管：色泽、质地、厚度均不理想，极少应用。

**鼻支架的修复** ①自体组织：肋软骨、耳软骨、鼻中隔软骨、髂骨、颅骨、肋骨等。其中以肋软骨最为常用，因其组织量充足，吸收率低，易于塑形；缺点是容易变形。②异体组织：经脱抗原处理的动物的骨或软骨组织，由于吸收率很高，现已极少应用。③人工材料：钛网、硅胶、膨体等材料。人工材料的优点在于其取材方便，塑形容易，但其缺点是与再造鼻的外被或衬里的组织相容性较差，有时会影响皮瓣或黏膜的血供，很少应用。

**鼻衬里的修复** ①邻位翻转皮瓣：利用残鼻和周围的面部皮肤翻转形成衬里，取材方便，操作简单，缺点是血供较差，易坏

死，形态僵直，易导致气道狭窄，后期修整困难。②额部双瓣：以一侧滑车上血管为蒂的皮瓣为外被覆盖，而以另一侧滑车上血管为蒂的皮瓣形成衬里，血供好，组织量充足，缺点是再造鼻衬里太厚。③鼻唇沟皮瓣：以面动脉为蒂的皮瓣，优点是血供好，缺点是组织量较少。④鼻黏膜/软骨膜瓣：将鼻腔内黏膜旋转或推进，修复衬里缺损。⑤颊肌黏膜瓣：以面动脉颊支为蒂的黏膜瓣，组织量大，供区隐蔽，但操作难度高。⑥额部皮瓣远端返折：血供有保障，不需其他供区来修复衬里，缺点是太厚。⑦游离皮片移植：优点是较薄，缺点是易挛缩。⑧游离皮瓣：鼻缺损合并颊部或唇部缺损，面积过大时可以联合应用。

**预后和并发症** 全鼻缺损修复后常见的并发症主要包括：皮瓣血供障碍，皮瓣挛缩，软骨支架的偏曲、变形和移位。额部皮瓣断蒂后，由于重力和额肌功能的受损等原因，供区一侧的眉毛往往出现下垂。再造鼻往往因皮瓣较厚而导致形态臃肿，通常需进行手术修薄。作为支架植入的异体材料，容易影响皮瓣的血供而出现外露，必要时仍需采用自体肋软骨等材料重建支架。

（范 飞）

bíjiān quēsǔn

## 鼻尖缺损 （nasal tip defects）

鼻尖组织的缺如（图1）。鼻尖是面部最突出的部位，最容易受到外伤。鼻尖缺损的主要病因为外伤，最常见的是咬伤。鼻尖缺损往往涉及软三角、鼻小柱或鼻翼等邻近的亚单位，而且瘢痕挛缩通常会导致这些结构的移位和变形，因此修复时应正确评价缺损的范围，并遵循亚单位的修复原则。在设计用于修复鼻尖缺损的皮瓣之前，需要先彻底切除瘢痕，充分松解局部挛缩，恢复周围组织的正常位置。鼻尖处皮肤较厚而活动度差，因此缺损通常不能直接拉拢缝合。鼻尖的形态饱满，而游离皮片移植不能提供充足的组织量，因此只能用于修复较浅的皮肤缺损，较深的缺损通常需要用皮瓣进行修复。

**治疗** ①鼻尖上部的缺损，可以用鼻背皮瓣修复。a. 推进皮瓣法：将整个鼻背的皮肤掀起形成皮瓣，直接向缺损处推进，可以覆盖面积较大的缺损，此方法所形成的皮瓣不容易转移，且容易出现血供障碍；b. 双叶瓣法：于鼻背中部形成双叶瓣，将远端的皮瓣向下旋转修复鼻尖缺损（图2）。②如果鼻尖缺损主要位于一侧，可以使用同侧的鼻唇沟皮瓣修复。鼻唇沟皮瓣易于转移，

皮肤的颜色和质地与鼻尖处较接近，是修复鼻尖缺损的理想选择，皮瓣转移后需要二期断蒂。但鼻唇沟皮瓣能提供的组织量较少，而且皮瓣能够转移的距离也有限，只适用于较小范围的缺损。③如果缺损较大，则往往需要使用额部皮瓣进行修复。梅尼克（Menick）认为当缺损超过1.5cm时，就应该选择额部皮瓣。额部皮瓣不仅可以提供足够面积的皮肤组织，也可以较好地再造出鼻尖的饱满形态。额部皮肤的颜色和质地与鼻尖处也较接近，而且额部皮瓣可以随意转移至鼻尖的任何部位，是修复鼻尖缺损最常用的皮瓣。额部皮瓣用于修复鼻尖缺损时，可以不需扩张，直接转移，供区直接拉拢缝合，也可先行皮瓣的扩张，然后再转移修复鼻尖缺损。皮瓣转移后需行二期断蒂。④较小鼻尖缺损也可以使用耳郭复合组织移植修复。如果同时伴有鼻翼的缺损，耳郭复合组织瓣可以同时提供鼻翼的支架，但所能修复的范围有限。

**预后和并发症** 鼻尖再造术后常见的并发症是血供障碍和皮瓣坏死。而术后最常见的形态异常主要是皮瓣挛缩或臃肿。皮瓣的挛缩可导致鼻小柱和鼻孔的变形，因此无论选择何种皮瓣修复鼻尖缺损，都应考虑在皮瓣下方

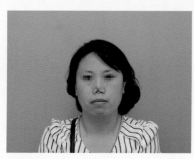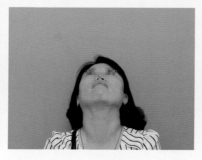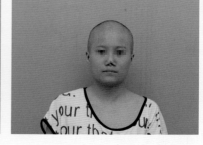

图 1　鼻尖缺损

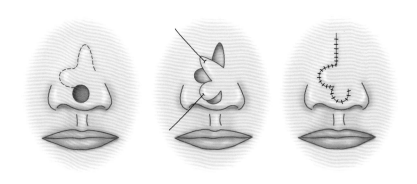

图2　双叶皮瓣法

行自体软骨移植，以期塑造出完美的鼻尖和对抗皮瓣的挛缩。另外，额部和鼻唇沟皮瓣往往较厚，需要在转移时应适当修薄，断蒂时也需要行皮瓣厚度的修整。

（范　飞）

bíxiǎozhù quēsǔn

### 鼻小柱缺损 （columella defect）

鼻小柱指鼻尖两侧及鼻中隔前下部的游离缘。鼻小柱缺损最常见的病因是肿瘤切除术后，其他原因包括医源性并发症、外伤感染等。鼻小柱缺损往往同时累及其他亚单位，修复较困难。仅有皮肤缺损时，可通过植皮修复。如鼻小柱全层缺损而鼻中隔完整，可使用游离的耳垂或耳郭复合组织修复。于耳垂切取复合组织块，沿切面纵行剖开后置于鼻小柱的位置，将鼻中隔切开后与此复合组织片缝合。如鼻中隔也有缺损时，则无法为复合组织块提供血供，因此需要用皮瓣修复鼻小柱的缺损。①鼻翼边缘皮瓣：于双侧鼻翼边缘形成以蒂部位于鼻尖的两个皮瓣，分别将此皮瓣向内下方旋转，形成新的鼻小柱，供区可以直接拉拢缝合。这种方法修复鼻小柱缺损时，供区较隐蔽，皮瓣的质地和颜色等也与鼻小柱十分接近（图1）。

②额部皮瓣：额部皮瓣是最常用的修复方法，可以提供大量的皮肤。额部皮瓣以滑车上血管为蒂，即使对于吸烟的患者，也可以提供可靠的血供。鼻中隔有大面积缺损时，额部皮瓣也可以翻转进入鼻腔内，重建鼻中隔。为了维持鼻中隔的形态，防止皮瓣的挛缩，需要同时进行软骨移植以重建中隔的支架功能。③鼻面沟皮瓣：于一侧鼻面沟处设计椭圆形皮瓣，此皮瓣以内眦动脉为蒂。在皮瓣的下方剥离形成皮下隧道，将鼻面沟皮瓣通过此隧道转移至鼻小柱的位置，重建鼻小柱。为了防止皮瓣挛缩而向供区一侧偏斜，皮瓣的长度应比实际需要长20%~30%。④鼻唇沟皮瓣、皮管：鼻唇沟皮瓣可以很容易的转移至鼻小柱的位置，如果距离较远时可以将蒂部卷成皮管以跨越鼻翼等非手术区域。其颜色和质地均与鼻小柱接近，但鼻唇沟皮瓣能提供的组织量有限，不能修复大面积的缺损。⑤人中皮瓣：在上唇人中沟处形成以鼻小柱基底为蒂的皮瓣，将其向鼻尖翻转180°，将皮瓣远端缝合至鼻尖处所形成的创口上。皮瓣的创面朝外，表面植皮覆盖。人中的供区也可以植皮覆盖。这种方法破坏了人中的正常形态和结构，不作为首选（图2）。⑥远位皮管：于

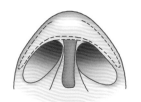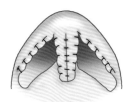

图1　鼻翼边缘皮瓣

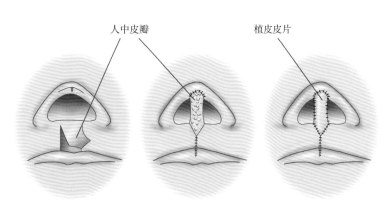

图2　人中皮瓣

上臂或前臂皮肤形成皮管，将此皮管转移至鼻小柱缺损处，形成新的鼻小柱。皮管可以提供大量的组织，不仅可以修复鼻小柱缺损，也可重建鼻中隔。此方法需较长时间上肢姿势固定，因此也可以于颈部等处形成皮管，经多次跳跃性转移至缺损处，修复鼻小柱。

亚单位原则并不总是适用于鼻小柱的修复。鼻尖和软三角未受累及时，即使缺损超过了鼻小柱的50%，残存的鼻小柱也应予以保留。但如果上半部分鼻小柱缺损，鼻尖的形态受到影响时，需要重建整个鼻尖和鼻小柱。

(范 飞)

bíbèi quēsǔn

**鼻背缺损** (nasal dorsum defect) 鼻背指鼻根与鼻尖之间的部分。鼻背缺损的常见病因为后天获得性的，包括外伤、感染、烧伤、肿瘤切除等，贯通伤较常见。①鼻背皮肤缺损的修复：较大面积的皮肤缺损，最常用的修复方法为额部皮瓣法或额部扩张皮瓣法，手术方法见额部皮瓣法鼻再造术。其他常用的修复鼻缺损的方法，如前臂游离皮瓣、上臂皮管、游离植皮等都可以用来修复鼻背缺损。鼻背皮肤缺损面积较小时可使用局部皮瓣修复。a.鼻唇沟皮瓣：可用于修复一侧鼻背的皮肤缺损，但其旋转的角度和能提供的皮肤面积有限；也可设计为皮下蒂的岛状瓣，通过皮下隧道转移至缺损处。b.扩大的眉间皮瓣：又称半鼻皮瓣，在额部眉间以及鼻根等处形成皮瓣，修复的范围较大（图）。②鼻背支架的修复：是影响术后外观的重要因素。最常用的修复支架的材料是自体肋软骨。肋软骨需雕刻成L形，用于支撑鼻背皮肤。钛网也可用于修复鼻背的支架，其

优点在于，当鼻骨完全缺如时，钛网可形成屋顶样的形状，模拟正常的鼻骨支撑。硅胶等人工材料也可用于修复鼻背支架，因其术后容易外露较少使用。③鼻背衬里的修复：可用局部皮瓣翻转，鼻腔黏膜或鼻中隔黏膜转移以及远位皮瓣修复，方法与全鼻再造相同。鼻背缺损有时可能跨过鼻背，累及面颊部。在鼻背再造时应注意恢复和保持鼻面沟的形态，在必要时面部和鼻背的连续性缺损需要用不同的皮瓣修复。

(范 飞)

bígēn quēsǔn

**鼻根缺损** (nasion defect) 鼻根指外鼻与额相连的狭窄部分。鼻根缺损的主要病因为皮肤肿瘤，多见于鼻根的一侧，近内眦处。外伤、感染、先天畸形等也可导致鼻根处缺损。①鼻根皮肤缺损的修复：鼻根处的皮肤薄并且移动性好，因此单纯的皮肤缺损，如果面积较小，可以直接拉拢缝合。如果缺损稍大，可以行中厚或全厚植皮，也可以利用局部皮瓣转移修复。鼻背以及额部的皮肤活动性好，因此通过局部皮瓣转移可以修复较大面积的鼻根缺损。但鼻根部位周围有两侧内眦和上下睑以及眉毛，大范围的局部皮瓣转移很容易使这些结构被牵拉移位，甚至出现眼睑闭合不全或下睑外翻，因此在选择修复方法时应避免出现此类情形。a.眉间皮瓣：经典的眉间皮瓣法是一种旋转+V-Y改形的方法，供瓣区主要是眉间的额部皮肤，其蒂部位于鼻根的一侧，用于修复另一侧的缺损。手术时将缺损上方的皮肤向下旋转，在额部正中形成蒂在下方的三角形皮瓣并同时向下旋转，额部供区可直接缝合，也可做Z改形（图）。b.眉

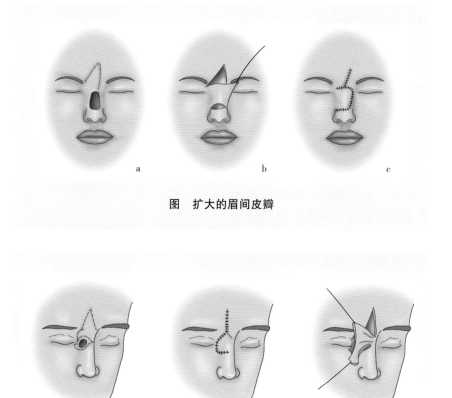

图 扩大的眉间皮瓣

图 经典的眉间皮瓣

间岛状皮瓣：额部眉间的皮肤可以形成皮下蒂的岛状瓣，通过皮下隧道转移至缺损处，供区直接缝合。眉间岛状皮瓣的缺点在于容易导致眉毛的移位，而且皮瓣较厚，转移后蒂部凸起。c. 额部正中推进皮瓣：于额部正中形成蒂在上方的矩形皮瓣，切除皮瓣蒂部两侧三角形皮肤以减张并增加皮瓣的活动性，将皮瓣向下推进修复鼻背缺损。d. 鼻背皮瓣：根据缺损的位置和大小不同，鼻背皮瓣可以设计成菱形瓣或者双叶瓣。于缺损的下方，鼻背的一侧设计大小与缺损相同的皮瓣，蒂部位于鼻中线一侧，掀起此皮瓣向上旋转，覆盖缺损处。使用菱形皮瓣时供瓣区拉拢缝合，而双叶瓣则需从供区外下方转移另一个皮瓣覆盖供区，新的供区拉拢缝合。e. 其他皮瓣：如以滑车上动脉为蒂的额部皮瓣，上臂皮管等其他皮瓣也可以用于修复鼻根的皮肤缺损。②鼻背支架的修复：鼻根处的支架缺损，可以通过自体的骨移植、软骨移植修复，也可以使用硅胶、钛板、钛网等人工材料。从解剖上看，鼻根是鼻骨和额骨、上颌骨交界的位置，鼻根处的支架结构不仅起到支撑皮肤和黏膜的作用，也是形成鼻额角的基础。因此经鼻根处支架的重建时，既要保证支架的强度和形态稳定，保持鼻背的高度，又要求支架的上端尽量向内下方固定，形成优美的鼻额角。③鼻背衬里的修复：鼻根缺损时，很难获得可以用于修复衬里的黏膜，因此鼻根处衬里的修复主要靠局部皮瓣远端的反转。

（范　飞）

bíyì quēsǔn

**鼻翼缺损**（alar defect）　鼻翼指鼻尖两侧呈半圆形隆起的部分。

常见的病因有外伤、肿瘤、感染（如走马疳）、先天畸形（如鼻眼裂，鼻翼裂、多鼻孔畸形）等。主要的诊断依据是患者的体征和病史。必要时可以进行 CT 或 MRI 检查，以了解软骨的情况。鼻翼由皮肤、软骨和黏膜等分层组成，不同范围的鼻翼缺损所采用的修复方法不用。鼻翼的全层缺损和皮肤缺损较多见，而单一的黏膜或软骨缺损的病例较少见。根据伯吉特（Burget）的鼻整形亚单位原则，如缺损超过鼻翼的 50%

时需要将残余的鼻翼切除，再造整个完整鼻翼。①鼻翼皮肤缺损的修复：软骨和黏膜完整而仅有皮肤的缺损时，可以通过植皮修复。靠近鼻翼外侧脚，面积较小的缺损可以用同侧的鼻唇沟皮瓣修复，有时可以不需二期断蒂（图 1）。局部皮瓣也可以修复较小的缺损，如菱形皮瓣（图 2）。较大的皮肤缺损，可以用额部皮瓣或上臂皮管等方法修复。②鼻翼全层缺损修复：鼻翼边缘直线瘢痕的挛缩所致的切迹样缺损，

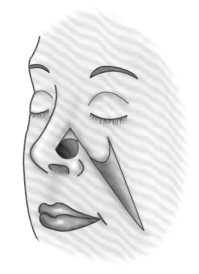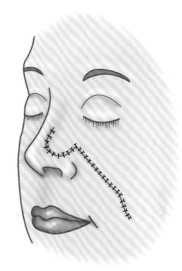

**图 1　鼻唇沟皮瓣**

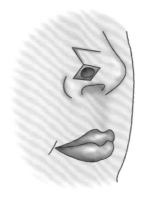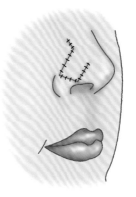

**图 2　鼻翼菱形皮瓣**

可以直接通过 Z 改形术矫正。鼻翼边缘缺损时，也可以将鼻翼边缘的皮肤掀起向下翻转，形成衬里，于创面上植皮或覆盖以皮瓣。鼻翼边缘的缺损，任意一点距伤口边缘的距离均不超过 1.2cm 时，可用耳郭复合组织瓣游离移植修复。距离大于 1.2cm，也可以行吻合血管的耳郭复合组织瓣移植，或用带蒂的耳郭复合组织岛状瓣移植修复。在皮瓣的下方预先植皮和软骨，形成"预制"的额部或前臂皮瓣，可以达到同期修复鼻翼全层缺损的效果。③鼻翼衬里修复：位于鼻翼缘的黏膜缺损可以通过鼻翼皮肤翻转形成衬里。如果缺损较大，可以将额部皮瓣或鼻唇沟皮瓣远端折叠形成衬里。也可掀起鼻前庭黏膜或鼻中隔黏膜，形成黏膜瓣，转移至缺损处修复衬里。④鼻翼软骨支架修复：无论缺损位于鼻翼的中部还是边缘，都有必要重建鼻翼的支架，以对抗术后皮瓣或皮片的挛缩。用于修复支架的材料主要有自体肋软骨、鼻中隔软骨和耳郭软骨。异体材料，如钛板或硅胶等也可以用于重建鼻翼的支架。无论何种缺损，采用什么样的治疗方法，术后都可能因瘢痕挛缩导致鼻翼缩短或鼻孔缩窄，因此术后需用鼻管支撑以对抗瘢痕挛缩，维持鼻孔形态。

（范　飞）

## 半鼻缺损

bànbí quēsǔn

**半鼻缺损**（heminasal defect）　外鼻半侧的缺损或发育不全（图）。根据缺损的位置不同，半鼻缺损可以分为上半鼻缺损、下半鼻缺损和侧半鼻缺损。

**侧半鼻缺损**　按病因可分为先天性和获得性的侧半鼻缺损。先天性缺损病因有鼻侧裂、管状鼻畸形以及非常罕见的先天性半

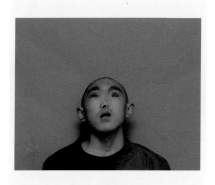

图　半鼻缺损

鼻缺损。获得性缺损的主要病因包括外伤、烧伤、肿瘤等。修复侧半鼻缺损的方法与全鼻再造相近，通常需要同时重建鼻的衬里、支架和外被三层组织结构。修复皮肤外被最常用方法是额部皮瓣法，其他常用的皮瓣，如上臂皮瓣和游离的前臂皮瓣等也用于修复侧半鼻缺损。侧半鼻缺损范围较大，当局部皮瓣或瘢痕组织反折不足以形成新的衬里时，则需用修复外被皮瓣的远端反折或以单独的皮瓣进行修复。无论以何种方法形成衬里和外被，都需要以软骨或人工材料重建鼻翼支架。头皮镰刀状皮瓣法用于修复半侧鼻缺损需三次手术，第一次手术为延迟术，可同期将取自耳甲腔的皮肤-软骨复合组织移植至皮瓣的远端，用于修复鼻翼的支架和衬里，之后分别行手术转移和断蒂。此方法所形成的衬里较皮瓣返折所形成的衬里要薄，且可以同期修复鼻翼支架，形态稳定。修复侧半鼻缺损时，需以健侧的鼻作为模板，设计皮瓣的大小和形状，这一特点决定了修复手术比较困难。一方面，正常的半侧鼻与再造的半侧鼻之间的交界部位很难处理，因为交界处多在鼻的突起位置，皮瓣会较正常皮肤高。另一方面，无论采用何种方法，再造的半侧鼻在皮瓣厚度、

颜色、鼻孔的形态等方面都很难与健侧完全一致。为了解决以上两方面的问题，修复半侧鼻缺损时还可以将健侧的皮肤或瘢痕组织掀起形成皮瓣，此皮瓣以鼻中线处为蒂，向患侧翻转，形成衬里，然后以皮瓣或皮片覆盖此皮瓣的供区创面和翻转后的腹侧创面。这种方法变半侧鼻再造为全鼻再造，术后全鼻皮肤的质地、颜色等特征一致。

**上半鼻缺损**　主要累及鼻背和鼻根的缺损，病因是外伤，多为累及皮肤、骨和黏膜全层的贯通伤，修复方法与以上缺损修复相同。

**下半鼻缺损**　主要指鼻尖、鼻小柱和鼻中隔等部位缺损所致的大部分鼻缺损，修复方法与鼻再造术相同。

（范　飞）

## 鼻再造术

bí zàizàoshù

**鼻再造术**（nasal reconstruction）　各种类型鼻缺损的修复与再造。包括鼻部分缺损或全部缺损的修复。鼻再造是整形外科历史最为悠久的手术，修复方法也多种多样。早在公元前 600 年，古印度的苏胥如塔（Sushruta）就详细记载了面颊部皮瓣转移进行全鼻再造的方法。之后，从印度皮瓣到 16 世纪的意大利皮瓣，再到后来的腹、胸、颈部皮管法、耳郭复合组织移植、耳后皮瓣及游离皮瓣移植等。每一时期所使用的方法，基本上代表了当时整形外科所倡导的治疗方法，所以从某种意义上来说，一部鼻再造方法的发展史，同时也是一部整形外科发展史。在古印度，鼻子被认为是名誉和地位的象征，割鼻刑罚常被用于战俘、罪犯（主要是小偷）和通奸者。正是这种刑罚的普遍性成就了整形外科的起源。尽管记录最早的鼻再造方

法是颊部皮瓣法，但随后被广泛应用的是额部正中皮瓣，即后来被学术界普遍接受的印度皮瓣。额部正中皮瓣最早应用的确切年代已不可考查，只有在古印度的宗教典籍里能找到一些蛛丝马迹，如公元前 1500 年之前就有瓦匠和陶土工匠用此法进行鼻再造。但这种方法只在瓦匠和陶工的家族里代代相传，绝不外泄，因此很难在医学书籍里找到相关的记载。公元 12 世纪，古印度的鼻再造方法从阿拉伯传到了西方世界。15 世纪中叶，意大利西西里的布兰卡（Branca）父子，以此为灵感创造了上臂皮瓣法鼻再造术，即意大利皮瓣。但欧洲鼻再造的技术依旧是在家族里代代相传，不为外人所知。直到 16 世纪末才由塔利亚科齐（Casparo Tagliacozzi）详细介绍了这一术式。由于种种原因，19 世纪以前鼻再造术在欧洲没有得到重视和普及。1816 年，英国的卡普（Carpue）发表的文章第一次详细介绍了额部正中皮瓣法鼻再造术。此后西方国家的鼻再造开始蓬勃发展，人们开始对各种鼻再造方法进行改进，并且逐渐认识到鼻衬里和支架的重要性。而在此之前，鼻再造只注重于外被的修复，从未考虑鼻的三维立体形态的恢复。1985 年，伯吉特（Burget）和梅尼克（Menick）提出了鼻整形的亚单位理论，将外鼻分为鼻尖、鼻背、鼻小柱以及成对的侧壁、鼻翼、软三角等亚单位。如果缺损超过单个亚单位的 50% 时，需要切除残存的正常组织，再造整个亚单位。这一理论对鼻再造的手术设计起着指导性的作用，并在此后的实践中被逐渐完善。

目前鼻再造的方法大多是由额部正中皮瓣、颊部皮瓣和上臂皮瓣发展、改进而来的。鼻缺损包括外被、衬里和支架三个方面，因而鼻再造也是针对这三个不同层次进行修复。外被的修复方法有额部皮瓣、上臂皮瓣、鼻唇沟皮瓣、耳后皮瓣及游离皮瓣等；衬里的修复方法有翻转皮瓣、额部双瓣、鼻唇沟皮瓣、鼻内黏膜/软骨膜瓣、额部皮瓣回折、颊肌黏膜瓣、游离植皮及游离皮瓣等；支架的修复有人工材料和自体软骨/骨组织移植等方法。近年来兴起的预制技术将软骨和皮片预先移植到皮瓣下方，形成复合组织瓣，然后将其转移至缺损处行鼻再造。

（范　飞）

bí chéngxíngshù

**鼻成形术**（rhinoplasty）　改善鼻外观和/或功能的整形外科手术的统称。包括鼻部美容手术（鼻整形术）和鼻缺损的修复重建手术（鼻再造术）。鼻整形术是历史最为悠久的整形外科手术，从公元前 600 年的古印度皮瓣开始，有将近 3000 年的历史，堪称整形外科的起源。19 世纪末，德国的约瑟夫（Joseph）首先施行的巨鼻缩小术，是现代鼻整形术的开端。鼻整形术常被认为是整形外科最具挑战性，难度最大，变化最多的手术。

**鼻美容整形术**　主要目的是通过改善原本不甚理想的鼻形态，使患者的五官、脸形协调美观，从而获得更美丽的容貌。常见的不够美观的鼻形态有驼峰鼻，鞍鼻，歪鼻，鹰钩鼻，鼻尖肥大，鼻翼肥大等，均可采用手术方法矫治。鼻子呈锥体形，位于面部正中，对整个面部轮廓的立体感起着至关重要的作用，有时非常细微的变化也能对容貌产生影响。因此，手术的难度大，精细程度很高，测量和设计往往要达到毫米级水平。术前常规要对患者的鼻部进行体格检查，数码摄影，条件允许的情况下还应进行影像学检查，并获取三维重建立体影像，准确评估鼻部及其周围的骨、软骨及软组织的形态特点和相互关系。此外，术前评估的重点不可局限于鼻部，还要综合考虑与面部其他器官甚至体形的协调性，以及患者的具体要求和心理状态。唯有如此，术者方能全面、科学、合理地制订出适合于患者的个体化的手术方案，为手术的成功打下良好的基础。鼻整形手术种类繁多，传统上根据手术入路将其分为闭合式鼻整形术和开放式鼻整形术两大类。手术的麻醉方式可选择局部麻醉或全身麻醉。术中对患者的鼻背、鼻尖或鼻翼进行适当的处理，将多余组织去除，调整原有解剖结构的相互关系，运用移植物填充、改进鼻的支撑系统，重塑三维框架结构。关键的技术包括鼻骨、上颌骨额突截骨，鼻翼软骨、鼻侧软骨的分离、缝合与塑形，移植物的缝合固定，鼻中隔软骨的分离和偏曲矫正等。这些技术在手术当中可单独或联合应用。鼻整形术的组织移植物主要有自体软骨和人工组织代用品两类。自体软骨供区常用的是鼻中隔软骨和耳郭软骨，需要量较大时可选择肋软骨。人工组织代用品常用硅橡胶，膨体等材料。鼻整形术的包扎固定对于手术效果非常重要。鼻腔内可填塞碘仿纱条或各种鼻管（时间为 5~7 天）。如行截骨术，需用石膏或热塑板外固定（时间为 3 周）；未行截骨术的可用纱布卷或热塑板外固定（时间为 1~2 周）。①闭合式鼻整形术：19 世纪末出现，标志着现代鼻整形术的开始。闭合式入路的切口全部位于鼻腔内，鼻小柱不遗留切口瘢痕，手术时间比开放式入路短；但是手术视野局限，大部分操作无法在直视下进行，操作的精确性不足，鼻整形技术的运用受到很大限制，如移植物的缝合固定操作就比较困难。这些特点导致其不易学习和熟练掌握，使许多整形外科医师对闭合式鼻整形方法望而却步。②开放式鼻整形术：20世纪70年代兴起于欧美国家，其后20年迅速在全世界范围内得到普及和发展。开放式入路的特点是鼻小柱切口结合鼻内切口，以便将鼻小柱、鼻尖皮肤掀起，术区暴露充分。首次鼻整形术的鼻小柱切口多选择阶梯状切口（图），以减轻术后遗留的瘢痕。二次鼻整形术的鼻小柱切口应与上次手术一致，尽量避免增加新的瘢痕。开放式入路视野清晰，骨、软骨三维框架在无张力的自然状态下显露，使术者能够准确判断框架结构存在的问题，并在直视下进行操作，各种鼻整形技术的发挥空间更大。因此开放式鼻整形术相对易于学习和熟练掌握，这也是其能够在短时间内迅猛发展的重要原因。然而，鼻小柱遗留瘢痕亦是其不可回避的缺点，尤其对于非高加索人种的患者，始终是一个待解决的难题。

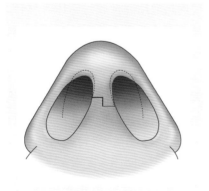

**图 开放式鼻整形术阶梯状切口**

常见的并发症主要包括出血、血肿、水肿、感染、颅内损伤、脑脊液漏、鼻泪管损伤、嗅觉减弱或丧失、通气功能障碍，鼻中隔穿孔、鼻中隔偏曲、鼻炎、瘢痕形成、皮肤坏死、鼻形态不良等。坚持原则和精确规范的手术操作，术后包扎和及时观察处理病情是预防这些并发症的要点。

**鼻再造整形术** 见鼻再造术。

（范 飞）

quánbí zàizàoshù

## 全鼻再造术（total nasal reconstruction）

全鼻缺损或鼻大部分缺损的修复与再造手术。包括对缺损的鼻外被、鼻支架和鼻衬里的修复以及鼻功能的重建。公元前600年古印度苏胥如塔（Sushruta）描述的颊部皮瓣法鼻再造术，是目前有明确详细记载的最早的全鼻再造方法。后来额部正中皮瓣应用得更多，因而学界将其命名为印度皮瓣法。这种方法在19世纪由卡普（Carpue）报道而为世人所知。15～16世纪，布兰卡（Branca）父子所设计的上臂皮瓣法是欧洲最早的全鼻再造术式，又称意大利皮瓣法，或塔利亚科齐（Tagliacozzi）法。20世纪开始，随着整形外科在世界范围内的飞速发展，涌现出多种新的鼻再造方法。目前全鼻再造应用最多的方法是以滑车上血管为蒂的额部旁正中皮瓣法。全鼻再造的原则是运用组织移植技术，修复鼻部的外被、支架和衬里缺损。手术设计应遵循1985年由伯吉特（Burget）提出的鼻部美学亚单位原则，根据缺损的具体部位和程度，应用最合理的方法，力求最大程度恢复鼻的三维立体结构，重建接近正常的鼻外观和功能。手术的并发症主要有感染、

血肿、移植的皮瓣或皮片坏死、支架外露、供区瘢痕形成等。手术方法主要包括以下几方面。

**外被的修复** ①额部皮瓣：是全鼻再造外被修复的最理想供区，其色泽、厚度、质地、层次结构与鼻接近，组织量充足，血供好；但额部供区会遗留瘢痕或者植皮凹陷区，影响美观。a. 额部旁正中皮瓣：以一侧滑车上血管为蒂的轴型皮瓣，血供可靠，蒂部可设计得较窄，缺点是皮瓣远端常带毛发。b. 额部斜行皮瓣：皮瓣的纵轴向一侧斜行或弯曲，可增加无毛发的皮瓣长度。由于皮瓣的远端非轴型血供区，常需先行一次延迟术。c. 头皮皮瓣（镰状皮瓣）：以一侧颞浅血管为蒂的皮瓣，由于转移距离较长，供区瘢痕或植皮凹陷较明显，因而较少应用。d. 额部正中皮瓣：又称印度皮瓣，以双侧滑车上血管为蒂，由于旋转后皮瓣长度受限，加之蒂部扭转角度大影响血供，现已基本弃用。②扩张后额部皮瓣：应用软组织扩张术先将额部皮肤扩张，二期皮瓣转移时额部供区可直接缝合，遗留的瘢痕较隐蔽。其缺点是手术次数多，治疗周期长，扩张皮肤易挛缩。③上臂皮管：又称意大利皮瓣。一期于上臂内侧形成皮管（亦可先行组织扩张术），二期转移至鼻部，三期断蒂。优点是组织量充足，血供有保障，缺点是皮肤色泽、质地及厚度均不理想，皮管转移后需将头与上肢固定一段时间，患者较痛苦。④耳后皮瓣：以同侧或对侧的颞浅动脉与耳后动脉交通支供血，皮瓣薄，色泽、质地与鼻接近，供区瘢痕隐蔽，但提供的组织量较少，皮瓣转移距离长，易出现静脉回流障碍。⑤前臂游离皮瓣：又称中国皮瓣，

可选择桡血管的近端或远端与面血管吻合，缺点是供区损伤大，皮瓣色泽、质地、厚度均不理想。⑥足背游离皮瓣：可带第二跖骨同时修复外被和支架，但色泽差异过大，极少应用。⑦胸/腹部皮管：色泽、质地、厚度均不理想，极少应用。

**鼻支架的修复** ①自体组织：肋软骨、耳软骨、鼻中隔软骨、髂骨、颅骨、肋骨等。其中肋软骨最常用，其优点主要是组织量充足、吸收率低、易于塑形；缺点是容易变形。②异体组织：经脱抗原处理的人或动物的骨或软骨组织，由于吸收率很高，现已极少应用。③人工材料：硅胶、膨体等，与再造鼻的外被或衬里的组织相容性较差，很少应用。

**鼻衬里的修复** ①邻位翻转皮瓣：利用残鼻和周围的面部皮肤翻转形成衬里，取材方便，操作简单，缺点是血供较差，易坏死，形态僵硬，易导致气道狭窄，后期修整困难。②额部双瓣：以另一侧滑车上血管为蒂的皮瓣形成衬里，血供好，组织量充足，但形成的衬里太厚，影响鼻孔的形态和功能。③鼻唇沟皮瓣：血供好，供区瘢痕较隐蔽，但组织量较少。④鼻内黏膜/软骨膜瓣：形成的衬里柔软、较薄，但全鼻缺损者的鼻内结构常常已同时被破坏，故难以提供足够多的组织量。⑤颊肌黏膜瓣：以面动脉颊支为蒂的黏膜瓣，组织量大，供区隐蔽，但操作难度高。⑥额部皮瓣回折：血供有保障，不需其他供区来修复衬里，缺点是太厚。⑦游离皮片移植：修复形成的衬里较薄，但易挛缩。⑧游离皮瓣：鼻缺损合并颊部或唇部缺损，面积过大时可应用。

（范 飞）

bùfēnbí zàizàoshù

## 部分鼻再造术（partial nasal reconstruction）

对部分鼻缺损进行的修复重建手术。由于再造鼻形态很难做到两侧对称，其手术难度有时要大于全鼻再造。

**鼻下端再造术** 包括鼻尖、鼻翼和鼻小柱的再造。鼻下端皮肤较厚，局部松动度差，因而直接缝合或者局部改形只能应用于很小的缺损。游离植皮效果较差，即使缺损不深，也不要轻易选用。鼻下端的结构对通气功能很重要，需注意在恢复形态的同时，维持气道的通畅。如鼻下端全部缺损，应行全鼻再造术。①鼻尖再造：鼻尖部的缺损常累及软三角和部分鼻翼、鼻小柱以及鼻中隔，充分松解后缺损往往要比预计的范围大。较小的一侧缺损可应用同侧的鼻唇沟皮瓣修复。较大的缺损首选额部皮瓣，因其色泽、厚度和质地最接近鼻尖皮肤，衬里亦可同期修复，而且额部供区一般可直接缝合，无需植皮。额部没有条件行皮瓣转移时，可用上臂皮瓣法修复。支架的修复可选择耳郭软骨或肋软骨，这对于维持鼻尖远期形态很重要。②鼻翼再造：累及鼻翼下缘、大小不超过1.2cm的全层缺损，可用耳郭复合组织游离移植同期修复外被、支架和衬里，但复合组织远期易出现挛缩和色素沉着。较大的缺损可选择鼻唇沟皮瓣或额部皮瓣修复，衬里缺损可将缺损周围残端皮肤翻转，或皮瓣远端折叠进行修复。支架的修复以耳郭软骨为最佳。③鼻小柱再造：鼻小柱缺损常累及鼻中隔和鼻尖，利用其周围的组织修复比较困难。只有较小的靠下端的浅表缺损，可考虑游离植皮，其余的缺损形式均必须用皮瓣修复。常用鼻唇沟

皮瓣、额部皮瓣，亦可用鼻唇沟、上臂或颈部的皮管进行修复。鼻小柱的形态比较特殊，亚单位原则并不全部适用，特别是当缺损靠上方时，即使面积超过50%，其下方完好的鼻小柱组织亦应予以保留，以维持鼻小柱和上唇连接部的正常形态。

**鼻上端再造术** 包括鼻根、鼻侧和鼻背的再造。鼻上端皮肤较薄，松动度要强于鼻下端。因此，如果缺损范围不太大，可以直接缝合，或利用邻近的皮肤，进行局部转移修复。较大的缺损，可以选择眉间皮瓣或额部皮瓣、上臂皮瓣转移修复。鼻上端位置靠近眉和眼内侧，皮瓣转移后会影响眉、眼的形态。因此，常需多次修整。如果鼻侧缺损超过鼻面沟，再造时需注意维持鼻面沟的形态，如果面部和鼻部同时应用两个不同的皮瓣，修复效果更佳。

**半侧鼻再造术** 鼻缺损范围累及一侧鼻亚单位（不包括鼻尖）大部分，未超过中线时，应行半侧鼻再造术。如缺损超过中线或累及鼻尖和鼻中隔，则应行全鼻再造术。半侧鼻再造的手术方法和原理与全鼻再造类似，只是修复范围相对较小，但在切口处理及鼻两侧形态对称性方面，难度反要大于全鼻再造，因此要严格掌握适应证。

（范 飞）

ébù píbànfǎ bí zàizàoshù

## 额部皮瓣法鼻再造术（forehead skin flap of nasal reconstruction）

利用额部皮瓣来修复鼻缺损的方法。被公认为全鼻再造以及大部分鼻再造的首选方法。其优点包括额部皮瓣色泽、质地、硬度、层次结构与鼻部较匹配，再造鼻外形良好，并有感觉，血

供丰富，方法安全，操作相对简单，皮瓣转移容易，且术后患者不用保持不舒服的姿势和体位等。额部皮瓣应用的历史久远，明确的记载可追溯至3000年前，为人类最早实行的手术之一。公元前600年，印度外科医师逐渐启用额部正中皮瓣，成为后人众所周知的印度皮瓣法鼻再造。至19世纪，额部皮瓣才被广泛应用于欧洲的整形外科中，在这一时期，鼻再造术除了在术式、方式上获得进一步改良、推广和提高外，还认识到修复鼻内衬里和骨、软骨性支架的重要性。20世纪开始，随着整形外科在世界范围内的飞速发展，涌现出多种新的鼻再造方法，但全鼻再造应用最多的方法仍是额部皮瓣法，其中尤以一侧滑车上血管为蒂的额部旁正中皮瓣法最常用。

**应用解剖** 额部皮瓣一般包括皮肤、皮下组织及额肌三层，这三层连接紧密，神经和血管均位于皮下组织内。额部皮瓣的血液供应主要包括两个系统，一是颞浅动脉额支，二是滑车上动脉及眶上动脉。这两组血管之间有丰富的吻合支呈网状分布，故以任何一支为供应血管，均可供养整个皮瓣并确保皮瓣的成活。颞浅动脉额支在耳屏上方约3cm处发出，走行于前发际区。滑车上动脉为眼动脉的终末支之一，在眶的内上角穿眶隔向上走行。眶上动脉出现率约为72%，该动脉出眶上孔处，向上走行。额部皮瓣的静脉回流一般均为同名静脉，伴行不紧密，颞浅静脉额支与动脉伴行的仅为50%，故在手术时需特别注意。皮瓣的神经支配有面神经颞支、滑车上神经及眶上神经。

**适应证** 额部皮瓣鼻再造法的适应证一般需满足以下条件：鼻部缺损较为严重，应用其他局部皮瓣不能提供足够的组织量；额部皮肤、血管条件良好；患者能接受额部遗留明显瘢痕或者植皮区凹陷；患者能耐受至少两次手术的治疗周期。

**手术方法** 额部皮瓣法根据额部条件、发际高低不同形态等，归纳为以下几种设计。以滑车上血管及眶上血管为蒂的设计有：额部正中皮瓣、额部旁正中皮瓣、额部斜形皮瓣（图1）、额部上下往返皮瓣（图2）等。以颞浅血管主干或者额支为蒂的设计有：各种类型的镰状皮瓣，包括额部横行皮瓣等。手术常常需要二期，也有采用皮下蒂一期手术修复，但应用较局限。下面就常用的几种做简单介绍。①额部旁正中皮瓣：以一侧滑车上血管为蒂的轴型皮瓣，血供可靠，蒂部可设计

得较窄，皮瓣旋转的角度较额部正中皮瓣要小一些，因此皮瓣的利用率更高，也相对缓解了蒂部的扭曲情况，并且此法保留了一侧的滑车上血管，破坏相对较小。基于以上优点，额部旁正中皮瓣临床上使用较多，尤其适用于额部宽阔、发际较高的患者。②额部斜形皮瓣：皮瓣的纵轴向一侧斜行或弯曲，可增加无毛发的皮瓣长度，适用于额部发际较低的患者。由于皮瓣的远端非轴型血供区，常需先行一次延迟术。③额部横行皮瓣/头皮皮瓣：以一侧颞浅血管为蒂的皮瓣，由于转移距离较长，供区瘢痕明显，因而较少应用。④额部正中皮瓣：又称印度皮瓣，以双侧滑车上血管为蒂，由于旋转后皮瓣长度受限，且破坏了双侧的滑车上血管，一旦出现皮瓣坏死或者效果不佳等，补救的办法不多，故现已基

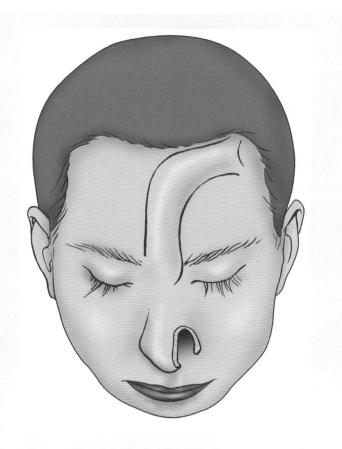

**图1 斜形皮瓣**

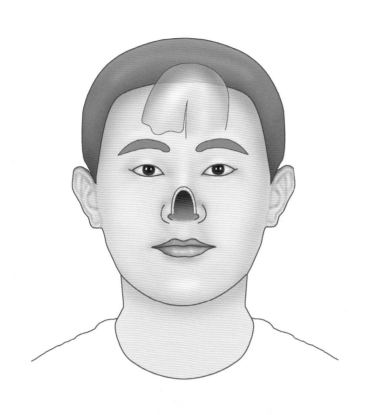

**图2 上下往返皮瓣**

本弃用。

以下为最常用的二期法额部旁正中皮瓣法鼻再造术。一期术前除常规的准备外，还需要进行以下准备工作。①血管探查：术前滑车上、眶上血管的探查，可以决定皮瓣纵轴走向，蒂的宽窄。②模型制备：尽量于术前做好石膏模型，也可参考患者及家属要求，制作成塑料片样。③皮瓣设计：根据所测的一侧滑车上血管走向及所取片样，在额部设计皮瓣范围大小。皮瓣有一定的收缩性（10%~20%），设计时应考虑。另外，皮瓣应尽量设计在无发区。手术步骤：①一期手术需历时2~4小时。鼻部操作，根据缺损及瘢痕的情况，做好衬里以及支架（常用局部瘢痕瓣、皮瓣翻转形成衬里，肋软骨或耳郭软骨游离移植重建鼻支架）；额部操作，

根据额部皮瓣设计做切口，于额肌下分离皮瓣，将皮瓣旋转、转移至鼻部创面处，蒂部卷成管状缝合或植皮。②额部在切取宽度为2.5~3cm的皮瓣后，创面一般可以直接拉拢缝合，这样的宽度一般可用于修复半鼻缺损，对于更大的缺损，额部供区常需要用植皮来修复创面。③术后鼻孔内需填塞碘仿纱条。鼻背可用纱布卷固定，以协助再造鼻塑造出良好形态。术后宜去枕平卧，定时观察皮瓣血供，7~10天拆除缝线。鼻孔宜使用硅胶管支撑3~6个月。④额部带蒂皮瓣，在3周后可行二期手术断蒂，并行鼻根部修整。具体断蒂时间，视患者皮瓣大小、与鼻部组织接触面积以及患者体质等而定。术前对皮瓣蒂部夹持进行血供训练，有助于对手术时机的判断及选择。术

中切断蒂部，行鼻根部修整，并将多余的蒂部组织放回原处，矫正眉间异常。此时，可以根据情况，对鼻支架、鼻翼沟、鼻孔形态等同时进行局部调整。

近几十年来，皮肤软组织扩张术广泛应用到鼻再造手术中，即先将额部皮瓣扩张，二期皮瓣转移时额部供区可直接缝合，遗留的瘢痕较隐蔽。其缺点是手术次数多，治疗周期长，术后扩张皮瓣易挛缩。

（范　飞）

kuòzhānghòu ébù píbànfǎ bí
zàizàoshù

## 扩张后额部皮瓣法鼻再造术
（expanded forehead skin flap of nasal reconstruction）　利用扩张后的额部皮瓣，修复鼻缺损的外被和/或衬里（图1）。一般手术的过程需要行额部扩张器植入，扩张皮瓣转移鼻再造，皮瓣断蒂修整术三期进行，需历时4~6个月。临床上鼻缺损多较严重，首选额部皮瓣进行修复（因其皮肤质地、色泽、组织结构与周围一致，而且血供良好）。但额部直接切取皮瓣时，组织量常常不够，术后会留下较大的瘢痕，或呈现植皮区凹陷畸形，与周围皮肤的颜色不一致等。皮瓣直接转移时常常较为肥厚臃肿。近几十年来，扩张技术广泛应用到鼻再造手术中，即先应用扩张器将额部皮肤充分扩展，二期再利用所扩张的额部皮瓣鼻再造。这样，额部的供瓣区皮肤不需植皮就能轻松地直接缝合起来，术后遗留的瘢痕不明显，同时，扩张后的皮瓣厚度适中，更适合于鼻尖、鼻翼、鼻小柱的再造塑形，这样的再造鼻较传统方法效果更满意。2009年，李森恺首次利用A型肉毒毒素辅助肌皮瓣扩张的效果在动物

实验得到肯定，此项技术也已被较多的应用到临床的额部扩张肌皮瓣鼻再造术中，缩短了治疗周期，改善了手术效果。

**适应证** 需同时满足以下条件：鼻部缺损较为严重，应用其他局部皮瓣或者直接额部皮瓣不能提供足够组织量；额部皮肤、血管条件良好；患者不能接受额部遗留明显瘢痕或者植皮；患者能耐受较长治疗周期（一般需要4~6个月）。常见的鼻部严重缺损的原因包括：鼻部受到创伤（包括人和动物咬伤）；烧伤（包括明火烧伤、热液烫伤及化学烧伤）；各种先天畸形引起的鼻部分或全部缺如；严重的鞍鼻；鼻部位的感染引起的部分或全部缺损；鼻部肿物（包括大面积的黑痣、血管瘤等）需要手术切除或者肿物已经切除引起鼻缺损等。

**治疗方法** 一般至少需要进行三期，必要时根据需要进行后续修整。

第一期（扩张器的植入）①一般选择长柱形或者椭圆形扩张器，扩张器大小视患者年龄、额部皮肤量、发际高低等条件而定，一般选择150~300ml。②切口首选额部发际内垂直或横向切口，距发际3~5cm，此切口较好的避免了损伤眶上及滑车上血管，瘢痕也比较隐蔽，另外，若二期手术皮瓣长度不够时，也可以将皮瓣向发际内延伸，避免了发际线切口对皮瓣长度的限制。③扩张器埋置的范围一般包括额部全部的皮肤，可根据患者额部血管情况稍作改变（扩张器一般置于滑车上、眶上血管较明显一侧）（图2）。埋置的层次为帽状腱膜-额肌下，这个层次较易分离，且皮瓣的组成结构类似于正常的鼻部组织。扩张器注水壶埋置位

置一般选择一侧颞部，相比头皮，此位置较好地避免了后续注水时头发的影响，降低了感染的概率。④扩张器注水可于手术中开始，早期注水可以保持皮瓣稍低张力，待切口愈合后，慢慢加大注水量。另外，较早开始注水可缩短治疗周期，同时可减少包膜对注水的影响。视皮瓣扩张情况每周注水2~3次，每次注水量视皮瓣血供情况以及患者主观感受而定，全部注水量视患者鼻部缺损位置以及所需组织量而定。一般来说，注水量多可以提供较多的皮肤组织量，降低二期手术的难度以及

风险，但是也延长了治疗周期，同时额骨的继发畸形也会相对较重。

第二期（扩张器取出、额部扩张皮瓣转移鼻再造术） 术前除常规的准备外，还需要进行以下准备工作。①血管探查：术前滑车上、眶上血管的探查，可以决定皮瓣纵轴走向，蒂的宽窄。动脉走向固然重要，但静脉走向不能忽视，静脉回流的好坏，往往可以决定皮瓣的存活与否。②模型制备：若有可能，尽量于术前做好石膏模型。也可根据患者脸型，原相片鼻大小、形状，

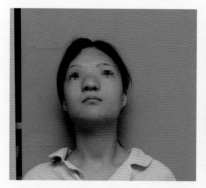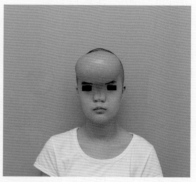

**图1 额部扩张皮瓣修复鼻缺损**

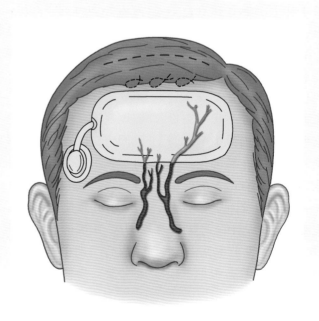

**图2 扩张器埋置范围**

健侧大小或患者父母鼻大小，或同龄人鼻大小，参考患者及家属要求，制作成塑料片样。③皮瓣设计：基本上按吉利斯（Gillies）在 1932 年创用的皮瓣"逆行设计法"进行。根据所测血管走向及所取片样等，即可在额部扩张皮瓣上设计截取范围大小。扩张后的额部皮瓣有一定的收缩性，设计时除正常皮瓣的 10%～20% 收缩外，另需稍大于所需面积（1/3左右）。皮瓣应尽量设计在无发区，一般来说，扩张后的额部皮瓣组织量已经足够，若有个别扩张皮瓣长度、宽度不够时可设计其他形式皮瓣如斜形、横形。蒂部切口设计应在动静脉两侧各旁开 0.5～1cm 以免伤及血管主干，设计的皮瓣长度应以能轻松地旋转血供不受障碍为准。

对于部分额部血管条件不好或者需行斜形、横形设计的患者，可于二期鼻再造术之前 2～3 周，预先进行一次扩张皮瓣延迟术，根据皮瓣设计，切开至扩张器包膜层，保留包膜的完整，直接缝合。待 2～3 周后再行二期手术。二期手术需历时 2～4 小时。术中根据预先设计的皮瓣设计切口切开，将扩张器完整取出。皮瓣转移过程基本同直接额部皮瓣转移术，不同之处在于需对皮瓣远端的包膜进行处理，减少皮瓣的厚度，从而更好地塑造鼻尖、鼻小柱、鼻翼的形态。额部切口一般都可以轻松直接拉拢缝合，不需要植皮。衬里的处理与直接额部皮瓣相同。由于扩张后的额部皮瓣组织量相对足够，一般来说，需要进行支架移植的患者都可以安排本次手术同时进行，而不会影响皮瓣的血供情况。具体支架的处理情况与直接额部皮瓣相同。术后处理与直接额部皮瓣基本相同。额部扩张后额骨或多或少都会出现凹陷畸形，一般都会于术后半年到 1 年慢慢恢复，如果额部外用弹力绷带可以明显缩短恢复时间。

第三期（皮瓣断蒂，鼻根部修整术）　带蒂的皮瓣在 2～3 周后可断蒂并行鼻根部修整，具体时间视患者皮瓣大小、与鼻部组织接触面积以及患者体质等而定。术前对皮瓣蒂部夹持，进行血供训练有助于对手术时机的判断选择，一般将蒂部夹持 2 小时以上皮瓣仍血供良好即可安排断蒂术。术中切断蒂部，行鼻根部修整并将多余的蒂部组织放回原处矫正眉间异常。如果已经出现支架变形移位的情况，亦可同时进行局部调整。若有可能，也可作进一步修整，如鼻翼沟成形、鼻孔形态的调整等。如果携带有毛发，则可在血供条件良好的前提下，修薄皮瓣，去除毛囊。

后续治疗　扩张后的额部皮瓣术后皮瓣臃肿、肥厚的情况，相对直接额部皮瓣法明显改善，由于额部切口关闭时张力低，一般术后额部的瘢痕也不明显，但是仍可能会出现鼻局部外形不满意、支架吸收变形或移位、双眉不对称以及额骨局部增生变形等。如果患者要求较高，可以待 3～6 个月后对再造鼻局部不满意位置进行修整，同时根据需要行额部瘢痕的修整、调整双侧眉毛位置、去除额骨增生骨质等。

肉毒毒素的使用　A 型肉毒毒素被广泛应用于整形外科手术中。随着李森恺等利用 A 型肉毒毒素辅助肌皮瓣扩张的效果在动物实验中得到了证实，越来越多的医师在鼻缺损患者额部扩张前先对额部肌肉局部注射一定量的 A 型肉毒毒素，可以缩短将近一半时间的注水周期，增加有效扩张面积，使肌肉萎缩、皮瓣变薄，改善手术的效果，减少了患者痛苦及并发症发生的概率。

**不良反应及注意事项**　①皮瓣坏死：由于采用的是携知名血管的轴型皮瓣，且血管位置恒定可靠，一般血供条件良好，很少出现皮瓣血供不佳、坏死的情况。术前应良好探测血管情况，必要时加做皮瓣延迟术，术中减少皮瓣蒂部的扭曲，术后严密观察、及时引流、注意患者体位，一般可以避免此情况的发生。②再造鼻外观肥厚臃肿、局部形态不满意：由于扩张术已经很大程度地减少了皮瓣的厚度，较直接额部皮瓣法，皮瓣的形态已经得到了很大的改善，如果患者要求较高，可根据其需要加做一次至数次皮瓣修整术。③额部遗留瘢痕、双眉不对称：可以在 3～6 个月后，加做手术修整额部瘢痕、调整眉毛位置等。④额骨变形：一般半年到一年后可以恢复，外用弹力绷带可以缩短恢复时间。⑤治疗周期长：术前很好的和患者进行沟通，患者大部分能够理解。近年来 A 型肉毒毒素的使用大大缩短了治疗的周期。

（范　飞）

*Yìndù píbànfǎ bí zàizàoshù*

**印度皮瓣法鼻再造术**（Indian flap of nasal reconstruction）　利用额部正中皮瓣来完成鼻缺损的修复的方法。又称额部正中皮瓣法鼻再造术。早在公元前 3000 年，中国西藏的医师就已用额部皮瓣做鼻再造手术，所以严格上说，鼻再造的额部皮瓣法应称为"古代中国西藏法"，但是很多医学书上还是把这种方法称为"古印度法"。在古代印度文化里，割鼻是一种常见的刑罚。因此，印度皮瓣做鼻再造发展很早，在很大程度上反映出整形外科的起源。公元前600年的印度额正中皮瓣法，实际上只是用额部皮瓣直接覆盖在鼻部创面上，没有做立体塑形，也没有同时修复鼻部衬里的缺损。直到19世纪，额正中皮瓣才被广泛应用于欧洲的整形外科中，在这一时期，鼻再造术除了在术式、方式上获得进一步改良、推广和提高外，还有两项革命性的突破。第一，真正认识到修复鼻内衬里的必要性；第二，注意到了鼻骨、软骨支架修复的重要性。

**适应证** 印度皮瓣的适应证一般需满足以下条件：鼻部的缺损范围不大、额部皮肤血管情况良好、患者的发际较高、额部的皮肤较松弛，能够接受额部遗留相对明显的瘢痕区或植皮凹陷区。

**手术方法** 经典印度皮瓣是在沿从眉间至发际延伸的垂直纵轴上进行设计的，常同时携两侧的滑车上动脉、鼻背动脉等，血供非常丰富，通常不需要先行进行皮瓣延迟就可以直接转移（图）。皮瓣的形状视鼻部的缺损而定，经典的印度皮瓣为三叶状，将皮瓣扭转180°转移覆盖鼻部的创面，将三叶状部分折叠成双侧鼻翼、鼻小柱的形状。在发际高的患者可获得足够到达鼻尖的皮瓣，对于发际低的患者，不得不倾斜皮

瓣的纵轴至更斜的位置，或者通过在眉间蒂部回切而降低旋转点。手术可选择分一期或者二期进行。一期法即为前额岛状皮瓣法，即于鼻根部造成皮下隧道，将前额正中皮瓣从隧道穿过覆盖鼻部创面，蒂部置于鼻根部的皮下。二期法手术更为常见一些，即先期进行额正中皮瓣带蒂转移修复鼻缺损，3周后行断蒂术。

印度皮瓣的局限性显而易见，主要包括：额部截取皮瓣大小受限制，其上限为（4～5）cm×（7～9）cm，发际低、额头窄者，不适合选用此法；额部正中继发明显瘢痕损害，很多时候供区需要植皮，植皮后会出现额部色泽明显不一致，不能达到前额一色化，局部不能移动，无额部表情如抬额皱眉等，呈不自然的供区畸形；额正中皮瓣以两侧血管为蒂，虽然相对血供丰富，但是同时灵活性差，旋转幅度小，将旋转180°向下转移时，除额外耗费一部分皮瓣外，更重要的是容易引起水肿和血液循环障碍，导致皮瓣坏死，并且一旦出现皮瓣坏死，补救的办法不多；为了增加所需长度，有可能将毛发区移植到鼻部；以岛状皮瓣形式转移时蒂部常显臃肿。

由于以上的局限性，单纯的印度额正中皮瓣已经使用的较少，更多的时候采用的是额部旁正中皮瓣、额部斜行皮瓣或者扩张后的额部皮瓣等。

（范　飞）

**píguǎnfǎ bí zàizàoshù**

**皮管法鼻再造术**（tubed flap of nasal reconstruction）应用皮管转移技术进行鼻缺损修复的手术方法。在皮管出现之前，皮瓣带蒂转移的过程中，其腹侧皮下组织创面都是开放的，这样就带

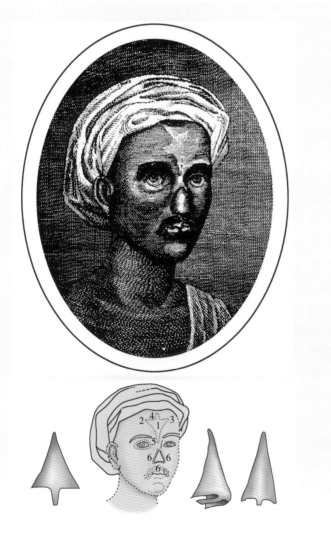

图　印度皮瓣

来了很多问题。首先，由于创面暴露，皮瓣容易感染、出血；其次，创面肉芽组织形成，远期皮瓣易挛缩；极个别情况下还可能造成血栓形成、皮瓣坏死的严重后果；再次，皮瓣在断蒂之前一直需要敷料包扎及换药，给患者带来诸多不便。针对这些问题，在 20 世纪 10 年代后期，有三位外科医师几乎同时开始应用皮管技术，分别是苏联的菲拉托夫（Filatov），德国的甘策尔（Ganzer）以及英国的吉利斯（Gillies）。皮管的出现，是整形外科历史上的重要里程碑，因其血供有保障，抗感染能力强，且具有可以多次跳跃性转移的特点，使得人体几乎各个部位的皮肤软组织缺损都可以用远距离的供区来修复。

**适应证**　由于颜色、质地、厚度均不理想，皮管法不是鼻再造的首选方法。只有在额部皮肤条件不满意或患者不愿动用额部作为供区的情况下，方可选择皮管法进行鼻再造。不同供区的皮管原理相似，所不同的地方主要是转移的距离，以及是否需要在受区和供区之间某个部位作为中转站进行转移。

**手术方法**　为保证血供，皮瓣设计长宽比一般为 2 : 1，最大不能超过 3 : 1。如果需要超过这一比例，则可一期在皮管形成时，中部留一个皮桥，在转移之前多一次皮桥离断手术；或者在皮管形成后 3 周再纵向切开皮管两头，将皮管延长到所需的长度。供区创面如能直接缝合关闭最好，否则需用游离植皮覆盖创面。如果在皮管形成之前先应用皮肤软组织扩张器，扩张供区皮肤，则供区一般均可直接缝合关闭，但皮管远期挛缩率较高。皮管二期转移之前最好做一次延迟手术，以降低皮瓣坏死的可能性。皮管转移的一端与中转受区必须有足够大的接触面积，这样才能保证下一期转移皮管的血供。鼻部残留的瘢痕如不能形成足够的衬里，则需用中厚植皮形成衬里。鼻再造常用的皮管部位有上臂内侧、颈部、肩胸部及腹部。①上臂皮管：见意大利皮瓣法鼻再造术。②颈部皮管：常设计为外上至内下方向的斜行皮管，无需中转，皮肤较薄，色泽接近鼻部，但颈部组织量不足，供区瘢痕明显。③肩胸皮管：可设计为锁骨上横行/斜行皮管，胸肩峰皮管等，组织量充足，供区瘢痕可被衣服掩盖，但皮肤色泽和厚度不理想，且需在颈部中转一次（图）。④腹部皮管：常设计为外上至内下的斜行皮管，组织量充足，供区瘢痕可被衣服掩盖，色泽和质地为最次，且需借用前臂中转一次，是应用最少的一种方法。

**并发症**　皮管法的并发症主要有感染，血肿，皮肤坏死等。为减少并发症，术前仔细询问病史，如果受区或供区以前曾行放射治疗，需谨慎选择；手术当中应彻底止血，操作不可粗暴；术后的包扎亦很重要，任何程度的扭曲、牵拉或压迫均有可能导致皮肤坏死。

（范　飞）

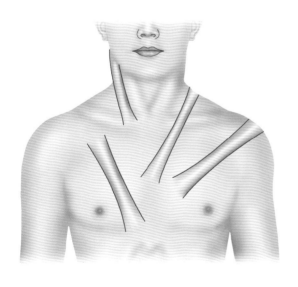

**图　颈部、肩胸部皮管**

Yìdàlì píbànfǎ bí zàizàoshù
## 意大利皮瓣法鼻再造术（Italian flap of nasal reconstruction）

应用上臂皮瓣带蒂转移，修复鼻缺损的手术方法。最早起源于意大利，因此称为意大利皮瓣法。公元 12 世纪，古印度的颊部皮瓣和额部皮瓣鼻再造方法，经由阿拉伯传到了欧洲。15 世纪中叶，意大利西西里的布兰卡（Branca）父子，在用古印度的这些方法进行鼻再造实践的基础上，创造了上臂皮瓣鼻再造的手术方法。其后，这一术式经口口相传，由意大利卡拉布里亚地区的维亚内斯（Vianeos）家族成员承袭下去，一直处于秘密状态，不为外人所知。直到 16 世纪末，塔利亚科齐（Casparo Tagliacozzi）在威尼斯出版了一本教科书，详细介绍了这一术式，意大利皮瓣法才逐渐为世人所知。因此，这一方法又被称为塔利亚科齐法。

**适应证** 上臂皮瓣无论是色泽、质地还是手术操作的便利性都逊于额部皮瓣，而且患者在皮瓣转移后的强迫体位固定非常痛苦，因此鼻大部或全鼻缺损的患者首选的修复方法仍是额部皮瓣，如果额部供区没有条件，同时上臂皮肤又是完好的，才能选择上臂皮瓣进行鼻再造。

**手术方法** 意大利皮瓣法在20世纪逐渐演变和定型成为上臂皮管法，手术分为三期。①第一期：依患者的鼻形大小在上臂内侧设计皮管，大小一般为（10~12）cm×（7~8）cm，皮管的宽度应较所设计的再造鼻最宽处多1~2cm。皮管的蒂部位于上臂中1/3，以便于转移。鼻管下遗留的上臂创面，一般需用植皮覆盖。手术后3周，可在皮管近端行一次延迟术，以保证皮管转移后的血供。延迟术后2周行下一期手术。②第二期：于残留的鼻部切开瘢痕组织或去除病灶，形成创面。切开上臂皮管近端皮肤，

将皮管离断，关闭供区创面，将患者前臂向上弯曲靠近头顶，皮管断端转移至鼻部创面，缝合完毕后用石膏将手臂固定于头部（图）。术后3周开始进行皮管血供锻炼，待皮管血液循环反应良好之后，方可进行下一期手术。③第三期：将皮管上臂连接处离断，供区直接缝合。鼻部下端形成衬里。如果鼻的骨或软骨损伤较重，应取自体肋软骨或耳郭软骨形成新的鼻支架。将皮管远端剖开形成皮瓣，适当修剪皮下脂肪，将皮瓣与鼻部缝合。如果怀疑皮瓣血供不好，则应将皮管远端自行缝合，3周后再行第四期手术完成鼻再造。手术完成后半年如果仍觉外形不理想，可进行适当的手术修整。如果在第一期手术前上臂内侧埋置扩张器，则注水3~4个月后将扩张器取出同时形成皮管，供区创面一般都能缝合关闭，不需植皮。扩张的上臂皮瓣比较薄，配合适当的软骨支架，能获得比较满意的鼻形。但扩张皮瓣易挛缩，因此皮管宽

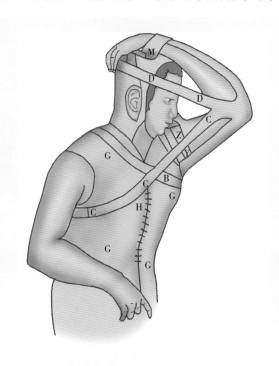

图 意大利皮瓣法的体位固定

度应较设计的再造鼻最宽处多3~4cm。

**并发症** 手术的并发症主要有血肿、感染、皮瓣坏死等。

（范 飞）

wěnhé xuèguǎn xiǎnwēi wàikē píbàn yízhífǎ bí zàizàoshù

# 吻合血管显微外科皮瓣移植法鼻再造术（microsurgical skin flap transplantation of nasal reconstruction）

利用显微外科吻合血管的方法，将远位皮瓣游离移植，行鼻缺损修复的方法。由于鼻再造有额部、上臂等优良的供区选择，此法在临床上相对应用较少。显微游离皮瓣鼻再造法的优点显而易见：①手术可一次完成，患者术后不用保持强迫姿势或体位，缩短了治疗周期，减轻了患者的痛苦。②不会在额部等暴露区域遗留瘢痕或植皮区。③一般常用的显微皮瓣解剖位置相对稳定，易于切取，且可以取皮瓣面积较大，而应用于较大的缺损。

**适应证** 此法适用于以下患者：①各种原因引起的较严重的鼻部缺损，且周边能找到完好的受区血管。②额部、上臂等供区不适合皮瓣转移，或患者不愿动用这些区域，或患者不能耐受较长的治疗时间。③患者能接受供区遗留较明显的瘢痕或植皮区及可能发生的继发功能障碍。

**手术方法** 能用于做游离皮瓣法行鼻缺损修复的部位不多：①带第二跖骨的游离足背骨肌皮瓣鼻再造术：此法1979年由大森（Ohmori，音译）等报道（图），这是一个设计良好的手术，由于同时携带跖骨，可用作鼻骨支架的制备，简化了手术，因此此法一度成为游离皮瓣鼻再造的首选方法。但是其缺点也显而易见，

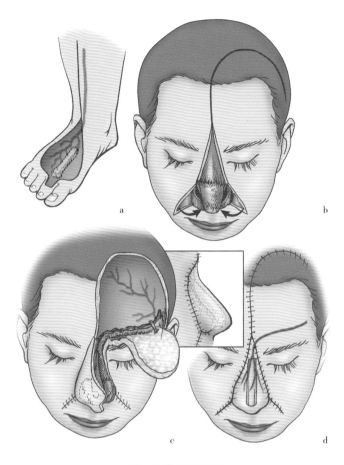

图 足背骨肌皮瓣

植入衬里及软骨或骨性支架，然后将预制皮瓣经过血管吻合游离移植至鼻缺损处。此法减少了吻合血管时的皮瓣塑形及修整，但是延长了治疗周期，其具体效果仍有待进一步观察研究。

（范 飞）

Zhōngguó píbànfǎ bí zàizàoshù

## 中国皮瓣法鼻再造术 （Chinese flap of nasal reconstruction）

利用前臂皮瓣游离移植进行鼻缺损修复的方法。一般选择桡血管的近端或远端与面部血管进行吻合。此皮瓣为中国的杨果凡于1981年最早提出并广泛应用于临床，所以学术界习惯称为中国皮瓣。前臂游离皮瓣有以下优点：解剖位置相对稳定，易于切取。动脉两端都可以吻合，可重建受区远端血供。有深浅两组静脉可供吻合，利于回流。血管口径较粗，吻合易于成功。皮瓣血管蒂可长可短，既可在皮瓣外截取，亦可在皮瓣内截取，有较大灵活性。截取皮瓣面积较大，可应用于较大的缺损。皮肤质量好，厚薄适宜，并可以根据需要携带有血供的神经、肌腱进行综合组织游离移植。手术可一次完成，缩短了治疗周期，减轻了患者的痛苦。

**适应证** 应用中国皮瓣进行鼻再造术，一般需同时满足以下条件：①各种原因引起的较严重的鼻部缺损，且周边能找到完好的受区血管。②其他供区条件不好（额部、上臂等）不适合皮瓣转移或者患者不愿动用额部或者上臂。③患者能接受前臂遗留较明显的瘢痕或植皮区。

**手术方法** ①皮瓣设计：术前用多普勒超声探测尺、桡动脉，确认其位置。画出桡动脉、头静脉及其主要属支的走形。根据受

术后皮瓣颜色丑陋，与面部明显不一致，患者常常难以接受，而且移植跖骨不易塑形，供区损害较大。②前臂游离皮瓣移植鼻再造术：学术界习惯称为"中国皮瓣法"。为中国的杨果凡教授于1981年最早提出并广泛应用于临床。对于东方人而言，此法是一个良好选择。手术方法简单易行，一般选择桡血管的近端或远端与面血管进行吻合，血管解剖位置相对稳定，易于切取，血管口径较粗，吻合易于成功。皮瓣血管蒂可长可短，既可在皮瓣外截取，亦可在皮瓣内截取，有较大灵活性。皮肤质量好，厚薄适宜，并可以根据需要携带有血供的神经、肌腱进行综合组织游离移植。皮瓣易于塑形，易于成活，供区可用游离植皮修复。其缺点是再造

鼻的颜色与额部皮瓣相比，仍不令人满意，前臂供区损伤较大，会遗留明显的瘢痕或植皮区。③1990年内诏（Uchinuma，音译）报道了一种基于颞浅动脉额支的复合组织瓣修复鼻翼缺损，将颞浅动脉额支远端切断，吻合眶上动脉，此法可携带较大的耳郭组织瓣，但是手术难度大，成活率低。④其他部位的骨皮瓣：2002年光鸟勋（Isao Koshima）报道前臂桡骨穿支骨皮瓣游离移植全鼻再造，2006年中山（Nakayama，音译）报道腓骨骨皮瓣游离移植鼻再造，在转移皮瓣的同时解决了骨性支架问题，但均存在皮瓣色泽不佳、供区破坏严重等问题。⑤近年来有应用腹部或前臂预置皮瓣，即在腹部或前臂预置一个需修复的鼻外形皮瓣，内

区缺损的需要，以桡动脉下端为基础，画出皮瓣的轮廓。皮瓣设计应比受区创面宽 0.5 ~ 1cm。②皮瓣的切取：在驱血带下沿设计线切开皮肤直抵深筋膜与肌膜之间，结扎切断皮下的小血管。沿深筋膜与肌膜之间行钝性剥离，注意勿损伤自桡动脉发出的微细皮支。根据需要切断皮瓣远端之前臂正中静脉、头静脉、桡动脉及其伴行静脉，分别予以确切结扎。从桡动、静脉血管的深面掀起皮瓣，并逐个结扎由桡动脉发出的肌支，形成只保留头静脉、

桡动脉及其伴行静脉与近端相联系的岛状皮瓣。然后根据所需血管蒂的长度，以确定截取血管的位置。断蒂时先动脉后静脉。供区创面行厚断层皮片移植，加压包扎。③皮瓣的移植：清理鼻部受区，彻底清除瘢痕及病变组织，将残存的鼻部组织修整、翻转做为衬里，并做鼻孔塑形，解剖显露备用的受区血管。先将游离皮瓣与受区创缘做数针缝合固定，然后行血管吻合，顺序为先吻合头静脉及桡动脉，血供重建后再吻合桡静脉，必要时再吻合头静

脉及桡动脉远端。确认血供重建后，进行局部塑形，缝合创缘（图）。④鼻支架的制备同其他鼻再造术。

**缺点及注意事项** ①"中国皮瓣"的鼻再造方法供区部位不隐蔽，且一般不能直接拉拢缝合，必须行厚断层皮片移植，方能保证前臂功能不受影响，因此前臂遗留的瘢痕和植皮区较明显，很多患者与医师不能接受。②相对于额部皮瓣，此法术后的再造鼻颜色及外形仍不令人满意。③损失前臂的比较重要的血管，对手

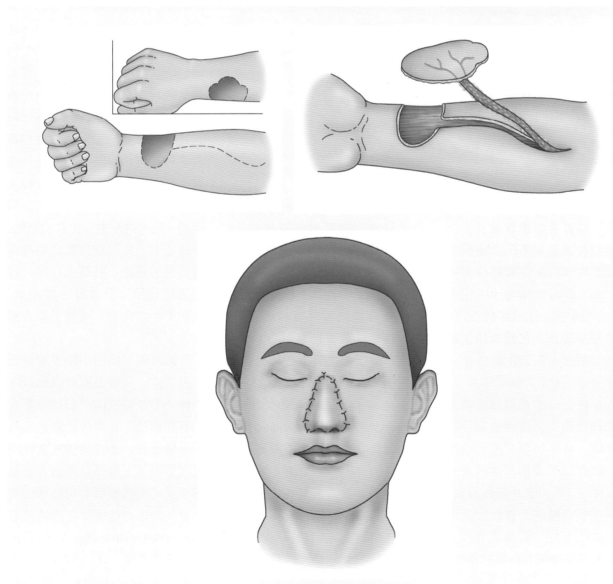

图　前臂游离皮瓣法全鼻再造术

功能影响较大。因此，应用此法，适应证的选择尤为重要，术前一定要与患者良好的交流沟通。对于有其他选择的患者，还是应先考虑其他方法，尤其是额部皮肤完好的患者，首选额部皮瓣。

（范　飞）

## ěrguō fùhé zǔzhī yízhífǎ bí zàizàoshù
## 耳郭复合组织移植法鼻再造术（auricle compesite tissue transplantation of nasal reconstruction）

以耳郭复合组织（可包括皮肤、皮下组织及软骨）游离移植来修复鼻部分缺损的方法。根据鼻缺损的部位和程度，复合组织切取的部位和方法也有所不同，可以是同时包括了皮肤、皮下组织和软骨，也可以是只包括皮肤和皮下脂肪组织。鼻再造中的耳郭复合组织移植法可追溯到1902年，由凯尼格（Koening）首次记录。随着第二次世界大战中重建外科的复兴，复合组织移植被重新使用。在欧洲，1943年吉利斯（Gillies）描述了应用耳郭皮肤和软骨复合组织作为额部皮瓣衬里的方法。这种方法1946年由布朗（Brown）、坎农（Cannon）和迪佩尔蒂（Dupertuis）在美国进行普及。由于血供关系，被游离移植的皮肤软骨复合组织瓣的最大直径不应超过1.5cm，大大限制了这种方法的使用。目前认为复合组织游离移植的成活机制是：血供丰富的耳、鼻等组织，含有比其他组织更致密的真皮下血管网，使移植组织更易吸收受植床的组织液，保持湿润，直至建立新的血供。

**优点**　耳郭复合组织移植的修复方法有很多优点。首先，耳部的皮肤颜色、质地与鼻部较接近。其次，同时包括了皮肤、皮下组织和软骨的移植片，层次结构与鼻翼组织结构近似，两者均外为皮肤、中有软骨，移植后可保持良好的外形，而且在厚度和弯曲度方面均可获得良好的效果。而皮肤和皮下组织移植片用于鼻尖、鼻小柱部位缺损的修复，也可以增加局部的饱满度，效果明显好于单纯的全厚皮片的移植。并且，此术式一般只需一次手术就可完成，比其他的皮瓣移植方法治疗日程大为缩短。由于这种复合组合移植片所取的大小受到一定限度，所以耳部切取的组织量一般不多，一般供区的继发畸形多不明显，并且耳部由于头发的覆盖，相对比较好掩饰。

**适应证**　适用于鼻下端部位的轻度缺损。缺损的原因包括：各种外伤、烧伤、先天畸形、感染后或者是肿瘤切除术后。具体可分为：①鼻翼部分缺损或畸形：缺损的宽度一般不能超过1.5cm，否则移植片成活的概率较低。②鼻小柱轻度缺损或畸形：缺损主要是在皮肤及皮下组织层，常因瘢痕组织的挛缩使鼻尖部变形，但鼻中隔软骨尚属完整。③鼻尖轻度缺损或畸形：缺损主要是在皮肤及皮下组织层，鼻尖部有轻微塌陷。

**手术方法**　包括以下几种。

鼻翼的全层缺损　常用同时包含皮肤、皮下组织和软骨的耳郭复合组织移植来修复。手术步骤：手术可以在局部麻醉下进行。如缺损是由于切除肿瘤而形成，可将肿物扩大切除后立即进行移植修补手术，如由于其他各种原因已经形成了缺损，应充分切除鼻翼缺损处边缘的瘢痕组织，充分松解挛缩，显露出正常组织或鼻翼软骨，形成楔形创面。依缺损大小、形状以及弯曲度剪下模片，在耳轮的适当位置上按模片标记，一般多在耳轮脚、耳轮上部或耳轮中部，首选部位是耳轮脚，该部位在无发区可切取2cm的复合组织，创面可利用颊部推进皮瓣修复（图1）。一般切取的移植片呈楔形，但有时可根据缺损的实际需要，切成其他形状。耳轮伤口较小者可做直接缝合；如伤口较大则可做附加切口，或者根据需要做局部皮瓣的转移。然后将移植片缝合于鼻翼缺损处，如鼻软骨残留部分较突出时，则应在耳轮创面做一切口，使鼻软骨能嵌在其中，耳轮边缘先与鼻翼内侧缘缝合，然后缝合鼻翼外侧创缘。缝合时注意耳后皮肤朝外，耳轮部向鼻孔内，以符合鼻翼部位的正常曲线（图2）。鼻孔

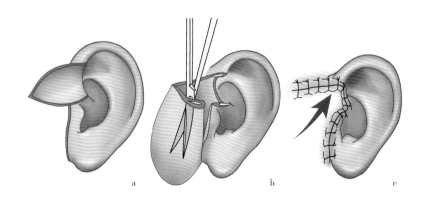

**图1　耳郭供区部位及其关闭方式**

内以碘仿纱条紧紧填塞，鼻外可打包堆或者用凡士林油纱加压固定。采用鼻孔内外加压固定，对手术成功非常重要。如外部加压不足，术后移植片易发生水肿或者移位，导致组织部分或全部坏死。移植片最初切下及移植时呈苍白色，3~5 天后颜色转变为暗红色，10 天左右可逐渐呈鲜红色，2 周后可完全成活，同时拆线。如鼻翼缺损范围较大（宽度大于 1.5cm），不宜采用此法。

先天性鼻小柱短缺或者创伤性鼻小柱缺损　其中隔或中柱尚余有部分组织时，亦可用复合组织移植修复。手术步骤（图 3）：先在中柱作松解切口，或切除其瘢痕，使鼻尖能抬起，按中柱缺损大小的需要采取移植块，此种移植片最好采用耳轮下方或者耳垂部皮肤及脂肪（无软骨）组织，将取下适当大小的移植片直接缝合于鼻中隔创面上，或将移植块中间稍作纵向剖开，以增加其宽度后缝合。耳部供区的创缘可根据需要设计缝合之。其操作步骤和术后处理与上述鼻翼缺损的修复相同。

轻度的鼻尖缺损或畸形　同样可以用耳轮下方或耳垂复合组织（无软骨）修复，耳部切取方法基本同鼻小柱缺损时的采取方法，将其剖开移植于鼻尖缺损部，操作步骤基本同鼻小柱缺损的修复。如在愈合后鼻尖有下榻的倾向，可在 3~6 个月后在植入肋软骨或者假体，以支撑鼻尖部。

**不足之处及注意事项**　①只适用于鼻下端轻度的缺损或畸形，如果缺损范围较大，移植片的成活率较低，且供区会有相对明显的继发畸形。因此，手术适应证的选择尤为重要。②术后的包扎及护理相对麻烦，需要对局部内

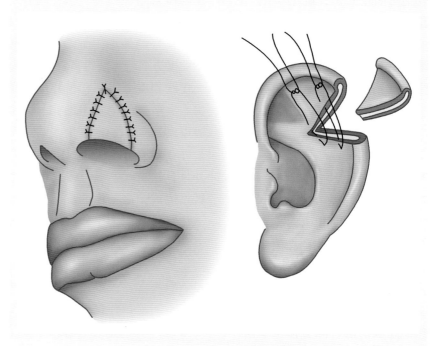

图 2　耳郭复合组织移植供区及受区

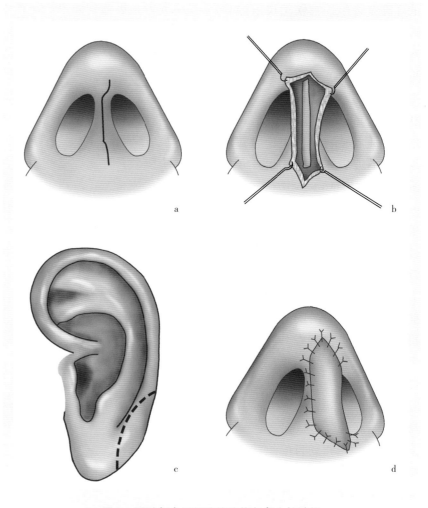

图 3　耳垂复合组织移植法修复鼻小柱缺损

外严格加压固定，避免移植片的移动，否则易出现坏死，影响手术效果。③术后的长期效果相对于皮瓣移植要差一些，容易出现移植物挛缩、色素沉着等。因此，术前必须与患者良好沟通，降低患者的期望值。

（范　飞）

*bíbù zhěngxíng měiróng*

## 鼻部整形美容（cosmetic rhinoplasty）

为达到改善鼻部外形的目的，在全身麻醉或局部浸润麻醉下做鼻内或者鼻外切口切开，经鼻（软）骨膜与皮肤软组织之间的层次分离，通过对鼻（软）骨进行恰当的切除、移位、固定及自体组织或组织代用品的植入等操作，用于改变鼻部支持结构的形态，最后用鼻部皮肤软组织重新覆盖塑形后的鼻（软）骨后缝合切口的过程。

**适应证**　鼻作为人体通气功能的重要器官也是面中部的重要美学单元，影响美观的鼻背部的过于隆起或凹陷、长鼻或短鼻、鼻尖圆钝低平、鼻基底过宽、鼻孔形态不理想等都是鼻部美容整形的主要适应证。

**手术方法**　鼻部美容整形的部位主要包括鼻背、鼻尖和鼻翼。过高的鼻背外观可以通过切除部分突出的鼻骨和上部鼻侧软骨，结合使用对鼻骨的内外侧截骨技术，在保证了鼻背恢复稳定支持的前提下使鼻背挺直。相反的对于鼻背凹陷的患者，通过在鼻骨及鼻侧软骨表面分离合适的隧道，植入根据外形需要塑形的自体软骨或组织代用品，从而达到改善鼻背高度及形态的目的，又称隆鼻术。其中常用的自体组织为肋软骨、鼻中隔软骨、耳软骨，组织代用品有硅胶、羟基磷灰石、膨体聚四氟乙烯等。鼻尖整形主

要是分离上下鼻侧软骨后，通过对下部鼻侧软骨进行部分的切除、重新塑形缝合、组织复位，或者利用自体软骨在下部鼻侧软骨内侧脚间、外侧脚以及鼻尖鼻小柱前进行组织移植来改变鼻尖的突出度，调整鼻尖的旋转度，以及改善鼻尖的丰满度。另外通过单纯的鼻翼外侧皮肤切口或者结合鼻前庭切口切除部分鼻翼后精确调整对合、缝合可以缩小鼻翼基底，改善鼻孔形状。鼻部美容整形手术后应常规局部加压包扎，必要时可以进行鼻腔填塞，鼻背处可以外用铝塑板或石膏固定，用以保护手术后暂时不稳定的支持结构。术后即刻的冷敷会有利于减轻局部出血和水肿。切口一般在术后5~7天拆线。

**不良反应及注意事项**　常见的不良反应包括：术后继发出血、术后慢性水肿、继发感染、局部皮肤坏死。术后形态不理想、不对称、鼻尖畸形、鼻翼塌陷以及一些影响外观的瘢痕，如应用组织代用品则可能并发排斥反应，假体外露等不良反应。

（马晓冰）

*lóngbíshù*

## 隆鼻术（nose augmentation）

利用自体或异体组织、组织代用品经适当的修剪雕刻成型后植入鼻背筋膜下层以达到改善鞍鼻、低鼻畸形的手术方法。

**适应证**　不合并有鼻中隔偏曲并希望通过手术的方法改善外观的轻中度的单纯性鞍鼻、低鼻患者。

**手术方法**　根据不同个体特点和要求，设计鼻形及鼻根起点，确定鼻背的高度和长度，雕刻合适的植入物成型后备用。隆鼻术常选择局部麻醉或局部神经阻滞麻醉，对高度紧张的患者可辅助

全身麻醉。麻醉药物通常采用1%利多卡因加1∶20万的盐酸肾上腺素，术中在满足镇痛需要后尽可能少的使用麻醉药注射，以避免组织过于肿胀变形。切口选择可以有：①鼻小柱正中纵向切口。②一侧鼻翼缘切口。③软骨的内侧脚和外侧脚的前缘皮肤切口。④经鼻小柱中的蝶形切口。⑤经鼻小柱基底的U形切口。根据使用植入物的不同以及医师操作习惯的不同可以选择不同的切口。隧道的分离：使用专用的剥离器械在鼻背筋膜下层面紧贴软骨和骨膜表面剥离出正中略大于假体的腔隙，注意要两侧对称，将雕塑好的植入体放入腔隙内，长轴与中线保持一致，上端达到设计鼻根点，缝合切口。手术后一般不需要包扎，也可以采用鼻腔填塞，鼻背外固定的处理方法，可防止术后继发出血。常见的隆鼻手术中使用的材料有医用硅橡胶、膨体聚四氟乙烯、自体骨、软骨以及异体骨、软骨等。形状可分为柳叶形和L形。异体组织及人工组织代用品有发生排斥反应的可能，如果发生应及时取出。自体软骨移植不会发生上述情况，但偶有吸收、变形的可能，通常切取肋软骨用来雕刻鼻假体，自体髂骨也可用来隆鼻。

**不良反应**　①出血：多因为手术中分离粗暴导致组织损伤引起。②感染：也是比较可怕的并发症，可以通过术前彻底清理消毒鼻腔，应用抗生素预防等。③排斥反应：无法完全避免，一旦发生应尽早取出假体。④假体偏斜、移位：多因为分离的腔隙过于偏斜或宽大。⑤假体外露：可以是排斥反应引起，也有时会因为放置的假体过长或过高引起，应及时取出。⑥自体软骨移植

还有发生明显的吸收和变形的可能。⑦应用硅胶假体时，有时因为植入层次过浅会有透光以及假体轮廓清晰的情况发生，应注意避免。

（马晓冰）

## 鼻尖成形术（nasal tip plasty）

*bíjiān chéngxíngshù*

利用整形外科的移植、切除、缝合技术去改变在鼻孔周围以及鼻头处的软骨和纤维结缔组织来达到改变鼻尖部的形态，修复缺损或者重建鼻尖外形的过程。外鼻呈椎体形，位于颜面中央，鼻根与前额相延续，游离端为鼻尖。鼻尖的形态在不同种族有明显不同，高加索人高挺立体，东方亚裔人普遍圆钝低平，具有重要的美学特征和美学意义，对整体协调面部的轮廓有重要作用。因此，鼻尖成形术成为鼻整形中最富有艺术性和挑战性的手术，一般根据鼻尖的形态和解剖特点选择相对应的技术，主要包括多余组织的切除、组织移位的复位以及组织移植加强或修复等内容。主要分为两类：①增加鼻尖的突出度和轮廓，适应于低平宽大和发育不良的鼻尖，如鞍鼻、鼻孔外露、短鼻、鼻尖裂，主要靠组织复位和移植解决。②降低鼻尖突出度，适应于过度发育突出的鼻尖，主要靠组织切除和重排解决，如酒渣鼻、鹰钩鼻。

**应用解剖** 鼻尖位于鼻背、两侧鼻翼和鼻小柱交汇处，呈球状。分为鼻尖、鼻尖上叶及鼻尖下叶。鼻尖点或鼻前点的内部的结构为双侧鼻翼软骨膝部，深部为鼻中隔软骨的尾侧游离缘。鼻翼软骨自顶点沿鼻孔内侧缘折向下方附着于鼻小柱中上 2/3 皮肤形成内侧脚，鼻翼软骨斜向上外侧平铺皮下形成外侧脚，与梨状孔边缘和上外侧软骨以纤维韧带相连，向内侧靠筋膜或韧带与鼻中隔软骨相连，内侧脚与外侧脚在穹隆部相连称为膝部或中间脚，因此鼻翼软骨是皮内软骨，与周围没有骨性连接，是鼻部活动度最大的地方，这种结构特点使鼻头皮肤能够围绕鼻中隔尾端在冠状面和矢状面上做多角度旋转移动。两侧鼻翼软骨膝部在中线相连高于鼻中隔软骨平面，外观形态上表现为鼻尖与鼻梁衔接处轻微台阶状，形成鼻尖上凹陷。仰鼻位观，张开的鼻翼、上唇及鼻小柱围成梨状或椭圆形鼻孔。上述解剖基础形成鼻尖的外在形态学标志点分别是：①鼻尖上点，位于鼻中隔软骨与鼻翼软骨外侧脚的头端交界处，是鼻背和鼻尖分界的标志点。②柱叶交界点，是鼻尖和鼻小柱的分界点，其解剖学基础是鼻翼软骨膝部的小叶段和内侧脚的小柱段的交界点。③左鼻顶点，左侧鼻翼软骨穹隆部顶点。④右鼻顶点，右侧鼻翼软骨穹隆部顶点。左鼻顶点和右鼻顶点的连线距离称顶间距离（intercrural distance，ICD），以 ICD 为界，鼻尖又可分为两个区域：尖上小叶和尖下小叶，共同维持鼻尖的旋翘形态。⑤鼻唇角，鼻尖鼻小柱连线与上唇平面夹角为鼻唇角，该角度大小决定鼻尖向头尾侧的旋翘程度，鼻唇角平均 100°~105°。⑥软三角，为鼻小柱、鼻尖点和鼻翼连接处的皮肤游离缘区域，皮下无软骨支撑。鼻外侧动脉和鼻背动脉是鼻尖血供以及部分鼻小柱血供的主要来源。鼻背动脉通过鼻尖表现点下方的筋膜浅层，在软骨的顶部经过。鼻尖的神经包括面神经颊支以及支配感觉的分布于皮肤和黏膜的三叉神经分支，包括滑车下神经、筛前神经和眶下神经。

东方亚裔人 ICD 普遍较宽，双侧鼻翼软骨膝部分离，外观可以看到鼻尖中间存在纵行的凹陷，又称为鼻头隐裂。因鼻翼软骨较薄，内外侧脚膝部夹角过大，中间脚发育不良甚至缺如，出现鼻翼外扩；鼻头皮肤及皮下组织较厚，导致鼻头圆钝，鼻尖低平不够挺拔，同时往往伴有鼻唇角加大，鼻头向头侧旋转，表现为鼻孔横向方形外露，鼻翼下垂。鼻尖的低平的另一重要原因是鼻中隔软骨的发育不良对鼻翼软骨的支撑力度下降，导致鼻头塌陷，用手按压鼻尖感觉不到中隔软骨的存在，俗称塌鼻子。高加索人与上述解剖结构相反，鼻尖皮肤较薄，鼻翼软骨发育充分，内侧脚向尾侧伸展，同时伴有鼻中隔软骨的过度发育，导致鼻尖向唇侧旋转，鼻唇角过小，鼻尖下垂似鹰钩，俗称鹰钩鼻。

**手术方法** 鼻翼软骨的内侧脚以及外侧脚加鼻侧软骨形成了鼻尖部形态的支撑结构，但是其位置的维持要依赖于纤维连接的固定。包括改变鼻尖突出度，调整鼻尖旋转度，调整鼻尖表现点之间距离，改变鼻尖丰满度，调整鼻小柱和鼻翼缘之间相互关系等。该手术主要适用于因为鼻尖支撑结构的位置、力量、形状等原因引起的形态不佳要求改善的患者。手术前应进行精确的分析评估以及与患者的沟通，明确手术的目的与具体的处理步骤，精确标记好将要切开的位置、植入或者切除的组织等。选择局部麻醉或局部神经阻滞麻醉，部分患者可辅助全身麻醉。麻醉药物通常采用1%利多卡因加 1：20 万的盐酸肾上腺素，术中在满足镇痛需要后尽可能少地使用麻醉药注射，以避免组织过于肿胀变形。手术切口可以采用闭合式或开放式，手术的方法根据处理的目的不同主要有以下几个方面。①鼻尖高度的调整：a. 增加鼻尖的突出度，可以通过将穹隆内侧壁处两侧的鼻翼软骨拉拢缝合，使内侧角相对延长获得鼻尖高度的轻度改善。也可以经鼻内入路采用鼻小柱支撑获得鼻尖突出度。在鼻小柱基底处做垂直切开，然后在内侧脚底部和上颌骨之间部位分离出一个腔隙，用填充物如切碎的软骨或者软组织放置在腔隙底部以形成支撑移植物，将鼻中隔软骨修剪成条状后植入两内侧脚间形成有力的支撑用来抬高鼻尖。在此基础上要获得更明显的鼻尖抬高，可以在鼻尖处利用鼻中隔软骨或者耳软骨做成帽状、盾牌状、垫子状软骨移植。b. 降低鼻尖突出度，切开分离后各部位的韧带和纤维连接的力量已经消除，主要关系到鼻尖的突出度的因素就是内侧脚和外侧脚的强度和长度，所以可以通过切断内外侧脚，分别重叠缝合来缩短内侧脚和外侧脚的长度以降低鼻尖的突出度。②鼻尖角度的调整：鼻翼软骨外侧脚和鼻侧软骨的结合是限制鼻尖角度调整的力量之一，所以切断两者间的纤维韧带切除外侧脚的上部，可以使鼻尖向上方旋转。鼻中隔尾端也是影响鼻尖向上方调整的重要力量，所以在有些病例中可以通过做鼻中隔尾端的切除，也是一种常用的有效使鼻尖向上方旋转的手术方法。同样的道理，在鼻子较短，鼻孔外露明显时可以使用相反的操作，通过软骨移植使鼻尖向下方旋转。③鼻尖宽度的调整：鼻尖宽度的调整主要是因为鼻尖穹隆部的软骨分离过大，或体积较

大，以及形状扁平引起的外观的相应变化，主要操作手段包括穹隆间缝合可以缩窄软骨间距离使鼻尖变小，另外可以调整两侧内侧脚相交的角度接近60°，使鼻尖表现点的外观得到改观。对于因鼻翼软骨发育肥大引起的，可以通过切除部分鼻翼软骨外侧脚上部来改善。鼻尖手术的常见不良反应主要有出血，一般手术后常规鼻腔填塞加外用铝塑板固定、通过内外的加压减少出血的概率，另外是感染，虽然发生概率比较低，但应引起足够重视，适当应用抗生素是有必要的。术后外观不理想，没有达到术前计划目标也是患者最常见的问题，这需要在术前有一个详尽的方案，手术中精确地切除缝合有关。

鼻尖特殊的位置和复杂的解剖毗邻关系决定了鼻尖成形术的复杂性和多样性。①皮肤及皮下软组织部分切除成形术：适应于病理性增生的鼻头肥大患者，如酒渣鼻和神经纤维瘤患者，切除多余的皮肤及皮下组织，缩小鼻头体积，注意保护保留皮肤的血液供应，部分患者需要植皮或皮瓣覆盖。②软骨切除成形术：适应于外侧脚过度外凸且鼻尖皮肤较厚的人群，手术主要目的是缩

小鼻尖宽度，增加鼻尖的相对高度。手术采取鼻孔内软骨间切口，将鼻翼软骨外侧脚头侧半部分切除（图1）。③鼻翼软骨缝合技术：如内侧脚间缝合、穹隆内缝合或穹隆间缝合，隐裂及宽平鼻尖为最佳适应证；选择闭合切口或开放切口，完整解剖游离鼻翼软骨穹隆部和内侧脚，离断软骨与上下皮肤和前后软骨的纤维连接，水平褥式贯穿缝合两侧穹隆弓的前份，并将线结打在穹隆的内侧，达到缩窄双侧穹隆和增加鼻尖的突出度的作用，同时改善中间脚夹角（intermediate divergence）。正常的鼻翼软骨形态，将两侧穹隆用缝线向中间牵拉聚拢缝合就可以。缝合过程中尤其需要注意控制缝线张力，穹隆缩窄程度不宜过大，需要将穹隆间角控制在70°～90°，否则较易导致外侧脚的凹陷和鼻尖的凸出畸形。内侧脚间缝合可以缩窄软三角和鼻小柱的宽度（图2）。④移植物结构性支撑技术：自体软骨是最常用的移植支撑材料，取材于耳郭、鼻中隔和肋软骨部位，用于补充和加强发育不良的鼻翼软骨和鼻中隔软骨，增加鼻尖的支撑力和稳定性，并使鼻尖的突出度和表现点更为鲜明立体。全

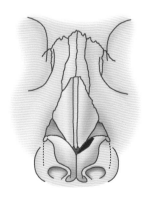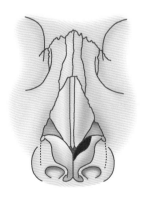

**图1 外侧脚头端限制性切除术（左）和标准的外侧脚头端切除术（右）**

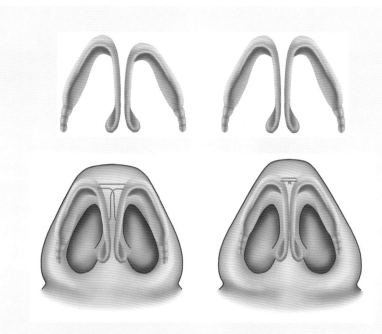

图 2　穹隆内缝合（上左、上右）及穹隆间缝合（下左、下右）

麻下切取供区软骨根据需要做成片状、板状、条状以及盾牌状备用，鼻小柱开放切口，彻底分离鼻翼软骨与上外侧软骨和鼻中隔软骨的纤维连接，剥离鼻中隔软骨尾侧游离缘骨膜，以 6/0 尼龙线将板状支撑软骨缝合固定与鼻中隔软骨游离缘，可以同时在鼻中隔软骨上缘放置软骨延长鼻中隔，或者在鼻翼软骨深层移植条状软骨固定支撑鼻翼，最后将鼻翼软骨中间脚、鼻中隔延长软骨及鼻小柱支撑软骨缝合固定（图 3）。⑤鼻翼软骨瓣反转交叉技术：适合鼻尖宽平鼻翼软骨发育硬度较好的患者，尤其适合隐裂鼻，可以在缩窄的鼻尖宽度的同时增加鼻尖的突出度。选择闭合或开放入路，切口选择为双侧软骨间切口，根据需要延长至鼻小柱缘切口，剥离并暴露双侧大翼软骨穹隆部、内侧脚上部及外侧脚，注意不要损伤软骨膜。切取外侧脚头端的软骨瓣，注意保留的软骨支架宽度不能小于 5mm。根据情况选择内侧脚间缝合、穹隆内缝合或穹隆间缝合，然后将双侧软骨瓣返折 180° 重叠覆盖鼻尖部并将瓣的尖端固定于对侧穹隆软骨外缘处（图 4，图 5）。鼻尖形态各异，涉及成形技术众多，单独一种矫正技术难以达到理想的整形效果，联合使用多种技术可以扬长避短，修复更加复杂的鼻尖异常形态。

（刘立强）

**kuānbí jiǎozhèngshù**

## 宽鼻矫正术（wide nose correct）

运用整形外科的鼻骨截骨技术，将相距过远的扁平的鼻骨重新调整塑形，使之恢复正常外观的过程。宽鼻畸形的外观鼻梁宽阔低平。病因有家族遗传的，如眶距增宽症，有外伤造成的，也有医源性继发畸形。后两者的宽鼻常见临床特点是具有较大的上颌骨额突，且两侧鼻外侧壁的位置相距过远，在中线结合的是宽而平鼻骨。鼻背宽往往让人看起来相当的不精神，因此会使人感到苦恼。宽鼻通过手术可以有效地改窄。

**适应证**　各种先天或后天原因引起的鼻背外观宽阔低平外观，希望通过手术的方法改善的患者。

**手术方法**　一般采用全麻的方式，或局部神经阻滞加静脉辅助全麻。①旁正中截骨：鼻梁中线两侧定点，其两点间距为将鼻梁部分修整为理想鼻梁所需缩窄

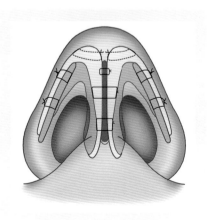

图 3　软骨移植支撑技术

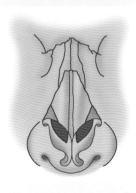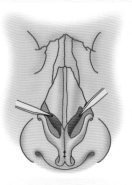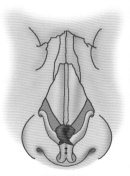

图 4　鼻翼软骨瓣反转交叉技术

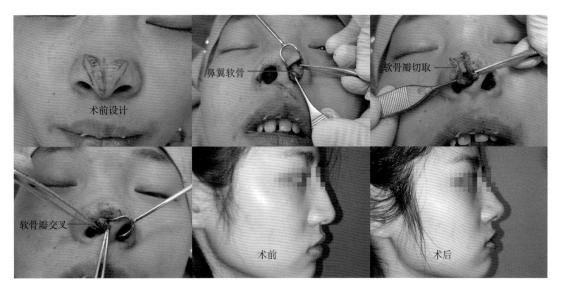

鼻翼软骨
软骨瓣切取
术前设计
软骨瓣交叉
术前
术后

图5 鼻翼软骨瓣反转交叉增加鼻尖突出度

的量，将两点与鼻底垂直画线。沿两垂线行截骨，并去除其中部的骨组织或纤维结缔组织，必要时可去除过多的鼻背皮肤软组织。②鼻侧截骨：在两侧鼻面交界处截断上颌骨额突，尽可能使两侧截断基部的上颌骨额突大小对称。③横向截骨：鼻骨上方基部横向截骨后，方可使过宽的鼻骨块完全游离，将鼻骨推向中线。如鼻背高度仍然不足，可用术中截除的骨块，或其他部位自体骨、软骨、硅胶等材料填充，以纠正鞍鼻畸形。④术后固定：术后可贯通缝合固定，截骨线处的骨组织术后可能被外侧瘢痕组织牵拉而致宽鼻畸形复发。因此，固定时应适当矫枉过正，手术结束后鼻背区铝塑板塑形固定1个月。

**常见不良反应** 出血、感染、术后改善不理想、鼻泪管损伤、术后复发等。

（马晓冰）

chún-jiá-kēbù zhěngxíng měiróng
**唇颊颏部整形美容**（lip cheek and chin plasty） 先天性发育原因导致的唇颊颏部畸形或不协调

（过度发育与不足）及后天伤病造成的畸形进行修复的手术。是整形外科重要的工作内容。

**适应证** 从面部的审美来看，口唇、颊部、颏部在其所占的大小、比例及各自关系都有相应的标准，如果超出这些标准太多，则美观受到影响，需要施行适当的手术整形或非手术的美容修饰。

**手术方法** 口唇是面部最具活力的两块瓣状结构，一个正常美的上唇从正面呈弓形状态，从侧面上唇较下唇略松且薄，轻轻盖在下唇之上，并微突起、翘起，上唇的长度与鼻尖的高度相似，它与鼻小柱呈90°。如果与以上情况相反，如从正面观，上唇太长、太厚、太大，无弓形曲线，缺乏红唇结节，上唇较下唇更厚、更紧；或从侧面观，下唇反较上唇更为突出，则应施行口唇美容术予改善，常见的包括以下几种。①上唇太长整形术：可在口唇与鼻底交界处切除一条全层上唇组织，或是在红唇与白唇的交界处按弓形线的形态切除一条皮肤和肌肉，使上唇缩短，以后一种方

法遗留瘢痕较轻。②上唇太厚整形术：可切除一条黏膜和肌肉或将口轮匝肌修薄，然后缝合。③口形太大矫正术：口的大小与脸庞大小相较过大，可在采用以上手术的同时，再在口角的黏膜与皮肤交界处切除一小块菱形组织，使口形缩小。④重唇矫治术（见先天性重唇）。⑤唇裂整形术（见唇腭裂）。⑥小口畸形矫正术：针对先天性小口症患者及烧伤、感染等引起的口角瘢痕挛缩患者，可在患处皮肤行Y-V成形术。⑦大口畸形矫正术（见面横裂）。

颊部为面部鼻唇沟外侧区域，构成口腔外侧壁，多条表情肌行于其中，与唇部共同体现面下1/2表情。常见手术包括以下几种。①笑靥成形术：先标记笑靥合适位置，再做口腔内对应切口显露颊部肌纤维，并将其一部分与颊部真皮层缝合。②颊脂垫取术：臃肿面颊可经口内切口去除颊脂垫，适当改善面部肥胖。③面瘫矫正术（见面神经瘫痪）。

颏部位于面部下方，与外鼻和前额构成颜面前部的主要轮廓。

常见手术包括以下几种。①下颌前突畸形整形术：采用口腔内下牙龈切口，将下唇及黏骨膜掀起，显露突颏，根据美学观点结合患者要求截除部分下颌骨。②下颌后缩畸形整形术：采用口腔内下牙龈切口法，将下唇及黏骨膜掀起，充分游离，显露小颏区，植入人工假体充填，或行下颌颏部骨质水平切开术，以增加颏部突度。

针对唇颊颏部的凹陷及薄小等有悖美学要求的形态，可采用非手术的微创注射充填术，如丰唇、丰颏等，材料为透明质酸钠凝胶或胶原蛋白，具有创伤小、见效快、副作用少等特点。相对更容易为患者接受。

(马晓冰)

## chún-jiábù jīxíng

### 唇颊部畸形 (lip and cheek deformity)

唇颊部畸形可由先天或后天性因素造成，前者有口裂及面裂畸形等，较少有瘢痕粘连；后者有外伤、肿瘤术后等造成的畸形，多有组织缺损或瘢痕粘连。唇颊部组织外被皮肤，内衬黏膜，中有口轮匝肌或颊肌，这一解剖结构特点增加了手术的难度。故在手术修复原则上有如下要求：①重建外形与恢复功能兼备：唇颊部畸形不仅有外形的损害，而且有一定的功能障碍，如涎液溢流、进食及语言功能紊乱等。因此整复时应遵循恢复功能和重建外形两者兼备。严重的唇颊畸形，日久常导致牙齿及牙槽骨的发育畸形，造成咬合紊乱。在唇颊畸形修复的同时应考虑对颌面畸形的矫治。对伴有颌面缺损畸形者，应先装戴义齿后再行软组织的修复。②动态对称与静态平衡：唇颊畸形不仅有组织的缺损，而且常存在组织的错位附着或错位愈合，导致静态的失衡及动态的畸形。修复时要恢复到正常的解剖部位，尽量做到与健侧对称。在恢复静态平衡的同时矫正动态畸形。③就近取材：供区组织的选择以接近唇颊部者优先为原则，越接近唇颊部的组织，其肤色、质地越符合唇颊组织功能和美容上的要求。但尚须考虑供区组织的可供量是否足够，供区术后是否会造成更大的畸形和功能障碍等。④预防继发感染：颊畸形修复时多与口腔相通，防治感染是手术切口能否一期愈合、手术能否成功的关键。所以术前常规进行口腔清洁和对患牙的处理是十分重要的。⑤手术治疗与心理治疗并举：颊区畸形患者常伴有不同程度的心理障碍，出现忧郁、情绪低落等，并对手术的痛苦、可能发生的意外及手术效果顾虑重重。医护人员应对其倍加关心、悉心开导，将治疗计划包括手术次数、需要时间、固定方法、饮食要求、预期效果等向患者及家属详细耐心地解释清楚，医患双方应对治疗方案取得共识。

常见的唇颊部畸形有以下几种。①唇外翻：V-Y推进皮瓣法，适用于唇部轻度外翻；Z成形术，适用于上、下唇的直线瘢痕收缩所引起的外翻畸形；鼻唇沟或颈颊皮瓣法，适用于下唇组织损伤较深致瘢痕挛缩而造成的外翻畸形；全厚皮片修复法，适用于广泛烧伤后瘢痕挛缩所造成的较严重唇外翻。②口角歪斜：V-Y推进皮瓣法，适用于轻度口角歪斜畸形；Z成形术，适用于一侧口角因瘢痕牵拉向上方或下方移位。③小口畸形：唇红滑行瓣，适用于口角唇红部发生瘢痕粘连，而切除后缺损创面小于1~1.5cm；颊黏膜瓣转移，适用于唇红组织丧失较多的患者。④大口畸形：见面横裂。⑤颊粘连：颊颈部皮瓣转移，适用于颊部皮肤缺损范围较大的患者；皮片移植，适用于颊黏膜缺损的确修复；带血管蒂的全额皮瓣转移，适用于面颊部皮肤和黏膜缺损的修复；游离皮瓣移植，适用于口内颊部黏膜或口外皮肤组织较大的患者。

(马晓冰)

## miànhéngliè

### 面横裂 (transverse facial cleft)

较少见的口腔颌面部先天性畸形。又称大口畸形。人们通常将面横裂与唇腭裂，面斜裂等疾患归类在一起，统称为面裂。大多数情况下，它是作为某些综合征的一种伴随畸形出现，如伴有耳、眼、颌骨畸形等其他畸形等。而在极少的情况下，面横裂才作为一种独立的疾病存在。国内调查面横裂的发病率为0.21/万，城镇发生率为0.20/万，乡村发病率0.23/万，男女比例无明显差异，73.4%面横裂合并其他畸形。国外报道发病率为1/3 000 000~1/1 500 000，面横裂在各种面裂中约占0.58%，多数合并有综合征。左侧约44.4%，右侧约27.8%，双侧约7.8%，女性多见，约61.7%。

**病因及发病机制** 先天性面横裂的发生原因是胚胎发育时期，上颌突与下颌突未能完全融合所致。胚胎第7周，上、下唇与牙槽区分离，上颌突与下颌弓侧方融合形成颊部，从而决定了口裂的大小。如果上、下颌突融合过程受阻则导致面横裂，大多数情况下裂隙终止于咬肌前缘。其临床表现为一侧或两侧口角至耳前区的水平全层裂开，轻者仅患侧口角轻度裂开，有的甚至皮肤或黏膜正常，仅仅肌肉未联合而导致肌层裂开，临床可见颊部呈深沟样表现；重症者则整个面颊部裂开达下颌骨后缘或直达耳前。同时，由于上颌突与下颌弓在胚胎发育上均来自第一腮弓，因此，临床上尚可见并发下颌骨发育不良、颜面肌萎缩、外耳畸形及附耳畸形等，这种复合畸形又称第一腮弓综合征。

由于面横裂的发生率极低，其具体的发病机制尚不完全清楚，目前主要有三种学说：①第一腮弓的中胚层组织不足。②胚胎时期中胚层组织未能完全贯穿进入上颌突与下颌弓分叉点即口角区。③胚胎中期面部血液循环障碍导致第一腮弓发育异常或面部畸形。双侧面横裂具有双侧对称性特点，没有耳畸形和附耳存在，不属于第一腮弓综合征，而称为特发性双侧对称性不完全面横裂。目前面横裂的发病原因尚不完全清楚，但主要认为与两大因素有关：①遗传因素：目前认为面横裂可能是常染色体显性遗传或隐性遗传、性染色体遗传，其具体的染色体异常还没有完全确定，但基因多态性、异质性与头面部器官的发育缺陷有关。②环境因素。③感染和外伤：病毒感染、糖尿病、外伤可能与该病有关。④药物：过量的镇静药及类固醇激素等也可导致面横裂。此外，内分泌障碍、反射线照射、精神刺激、营养因素、烟酒的影响，妇科疾病等也可能与面横裂的发生有关。有学者研究了科索沃战前战后唇腭裂的发病率，表明环境因素与面部畸形有关。妊娠早期叶酸、维生素 $B_{12}$ 的缺乏和吸烟可以导致神经管发育不全从而导致面裂的发生。从事化工及接触化学物质工作的父母生育面裂患儿的概率增加。

**分类** 目前主要有三种分类方法：①根据 1973 年泰西耶（Tessier）分类面横裂为泰西耶Ⅶ。②OMENS 分类法来评价面裂（即 O 口角不对称、M 下颌骨发育不全、E 耳畸形、N 面神经功能差、S 软组织缺损，同时每一个部位的严重程度 0~3 来分级，0 表示正常，3 表示最严重）。③张力平把面横裂分成三种类型：合并有全身综合征的面横裂，只伴有轻度耳畸形而无其他如颌骨、眼、脊椎及颅骨畸形的面横裂，同时他认为这应该命名为第一腮弓综合征，不伴有其他畸形的双侧面横裂称为特发性双侧对称性不完全面横裂。

**临床表现** 单纯面横裂患者的主要临床表现为口裂变大，受累面部从口角至颊部呈水平裂开。轻症患者仅仅患处口角轻度裂开，有的甚至皮肤或者黏膜正常，仅肌层未联合而导致肌层裂开，临床上可见颊部深沟样表现；重症患者整个面部裂开一直到耳前。大部分患者裂隙末端一般到咬肌前缘。面横裂的裂隙方向通常是水平或轻度倾斜向上，还可伴有第一腮弓的发育异常，如颜面部一侧的发育不良、耳前瘘管以及副耳等畸形，这主要取决于外耳或耳遗迹的位置及相关下颌骨的发育情况。

**治疗** 由于面横裂不仅破坏正常的颜面解剖形态，而且造成口涎或食物外溢，甚至可使牙齿咬合紊乱以及语音障碍，尤其是双侧面横裂下颌后退严重，影响咬合关系及下颌骨的发育，应予以早期手术。手术时间可选择 3 个月以上全身发育正常的婴幼儿期，早期手术，不仅使面颊畸形在生长发育期得到矫正，而且使流涎改善，吸吮、语言等功能得到恢复，又可预防牙颌畸形，避免随年龄增长给患者带来自卑心理及孤独性格。基本手术方法：①定点：首先要确定口角的正常位置，单侧面横裂的口角位置以健侧口角作为标准即可。双侧面横裂可从口角裂隙向外侧画一水平线 A，再由瞳孔向下画一垂直线 B，AB 两线的交点即可为双侧预成口角处，线 B 与上唇缘处交点定点 C。与下唇缘交点定点 D，将 C、D 两点以外的裂隙相缝合即可关闭裂隙。②切开及缝合：由口角裂口的外侧端沿裂隙的上下缘皮肤与红唇交界处各做一切口，切开穿过皮肤和肌层，但不要切透黏膜，以便缝合时将其翻转作为口腔黏膜。对于裂隙较短的患者切开后将黏膜、肌层、皮肤直接相缝即可；对于裂隙较长的患者，则沿裂隙做两个附加切口行对偶三角瓣移位交叉缝合。这样可以避免愈合后直线瘢痕挛缩造成张口不便。目前认为面横裂患者口轮匝肌的修复较为重要，只有尽可能达到解剖复位裂开的口轮匝肌及表情肌才能更好恢复面部形态。遵循整形外科基本原则，以恢复人体正常组织结构及形态为基础，面横裂的治疗仍可取得较为满意的效果。同时，期待面横裂的病因学及其遗传因素研究有突破性进展，为进一步深入了解以及防治面横裂奠定基础。

（马晓冰）

miànxiéliè

**面斜裂**（oblique facial cleft）胚胎时期侧鼻突和上颌突上部未能完全融合所致的颅颌面先天性畸形。较少见。发生率为（1.43~4.85）/100 000 新生儿，在所有面裂中占 0.075%~0.54%，据报道中国发病率为 1.6/100 000，男、女无差异，单侧多见占 80%（日本，双侧多见，占 60%），围产儿死亡率高（51%），72%面斜裂合并其他畸形。面斜裂的病因不明，可能与遗传因素和环境因素有关。①遗传因素：面斜裂无明确的家族史，尚无明确的基因异常或染色体异常发现，且有单卵双胎中仅一人发病的报道，大多数学者认为遗传因素非面斜裂的主要病因。②环境因素：药物（甲磺酸溴隐亭、大麻、氯米芬、麦角碱等）、创伤、放射线、感染、代谢异常等均有导致面斜裂的相关报道。

**临床表现**　面斜裂的裂隙呈斜形，裂隙侧的面部有明显凹陷，裂隙可自人中外侧至鼻底，或经鼻翼外侧至骨性眶底中央而达眼睑，甚至可累及上睑和眉毛。皮肤、肌肉和骨性裂的程度可不一致。根据裂隙的走向和形态将面斜裂分为鼻眶裂、口-内眦裂、口-外眦裂，口-鼻眶裂等。面斜裂常伴有其他颌面部畸形如唇腭裂，眶距增宽，上颌窦、鼻骨缺如等。

**治疗**　除极少数情况外，面斜裂都属于严重的先天畸形，通常需要多次手术才能改善畸形状态。治疗原则用最少的时间和最小的创伤，获得最乐观的结果。手术时机选择：软组织的裂隙应在出生后数月内，骨骼重建延迟至骨骼发育儿近完成时，将获得最好的效果，但是大多数患者骨骼没有正常的生长潜力，因此没有必要等到发育完成。而且具有严重畸形患者的早期修复，对于患者及家属的心理发育有利。手术方法包括软组织的修复和骨骼的修复。

　　**软组织的修复**　①面颊部：应用Z成形，V-Y成形或局部旋转皮瓣等方法进行修复，闭合面颊部裂隙。②眶部：早期为了眼球的保护，应用局部鼻外侧皮瓣或上睑皮瓣行内眦与下睑底初步复位，良好的复位推迟到眶骨重建之后。眼轮匝肌的松解复位，恢复其连续性。后期进一步行内外眦的复位和下睑皮肤短缺的修复。③鼻泪管的修复：鼻泪管的重建或切除能阻止反复的感染发作。泪道重建术包括：泪小管鼻腔吻合术、静脉血管或口腔黏膜移植重建泪道术、泪囊鼻腔吻合术等方法。④鼻、唇部的修复：包括鼻翼缺损、唇腭裂等相关畸形的修复。

　　**骨骼的修复**　①修复部位：眶底和上颌窦的前壁。②植骨方法：植入和贴附植骨。早期植骨包括：裂隙内植骨，闭合裂隙；眶底植骨，恢复眶骨底连续性，纠正眼球下移；上颌骨体前部的植骨，纠正上颌骨裂。在生长阶段或生长发育完成之后，应进一步行骨移植和其他可能的骨、软组织手术。遵循整形外科基本原则，用最基本的方法解决最基本的问题，面斜裂的治疗仍可取得较为满意的效果。同时，期待面斜裂的病因学研究有突破性进展。

（马晓冰）

chún-jiá yǔ kǒuqiāngbù quēsǔn jīxíng

# 唇颊与口腔部缺损畸形

（lip and cheek deformity and oral defect）　先天发育障碍、感染、外伤、肿瘤切除等原因造成的上下唇部、口腔及面颊部的缺损和畸形。唇颊及口腔部的先天畸形是婴幼儿先天畸形中较常见的一种先天畸形。由于唇颊及口腔部位于颜面突出部位，不仅毁损容貌，而且对语言、呼吸及进食等生理功能造成明显影响，需要手术治疗。按发病的原因分为先天性和后天性；按部位分为唇部、颊部、口腔部畸形和缺损。

**临床表现**　先天性唇颊与口腔畸形表现为长唇、厚唇、重唇；唇裂、腭裂、唇腭裂；大口畸形、小口畸形及各类面裂；由外伤、感染及肿瘤切除造成的唇颊部及口腔部缺损常致呼吸、进食及语言功能障碍，下唇缺损，口涎外溢造成局部感染，口咽腔失去唇颊屏蔽，易于发生呼吸道感染，颊部缺损常伴有颞下颌关节功能受损，局部瘢痕及瘢痕挛缩更会加重外形及功能障碍，婴幼儿期的缺损如不及时治疗，会影响面颅骨及软组织发育，造成更加复杂的缺损和畸形。对进食影响严重者，会造成不同程度的营养不良和身体发育障碍。

**诊断**　位于颜面部，诊断相对容易。必要时行头面部CT及MRI检查，明确颅骨及软组织情况。检查全身营养状况。

**治疗**　主张早期手术治疗，根据局部组织情况采取相应治疗原则，组织过多时切除多余组织；组织移位时进行组织复位；组织缺损时进行组织修复。因口唇颊部及其周边组织较为松弛，而且富于弹性，修复后色泽与厚度与周围组织接近，所以尽量用周围组织进行修复，不足时采用额部、耳后及锁骨上等邻近组织修复，不得已时才考虑远位组织修复。因外伤所致唇颊部缺损时，错位组织复位后，缺损一般不大，局部组织即可修复。因感染与烧伤造成唇颊部缺损，由于组织破坏及瘢痕挛缩，切除松解后缺损范围常常超出预期，局部组织不足时需要远位组织移植修复。恶性肿瘤切除后的唇颊部缺损仍应尽量修复，以恢复生理功能及改善面部外观。对于比较多见的先天性唇腭裂畸形临床已形成系统的系列治疗模式。

**预后**　早期治疗是预后的关

键，尤其是对于生长发育中的婴幼儿，应早期治疗以恢复局部解剖结构及生理功能，避免造成更加复杂的畸形。

（马晓冰）

xiāntiānxìng chúndòudào

## 先天性唇窦道（congenital lip sinus）

为胚胎期间下唇中央沟两旁的侧沟因各种原因没能闭合导致其局部出现的异常。有明显的家族遗传史，常伴有先天性唇裂和先天性腭裂。是较少见的唇部组织畸形。病变好发于下唇部，一般出生后或婴幼儿期就可发现。一家数代人可有多个发病。女性多于男性。窦道好发于下唇红唇部，多为两个，位于唇红部中线的两旁，也可发单个，偶发于唇珠、两侧口角、上唇，罕见于唇系带部。窦道口呈圆形凹陷或横向裂隙，周缘微微隆起，呈乳头状，窦道或呈现浅显小窝状或呈管腔，其直径 1～2mm、长约 2cm，并能穿过口轮匝肌向深部延伸，盲端止于口腔黏膜下层。根据其开口的不同位置可分为三种类型：①只有皮肤外口而无黏膜内口。②只有黏膜内口而无皮肤外口。③既有皮肤外口又有黏膜内口；而第一类型多见。先天性唇窦道根据临床症状既能得到明确诊断。因患者无明显不适感，所以可以等到学龄时期再进行治疗。治疗方法有比较简单的经口腔黏膜切开窦道盲端使窦道与口腔直接相通的开窗法，也有对较浅显的窦道施行激光疗法，但以窦道的彻底切除为首选。手术开始前将亚甲蓝注入窦道，使其内壁上粘着蓝色以示切除完整内壁。在窦道口做横向梭形切口，向深切取将窦道及其相连着的黏液腺组织一并完整切除，之后逐层组织缝合，肌肉层尤要缝合严密。黏膜腺腺体如果有残留，易于术后并发黏液囊肿故要切除干净。术中要注意整复下唇形态，以现术后美观。

（马晓冰）

xiāntiānxìng chóngchún

## 先天性重唇（congenitae double lip）

上唇水平额状面全长的红唇呈现两条隆起的畸形。又称双唇或双上唇。是一种较少见的先天性唇部发育畸形疾病，亦有报道与内分泌紊乱有关，其原因是在胚胎期间上唇红唇内黏膜及黏液腺组织增生而形成，多见于上唇。在青春期表现明显，其组织质地与正常的组织无异，部分患者有家庭史，无明显性别差异。重唇畸形对容貌影响较大，表现为张口时上唇游离缘出现两层红唇，两层红唇间或深或浅有一横沟分界，笑时正常部位唇肌收缩，迫使下坠处黏膜组织下垂外翻加重而呈现两道清楚的红唇。内层红唇呈较为松弛而肥厚的皱襞，并受上唇系带的牵拉面分为两半，闭口时畸形不显。部分重唇患者组织病理检查可见黏膜下腺体呈肥大增生性改变但不含肌肉组织。重唇的诊断因其形态而明确。但因与局部肿瘤、炎症、面神经麻痹等引起的局部肿胀，凸起，畸形相鉴别。这些疾病有各自的临床特征。表现为唇部均匀的肿胀或下坠。无重唇特有的横沟出现。重唇畸形的修复通过手术切除多余的组织而完成。手术在局麻下进行。主要分为梭形切除法和横纵梭形切除法。梭形切除法是沿重唇的周缘做梭形切口，楔形切除黏膜和黏膜下组织，而后分肌层，黏膜层缝合切口。横纵梭形切除法是在唇两侧各缝 1 针，牵引两线使唇外翻，在两侧重唇突出部位各做横向梭形切口，中线部位做一纵向梭形切口。切除多余的黏膜，及黏膜下组织后分层缝合。也可用 W 成形术方法切除，形成若干黏膜瓣嵌插缝合。去除组织的宽度和深度以术后形态美观为宜。一般宽为 6mm 左右。两切口的纵切面呈约 80°。术后 5～7 天拆线。

（马晓冰）

kǒujiǎo kāidàshù

## 口角开大术（elongation of the oral fissure）

对于各种原因造成的小口畸形，需要进行手术治疗以开大口角，达到恢复语言和进食功能以及美容目的的手术。

**适应证** 由于胎儿发育障碍引起的先天性小口畸形或者由于烧伤、肿瘤、创伤、感染等原因造成的后天性小口畸形，不仅影响美观，而且影响言语及进食功能，影响口腔及咽喉疾病的诊治，有些会妨碍全麻气管插管的进行，这些都需要进行口角开大术矫正畸形。对于先天性小口畸形，一般很少会影响到语言及进食，手术可待患者要求改善外观时进行；对于各种原因造成的瘢痕挛缩引起的小口畸形，可待瘢痕软化时择期手术，但对于瘢痕挛缩严重影响进食功能者，应该尽早手术。

**手术方法** 手术麻醉一般采用局麻或眶下神经阻滞或颏神经阻滞即可，但对于婴幼儿、手术过程较复杂、年老体弱需要术中监护的患者，可酌情给予辅助麻醉，乃至全麻，监控呼吸及循环系统变化，特别是防止造成呼吸道的堵塞。术前需要确定正常口角的位置，正常口角位于两眼平视时，通过瞳孔中点的垂线与口裂的交点，一侧口角开大时，口角点应与健侧口角位置对称；双侧口角开大时，口角点的确定除了参照正常位置外，应与患者的面部轮廓协调一致。由于术后瘢痕的挛缩，口角点应适当比正常口角点外延1~2cm。手术方法根据造成小口畸形的原因不同，采取不同的治疗方法。对于先天性小口畸形及唇颊部缺损修复后的口裂过小，多采用局部Y-V成形、Z成形等唇红瓣或颊黏膜瓣的推进或旋转外翻修复。对于严重的瘢痕挛缩造成的小口畸形，切除松解瘢痕后大多需要采用游离植皮、局部皮瓣或者吻合血管游离皮瓣修复。术后进流食，避免沾污伤口，减少口部活动，避免张口过大；应用抗生素3~5天，预防感染；术后7天拆线，游离植皮的需10天后打开包扎。

**不良反应及注意事项** 包括因瘢痕挛缩造成矫正不彻底、两侧口角不对称、唇外翻、面部遗留瘢痕及瘢痕增生等。手术时尽量使双侧口角对称，形成钝圆的接近正常的口角，避免形成方形或尖形口角。

（马晓冰）

chún-èliè zōnghézhēng

**唇腭裂综合征**（cleft lip and palate syndrome） 唇裂、腭裂或唇裂伴腭裂，并且伴有全身其他组织和器官的畸形而以综合征的形式出现的唇腭裂。已发现的与唇腭裂有关的综合征超过300种。唇腭裂大部分是单独出现而不伴有其他的综合征，称非综合征型唇腭裂。

**病因** 可为染色体异常、单基因突变或者多基因与环境因素共同作用。①染色体异常：是指染色体上的结构排列异常，通常是由染色体缺失、重复、倒置、易位等引起。染色体异常的综合征常见的有唐氏综合征（Down syndrome，21号染色体三体综合征）、帕坦综合征（Patan syn-drome，13号染色体三体综合征）、沃尔夫-赫希霍恩综合征（Wolf-Hirschhorn syndrome，4号染色体短臂缺失综合征）、猫叫综合征（5号染色体短臂缺失综合征）、9号染色体短臂复制综合征、18号染色体短臂复制综合征、18号染色体长臂复制综合征、特纳综合征（Turner synclrome）、脆性X染色体综合征等。②单基因突变：可以是点突变、移码突变、终止密码突变、抑制基因突变等。单基因突变所引起的综合征常见的有皮埃尔·罗班综合征（Pierre-Robin syndrome）、腭心面综合征（Velocar-diofacial syndrome）、范德伍兹综合征（Van der Woude syndrome）、瓦登伯格综合征（Wear den burg syndrome）、特雷彻·柯林斯综合征（Treacher Collins syndrome）、斯蒂克勒综合征（Stickler syndrome）等。③环境因素：可导致唇腭裂伴发综合征畸形的环境因素包括物理因素、化学因素、生物因素等，但一般认为环境因素在这类畸形的发生中不是决定因素，仅表现为有致畸的能力。

**常见的以唇腭裂为主要表现的综合征** 主要有以下几种。

皮埃尔·罗宾综合征 1923年由皮埃尔·罗宾（Pierre Robin）首先发表文章并命名。由第一腮弓发育不良所致，主要表现为缩颌或小颌，舌后坠以及腭裂的临床特点。由于舌后坠压迫呼吸道，患儿往往出现呼吸困难，甚至呼吸道完全梗阻，威胁生命。患者语音发育迟缓、智力发育不全，可伴有心脏疾患以及耳的畸形。对于轻度呼吸困难，经保守治疗可明显缓解者，可在1岁左右行腭裂修复术，4~6岁时实施双侧下颌骨延长术；较严重呼吸困难者，可即时行双侧下颌骨延长术；对于呼吸困难非常严重，无法耐受手术者，应立即施行气管切开术，抢救患儿生命。

腭心面综合征 主要的临床表现包括特征性面容、腭裂、心血管畸形、学习困难和语言障碍等。1955年塞德拉克娃（Sed-lackova）描述了该综合征，之后由什普林茨恩（Shprintzen）等一些学者进行了进一步完整的描述。其遗传类型为常染色体显性遗传，临床表现的类型与程度有所不同。所有的患者均有过度鼻音，腭咽部活动度弱。75%~80%的患者存在心血管异常。患者具有特征性的性格特点，感情淡漠，社会交流能力差，易激动和害羞。通过咽成形术及术后的语音治疗可以改善患者的语音。

范德伍兹综合征 又称唇腭裂-下唇旁正中瘘。主要临床表现为下唇唇红部的瘘管或凹陷、唇裂、腭裂、先天缺牙等几种症状的不同组合。1845年德马尔凯（Demarquay）首先报道唇腭裂带有下唇瘘的现象，后经荷兰医师范德伍兹（Van der Woude）于1954年进行了详细的描述。为常染色体显性遗传，表达方式可不同，综合征主要表现一般局限在口腔及面部，下唇瘘通常表现在下唇红唇中线两侧双侧对称的凹陷。治疗以唇、腭裂修复为主，同时切除瘘管、修复唇瘘。

斯蒂克勒综合征 又称遗传性关节-眼病。一种常染色体显性遗传性胶原结缔组织病，主要以眼部、口面部、关节及听觉损伤为特征性病变。1965年由斯蒂克勒（Stickler）首先报道。一些临床表现为渐进性，75%~80%的患者在5岁左右发现近视，在20岁之前可发生玻璃体及视网膜变性，甚至视网膜脱离。颅面部可是正常面容（15%～25%），也可表现为面中 1/3 扁平，眼部突出，鼻梁扁平，长人中及小下颌。20% 的患者有腭裂或腭部形态异常。

（尹宁北）

chún-èliè xùliè zhìliáo

## 唇腭裂序列治疗（multidisciplinary treatment of cleft lip and palate）

从患者出生到生长发育成熟，循序渐进地实施多项手术治疗，同时穿插进行语音治疗、正畸治疗和心理治疗等，最终使患者在面部形态、功能及心理等方面，均能达到与正常人一致或接近一致目的的治疗。唇腭裂治疗是复杂、长期的系统治疗工程。任何一个专科的医师都难以单独胜任。需要由多学科的专家共同组成专门的治疗组，根据唇腭裂患者对治疗和健康恢复的要求，共同讨论、研究治疗计划。

**发展史** 唇腭裂序列治疗的概念首先由英国兰卡斯特（Lancaster）唇腭裂诊所的库珀（H. K. Cooper）于 20 世纪 30 年代提出。60 年代在发达国家中已普遍建立了比较完善的唇腭裂治疗组。1995 年的《美国腭裂–颅面协会会员指南》列出了 300 多个国内或国际的治疗中心。

**唇腭裂治疗组专家组成** 包括：外科医师（整形外科或口腔颌面外科）、正畸医师、语音语言治疗专家、耳鼻喉科专家、矫形修复专家、妇产科及儿科专家、社会学及心理学专家和遗传学专家。治疗组的主要工作是对患者的情况共同讨论会诊，制订出适合患者的治疗计划以及具体实施时间表，各方面的专家按各时期的需要完成本专业的治疗工作。各科的专家必须统一观点、相互联系、协调工作，作为一个整体而起作用。

**唇腭裂序列治疗的内容** 不同类型的唇腭裂存在不同的问题，其序列治疗的内容也有所不同。主要内容有手术治疗、各种非手术的辅助治疗和不同阶段的形态和功能评价。基本手术包括唇裂修复术、腭裂修复术（同期中耳引流术）、齿槽嵴裂植骨修复术；辅助手术包括咽成形术、鼻唇继发畸形二期修复术、腭瘘修补术、外科正畸术；辅助治疗（非手术治疗）包括正畸治疗（新生儿期、乳牙列期、混合牙列期、恒牙列期）、语音治疗、矫形修复治疗、心理治疗、耳科治疗；形态及功能评价包括生长发育评价、腭咽闭合评价、语音发育评价、听力评价、面容形态评价、心理评价。

**唇腭裂序列治疗的时间序列及原则** 序列治疗的时间计划应遵循下列原则：①腭裂手术应在语音开始发育之前完成。②语音及腭咽闭合功能评价应在语音发育完成以后进行。③咽成形手术应在腭咽闭合功能评价之后，学龄前进行。④软组织继发畸形修复应在骨组织畸形矫治完成后进行。⑤腭瘘及唇继发畸形二期修复应尽量与其他手术合并进行。⑥外科正颌手术应在生长发育基本完成后进行。⑦如需放置中耳引流管，应与腭裂修复术同期进行。⑧对于在序列治疗过程的中间时段初次就诊的患者，应按序列治疗的时间及内容要求对过去未进行的项目进行一次性补充性治疗。⑨进行唇腭裂序列治疗的关键是建立统一的数据库。具体的序列治疗时间计划具有一定的灵活性，各治疗中心略有不同。一般的时间安排及内容见表。

（尹宁北）

chún-èliè

## 唇腭裂（cleft lip and palate）

唇腭裂通常分成两种类型，单纯性腭裂，或者唇裂伴或不伴有腭裂。唇腭裂的发病率在新生儿中为 1.7/1000，不同的种族存在差异。男性唇裂畸形发生率大于女性。唇裂可发生在单侧，也可双侧同时存在。而在单侧唇裂中，左侧较右侧为多见。唇腭裂不仅有软组织畸形，还可伴有不同程度的骨组织畸形。在吮吸，进食及语言等生理功能出现障碍。面中部塌陷，咬合关系紊乱。对患者的日常生活、学习、工作均带来不利影响，也易造成心理障碍的出现。

**病因** 胎儿在胚胎融合形成面部发育不良时，形成畸形可为遗传、环境、营养、感染、内分

表　唇腭裂序列治疗的时间安排及内容

| 时间（年龄） | 治疗内容 |
| --- | --- |
| 1～2 个月 | 术前正畸治疗 |
| 3～6 个月 | 唇裂修复术 |
| 8～12 个月 | 腭裂修复术 |
| 3～5 岁 | 语音、腭咽闭合功能评价。语音训练或咽成形术 |
| 7～8 岁 | 生长发育评价。植骨前的正畸准备 |
| 9～11 岁 | 齿槽突裂植骨修复术 |
| 11～13 岁 | 鼻唇继发畸形修复术。必要的正畸治疗 |
| 15～16 岁 | 外科正颌治疗 |
| 16 岁以上 | 鼻唇继发畸形的再修复 |

泌等多种因素的共同影响因素所致。部分唇腭裂患者有明确的家族史。胚胎颌面部生长发育时期，生理状态受到干扰时，就有可能发生唇腭裂。包括营养缺乏、感染和损伤、内分泌的影响、药物、物理损伤、烟酒都有可能是导致胎儿发生唇腭裂的因素。

**分类及临床表现** 非综合征型唇腭裂包括唇裂、唇裂伴腭裂及单纯性腭裂（图）。

唇裂 患者唇部留有裂隙，单侧或双侧，在一侧鼻孔中央的下方，可达鼻孔内，伴有鼻翼塌陷。在单侧唇裂中，裂隙可以从唇红部小缺口到鼻底全部裂开；在隐裂病例中，整个上唇皮肤连续，但有一条纵向凹陷，有时可见该处色泽与正常皮肤色泽不同，有肌层不连续。在双侧唇裂，鼻中隔前端的前唇和前颌骨紧贴在一起，可向前上方翘起，鼻小柱很短或几乎消失。按其表现又可分为：①隐性唇裂。②单侧唇裂：包括单侧完全性唇裂和单侧不完全性唇裂。③双侧唇裂：包括双侧完全性唇裂、双侧不完全性唇裂和双侧混合性唇裂。

腭裂 吸乳时不能在口腔内形成所必需的负压，以致发生吸乳困难，易发生中耳炎及呼吸道感染，有重度腭裂的新生儿或婴儿常有吸吮及吞咽功能障碍，而致营养障碍和吸乳时呛咳，发生吸入性肺炎。患儿常有明显的开放性鼻音及构音不清。不同类型的腭裂的临床表现：①软腭裂：裂隙仅发生在软腭部。常伴有心脏畸形、小下颌、耳畸形等。②不完全性腭裂：裂隙累及软腭及部分硬腭，常同时伴有单侧不完全性唇裂发生。切牙部的牙槽嵴连续。③单侧完全性腭裂：裂隙自悬雍垂开始直抵门齿孔，然后斜向外侧，一般在侧切牙部位与上颌骨分开。一般伴有同侧完全性唇裂。④双侧腭裂：常与双侧完全性唇裂发生。裂隙在侧切牙部斜向外侧，鼻中隔孤立地游离在中央。⑤悬雍垂裂：此类患者的病变虽在悬雍垂，可伴有软腭部隐裂，可伴有腭裂发音。⑥黏膜下裂：又称腭隐裂。患者腭部表面上可无裂隙，但腭部肌肉组织有畸形，可有腭骨部分裂开，用手指可们出裂隙。此类患者的发音呈腭裂音。

**治疗** 包括以下几方面。

唇裂 ①唇裂的前期治疗：不主张出生后实施唇粘连术，因其术后有较高的复裂率，外形改善不理想。②唇裂的外科修复：在患儿 2.5～6 月龄，同时具备以下条件时可以行唇裂修复手术。体重、血红蛋白、白细胞在正常范围，且近 2 周内身体条件良好。在手术方式上，按照尽量保护原有唇部组织的原则，不进行大量的切除。尽量恢复唇、鼻部的正常外形和功能。以单侧唇裂手术方法主要以旋转推进和三角瓣方法为基础进行改良，双侧唇裂中直线闭合法是最简单又有良好效果的办法，还有三角瓣法、双侧米勒德（Millard）法等，但是到目前为止各种手术方法均有其优点和缺点。

腭裂 腭裂的治疗是一个复杂长期的过程，需要多方面的专家共同协作才能取得满意的效果。腭裂手术时间：出于对患者发音的改善，尽可能做到在 2 岁学说话前完成腭裂修复术。对腭隐裂的患儿可当出现语音问题时才考虑进行腭裂的修复。腭裂手术方式：选用那些有效恢复腭裂患者语音，又避免对上颌骨生长影响的手术方法。在腭裂修复术中以使用萨默拉德（Sommerlad）腭帆提肌重建法为主兼顾使用兰氏法（改良法）、两瓣法［如巴达克（Bardach）法］和反向双 Z 法［弗洛（Furlow）法］等，努力重建腭帆提肌环的形态结构，尽可能延长软腭的长度。

（尹宁北）

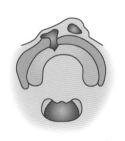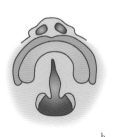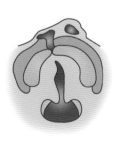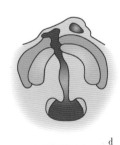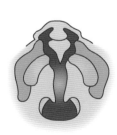

a    b    c    d    e

**图 唇腭裂分类**
a. 单侧（右）唇裂；b. 不完全性腭裂；c. 唇裂伴腭裂；d. 单侧唇腭裂；e. 双侧唇腭裂

dāncè chúnliè
## 单侧唇裂（unilateral cleft lip）

唇裂裂隙限于上唇的一侧，健侧的唇、鼻结构都属正常的先天性畸形。由于裂隙使口轮匝肌在患侧中断和健侧肌肉的牵拉，健侧的鼻尖、鼻翼、鼻孔、鼻小柱和上唇都向健侧移位。

**病因及发病机制** 单侧唇裂由多因素所致，包括遗传、药物和环境因素等。胚胎学研究认为：在胚胎发育第 7 周时上颌突与小球突在上唇的两侧相连，形成上唇和牙槽突。两个突起若在一侧有一部分或全部未曾相连，则胎儿出生时即有单侧的唇裂。

**临床表现** 单侧的红唇裂隙，红唇缺损，唇弓移位；鼻小柱短小并向健侧移位，患侧鼻穹隆凹陷，鼻翼扁平，鼻翼基底向外、侧方旋转，基部与深部骨组织相连；可存在犁骨错位、前颌外旋、侧颌后退等骨性畸形。单侧唇裂分为隐性唇裂、不完全唇裂和完全唇裂。隐性唇裂仅表现为患侧上唇出现垂直状的皮肤凹陷或隆起，其深面的口轮匝肌可能部分断裂或完全不连续；不完全唇裂是包括红唇和一部分白唇的部分唇裂，裂隙从表面来看虽未达鼻孔，但鼻孔底部的白唇却常有浅沟或瘢痕，提示有皮下的缺裂；完全唇裂的裂隙从上唇直达鼻孔底，并延伸至切牙孔以下的上颌骨。

**诊断** 不需特殊诊断和检查，但要注意对疑似综合征病例的判别。

**治疗** 单侧唇裂修复的目的是恢复上唇的完整性和对称性，建立肌肉的连续性，延长鼻小柱，复位鼻翼基底，形成对称的鼻底和鼻孔，一期矫正鼻畸形，并尽量纠正上颌骨分离和错位。手术

通常安排在患儿 3～6 个月龄时进行。唇裂修复需要多学科的联合协作。对完全性唇裂进行术前正畸以协助手术治疗非常重要。术前的干预方式包括普通弹力绷带压迫、佩戴模板或模具等。如果没有进行正畸治疗的条件，应用唇粘连术和腭部或上颌支架能有效地矫正上颌骨错位。唇裂修复的手术方法很多。旋转推进法及其改良式是较常用的方法。其原则是采用旋转切口将唇中部旋转下来外侧唇瓣推进唇中部旋转下来所形成的空隙内。该方法符合胚胎学原理，有很好的形态效果。其他方法包括三角瓣法、矩形瓣法等。三角瓣法易于学习可以多次重复而没有较大的误差，缺点在于牺牲组织过多，锯齿形瘢痕，破坏了人中形态、唇弓扁平、唇长不足和鼻底形态欠佳，若愈合不佳，二期手术将无法切除瘢痕，或者勉强切除瘢痕导致上唇过紧。

**转归与预后** 初期的唇裂修复手术可以矫正解剖畸形，改善外观，恢复功能。初期修复术后可能出现继发畸形，视其严重程度，可在学龄前和青少年期进行二期矫治手术。

(尹宁北)

dāncè chúnliè xiūfùshù
## 单侧唇裂修复术（unilateral cleft lip repair）

用皮瓣、肌肉瓣、黏膜瓣等组织转移修复单侧唇部裂隙，将移位的组织恢复到正常位置的手术。手术方法有很多，大致可以分为三种基本类型，即矩形瓣修复、三角瓣修复和旋转推进瓣修复。单侧唇裂修复的要求包括：唇弓端正；人中窝完整；人中嵴等长；红唇齐平，没有凹缺；鼻尖居中；鼻小柱两侧等高；双侧鼻孔等大；双侧鼻翼

弧度相同；患侧鼻孔基底牢固，无凹陷。

**发展史** 先天性唇腭裂的发病率范围较广，但是古籍记载甚少。最早的考古发现来自秘鲁，是一件有着 3000 年历史的陶器陪葬品。1500 年前的中国古代有对"生而兔缺"的患者"割而补之"的描述。欧洲医史记载的 16 世纪唇裂整形手术是先将裂缘切除，再用针贯穿切缘，然后用线将针盘绕，借线将伤口固定。19 世纪开始，医师利用弧线长于直线的原理，将切口做成弧形，克服术后患侧唇过短的缺点。20 世纪以后，各国医师又把弧线切口改为各式各样的曲线切口，并相应形成各式各样的组织瓣，导致新的唇裂修复手术方法不断涌现。现代唇裂整形方法几乎采用了所有可能采用的各种三角瓣和矩形瓣，如矩形瓣嵌入法、三角瓣嵌入法、三角瓣贴附法等。1955 年，米勒德（Millard）提出旋转推进法，采用鼻小住下方的回切设计将唇中部旋转下来，外侧唇瓣推进唇中部旋转下来所形成的空隙内。米勒德及后来的医师又对旋转推进法进行了改良，形成了一种常用的手术方法。

**手术方法** 单侧唇裂修复手术一般在患儿 3 个月时进行。患儿身体健康，体重超过 10 磅，血红蛋白大于 10 克，即可接受手术。一般采用气管内插管全麻。手术基本步骤：①定点：确定上唇的表面解剖基本点（图 1）。常用基本点有 7 个，点 1 在健侧唇峰；点 2 在人中最低点；点 3 在患侧唇峰，1～2 与 2～3 的间距相等；点 4 和 6 在唇裂隙两旁鼻基底结上，点 4 到鼻小柱缘与点 6 到鼻翼内缘之和等于健侧鼻孔宽度；点 5 在健侧鼻孔中点；点 7

在患侧唇红的由厚变薄处。除上述基本点外，根据不同的修复方法，尚需增加定点。②切开：按定点画线方向用尖刃刀自下向上全层斜行切开，保留黏膜比皮肤略多些。再将皮肤、肌肉、黏膜各层分离。保留切开的红唇部，以便修复唇珠。③肌肉层的分离与缝合：分别在皮下与黏膜下将肌肉层分离出来，然后分别在鼻小柱根部与鼻翼的基底部分离和剪断，并将其交叉重叠缝合，使口轮匝肌完全复位。④缝合：按设计切口，先缝合黏膜，缝结打在口腔侧，再交叉缝合肌层，自上而下。然后缝合皮下和皮肤。最后修剪唇红，做唇红缝合。可将薄侧唇红的移行部切开，再将唇侧唇红形成三角瓣嵌入，以增加薄侧唇红的厚度，使上唇厚度均匀对称。

旋转推进法（Millard Ⅰ）①定点画线：首先确定基本点 1、2、3、4、5、6、7，并测得唇高（1～5 点的距离）。在鼻小柱基底健侧及健侧人中嵴内侧确定点 8，由点 8 到点 3 划弧形线，其长稍大于唇高，弧形连接 6～7，使 6～7 与 3～8 的间距相等；自点 6 向外做弧形线至点 9，该线长度取决于健侧鼻孔基底的宽度，使两侧鼻孔大小基本对称为宜。结果形成三个三角瓣（A、B、C 瓣）。②切开、分离、缝合：按切开分离缝合要点进行。按画线所形成 A、B、C 瓣切口切开，止血，并分离和复位口轮匝肌。首先缝合黏膜层，将点 4 和 6，点 8 与 6 点，点 3 与 7，点 3 与 9 相对缝合（图 2）。然后缝合肌肉层。最后按上述相对缝合皮肤。

改良的旋转推进法（Millard Ⅱ）①定点、画线：首先确定基本点 1、2、3、4、5、6、7、8、9，点 10 位于健侧人中嵴内侧、点 8 下外方。使 8～10 与 8～11 的间距相等，3～10 与 6～7 的间距等于唇高。②切开、分离、缝合：按定点画线切开唇全层，形成 A、B、C 三个上唇瓣，首先缝合黏膜层，然后分离肌层和复位缝合。将 C 瓣向内旋转，使点 10 与 11 缝合。A 瓣向下旋转，B 瓣向内旋转，点 6 与 10，点 3 与 7，点 4 与 6 相缝合（图 3）。该法可延长鼻小柱和增加唇高。

三角瓣修复法（Tennison）①定点、画线：按定点方法确定基本点 1、2、3、4、5、6、7，测出正常唇高（点 1～5 的高度）。3～4 画线，使其等于 2/3 唇高。3～8 为唇红缘的垂线，等于 1/3 唇高。点 8 不应超过健侧人中嵴。由点 6 划线，6～9 与 3～4 的间距等于 2/3 唇高，以点 7 和 9 为圆心，以 3～8 长为半径划弧，交于点 10，形成 4、3、8 和 6、9、10、7 两线和三角形唇瓣（图 4）。②切开、分离、缝合：按画线切开唇全层，止血。分离肌层及复位口轮匝肌，缝合黏膜，将点 4 与 6，点 3 与 9，点 8 与 10，点 3 与 7 相对缝合，如点 3 与患侧唇峰未能重叠，即 3～4 长度大于 2/3 唇高，选点 11（即 4～11-2/3 唇高），分别以点 3 和 11 为圆心划交点 8，切除 3、8、11 三角瓣后缝合。

矩形瓣修复法（Le Mesurier）①定点、划法：同上法确定基本点 1、2、3、4、5、6、7 及 8、9、10 各点。3～4＝6～9＝2/3 唇高，3～8 线垂直于 3～4 线，7～10、6～10、9～10、3～8 的间距等于 1/3 唇高，7～10 线垂直于 6～10 线，形成矩形唇瓣（图 5）。②切开、分离、缝合：按线切开唇全层，止血，分离肌层及复位口轮匝肌后缝合黏膜层，点 4 与 6，点 3 与 9，点 8 与 10，点 3 与 7 相对缝合。在缝合唇红时注意唇珠形态重建。

单纯依靠皮肤切口设计的变革已经很难使单侧唇裂修复手术取得突破性的进步。现在需要寻求新的观点和据此探索新的原则

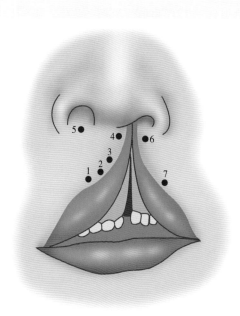

**图 1　上唇的表面解剖基本点**

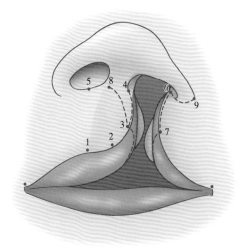

图2　旋转推进法（Millard Ⅰ）

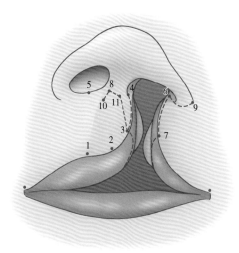

图3　旋转推进法（Millard Ⅱ）

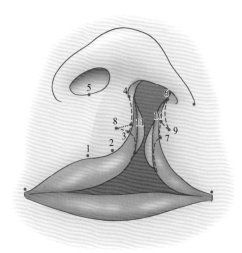

图4　三角瓣法（Tennison）

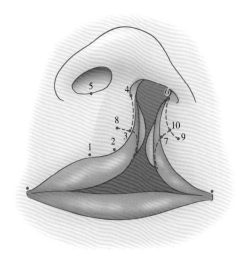

图5　矩形瓣法（Le Mesurier）

和方法。所有的动态畸形和发育畸形都与上唇的肌肉，即口轮匝肌有关，因此应对上唇口轮匝肌的正常解剖和唇裂口轮匝肌的病态解剖结构进行研究。

（尹宁北）

yǐnxìng chúnliè

**隐性唇裂**（subcutaneous cleft lip）　在患侧上唇出现皮肤凹陷或隆起，皮肤深面的口轮匝肌可能部分或完全断裂的先天性畸形。

是唇裂中最轻微的类型。

**病因及发病机制**　隐性唇裂患者的上唇皮肤虽然没有裂口，但基本病理解剖与上唇完全裂开的唇裂是相同的。存在口轮匝肌肌纤维的断裂及止点异位，鼻翼软骨结构异常，鼻小柱患侧皮肤不足等。

**临床表现**　患者白唇皮肤以及黏膜没有裂隙，主要表现为红唇切迹，白唇条索样纤维组织。

由于口轮匝肌的排列异常，常引起患侧鼻翼基部的位置以及形态发生改变，表现为唇裂继发鼻畸形的外观，如鼻翼塌陷、鼻孔宽大横置以及患侧鼻底凹陷等。患者在做表情时，患侧的鼻翼基部可以表现出有别于正常人的肌肉结节。虽然隐性唇裂的裂隙局限在肌肉层内，上唇皮肤和口腔黏膜一般表现为连续而完整，但是可能伴发颌骨结构以及形态的改变。

**治疗** 修复隐性唇裂可以选用和完全唇裂近似的手术方法。切开皮肤和肌肉，形成若干唇部组织瓣，重建口轮匝肌后，皮瓣经组合换位后重新缝合，重建上唇结构。皮肤切开术式会遗留唇部瘢痕。部分患者本身畸形并不明显，患者就诊前上唇部畸形可能只表现为一条颜色较周围皮肤略深的浅痕，以及轻微的鼻畸形与红唇切迹。遗留瘢痕的手术方法很难使患者及家属满意。经红唇缘及鼻底小切口入路的隐性唇裂修复术，分别自鼻底、唇红缘切口线切开皮肤，在皮肤与肌肉之间进行剥离，并在口轮匝肌深面进行分离，然后对鼻底及口轮匝肌的进行重建，可以达到旋转推进法的外观效果，避免了术后白唇瘢痕的形成。

(尹宁北)

shuāngcè chúnliè

**双侧唇裂**（bilateral cleft lip）上唇的双侧均有裂隙的先天性畸形。是口腔颌面部较严重的先天性畸形。根据两侧裂隙的情况，可分为不完全裂、完全裂和混合裂三种类型。

**病因及发病机制** 与单侧唇裂很相似，双侧唇裂由多因素造成，包括遗传、药物和环境因素等。但发生率比单侧唇裂低得多，仅占唇裂的10%左右。合并腭裂的比率高于单侧唇裂。胚胎学研究认为：在胚胎发育第7周时上颌突与小球突在上唇的两侧相连，形成上唇和牙槽突。两个突起若在两侧都有一部分或全部未曾相连，则胎儿出生时即有双侧的唇裂。

**临床表现** 双侧唇裂典型的畸形特点表现为前突扭转的前颌骨伴后缩的侧方上颌骨段以及鼻

小柱的短小。但双侧唇裂可因畸形程度不同，临床表现多样，从部分的或不完全唇裂到宽大的完全性裂开均可出现。双侧不完全唇裂是畸形最轻的一种，前唇的上份往往与侧唇组织有联系；双侧完全唇裂是最严重的一种：患者上唇及鼻底完全裂开，多数还伴有双侧完全腭裂；前颌骨孤立地接连于鼻中隔犁骨前下方，前颌骨与上颌骨失去连接。

**诊断** 不需进行特殊诊断和检查，但要注意对疑似综合征病例的判别。

**治疗** 双侧唇裂修复的原则是保证对称，重建口轮匝肌的连续性，设计适当大小和形状的人中瓣，用侧唇重建唇珠，复位扁平而外展的鼻翼软骨，矫正鼻的畸形，并使前颌骨复位，建立正常的咬合关系。患儿出生后即刻或早期应积极开展术前正畸治疗。对于裂隙较宽、前颌骨过度前突、未行术前正畸的患者，一般在唇裂修复术前3~6个月进行唇粘连术。修复双侧唇裂原则上应采用一次手术的方法，避免多次手术对患儿及家属的影响。一般情况下应选择原前唇作为修复后的人中或唇高；两侧口轮匝肌在前唇皮下的对位缝合，有助于恢复患儿人中的正常形态和上唇的完整性；初期手术可不考虑鼻小柱的延长问题，但要有预见性地在鼻底储备组织以备二期修整时使用。对于前颌骨前突，首先采用弹性绷带、术前正畸或唇粘连术等方法处理。考虑到患者上颌骨生长发育，多数医师不主张进行犁骨截断。

**转归与预后** 初期的双侧唇裂修复手术可以封闭裂隙，恢复功能，改善外观。但即使是最常用、被认为是最好的、保留前唇

原长的双侧唇裂修复术式，也难以避免术后继发畸形的发生。双侧唇裂术后继发畸形比单侧唇裂继发畸形严重和复杂，需进行二期矫治手术。

(尹宁北)

shuāngcè chúnliè xiūfùshù

**双侧唇裂修复术**（bilateral cleft lip repair） 双侧唇裂的修复难度远远大于单侧唇裂。有学者认为双侧唇裂的修复难度两倍于单侧唇裂，手术效果只有单侧唇裂的一半。因此，外科医师应该付出更大的精力来进行双侧唇裂的修复。

**手术时机** 双侧唇裂的修复通常是在患儿6~8个月后进行，这时患儿的体重应达到5kg以上，血红蛋白及白细胞达到正常水平，以耐受手术创伤。另外还需注意患儿胸腺的情况。也有学者认为，患儿在出生后半个月到1个月时开始上颌骨矫形，3~4个月时行牙槽骨骨膜整形术和唇粘连术，再过3~5个月，即患儿年龄达到8~10个月时再为患儿实行唇裂修复手术。

**前颌骨的处理** 双侧先天性完全性唇裂通常伴有双侧腭裂和双侧齿槽嵴裂，由于前颌骨没有了上唇和牙槽骨的限制，而明显突出。突出的前颌骨由于在手术过程中引起较大的张力，从而成为双侧唇裂修复的最大障碍。一般来说，当前颌骨突出并不严重，唇裂修复虽然有些张力，但手术基本可以顺利进行。如前颌骨突出明显，手术修复后缝合切口张力过大，术后可能出现明显的瘢痕，甚至切口裂开。基于这些原因，学者们在手术前采用了各种各样的方法后退前颌骨。但也有一些学者提出反对意见，认为这种做法可能会引起上颌骨发育障

碍，导致上颌后缩。他们相信在进行了唇裂修复之后，在 10 岁前，突出的前颌骨可以在上唇的压迫下得到矫正。随着时代的发展，人们对手术效果要求越来越高。但如果不对严重突出的前颌骨进行适当的矫正，想要获得高质量的手术效果是很难的。对于前颌骨的处理方法，包括前颌骨截骨法、唇粘连法、弹力压迫法、莱瑟姆（Latham）法、鼻牙槽成形法。①前颌骨截骨法：包括前颌骨切除和前颌骨截骨后退法。对于前颌骨切除在今日已被认为是十分有害的，并且不应该实施。前颌骨截骨后退法看似是个降低唇裂修复手术难度的理想方法，但从远期效果看严重影响面中部的发育；将前颌骨切断后，可能会出现骨不连的情况，导致前颌骨异常活动，影响患儿的咀嚼功能；还有在上唇的强大压力下，导致切断的前颌骨向下、向口腔侧旋转，严重的影响牙弓的形态。②唇粘连法：是一种后退前颌骨的方法。麦库姆（McComb）认为通过唇粘连术可以避免术前的牙槽骨矫形治疗。但缺点是需要多做一次手术；这种后退前是不可控的；并且不能干预鼻子的畸形治疗。③弹力压迫法：在过去的时代是一个非常有效而简单的方法。这个装置的组成包括一个头帽和一个弹力带。应用弹力带压迫突出的前颌骨和前唇。一般 1~2 个月后，突出的前颌骨可后退至正常的位置。但弹力压迫法可以导致上颌前牙向口腔侧旋转，影响牙弓形态。④莱瑟姆（Latham）法：是通过在患儿口腔内固定特制的矫正装置，使两侧的上颌骨前端向外侧扩张，同时使前颌骨后退，最终排齐上颌牙弓。对于 3 个月大的患儿在

1~2 周内即可完成矫正。也有学者提出不同意见。伯科威茨（Berkowitz）等认为这种快速的后退前颌骨，可以导致局部的微小血肿，最终引起面中部发育不良。⑤鼻牙槽成形法：在对矫正单侧唇腭裂患者取得了较好的效果，盖森（Gayson）将这一装置扩展应用到双侧唇腭裂矫正的领域。首先将牙弓扩展到适合的位置，容纳前颌骨，用成形板将前颌骨后退。前颌骨矫正后，开始鼻成形的步骤。前推鼻尖，延长鼻小柱，后退前颌骨。这一方法的特点是矫正鼻畸形。

**手术方法**　有许多方法可以用来修复双侧唇裂。好的双侧唇裂修复方法应该达到以下要求：①保持鼻唇部的对称，因为即使是最微小的差异，随着年龄增长也会被放大。②确保口轮匝肌的连续性，形成口轮匝肌环，减小人中的偏斜。③设计合适的人中尺寸。④应用两侧的红唇瓣重建唇珠。⑤矫正移位的鼻翼软骨，重建正常的鼻尖突度和鼻小柱的长度。这里介绍常用的或已很少应用但有重要意义的修复方法。①巴斯基（Barsky）法：是最古老的修复双侧唇裂的方法之一（1938 年）。这种方法与单侧唇裂修复术的勒梅热勒（LeMesurier）法类似，适用于前唇较短、年龄较大的患者。优点是可以延长上唇的垂直高度，丘比特（Cupid）弓较为明显；缺点是远期效果不佳，上唇高度过长，对裂隙较宽的患者术后上唇水平方向过紧，白唇形成纽扣样畸形。②布莱尔（Brauer）法：该作者认为不宜对突出的前颌骨做任何处理，主张对双侧唇裂分两次修复。手术设计类似单侧唇裂的特尼森（Tennision）法。优点是设计简单，容易

掌握；缺点是与巴斯基（Barsky）法相似，并且需要分二期完成。③温压（Wynn）法：是一种应用于上唇两侧的"上方三角瓣修复法"，也是一种二期完成修复方法。其优点是封闭鼻底部较理想，不易发生复裂。缺点是不适合于前唇短小的病例，修复后唇弓不明显。④米勒德（Millard）法：实际上有两种方法，分别于 1966 年和 1971 年提出。前者类似于单侧唇裂的旋转推进法。后者为米勒德（Millard）创立的一种叉形瓣的双侧唇裂修复方法。这种方法可以使前唇下降至正常位置，或可二期延长鼻小柱，矫正鼻畸形。1974 年莱瑟姆（Latham）报道后，米勒德建议患儿在出生后半个月到 1 个月时开始上颌骨矫形，3~4 个月时行牙槽骨骨膜整形术和唇粘连术，再过 3~5 个月，即患儿年龄达到 8~10 个月时再为患儿实行唇裂修复手术。⑤格洛弗（Glove）法：是一个应用于双侧唇裂的罗斯（Rose）法，可以一次完成手术。主要利用前唇原长作为修复后上唇中部的垂直高度，其优点是术后无上唇过短或过长现象。缺点是不适用于年龄较大，前唇短小的病例，术后唇弓与唇珠不明显。⑥斯库格（Skoog）法：适用于年龄较小，前唇较短的病例。此法利用前唇的上做成一三角组织瓣，旋转后插入鼻小柱根部，可延长鼻小柱的长度。外侧唇设计 2 个三角形组织瓣插入前唇内，延长前唇的垂直长度，但该法定点设计较复杂，创伤较大，外侧唇牺牲组织较多。由于双侧同时修复会影响前唇部的血供，故手术需分两次进行。⑦亚林顿（Yarington）法：为一期完成修复方法。适合于双侧混合裂，前颌骨不突出或轻度

突出的病例。畸形较小的一侧用直线缝合法，而畸形严重的一侧用三角瓣旋转推进法。优点是利用外侧唇红唇肌瓣重建唇珠，修复后唇珠明显。缺点是不适合前颌骨突出的病例，定点设计较灵活，修复后上唇左右侧可能不对称。⑧直线缝合法：为一期完成修复法，适用于年龄较小，前颌骨不突出或轻度突出的病例。其优点是定点设较简单，利用上唇前唇作为修复后上唇中部的垂直高度，丘比特弓明显。其缺点是前颌骨突出严重者，或未经处理的患者用该法关闭两侧裂隙，张力较大，易发生复裂，前唇红唇瓣有时易发生坏死。

**术后处理**　术后应用生理盐水、过氧化氢溶液（双氧水）清除切口周围的血块。手术后 7 天拆线。如应用皮肤黏合剂，可待其自行脱落。拆线后的 5 周内，可用弹力胶带压迫手术切口，以减轻手术术后瘢痕。患儿应在术后 3 周内用手肘夹板，防止其用手抓挠切口。勺喂流食持续到术后 3 周。唇裂修复术后，手术切口挛缩是普遍的情况。一般术后 6~8 周达到高峰，这种情况在术后 9~12 个月时明显改善，最终定型在 2~5 岁。

**手术并发症**　包括呼吸道梗阻、血肿、血清肿、出血、感染、手术切口裂开、皮瓣坏死、瘢痕增生明显以及前颌骨位置异常等。

（尹宁北）

chúnliè shùhòu jìfā jīxíng

# 唇裂术后继发畸形 （second deformity of cleft lip）　唇裂修复术后遗留或逐渐显现新的外形缺欠。唇裂修复术后，多数可以修复缺损，封闭裂隙，出现唇裂术后继发畸形常见原因有：①施行手术时年龄过小，某些畸形的内在因素尚不显著，日后随唇部继续发育增大而渐趋明显。②畸形程度严重，不可能通过一次手术完全修复。③某种手术方法的局限性，继发畸形为该手术方法缺点的暴露。④术者操作技巧有限、经验不足或操作不够精细，创口对合欠准确。⑤术后愈合不良、感染或其他意外。唇裂术后继发畸形有许多不同的分类方法，大体可分为单侧唇裂术后继发畸形和双侧唇裂术后继发畸形，按部位可分为唇畸形、鼻畸形、上颌骨畸形和牙列畸形，按继发畸形的原因可分为以组织移位为主的继发畸形、以瘢痕形成为主的继发畸形和以组织缺损为主的继发畸形。临床上常表现为以下几类情况。

**上唇过长**　表现为上唇位于下唇之前，甚至遮盖部分下唇，悬垂于下唇前方。从侧方观察，上唇游离缘明显突出于下唇前方。①全上唇过长多是在双侧唇裂修复时，采用了将裂隙两侧横向的组织转移至前唇下方变为纵向长度的手术方式，如巴斯基（Barsky）法，常随患儿年龄的增加而日益显现。此种畸形可于紧接红唇的上方横向切除适当大小的唇全厚组织块后重新缝合以缩短之。②一侧太长常是由于进行单侧唇裂修复时采用了组织插入的手术方式，可按原缝合创痕完全切开，于重新调整后缝合纠正之。

**上唇过短**　上唇过短表现为上唇沿原手术切口方向出现的纵向短缩。上唇过短常是由于前唇过于短小的双侧唇裂患儿在Ⅰ期唇裂修复术没有选择延长前唇的手术方式或术中切除组织过多所致。对畸形不严重，且上唇组织较丰富的患儿，可采用 Z 成形术来延长上唇。而对于上唇过于短缩的患儿，需重新按旋转推进法（图 1）或三角瓣法行功能性唇裂修复术（图 2）。

**上唇过紧**　上唇过紧表现为上唇横径不足，外观窄小而平直，退缩于下唇后方，有时伴下唇内翻，致使上唇显得薄弱，并失去轻微前翘的正常形态。这常是由于：①原裂隙组织缺损过多或Ⅰ期唇裂修复时切口距裂隙边缘过远，切除组织过多。②修复设计中没有用在裂侧形成小的唇瓣插入健侧的方法。整复时根据原因及畸形程度采用不同方法。一般采用唇组织交叉转移及唇颊组织瓣推进术进行整复（图 3）。

**上唇松弛**　表现为缝合创痕部位唇组织的薄弱并呈凹入状，且该部唇长不足。这常是由于：①切口过于靠近裂口边缘，切除的组织宽带不够，未达到正常的唇厚部位。②肌层的缝合不够严密，两侧对合不良，在创痕的两侧皮下可见肌肉两断裂端的隆起，当肌肉收缩如发笑时尤为明显。以上所见畸形的改正都是依原创痕切开，重行修整后缝合。

**唇红缘参差不齐**　常因Ⅰ期唇裂修复术时唇红缘设计、定点偏离上缘，或缝合时未能将两侧红唇缘准确对位，轻度错位愈合，以后随着发育，唇红不整逐渐显露，并越加明显、参差不齐，可通过 Z 成形术（图 4）和重新缝合的方法进行整复。

**唇红凹陷**　唇红缘呈程度不等的 V 形凹陷，故又称唇红缘切迹状裂口。多为唇红部未按双侧红唇瓣互相嵌插修复，而是简单地直线缝合后瘢痕收缩所致，也可以是肌肉对合不好或局部组织量不足的结果。小的缺损通常采用 Z 成形术或 V-Y 推进法（图 5）

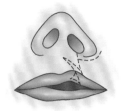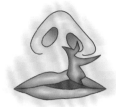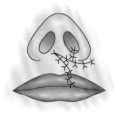

**图 1　患侧上唇过短旋转推进法修复术**

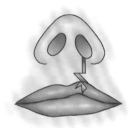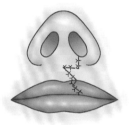

**图 2　患侧上唇过短三角瓣法修复**

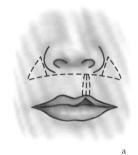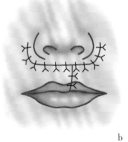

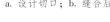

**图 3　唇颊组织瓣推进术**
a. 设计切口；b. 缝合后

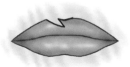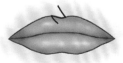

**图 4　Z 成形术**

即可获得矫正。缺损稍大，患侧红唇有多余组织可供利用时，宜采用患侧红唇肌瓣隧道填入法矫正，需将上唇完全切开，然后在患侧切取肌瓣，填入预制的健侧红唇表层下隧道中，缝合固定。缺损较大，表现为人中部红唇明显不足，如果患侧较正常时，可以采用红唇-黏膜肌瓣旋转推进法矫正。

**红唇凸出**　Ⅰ期手术时唇红组织保留过多所致。常行唇红组织部分切除术以矫正之。

**唇弓不显**　这多是由于选用术式的欠缺，在设计中没有考虑到唇弓的构成造成的。补救的方法为再次手术形成唇弓，在红唇上缘的上方切除一窄弓背形皮肤组织，然后在口轮匝肌的浅面潜行分离红唇，向上推进缝合，即可出现唇弓形象。也可不切除全层皮肤而只将表皮切除，缝合后局部更饱满，更近似正常形态（图6）。

**唇珠缺失**　唇珠缺失或外形不明显可用 V-Y 推进法进行矫正。如果唇珠增加的程度还不够，可行真皮移植。沿着唇珠的水平方向，用蚊式钳在口轮匝肌内分离出一个隧道。这种方法可获得最自然的唇部外形，特别是当唇部活动时。

**局部瘢痕**　唇裂术后上唇修复区创缘遗留程度不同的愈合瘢痕应是不可避免的，但过宽、过厚的瘢痕影响外观。如瘢痕明显高于皮面，呈暗红色或粉红色，质韧，则为增生期瘢痕。可同时伴有发痒、针刺样疼痛等不适症状。唇裂术后上唇创缘遗留瘢痕的原因包括唇裂修复时松解、分离不够，致缝合张力过大，或术后伤口感染等。早期瘢痕可用弹性织物持续压迫、抑制瘢痕的药物外涂或硅胶片局部应用，以减缓瘢痕进一步发展，促进其成熟。后期瘢痕的治疗，则需通过手术改善，包括局部皮肤组织较多时采用瘢痕切除缝合术或 W 成形术。

**鼻孔基底过大或过小**　过大，是由于唇裂修复时鼻基底裂缘组织切除过少或两侧交叉组织瓣过大所致，可通过鼻孔底部菱形切除术（图 7）及鼻翼基底 Z 成形术纠正（图 8）。过小，是由于唇裂修复时鼻基底裂缘组织切除过多或两侧组织瓣交叉过度所至。可用鼻翼基底 Z 成形术将鼻翼基底部适当外移以扩大之。

**鼻孔底部缺裂**　由于唇裂修复时未能分层缝合鼻孔底部，或虽缝合但因切除组织过多致缝合张力较大，或因创口感染而局部裂开所致。多见于完全性唇裂修复后。裂隙两侧组织未行分层缝合而缺裂者可用裂缘重新缝合术以矫正。缝合后裂隙两侧组织裂开者可采用鼻底三角形皮瓣移转术，通过在上唇局部所形成的小三角形皮瓣向鼻孔底部转移以补充局部组织不足的方法进行修复。

**鼻前庭内皱襞**　唇裂较宽的唇裂患者在行唇裂修复术时未在鼻翼软骨与外被皮肤间做广泛潜行剥离，致使鼻孔底部缝合后将宽阔的鼻孔缩窄，鼻翼软骨因受皮肤牵制而向鼻孔内凸折，在前庭部出现皱襞。如皱襞较轻，可经鼻孔上缘的切口做皮下的广泛剥离，彻底松解软骨，使皱襞自行舒展，畸形得到改善或消失。皱襞较重者，则需于剥离后按 Z 字成形术原则切开并经过修整、切除多余的鼻翼软骨后，中轴两侧组织瓣交叉后缝合修复之。

**鼻翼塌陷**　由于唇裂患侧鼻翼软骨发育不良，薄而狭小，且内脚卷曲，缺乏足够支撑力来维

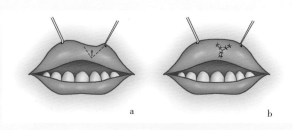

图 5　V-Y 推进法

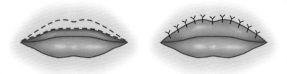

图 6　唇弓成形术

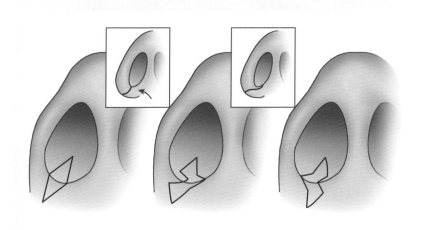

图 7　鼻孔底部菱形切除术

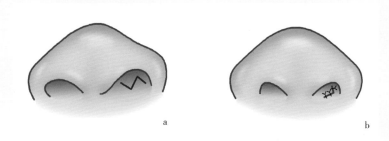

图 8　鼻翼基底 Z 成形术

持正常鼻翼外形，并可出现鼻尖部双侧鼻翼软骨分离现象。对于学龄前儿童一般主张仅用埋线悬吊患侧鼻翼软骨，以免造成鼻翼软骨的损伤，待患者发育成熟后再进行患侧鼻翼软骨分离悬吊术，将患侧鼻翼软骨分离后于矫正位缝合悬吊于鼻中隔、对侧鼻翼软骨或对侧鼻侧软骨上。当健侧鼻翼软骨亦较薄弱时，还可行自体软骨移植术。

**鼻歪斜**　可见于重度单侧唇裂修复术后的成年患者，或在童年时虽经手术缝合但未行鼻畸形的矫正，其后，鼻部随年龄的增长继续在畸形状态下发育，形成全鼻纵轴向健侧歪斜的畸形。此类畸形需运用涉及鼻软骨和鼻骨的鼻整形原则进行全面的彻底修复。

**牙和牙槽突畸形**　如未能于婴儿时期将唇裂修复，则牙和牙槽突裂在以后的发育过程中，因不能受到完整上唇的约束和塑形作用，成年后仍形成牙裂失常和牙槽突裂的错位畸形。既影响口唇的形态，也影响咀嚼和发音功能。目前采用牙正畸或外科颌骨正畸的方法来恢复𬌗关系，也有的学者选用牵张成骨的方法使发育不良的上颌骨恢复正常的𬌗关系。

实际上，上述的唇畸形、鼻畸形、上颌骨畸形、牙和牙槽突畸形往往相伴存在并互相影响。在纠正畸形时应综合考虑，进行整体调整。基本的原则：骨骼修复是基础，重建唇鼻肌肉是关键，皮肤组织调整适应。

（王永前）

dāncè èliè

**单侧腭裂**（unilateral cleft palate）　前起切牙孔，后至悬雍垂，贯穿腭部一侧的缺裂。患侧上颌的腭突未与鼻中隔相连。胚胎学理论认为上腭部属于继发腭，而继

发腭的范围是前起切牙孔，后至悬雍垂。但临床上在谈到单侧腭裂时一般还包括有单侧的齿槽裂。

**发病机制**　单侧腭裂由胚突融合不全或完全不融合所致。在胚胎发育第 9 周时，如果一侧外侧腭突未能与对侧的外侧腭突、前方的内侧腭突和上方的鼻中隔相互融合，则可发生单侧腭裂。

**临床表现**　患儿腭部裂隙自悬雍垂至切牙孔完全裂开，并斜向外直抵一侧的齿槽嵴。健侧的硬腭较宽、较长，且与鼻中隔相连，软腭也较宽、较长。患侧的硬腭则较窄、较短，不与鼻中隔相连。患侧的鼻腔和口腔相通，通过口腔内裂隙有时可见患侧鼻腔的下鼻甲。

**诊断**　可于直视下诊断，一般不需特殊诊断和检查，但要注意是否合并有其他先天性异常，以及对疑似综合征病例的判别。

**治疗**　单侧腭裂修复的目的是封闭腭部裂隙，并使患者获得良好的腭咽闭合功能。手术时机有争议，通常安排在患儿 12 个月龄以后进行。腭裂修复的手术方法很多。包括闭合裂隙的手术、增加软腭长度的后推手术，如软腭肌环复位重建手术等。

**转归与预后**　单侧腭裂手术后的并发症除早期的出血、感染之外，主要是腭瘘和复裂。腭裂术后随生长发育可以出现面中部骨性发育异常。腭裂腭咽闭合不全可以产生病理学语音，需要进行语音治疗。腭咽闭合不全可以通过咽后壁瓣成形。腭咽肌瓣转移术等手术矫治。

（尹宁北）

shuāngcè èliè

**双侧腭裂**（bilateral cleft palate）　前起自切牙孔，后至悬雍垂，贯穿整个腭部两侧的缺裂。

双侧腭裂畸形的范围包括腭部的两侧。

**发病机制**　双侧腭裂由胚突融合不全或完全不融合所致。在胚胎发育时，如果两个腭突均未能与上方的鼻中隔相互融合，则可发生双侧腭裂。

**临床表现**　双侧完全性腭裂患儿腭部裂隙自悬雍垂至切牙孔完全裂开，并斜向外分叉直抵两侧的齿槽嵴。两侧的硬腭和上颌骨在体积方面都较正常为小。鼻中隔完全在口腔内暴露，鼻腔的双侧的下鼻甲时都可由裂隙露出。前颌完全未与其两侧的齿槽突相连。

**诊断**　注意对疑似综合征病例的判别。

**治疗**　在保证患者安全的前提下恢复腭部解剖形态封闭腭部裂隙，恢复患者腭咽的生理功能，重建腭咽闭合，减少手术创伤，减少对颌骨发育的影响。双侧腭裂修复手术通常安排在患儿 12 个月龄后时进行。手术方法很多应根据不同的临床特点采用不同的方法。主要手术方法：①腭成形术：将上腭部形成两个黏骨膜瓣，拨断或凿断翼钩，松弛腭帆张肌，游离腭前神经、腭降血管束，显露腭腱膜并沿腭骨后缘剪断腭腱膜，使双侧腭黏骨膜瓣在中间分层缝合。②单瓣术（后推术）：在上腭前部距离牙龈缘 2~5mm 做弧形切口，拨断翼钩，将腭腱膜剪断，将整个上腭黏骨膜瓣向后方推移。③软腭逆向双 Z 形瓣移位术（Furlow 法）：口腔面和鼻腔面形成两个方向相反的 Z 形的黏膜肌瓣，交叉移位。

**预后**　双侧腭裂手术后的并发症包括出血、感染、腭瘘、复裂等。双侧腭裂术后可以出现继发的骨性畸形。腭裂腭咽闭合不

全可以产生病理学语音，需要进行语音治疗。通过手术矫治腭咽闭合不全。

（尹宁北）

è-chuíliè

**腭垂裂**（cleft uvulae） 悬雍垂部形成的缺裂。是软腭裂中最轻的类型。

**发病机制及临床表现** 在硬腭形成以后，胚胎发育第12周时，构成软腭和悬雍垂的两个突起在咽部中线相连，形成完整的软腭和悬雍垂。在此过程中，咽部的这两个突起如果全部或有一部分未能相连，则形成不同程度的软腭裂。腭垂裂即表现为悬雍垂部的裂开。可伴有隐性腭裂、腭咽闭合不全。可能出现语音问题。

**诊断** 根据咽部的悬雍垂外观即可诊断。

**治疗** 对于悬雍垂分叉而肌肉解剖结构正常者，可不予治疗。也可将裂隙两侧的黏膜剖开，拉拢缝合肌层与黏膜，改善外观。伴有隐性腭裂者，可与隐性腭裂同期修复。

**预后** 腭垂裂经手术治疗后一般都能获得很好的外观和功能效果。出现语音问题的需进行语音治疗。

（尹宁北）

chǐcáo jǐliè

**齿槽嵴裂**（alveolar cleft） 齿槽嵴完全或部分裂开，可以累及上颌骨的基部和鼻底的缺裂。齿槽嵴裂可与唇裂并发，但更多的是与唇腭完全裂并发。

**发病机制** 胚胎发育期由球状突与上颌突融合障碍导致。

**临床表现** 齿槽嵴裂最常发生在侧切牙与尖牙之间，其次在中切牙与侧切牙之间，少数可发生在中切牙或伴发上颌骨裂。由于齿槽嵴裂影响牙胚，可导致受累牙的数目、形态和位置发生变化。齿槽嵴裂可分为单侧齿槽嵴裂和双侧齿槽嵴裂。根据裂隙的程度又可分为完全裂、不完全裂和黏膜下裂三种类型。①齿槽完全裂：是指齿槽从鼻腔到前腭完全裂开，口腔与鼻腔贯通。②齿槽不完全裂：是指齿槽不同程度的部分裂开，鼻底及前庭部位齿槽嵴有缺损性凹陷，但保持着连续性，连续部分齿槽黏膜完整，口腔与鼻腔不相通。③齿槽黏膜下裂：又称齿槽嵴隐裂。是指齿槽嵴线状缺损或呈轻度凹陷的非开放性缺损，齿槽黏膜完整，口腔与鼻腔互不相通。随着患者年龄的增长，齿槽嵴裂会引起一系列的畸形与问题，包括面形不对称、齿槽骨段扭转和牙萌出异常、恒牙脱落、猖獗龋发生、前后牙反𬌗、发音障碍、口鼻腔卫生状况差等。

**诊断** 根据临床表现很容易确诊。黏膜下裂可借助牙片、咬合片、上颌骨全景片等的X线影像学检查结果，显示有齿槽突骨质缺损的低密度影像可确诊。

**治疗** 全面的齿槽嵴裂修复治疗计划应包括手术前治疗，齿槽嵴裂的软组织封闭，齿槽嵴裂的植骨修复和裂隙缺牙的修复。

齿槽嵴裂修复的时间安排 齿槽嵴重建的最佳年龄存在争议。临床上分为一期齿槽嵴裂植骨术和二期齿槽嵴裂植骨术。一期植骨术主张齿槽嵴裂植骨与唇腭裂修复手术同期进行，手术年龄在2岁以内；二期植骨术又分为恒切牙萌出前实施的早二期齿槽嵴裂植骨术，恒尖牙萌出前实施的中二期齿槽嵴裂植骨术，以及恒尖牙萌出后的晚二期槽嵴裂植骨术。多数医师认为，在齿槽嵴裂裂隙侧恒尖牙萌出前的混合牙列期行齿槽嵴裂植骨术，疗效比较满意。

齿槽嵴裂修复前的正畸治疗 在齿槽嵴植骨修复之前，通常应进行短期的正畸治疗，时间一般不超过6个月，将反𬌗的切牙移动到正常位置即可。在一些双侧唇腭裂的患者，其上切牙有时呈极度内倾，需在齿槽嵴裂植骨术前将严重内倾的切牙移动至正常斜度。正畸治疗还可以扩宽由齿槽嵴裂造成的两侧牙弓骨段塌陷，从而在实施植骨术时获得良好的视野与入路。

齿槽嵴裂植骨修复的骨源选择与制备 齿槽嵴裂植骨术的供骨主要来自患者自身，可选择的供骨区包括髂骨、下颌骨联合区、肋骨、颅顶骨、胫骨和第三磨牙后区等。其中以髂骨的骨松质最佳，成功率也高。切取髂骨平行于髂嵴取骨，可切取全层或半层髂骨翼。也可采用微小切口，用刮匙经骨窗刮取骨松质。将采取的骨松质制备成大小适中的骨松质颗粒。

齿槽嵴裂植骨修复术 齿槽嵴裂的植骨袋形状犹如"金字塔"，有内侧壁和外侧壁（裂隙缘），塔顶（鼻底）和向上倾斜的底部（舌侧牙槽嵴和上腭）。术中应该以血供丰富的组织瓣完全封闭植骨袋的各个侧面。①对于单侧裂隙，于裂隙两侧各设计一个牙龈黏骨膜。切口沿裂隙向下达牙龈缘。再沿牙龈缘向两侧切开，裂隙侧牙龈缘切口达第一磨牙，向上切开达前庭沟底，健侧达中、侧切牙之间；揭起黏骨膜瓣，充分显露骨性裂隙周缘；将裂隙内黏骨膜瓣向上翻转并相对缝合，形成鼻底即植骨袋的顶；相对缝合腭侧黏骨膜瓣，形成植骨袋的底。将松质骨颗粒填入裂隙内，梨状孔缘及其周边适当加高以支撑鼻翼基底；将唇侧的黏骨膜瓣向裂隙移位，覆盖植骨区。②在双侧裂隙，不能广泛揭起前颌骨的唇黏膜和牙龈骨膜瓣，以免影响前颌骨的血供。外侧牙龈骨膜瓣的掀起与单侧齿槽嵴裂相似。通常外侧的剥离要超过第1磨牙以补偿内侧瓣的限制。裂隙边缘的黏骨膜瓣一般要向鼻腔侧翻起，修复鼻底。口腔侧黏骨膜缺损较大，可设计颊侧黏骨膜瓣转移修复。

齿槽嵴裂植骨修复的并发症主要包括覆盖于植骨区的软组织裂开产生口内穿孔，移植骨吸收，植骨受区或供区感染，髂部切口周围皮肤感觉麻木等。

**预后** 通过骨移植以及局部组织瓣覆盖修复齿槽嵴裂，可以稳定上颌骨，形成功能正常的牙弓，维持正常的咬合关系。植骨修复术后，植入的骨质可能发生排出或者吸收。骨质吸收严重的患者，一般应在6个月以后进行二次植骨术。

（尹宁北）

*èliè xiūfùshù*

# 腭裂修复术（cleft palate repair）

达到关闭裂隙，延长软腭的长度，重建腭咽部解剖和生理功能，减少对颌骨发育影响的手术。根据患者裂隙宽度，裂隙的程度，软腭的长度和功能选择不同手术方法。

**治疗计划** 腭裂无论是否伴有唇裂和齿槽嵴裂，都应尽早开始矫形治疗。可选择对上颌骨具有生理性刺激和引导复位作用的矫治器。矫形治疗使腭裂裂隙变窄的主要目的，不仅可以降低操作的难度，而且能够减少手术中腭黏骨膜瓣分离的程度和创伤，使术后硬腭裸露骨面上形成的瘢痕组织减少。修复腭裂的主要目的是恢复患儿的正常语音，而腭裂手术又是抑制患儿上颌骨生长发育的主要原因。实施修复手术越早，对患儿上颌骨生长发育的影响就可能越大。过早进行腭裂修复，无助于进一步提高患儿语音恢复的概率，而只会增加手术的危险性和不良影响。腭裂在初次手术修复时，一般只需要进行腭部成形术，不必同时行咽成形术；伴发的腭咽闭合不全，需待瘢痕完全软化后，于患儿入学前进行矫治；患儿的咬合紊乱应视牙弓形态和错𬌗情况，在术后开始正畸治疗；腭裂修复术后继发的颌骨畸形要等到患者14～16岁，上颌骨生长发育完成后，由正畸和正颌外科医师联合予以矫正。

**手术方法** 手术采用全麻进行，保证呼吸道的通畅。包括硬、软腭同期修复的模式，先修复硬腭裂后修复软腭裂的两阶段模式和先修复软腭裂后修复硬腭裂的两阶段模式。设计上一般遵循原则：安全有效地封闭硬、软腭的裂隙；最大限度地增加软腭的长度，为实现腭咽闭合创造条件。减少对上颌骨发育的影响及保证患者安全。主要手术方法：①腭成形术：将上腭部形成两个黏骨膜瓣，拨断或凿断翼钩，松弛腭帆张肌，游离腭前神经、腭降血管束，显露腭腱膜并沿腭骨后缘剪断腭腱膜，使双侧腭黏骨膜瓣在中间分层缝合。②单瓣术（后推术）：在上腭前部距离牙龈缘2～5mm做弧形切口，拨断翼钩，将腭腱膜剪断，将整个上腭黏骨膜瓣向后方推移。③软腭逆向双Z形瓣移位术（Furlow法）：口腔面和鼻腔面形成两个方向相反的Z形的黏膜肌瓣，交叉移位。

④提肌重建手术。⑤岛状瓣手术等。

**手术并发症** 包括出血、感染、腭瘘、复裂等。双侧腭裂术后可以出现继发的骨性畸形。腭裂腭咽闭合不全可以产生病理学语音，需要进行语音治疗。通过手术矫治腭咽闭合不全。

（尹宁北）

*è chéngxíngshù*

# 腭成形术（palatoplasty）

关闭腭部裂隙，延长软腭的长度，重建腭咽部解剖和生理功能的手术。

**发展史** 冯·朗根贝克（Von Langenbeck）是第一位能完全修复腭裂的学者，他在腭部裂隙两侧沿裂隙缘做切口，并在齿槽嵴内侧的硬腭上做松弛切口。在两侧硬腭黏骨膜瓣下做潜行分离，并在中线缝合。应用松弛切口并掀起黏骨膜瓣有利于减小两侧腭瓣在中线对位缝合时的张力。减少了术后腭部瘘孔的发生率。后来的学者对冯·朗根贝克（Von Langenbeck）方法进行了很多改良，使其成为一种常用的手术方式。帕萨万特（Passavant）设想通过延长软腭来获得好的术后语音效果，他还试图将软腭与咽后壁连接在一起来恢复腭裂患者的语音功能。皮特（Peet）和帕特森（Patterson）特别强调指出，腭裂修复手术的目的是为语音恢复创造条件。多兰斯（Dorrance）认为所有的腭裂患者均存在着软腭过短的问题，所以在使软腭在后退的位置上是保证腭咽闭合的重要基础，坚持实施软腭后推技术。目前较为流行的后推术式，是由三瓣法和四瓣法。为了修复软腭部分为发音创造条件，而又避免口鼻腔瘘的形成。沃（Veau）开始应用了两阶段修复腭裂的方法。将硬腭前裂安排在与唇裂修复手术同期进行，而遗留下的腭部后份裂隙在以后的几年中修复。在沃（Veau）的方法中，设计了应用从鼻腔侧壁和鼻中隔的黏骨膜瓣修复重建鼻底的技术。口腔侧遗留的创面用硬腭黏骨膜瓣修复。沃（Veau）方法中一个最大的成就，在于他在单侧和双侧腭裂中开创了用犁骨黏骨膜瓣修复鼻腔层的新方法。现在的事实证明，应用犁骨黏骨膜瓣封闭鼻腔层是一种十分有效的方法。到了1944年，施韦肯迪克（Schweckendick）提出了一种新的两阶段修复腭裂的概念。先修复软腭部分的裂隙，在以后几年时间里再修复硬腭部分的裂隙。这样做的主要目的是早期修复软腭裂可以为语音发展所必须的腭咽闭合功能创造条件，而同时又避免了早期实行腭裂修复手术造成的对上颌骨生长发育的影响。约从20世纪60年代开始，不少学者逐渐认识到腭裂中软腭肌肉环复位重建的重要性。克林斯（Kriens）首先提出了对腭帆提肌和腭帆张肌彻底的解剖分离，并行软腭内分别吻合修复的方法。1986年弗洛（Furlow）设计的反向双Z成形术是近年来涌现出来的又一新的术式。它集中了软腭延长与恢复软腭肌肉吊带环等诸多术式的优点。

**手术方法** 无论何种手术方法，除切口不同外，其操作步骤基本相同。①麻醉：采用经口或经鼻气管内插管全麻。②体位：平卧垫肩，头后仰，手术者的位置一般在手术台前端，患儿的头顶侧进行手术。③切口：做切口前先用1∶10万肾上腺素生理盐水做局部浸润，以减少术中出血和方便剥离黏骨膜瓣。用11号刀片从腭舌弓外侧翼下颌韧带稍内

侧开始绕过上颌结节的后内方至硬腭，距牙龈缘1～2mm处向前切开黏骨膜到侧切牙；剖开裂隙边缘，自前方直抵悬雍垂末端，小心地将边缘组织剖开。④剥离黏骨膜瓣：以剥离器插入切口，向内侧剥离直抵裂隙边缘，将硬腭的全厚组织与骨面分离。剥离黏骨膜瓣，一般出血较多，可用盐水纱布（或加入适量肾上腺素液）填塞创口。⑤游离腭大神经血管束：全厚瓣剥离后掀起，显露两侧腭大孔，小心游离神经血管束以消除其对腭瓣的牵拉。⑥剪断腭腱膜：在软硬腭交界处，将全厚瓣拉向外后侧，显露腭腱膜，用细长弯头组织剪刀，沿腭骨后缘剪断腭腱膜。这样可使两侧软腭得到充分游离，并能在无张力下缝合。⑦分离鼻腔侧黏膜：用弯剥离器沿硬腭裂隙边缘切口向鼻侧面插入，并广泛分离，使两侧鼻腔黏膜松弛，能在中央缝合，以消灭鼻腔创面。⑧另一侧按照以上步骤同样操作。⑨缝合：两侧腭黏骨膜瓣及软腭向中央靠拢，后推，与对侧组织黏膜瓣相接触后分层缝合。缝合应自前向后先缝合鼻腔侧黏膜，再缝合软腭肌层，最后由后向前缝合口腔侧黏膜。手术方法包括闭合裂隙的手术，增加腭部长度的手术，软腭肌环重建的手术。有代表性的手术介绍如下。

朗根贝克（Langenbeck）手术 包括于上腭做两侧减张切口，切开裂隙缘，剥离形成前后双蒂的黏骨膜瓣，最终将两侧黏骨膜瓣在硬腭中线部位分鼻腔面和口腔面两层缝合，软腭分鼻黏膜、肌肉和口腔黏膜三层缝合。两侧松弛切口内可用碘仿纱条填塞止血和协助减张。这种方法可完成裂隙解剖上的闭合，但有术后腭部长度

不足的缺点。

后推手术 多兰斯（Dorrance）手术是将腭部的软组织全面整体向后推进。分两期进行：一期手术延迟，沿内侧牙龈做马蹄形切口，剥离黏骨膜，分离并切断、结扎腭大神经血管术，以消除黏骨膜瓣后推的约束。3～4周后，再行二期手术后推。沿原切口切开，凿断钩突，将鼻黏膜、腭腱膜自腭骨后缘切断，即可将上腭软组织全面向后推移，将其前缘与硬腭后缘余留的软组织缝合固定。华迪尔（Wardill）手术的设计原则也是后推。与多兰斯（Dorrance）手术的区别在于一期完成。于裂的两侧各做3个切口，剥离4个长度较短的黏骨膜瓣，运用V-Y成形的原理缝合，使腭部延长。其他步骤与多兰斯（Dorrance）手术类似。后推手术如不切断神经血管束，难以有效后推。如切断，则可引起软组织的营养和肌肉的运动障碍。其后出现了两者兼顾的手术，即将腭大孔的后壁和内侧壁凿开，沿骨孔游离神经血管束，充分增加神经血管束的松动性，可实现在不切断神经血管束的前提下，自由后推黏骨膜瓣。

软腭肌环重建手术 1964年布雷思韦特（Braithwaite）提出修复腭裂应恢复腭帆提肌的正常位置。手术时不仅应将软腭肌从硬腭后缘、鼻后嵴等不正常的附着处游离，同时应将游离的肌纤维与口、鼻腔侧黏膜分离，形成两束蒂在后方的肌纤维束；然后将两侧肌纤维束向中央旋转并对合、交织缝合在一起使呈拱形（是正常的悬吊姿态）。通过手术将移位的腭帆提肌肌纤维方向重新复位到正常位置，从而改善腭帆提肌对腭咽闭合的作用。

软腭逆向双 Z 形瓣移位术 1978 年弗洛（Furlow）报道通过口腔面和鼻腔面的方向相反、层次不一的 Z 形黏膜肌瓣交叉移位，以达到肌纤维方向复位和延长软腭之目的。其操作方法：剖开裂隙边缘后在口腔黏膜面的裂隙两侧各做 2 个呈 60°的斜行切口，形成 Z 组织瓣，蒂在前面（近硬腭）的组织瓣切口仅切开口腔黏膜层；蒂在后方（近软腭游离末端）的组织瓣切口应切断肌层达鼻腔侧黏膜。分离后，在口腔侧即形成两个层次不一的对偶三角组织瓣。然后再在鼻腔面做 2 个方向与口腔面相反的斜行切口，以形成鼻腔侧两个层次不一的对偶三角组织瓣，即蒂在前面的鼻腔黏膜瓣与蒂在后面的鼻腔黏膜肌瓣。最后分别将对偶组织瓣交叉移位缝合，裂隙两侧的肌纤维方向也将随组织瓣的移位交叉而恢复到水平位，并相对重叠近似正常。同时由于 Z 形组织瓣的交叉还达到了延长软腭的目的。

**术后处理** ①出血：术后 24～48 小时内注意早期出血，及其后的继发出血。早期或后期出血大多来自腭大血管。如为渗血，可用肾上腺素溶液纱布、止血粉、明胶海绵等压迫止血；如为大出血，应手术结扎止血。②感染：严重感染机会较少，多为局部感染。因此术后除全身应用抗生素外，术前要清洁口腔和鼻腔，术后早期漱口，不断清洁口腔、鼻腔等。③伤口裂开：缝合后张力过大、感染、咳嗽、较早吃硬的食物等都可引起伤口裂开，因此术中要无张力缝合，术前、术后预防感染发生。④术后 8～10 天拔出两侧的碘仿纱布，如有渗血用肾上腺素盐水棉球稍加压迫即可止血。10～12 天可拆除缝线，

小儿不合作者可不必拆线，待自行脱落。⑤术后 4 周开始语音训练。必须给予重视，特别对发音不清楚和不确切的文字要下工夫加以纠正，直至说清楚为止。

（尹宁北）

chún-èliè gǔxìng jīxíng

**唇腭裂骨性畸形**（skeletal deformity of cleft lip and palate） 骨性畸形是唇腭裂最常见的临床表现之一。其发病机制、临床表现和治疗方法在婴幼儿和成年时期均有较大差别。下文所提到的骨性畸形主要指成年人的骨性畸形。婴幼儿部分见唇腭裂的正畸治疗。成年唇腭裂患者的骨骼畸形发生率较高。即使在患者年幼的时候实施了较为正确且成功的相关治疗，仍然有 10%～20%的患者出现骨性畸形。这些畸形可以表现在水平、垂直以及冠状等多个平面。由于唇腭裂患者还同时伴有唇腭部瘢痕、牙齿的畸形、齿槽嵴裂隙等畸形。因此，唇腭裂骨性畸形的诊断远较非唇腭裂者复杂，针对骨性畸形的治疗也是唇腭裂外科中最棘手的问题之一。

**病因及发病机制** 多数学者认为腭裂手术，特别是儿童早期硬腭修复术，是导致日后上颌骨发育不足的主要原因，是由于手术中广泛地组织剥离所带来的创伤和血供障碍，以及手术瘢痕的限制都会导致上颌骨发育障碍，因此唇裂、腭裂手术，早期的齿槽嵴裂植骨手术和过早的颌骨畸形矫正手术都可能会影响面部的生长。也有少数学者认为唇腭裂患者术后上颌骨发育不足是腭裂患者固有的上颌发育方式，与手术关系不大。

**临床表现与诊断** 一般认为，唇腭裂患者的下颌骨近似或稍小

于非唇腭裂者。上颌骨畸形表现明显，可以表现为面部不对称，患侧的鼻翼基底低平，侧面观面部中部凹陷明显。口内见牙弓狭窄，牙列拥挤，安氏Ⅲ类错𬌗畸形，可伴有开𬌗、偏𬌗。X 线头影测量显示 SNA 角变小，ANB 角为负值，上颌骨在垂直、水平方向测量值异常，牙轴改变等。对颌骨畸形的诊断常常依赖于 X 线头影测量分析，照片的评估。

**术前检查和准备** 治疗前应认真记录唇腭裂患者的正面观和侧面观。观察眼眶、颧骨的发育情况，鼻、唇部静止和运动时的形态，上下唇之间及嘴唇与牙齿间的关系。评估颞下颌关节的功能状态。观察有无鼻中隔偏曲，鼻底的缺损。口腔内除了观察牙齿咬合关系外，还要了解患者的牙周状态，腭部、咽后、侧壁、扁桃体及舌头的情况。应用鼻音计、鼻咽纤维镜、X 线动态录像等记录腭咽闭合状况。另外还应注意患者是否合并身体其他部位的畸形。治疗前应行 X 线头影测量，明确诊断以及畸形的程度。牙齿石膏模型可以使医师了解患者的牙弓形态，牙齿位置和咬合关系。口腔正畸科医师应当同外科医师一起共同制订治疗计划。术前正畸应排齐牙列，使上下切牙相对于𬌗平面达到较好的角度，使上下牙弓相互协调。如果手术需要颌骨内截骨，应留出适当的牙齿间距。在手术前，应在研究模型上进行模拟手术，进一步明确手术方案；制作丙烯酸咬合导板，指导手术中对上下颌骨迁移的位置。应用颅面骨的三维 CT 重建技术和计算机手术模拟系统，可以对手术效果进行适当的预测。

**治疗** 包括口腔正畸治疗和

手术治疗。根据畸形的严重程度和年龄，做出不同的选择。对于畸形明显或骨生长发育已停止的患者，应选择手术治疗。针对唇腭裂骨性畸形的常用手术技术，包括齿槽嵴裂植骨技术、上颌骨截骨术（上颌骨勒福Ⅰ、Ⅱ、Ⅲ型截骨手术，上颌节段截骨）、下颌骨升支截骨术（下颌升支矢状劈开、垂直劈开、倒 L 形截骨）、颏成形术、颌骨牵引术、小钛板坚强内固定技术。由于大多数唇腭裂患者下颌骨无明显畸形，上颌骨截骨前移是最常用的手术方案。当患者存在开𬌗、偏𬌗时，可以行双颌手术，并结合颏成形术，重建患者的面部轮廓。单侧唇腭裂，以前未经过齿槽嵴裂修复的患者可以同期进行上颌骨截骨前移和齿槽嵴裂植骨术；对于双侧唇腭裂患者，是否能同期手术，目前还存在争议。奥布韦格塞尔（Obwegeser）认为应先行上颌骨截骨术，半年后再施行齿槽嵴裂植骨术。宋儒耀等认为同期施行此二手术会引起前颌骨血供障碍，建议先行齿槽嵴裂植骨术，6~8 个月后行上颌骨截骨术。雅努什（Janusz）等认为行上颌骨截骨时，于腭部可行一微小切口，即可凿断前颌骨与梨骨的连接，并不会影响前颌骨的血供，因此可以将上颌骨截骨和齿槽嵴裂植骨术同期完成。1992 年麦卡斯（McCathy）率先将骨牵引技术应用于下颌骨发育不良，得到了较好的治疗效果，从而谱写了颅面骨骼畸形治疗新篇章。对于那些上颌骨重度发育不良的患者、腭部瘢痕较重或实施过咽后壁瓣矫治腭咽闭合不全的患者，应用传统的正颌外科治疗很难获得较好的效果。因为对于这些患者在术中很难将上颌骨放到恰当的位置，

即使勉强为之，术后上颌后缩复发的风险也很高。另外未成年唇腭裂患者，小钛板坚强内固定技术还有可能会影响颌骨的发育和牙齿的萌出。对于以上这些患者，上颌骨牵引术是一种较好的治疗方法。齿槽嵴裂植骨术施行的最佳时机是在替牙列期，尖牙即将萌出之前，一般是 7~11 岁。正颌外科原则上在颌骨发育完成后进行。女性通常是在 15 岁以后，男性是 16~18 岁后可以手术。过早手术可能会加重颌骨的发育障碍。理论上唇腭裂二期软组织修复应放在正颌外科手术后进行，但通常这类手术是在患者更小的时候进行的，一般认为不会加重颌骨的畸形。上颌骨牵引术由于不会引起颌骨的发育障碍，因此在患者 5 岁以上即可施行。

**术后处理** 术后待患者拔除气管导管且呼吸通畅后，应早期应用颌间弹力结扎，防止由于唇腭部的瘢痕和咬合系统肌肉的牵拉造成的咬合异常。口腔正畸科医师进行术后正畸治疗。正畸科医师和外科医师的密切配合是保证治疗效果的关键。

（尹宁北）

chún-èliè zhèngjī zhìliáo

# 唇腭裂正畸治疗 （dental orthodontics of cleft lip and palate）

在唇腭裂患者中，不仅是鼻唇部软组织和硬组织受到累及，牙槽骨和牙齿也受到影响。对于这些畸形的治疗需要外科医师和正畸科医师共同参与才能获得较好的治疗效果。正畸治疗在整个唇腭裂治疗的各个阶段都发挥着重要作用。一般根据患者的年龄，分婴儿期、乳牙列期、替牙列期、恒牙列期四部分介绍。

**婴儿期** 婴儿期矫形治疗是20 个世纪 50 年代英国学者梅尼尔

（MeNeil）首先倡导的，60 年代在许多唇腭裂中心广泛开展。由于在发育的早期，各部结构都具有可塑性，牙弓段的移位比较容易和快速，因此采用特制的牙齿矫正装置可以使错位的牙槽突回复到正常的位置，从而为唇裂的整形外科治疗打好基础，同时还能够刺激上颌骨腭突的发育。目前的做法是在唇裂修复之前进行鼻和牙弓矫形，延长裂隙侧鼻小柱的长度，支撑塌陷的鼻翼软骨，对齐旋转分裂的牙槽骨，后退突出的前颌骨。现在唇腭裂患者的早期矫形治疗与唇腭裂修复手术相结合正成为流行趋势。但也有学者认为，这一矫正的远期效果并没有原来预期的好，虽然即时效果很好，但随着患儿年龄的增长，很难区分那些患儿做过矫正，那些没有做过。

**乳牙列期** 由于手术瘢痕挛缩、手术创伤和唇腭裂异常的肌肉牵拉，可以使患儿在这一时期出现各种各样的畸形，其中以前牙反𬌗、全口牙反𬌗最为常见。由于要改善上颌的位置和大小，使上齿槽座点达到正常位置很困难，因此应尽早开始正畸治疗。对于轻中度的反𬌗患者，可采用前方牵引器弹力牵引；对于中重度的患者，则应考虑手术牵引成骨的方法治疗。

**替牙列期** 处于这一阶段的唇腭裂患儿，在齿槽嵴裂周围的牙齿通常是畸形的。这一时期的正畸治疗主要是将这些牙齿移动到适当的位置，拔除裂隙周围的多生牙和乳牙，为齿槽嵴裂植骨手术做准备；扩开上颌牙弓，使上下颌牙弓相协调。正畸的过程应持续到齿槽嵴裂手术后 8~12周，直到获得适当的上颌牙弓和牙齿关系为止。

**恒牙列期** 这一时期，正畸治疗的目的与非唇腭裂患者大致相同。但应有几点注意：应该始终保持牙弓的完整性；保护齿槽嵴裂处的骨支持结构；保证上下颌骨的中线关系；注意改善上颌骨前后、水平和垂直关系；矫正裂隙周围的埋伏牙，错位牙；对于原发的牙齿缺失或牙齿严重畸形需要拔除者，应安置义齿或应用正畸治疗关闭牙齿间隙。另外，对于拟实行正颌外科手术的唇腭裂患者的正畸治疗方案也与唇腭裂患者相同。

（尹宁北）

chún-jiá quēsǔn

## 唇颊缺损 （lip and cheek defect） 口唇和面颊部的软组织的缺损畸形。多由肿瘤、外伤、严重感染和先天畸形引起，最常见的是车祸、咬伤、烧伤等。唇颊部缺损主要是软组织缺损，表现为上下唇瘪陷，伴有瘢痕组织、张口困难和小口畸形，有的为红唇缺损。部分伴有或导致牙齿及颌骨缺损畸形，造成咬合紊乱。这些都会严重影响患者面部美观，引发精神和心理上的创伤，有的还会导致唇颊部功能受阻，影响发音和进食。唇颊缺损根据缺损发生的部位大体上可以分为唇缺损、颊缺损和唇颊联合缺损三类。对于唇颊部缺损的修复原则是：尽量使用缺损周围的组织来填补缺损，缺损范围广泛者可选择显微外科吻合血管的游离皮瓣或者采用带蒂组织瓣转移来修复。烧伤造成的唇颊部畸形，常见有唇外翻、瘢痕挛缩、唇红和黏膜组织外翻，修复时使其恢复到正常的位置，对于有些增厚的组织切除，对于缺损的皮肤进行皮肤移植。严重唇颊部组织缺损往往伴有颌骨和牙齿的缺损畸形，造成

咬合紊乱等功能障碍，需要先进行骨骼组织的修复，后进行修复软组织。

**唇缺损的修复方法** 包括以下几种。

**直接缝合** 适用于上唇的局限性缺损及下唇宽度的 1/3 以内的组织缺损，将缺损两侧修剪整齐，分层缝合，同时注意红唇和皮肤的对齐。

**局部组织瓣修复** ①唇缺损占整个唇部的宽度的 1/3 ~ 1/2，常利用上唇或者下唇组织瓣带蒂转移的方法来修复对侧缺损。②扇形组织瓣的方法适合于唇缺损为全唇的 1/2 以上，或者缺损区接近口角区，对侧唇颊组织正常者，其优点是采用的组织为唇部邻近的组织，颜色质地好，缺点是辅助切口多。③鼻唇沟皮瓣法利用鼻翼旁的鼻唇组织转移修复唇部缺损，供应皮瓣区域为鼻旁，切取皮瓣后直接缝合切口，瘢痕隐蔽。适于修复上唇侧方浅表性缺损和靠近口角的颊部局限性浅表缺损。两侧鼻唇沟皮瓣、交叉唇瓣和颊黏膜瓣的联合应用也可修复上唇全唇缺损。④舌瓣主要用于修复广泛性唇红或口角缺损。

**远位组织瓣修复** 对于大范围的组织缺损来说，局部组织瓣修复往往会带来小口畸形和功能障碍等术后问题，此时远位组织瓣修复就十分必要。前额瓣、以颞浅动、静脉为蒂的头皮瓣和颈阔肌肌皮瓣等带蒂组织瓣均在全唇缺损的修复中发挥了重要的作用。

**颊缺损的修复方法** 缺损范围在 4cm 以内，缺损深度为累及颊肌的局限性浅表缺损主要采取直接拉拢缝合、局部组织瓣和游离皮片移植的方法进行整复。缺损范围超过 4cm，但缺损深度为

累及颊肌的广泛性浅表缺损主要采取游离皮片移植和中、薄型组织瓣移植的方法进行修复。颊部的洞穿性缺损，必然导致口内外的通连，重建时必须同时封闭口内、外创面。对于小的颊部洞穿性缺损，可用双叶状前臂游离桡侧皮瓣折叠修复。如果一侧缺损小，一侧缺损较大，可通过局部任意皮瓣与中、厚型肌皮瓣或游离皮瓣联合应用。如果缺损较大，就必须采用两块远位组织瓣瓦合或用一块较大的远位组织瓣折叠的方式进行修复。

**唇颊联合缺损的修复** 往往需要多个组织瓣的联合应用，分别遵循唇颊缺损再造的基本原则，可以通过系列手术来最终修复缺损。

（王永前）

Ābèi pǐbàn chúnquēsǔn xiūfùshù

## 阿贝皮瓣唇缺损修复术 （Abbe flap of lip reparation） 阿贝（Abbe）皮瓣是临床应用最为广泛的一种唇交叉瓣，是利用正常的唇组织，以唇动、静脉为蒂，形成以楔形为基本形状的岛状组织瓣，旋转180°带蒂修复供区相对部位 1/3 ~ 2/3 以内宽度的唇组织缺损，直至转移组织瓣实现新的血管重建后再断蒂。阿贝皮瓣是一种理想的修复唇缺损的组织瓣，符合整形外科的治疗原则。在大的缺损修复的前提和基础下，可分期进行局部美容亚单位的整形处理。

**适应证** 红唇局限性缺损；半唇以内的唇中部洞穿性缺损，最大修复范围可达唇宽度的 2/3；在特定条件下利用扩大的阿贝皮瓣重建上唇复合型唇缺损。

**手术方法** 设计阿贝皮瓣时，瓣的形状和高度应与缺损区形状和高度一致，考虑到组织切取后

供区唇部的缩短，瓣的宽度应为缺损宽度的一半。修复上唇时阿贝瓣切取的下界一般在颏脂肪垫的上缘，偶尔可以延长到颏部边缘。瓣蒂部位置的确立应考虑在唇粘连期间保留最大的开口度。手术时应完全切开非蒂部侧的供区唇组织，在蒂侧则全层切开除蒂部外的其他全部组织。为确保血供，蒂部应保留部分红唇和至少1cm的口腔侧黏膜。瓣旋转插入缺损区后供区组织分层缝合。阿贝皮瓣修复唇部缺损需二次手术断蒂。断蒂在2~3周后进行，断蒂前必须用橡皮筋对蒂部进行结扎实验，以确认血供已经完全建立。研究发现，阿贝皮瓣最早可在术后第5天断蒂。但如果受区有严重的瘢痕存在（缺损Ⅱ期整复），那么在术后第6天就应开始对阿贝皮瓣进行血管重建的训练。最初每天用橡皮筋阻断蒂部血供5分钟，以后逐渐延长阻断时间。当阻断蒂部血供达1小时而没有出现瓣的供血障碍时，可考虑行断蒂手术。

因借助正常的红白唇组织修复对侧唇部组织的缺损，组织瓣在解剖结构、质地、颜色上互相匹配，术后上下唇组织的比例关系协调，功能与外形均能够得到满意的恢复。阿贝皮瓣虽然优点明确，但是使用亦受一定限制，不宜用于唇缺损超过全唇长2/3的患者。在阿贝瓣转移过程中，完全失去了神经支配。在术后1个月内感觉神经可以逐渐恢复，术后1年内运动神经可部分恢复，但无论是感觉神经还是运动神经都不可能完全恢复到正常状态。阿贝皮瓣宽度一般在2cm以内，当所需宽度较大时，缝合后往往造成小口畸形。此外由于存在着三条瘢痕，术后易于出现唇部畸形。在瓣和周围唇组织间组织厚度也可能有不易矫正的明显差异。同时，由于上唇组织的特殊美容亚单位，如人中、人中嵴、唇峰、唇珠以及上下唇长度、厚度的差别，在局部美容亚单位的修复上仍差强人意，术后也增加了下唇切口瘢痕。

（王永前）

chún jiāochābàn

## 唇交叉瓣（cross lip flap）

以缺损区对侧的正常唇组织为供体，以上唇或下唇动脉为蒂的各类岛状组织瓣。唇交叉瓣广泛应用于临床，主要用于再造唇的广泛性缺损。手术分为两期：Ⅰ期行唇瓣转移术，以唇动脉为蒂旋转180°插入上唇缺损区后，按黏膜、肌层及皮肤分层缝合；Ⅱ期行断蒂术同时修复红唇。

唇交叉瓣可以根据缺损区的形态设计为楔形或矩形等不同形状，阿贝（Abbe）唇瓣、埃斯特兰德（Estlander）唇瓣及卡拉潘季奇（Karapandzic）唇瓣是常用于唇缺损修复的唇交叉瓣，有各自不同的具体修复适应证。

阿贝瓣是在缺损区对侧形成的以楔形为基本形状的岛状组织瓣，以唇动、静脉为蒂。设计时瓣的高度和形状应与缺损区一致，瓣的宽度应只为缺损区宽度的一半（图1）。主要修复红唇局限性缺损及重建半唇以内的唇中部洞穿性缺损，最大修复范围为唇宽度的2/3。埃斯特兰德瓣是在供区唇侧方近口角区形成全层三角形瓣，蒂在内侧。这个瓣与阿贝瓣的不同是其蒂部组织恰好形成新的口角，无需Ⅱ期断蒂（图2）。同时设计时，瓣的高度应略高于缺损区的高度。制备阿贝瓣和埃斯特兰德瓣时，瓣周组织大部

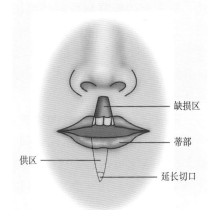

**图1　阿贝唇瓣的设计**

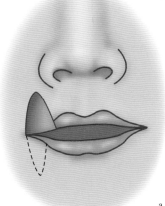
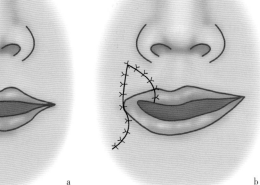

a　　　　　　　　　　　b

**图2　埃斯特兰德唇瓣的设计**

a. 术前；b. 术后

分离断后，肌肉的运动神经和皮肤感觉必然受到影响，且手术必须横断口轮匝肌纤维，以致术后一段时间内重建组织无感觉和肌肉收缩运动。典型的卡拉潘季奇唇瓣手术皮肤切口从缺损基底两侧开始，沿鼻唇沟及颏唇沟做与唇边缘平行的 C 形切口。切口深达皮下，沿唇部血管与神经走行呈放射状，分离保护血管神经，在口轮匝肌的外缘解除该肌与周围组织间的附着，使皮瓣获得足够动度关闭缺损。术后可迅速恢复唇部的感觉和运动功能，它可能是唇缺损范围在 1/3 ~ 2/3 唇再造的最好方法之一。

唇交叉瓣转移修复时应注意：①唇瓣设计应视缺损部位和下唇组织的情况而定。②唇瓣蒂部的血管应加以保护，防止损伤，否则将造成局部组织瓣的坏死，甚至影响整个组织瓣的成活。③应尽可能保留口角的完整性，避免形成连贯上下唇的直线瘢痕而影响张口度。最大程度地恢复上唇的美学功能和解剖结构。④断蒂时间：一般在 2 ~ 3 周后进行，断蒂前必须用橡皮筋对蒂部进行结扎实验，以确认血供已经完全建立。

唇交叉瓣有的需行两次手术，在两次手术间患者不能正常张口进食，有的患者不能耐受。唇交叉瓣的运用必然导致残留唇组织体积的减少，往往会产生不同程度的术后小口畸形。在修复较大范围缺损时，还易引起缺损区周围唇、颊、口角的移位和变形，有时唇瓣会出现部分供血不足，发生缺血性坏死导致局部凹陷等，影响美学效果。唇交叉瓣虽然有一定局限性，但是只要严格选择适应证，根据缺损情况灵活设计，注意手术操作技巧，做好术后处理及护理，用于修复唇缺损可以获得满意的治疗效果，不失为首选修复方法。

（王永前）

## hóngchún qiēchúshù

### 红唇切除术（vermilionectomy）
根据唇部的比例关系，将唇部过厚的红唇部分予以切除，以改善形态不佳红唇的手术。

**适应证** 主要适用于重唇与厚唇者。重唇多见于上唇，在张口时可见到明显的两层唇缘，之间有深浅不等的唇沟，重唇的黏膜也常呈松弛下垂状。厚唇是指上、下红唇部过于肥厚，上唇肥厚时上唇结节常不明显或消失。厚唇一般无明显病理改变，仅外观不雅，有碍唇的美容。两者共同点则是唇珠不显，唇峰低平，起伏感不强。红唇切除术是有效的治疗方法。

**手术方法** 红唇切除术一般可采用双侧眶下神经阻滞麻醉，此法可避免唇形改变，麻醉效果充分，但因唇部血供丰富，出血较多。另一种方法为局部浸润麻醉，即用 1% ~ 2% 利多卡因溶液（内含少许肾上腺素），出血较少，但术前切口要精确设计，亚甲蓝（美蓝）画线定点要用碘酒固定，以免唇部麻醉后外形改变。红唇切除术有多种切口设计形式，应根据患者具体情况选用。重唇者常采用在两侧唇黏膜各做横向梭形切口，切口外端常需伸延至颊部，切除过剩黏膜及增生肥大的黏膜腺，间断缝合。为避免直线瘢痕挛缩，亦可设计成连续 V 形切口（图1）。厚唇的切口应设计在红唇内缘或更内侧，切口呈横梭形，两端延长到颊部，上唇中央唇珠和唇系带间缩窄切口或不做切开，以保持明显的唇珠。部分严重的病例须适量去除口轮匝肌才可矫正畸形，分肌肉、黏膜两层缝合（图2）。红唇切除术前要仔细测量拟切除组织的宽度，避免切除组织过多，造成红唇过薄和唇弓缘内缩畸形。两侧口角的上唇组织，切除时要两侧对称。对切口边缘的唇黏液腺，伤口缝合前要去除，对切破的黏液腺更应去除，以免破碎的黏液腺组织嵌入伤口内，日后可能发生黏液腺囊肿。唇外置适当压力敷料，以减轻水肿，预防血肿。

**并发症** 红唇切除术后会出现局部肿胀，加压包扎后会出现活动受限，影响讲话和进食，对生活造成暂时的不便。极少数会出现血肿和感染，对伤口的正常愈合造成障碍。做完手术后，应注意保持创面的清洁，按时复诊，清洗创面，口服抗生素预防术后感染，避免碰撞、挤压，1 周内进流质或半流质饮食，不能化妆。多数患者在手术拆线后就能恢复工作，初期可能因创面硬化而影响口唇的活动，完全恢复正常需要更长时间。

（王永前）

## è-yān bìhé gōngnéng zhàng'ài

### 腭咽闭合功能障碍（velopharyngeal dysfunction）
腭咽不能正常闭合或闭合过度，导致腭咽闭合参与的吞咽和发声功能障碍。主要包括腭咽闭合过度和腭咽闭合不全。腭咽闭合过度包括鼾症和睡眠呼吸暂停综合征。

（尹宁北）

## hānzhèng

### 鼾症（snoring）
由于睡眠呼吸中的上呼吸道阻塞引起呼吸道震动而发出的声音，妨碍正常呼吸时气体交换的现象，主要表现为吸气性困难。鼾症可以是单因素的原因，也可能是一个睡眠紊乱的症状，如阻塞性睡眠呼吸暂停

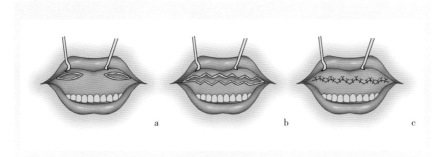

**图1　重唇矫正术**

a. 双侧黏膜横梭形切除术；b. 连续 V 形切口；c. 缝合

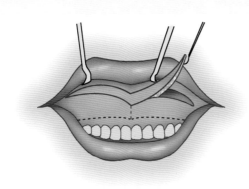

**图2　厚唇矫正术**

双侧横向梭形切口，适当做肌层楔形切除

（OSA）。鼾症在成年人中的发病率，根据不同的文献报道从2%~86%不等，男性发病率更高。研究表明，睡觉打鼾的人，可能会增加患上高血压、糖尿病、高血脂以及心脏病的风险。

**病因**　鼻腔通气道阻塞是鼾症最为常见的原因。同时研究发现，性别、肥胖、咽肌厚度，扁桃体的增生都与鼾症有密切的联系，甚至还会受到遗传因素的影响。流行病学调查还发现，中年患者以及经常嗜酒抽烟的人更容易患得此病。此外鼾症与OSA有重要的关系。总的来说，鼾症的发生是一个多因素的结果。鼾症患者经常会感到焦虑，而这主要来源于其亲人的抱怨。患者有时也会感到咽喉部疼痛，甚至被自己的鼾声惊醒，还可能会伴有睡眠的紊乱。

**诊断**　鼾症的诊断是一种排除性诊断，需排除睡眠呼吸紊乱的患者。临床检查的目的是探查上呼吸道结构改变的情况，以从解剖结构上查找引起鼾症的原因是否与上呼吸道的阻塞有关，主要包括鼻及鼻咽、口咽、喉咽、颜面部结构、口腔及牙列的检查。此外，鼾症的诊断还可借助仪器检查、声学分析、压力传感计、睡眠测试及药物诱导睡眠内镜检查等。

**治疗**　从严格意义上来讲，鼾症并不是一种疾病，但鼾症作为一个可能发展成为OSA以及心血管疾病的危险因素，应引起相应重视。目前，除非患者自行要求，鼾症一般没有必要治疗，因为没有证据表明对鼾症的早期治疗能够阻止它发展成为OSA的进程或降低心血管疾病的发生率。基于上述背景，侵入性的治疗必须小心谨慎，即使是保守性的治疗也要考虑到它潜在的风险。保守性的治疗主要是选择健康的生活方式，如避免在睡前服用安眠药、不抽烟嗜酒、良好的作息习惯以及控制体重等。另外，相关的口腔矫治器是治疗鼾症比较有效的途径，主要适用于下颌后缩的患者，通过该装置可以使下颌轻度前移，并拉舌根向前，从而扩大咽腔。目前没有特别针对鼾症的手术治疗，其手术方式和用于治疗睡眠呼吸紊乱的手术方式相同。主要的手术方式包括以下几种。①软腭缩短术：菱形切除软腭的黏膜及其黏膜下层，缝合封闭创面，致软腭短缩，增加悬雍垂与咽后壁的距离。②悬雍垂软腭成形术：用来切除多余的软组织，能有效治疗鼾症，但术后复发的患者常需要其他的手术治疗。③流程的舌腭弓与咽腭弓延长松解：以扩大咽腔。④短缩的舌系带延长：以便于舌体外伸，避免舌体后坠，扩大通气通道。⑤射频消融术：造成软腭瘢痕使软腭僵硬。⑥软腭移植术：是将移植物植入到软腭的肌层中。术后应及时对患者进行随访调查，指定后续的治疗计划。如症状复发，需考虑是否存在睡眠呼吸紊乱的可能。

（王永前）

è-yān bìhé bùquán

**腭咽闭合不全**　（velopharyngeal insufficiency）　腭咽部括约肌无法完全关闭而导致的一系列发音障碍。包括腭咽结构闭合不全、腭咽功能不良和学习错误。

**分类** VPD 按其是否先天获得可以分为先天性和后天性，也可根据其原因将 VPD 分为三类。①结构型腭咽闭合不全：通常指结构上的缺陷，如唇腭裂术后常见的软腭过短。②功能型腭咽闭合不全：通常有神经运动障碍引起，如软腭瘫痪使腭咽结构不能充分运动。③学习型腭咽闭合不全：指由于构音异常导致特定音素的鼻漏气和特定音素的高鼻音。临床上常根据软腭及咽侧壁瓣的动度将其分类，即冠状、矢状、环状和蝶状。

**临床表现** 患者由于不能形成良好的闭合机制，鼻腔成为一个额外的共鸣腔，使口腔内压力达不到发清某些辅音的要求，而影响其语音的清晰性，形成过度的鼻音。患者语音清晰度较差，主要表现为共鸣异常和鼻漏气。共鸣异常常表现为高鼻音，由于发音时过多的声音在鼻腔中共鸣导致，还可出现低鼻音和混合性鼻音。鼻漏气是指当发压力敏感性辅音时，气流经鼻腔异常排出。腭咽闭合不全口很大时，鼻漏气的声音强度低，几乎不可闻及。腭咽闭合不全口较小时，气流摩擦增加，可引起分泌物水泡音和鼻湍流。

**诊断** VPD 的诊断可通过主观评价和客观评价。主观评价指语音病理学家通过听觉感知特征来评估腭咽功能闭合不全。客观评价是利用仪器通过对解剖形态的观察或生理功能的测定进行判断，包括头颅侧位片，多角度荧光透视摄像，鼻内镜及鼻音计检查等。

**治疗** 对于 VPD 的治疗包括非手术治疗和手术治疗。最常用的是手术治疗，可从解剖结构上恢复腭咽闭合的功能。目前流行的手术方式主要分为两类：①延长软腭或重新复位软腭以提高软腭的运动能力，如弗洛（Furlow）反向双 Z 修复术。②减小鼻咽和口咽部的静态开口，如咽后壁瓣或腭咽肌瓣成形术，起到阻塞作用将腭咽部端关闭。咽后壁瓣通常用于咽侧壁瓣运动良好，腭咽闭合呈矢状的患者。腭咽肌瓣成形术又称为括约肌咽成形术，通过缩窄中心的腭咽口，从而减少发音时通过鼻腔的气流，可能比咽瓣引起的上呼吸道堵塞的发病率更少。对于少数病例，如经手术治疗失败，患者自行要求，或者功能性腭咽闭合语音治疗有效的患者可经非手术治疗。主要经过修复体治疗，包括软腭抬高器、阻塞器治疗等。虽然外科手术能消除绝大多数患者的高鼻音，但仍有 15%～20% 的患者需要再次修整持续存在的 VPD，即使术后已经形成完善的腭咽闭合或边缘性闭合。由于术前多数患者已经形成稳定的病理发音习惯，所以需要经过长期细致的语音训练治疗才能逐渐恢复正常的语音。

（王永前）

**xuányōngchuí è-yān chéngxíngshù**

## 悬雍垂腭咽成形术（uvulopalatopharyngoplasty，UPPP）

治疗阻塞性睡眠呼吸综合征（OSAS）的手术治疗方式之一，是目前应用最为广泛的治疗术式。由池松（Ikematsu，音译）于 1964 年用于治疗鼾症，1981 年藤田（Fujita，音译）等将术式改良后用于治疗 OSAS。藤田所介绍的传统悬雍垂腭咽成形术的特点是切除部分肥厚软腭、悬雍垂及多余的咽侧壁软组织，目的是扩大口咽和鼻咽腔的直径，解除口咽部的气道狭窄。由于此手术早期的适应证选择不严格，其总体的治疗效果约在 50% 左右，且术后相当一部分患者出现了开放性鼻音、鼻反流的腭咽闭合不全的症状。后期许多学者为了提高手术的疗效，减少并发症对该手术进行了多次改良。

**适应证** ①OSAS 患者阻塞平面在口咽部，黏膜组织肥厚导致咽腔狭小。悬雍垂肥大或过长、软腭过低过长，扁桃体肥大。重度 OSAS 患者术前行正压通气治疗或气管切开术，病情改善后可手术。②单纯鼾症、上气道阻力综合征患者存在口咽部阻塞。

**手术方法** 术中首先常规切除扁桃体及咽部两侧松弛的黏膜部分，以扩大口咽腔有效截面积。在术中即使扁桃体较小亦应切除，因缝合扁桃体窝时可以拉紧咽侧壁黏膜以扩大咽腔。之后分别在悬雍垂根部两侧倒 U 形切开软腭黏膜，切开软腭黏膜后钝性分离，切除黏膜下多余的脂肪组织，注意保护腭帆张肌和腭帆提肌，沿悬雍垂两侧切开软腭咽面黏膜，切除咽侧壁与软腭相接处多余的黏膜。完整保留悬雍垂黏膜肌肌肉，将两侧扁桃体窝和软腭黏膜分别端端缝合，注意消除死腔且尽量将软腭面黏膜及后弓黏膜前拉缝合，以提高咽部组织张力，扩大咽腔。术前注意先以 1% 丁卡因表面麻醉 3 次，以减轻操作引起的强烈咽反射，禁用镇静剂。软腭切除不可过多，以免引起术后发音障碍。鼻腔面黏膜适当多留，保证缝合后线结打在口腔面。舌根部的缝合、止血应切实可靠，保证咽侧壁有效扩大。悬雍垂腭咽成形术术后拔管应特别注意咽部水肿造成的呼吸道梗阻。术后可应用止血、激素等药物及雾化吸入缓解咽部肿胀。必要时保留插管 24 小时。

**并发症** UPPP 的术后并发症

有感染、出血、咽痛和一过性舌麻木。语言和吞咽障碍是 UPPP 的主要并发症，这是由于手术破坏了腭咽闭合功能，导致腭咽闭合不全所致。担心术后腭咽闭合不全常导致切除量不足而引起效果不良，而手术切除过多亦常导致语言和吞咽障碍，因此术前设计非常重要。

（王永前）

## 唇腭裂语音治疗（speech therapy of cleft lip and palate）

虽然大部分唇腭裂患者通过手术治疗恢复了畸形部位的解剖形态，但是仍有部分患者存在不同程度的语音障碍，严重地影响了患者的心理状态及生活质量。因此，语音治疗作为唇腭裂序列治疗中一个重要组成部分受到了越来越多的关注。

**适应证**　作为唇腭裂术后语音康复的重要手段，语音治疗与其他的治疗方式一样，有着较为严格的治疗适应证，其中包括：①患者的智力应正常。②无听力障碍。③前期治疗手术成功，无腭瘘和舌系带过短，排除腺样体增殖等咽喉疾病。④腭咽闭合达到语音训练的要求。同时应该注意的是，在腭裂患儿中，80%存在不同程度的中耳炎，部分甚至出现传导性耳聋，所以，早期对患儿的听力问题进行干预是序列治疗中的重要组成部分。另外，对于轻度的腭咽闭合不全可以通过训练来矫正，但是若存在较严重的闭合不全，则应遵循"先手术，再语音治疗"的原则。

**治疗时机**　国外有学者认为首次术后 2~3 个月后进行较为合适，在训练前自行加强软腭功能训练。国内有学者提出，在接受腭裂手术 1 个月后，腭部肌肉运动、腭咽结构及功能逐渐恢复时即进行早期干预、矫正治疗可取得良好的效果。从年龄角度来看，儿童语音发育的最重要的阶段是 2~5 岁，最快阶段是 0~3 岁，这个阶段使患者达到理想的腭咽闭合并进行语音训练，将对患者发育起着至关重要的作用。

**治疗方法**　语音治疗在中国尚处于起步阶段，需要借鉴西方医学界的成功经验。早期的语音训练包括：①舌头的运动，通过舌运动功能练习增加舌尖运动力度和速度，建立舌与腭的正常接触感觉。②唇部肌肉的运动。③腭咽闭合功能的训练。④综合发音的训练。对于唇腭裂的患者应早发现早治疗。随着其年龄的不断增长，不良的发音习惯会越来越顽固，治疗的时间也会越来越长，效果会越来越差。治疗中，要锻炼患者减少鼻漏气，加强腭咽闭合功能，通过单音、音节、词组、短句，最后到朗读短文、会话的顺序，循序渐进锻炼发音。发音的训练法包括诱导法、归类法、递进法、比较法、拼音法、汉语输入法、纠错法等。此外，还可以通过应用鼻音计和腭电图仪等仪器，使用生物反馈治法疗。其原理是利用患者的视、听、触觉等感觉，借助灵敏的电子仪器及时地将测到的生理和形态变化信息显示给患者，指导患者学会自我调节这些生理机能，以达到治疗的目的。对于那些不适宜行手术的结构性语音异常，则可以通过语音辅助装置（如咽阻塞器、软腭抬高矫治器等）配合语音训练，早期矫治代偿性不良发音，保证语音的正常发育。

**影响因素**　语音治疗是综合性很强的治疗方法，其成功与否涉及包括患者腭咽闭合程度、听力、智力及心理状况的诸多因素。而且，家长的配合、周围的语言环境等，也对治疗起到了一定的侧面影响。

（祁佐良）

## 腭洞穿性缺损（through and through palatal defect）

硬腭部因全层组织缺损所形成的口腔与鼻腔相通的孔洞。腭裂手术后黏膜骨膜瓣血供不良发生部分坏死，或因缝合张力过大出现局部裂开等并发症可以导致腭洞穿性缺损。其他造成腭洞穿性缺损的原因还包括局部肿瘤切除、放射线损伤、外伤、骨髓炎、梅毒等。腭洞穿性缺损的周围一般都有程度不等的瘢痕组织。较大的腭洞穿性缺损可导致语言功能障碍，主要包括过度鼻共鸣，鼻音重和语言不清。进食时食物可在舌体的压迫下经孔洞向上进入鼻腔，出现食物及水倒流，同时还可造成咽喉部肌肉的功能失调，引起呛咳，使吞咽功能出现严重障碍。修复的目的在于使患者恢复正常的吞咽功能和语言能力。腭洞穿性缺损的治疗，可分为非手术治疗和手术治疗。①非手术治疗：可采用口腔赝复体堵塞孔洞。赝复体还可同时修补牙槽和缺牙，对改善吞咽和语言等功能均有帮助。具有硬腭洞穿性缺损的患者，如果需要佩戴义齿，则其腭部的穿孔可利用牙托赝复，不必进行手术治疗。②手术治疗：手术方法修复，所用组织多为两层，一为衬里（鼻腔面），二为盖面（口腔面）。修复的一般原则是：同时进行口腔面和鼻腔面的修复。一般需要制备衬里闭合鼻侧黏膜的创面，但鼻侧黏膜关闭困难时，也可以只行口腔面的修复。应清除缺损四周的瘢痕组织，在无张力的情况下缝合创口。腭洞穿性缺损修复的具体术式应根据缺损的大小和部位来确定。a. 较小的孔洞，可参照两侧松弛切口缝合腭裂的基本手术原则修复，也可以采用局部旋转黏膜骨膜瓣、邻位颊黏膜瓣或者舌瓣修复。较大的孔洞，常由于肿瘤切除，外伤或骨髓炎所致。一般需要采用口腔外组织进行移植修复，如颈部皮瓣，游离皮瓣，或以前臂携带的皮管等。但口外组织移植手术比较复杂，需要多次手术才能达到口内的修复，移植组织主要靠周围剩余肌肉带动，对于语言功能助益不大。有关这方面的研究有待进一步开展。b. 位于硬腭前部的洞穿性缺损可用瓦斯蒙德（Wassmund）的唇牙槽沟黏膜瓣转移术进行修复，在上唇的唇牙槽沟形成一个单蒂黏膜瓣，将漏孔周围的黏骨膜瓣剥离并翻转作为衬里，将单蒂唇牙槽沟黏膜瓣转移，修复漏洞。对于硬腭后部的洞穿性缺损，可用戴维斯-科利（Davies-Colley）的黏骨膜瓣成形手术进行修复，在缺损的一侧形成黏骨膜瓣Ⅰ，其蒂部位于裂隙的边缘。在缺损的另一侧形成黏骨膜瓣Ⅱ，其蒂部位于软腭。将黏骨膜瓣Ⅰ翻转，使其黏膜面面向鼻腔，再将瓣Ⅱ转移，盖在瓣Ⅰ的创面上，完成修复。

（王永前）

**èlòu**

**腭瘘**（palatal fisula） 病理原因导致的口腔和鼻腔之间的开放性通道。腭瘘的病因可分为原发性和继发性。原发性腭瘘一般是指先天性的腭瘘，可伴有黏膜下腭裂。继发性的腭瘘是指外伤或者手术后腭瘘，后者主要是指腭裂术后复裂。术后发生腭瘘的主要原因有张力缝合，不分层缝合，感染，血肿，组织缺血等，且与术前患者腭裂的类型、裂隙的宽度及手术医师的经验有密切的关系，跟患者的年龄、性别以及术式的选择也有一定的关联。匹兹堡（Pittsburg）腭分类系统是一个基于解剖结构的数字化的标准分类方法，将腭瘘分为七型：Ⅰ型，分叉的悬雍垂；Ⅱ型，腭瘘位于软腭；Ⅲ型，腭瘘位于软硬腭交界处；Ⅳ型，腭瘘位于硬腭；Ⅴ型，腭瘘位于原发腭与继发腭交界处；Ⅵ型，腭瘘位于舌侧牙槽突；Ⅶ型，腭瘘位于唇侧牙槽突。一般认为对于有临床症状的腭瘘应该予以关闭，也有学者认为任何大小的腭瘘都有可能影响腭咽闭合和正常语音，故都应该予以关闭。腭瘘的主要表现：①鼻音、鼻漏气，造成腭咽闭合功能不全。②食物反流、堵塞，造成口腔卫生较差。腭瘘一般通过口腔常规检查就可以发现。腭瘘的治疗分为非手术治疗和手术治疗，以手术治疗为主，以下为几种常用的手术方式。①直接关闭：适用于大部分的腭瘘，可能是最常用的手术方法。在裂孔周围做局部黏骨膜瓣翻转衬里，关闭鼻腔面。外侧做松弛切口，翻起腭黏骨膜瓣，拉拢缝合关闭口腔面。②前庭黏膜瓣：具有可靠的血供，可通过牙槽突缺损处转移至瘘口，是牙槽突和硬腭前份腭瘘修复最常用的组织瓣。③颊肌黏膜瓣：上界位于腮腺导管开口下方3~10mm，从上颌骨后面延伸至口角处。瓣的宽度一般不超过1.5cm，以便于供区关闭。④面动脉肌黏膜瓣：瓣宽1.5~2cm，长9~11cm，包含黏膜、颊肌、口轮匝肌、面动脉。瓣基部位于上方时可修复牙槽突和硬腭处腭瘘，瓣基部位于下方时可修复软腭瘘。⑤舌背瓣：可修复大面积的缺损，因其血供丰富可沿任意方向设计。但应使舌背瓣能最直接最近地接近腭部缺损并避免蒂部扭转。由于腭瘘周围组织瘢痕形成，局部血供差，组织较薄，腭瘘修复术后再复裂率较高。应做好预防，包括根据患者情况选择合适的手术方式，做松弛切口，离断翼勾松解腭帆张肌，彻底松解黏骨膜瓣和腭大血管神经束等。

（王永前）

**jùshézhèng**

**巨舌症**（macroglossia） 舌组织增生和水肿引起的舌体肿大。严重的舌体肿大可导致容貌的异常，并影响呼吸、饮食、睡眠及语言功能。巨舌症是种罕见的疾病，其诊断不难，治疗主要针对病因。

**病因** 巨舌可由多种不同的原因所引起。最常见的原因是肌肉肥大［贝-维综合征（Beckwith-Weidemann syndrome）、颜面半侧肥大等］和脉管畸形。真正的巨舌症是舌肌过长，舌体呈均质性增大，多为先天性的疾病。脉管畸形引发的巨舌常呈不对称、不均匀性增大。血管畸形引起的病变多呈紫红色，质软，穿刺为全血，且暴露于口外的舌体表面常有痂皮。淋巴管畸形引起的病变表现为质地较韧，舌背呈粉红色，暴露于口外的舌背光滑，痛觉稍迟钝。原发性淀粉样变是较少见的疾病，好发于舌部，使舌体实质性、均质性的增大、变硬。实验室检查可见血清白蛋白降低，球蛋白增高，尿中可出现凝溶蛋白，取舌体组织做病理检查可确诊。神经纤维瘤性巨舌多呈不对称性增大，可见局限性隆起或结节，质地较软，一般发生于成年人，常伴有躯体部神经纤维瘤的其他体征。甲状腺功能低下时，舌体均匀地增大，表面结构正常，伴有呆小症和黏液性水肿的临床表现。水肿性巨舌常伴发于血管神经性水肿，有时也见于上腔静脉阻塞、心力衰竭、肾脏疾患等。其他原因包括黏多糖病、多发性内分泌腺瘤 2 型、肢端肥大症、肿瘤、辛普森-戈拉比-贝梅尔综合征（Simpson-Golabi-Behmel syndrome）、三倍体综合征等。

**临床表现** 巨舌症的主要症状有：①舌体巨大。②舌体长期暴露于口外伴流涎，亦可因感染而反复出现溃疡、糜烂，易并发口角炎。③舌运动障碍，语音不清，影响进食、呼吸和睡眠。④舌骨、腭舌弓、腭咽弓和扁桃体前移。由于舌体长期压迫，下颌体前段、中段向下弯曲，升支变长，下颌角变钝，双侧髁突前移，颞下颌关节脱位。⑤舌多有牙痕，可伴有牙齿松动脱落、开𬌗牙及张口呼吸，口腔卫生差。此外，巨舌症还有一系列伴随症状：①长期进食障碍，咀嚼差，致营养不良。②长期侧偏低头，颈椎轻度弯曲。③言语不清，性格孤僻，自卑等心理疾病。

**治疗** 应明确引起巨舌的原因。病因能纠正者，巨舌能相应地消失。病因不能除去者，巨舌恢复较为困难。舌淀粉样变尚没有特效药物治疗，可试用局部地塞米松注射、口服免疫抑制剂、中医辨证治疗、大量维生素 C 口服或肌内注射等。巨大型巨舌症由于伴有明显的舌、牙颌畸形，一般采用手术治疗，除了要切除修整巨舌外，还应尽量恢复患者的咬合关系，使患者得到满意的外形及咀嚼功能。常用的手术切口设计见图。

（王永前）

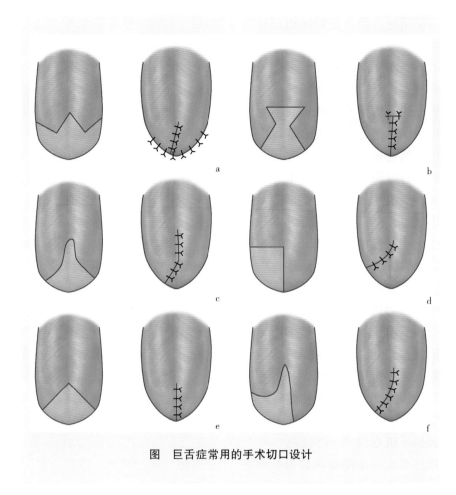

图 巨舌症常用的手术切口设计

shé zàizàoshù

**舌再造术**（tongue reconstruction） 舌缺损在口腔颌面部软组织缺损中较为常见，临床上的形成原因主要包括肿瘤、癌前病变、外伤和感染。舌是口腔内一个功能复杂的器官，其参与了语言、吞咽、咀嚼和唾液处置等多种口腔功能运动。说话时，舌齿音、舌腭音和卷舌音均涉及舌运动的灵活性；吞咽时，舌根的后移及其与会厌的协调运动，对保护气道，防止吞咽时器官的误吸有重要作用；咀嚼时，舌起到运输和搅拌食物的作用。因此，当舌缺损到达一定程度时必须行舌再造术，目的是最大限度地恢复舌的功能。舌缺损后的再造修复经历了从赝复体静态外形修复到功能性重建的漫长发展过程。目前，对于全舌或次全舌缺损，主要的治疗方式为利用显微外科技术，通过吻合血管、神经进行游离组织瓣的移植，达到外形及功能上的联合重建。

**手术方法** 根据舌缺损的程度不同，临床上会采取不同的治疗方式。①直接缝合技术：是最为简单的修复方法，仅适用于与舌长轴相平行的，宽度不超过舌体 1/3 的纵向局限性简单缺损。②游离皮片移植：适用于舌体缺损不足一侧舌 1/3 的局限性缺损、广泛的舌黏膜或浅层肌肉的缺损、舌背中线肿瘤切除后的部分缺损。③带蒂组织瓣的移植：根据不同部位带蒂组织瓣自身的组织学特点、薄厚、供血血管等特性的不同，该治疗方式适合于不同程度的舌组织缺损。④吻合血管的皮瓣和肌皮瓣：在显微技术成熟的情况下，该方法移植成功率高，供区并发症少，能够更好地恢复组织结构，因此是舌缺损修复的主要方法之一。

**操作要点和注意事项**　以全舌或者次全舌缺损再造为例，多种皮瓣、肌皮瓣均可以在临床上选用，手术是为了更好地重建外形、感觉和肌肉运动。此处主要介绍背阔肌肌皮瓣。手术具体操作要点包括：患者取中-侧卧位，沿血管走形的中段切开皮肤、皮下组织以及筋膜寻找背阔肌、前锯肌间的缝隙，钝性分离，按设计切开皮瓣下缘皮肤和肌肉，自下而上剥离肌皮瓣，需找胸背和锁骨下动、静脉蒂，保护伴行的胸背神经。如果需要带蒂转移，则保留血管周围 1.5~2.0cm 宽的肌蒂，在胸大肌上或穿过胸大肌在锁骨上形成一个皮下隧道进入颈部。肌皮瓣移植到缺损处时，根据受区具体情况吻合血管及神经。手术应注意，对每个患者的缺损情况进行精确测量和估计；选择合适组织瓣进行修复再造；保持或重建神经支配，防止组织瓣肌肉萎缩或纤维化；合理设计组织瓣的外形，以期恢复理想的舌外形。

**术后处理**　除了常规的手术后注意事项外，舌再造术后还应该注意：舌及口底组织结构疏松，血管、淋巴管丰富，故手术后常常会出现明显的组织水肿。因此，应注意观察患者的上呼吸道通畅情况；适量使用肾上腺皮质激素类药物，减轻组织水肿；保留静脉输液，必要时进行外周静脉营养治疗；必要时，可留置鼻咽通气道或做预防性的气管切开术，直至组织水肿消退。

**常见并发症**　术区出血、血肿、感染、移植物坏死、上呼吸道梗阻甚至窒息死亡等。

（祁佐良）

chún-jiábù měiróng zhěngxíng

## 唇颊部美容整形（cosmetic surgery of lip and cheek）

随着现代社会的高速发展，人们对美的追求越来越高。唇颊部对于面部外观及轮廓都是非常重要的美学单位。任何针对唇颊部的美学手术都被认为是唇颊部的美容整形。目前这类手术已非常普遍，技术也日趋成熟。

**唇部美容整形**　最常见的就是厚唇变薄，薄唇变厚。厚唇是指上唇下唇单一或两者同时增厚，唇弓缘或唇白缘到唇红与黏膜交界的间距增宽，即上唇厚度超过 9mm，下唇厚度超过 13mm，与五官和脸型不协调。厚唇修薄手术通常在局麻下进行，从唇内侧切除多余的上下唇组织，使术后唇外观呈现美感为宜。薄唇是指红唇较薄，即上唇唇红低于 5mm 以下者，常伴唇峰和唇珠不明显。丰唇术最常见的包括填充注射剂和脂肪注射。填充注射剂，用注射器注入，手术非常简单，没有切口，浮肿也只需要 2~3 天就能恢复。脂肪注射，采用自身脂肪植入唇部，不易发生排斥，但是脂肪很容易被吸收，需要重复手术。

**颊部美容整形**　最常见的是颊部除皱及笑靥（酒窝）成形术。颊部除皱是一种以解决眼角以下皮肤皱纹，尤其是皮肤松弛下垂所引起的鼻唇沟加深、口角皱纹等面部老化问题为主的手术，通过这种手术，可有效改善面部的老化。目前以表浅肌肉腱膜系统（SMAS）筋膜下除皱应用最为广泛，效果也最为显著。笑靥是因表情肌运动而使口角外侧呈现出一圆形或卵圆形皮肤凹陷，是笑肌筋膜与口角外侧部的真皮下层有点状纤维带相连所形成。笑靥成形术是在特定的部位，用手术方式人工形成真皮与笑肌粘连而形成笑靥。通常从口内颊黏膜做小切口，在设计的笑靥定点处，除去部分颊脂肪，造成皮肤与肌肉粘连，从而形成人工笑靥。

（王晓军）

kē-chúngōu

## 颏唇沟（mentolabial sulcus）

下唇与颏部之间形成的浅沟。呈弓形，两侧弯向下方。从侧面看较为明显。颏唇沟是下唇和颏部的重要美学结构。

**解剖特点**　颏唇沟由下唇方肌和颏隆突构成。其走向由下唇下边缘向颏结节上缘逐渐消失。颏部的美学形态是圆形伴有轻度前倾鼻尖与颏部连线正好接触红唇，此时形成的颏唇沟即为最佳形态。如果颏部过于前凸或者后缩，均会影响颏唇沟的外形，甚至影响整个脸型的完美。下颏后缩的人颏唇沟不明显或者没有，而下颏前凸的人颏唇沟较深。

**临床意义**　颏唇沟是下唇和颏部的重要美学结构。颏唇沟也常常作为衡量颏部外形的重要参考。小颏畸形俗称下巴短小。表现为颏部后缩，颏唇沟变浅，此类患者可以采用颏部截骨前移手术或者假体植入颏成形术进行矫正，并可形成良好的颏唇沟；对于颏部过于前凸者可以进行颏部截骨后移手术加以矫正。此类手术多采用口内途径，术后面部无瘢痕，美容效果好。手术可局麻或全麻下进行。通常采取下唇龈颊沟部横向切口，直达骨膜下，沿骨膜下进行分离，暴露颏前和颏下区域，注意保护颏神经。对于颏部无明显畸形，而颏唇沟形成不佳者，可通过局部注射填充材料使颏唇沟得以改善。

（王晓军）

jiázhīdiàn

## 颊脂垫 （buccal fat pad）

颊部一块脂肪组织突起形成的三角形颊脂肪体。位于在口角与咬肌前缘之间的区域。颊脂肪垫是位于颊肌层部浅面，充填于面侧部多个间隙的脂肪组织块。整个颊脂体表面包裹一层薄而透明的完整包膜，与周围组织连接较为疏松，并且通过少数菲薄的纤维束与周围的骨膜或肌膜连接固定。部分患者可通过去除部分颊脂垫的方法来达到瘦脸的目的。

**解剖特点** 根据包膜、血管来源和固定韧带的分布特点，颊脂肪垫分为前叶、中叶、后叶，每叶有独立的包膜及血管来源，形成包膜下血管网。颊脂垫具有填充、滑动、保护和缓冲作用。前叶有腮腺导管、颊神经和面神经走行其中，主要起保护和润滑的作用；中叶在成人退化；后叶邻近咬肌和颊肌，作用不大。因此，颊脂垫去除术主要是摘除它的后叶或者部分后叶来达到瘦脸的目的。

**临床鉴别** 如何检查是面部皮下脂肪多还是颊脂肪垫肥大，可通过以下两种方法加以区别：用手捏住颊部皮肤，让患者用力咬紧牙关，如果局部饱满是由于颊脂肪垫充盈引起的。另外嘱患者闭嘴用气鼓腮，如果突起明显，可以视为颊脂垫肥厚。

**临床意义** 颊脂垫就是脸颊部一块突起的脂肪组织，通过摘除一部分的颊脂垫就能够达到瘦脸的效果。去颊脂垫手术要求非常精确，手术的关键是去除的脂肪量要适度，同时不能损伤面神经和腮腺导管，医师会根据手术者的面部形态来决定去除颊脂垫的量。去颊脂垫手术的切口可以选择在口腔内，所以手术切口非常隐蔽，手术后不会留下任何痕迹。颊脂垫切除手术的1~2个月内吸脂区会发生深部组织变硬，皮肤麻木感，此种现象逐渐恢复。颊脂垫切除后，随着年龄增长，会显得颊部凹陷，尤其到老年，会显得衰老，因此是否切除颊脂垫需要慎重抉择，目前不提倡做此种手术。

(王晓军)

fēngchúnshù

## 丰唇术 （lip enhancement）

通过手术或者注射的方式增加患者嘴唇的厚度或者调整唇部局部的形态。唇的厚度是指上、下唇轻闭时，上、下唇红唇部中央的厚度。正常人上唇的厚度为6~8mm，下唇的厚度为10~13mm，上唇为下唇的2/3。若唇的厚度小于4mm，称为薄唇。

**适应证** ①一些天生薄唇，或者由于年龄的增大而导致嘴唇变薄的人。②想要丰唇珠的人。③对自身的唇形感到不满意，想要通过丰唇改变唇形的人。

**治疗方法** ①手术丰唇：是采用手术切开口腔黏膜的方式，在口内红唇黏膜内做纵行的V形切口，采用Y形缝合的方式，使口腔黏膜外翻，以此增加外唇的厚度。②注射丰唇：是采用注射方法将脂肪或玻尿酸、胶原等人工材料注入唇部，通过增加皮下组织的容积来支撑起凹陷的嘴唇，从而实现丰唇的效果。相比手术带来的创伤，注射丰唇的微创效果更受患者欢迎，是目前常用的丰唇方式，根据注射材料的不同分为两大类，一类是自体组织（自体脂肪），另一类是非自体人工材料。a. 自体脂肪丰唇：自体脂肪移植就是从人体自身某些部位吸取多余的皮下脂肪细胞，然后经过吸出的混合物经净化处理得到脂肪颗粒，选择完整的颗粒脂肪细胞通过注射的方式再移植到自己需要进行脂肪填充的部位，自体脂肪的抽取见脂肪抽吸相关章节。脂肪颗粒是自体组织，不会发生排斥反应，同时可以矫正其他部位的脂肪堆积，是较理想的填充材料。一次注射成活率只有40%~60%，需多次注射后一般能达到理想唇型。b. 玻尿酸丰唇：玻尿酸学名透明质酸（HA），由双糖单位（葡萄糖醛酸-N-乙硫氨基葡糖）组成的直链高分子多糖，是一种组织中自然存在的物质。由于玻尿酸的不溶水性、低代谢率、高吸水、高保水以及不易在组织转移的特性。玻尿酸注入后会与人体原有的成分融合，保持皮肤弹性的功能，还能锁住大量水分子，对组织具有保湿润滑作用，使唇部充盈饱满。是一种短效填充材料，一般效果维持6~12个月，需要接受多次注射。

**并发症** ①感染：一般于术后3~7天出现，感染局部红肿热痛，严重者局部皮肤潮红青紫或针孔不愈合流脓。一旦感染立即找医师就诊。②血管栓塞：注射技术导致的非常少见但是非常严重的并发症，可引起肺栓塞、脑栓塞及死亡，透明质酸注射后可注射透明质酸酶进行溶解，主要的预防措施在于术中轻柔操作，钝针低压力操作，回抽式注射等方式减少此并发症的发生。③术后局部硬结：注射时将充填材料未均匀散开或者局部血肿导致，术中应多点小量注射，发现出血点后压迫止血。

(王晓军)

chún chéngxíngshù

## 唇成形术 （cheiloplasty）

由于发育的原因导致唇部异常，或者

唇部没有异常只是求美者要求对其唇部进行手术调整。唇占据面部下 1/3，是面部的重要美学单位。美观的唇部左右对称，口角微微上翘，位于通过瞳孔的垂线上，上、下唇自然闭合，比例合适，上唇的解剖标志醒目，各微细结构比例协调美观，唇红缘线条流畅，唇峰位于人中嵴上，人中沟凹陷明显。唇成形术范围很广，最常见的唇部整形手术有厚唇变薄术、薄唇增厚术、重唇矫正术、唇珠成形术、唇弓成形术等。

**厚唇变薄术**　厚唇是指上下红唇的唇组织增厚，红唇部增宽而外露过多，唇部亦显突出。多见下唇，侧面可见下唇突出上唇前方。适合具有厚唇的成年人，但不适合牙床朝外突出引起的相对厚唇者。手术方法：在红唇内缘设计切口，切口呈横梭形，两端延长到颊部，上唇中央唇珠和唇系带间做缩窄切口或不做切开，以保持唇珠形态。术前要仔细测量切除组织宽度，以避免切除过多组织导致红唇过薄和唇弓缘内缩畸形。应去除适量口轮匝肌矫正畸形，分肌肉、黏膜两层缝合。唇外置适当压力敷料，以减轻水肿，预防血肿。

**薄唇增厚术**　薄唇是指唇红较薄，往往给人寒酸、刻薄的印象，发生在青年人中的原因是唇红发育过短，表现为只显露很薄的一层唇红，一般较少见。通过上唇黏膜双 V-Y 法可矫正。手术方法：在上唇的口腔黏膜上，设计两个横向开口的 Y 形切口，竖线在同一轴线上，长度 1.0～1.5cm，两 Y 分叉的夹角根据唇红所需增加的量而定，夹角越大则唇红增加的也越多。按设计切开后，将唇珠侧黏膜瓣分离，然

后将两个 V 形三角瓣的尖瓣向唇中部推进，到两尖瓣相连。

**重唇矫正术**　重唇又称双唇或双上唇，是少见的先天性畸形。其原因是在胚胎时期，上唇红唇内侧的黏膜及黏液腺组织过度发育与增生，形成双层突起的红唇。重唇主要见于上唇，多在青春期明显，表现为红唇内侧的唇黏膜发育过度，黏液腺肥大增生，组织松垂突出。两侧对称，唇珠及系带处多无畸形。闭口时畸形不明显，开口或微笑时形成明显的重唇。手术方法：重唇矫正术的原则是切除多余黏膜与增生的黏液腺组织，恢复唇的正常外形。在两侧唇黏膜各做横梭形切口，切口外端常需延伸至颊部黏膜，切除过剩黏膜，间断缝合。为避免直线瘢痕挛缩，亦可设计成连续 V 形切口。

**唇珠成形术**　上唇中部向前突起的组织称唇珠，是上唇外形的重要组成部分，唇珠可使唇形生动，立体感强。有些人虽无明显唇珠，但只要其与唇红形态的整体相协调，这一缺陷就不显突出。因此，唇珠成形术适合那些唇红中部扁平且厚度差的人。根据手术方法的不同，目前常用的唇珠整形术的方法有两种。①V-Y 唇珠成形术：将上唇上翻，显露唇系带，在系带上的唇黏膜部做 V 形切开，直达肌肉层，形成一个三角形黏膜肌肉瓣。将成形的三角形黏膜肌肉瓣向上移位，并行 Y 形缝合。②Z 唇珠成形术：唇裂修复术后有时上唇厚度不对称，按 Z 成形原则，将厚唇处转移到上唇中心，形成唇珠。按上述原则设计 Z 形移位的两个三角瓣，切开达肌肉层，将切开成形的两黏膜肌肉三角瓣互相移位后缝合。

**唇弓成形术**　主要用于唇弓不明显的情况，如先天性唇弓平坦或年龄性红唇变薄白唇延长所致的唇弓消失等。手术方法：近红唇处的白唇根据唇弓正常外形和正常白唇高度绘出需切除的白唇量，如红唇薄，则将应切除的白唇仅去表皮后埋入红唇的深面。因此，此方法有三个优点：唇弓成形、缩短白唇和在一定程度上增厚红唇。其缺点是在红唇和白唇的交界处会遗留一条细的瘢痕线。

（王晓军）

xiàhébù měiróng zhěngxíng

## 下颌部美容整形 （cosmetic surgery of mandibular region）

下颌部是面下 1/3 的重要组成部分，它是否符合美学直接影响到整个面部的结构容貌。下颌部的美容整形范围较广，不仅涵盖了骨性成分——下颌骨，而且还包括该区域内的各种软组织成分等，其目的不仅仅是改善面容外观，而且包括对局部器官的功能重建。

**下颌部相关的美学标准**
①根据波契（Poch）分类法，可将面部分为 10 种面型，其中椭圆形脸被公认为是最美丽的，即下颌部的最宽距离（两下颌角间宽）应该短于面宽距离（两颧点间距离）。②经发际、眉间、鼻小柱基底及颏下缘的水平线，可将面部分为三个等份，而面下 1/3 部又以上、下唇及颏部分为三等份来判断下颌部外观。③在带有软组织影像的头部 X 线侧位片上，自软组织鼻根点所做眶耳平面（FH）的垂线作为参考线，颏前点应轻贴于这条垂线来决定颏的突度。④鼻根点、鼻尖点、鼻下点、上唇点、下唇点、颏下点应在一条直线上，构成面部中线，中线两侧结构基本对称。⑤侧面

观，下颌角的角度若小于正常人均值，甚至成为直角状，这对于男性来说是具有阳刚之气，但对于女性则失去了下颌部柔美的曲线。

**常见的下颌部检查手段** 除了通过口内外的望、触检查外，还需要进行一些更为客观的检查项目，包括：下颌区域的 X 线头影测量，即根据头部正、侧位片上的各标志点，对相关的角度和线距进行评测；头部三维 CT 重建和计算机的辅助设计分析，能够更为精确地提供相关数据。

**主要内容** 主要包括以下几方面。

骨性结构的美容整形 ①经口内、外或内外联合入路的下颌角肥大矫正术/下颌角增大术：重塑下颌角外形。②颏部手术：包括颏成形术和隆颏术，通过骨性结构重建或假体充填，改善颏部外形。

软组织的美容整形 ①咬肌肥大矫正：通过手术切除或药物注射的方式使肥大的咬肌缩小，从而改善下面部比例。②颊脂垫去除：部分面颊部肥胖的患者可考虑行颊脂垫的去除。

器官功能的重建 ①口唇部位的修复重建。②舌缺损的修复重建。③唇腭裂术后的语音功能重建。

**常见并发症** 出血、血肿、感染、假体排异、神经或血管的副损伤、骨折的不愈合及延迟愈合、上呼吸道梗阻、窒息死亡等。

（祁佐良）

lóngkēshù

# 隆颏术（chin augmentation）

应用自体组织或人工材料经过有效塑形后直接置入颏骨前外侧面的手术。又称颏部充填术。颏，位于下唇下方，俗称下巴。作为颜面较为突出的部位之一，是维持面部平衡和协调的重要元素，在面部轮廓整形中占有很重要的位置，其形态如何，对一个人容貌的美丑起着举足轻重的作用。由于种族特点，中国人中颏后缩畸形（即小颏畸形）相对较多，所以隆颏术也很自然地成为下颌部美容整形常见的手术项目之一。

**颏部的美学标准** 有美感的下颌是由较美的下颌角和轮廓清晰的下颌缘终止于漂亮的向前突起的颏部所构成。颏部大小、形状、位置和相对其他面部结构的比例决定了面部轮廓协调。因此，对于颏部的分析评价，必须考虑颏部自身的同时，兼顾考虑整个面部比例、鼻唇的相对位置，颏唇沟的外形等。协调的颜面结构可以分为面上、面中、面下三等份，面下部高度应等于或略多于面中部高度，最高到 3mm，而面下部上唇高（鼻下点到口点）及下唇颏高（口点到颏下点）的比例关系为 1：2，女性可略小于 1：2，现在认为略大的面下部更

有魅力，这就是设计面下高、唇颊高的基本原则。颏的形态是由下颌体前正中的颏隆凸的发育状况所决定的。如以里基茨（Ricketts）设计的连接鼻尖点和颏前点的审美平面来评价的话，传统的颏部美可概括为（图）：颏适度地向前突（向前翘）；下唇与颏之间有明显的生理性美学凹陷；颏颈角明显；闭嘴、静止状态（无表情状态）下，唇前缘位于鼻尖与颏前缘连线以内（直线）；颏与鼻尖在视觉上协调。如颏部发育不良，则会出现颏向后缩呈斜坡状，颏颈角不显或消失，形成后退颏或无颏畸形，严重的则形成丑陋异常的鸟嘴畸形。

**手术适用范围** 适用于咬合关系正常的轻度小颏畸形或下颌后缩畸形的患者或求美者。

**手术选用的充填物** 目前，其主要包括自体组织移植和异体材料充填两大类。康弗斯（Converse）早在 1950 年就介绍了自体骨移植，与软骨移植相似，由于吸收量不确定、第二创伤区等原

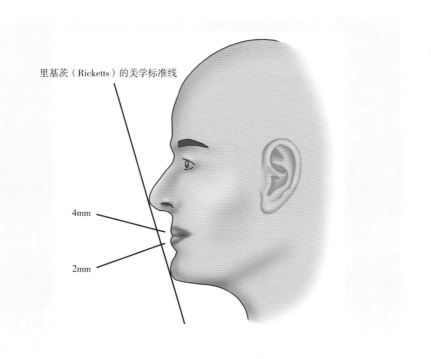

里基茨（Ricketts）的美学标准线

4mm

2mm

**图 里基茨（Ricketts）的美学标准线**

因降低了自体骨、软骨移植的应用。近年来，有学者试图在进行下颌角肥大矫正时，将截下的骨移植于颏部进行填充，但也存在骨吸收量较大，且填充体积有限、不易塑形等缺点。因此，自体组织移植因效果不确定而较少使用。人工材料有很多种，常用的有硅胶、致密多孔聚乙烯（medpor）和聚四氟乙烯（e-PTFE），但目前尚无一种符合完美标准的植入材料。硅胶材料应用历史较长，其效果稳定，当植入后，被纤维组织形成的包膜包绕而固定，当需要去除或者更换时，可以很容易地打开包膜，取出假体，不足之处是易发生移位和假体下骨吸收。聚乙烯是一种新型的骨充填材料，而 e-PTFE 是一种惰性的膨体聚合物，两者均属于多孔的植入体，允许组织长入，固位较好，骨吸收及包膜挛缩较少，但出现问题时难以取出。需要指出的是，不管是自体骨组织或是人工材料，均存在同样的不足之处。其一，这些植入物不管怎样精心制作与加工塑形都不能完全表现颏骨的自然特征；其二，颏部是由软硬组织共同组成的、具有特殊解剖关系的自然复合体，单纯在颏联合前方放置植入物不可能完全体现颏部的正常解剖关系并保持颏部的自然形态。

**手术方法** 隆颏术可分为口外入路和口内入路的两种类型。因口内入路的隆颏术无体表皮肤瘢痕且操作较为方便，所以目前被广泛采用。其具体的操作要点包括以下内容：①术前要根据患者或求美者的要求、脸型特征及具体的临床检查，确定合理的充填物类型并参考鼻唇颏平面，选择或制备大小、厚度和形态合适的充填物。②根据拟置入的充填

物大小形态，预判术中在颏部需要剥离的范围并用记号笔标记。③患者或求美者平卧位，常规行口周及口内消毒，铺无菌手术巾。④行术区局部浸润麻醉或颏神经阻滞麻醉。⑤黏膜切口的设计，口内前庭沟上 0.5cm 外侧唇颊黏膜处的水平切口、靠近前庭沟正中的下唇黏膜纵切口、唇龈沟两侧，3、4 号牙间的双侧纵切口，每种切口各有自身的优缺点，施术者可根据自身的操作习惯选择合适的切口设计，注意保护下唇系带，切口的长度应根据充填物的类型、形态、大小而定。⑥黏膜切开后，应斜行切断颏肌并保留部分颏肌于颏前份，在距下牙牙根尖下方约 5mm 处切开骨膜，用剥离子紧贴骨面剥离腔隙，操作中应特别注意颏神经血管束的保护。如果选用充填物为人工材料（如硅胶、e-PTFE 等），剥离的腔隙应尽量与假体大小相符，特别是左右两侧剥离的宽度要基本一致。腔隙太大，充填物容易移位，影响术后效果；腔隙太小，充填物植入后容易因张力过大外露而导致手术失败。如果选择的是自体骨或人工骨，则应在切开黏膜、肌肉、骨膜后，行广泛充分的骨膜下剥离，充分暴露移植部位的骨面，以钛钉或钢丝对充填物行牢固的内固定，确保充填物与植骨区紧密结合。⑦对术区进行仔细的止血，以防止术后出现血肿、感染。⑧充填物植入后，予以抗生素盐水冲洗，后分层缝合，关闭手术切口。

**术后处理** 手术后，颏唇沟胶布固定和弹力套加压包扎 5~7 天，进一步限制活动局部加压包扎，须注意由于口内切口时假体有向上移位的趋势，因此施加于颏部的弹力套加压方向应为后下

方，而不是后上方。良好的包扎，不但有利于预防假体移位，而且可以达到压迫止血、避免术区遗留空腔出现感染的作用。为了预防感染，还应该常规使用有效的漱口液，同时注意保持口腔清洁卫生，并配合使用抗生素。

**常见并发症** 隆颏术同重睑术、隆鼻术等是现代美容整形外科中常见门诊手术。尽管手术自身难度不大，但如果操作不当，也会引起一系列的手术并发症，如术区感染、切口开裂、下唇麻木、充填物移位、充填物排异外露、术后颏部外形不佳等。①术区感染：引起感染的主要原因是术区血肿。因此，为了有效地预防其出现，不但要注意术中充分止血和术后有效的加压包扎，而且要嘱患者或求美者术后注意口腔卫生护理和预防性应用抗生素。②下唇麻木：引起下唇麻木的主要原因是术中损伤或过度牵拉颏神经。颏神经血管束于颏孔处出下颌骨，位置相对固定。因此，手术操作过程中应轻柔操作，充分保护神经。③充填物移位：充填物移位与剥离的腔隙大小是否合适、内固定或缝合是否确切有效、术后加压包扎是否正确等因素都有关系。④充填物排异外露：充填物排异主要出现在人工材料的植入术后，其出现率很低，它与充填物自身的理化性质及受术者的个人体质有较为密切的关系，一旦出现术后排异的情况，应及早取出充填物。因感染、局部张力过高等使充填物自皮肤传出外露，引起瘢痕或危机深层骨组织是非常严重的并发症，后期的处理也十分复杂。因此，对术后局部肿胀或感染应高度重视，必要时给予积极的处理。

（祁佐良）

yǎojī féidà

# 咬肌肥大 （masseter hypertrophy）

咬肌单侧或双侧的良性肥大。求美者常常因其影响容貌外观而就医。咬肌位于下颌骨升支的表面，可以分为深浅两部分。浅层起于颧弓的前中部，向后下方伸展而止于下颌骨；深层起于颧弓的后中部，向前下方向伸展止于下颌角前方的下颌骨下缘。作为下颌运动的动力来源的咬肌，是实现集复杂、多向和耐力为一体的咀嚼活动中极为重要的组成部分。咬肌肥大好发于喜食坚硬食物或有长期咀嚼零食、口香糖及夜磨牙习惯的人群。多见于青年。同时，也有学者报道，咬肌肥大与遗传因素有关系。

**病因和发病机制** 其发病原因可能于咬肌功能运动过强，或习惯单侧咀嚼食物有关，这样就造成了该部分肌肉因不断有效运动而出现了良性的肥大。但这仍不能解释所有的发病原因，下颌角的异常解剖形态也可能是诱发的因素之一。在此部分人群中，下颌角部及前方的骨皮质上常有骨瘤状增生，进而促使咬肌浅层肌纤维向收缩方向改变。对于咬肌肥大，有学者提出了工作性肥大和遗传性肥大两种假说，即咬肌分别因过度运动造成其良性渐进性肥大或是因遗传而造成的咬肌增生所致。

**临床表现** 常常表现为咬肌肥大并伴有下颌角骨质的异常增生，导致面下部宽大，出现"方形脸"面容，影响容貌外观。患者咬合时可见或触及明显肥厚隆起的咬肌条索。大多为双侧发病，少数单侧。双侧者常见左右面下部的不对称，而单侧者则不对称情况更为严重。仅少数患者诉咀嚼时会伴有局部疼痛或不同程度

的开口受限。库廖尼（Curioni）等根据临床表现的不同而将咬肌肥大分为四类：①咬牙时可见且可扪及到肥大的咬肌。②静态咬合位即可见到肥大的咬肌。③咬肌肥大伴有下颌角骨质外突。④咬肌肥大、下颌角外突并伴有安氏Ⅱ类错𬌗畸形。查体可见下颌角上方的肌肉部位光滑、无结节、柔软，但固定于下颌骨表面的软组织明显肥厚，局部皮肤色泽正常、可移动。触诊时，可在下颌骨升支部扪及一柔软、边界不清、无触痛、具有收缩能力的肿物，单侧或双侧均可能，患者自身并无不适感觉。嘱其咬紧牙齿时，会发现肿物会随着牙齿咬合的紧、松，而出现或消失并与整块肌肉融合一体。

**诊断与鉴别诊断** 临床上通过面下部望诊及口内外的触诊往往即可做出诊断。CT 检查可更为精确地显示咬肌的厚度、两侧差异、有无病变以及下颌骨自身的异常。单纯的咬肌肥大应与腮腺区肿瘤、囊肿、感染或咬肌的恶性肿瘤等鉴别。通过回顾病史及详细的专科检查，往往可以明确诊断。

**治疗** 包括手术治疗和非手术治疗两种。

**手术治疗** 由于非手术治疗咬肌肥大的不断发展进步，对于单纯咬肌肥大的患者基本淘汰了手术治疗的方式。手术切除肥大咬肌往往可配合下颌角截骨成形术同时进行，取口内切口，在完成截骨后，于咬肌下 1/3（下颌角附着处）片状切除部分深层的肌肉组织，切除面积（10×10）mm~（15×25）mm，平均切除咬肌容量为 $2.21 \pm 0.95$ ml。相对于各种保守治疗方案，手术切除部分咬肌，伤口隐蔽，可和下

颌角截骨术同时进行，疗效相对明确，可灵活控制切除的量和部位，并且术后复发不明显。但是，咬肌切除术具有一定的风险性和并发症，如术中出血、术后血肿、伤口感染、愈合延迟、神经损伤、两侧不对称、术后面部肿胀明显、咀嚼无力等，故操作时应谨慎小心。

**非手术治疗** 由于手术治疗本身会导致出血、血肿、神经损伤等机会的增加，且肌肉切除量不易精确控制，术后有出现面部双侧不对称的风险，所以部分学者一直致力于咬肌肥大的药物治疗。

**肉毒杆菌毒素 A 咬肌内注射** 1994 年，穆尔（Moore）与西姆斯（Symth）等提出了应用肉毒杆菌毒素 A 治疗咬肌肥大，并取得了较好的治疗效果。A 型肉毒毒素治疗咬肌肥厚的主要原理是咬肌的失用性萎缩，即 A 型肉毒毒素通过作用于周围运动神经末梢，抑制乙酰胆碱的释放、融合和停靠，产生化学去神经作用，导致肌肉松弛麻痹。1 次注射，效果可维持 4~6 个月。肉毒素注射使咬肌达到最大程度萎缩需要 4~12 周，之后新的神经肌肉接头建立，肌肉功能逐渐恢复，同时借由颞肌、翼内肌和翼外肌的代偿作用，咬合力可基本复原，但咬肌的萎缩并未恢复。原因可能是，肉毒毒素对咬肌的麻痹作用，削弱或纠正了造成咬肌良性肥大的潜在病因因素；注射区域的咬肌本身发生器质性改变，如变性、坏死和纤维化等。A 型肉毒素主要是针对单纯良性咬肌肥大或以咬肌肥大为主伴轻度下颌角肥大的患者。对于下颌角肥大或皮下脂肪肥厚的患者，肉毒素注射的效果欠佳。相对于手术切除咬肌

所具备的风险性，肉毒素的使用是针对咬肌肥大患者的一种新的相对安全的方法，具备操作简单、创伤小、可反复注射、无明显副作用等优点。但其也存在缺陷：起效缓慢，药效维持时间仅 4~6 个月，反复注射后会产生自身抗体，影响治疗效果，而且部分患者注射后会引起局部疼痛，咀嚼无力，极少数甚至会引起面瘫等。

曲安奈德咬肌内注射　也可以达到使咬肌缩小的目的。曲安奈德混悬液是一种作用很强的糖皮质类固醇激素，其作用呈微溶性，能防止胶原纤维的合成，加速胶原纤维的分解退化。因此，常被用于治疗瘢痕增生并防止瘢痕的复发。很多文献报道，都提及在使用曲安奈德治疗瘢痕增生的同时，出现了不同程度的肌肉萎缩，说明曲安奈德有萎缩肌肉的作用。此外，曲安奈德水解缓慢，作用维持时间长，能降低毛细血管和细胞膜的通透性，抑制毒性物质的形成和释放。虽然该方法为局部用药、创伤小、起效快、作用时间长、疗效好。但是远期瘦肌效果不够恒定，随着咀嚼活动的恢复，咬肌肥大有复发可能；注射不当会引起皮肤组织萎缩凹陷。

射频治疗　近年来在皮肤科、外科领域中新兴的治疗方式。对于咬肌肥大，射频技术是一种微创、便捷、长久、安全的治疗手段，至今未有导致明显血肿、感染、神经损伤等并发症的报道，临床效果较为满意。其工作原理是射频发生器发出的射频波从射频针尖端的未绝缘部分进入靶组织，高频交变电流能使组织离子随电流变化的方向产生振动，从而引起电极周围组织内离子振荡，离子相互撞击摩擦产热，即电阻产热，温度可达 90~120℃，造成局部高热效应，使局部射频毁损区肌纤维出现空泡，继而收缩拉紧及变性、萎缩，从而改善局部肌肉肥厚状况。

**预后**　咬肌肥大整体治疗效果较好，部分病例有治疗后复发的报道。

（祁佐良）

xiàhéjiǎo féidà

# 下颌角肥大（hypertrophy of mandibular angle）

下颌骨的下颌支和下颌体组成的下颌角（图1）的局部膨隆饱满。俗称方脸、国字脸。是国人较为常见的面容异常，用于描述下面部的轮廓过于宽大。

**病因**　病因目尚不清楚。其病理改变，主要表现为下颌骨的生长发育异常和咬肌的肥厚。随着医学的发展，人们认识到下颌角肥大并非只是单纯的下颌角突出肥大，可能还存在下颌体的肥厚和下颌升支的外翻，是整个下颌骨形态的异常。

**分类**　下颌角肥大的分类包括以下几种。朴（Baek，音译）等根据下颌角骨骼形态将下颌角肥大分为三类。①下颌角向后向下突出为主。②下颌角以外翻为主。③下颌角向后向下突出并外翻。金（Kim，音译）等则将下颌角骨形态和面下部轮廓特征相结合，将下颌角肥大分为四类。①轻型：下颌角较小，没有明显方形脸的感觉。②中型：以下颌角肥大并外翻为主要表现。③重型：典型的下颌角肥大合并咬肌肥大，明显的方脸表现。④复合型：严重下颌角肥大伴小颏畸形，即面下方形轮廓同时伴有下颏短小。

**临床表现**　单纯的下颌角肥大主要表现在面容外形上，不伴有机体的不适症状或病理改变。主要包括：①从正面看面下 1/3 明显宽大，形成方形面容。②从侧面看可见下颌角区域骨性组织肥大粗壮，隆起较为明显，此区域的软组织厚度也明显增加，但是用手触诊此部位，皮肤、肌肉等软组织都是柔软的。③下颌平面和前颅底平面的交角（GoGn-SN 角）过小，表明下颌平面的倾斜度过小，部分患者面下 1/3 的高度过矫，加重了方脸畸形（图2）。

**诊断与鉴别诊断**　国外有学者提出，正常的双下颌角间距应

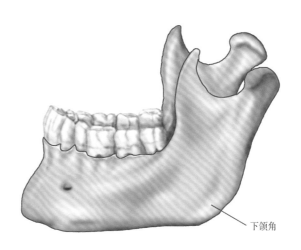

下颌角

**图1　下颌骨侧面及下颌角的位置**

比双颞间距短 10%，但这样的标准并不适合于亚洲人种。基于此，有中国学者提出下颌角小于 110° 即可诊断为下颌角肥大，也有学者提出双下颌角间距应比双颞间距短 19%。由此可见，对下颌角肥大的诊断是一个综合性因素考虑的结果，受不同人种、不同文化背景等影响，所以目前还没有统一的诊断标准。①面型的观察和局部的触诊：有经验的专科医师通过对来诊的求美者进行常规的望诊和触诊，即可初步评判其是否存在骨性的或是肌（肉）性的肥大。②头面部骨骼的 X 线检查：通过对 X 线影像进行专业的投影测量，可以更为客观地评价骨性下颌角是否存在异常的肥大膨隆。同时，诊断时应排除面颊区域内各种病理性肿瘤的情况。

**治疗** 根据下颌角肥大的不同形成原因，其治疗的方式和原则也有所不同。手术治疗主要针对下颌角骨性肥大，术中也可根据求美者的具体情况同时对咬肌及面颊部的脂肪团块——颊脂垫进行修整。根据入路的不同，手术治疗可分为口外、口内和口内外联合切口，其中口内切口因将切口线设计于口腔内下齿龈沟，术后体表无手术瘢痕，得到绝大多数求美者及术者的青睐。但由于在很多情况下，单纯的口内切口难以有效暴露下颌角、不利于操作，往往需要结合口外切口，目前主要采用的是而后褶皱内的微创切口。而对于单纯的口外切口，因术后遗留瘢痕、损伤面神经的原因，已逐渐退出了历史的舞台。根据方式的不同，手术分为以下几种。①下颌骨全层截骨术：分为直线形和弧线形截骨，下颌骨弧线截骨术（多次截骨）是在单纯的直线截骨术基础上提出的，目的是为了形成较为自然的下颌骨下缘弧线，预防第二下颌角畸形。②下颌骨外板截骨术：这一术式并不是明显缩小下颌角间距，而是使肥厚的下颌升支、下颌角、下颌体等骨骼减薄，有部分学者提出，下颌角肥大的治疗原则应该是下颌缩小。因此，对于下颌骨肥大区域的骨骼厚度应予以更多的关注。③上述术式

根据求美者具体情况的综合使用。

**下颌骨截骨量的判断** 下颌角整形术中，下颌角截除的骨量将直接影响手术的效果，因此术前有必要进行个性化的截骨量的分析和判断。通过对求美者头颅 X 线正侧位片、下颌曲面断层片及头影的测量，为临床下颌角截骨整形提供重要的参考依据。另外，下颌曲面断层中下颌神经管的位置也为手术提供直接的参考。近年来，随着计算机在医学中深入使用，术者能够通过个性化的三维数字虚拟手术设计平台，更为客观地为求美者指定术中下颌骨性结构的截除量。

**并发症及预防** ①出血：下颌角截骨手术的出血量一般在 150ml 左右，无需输血。但某些不当操作一旦造成术区知名血管受损破裂，往往会导致大量快速的出血，因此对于难于马上行确切止血的病例，可暂停手术，给予可靠的压迫包扎止血。②神经损伤：易发生损伤的神经包括面神经、下牙槽神经、颏神经等。由于手术入路大多采用口内切口，面神经下颌缘支损伤较为少见，而下颌角截骨如何避免下齿槽神经血管束的损伤则最受关注。通过术前影像学的检测及术中精细的操作，可大大降低神经损伤的可能性。③下颌角形态欠佳及不对称：导致外形欠佳和下颌双侧不对称的原因是截骨线设计不当、截骨不足或过度。下颌角肥大改型的截骨应考虑下颌骨的整体塑形，将下颌角直线截骨改为弧形截骨，并从下颌角扩大延伸到下颌体和下颏部。近年来，由于技术的进步、经验的积累和研究的深入，下颌截骨有了质的飞跃，术前对下颌升支、下颌角、下颌体、下颏等进行整体设计，术后

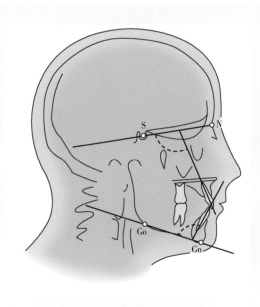

图2　GoGn-SN 角的形成和测量

面型达到全面化的改善，使得下颌角形态欠佳及不对称等并发症大幅度降低。④其他：意外骨折偶有发生，一旦出现可用钛板钛钉做坚强内固定和颌间结扎。涎瘘较罕见，给予阿托品口服和局部加压包扎即可缓解。

（祁佐良）

kē chéngxíngshù

## 颏成形术（genioplasty）

通过截骨、植骨、移位及固定的方法矫正颏骨的畸形的美容整形手术。又称颏骨水平截骨术。颏成形术包括颏增高术和颏缩小术，是矫治颏部畸形的常用治疗方法，同时也可作为辅助手段应用于颌骨畸形的正颌外科治疗。1942年，霍弗（Hofer）最早采用口外入路的颏部截骨术，效果良好，但遗留皮肤瘢痕。1950年，康弗斯（Converse）及后来的奥布韦格萨（Obwegeser）等将切口从口外移入口内，但手术中常常会离断截骨块上所有的肌肉附着，造成术后血供不佳，出现骨组织的大量吸收甚至缺血性骨坏死。20世纪70年代，贝尔（Bell）提出了保留广泛软组织蒂的水平截骨颏成形术，有效地避免了上述术式的缺点。

**适应证** 口内入路的颏成形术适用于各类颏部畸形的矫治。其中包括：①颏后缩畸形：又称小颏畸形。是一种好发于东方人种的颜面畸形，颏水平截骨能够有效地增加颏部突度。②颏过长畸形：俗称大下巴。表现为颏在垂直方向发育过长，造成面部结构比例失调。③颏前突畸形：常伴发于骨性下颌前突的病例。④颏过短畸形：指颏部发育不足，常伴发于小颏畸形、短面综合征的患者。⑤颏部不对称畸形：可出现在颏部的不同三维方向上，表现复杂。

**手术方法** ①术前设计：手术前应结合患者的要求、自身脸型以及临床检查，制订合理的截骨方案，如截骨线的位置和角度、截骨移动的方向和距离等。②麻醉：手术最好采用全身麻醉，也可以选择下颌神经阻滞加局部麻醉的方法，采用全麻时应选取鼻插管避免术中影响操作和定位。③口内切口：设计下颌第一双尖牙间的口腔前庭靠唇黏膜侧的V形切口，不仅有利于保护唇系带，而且方便缝合对位。分层切开黏膜、肌肉至骨膜，在下牙根尖下5mm左右切开骨膜，行骨膜下钝性剥离，注意保留下颌缘处的软组织附着，甚至可保留截骨线的软组织。④截骨：根据术前设计及术中具体情况设计颏部截骨线，注意保护牙根，截开舌侧骨板时，操作应轻柔，防止损伤肌肉等软组织，造成局部出血、血肿等不良情况。⑤坚固固定：将截骨块合理移位后，需通过钢丝或钛板钛钉行良好的内固定，部分患者需要植骨矫正，可在此步骤中进行。⑥分层缝合：缝合时应注意颏肌的对位缝合，防止术后出现下唇外翻、下前牙暴露过多等情况。⑦加压包扎：术后一般不放置引流条，但需行确切的加压包扎。

**常见并发症** 出血、口底血肿、感染、骨段骨折、唇颊部感觉障碍、截骨块固定不牢、颏部外形不佳等都是颏成形术的常见并发症。

（祁佐良）

jǐngbù jīxíng

## 颈部畸形（cervical deformity）

颈部先天性和后天性外形异常的总称。包括各种原因引起的颈部位置不正、颈部解剖结构异常、颈部肿块、皮肤的瘘管和窦道等。各种颈部畸形的发病率不同。

**病因及发病机制** 先天性颈部畸形主要病因有：遗传因素、各种理化或药物因素导致的受精卵的质量不佳、胚胎发育过程中出现分化异常等引起，有时很难确定真正的发病原因。后天性的颈部畸形的主要病因为烧伤、烫伤、冻伤等原因导致的瘢痕发生挛缩和增生，形成的颈部畸形外观和强制体位。

**分类** 根据发病原因，可将颈部畸形分为先天性畸形和后天性畸形两大类。前者主要包括蹼颈、斜颈以及各种先天性颈部囊肿、女性喉结过大等颈部组织发育异常以及先天性颈椎发育异常导致的颈部畸形外观；后者主要包括颈部肿块和颈部外伤或医源性损伤导致的颈部畸形，如颈部瘢痕挛缩、食管气管瘘孔等。常见的颈部肿块可以由甲状腺肿大引起，也可以是多发性对称性脂肪组织增生症，此症又称马德隆综合征（Madelung syndrome），多发于颈肩部及前胸部，表现为颈部四周的肿大畸形。

**临床表现** 先天性畸形的临床表现根据具体疾病各有其特点，蹼颈的患者表现为颈部皮肤和皮下组织呈蹼状增宽、项部发际低宽；斜颈患者主要表现为头颈歪斜、颈部肿块和面部畸形；先天性颈部畸形的表现主要有颈部的囊肿、窦道及其他外观和功能异常。后天性颈部畸形如颈部瘢痕挛缩表现为颈部的皮肤缺损、瘢痕增生及颈部的牵拉症状，头部活动可因此受限，甚至固定于某一强迫体位，如颏颈粘连和颏胸粘连。食管气管瘘孔主要表现为食管或气管的破损，与皮肤相通，形成窦道，常有感染表现。马德隆综合征表现为渐进性的颈部粗大，患者往往有长期酗酒史。

**诊断与鉴别诊断** 颈部畸形不是一个特定的诊断，其包含的类型较多，有时不同类型疾病的外在表现极为相似，如多种疾病都可导致蹼颈畸形，但确诊往往需要结合染色体和其他检查。颈耳囊肿和鳃裂囊肿都是发生在颈部的囊肿，需通过各种方法进行鉴别诊断。

**治疗** 颈部畸形的治疗以手术为主，手术方案依实际情况而定，一些较大且位置较深的颈部囊肿不宜手术，可采用穿刺抽吸和注射药物治疗。

（吴湔帆）

**jǐng'ěr nángzhǒng yǔ lòuguǎn**

# 颈耳囊肿与瘘管 （cervical aural cyst and fistula） 起源于第一鳃沟浅咽囊，病变位于颈侧的先天性鳃沟囊肿及瘘管畸形。该病在所有鳃沟发育异常的病例中约占8%。

**病因及发病机制** 在胚胎发育第4周左右，由于某种原因造成第1鳃沟闭合不良，导致鳃器上皮残留、鳃沟闭合不全、分隔鳃沟与咽囊的闭膜破裂、鳃器的异常发育、颈窦残留等。上皮细胞残留并发生增生可形成囊肿，如囊肿破溃则可形成瘘管，鳃沟或咽囊不完全闭合也可引起瘘管。

**分类** 主要分为两型：①来源于外胚层，呈囊状，位置在乳突皮下，有盲管与外耳道平行，囊壁为皮肤组织，但缺乏毛孔、汗腺、皮脂腺等皮肤附件。②来源于外胚层和中胚层，畸形物为条索状，上端开口于外耳道内，下达下颌部，囊壁可见毛囊、汗腺和皮脂腺等，上端外侧有软骨组织。

**临床表现** 典型的症状是颈部肿块及颈耳部瘘口流液。瘘管一般于出生时即已存在，多位于下颌角附近、耳郭后下方或乳突前下方，有约针眼大的皮肤凹陷或小口，不易察觉。位于外耳道壁的瘘口尤难发现，多数在出生数月或数年、甚至出现症状后才被发现。瘘口溢出或可挤出浆液性、黏液性或脓性液体。并发感染者可出现糜烂、结痂或瘢痕组织。囊肿表现为颈侧上方逐渐肿大的包块，并发感染时，出现局部红、肿、热、痛等。

**诊断与鉴别诊断** 根据典型的颈耳部肿块及瘘口即可确诊。辅助检查包括穿刺细胞学检查、颞骨CT和稀钡吞咽造影等检查，了解或者排除中耳乳突疾病和是否有口咽及下咽等处的内瘘口存在，对该病诊断的确定有重要的意义。

**治疗** 通过手术彻底切除囊肿、瘘管或窦道是治愈该病的唯一途径。手术治疗原则主要包括：①反复出现感染的病例，应在下次感染出现之前或瘢痕形成之前尽快切除。②选择手术切口应有利于全部切除病变，又便于暴露和辨认面神经主干或其主要分支。③应一并切除囊肿、瘘管或窦道。④瘘管或窦道伸展到外耳道时，邻近的外耳道皮肤与软骨也需相应切除。手术治疗可能出现的并发症主要有外耳道的瘢痕狭窄、面神经损伤和腮腺瘘等。未彻底切除的病例可能会复发。

（吴湔帆）

**sāiliè nángzhǒng yǔ lòuguǎn**

# 鳃裂囊肿与瘘管 （ branchial cyst and fistula） 由于胚胎发育过程中第一、二鳃弓没有正常融合、胚胎性残存组织可演变而成颈部肿块及窦道。该病多见于5岁以下的儿童，1岁以前出现颈部病变者占25%，5岁以前发病者占75%，男性略多。

**病因及发病机制** 胚胎发育过程中，若未能完成第1鳃弓（下颌弓）和第2鳃弓（舌骨弓）的融合，在第1鳃裂腹侧埋藏的残余细胞，会随着胚胎发育形成内含外胚层上皮组织的窦道或瘘管。发病机制：囊壁和管壁主要由结缔组织所构成，壁内混杂有肌纤维和淋巴滤泡，外周组织内有淋巴液积聚，多数囊壁和管壁内面衬以复层鳞状上皮附有毛囊、皮脂腺和汗腺，部分囊内衬纤毛柱状上皮，与呼吸道上皮相同，囊内有浑浊或较黏稠的液体，有时含有胆固醇结晶；囊内感染时则为脓性液体。

**分类** 主要分为三种类型。①完全型：具有内孔和外孔的瘘管。②不完全型：只有外孔或内孔的瘘管。③隐性型：内外孔均闭锁，只有中间部分未闭合的瘘管，此型日后会逐渐演变成为囊肿。

**临床表现** 下颌角至胸骨上窝之间的胸锁乳突肌前缘处有缓慢增大的、不能推动的肿物及瘘孔，瘘孔处有透明的黏液溢出。如发生感染，则局部皮肤可出现红、肿、热、痛，并产生吞咽疼痛及吞咽困难等不适症状。临床上可分为四种类型。①第1鳃裂囊肿与瘘管（颈耳瘘管）：表现为下颌角下方附近的瘘孔，一般直径不超过2mm，外耳道瘘孔者，外耳道内常有黏性或脓性分泌物，但鼓膜正常。瘘孔向上到耳部皮下可触及活动的条索样物。②颈侧瘘管：主要包括鳃器囊肿和鳃器瘘管，可出现在下颌角至胸骨上窝之间胸锁乳突肌前缘的任何部位，边界清楚，质软，不能推动，有时囊壁上方可触及条索样囊肿。后者表现为颈侧瘘孔，持续或间断性地溢出分泌物。当瘘孔闭塞时分泌物在囊肿内积聚，引起咳嗽、声嘶和吞咽困难等症状。③第 3 鳃裂囊肿与瘘管：表现为颈总动脉和迷走神经之间的瘘管，较少见。④第 4、5 鳃器不引起颈部先天性畸形，它们所形成的瘘管，左侧的向下绕主动脉弓，右侧的向下绕锁骨下动脉。内孔在咽下部，极少数人的外孔在锁骨以上。

**诊断及鉴别诊断**　主要根据病史和临床表现进行诊断。①病史：出生后不久即发现的面颈部囊肿及瘘管。②临床特征：瘘管或囊肿发生在下颌角下方或胸锁乳突肌前缘等鳃器行走区域，瘘孔有透明黏液外溢，瘘孔上能触到皮下纤维条索样物。③X 线检查：颈部 X 线平片显示囊内有气泡，食管钡剂造影可见钡剂进入窦道内，瘘管造影可见瘘管与鳃器行径吻合。④B 超检查：颈前区出现无回声肿块，单侧或双侧同时发生，肿块位于舌骨上方不能随吞咽上下移动，边界清楚，包膜壁光滑圆形。

**治疗**　最佳的治疗方法是手术切除囊肿及瘘管，根据病变部位的不同，设计不同的切口，力求完整摘除囊肿、彻底切除瘘管。手术需要保护重要的神经血管，如面神经。第 1 鳃裂囊肿的切口位于腮腺周围的 S 形切口，手术时需要保护面神经，必要时需要切除部分腮腺；第 2、第 3 鳃裂病变的切口自乳突下至胸锁乳突肌前缘，需要暴露颈总动脉、迷走神经、舌下神经及副神经，应严密保护，必要时还需切除部分甲状腺。注意事项：①手术年龄，由于手术比较复杂，需要全身麻醉，所以 1 岁后手术比较安全。

如没有明显的症状及炎症，可推迟到 4 岁以后再做手术。②有感染者需要在炎症消退后再进行手术。③有气道压迫症状的患者应先行抽掉部分囊肿内液体，减压后再择期手术。④必须彻底切除，如果残留囊肿或瘘管的上皮组织，将会导致复发。

（吴潮帆）

jǐngbù shuǐnángliú

**颈部水囊瘤**（cervical hygroma）　发生于颈部的囊状水瘤。囊状水瘤是来源于淋巴组织的先天性疾病，可发生于身体各部，但以颈部最常见。多为柔软、有波动感、无痛的肿物，不易被压缩，透光好。是新生儿及婴儿的常见病。大多在新生儿期即已发病，因体积小无明显临床表现而被忽视。90% 以上患者在 2 岁内发现，男女发病率基本相似。

**病因及发病机制**　胚胎时颈内静脉和锁骨下静脉交接处膨大，形成一囊腔，名为颈囊。部分淋巴系统由颈囊发育而成，在胚胎发育过程中，若有一部分淋巴组织发生迷走仍保持胚胎时期的性质，继续发育和增大，呈内含淋巴液和内覆有内皮的多房囊，就形成囊状水瘤。

**临床表现**　在出生时即可见到的颈部肿物，多数发生于胸锁乳突肌后缘的锁骨上窝处颈后三角部，少数发生在颈前三角区。肿物突出皮肤，直径常为 5cm 左右，光滑而柔软，波动感明显，无触痛，边缘不清，表面皮肤可呈淡蓝色，有透光性。瘤体过大时会限制头颈部的活动，水瘤向内扩展可压迫喉部及气管，甚至引起呼吸困难。位于颈前三角区的水瘤若向上突入口腔底部可影响咀嚼和吞咽。颈部水囊瘤生长缓慢，患者呼吸道感染或外伤致

瘤体内出血时，水瘤可突然增大。该病还有沿血管神经向周围浸润性生长的特点，但很少引起压迫症状。严重时可产生下述并发症：①囊瘤感染。轻微的上呼吸道感染或局部的微小损伤可致囊瘤感染，此时可有局部及全身性感染症状。②囊瘤出血。局部感染和损伤可引起囊瘤出血，导致囊瘤突然增大及囊内张力增高，可引起气管和食管压迫症状。③气管受压。筋膜下的囊状淋巴管瘤扩展至纵隔，或囊瘤出血可引起气管受压，造成呼吸困难。④囊瘤包裹咽部可致吞咽困难。

**诊断与鉴别诊断**　主要根据其典型的病史和症状进行诊断。因囊肿壁薄且内含无色液体，故透光试验为阳性。囊肿穿刺可抽吸出草黄色透明而易凝固的液体，有胆固醇结晶，性质与淋巴液完全相同。水囊瘤碘造影有助于了解水囊瘤的范围及其分布的情况。造影方法为水囊瘤穿刺后抽出 10~15ml 淋巴液，并注入等量造影剂，然后摄片。

**治疗**　水囊瘤虽属良性病变，但可向周围组织甚至重要器官浸润生长，有可能在短时间内出现危及生命的并发症，因此大多数水囊瘤均应积极治疗，只有少数病变较小且没有症状的患儿可随诊观察。治疗方法主要有注射和手术两种。

**注射疗法**　较大的、位置较深的瘤体常位于血管神经及重要器官周围，难以进行彻底的手术切除，因此应首选注射疗法。一般使用下列药物进行注射：①博来霉素：可抑制淋巴管内皮细胞的生长、并使间质纤维化。对间质丰富的单纯性和海绵状淋巴管瘤效果较好，注射后瘤体逐渐缩小、变硬，甚至能够完全消失。

②OK-432：是一种经灭活处理的人源性 A 族链球菌Ⅲ型和低毒素链球菌株的混合物，注射后大部分患者的瘤体可缩小。③沙培林：国产药物，成分与 OK-432 相同，效果良好。

**手术治疗**　对不具备注射治疗条件的患儿以及注射无效和注射复发的患儿，可考虑手术治疗。对有气管和纵隔受压者应做紧急手术。囊肿特大，解剖分离难度极大者，可考虑分期手术，或对残留囊肿进行注射治疗。感染病例，宜先控制感染，再行择期手术。

(吴溯帆)

xiāntiānxìng pǔzhuàngjǐng

## 先天性蹼状颈 (congenital webbed neck)

先天性的颈部蹼状畸形。又称蹼颈。1883 年由科贝林斯基 (Kobylinski) 首先报道。表现为颈部皮肤和皮下组织呈蹼状增宽、项部发际低宽、常伴有体表或内脏的多发畸形，如蹼肘、蹼膝、内眦赘皮、肘外翻、智力发育迟缓和高血压等。性发育异常病的常见伴随体征，发病率约为 1/80 万，男女均可出现，确切的病因尚不明确。

**分类**　主要分为三型。两侧型：颈部两侧纵行蹼状皮膜，最常见；正中型：颈前正中颌下至胸骨的纵行蹼状皮膜；多发型：颈部可见多个纵行的蹼状皮膜，长度不一。

**临床表现**　表现为颈项短而宽，在颈的两侧自乳突起到肩峰形成两片纵行的蹼状皮膜，由两层皮肤和一层纤维结缔组织构成。颈部的左右旋转略受限。患者颈后部发际宽而低，一部分蹼颈上也可生长头发，尤以蹼的后面为甚。个别患者在颈前正中颌下部生成蹼颈，并合并有下唇正中

裂或颈前中线裂，罕见。

**诊断与鉴别诊断**　主要根据特征性的临床表现和体格检查，由于这种病多是特纳综合征 (Turner syndrome) 的伴随症状，很少单独出现，诊断时应首先考虑特纳综合征。除临床体征外，还要做颊黏膜涂片检查核染色质，确定患者的真正性别后再行诊断。博纳维－乌尔里克综合征 (Bonnevie-Ulrich syndrome) 和乌尔里克－努南综合征 (Ulrich-Noonan syndrome) 的患者也可出现蹼颈畸形。

**治疗**　蹼颈的治疗主要依靠手术整复。一般双侧同时手术，当颈蹼部皮肤表面无头发生长时，可做常规的 Z 成形术进行矫正，一般对双侧蹼颈同时矫正，即自乳突到肩峰劈开颈蹼至皮下组织，切除皮下纤维索条，将两个三角状的皮肤块换位缝合。少数患者由于颈蹼的牵拉，会形成明显的"短颈"畸形，影响颈部的活动，对此类患者可以横行切开蹼组织，矫正短颈，创面行皮片移植，但术后必须佩戴颈托架固定以维持效果。大多数患者的颈后发际很低，颈蹼上常生长很多头发，因此不能设计常规的 Z 成形术，而必须在蹼部切除一大块半月形或椭圆形带发皮肤，再在创面的上下两端设计两个不对称的附加斜切口，形成不对称的 Z 成形术，尽量将多发区皮瓣转移到耳后，少发区皮瓣转移到颈前。先天性颈蹼的预后根据严重程度和治疗时间而定，如患者青春发育期前接受手术治疗，可减少颈蹼对颈椎发育的影响。成年的患者由于成长过程中颈椎的发育受到限制，术后脖子偏短，影响外观且无法矫正。

(吴溯帆)

Tènà zōnghézhēng

## 特纳综合征 (Turner syndrome)

以身矮、颈蹼和幼儿型女性外生殖器为表现的临床综合征。又称先天性卵巢发育不全症、先天性性腺发育不全症。由特纳 (Turner) 在 1938 年首先报道。其性腺为条索状，缺一条 X 染色体。是最常见的性发育异常病，发病率为 1/100 万，胚胎死亡的占 6.5%。

**病因及发病机制**　确切的病因不明，可能和母亲孕期的某些因素有关。①物理因素：如电离辐射可导致染色体不分离，出现染色体易位缺失等染色体畸变。②化学因素：日常生活中接触到的许多化学药物、有毒物质以及抗代谢药物可引起染色体畸变。③生物因素：母体在怀孕期间受到病毒感染可引起不同类型的染色体畸变。④母龄效应：妇女年龄大，排出的卵子可能发生衰老变化，影响成熟分裂中同对染色体间的相互关系和分裂后期的行动促成了染色体间的不分离。⑤遗传因素：染色体异常可表现有家族性倾向，这提示染色体畸变与遗传有关。⑥自身免疫性疾病：自身免疫性疾病也可导致染色体不分离，如甲状腺原发性自身免疫抗体增高与家族性染色体异常之间有密切相关性。

**临床表现**　典型的临床表现是身材矮小（成年后较正常同龄人矮 20cm 以上，影响正常的生活和工作）、颈蹼和幼儿型女性外生殖器，此外还可出现视觉和空间定位缺陷。

**诊断与鉴别诊断**　对于出现典型临床表现的患者，经过染色体检查后才能确诊。

**治疗**　治疗的主要目的是促进身高的发育、刺激乳房与生殖

器发育、防治骨质疏松。①雄激素治疗：一般采用雄激素治疗以促进身高发育，剂量需要精确调控，剂量偏小则疗效不明显，但剂量过大可导致副作用，如男性化和糖耐量受损等，一般在 11 岁以上可以开始使用雄激素。②雌激素治疗：使用雌激素可以刺激乳房和生殖器的发育，需要长期维持使用。雌激素的使用时间不可过早，一般在 15 岁以后开始使用，因为雌激素可引起骨骺过早愈合，从而限制骨骼的生长。临床上一般先用雄激素促进身高，待骨骺愈合后再使用雌激素促进乳房和生殖器发育，剂量需根据患者的反应进行个性化的调整，应使用最小而有效的剂量。一般激素治疗后还是难以达到良好的第二性征，极少数的患者可以生育。蹼颈及其他畸形可以通过手术进行整复。

（吴溯帆）

## Wǔ'ěrlǐkè-Nǔnán zōnghézhēng

## 乌尔里克–努南综合征（Ulrich-Noonan syndrome）

以生长发育异常和智力低下为表现的常染色体显性遗传病。又称先天性侏儒痴呆综合征。男女均可发病，男性可表现为生殖器缺如或隐匿；女性可表现为性腺发育不良及闭经。为罕见的先天性疾病，其发病率约 1/400 万，患者中男女比例基本相似。

**病因及发病机制**　病因不明。该综合征属常染色体多基因显性遗传病，染色体组型正常，没有家族史的患者可能由基因突变引起。

**临床表现**　主要是智力发育低下及生长发育障碍，可出现的各种先天性异常有：①头面部异常如眼睑下垂、眼距增宽、两耳位置低、下颌小、颈短，偶有颈

蹼。②骨骼异常如身体矮小、胸廓畸形（鸡胸、漏斗胸）、脊柱侧凸等。③心血管异常以右心系统为重，如肺动脉瓣狭窄、三尖瓣下移、右心室肥厚、偶见房间隔缺损、动脉导管未闭等。④其他异常腭垂异常、肘外翻、指趾甲形成不全等。⑤脑神经运动障碍，常侵犯 Ⅱ、Ⅳ、Ⅴ、Ⅵ、Ⅶ、Ⅻ 脑神经。⑥胸肌、肱二头肌等肌肉缺如。

**诊断与鉴别诊断**　缺乏特异性的诊断依据，主要根据患者的各种不同类型的先天性异常表现。由于其一般症状与博纳维–乌尔里克综合征（Bonnevie-Ulrich syndrome）和特纳综合征（Turner syndrome）相似，需要鉴别诊断。该综合征和特纳综合征不同的是：①智力发育明显低下。②身高有时并不矮小。③上睑下垂及牙齿咬合不齐。④生殖器部分发育。该综合征患者生长激素水平低下，但性激素水平可正常，内分泌检查可有助于诊断。

**治疗**　激素缺陷的患者可尽早开始激素维持治疗，促进身高发育和维持第二性征，按需要长期应用，由于患者一般有多种畸形，治疗时应视患者基础情况和畸形对机体的影响程度决定手术方案和治疗顺序，有并发症者对症处理。该综合征预后不良，多在儿童期死亡，仅少数可活到成年，死亡原因主要为感染、肠梗阻和心血管疾病。认为该综合征伴肥大性心肌患者预后不良。

（吴溯帆）

## Bónàwéi-Wǔ'ěrlǐkè zōnghézhēng

## 博纳维–乌尔里克综合征（Bonnevie-Ulrich syndrome）

染色体畸变导致先天性性腺发育不全的疾病。还可同时伴有一些其他系统的畸形。又称男性特纳

综合征。核型为 46XY，表现型为男性。该病是一种常染色体显性遗传疾病，多由基因突变引起。罕见，发病率约为 1/200 万，所有患者均为男性。

**病因及发病机制**　病因不明，可能和各种原因引起的染色体不分离或畸变有关，具体可见特纳综合征条目。

**临床表现**　特征性的表现为身材矮小、蹼颈、肘外翻、盾形胸、后发际低、第四掌骨短等，同时还可伴有泌尿系统先天畸形、脊柱发育不良、左侧心血管异常（如主动脉狭窄等）、睾丸发育不良、骨骼变化、关节伸展过度等。患者有轻度的智力发育不全，一般能够做到生活基本自理，但只能从事简单的体力劳动。

**诊断与鉴别诊断**　该综合征的患者由于性腺发育不全，一般没有生育能力。应与特纳综合征（Turner syndrome）相鉴别，要点为通过染色体检查确定患者真实性别。此外该综合征还需与乌尔里克–努南综合征（Ulrich-Noonan syndrome）相鉴别：乌尔里克–努南综合征的患者常伴有右侧心脏和大血管病，智力发育不全，血清睾酮多正常，可生育。

**治疗**　主要包括促进身高发育和矫正畸形两方面。前者主要靠补充雄激素治疗，后者则需结合临床，到各个相应的专科进行畸形矫正。少数患者经激素治疗后身高发育可接近正常人群，其他畸形的预后则根据严重程度而定。

（吴溯帆）

## xiéjǐng

## 斜颈（wry neck）

各种原因引起的头颈部歪斜。根据病因不同可分为胸锁乳突肌挛缩引起的肌性斜颈、颈椎或脊柱骨骼畸形引

起的骨性斜颈、视力障碍导致的姿势性斜颈、神经肌肉麻痹导致的神经性斜颈、头颈部肌肉群痉挛引起的痉挛性斜颈（特发性颈肌张力障碍）、癔症导致的癔病性斜颈等。临床上所说的斜颈一般是指肌性斜颈，下文着重介绍先天性肌性斜颈。先天性肌性斜颈的发病率为0.3%~1.5%，由于部分斜颈患儿并发足的畸形及髋关节发育不良等，所以斜颈的发生可能与遗传有关。

**病因及发病机制**　斜颈的确切病因尚不明确，可能与怀孕及分娩期间的不正常有关，如胎位不正、子宫内压力异常及异常分娩等，如臀位分娩可导致胸锁乳突肌受压，引起肌肉缺血后的发育不良、水肿、炎症等，肌肉产生纤维变性，造成胸锁乳突肌的挛缩或短缩。

**临床表现**　表现为头颈歪斜、颈部肿块和面部畸形三个典型症状（图1）。①头颈歪斜：患儿出生后即可发现其头颈歪斜，表现为头向患侧歪斜、面部向健侧旋转，如果不给予治疗，这种症状会逐渐加重。②颈部肿块：肿块是挛缩或硬化的胸锁乳突肌，大多位于乳突肌的中下段，一般在出生后2个月左右最明显，此后可逐渐硬化呈条索状。③面颈部畸形：没有得到及时治疗的斜颈

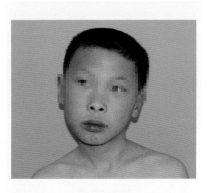

**图1　斜颈**

患儿，由于长期头颈歪斜，会逐渐产生面部不对称，表现为患侧面部较健侧短小，患侧眼睛较健侧低，随着年龄的增长，颈椎也可出现代偿性的侧凸畸形，患侧肩比健侧高。

**诊断**　根据斜颈典型的临床表现即可诊断，如头颈部歪斜、单侧胸锁乳突肌梭形肿块或条索状硬化、面颈部畸形等。同时，还可以进行以下的辅助检查以进一步明确诊断。①超声检查：可以排除其他颈部疾病，如颈部囊性淋巴瘤和颈部淋巴结肿大等。②X线检查：可以鉴别骨性斜颈、自发性的寰椎旋转性半脱位引起的斜颈。③病理检查：胸锁乳突肌内的条索和肿块为纤维化的肌肉组织，镜下可见正常肌肉组织的横纹减少甚至消失，肌肉组织不同程度地被致密的纤维组织所替代，有如瘢痕组织的结构。

**鉴别诊断**　①骨性斜颈：包括短颈畸形、颅底凹陷、半椎体畸形、寰枕融合及齿状突畸形。这类斜颈没有胸锁乳突肌的条索状肿块。②颈部淋巴腺炎：小儿颈部的淋巴腺炎，可以导致斜颈，并出现颈部肿块，但肿块并不位于胸锁乳突肌部位。③自发性寰枢椎旋转性半脱位：多伴发有外伤史或上呼吸道感染病史，还有颈部旋转运动受限及颈部疼痛，但胸锁乳突肌没有挛缩肿块。X线检查可以鉴别诊断。④颈椎结核：有时此病也可引起胸锁乳突肌的痉挛和斜颈，通常还伴有颈部的疼痛和颈部活动的受限，此类患者下颌偏向患侧，X线检查可以鉴别诊断。⑤其他疾病：如癔症性斜颈、习惯性斜颈、损伤性斜颈、小儿麻痹后遗症等。

**治疗**　早期治疗非常重要，大多数患儿可以通过早期的非手

术方法治愈。一般在出生后2周即可开始保守治疗。如果不及时治疗，随着年龄的增长，症状会逐渐加重，且治疗难度将更大。

**牵拉矫正**　适用于早期的斜颈患儿，通过转动牵引以缓解肌肉的痉挛。可以在医师指导后由家长操作，轻柔地将患儿的头由健侧向患侧转动推移（即健侧耳垂向肩部正中点移动），同时按摩肌肉的肿块部位，每天多次。还可以在患儿睡觉时用枕头将头颈部固定在正确或矫枉过正的位置。早期的治疗可以达到很好的效果。

**物理治疗**　对胸锁乳突肌的挛缩部位进行物理治疗，可以减轻肌肉的挛缩和纤维化，有助于症状的缓解。可以采用的方法有热敷、氦氖激光或半导体激光照射等。

**针灸治疗**　适用于胸锁乳突肌尚未完全纤维化的斜颈病例，利用穴位针灸或电针刺激的方法松解痉挛的肌肉，以改善症状。

**激素注射**　适用于肌肉肿块型的斜颈，对于严重纤维化的斜颈效果较差。在肌肉肿块内部注射糖皮质激素，可以软化肌肉肿块，改善斜颈症状。

**肉毒素注射**　适用于肌肉痉挛性的斜颈，肉毒素可以阻断横纹肌的神经肌肉连接，使肌肉麻痹。将肉毒素多点注射于患侧胸锁乳突肌的痉挛部位，以减弱牵拉的肌力，可以缓解斜颈的症状，也可在肌电图测试及监护下注射。每次总用量一般不超过100单位，6个月后可以重复注射，需要在治疗前和患方充分沟通。

**手术治疗**　适用于1岁以上经保守治疗无效的患儿，对于已经形成面部畸形的成年患者一般不予以手术，因为整个身体结构包括骨骼均已适应斜颈状态，手

术不仅难以矫正其症状，而且还可能产生新的面部畸形和眼视功能障碍。主要的手术方法有以下几种。①胸锁乳突肌切断术：在胸骨和锁骨交界处做切口，暴露胸锁乳突肌的胸骨头和锁骨头，在肌肉附着点上方切断，同时要松解周围的挛缩纤维组织。②胸锁乳突肌中段离断术：离断肌肉在胸骨和锁骨的附着点之后，如果头颈部转动到正常位置时，肌肉还有牵拉，可以在胸锁乳突肌的中段进行离断，进一步松解患侧的肌肉牵拉。③胸锁乳突肌部分切除术：对于肌肉重度挛缩及有明显硬块的患者，可以在肌肉中段离断的同时，切除部分肌肉，可以预防肌肉再次粘连导致病情复发。上述三种手术按病情轻重依次选用。④胸锁乳突肌的乳突侧切断术：离断胸锁乳突肌的乳突附着点，可用于配合上述三种术式使用，一般不单独使用。⑤胸锁乳突肌延长术：即保留胸锁乳突肌的胸骨头，在胸骨头部位行肌肉纵劈延长术，以保持颈前部的外形。矫正手术后仍需使用外固定颈圈固定颈部数周，以保持头颈部的正确位置，才能取得良好的疗效（图2）。

**预后**　只要早期及时接受正规的治疗，斜颈的预后一般都比较好。如果儿童期错过治疗，成

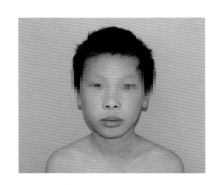

**图2　斜颈手术治疗后**

年后就会出现比较严重的形体和容貌异常。

（吴溯帆）

jǐngbù měiróng

# 颈部美容（cervical cosmetology）
所有和颈部外观有关的医疗操作。治疗对象包括两大方面：①畸形的颈部通过治疗后接近正常。②正常的颈部通过治疗后更加美观。前一类可见颈部畸形，下文着重介绍后一类情况。

**适应证**　颈部非疾病性的需要进行美容的情况都属于颈部美容的适应证，如中年人颏颈部的脂肪堆积和颈阔肌带（火鸡脖）、颈部皮肤的项圈状凹陷；老年人颈部的皮肤松弛性皱纹、多发性粟粒样的皮赘；颈部的瘢痕如甲状腺手术后的瘢痕；女性喉结偏大；颈后部的脂肪垫等。

**治疗方法**　主要分非手术和手术两大类。①注射法：肉毒素注射可松弛肌肉消除动态皱纹、充填剂注射可治疗皮肤凹陷性皱纹和凹沟，两者结合可以改善颈部的老年性变化。糖皮质激素注射可治疗瘢痕。②激光光电设备：射频可以收紧松弛的皮肤，点阵激光或轻度剥脱的激光可以消除皮肤表面的细小皱纹；激光溶脂可以消除颏部或颈部脂肪垫；二氧化碳激光可以轻松去除颈部皮肤的皮赘。当皮赘较小而多发时，也可以在皮肤局部表面麻醉后，使用组织剪刀直接剪除。③手术治疗：对于松弛的颈部，可以通过手术去除过多的皮肤、收紧松弛的颈阔肌、摘除颏部或颈部的脂肪垫。颈部埋线法也可以起到收紧颈部皮肤的作用，适用于轻中度的颈部松弛。对于非手术治疗无效的或者是较大的瘢痕，可以考虑手术切除。喉结缩小的治疗只能选择手术。

**并发症及注意事项**　在治疗的选择上应该对症治疗。此外，还应遵循从无创到微创，最后再选择手术的次序。如早期的颈部松弛可以先选择注射或激光治疗，这类治疗可以重复进行，且并发症少、创伤小、恢复快。随着年龄的增长，在非手术治疗效果不明显的情况下，再选用手术治疗。

（吴溯帆）

hóujié chéngxíngshù

# 喉结成形术（chondrolaryngoplasty）
喉结过大的缩小整形术。由于喉结是男性的第二性征，所以喉结成形术主要是为了满足外观和性别的符合。喉结在西方被称为"亚当的苹果"，所以喉结成形术又称"亚当苹果的缩小或削薄术"。

**应用解剖**　①喉结的解剖：喉位于颈前，上连喉咽，下接气管，具有呼吸通道和发音器官的两重功能。喉由多个喉软骨构成支架，其中甲状软骨是最大的一块软骨，形状如同竖立向后打开的书，最突出的一点就是书的上夹角（图）。甲状软骨两侧，由左右对称的前上部翼板在颈前正中线处汇合，形成喉结。左右翼板的夹角男性约90°，女性约120°，男性的夹角较小且更向前突出，形成了男性特有的喉结性征。②喉结的发育：喉结的发育与年龄和性别有关，从胚胎2个月至出生后5~6岁，喉软骨持续生长发育；此后基本停止生长，而男性在进入青春期后，由于雄激素的分泌增多，甲状软骨在雄激素的作用下迅速增大，喉的前后径增加将近1倍，使喉结向颈前部突出，发声也随之变为低沉的男性音。③女性喉结过大：女性喉结自幼年起即停止发育，故女性的喉结不明显。偶有女性出现喉

结外突，其原因可能包括以下几个方面。a. 雄激素过多。女性体内占主导地位的性激素是雌激素，雄激素的含量较少。如果卵巢功能不足或脑垂体、肾上腺等内分泌腺功能出现问题，体内雄激素的含量就会增多，发生"喧宾夺主"的现象。雄激素可使机体出现喉结突出、多毛和声音变粗等男性化的表现。b. 遗传因素。上一代的特征会遗传给下一代，包括身高、体形、五官等都会遗传，当然也包括喉结的大小在内。如果父亲的喉结特别明显，其女儿也可能出现喉结的突出。c. 过度消瘦。过分消瘦的女性，即使喉结是正常的形态，但由于颈前部皮下脂肪和肌肉组织菲薄，喉结的外形也会凸现。d. 青春期。少女在青春期的发育过程中偶尔会有一过性的喉结突出，如果没有其他异常体征，是属于正常的，对性征和发育不会有影响。④两性畸形：极个别的女性体内还有男性睾丸体存在，医学上称为两性畸形。这类患者的身体会有男性特征的表现，包括喉结过大。

**适应证**　①女性喉结增大：随着人们生活水平的提高，人们对自身外貌更加重视，女性喉结突出所表现出的男性化特征，影响了女性颈部的轮廓美观，失去了女性小巧柔和的曲线，甚至会影响到她们的自信和社会交往。女性在排除了内分泌因素引起的喉结增大症状之后，存在喉结突出影响外观并要求手术治疗的，都可以作为喉结成形术的手术适应证。②性别障碍：男性假两性畸形或易性癖患者，在行变性手术时一般需要对喉结进行缩小整形。

**手术方法**　患者仰卧，肩部垫高头向后仰，使喉结显露更加明显。切口设计在喉结上方颈部和颈部交界的横行皮肤皱褶线上，长约 3cm。喉结前方的组织结构为皮肤、皮下组织、颈阔肌及颈前筋膜。在局部浸润麻醉下，切开皮肤、皮下组织及颈阔肌，在颈阔肌深面潜行剥离至甲状软骨区，纵行切开白线，钝性分离直至暴露甲状软骨板，拉开两侧颈前肌，暴露喉结。沿喉结上方的切迹向下方纵行切开甲状软骨膜至甲状软骨板上下缘平面的中点，以骨膜剥离器向两侧剥离甲状软骨板外的软骨膜，根据喉结突出的程度设计切除范围（图），用尖刀纵行切透甲状软骨外板，但不可切开甲状软骨内膜。在软骨板内面，用脑膜剥离子仔细分离推开甲状软骨膜及舌骨甲状膜，注意剥离范围不得超过舌骨会厌韧带附着处，由外侧向中线将突出的甲状软骨板切除，尽量将突出的喉结修整平滑，使正中线两侧对称，避免出现第二喉结。此时需确认患者有无发音的异常。仔细止血后放置引流，依次缝合甲状软骨膜、颈前筋膜、皮下组织及皮肤。局部以厚敷料、绷带适度加压包扎，术后 1 天拔除引流，术后 1 周拆线。

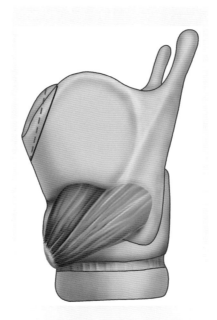

**图　喉结切除范围（斜线）**

**并发症及注意事项**　术后有可能出现以下并发症：①切口瘢痕：这是难以避免的，但颈部皮肤松弛，颈前筋膜组织疏松，移动性大，手术体位采用肩部垫高，头后仰，选用颈横纹做切口，术后瘢痕与颈横纹重叠，结合整形外科微创减张缝合技术，可以避免出现明显的瘢痕。②声音变化：声带附着于甲状软骨内侧，剥离甲状软骨内膜可引起声带的松弛，导致声音变粗和低沉。术中需要控制甲状软骨膜的剥离范围和甲状软骨的切除量，在剥离甲状软骨板内面时，不可损伤、切开甲状软骨内膜，不可超过甲状会厌韧带和声带的附着处。切除部分甲状软骨后，不可将两侧软骨板拉拢缝合，否则也会导致声带的松弛。术后声音嘶哑大多为暂时性，系创伤后声带水肿所致，需要注意无创操作以减轻对组织的损伤。术中还可以让患者配合发声，以确认有无声音的变化。③出血及血肿：术中如果损伤局部的血管并且止血不彻底，就可能在术后引起局部的血肿，严重的甚至压迫神经、气管，并引起通气障碍。所以，必须仔细操作和严格止血，避免损伤血管，并在关闭切口前确认已彻底止血。

（吴溯帆）

**jǐngbù tíshēngshù**

**颈部提升术**（neck lift）　各种使老年性松弛的颈部年轻化的治疗方法。

**应用解剖**　①解剖：颈部的上界为下颌下缘，下界为锁骨上区，两侧为斜方肌前缘。颈浅筋膜是面部表浅肌肉腱膜系统（SMAS）的延续，向下为颈阔肌与皮下致密结缔组织紧密相连。

面神经的下颌缘支沿着下颌下缘走行，并被颈阔肌肌纤维所覆盖，在面动脉前，下颌缘支位于下颌骨下缘之上，在颈部除皱手术时要注意保护。②老年颈部：颈部衰老的特征包括皮肤松弛下垂、颈阔肌松弛、颏下脂肪的堆积下垂、颈阔肌带的形成、下颌下腺及二腹肌的突出下垂等，形成典型的"火鸡脖"。颈部皮肤软组织的萎缩下垂使颈部出现皱纹，颈横纹和垂直颈阔肌带的出现是颈部老化的标志。

**适应证** 颈部提升的治疗方法很多，一般来说，轻中度的颈部松弛下垂通常选择非手术治疗，恢复快、效果维持时间稍短；而重度的松弛应选择手术治疗，效果明显，但恢复较慢，会遗留手术的痕迹。

**治疗方法** 颈部提升即通过各种手段使下垂的颈部皮肤及软组织上升，去除多余的皮肤和脂肪组织，改善颈部的松弛，恢复其紧致状态。治疗方法有非手术、微创手术、手术等，应按照症状的轻重，循序渐进地进行整形治疗。

**非手术治疗** ①肉毒素：肉毒素对于颈阔肌带的治疗效果确切，可以松弛其内部的颈阔肌，消除条索状的肌带。对于颈部横行的松弛皱纹效果较差，由于此皱纹的原因主要是皮肤松弛及皮下组织缺少。②皮肤充填剂：皮肤填充物可以消除颈部横行的松弛性皱纹。可以采用自体组织移植物（如自体脂肪、真皮颗粒等）和人工合成物（如透明质酸、胶原等）。③物理治疗：射频治疗是较好的非剥脱除皱方法，主要作用于真皮胶原组织，对表皮没有损伤，临床应用表明射频能有效地收紧皮肤软组织。剥脱性的激光治疗也可以起到收紧皮肤的作用，一般使用二氧化碳或饵激光进行治疗。④化学剥脱：可以在一定程度上使皮肤紧致，但要注意可能产生的剥脱后色素沉着。

**锯齿线治疗** 锯齿线埋没导引法属于微创手术，该方法操作简单、创伤小、手术时间短、术后恢复快、无手术瘢痕等优点，近年来被逐渐广泛应用。锯齿线的植入层次为真皮深层及皮下组织内，利用锯齿线上的密集倒刺和周围的组织形成牢固的牵拉，将锯齿线悬吊固定在相应的位置，从而达到提升的效果。该技术适用于皮肤中等松弛的患者，不适用于面部皮下脂肪组织量少或有皮肤病的患者。

**手术治疗** 是应用历史最为悠久的颈部提升方法，效果可靠，适用于大多数颈部松弛人群。根据颈部皮肤软组织的松弛度选择相应的手术方法：①对于皮肤弹性好，仅有脂肪堆积者，可行脂肪切除术、激光溶脂术或吸脂术。②对于皮肤有轻度松弛者，行外侧颈阔肌缝合推进术或折叠术，将内侧宽大的颈阔肌带切开离断，行颈阔肌外侧缝合。③对于中、重度皮肤松弛者，行外侧颈阔肌推进术或折叠术，采用颏下切开法将狭窄的颈阔肌带行肌肉内切开离断或折叠。颈部提升往往和面部提升同时进行，是协调整体年轻化手术的重要组成部分。

**并发症及注意事项** 各种提升方法均有可能产生不良反应及副作用。手术法的常见并发症有：①面神经下颌缘支、耳大神经损伤。面神经的下颌缘支、耳大神经均在颈阔肌深层走行，在颈部和下颌缘部位进行剥离时容易误伤。在皮肤与颈阔肌之间的层次进行剥离，可防止误伤神经，而下颌角部位没有颈阔肌覆盖，所以分离时须格外注意。②出血与血肿。颈部血管丰富、组织疏松、术后包扎不能过紧，所以是血肿的好发部位。应在术中彻底止血、术后留置引流条或负压吸引。

（吴溯帆）

**胸壁畸形**（chest wall deformity） 胸壁的骨骼或软组织畸形所致的胸廓外形及结构异常。胸壁的畸形除了影响外观之外，还会影响到心肺的正常生理功能。下文着重介绍胸壁的骨性畸形。常见的胸壁骨性畸形按照发病率的高低依次是：漏斗胸、鸡胸、胸骨裂开畸形，以漏斗胸最为常见，其发病率0.1%～0.3%，鸡胸的发病率是漏斗胸的1/10～1/5，两者均为男性多见，男女比例约4∶1。

**病因及发病机制** 一般认为和遗传及胚胎发育等因素有关。发病机制与骨骼生长有关，如胸前壁的肋软骨生长过快，挤压了胸骨，可造成胸壁向内凹（漏斗胸）或向外凸（鸡胸）的畸形；胸骨板在胚胎期未能融合而形成胸骨裂开畸形。

**分类** ①胸壁凹陷畸形：表现为胸骨体及其两侧的肋骨向内凹陷，一般以剑突处为甚。有些患者凹陷比较浅，范围较大，形如浅盘，这类凹陷对体形影响较小，但由于累及面积较大，所以对心肺功能影响较大，手术效果较差，一般不行手术治疗。而部分患者凹陷范围较小，凹陷较深，形如漏斗，称为漏斗胸，这种凹陷对体形和心理影响较大，但对功能影响较小，手术效果较好。②胸壁外凸畸形：表现为胸骨及两侧的肋软骨向外凸突畸形，突出的最高点为胸骨上部或胸骨剑突的交界处，这种突凸畸形又称鸡胸，可分为胸骨体和剑突处最突出的胸骨体型，以及胸骨柄处最突出的胸骨柄型。这类胸壁外凸畸形的患者，其胸廓的前后径较大，使肺部的弹性下降，可产生肺气肿。可以通过手术切除过长的肋软骨，矫正胸廓外形。③胸骨裂开畸形：胸骨是在胚胎9~10周时由左右胸骨板融合而成，如果因某种原因影响到融合过程，则会形成胸骨裂开畸形。依据裂开的部位不同，分为胸骨上裂（胸骨柄裂开）、胸骨下裂（胸骨下端裂开）、胸骨全裂三种。大多数胸骨裂开畸形都会合并有其他的先天性畸形如心脏异位等。

临床表现 ①胸廓畸形：几乎所有的胸壁畸形及缺损都会或多或少地改变胸廓的外形，造成胸廓的畸形。②心肺功能改变：由于胸廓的异常，可以影响到患者的心肺功能。胸壁凹陷畸形可导致患者心脏的压迫、活动时心悸、心脏杂音、肺活量下降等。患者可能会有体能下降、前胸压迫感等。③心理障碍：胸廓的外形异常可导致患者心理障碍，畏惧参加集体活动，产生自卑和孤独等异常心理。

诊断与鉴别诊断 胸壁骨性畸形的诊断比较容易，根据各个病种的不同外观，配合 X 线的影像学表现即可明确诊断。

治疗 对于影响身心健康的胸壁骨性畸形一般均需要通过手术进行治疗，可以修复外形和改善心肺功能，同时还能纠正患者的心理异常。通常需要在儿童期手术，胸骨裂开畸形需要出生后尽早手术。

(吴淞帆)

xiōngbì quēsǔn

## 胸壁缺损 （chest wall defect）

胸壁的软组织或骨性组织的缺损。胸壁由深部的骨组织和其浅层的软组织构成，胸壁的功能是保证胸腔的完整、维持胸腔内的密闭和负压、维护心肺的稳定环境。

病因及发病机制 胸壁缺损的病因较多，任何导致胸壁软组织及骨性组织缺失的原因都可引起胸壁的缺损，常见的病因有创伤、感染、肿瘤、放射等。胸壁常见的肿瘤是乳腺癌，乳腺癌手术后以及手术后放疗，均可引起胸壁组织的缺损。此外，胸壁是放射性肉瘤的常发部位，也是恶性肿瘤常见的远位转移部位。

分类 按病因分类，可以分为创伤性、肿瘤切除后、放射性、感染性等几种；按病损的面积可以分为小面积和大面积的胸壁缺损；按病损的深度可以分为软组织性的和全层的胸壁缺损。

临床表现 胸壁缺损主要表现为胸壁的皮肤、皮下组织、肌肉、骨骼的部分或全层缺失。胸壁缺损可以发生在胸壁的各个部位，其面积、深度以及病因也各有不同。严重的胸壁缺损可影响胸腔的完整性、密闭性以及稳定性，可以导致胸壁软化，影响正常的呼吸和循环功能，产生反常呼吸等。

诊断与鉴别诊断 胸壁缺损的临床表现显而易见，所以诊断比较明确。软组织的缺损肉眼即可判断，骨组织的缺损或坏死等需要通过放射线进行辅助诊断。对于病史复杂的胸壁缺损，有时需要从病因上进行明确和鉴别。如乳腺癌患者手术及放疗后的溃疡不愈合及胸壁组织缺损，其原因可能是癌组织的残留、放射治疗引起的组织萎缩、慢性感染及骨髓炎等，在治疗前需要进行鉴别诊断。

治疗 胸壁缺损的治疗是通过各种手段修复组织的缺损，恢复胸壁的完整性和稳定性。其方法有皮片移植、组织扩张术、皮瓣及肌皮瓣移植、游离皮瓣、大网膜瓣、骨移植、人工材料植入等。在条件许可的前提下，应该首选自体组织进行胸壁的重建，因为自体组织抗感染性好，不会产生排异反应。治疗方法取决于缺损的面积、部位和深度，小面积的缺损（如直径小于 5cm）可以对周围组织的潜行剥离后直接缝合，后胸壁的组织比较疏松，直径 10cm 的缺失也可以直接缝合。对于无法直接缝合修复的胸壁软组织缺损，有肌肉残留的非全层缺损可以采用皮肤移植或皮瓣进行修补，有骨暴露的缺损可以采用肌皮瓣修复。而大面积的、累及骨组织的胸壁缺损需要进行骨骼和软组织双重的修复重建。为了维持胸廓的稳定和完整，一般认为连续 3 根肋骨受损，就需要进行骨性结构的重建。临床可采用自体骨（如肋骨、腓骨、髂骨等）移植或人工材料［接骨板、金属网架、钢丝网、聚丙烯（Prolene）网片、骨水泥、有机玻璃、硅胶板等］对骨性胸廓进行重建，还可以配合使用阔筋膜或肌瓣以维持胸壁的稳定。目前也有探索使用组织工程化骨修复胸壁缺损，如果真正能够应用于临床，则可以代替其他的人工材料，成为首选的骨性胸廓重建的方法。胸壁修复的步骤是控制感染、局部创面的处理、广泛彻底的清创（去除坏死组织及无效腔）、修复胸腔的骨支架及骨连续性。

(吴淞帆)

lòudǒuxiōng

## 漏斗胸 （funnel chest）

以前胸壁向胸廓内凹陷成漏斗状为表现的先天性胸廓畸形。可压迫胸腔内的心肺等器官，影响呼吸和循环功能。是小儿外科的常见病，发病率可高达 3/1000。

**病因及发病机制** 发病原因不明，可能与遗传、早产、胚胎发育期的不良因素等有关。产生胸廓向内凹陷的机制是前胸壁中下部的肋骨及肋软骨生长过快，向中央挤压胸骨，使其向胸廓内凹陷，形成了漏斗状的畸形。此畸形可造成心脏受压移位、肺的扩张受限，严重影响患儿的心肺功能。

**分类** 按胸廓凹陷的形状不同，可以分为大而浅的浅碟形凹陷和小而深的漏斗形凹陷两种。评估漏斗胸凹陷程度的方法有：①漏斗指数（funnel index，FI）。FI =（a×b×c）/（A×B×C）。a：凹陷长轴；b：凹陷横轴；c：凹陷深度；A：胸骨长度；B：胸廓横径；C：胸骨角到椎体前缘最短距离。FI<0.2 为轻度；0.2<FI<0.3 为中度；FI>0.3 为重度漏斗胸。②Haller 指数（CT 指数）。CT 上的胸部最大内横径与漏斗最深点的前后深度的比值。正常人平均指数为 2.52，大于 3.25 即为严重病例，需要手术治疗。③漏斗的容量。仰卧时漏斗部的注水量也可以反应漏斗胸的严重程度，如注水量大于 200ml 就是重症漏斗胸。

**临床表现** 大多数患儿在 1 岁以内即出现异常，3 岁后症状明显，青春期由于骨骼的快速生长，凹陷会更加明显。查体可见胸骨中下段及与其相连的肋软骨向胸廓内凹陷，使前胸壁呈现漏斗状，后胸壁变平甚至向后凸出呈驼背状，腹部向外凸出，呈现出特有的凹胸圆背、垂肩凸肚、颈部前倾的体征。早期前胸壁的凹陷位于正中，以剑突与胸骨的交界处为最低点，随着年龄的增长，由于心脏的支撑，凹陷的中心会向右侧移位，胸骨向右旋转，并可出现脊柱的侧弯畸形。心脏受压后会向左移位。典型的症状有：①呼吸道症状：吸气时喘鸣音及胸骨凹陷、呼气量和通气量减少等呼吸道阻塞的症状，常发生上呼吸道和肺部感染。②心脏功能下降：活动后心悸气促，不能耐久运动，甚至发生心力衰竭。③全身状况：体形瘦弱以及活动减少，可合并肺发育不全、马方综合征（Marfan syndrome）、哮喘等。

**诊断与鉴别诊断** 根据典型的临床表现即可进行诊断。①胸部 X 线平片：可以见肋骨的后部平直，前部向前下方急倾斜下降，心影多向左侧胸腔移位，年龄较大的患者脊柱多有侧弯。侧位可见胸骨体明显向后弯曲。②胸部 CT：可清楚显示胸廓的凹陷畸形及心脏受压移位。③心电图：表现为 $V_1$ 的 P 波倒置或双向、右束支传导阻滞，心导管检查可显示舒张期斜坡和平台，与缩窄性心包炎表现相似。④心血管造影：可显示右心受压畸形和右室流出道受阻。

**治疗** 应该积极进行手术治疗，3 岁即可进行手术，14 岁后手术效果较差。①传统的手术：包括肋骨成形术、胸骨抬举术［拉维奇手术（Ravitch operation）］、胸骨肋骨抬高术、胸骨翻转术（包括和田法）等，均需要在胸部做纵向长切口，切断胸骨和肋骨，进行抬高或翻转，手术时间长、创伤大，术后可能出现感染、胸骨坏死等并发症，近年来已经少用。②尼斯手术（Nuss operation）：1998 年由尼斯（Nuss）首先报道，又名微创漏斗胸矫治术，在两侧胸壁做几个小切口，在胸腔镜辅助下置入特殊的拱形钢板，将凹陷的胸骨和肋软骨抬起，几年后取出钢板即可。此法不需切开胸壁肌肉、不需切断肋软骨及胸骨，具有切口小、时间短、创伤小、恢复快等特点，是目前首选的手术方法。

（吴湖帆）

rǔfáng guòxiǎo

**乳房过小**（micromastia） 成年女性乳房体积小于正常水平，使得胸部平坦，妨碍女性形体美，甚至影响正常哺乳功能为特征的乳房发育异常。又称小乳症。正常乳房体积有很大差异，除个体因素外，还和测量方法有关。乳房体积的测量目前常用的有经验公式法和阿基米德原理测量法。经验公式是通过测量乳房的高度、基底直径及其他参考值，然后通过公式计算乳房体积的方法。部分学者利用盛满水的容器，将乳房置入容器内，测量溢出水的体积，即为乳房的体积，也就是阿基米德原理测量法。国内外学者通过大量人群的测量后得出了女性单侧乳房的平均体积，其中韦斯特赖歇（Westreich）等学者的结果为 283±67ml，乔群等得出的结果为 325.36±12.66ml。因此，目前公认的正常单侧乳房体积为 250~350ml。通常认为，单侧乳房体积小于 200ml 者为乳房过小。乳房体积是否偏小需要结合体型来综合判断，身材高大及体形肥胖者乳房体积需要稍微偏大才能与身体相称，反之亦然。

**解剖特点** 乳房表面由皮肤及皮下组织覆盖，乳房皮肤较相邻部位的皮肤较薄，尤其是乳头乳晕周围最为菲薄，但乳房的皮下组织十分丰富。乳头乳晕位于乳房最前方的中心部位，正常乳晕的直径为 3~5cm，乳头的直径为 6~8mm，高度为 7~9mm。乳腺位于胸壁浅筋膜内，即胸浅筋膜浅层及深层之间，被皮下脂肪中的纤维间隔分为 15~20 个乳腺叶，每个腺叶都由数目众多的乳腺小叶组成。乳汁通过输乳管从乳腺叶经乳头排除。乳腺大部分位于胸大肌表面，外下方则位于腹直肌及前锯肌表面。乳腺周围结缔组织发出纤维束，浅面固定于真皮下，深面连接胸浅筋膜深层，将乳房固定于皮肤及胸肌之间，称为乳房悬韧带（Cooper 韧带）。乳腺与胸肌筋膜之间存在一个疏松的纤维结缔组织腔隙，称为乳房后间隙，此腔隙血管分布少，易于分离，是隆乳术时放置假体的重要部位。但乳房的一些重要供血动脉及感觉神经从胸肌穿出后经由此腔隙进入腺体，主要位于腋前线及胸骨线等远离乳房中心的位置，因此术中分离腔隙时应注意保护这些结构，以免引起大量出血，或是损伤神经导致乳头乳晕感觉减退。胸筋膜即胸深筋膜，也分为浅层及深层。浅层位于胸大肌和前锯肌表面，其中胸大肌表面的为胸肌筋膜。深层位于胸大肌深面，与胸肌筋膜共同包裹胸大肌。并形成胸肌筋膜下间隙及胸大肌后间隙。乳房后间隙因具有组织结构疏松，易于分离，血管分布少等特点，成为隆乳术最常选择的分离部位。特别是在自体脂肪移植及其他自体组织移植隆乳术时，移植物很容易进入腔隙，而且分布十分均匀，移植物与自体组织接触面积大，术后很少形成血肿，易于成活。假体隆乳术时，对于腺体有一定厚度，或是伴有乳房下垂的患者，乳房后间隙也是假体植入的首选部位。胸大肌下间隙是假体隆乳术时假体植入的重要部位，表面的胸大肌增加了假体表面软组织厚度，使假体不易触及，部分研究报道该间隙内植入假体可减少术后包膜挛缩的发生率，选择腋窝切口从胸大肌外缘进入胸大肌后间隙，分离容易，切口隐蔽，为较多年轻女性所接受。胸肌筋膜下隆乳是近年来的一个新的概念，可通过腋窝切口或者乳晕切口进入该间隙，可减少假体与腺体的接触，降低亚临床感染的概率及术后包膜挛缩发生率，是乳房后间隙假体植入隆乳术的一个改进。

**病因及发病机制**　女性乳房的发育始于青春期，是女性重要的第二性征，受垂体性腺轴的影响。垂体前叶分泌促性腺激素，作用于肾上腺皮质及卵巢，在其合成并分泌的雌激素、孕激素及其他相关因子的共同作用下乳腺实质逐渐生长并增大，青春期后乳房的发育暂时停止。在受孕后，女性乳房会在以孕激素为主的激素刺激下再次生长，并开始分泌乳汁，为哺乳做准备。哺乳后孕激素等刺激因素的作用明显减弱，而泌乳素的作用为主。停止哺乳后乳房开始萎缩，并出现下垂。随着年龄的增长，雌激素的分泌逐渐减少，特别是绝经期后，雌激素的水平急剧下降，乳房的萎缩更为明显，并伴有严重的皮肤松弛和乳房下垂。

女性乳房的体积和外形受很多因素的影响。乳房过小常见的原因为青春期乳房发育不良，其他原因包括哺乳后或绝经后乳房萎缩、先天性乳房畸形等。青春期乳房发育不良主要是垂体性腺轴功能的异常，导致雌激素及其他刺激乳腺发育的激素水平异常，进而影响乳腺的发育。内分泌功能的影响则与自身因素及外界因素有关，如先天性的垂体及肾上腺皮质功能异常等可直接影响激素的合成与分泌，而外界因素所引起的应激反应同样可影响垂体性腺轴的功能。

激素除了影响乳腺的发育外，同样也是维持乳腺组织量并不断更新组织的重要因素。自发性的乳房萎缩包括哺乳后及绝经后乳房萎缩，两者都是因为体内雌激素及孕激素水平的变化而导致的乳房萎缩。妊娠期间女性体内的激素变化较大，开始孕激素发挥主导作用，同时还有催乳素及泌乳素的共同作用，乳腺组织开始增生并为哺乳做准备。但分娩及哺乳期后，女性体内的激素水平又慢慢恢复至孕前水平，孕激素及相关激素的作用减弱，于是原来增生的腺体组织开始萎缩至增生前水平，由于妊娠及哺乳期乳房体积变化较大，乳房皮下及腺体间质内脂肪及纤维结缔组织部分萎缩，此时很难完全恢复到之前水平，部分女性甚至较之前出现明显的乳房萎缩。随着年龄的增长，卵巢的功能开始减退，雌激素的分泌亦渐渐减少，乳房腺体组织在激素作用减弱的情况下，细胞的衰老较生成快，因此组织的自我更新能力变弱，腺体实质的量开始减少，绝经后乳房腺体的萎缩更是加快。同时乳房的皮下及腺体内脂肪组织的量也随年龄增大而减少，在两种因素的共同作用下，乳房的萎缩明显加剧。

乳房过小还出现在一些先天性疾病中，如原发性卵巢发育不全、垂体前叶功能减退、两性畸形等。这些疾病因为先天性异常影响垂体性腺轴的功能，激素的异常是导致乳房过小的直接原因。

除了上述原因外，乳房的体

积还受人种、遗传及个人因素的影响。白种及黑种人乳房的体积普遍偏大，黄种人乳房过小的比例较大，东方人乳房过小的发生率亦高于西方人，与饮食结构的关系也不可忽略。相同人种中，女性乳房体积的差异较大，这与家族遗传性也有不可分割的关系。肥胖的人乳房体积普遍偏大，运动也对乳房的发育有一定影响。

**治疗**　判断乳房过小的真正原因是选择合理的治疗方案的必要前提。对于青春期乳房发育不良的患者，可选择隆乳术重塑其形体美，对于尚未哺乳的女性，应尽可能选择不破坏腺体组织的手术方式。哺乳后或绝经后乳房萎缩者，一般都伴有不同程度的乳房下垂，因此可选择将假体置入腺体后，为了便于手术操作，术中可通过乳晕切口直接进入乳房后间隙。先天性缺陷导致的乳房过小，可以根据其具体病因所在，选择激素替代治疗，部分患者可通过治疗使乳房体积增大，对于药物及其他非手术治疗无效的患者，可选择手术治疗。乳房过小是整形外科十分常见的疾病之一，隆乳术也是目前应用十分广泛的治疗方法，但在手术方式及材料的选择方面仍然需要对疾病本身有较为深入的了解，才能选择最为合理的治疗手段，并达到最好的治疗效果。

（乔　群）

lóngrǔshù

# 隆乳术 （augmentation mammaplasty）

通过植入自体组织或人工材料，增大乳房体积，使乳房形态与体型相称，并恢复女性形体美的手术。乳房是女性形体美的重要影响因素，丰满的乳房可充分显示女性特有的曲线美。随着人们生活水平的不断提高，要求改善乳房形态并恢复形体美的人越来越多，而东方女性乳房体积普遍偏小，因此，隆乳术在中国越来越普遍，已成为最常见的美容手术之一。

**适应证**　隆乳术主要适用于乳房体积过小的成年女性，包括青春期乳房发育不良、乳房不对称、先天性乳房畸形、哺乳后及绝经后乳房萎缩和部分轻度乳房下垂患者。两性畸形及易性癖患者在进行性别重塑时也可行隆乳术。

**禁忌证**　对于乳房局部及全身其他部位有明显感染灶时，需待感染控制 1 个月以后再行隆乳术。乳腺癌术后存在复发或转移倾向者为手术禁忌，需待病情稳定 3 年以上方可考虑手术。其他禁忌证包括瘢痕体质者、要求过高不切实际者心理准备不充分者及精神异常者等。

**手术原理**　隆乳术是结合乳房的解剖特点，将自体组织或人工材料植入乳房周围相应的腔隙内，增加乳房的体积，并改善乳房的形态。乳房由表面的皮肤及皮下组织、乳头乳晕、腺体及胸壁的相关结构组成，除胸廓的骨性结构外，其他肌肉、腺体及皮肤皮下组织都具有较好的弹性，在植入自体组织及人工材料后，不需要通过其他途径修复表面软组织的缺损，因此只要选择合适的植入物及并植入相应的位置，即可获得即刻满意的效果。乳房表面由皮肤及皮下组织覆盖，乳腺位于胸壁浅筋膜内，即胸浅筋膜浅层及深层之间，被皮下脂肪中的纤维间隔分为 15～20 个乳腺叶，每个腺叶都由数目众多的乳腺小叶组成。乳汁通过输乳管从乳腺叶经乳头排除。乳腺大部分位于胸大肌表面，外下方则位于腹直肌及前锯肌表面。乳腺周围结缔组织发出纤维束，浅面固定于真皮下，深面连接胸浅筋膜深层，将乳房固定于皮肤及胸肌之间，称为乳房悬韧带（Cooper 韧带）。乳腺与胸肌筋膜之间存在一个疏松的纤维结缔组织腔隙，称为乳房后间隙，此腔隙血管分布少，易于分离，是隆乳术时放置假体的重要部位。但乳房的一些重要供血动脉及感觉神经从胸肌穿出后经由此腔隙进入腺体，主要位于腋前线及胸骨线等远离乳房中心的位置，因此术中分离腔隙时应注意保护这些结构，以免引起大量出血，或是损伤神经导致乳头乳晕感觉减退。胸筋膜即胸深筋膜，也分为浅层及深层。浅层位于胸大肌和前锯肌表面，其中胸大肌表面的为胸肌筋膜。深层位于胸大肌深面，与胸肌筋膜共同包裹胸大肌，并形成胸肌筋膜下间隙及胸大肌后间隙。因此隆乳术中自体组织或人工材料植入的位置可位于乳房皮下、乳房后间隙、胸大肌后间隙及胸肌筋膜下间隙（图）。

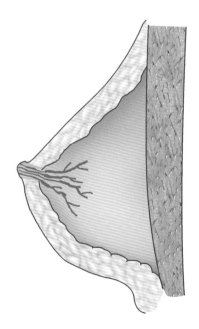

**图　乳房周围的间隙**

**手术方法** 根据隆乳材料的不同，隆乳术可分为自体组织隆乳和假体植入隆乳两种。手术可在全麻或局麻下进行，通过选择合适的切口，将一定量的自体组织或假体植入相应部位，术中调整好乳房的形态，手术操作即完成。

**植入材料的分类及选择** 隆乳术的植入材料分自体组织和人工材料两种，自体组织包括自体颗粒脂肪、真皮脂肪瓣、肌肉及筋膜瓣等。其中真皮脂肪瓣、肌肉及筋膜瓣等自体组织因供区损伤大、术后瘢痕明显且并发症较多，目前已很少使用，在此不再介绍。自体颗粒脂肪移植因具有创伤小、术后无瘢痕等优点，已成为自体组织隆乳的最佳选择，但其适应证相对较少。目前使用最广泛的人工材料为硅凝胶假体，假体的形状分圆形及水滴形两种。根据包囊结构的不同可分为单囊型、多腔型、双层囊膜型以及聚氨酯包被的假体等，根据包囊表面的质地可分为光面和毛面假体。包囊主要作用是防止内容物的渗漏，除此之外还要尽可能地减少假体表面包膜的形成，以保持假体的柔软及舒适度。另外还有一种为充注式假体，包括硅胶及盐水充注假体两种，假体植入后再充入其内容，因此具有切口小的优势，特别是盐水充注式假体，由于假体内容物与体液达到等渗平衡，不会出现渗漏及体积变化，术后效果持久。术前应结合患者的具体情况及个人要求，选择合适的植入材料。对于要求行脂肪颗粒注射隆乳的患者，需评估其乳房的条件，如果腺体量太少，则不太适合该术式。另外，每次注射脂肪的量应该限制，可适量多次注射，不可一味追求过多的量，否则容易出现脂肪液化坏死等并发症。硅凝胶假体尽管存在一些缺陷，但其在使用人工材料时目前仍然是首选，解剖型假体可获得较好的外形，但假体硬度稍大，表面组织过于菲薄时容易触摸到假体。

**手术入路及切口选择** 自体颗粒脂肪注射隆乳术供区的手术入路及切口选择同脂肪抽吸术，受区则一般选择经乳房下皱襞注射。假体植入常用的手术入路包括腋窝、乳晕及乳房下皱襞。腋窝入路一般选择经腋窝皱襞切口，术后瘢痕可隐藏在腋窝内，切开后直达胸大肌外缘，打开胸肌筋膜可分别进入胸肌后间隙及胸肌筋膜下间隙。乳晕入路一般选择乳晕外缘切口，以乳晕下缘半环形切口最为常用，经该入路经乳腺组织到达乳房后间隙及胸肌表面，乳晕与皮肤交界处瘢痕也不明显。乳房下皱襞入路可直达乳腺后间隙及胸大肌表面，是十分直观的手术入路，但东方女性大多无法接受手术后瘢痕，在中国该入路应用得相对较少。

**植入平面的选择** 乳房后间隙因具有组织结构疏松，易于分离，血管分布少等特点，成为隆乳术最常选择的假体植入部位。特别是在自体脂肪移植及其他自体组织移植隆乳时，移植物很容易进入腔隙，而且分布十分均匀，移植物与自体组织接触面积大，术后很少形成血肿，易于成活。假体植入在乳房后间隙，随着腺体组织的萎缩及下垂，假体会随之下降，腺体与假体的移动几乎是同步的，不会使假轮廓体显现出来，避免"双泡畸形"的出现。假体隆乳术时，对于腺体有一定厚度，或是伴有乳房下垂的患者，乳房后间隙是假体植入的首选部位。胸大肌下间隙是假体隆乳术时假体植入的重要部位，表面的胸大肌增加了假体表面软组织的厚度，使假体不易触及，部分研究报道该间隙内植入假体可减少术后包膜挛缩的发生率，选择腋窝切口从胸大肌外缘进入胸大肌后间隙，分离容易，切口隐蔽，被较多年轻女性所接受。在胸肌下分离时，离断下方及外侧的胸大肌起点，并穿破胸肌筋膜到达腺体后方，将胸肌后假体的下端插入乳房后间隙，即为双平面隆乳术。胸肌筋膜下隆乳是近年来的一个新的概念，可通过腋窝切口或者乳晕切口进入该间隙，可减少假体与腺体的接触，降低亚临床感染的概率及术后包膜挛缩发生率，是乳房后间隙假体植入隆乳术的一个改进。

**引流** 除自体颗粒脂肪注射隆乳术外，其他手术方式都应该放置引流，引流管一般接负压，引流管放置3~5天，直至引流液清亮，且单侧每天引流量少于20ml时可拔除引流管。

**并发症及注意事项** 隆乳术术后的并发症相对较多，但只要做到规范的手术操作和及时的术后处理，绝大部分都可以获得满意的效果。常见近期并发症包括血肿、血清肿、感染、假体移位等，术后需加压包扎术区，观察引流量及颜色，怀疑引流管堵塞时要及时调整引流管直至通畅，适时拔除引流管，并预防性应用抗生素，发现假体移位后及时加压调整假体位置。远期并发症主要有包膜挛缩，假体渗漏或破裂，切口瘢痕过于明显等。术后及时充分的引流对于包膜挛缩的预防至关重要，血凝块的机化可增加包膜挛缩的概率。同时应有效预防亚临床感染的发生，假体在植入前其表面应使用抗生素浸泡，切口处要严格消毒，因腺体中有乳汁成分及细菌生存，应尽量避免经过剖开的腺体组织植入假体。术后按摩也是预防包膜挛缩的有效方法，对于有可能出现包膜挛缩的患者应尽早进行乳房按摩。隆乳术手术入路的选择较为严格，术后瘢痕一般不太明显，对于部分瘢痕过于明显的患者可行瘢痕切除整形。假体的渗漏和破裂大多和假体质量及手术操作有关，一旦出现应及时取出假体，反复冲洗假体所在腔隙，尽可能剥除假体包膜，待术区恢复后可考虑再次植入假体。

（乔　群）

zhīfáng yízhí lóngrǔshù

## 脂肪移植隆乳术 （fat grafting augmentation mammaplasty）

通过脂肪抽吸的方式从供区获得颗粒脂肪，并通过纯化及相关处理后以注射的方式植入乳房后间隙或乳房皮下组织内，达到增加乳房体积并恢复乳房形态目的的手术。脂肪组织是正常乳房的重要组成部分，在皮下组织及腺体间质内，脂肪组织都占了很大的比例，因此，自体脂肪移植隆乳术后乳房的质地与正常乳房最为接近，而且自体组织的相容性较人工材料好，手术安全性较高。脂肪组织分布于人体全身的皮下，特别是女性，皮下脂肪的量很丰富，脂肪组织的获取也十分方便，因此，脂肪组织成为自体组织隆乳的首选。

**适应证**　脂肪移植隆乳适用于乳房体积过小，需要增加的乳房组织量不多，拒绝接受假体隆乳术的成年女性，包括青春期乳房发育不良、乳房不对称、先天性乳房畸形、哺乳后及绝经后乳房萎缩、部分轻度乳房下垂患者、两性畸形及易性癖欲进行性别重

塑的患者。可单独应用或与假体植入术联合应用。

**禁忌证**　对于乳房体积过小，要求增加的乳房组织量过多的患者不适合行脂肪注射隆乳术，其他禁忌证与隆乳术相同。

**手术原理**　脂肪组织可以通过两种方式进行游离移植，一种是筋膜脂肪瓣移植；另一种即颗粒脂肪移植。前者移植到受区时必须通过切口植入相应部位，但颗粒脂肪移植可通过注射的方式实现，具有创伤小，且术后不遗留瘢痕等优点，自体颗粒脂肪移植填充面部及身体其他部位的凹陷性畸形，在临床上已经有了十分广泛的应用。脂肪组织经过抽吸后部分脂肪细胞已经破坏，但大部分脂肪细胞得以健存，它们以脂肪颗粒的形式存在，这些细胞都具有生物活性，通过纯化及相关程序的处理后，可即刻植入体内，通过血清营养的方式成活下来，并逐渐建立血供达到长期存活。脂肪移植后组织成活的理论目前主要有两种学说，分别是诺伊霍夫（Neuhof）在1923提出的宿主细胞代替论和皮尔（Peer）在1956年提出的细胞存活理论。前者认为脂肪细胞植入体内后并不会存活，宿主间质内的其他细胞吞噬并降解脂肪细胞后可变成新的脂肪细胞，并得以保留成为新的脂肪组织；后者则认为脂肪细胞进入宿主的细胞并不能取代移植的脂肪细胞，成活的脂肪组织即有移植的脂肪细胞组成。近年来随着研究的深入和前脂肪细胞理论的提出，以及脂肪干细胞的研究的发展，移植脂肪细胞存活论受到更多的支持。脂肪组织移植后的成活率在不同部位变化较大，影响脂肪组织成活的因素也很多，主要包括脂肪组织的纯

度及活力、供区的血供条件、移植物的量及受区的有效接触面积、血液循环的建立、全身营养状况、脂肪组织的获取方法、移植时的注射方式及感染等。脂肪组织通过注射的方式达到乳房后间隙或乳房皮下组织内后，在其周围都有较丰富的血管床分布，特别是乳房后间隙，尽管穿过该间隙的血管很少，但其胸肌表面及腺体后方都有较为丰富的血管网，足以满足脂肪组织成活的要求。在上述两个部位进行脂肪移植后，成活的脂肪组织成为乳房的重要组成部分，可达到以自体组织增加乳房体积并恢复乳房形态的目的。

**手术方法**　脂肪移植隆乳术分两个术区进行。供区即获取脂肪的部位，一般选择大腿、腹部和腰部，上述部位脂肪组织分布十分丰富，可获取的组织量充足，同时可改善供区的体型，达到塑身的目的。大腿的脂肪组织移植后的成活率较腹部及腰部高，可优先选择。脂肪抽吸完成后通过静置及反复清洗并去除液体成分，即获得可供移植的脂肪组织。受区是接受脂肪组织移植物的区域，及乳房后间隙或者乳房皮下组织内，将这些脂肪组织通过注射的方式移植到相应部位，即刻达到增加乳房体积并恢复其形态的目的。

脂肪组织的获取　①供区的选择：脂肪组织通过脂肪抽吸的方式获取。供区的选择一般为大腿，根据患者体型及大腿脂肪分布的特点，可选择大腿内侧或外侧进行抽吸。若大腿已经接受过脂肪抽吸，可获取的脂肪组织的量不足以满足移植的需要时，可选择腹部及腰部作为供区。②脂肪的抽吸：标记出需要抽吸的范围，术区行肿胀麻醉，选择合适

的进针部位，切开进针处皮肤，即刻开始抽吸。抽吸时应选择直径较小的抽脂针，一般为 2～3mm，前端应为钝头，负压压力一般控制在 60kPa 左右，临床上使用的 20ml 一次性注射器可达到的负压较为合适。通过皮下隧道，呈扇形往返抽吸，并及时更换注射器。③脂肪颗粒的纯化：将获得的脂肪抽吸液静置分层，去除下方的液体成分后再抽取生理盐水清洗并静置，如此反复直至下方液体变得清亮为止，去除液体成分，挑出脂肪组织内的纤维索条，剩余部分即为纯化后的脂肪组织。④供区的处理：脂肪抽吸完成后，供区直接加压包扎。在患者没有事先要求行供区脂肪抽吸塑形的情况下，脂肪组织获取的量不可过多，否则容易造成局部的凹陷或者患者的不满意，同时也减少了下次可供移植的脂肪组织量，为后期的手术带来不必要的影响。

脂肪颗粒的移植　脂肪颗粒的移植采用注射的方式进行，进针点一般选择在乳房下皱襞，进针处行局部浸润麻醉，其余部位不需麻醉。①注射方式及特点：注射针管的直径一般应与抽吸时相匹配或稍粗，压力为 30kPa 左右，针管太细或压力过大都会导致脂肪细胞的破坏，影响移植后的成活率。注射应缓慢而均匀进行，通过多个隧道跳跃式注射。移植的脂肪组织的分布一定要均匀，脂肪组织早期的存活主要靠血浆营养，因此移植的脂肪组织的厚度如果太大，中心部位的脂肪细胞就无法获得足够的营养，容易导致缺血坏死，出现脂肪液化并形成硬结。脂肪可注射在乳房后间隙，也可位于乳房皮肤的皮下组织内（图）。②移植脂肪组

织的量：脂肪颗粒周围血清可营养 1.5mm 厚的游离脂肪，位于乳房后间隙或者皮下组织内的游离脂肪厚度大于 3mm 时即可发生中心坏死，因此每次注射脂肪组织的量不可过多，一般为每侧 60～100ml，若皮下组织内也行广泛注射时，移植量可酌情增加。③注射后处理：脂肪组织移植到乳房后，其分布仍然不均匀，局部可以触及到硬结，需通过局部按摩的方式使其均匀分布，按摩时动作要轻柔，直至硬结全部消失为止，不可用力过猛，否则可导致脂肪组织向周围分布，影响手术效果。注射进针处用无菌纱布包扎，其余部位不用特殊处理。④脂肪组织的成活及后期处理：移植的脂肪组织将会有部分被吸收，移植的成活率变化也较大，若能达到 60% 左右的成活率已经较为理想，因此，患者往往需要行多次手术才能获得满意的效果。两次手术间的间隔一般为 2～3 个月，如此反复进行，直至患者满意为止。对于多次注射仍未取得满意效果的患者，可考虑行假体植入。

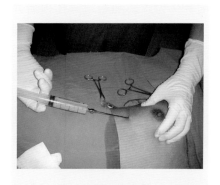

图　脂肪移植隆乳术

**并发症及注意事项**　与假体相比，脂肪移植隆乳使用的是自体组织，不会出现排异反应，可避免假体相关的并发症，隆起乳

房的质地与性质与真实的乳房也更为接近。尽管如此，脂肪移植隆乳术出现并发症的情况也十分常见，操作过程中任何环节的失误都可能导致并发症的发生。其中最常见的并发症为脂肪液化伴硬结形成，严重者甚至出现感染，患者乳房内可触及明显的硬结，严重影响乳房的质地及手感，位于皮下的脂肪发生液化时可导致其表面皮肤坏死。避免脂肪液化最关键的问题在于注射脂肪的量，只要将注射量控制在合理范围内，同时严格按照要求进行操作，完全可以避免脂肪液化的出现。乳房内的硬结还存在另一种情况，即误将脂肪注射入腺体内，因此术中一定要把握好注射的层次。脂肪组织的成活率直接影响术后的效果，在影响脂肪成活的因素中，可控制的部分是人为因素，其中包括脂肪获取过程中对脂肪活力的保护、注射方式及供区的选择等。大腿皮下脂肪脂蛋白酶相对较高，可提高脂肪存活率，应为首选的供区。脂肪抽吸及注射时针管直径及压力的选择也十分重要，脂肪颗粒过大则不易存活，注射时管腔直径过小会破坏脂肪细胞，高负压时脂肪细胞的成活率明显降低，压力对脂肪细胞的破坏也十分重要。供区的并发症与脂肪抽吸相同，因为抽吸的脂肪组织量相对较小，常见的情况主要包括血肿、血清肿、局部不平整等，前者可通过加压包扎来预防，后者则在于术中操作技术的规范与否，都是可以避免和处理的情况。脂肪移植是整形外科最常用的手段之一，尽管存在较高的吸收率，但正确而合理地应用脂肪进行隆乳，仍然可以获得满意效果。

（乔　群）

*rǔfáng jiǎtǐ zhìrù lóngrǔshù*

## 乳房假体置入隆乳术 （breast implant augmentation mammaplasty）

根据患者的具体情况选择合适的假体材料、手术切口、假体置入层次等，以获得两侧对称、形态自然并富于美感、质地柔软的增大乳房，乳房的隆起程度既要与患者的体型相配，又要与患者对乳房大小的愿望接近的手术。根据切口的位置，假体隆乳术可分为乳房下皱襞切口、乳晕切口和腋窝切口。根据假体放置位置的不同，分为胸大肌下、乳腺下以及双平面等层次。

**适应证** 原发性乳腺发育不良，胸部平坦；青春发育期前由于乳腺组织病变（如感染、外伤）导致的乳房发育不良或不发育；妊娠哺乳后自发性乳房萎缩；乳房良性肿瘤经过保留乳头乳晕的单纯乳腺切除手术后要求隆乳；乳房两侧大小不对称需要通过隆乳术矫正；乳房下垂在行下垂矫正时还有增大乳房体积的愿望。

**禁忌证** 乳房组织的炎症或其他地方有明显感染病灶需待炎症完全控制后才可以手术；身体条件不适合手术者，如有其他系统的疾病不能耐受麻醉及手术者；患者心理障碍，对手术期望过高者。

**手术方法** 包括以下几种。

**乳腺下皱襞切口隆乳术** 是最早的隆乳术切口，可在直视下进行手术操作方便，但切口瘢痕较为明显。术前患者取立位或坐位，切口设计在乳腺下皱襞以下2cm，并在乳头下垂直线偏外侧处，切口为弧形，长2~4cm；剥离范围：上界达第2肋水平，下界为第6肋，内界至胸骨旁线，外界达腋前线。手术步骤：患者平卧位，双上肢固定；采取全麻或肋间神经阻滞麻醉结合局部浸润麻醉；切开皮肤、皮下组织、达深筋膜层，用手指深入深筋膜下向上做钝性分离以暴露胸大肌外下缘，由此处进入胸大肌后间隙，腔内彻底止血；如假体置入平面在乳腺下，用手指联合剥离子在乳腺组织与胸大肌筋膜间向上及内、外做潜行分离；将假体置入剥离好的腔隙内，手法同腋窝切口法；分层缝合，必要时放置引流。术后4~7天开始自下而上按摩双侧乳房，每天2次，坚持半年以上。

**腋窝切口隆乳术** 常用腋窝中间横皱襞切口，该方法手术切口最为隐蔽，易分离间隙，且不损伤乳腺组织。需借助U形或L形剥离铲。术前患者取立位或坐位，在胸部皮肤上标记剥离范围，上界不超过第2肋间，下界达乳房下皱襞以下1~1.5cm处，内界达胸骨旁线，外界达腋前线。手术步骤：患者平卧位，双上肢外展70°固定在托板上；采取全身麻醉或肋间神经阻滞结合局部浸润麻醉；沿腋窝中间条横皱襞做2~4cm切口，切开皮肤及皮下组织；双手示指向腋前线方向钝性分离以暴露胸大肌外缘后方筋膜，紧贴胸大肌后边缘打开该筋膜，找到胸大肌后间隙，用剥离铲在胸大肌后按照设计的剥离范围进行剥离，剥离时无需止血；用鹅颈拉钩置入剥离好的腔穴内将胸大肌提起以充分暴露腔隙，通过正确的手法将假体由切口送入腔内（先将假体部分置入腔内，术者一只手挡住假体，一只手持续推挤假体，使之流入已置入腔内的假体一端，反复推挤后假体可完全进入腔内）；自腋窝切口放置引流管后用可吸收线皮内缝合切口。术后48~72小时更换敷料，若24小时内单侧引流量小于30ml

则可拔除引流管。可于乳房上缘佩戴宽弹力胶带压迫3~4周以防假体上移，嘱患者术后1~2个月内减少上肢活动，穿戴合适的乳罩并且每天按摩乳房预防包膜挛缩。

**乳晕切口隆乳术** 由于乳晕部皮肤深暗，故切口较为不明显，且手术切口距胸大肌后间隙最难剥离处很接近，因为无需借助特殊器械即可完成胸大肌后间隙的充分剥离。但乳腺组织及乳房的感觉神经易被损伤，且当乳晕环直径小于2cm时，置入硅凝胶假体困难较大。术前患者取立位或坐位，切口设计在乳晕下方或上方的乳晕外侧缘处，呈半圆形，设计的剥离范围同乳腺下皱襞入路法。手术步骤：①切开腺体组织的乳晕隆乳术：即瑞斯（Rees）法。患者取平卧位，双上肢固定；采用全麻或肋间神经阻滞结合局部浸润麻醉；切开皮肤、皮下组织，暴露白色的乳腺包膜后，切开包膜和乳腺组织直达深处的胸肌筋膜；平行于胸大肌纤维的走向切开筋膜，钝性分离至胸大肌后间隙；按照设计的范围分离出胸大肌后间隙，用手指或长剪钝性剥离；充分暴露分离的腔隙，在直视下用双极电凝彻底止血；按照一定手法将假体置入剥离好的腔隙内；按肌肉、筋膜、腺体、皮肤的顺序分层缝合关闭切口。②不损伤腺体组织的乳晕隆乳术：体位及麻醉方式同前法；切开暴露白色的乳腺包膜后，用组织剪沿乳腺与皮下脂肪组织间行锐性分离，至乳房的外下象限区域，暴露胸大肌肌膜；如置入层次为乳腺下，则沿胸大肌肌膜分离至乳腺下，如置入层次为胸大肌下，则沿胸大肌筋膜寻找胸大肌外缘，沿外缘用手指摸索胸大肌后间隙，并完成腔隙的剥离；直视下充分电凝止血；假体置入方式及切口缝合方式同前法。

**并发症及注意事项** 包括早期并发症和晚期并发症。

**早期并发症** ①血肿：术后患者如诉乳房剧痛、胀感，触之硬肿，张力大，引流量较多并且不随及时更换敷料而减少时需要拆开胸带检查。原因有剥离腔穴的层次不清、剥离时使用了锐器或动作粗暴损伤血管、止血不彻底、患者凝血功能异常。处理方法是在无菌操作下取出乳房假体，清除凝血块、充分止血后再次将假体置入。②感染：术后数周、数月或多年后乳房区出现疼痛，检查局部皮肤发红、乳房肿胀、体温高于38℃，血常规显示白细胞总数和分类增高，则表明有感染存在。原因有术前假体消毒不严格、手术器具及手术室内空气消毒不彻底、术者未严格遵循无菌操作、患者免疫力低下等。处理方法是一旦发生感染应将乳房假体取出，腔穴彻底冲洗，放置引流并手术后给予全身大量抗生素控制感染。若患者要求假体再置入需待感染控制后3~6个月后进行。③假体位置异常或形态不美：如在胸大肌下放置假体，由于肌肉收缩运动易导致假体上移或偏向两侧，尤其见于假体经腋窝入路进入胸大肌下隆乳术，因手术操作由上向下剥离而增加了假体上移的机会。常见的几种表现为：乳房位置过高；乳房分别向两侧张开；乳房外下部凹陷或内下部凹陷；假体向下异位下垂。处理方法为，早期可以通过外部加压包扎等治疗，不能改善者有必要二次手术，取出乳房假体后，重新剥离腔穴，也可不取出乳房假体进行剥离，但操作应更加仔细，防止损坏乳房假体。④气胸

或脓胸：十分少见。多是由于手术操作粗暴，使肋间胸膜破裂造成气胸、血气胸或脓胸等并发症。当手术中或手术后患者突然出现呼吸困难、胸闷等症状时应立即停止手术检查。及时发现胸腔破裂并给予修补、胸腔穿刺排气或安置闭式引流。⑤乳头乳晕区感觉障碍：多是由于术中支配乳头乳晕区的皮神经受损，或因假体置入后局部牵拉神经所致。表现为隆乳术后乳头乳晕区感觉减退或消失，严重者乳头不能勃起。神经损伤不完全者，手术后感觉可逐渐恢复正常，有个别患者手术后有乳头乳晕区感觉过敏、触痛，此亦为神经受损的表现，一般可于手术后数月内恢复。

**晚期并发症** ①假体纤维包膜囊挛缩。②假体破裂：原因有假体质量问题、术中不慎损伤、假体包囊切除过程中可能引起假体破裂、强烈的外力撞击等。科恩（Cohen）提出的诊断标准包括：a. 假体置入时间超过12年，有胸部创伤史。b. 临床表现为乳房胀痛变硬、乳头移位、乳房变形或变小等外形的变化。c. 假体周围组织出现乳房包块。d. 乳房影像学检查阳性，高度怀疑假体破裂后需要行MRI明确诊断。假体破裂一经诊断明确应尽快手术取出假体，是否更换假体则应在医师的帮助下由患者自行选择。建议在假体置入后8~10年应该预防性取出，以免假体破裂。

（乔 群）

lóngrǔshùhòu bāomó luánsuō jiǎozhèngshù

## 隆乳术后包膜挛缩矫正术（capsular contracture correction after augmentation mammaplasty）

包膜挛缩是隆乳术后最常见的远期并发症，是由于假体置入后激

发机体的组织反应形成纤维包囊，胶原纤维过度沉积，当这种包囊发生挛缩使假体紧缩在一个狭小的囊腔里时，会导致乳房变形，甚至不适感、不自然的坚硬感，直接影响到隆乳术的效果。包膜的形成通常在3周以内，它的挛缩一般发生在3个月至1年。目前认为包膜挛缩与亚临床感染、假体的类型、大小和植入的层次、患者的体质、手术创伤、术后引流均有关（表）。乳房包膜挛缩形成后早期可行非手术治疗，双手均匀地按摩乳房，使纤维包囊增大或裂开以达到松解挛缩的目的。但这种方法存在导致假体破裂、血肿形成的风险。通常矫正包膜挛缩的手术方法是将囊壁切开后取出假体，采取直接切开松解包膜或是行包膜切除术来重新扩大腔隙，然后植入新的假体。国外大多数研究提示硅凝胶假体置入乳房后间隙后包膜挛缩的发生率为30%，盐水假体为15%~20%。

**表 贝克（Baker）包膜挛缩的分级**

| Baker I | 乳房质感柔软，不能触及假体。无包膜挛缩 |
| --- | --- |
| Baker II | 稍能触及假体，但无乳房变形，患者无任何不适。包膜轻度挛缩 |
| Baker III | 触之乳房中等硬度，患者有疼痛感，压之不适。包膜中度挛缩 |
| Baker IV | 乳房坚硬、变形，患者有疼痛、冰冷感。包膜明显挛缩 |

**适应证** 既往假体隆乳术后出现假体包膜挛缩造成假体变形，导致双侧乳房不对称，甚至产生乳房疼痛的患者。

**手术方法** 早期发生的包膜挛缩应引起整形外科医师和患者的关注，仰卧位睡姿、规律而均

匀的假体移动训练和口服大剂量的维生素 E 可进行早期干预。建议患者术后开始采取俯卧位睡姿，每天 2 次，每次 15 分钟持续 3~6 个月。有力的假体移动训练是治疗乳房假体包膜挛缩的治疗方法，嘱患者用力移动假体，并轻柔地将假体向上方挤压，每天锻炼 3 次，进行 4~6 周。纤维囊松解术是乳房出现纤维囊挛缩硬化后最有效的解决方法，在手术 1 年以后进行比较合适。巴朗（Baran）提倡在手术治疗包膜挛缩时，尽量保留包膜的完整性，指出虽然部分或完全切除包膜可以松解包膜，但是由于切除后重新剥离又会形成新的创面，包膜挛缩仍会进一步复发，故目前建议尽量保留原包膜组织的原则下进行手术。在松解过程中，应采用 Z 折线原则。手术步骤：经乳晕切口或原乳房假体置入时的切口到达乳腺包膜，沿乳腺表面向下剥离，切开乳腺包膜钝性分离至乳腺下即可暴露纤维包膜。如原假体放在胸大肌深层，则切开胸大肌筋膜，分离胸大肌后即可暴露包膜。用血管钳提起包膜，剪开一个小口，注意观察包囊内渗液的颜色，如黄染则提示硅囊可能破裂，随后将硅囊完整取出，如有渗漏或破裂，应尽量彻底清除假体后，清洗包膜囊，探查全部纤维包膜。若有乳房变形，在挛缩囊腔的变形处，做局部松解即可。乳房包膜切开或大部分切开术适合于大部分包膜挛缩的患者，但仍有不少学者认为常规包膜切除术与包膜切开术的复发率无明显差别，所以当假体位于乳腺后间隙时应尽量切除尤其是前壁的包膜，当假体位于胸大肌后间隙时，可安全切除后壁的包膜。但对于那些假体被覆组织很薄的患者是个例

外，对于乳房组织量较少的患者如果行隆乳术时假体置于乳腺后间隙，切除前壁包膜会损伤假体被覆组织的完整性，引起愈合过程中皮肤缺损和组织萎缩。因此，对于皮下组织薄，假体置于乳腺后间隙的患者，如果保留包膜组织，最好改变假体放置的层次，通常是将乳腺后间隙改为胸大肌后间隙，当假体改置于该层次时，向下离断胸大肌的起点就非常重要了，即所谓的"双平面技术"。术后 3~5 天开始按摩，先用手掌顺时针方向按摩乳房，再按逆时针方向按摩，最后按摩乳房中间，每次 15~20 分钟，每天 2 次，拆线后加大按摩力度，持续 3~6 个月。

**并发症及注意事项**　由于创面纤维包膜的形成是机体对侵入异物的正常生理保护反应，再次手术将其剥离清除后，新的创面仍会形成纤维包膜。尽管采取选用优质假体、充分剥离腔隙、术后负压引流和乳房按摩等方法，包膜挛缩仍有复发可能。因此应对患者进行详细的解释工作，使患者理解再次手术的重要性，同时告知患者实施纤维包膜挛缩矫正术后仍有可能复发，使患者有足够的心理准备，并且能积极配合。

（乔　群）

èrcì lóngrǔshù

## 二次隆乳术（secondary augmentation mammoplasty）

由于手术技术的原因、身体对假体的反应、假体本身原因以及患者心理因素等原因需要进行的隆乳术后的二次修整手术。再次手术远比初次手术复杂和困难，因为初次手术的切口瘢痕、手术入路有可能影响组织的血供；手术或隆乳材料本身会造成组织萎缩、皮

肤及假体包膜周围存在瘢痕。出于上述原因，二次隆乳术较初次手术出现并发症及患者对手术效果不满意的风险更大。

**适应证**　①人工材料注射后再次手术的原因：乳房出现硬结、注射材料移位、血肿、感染、疼痛等并发症；部分患者因心理负担过重，影响到日常生活主动要求取出注射材料。②假体隆乳术后需要再次手术的原因：a. 假体质量问题，如假体破裂、渗漏等。b. 手术及治疗过程中的人为因素，术后血肿、血清肿、感染、双侧不对称、假体异位或移位、假体可触及。c. 患者自身体质及术者经验，如包膜挛缩、双泡畸形、出现皱襞或波纹等。d. 医患关系沟通，如对假体形状和大小不满意等。

**手术方法**　即时二次隆乳术是指在处理隆乳术后并发症的同时行二次隆乳术。包含以下各种情况。①血肿：如果有明显的血液聚积，则建议患者最好行二次手术清除血肿后重新置入假体。可以选取原手术切口作为二次手术切口，然而为了便于探查、评估可能的出血来源，需要在乳房上另取切口，如乳腺下皱襞切口则便于观察任何部位的出血。在打开腔隙后，仔细清除腔穴内所有积血，检查出血部位，彻底止血确定无活动性出血。然后用无菌盐水和抗生素溶液仔细冲洗这一腔隙，重新置入假体。术后常规放置引流。②血清肿：假体放置后周围一定程度的液体积聚是机体对手术创伤的部分反应，发生率约为 1%，如有明显液体积聚，应在手术室内再次探查伤口，方法同血肿清除。③切口裂开：其发生率为 1%~2%，如果发生，多见于乳房下皱襞。因此，切口

的多层缝合是十分必要的。如果切口裂开发生在术后第 2~3 天，应立即返回手术室进行探查，重新缝合伤口后有可能保住假体。如果假体已暴露在切口的深面，假体使切口产生了较大的张力，则无法保留假体。应手术取出假体，待术后 8 个月瘢痕软化后再次进行乳房假体植入术。④与术前计划不周和手术操作不当相关的二次隆乳术：术后 3 个月出现的问题大多分为两类：术前计划不周和手术操作不当。计划不周可源于医患沟通的不够，多与假体的体积有关。手术操作不当则会导致假体异位和乳房不对称。⑤假体过小或过大：有的患者术后对自己的乳房体积不满意，希望达到更丰满或更自然的效果，通常建议在术后 8~12 个月行二次隆乳术。当计划使用更大的假体时，为了使假体下方移位的可能性降到最低，应尽量保持假体下方部分包膜的完整性，可避免手术切除全部包膜，也可将已分离的包膜前缘向后与深层包膜的边缘缝合起来。当计划使用体积小一些的假体时，重要的是预计乳头位置相对于新的乳房大小的变化，因此，有必要同时采取乳房上提术，通过环乳晕、垂直或倒 T 切口修整假体被覆皮肤来改变乳头乳晕复合体的位置，重新修复下部包膜腔的高度。⑥双侧乳房不对称：对医师而言，首要的是在术前发现患者双侧乳房已经存在不对称，并对此进行评估。包括乳房下皱襞的高度、乳头乳晕复合体的高度、乳头乳晕的倾角、乳房组织的体积和乳房组织体积的分布等的不对称。因为隆乳手术本身不能矫正严重的不对称，实际上有时反而会将它们放大。对于乳房体积不对称的患者，

可在术后 8 个月后进行二次隆乳术，取出原乳房假体，置入重新选择的适合体积和形状的新的假体。对于乳房下皱襞不对称的患者，可在浅筋膜深面向下分离来降低皱襞高度，在胸大肌后间隙置入假体的患者，应分离胸大肌下部使乳房下部得到乳房组织的更自然的覆盖。⑦假体异位：设计不合理、假体选择不合适、假体置入时操作不当或由于假体尺寸的不满意而导致术后二次隆乳置换等都可能造成乳房假体的异位，可以表现为过高、过低、太向内侧或外侧。假体过高时，如需手术矫正，常采用前次隆乳术的切口，进行下部包膜切除术以松解下下极的瘢痕组织，在更靠下的地方重新定位，同时如有必要，重新定位乳头乳晕复合体。假体过低时，应打开原切口连同假体外包膜，在直视下行乳房下皱襞提升术。假体太偏外的患者，可二次手术切开内侧包膜，条状切除外侧包膜后采取对位缝合，同时再次缝合包膜组织，以关闭假体外包膜腔的外侧通路，并形成更窄的乳沟。内侧异位时，手术方案有三种：重新选择假体腔穴、缝合包膜腔或包膜瓣修复。

**并发症及注意事项** 二次隆乳术较初次隆乳发生并发症和患者对手术效果不满意的风险更大，因此术前应详尽与患者沟通手术的必要性以及确定手术方案。

（乔 群）

rǔfáng guòdà

## 乳房过大（macromastia） 与

年龄、体型不相协调的过度发育的乳房。通常成年妇女的乳房发育到一定程度即停止生长，正常的乳房应位于第 2~6 肋，重量为 250~350g，若女性乳房过度发育，

含腺体及脂肪结缔组织过度增生，超过正常乳房的界限及重量，与躯体明显失调即称为成人型女性乳房肥大症，又称巨乳症或巨乳房。可引起胸部压迫感，慢性乳腺炎、疼痛、肩部酸痛沉重及乳房下皮肤糜烂等。肥胖患者有 6%出现巨乳，2/3 的巨乳症表现为脂性巨乳。此外，随年龄增长，脂肪组织含量增多，而腺体和纤维结缔组织相应减少，体重指数对乳腺组织内脂肪含量影响较年龄更大。纯腺性乳房是不常见的。

**分类** 拉拉尔迪（Lalardrie）和茹格拉尔（Jouglnad）认为当乳房体积超过正常或理想的乳房体积的 50%，就被认为有某种程度的乳房肥大，他们按照乳房体积将其分为五类：250~300ml 为正常乳房；400~600ml 为中度肥大；600~800ml 为明显肥大；800~1000ml 为重度肥大；>1500ml 为巨乳症。

**病理学** 正常乳房组织是由腺体、脂肪及纤维结缔组织组成，生理性乳房肥大和病理性乳房肥大的组织病理学是有差异的。①病理性乳房肥大：从组织病理学上可将病理性乳房肥大分为内分泌异常所致的病理性乳房肥大、少女型乳房肥大和妊娠时乳房肥大。少女型乳房肥大表现为乳腺小叶数量较正常为少，而上皮呈增生性改变，从透明层到细胞层都有过量增生的纤维结缔组织排列。妊娠时乳房肥大则表现为纤维囊性改变或纤维腺瘤。②生理性乳房肥大：主要发生于乳房发育的两个阶段——青春期乳房肥大和哺乳后乳房肥大，青春期乳房肥大上皮成分不太明显，过度增生的组织主要为纤维结缔组织和脂肪。哺乳后乳房肥大多以脂

肪组织增多为主，并伴有明显下垂。

**病因及发病机制** 尚不十分清楚，有学者认为与雌激素过量分泌以及乳腺组织的靶细胞对雌激素刺激特别敏感而引起过度增生有关，也有学者认为可能和乳腺组织中某些未知的遗传因素如基因异常有关。

**临床表现** 内分泌引起者多伴有性早熟的其他症状和体征；少女性乳房肥大表现为一侧或双侧乳房迅速生长至巨大体积，在青春发育期发生，严重者表现为乳头乳晕膨大，表浅静脉曲张，皮肤变薄或因张力过大而导致皮肤溃烂或坏死，乳房硬化或弥漫结节状，但不伴腋窝淋巴结肿大；妊娠时乳房肥大并不一定发生于第一次妊娠，但一旦在初次妊娠时发生，则以后每次妊娠均会发生；青春期乳房肥大从青春发育期开始，乳腺快速增长，青春期结束时已增大至超过正常体积；哺乳后乳房肥大常为雌激素性肥胖的伴发症状，多伴有肥胖，乳房体积增大伴有皮下和腺体间大量的脂肪沉积，并有明显的下垂。在生理方面，下垂过重的乳房会导致肩、背及头痛，内衣压迫会导致局部皮肤下凹及自发的疼痛。乳房下皱襞皮肤受到慢性刺激，出现反复的糜烂、真菌感染和乳腺炎，长期姿势不正确会导致脊柱偏曲（脊柱侧凸或是脊柱后凸），生理活动会受到限制。在心理方面，过大的乳房会使青少年甚至是成年女性感到窘迫难堪，买衣服及运动时都会收到很多限制。这些都将导致患者丧失自信心，出现不同程度的抑郁、焦虑等精神症状（图）。

**诊断** 诊断依据包括：先天性疾病史；乳房巨大鼓胀，出现皮肤紧张感；胸部压迫感，常伴慢性乳腺炎及疼痛感；可伴有乳房下及肩带部位皮肤糜烂；X线检查与乳房肿瘤鉴别。必要时检查雌激素、孕激素和促性腺激素，此外甲状腺激素等的检查也可用于鉴别诊断。主要需与乳房肿瘤鉴别诊断，此外，需要鉴别生理性和病理性乳房肥大。

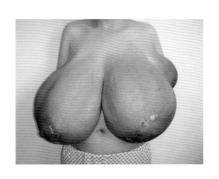

图 乳房肥大

**治疗** 乳房缩小术已形成了各种理论和学说，包含多种手术方法和技巧，其中按乳头乳晕的血供来源可分为腺体组织瓣法、真皮瓣法及乳头乳晕游离移植法等，真皮瓣法根据位置又可分为纵双蒂瓣法、横双蒂瓣法、上蒂瓣法、下蒂瓣法等；按术后瘢痕形态可分为T形瘢痕、Y形瘢痕、L形瘢痕、环形瘢痕、短横瘢痕和垂直瘢痕等方法。具体方法见*乳房缩小术*。

**并发症** 见*乳房缩小术*。

（乔 群）

rǔfáng suōxiǎoshù

## 乳房缩小术 （reduction mammoplasty）

切除部分乳房腺体组织，重塑乳房外形，减轻和缓解乳房肥大的各种相关症状，使乳房与身体的比例更加协调，恢复患者身体及心理上自信的手术。是一种常见的主要针对乳房肥大的整形外科手术方式。

**乳房肥大分类** 因种族、地域、文化以及生活习惯的不同，人们对正常乳房形态和大小的标准还没有达到统一的认识。一般中国人常用的乳房肥大分类方法是：正常体积乳房：250～350ml；小乳房：小于200ml；中度乳房肥大：600～800ml；重度乳房肥大：800～1000ml；巨乳症：大于1500ml。

**适应证** 乳房缩小术可以极大改善患者症状，如颈、肩、背部的疼痛。因此，由于一侧或双侧乳房肥大、过重并有乳房明显下垂的患者，不论在任何年龄段，如果患者身体状况良好，手术动机正确，没有下述明显的手术禁忌证者均可行乳房缩小术。乳房缩小术一般应在发育完成后进行，但对于青少年特发性乳房肥大，早期手术切除仍是目前唯一的治疗方法，在发育未成熟前施行手术，术后其正常的心理发育所带来的益处将远远超过手术本身造成的心理创伤。

**禁忌证** ①身体主要脏器如心、肝、肾和全身系统性病变未能控制者，如高血压，糖尿病，急慢性肾功能不全，心功能不全等。②凝血功能障碍，有血栓病史者。③手术动机不纯或有精神症状患者。④乳房有性质不明的肿块者。⑤妊娠或哺乳期妇女。⑥过度肥胖者。⑦乳房疼痛、硬结、周期性疼痛、乳癌家族史不是手术禁忌证。糖尿病和高血压患者术前应控制好病情。超重患者建议在术前进行减肥至术后可以维持的体重。吸烟患者术前30天开始戒烟。术前2周停用影响伤口愈合和血液凝固的药物（如阿司匹林和其他前列腺素抑制剂）。

**手术方法** 最初阶段乳房缩小术主要是以缩小乳房体积为主

要目的。随着解剖学研究的不断深入，乳房缩小术的安全性和术后效果也逐渐引起人们的重视。乳房缩小术的分类很多也很复杂，在实际工作中，皮肤切口的设计和腺体切除的设计往往可以自由组合，依患者的具体情况、术者经验和爱好而定。目前常见的乳房缩小术有以下几种。①倒 T 形乳房缩小术：该法会产生经典的"倒 T 形"模式瘢痕，适用于大部分需要乳房缩小或悬吊的患者（图 1）。②乳晕周围环形切口技术：从瘢痕的大小看，单纯乳晕周围切口应是最理想的手术方法，采用该切口，将腺体进行部分切除并重新塑形，同时可以应用双层皮肤技术加混合网片悬吊，以减轻乳腺组织对皮肤乳罩的重力作用，防止乳晕周围切口变宽及继发下垂（图 2）。③双环垂直瘢痕法乳房缩小术：使用双环法和垂直瘢痕法结合的术式可以得到更好的乳房外形，术后手术瘢痕较小（图 3）。④真皮帽乳房缩小术：该手术特点是使剩余腺体形成一个带有真皮帽的圆柱体，并依靠此圆柱形腺体的折叠来调整新乳房的形状。既可以充分保证了乳头乳晕的血供，又可使伤口愈合更牢固，效果更持久（图 4）。⑤脂肪抽吸乳房缩小术及超声辅助脂肪抽吸术：脂肪抽吸乳房缩小术，对于传统乳房缩小术是一项重要补充，越来越多的经验表明脂肪抽吸术可以有效减少乳房体积，并且术后几乎没有瘢痕的生成。

**常见并发症** 包括术后即时并发症、术后早期并发症和术后晚期并发症。

**术后即时并发症** ①乳头乳晕血供障碍：术后逐渐出现乳头乳晕肿胀、水疱、淤血甚至坏死，

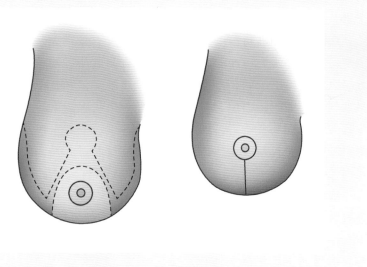

图 1 倒 T 形乳房缩小术

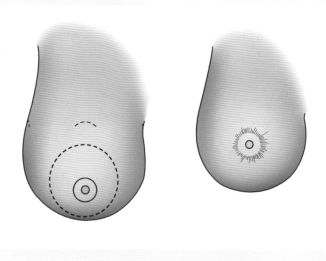

图 2 乳晕周围环形切口技术

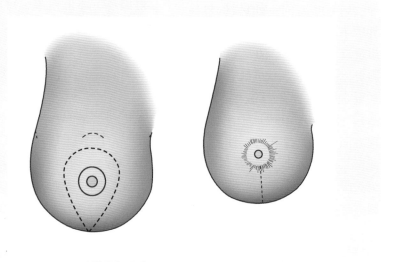

图 3 双环垂直瘢痕法乳房缩小术

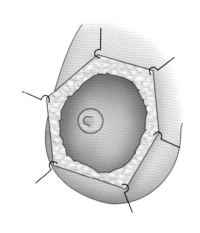

**图4 真皮帽乳房缩小术**

主要是血供受损所致。②感染：患者出现发热和术区出现红肿热痛。③血肿、血清肿：血肿大多在术后24小时内出现，而血清肿可能延续到术后9天都有可能出现。

术后早期并发症 ①切口愈合不良：一般较易发生在倒T形切口的交界处。②隐性乳癌：指如果在术前检查中并没有发现有乳腺癌，患者也没有乳癌家族史，而于术中或术后病理检查中发现有一恶性肿瘤，这对患者来讲应该是幸运的。此时应请乳腺外科医师、肿瘤学家、病理学家等会诊，以便确诊。③蒙多病（Mondor disease）：是一种良性、自限性胸前静脉的表浅血栓性静脉炎，可于术后3~7周发生。一般表现为可以看到的垂直可触及的皮下索条，位于乳房下区，当患者双上肢上举使皮肤紧张时表现更为明显，有时伴有压痛。④全身性并发症：肺不张和肺炎、尿路感染、心肌梗死或缺血、深静脉炎和肺梗死等。

术后晚期并发症 ①严重的切口瘢痕：多位于乳房下皱襞的两端和倒T形切口的交界处。②乳房形态不佳或不对称：是指

18个月甚至更长恢复期之后，仍感双侧乳房形态不佳或不对称。③脂肪液化坏死：一般由于脂肪组织血供不足，或过度剥离、损伤皮下脂肪所致。④乳头乳晕复合体的相关并发症：如乳头乳晕坏死和切口不愈合、乳头内陷、乳头乳晕突出、乳晕会聚、乳头乳晕位置过高或过低、乳头感觉异常等。⑤乳房功能改变：不能哺乳或溢乳。⑥乳房肥大复发：在青少年乳房肥大经常发生，一般均为特发性乳房肥大。⑦囊肿：部分残留在腺体内部的表皮组织可形成囊肿，并发反复感染。⑧不明原因的乳房疼痛：可能为术中损伤局部神经所致。

乳房缩小术后，能够极大的改善乳房外形，并且保留乳房的感觉及泌乳功能，不仅可以使患者躯体症状得到极大的缓解和改善，身体活力较前增加，健康状况得到改善，而且可以增进与配偶之间的关系，改善了性生活质量，一般情况下，术后还可以再次生育哺乳。

（乔 群）

**lèrú'ěrfǎ rǔfáng suōxiǎoshù**

## 勒茹尔法乳房缩小术（Lejour method of reduction mammaplasty）

以术后在乳晕下极至乳房下皱襞之间遗留垂直瘢痕为特点的乳房缩小整形技术。又称垂直乳房缩小术。由勒茹尔（Lejour）在1993年报道。

**适应证** 各种原因引起的乳房肥大，巨乳症，单纯性乳房下垂均可适用于此手术方法。要求保留泌乳功能，不愿意在乳房下皱襞遗留水平瘢痕的患者也在适应证范围之内。

**手术原理** 乳房的血供为多源性，主要来自胸廓内动脉肋间穿支、胸外侧动脉、胸肩峰动脉

分支及肋间动脉垂直穿支。上述血管从多方向供应乳头乳晕复合体营养。乳房的神经支配来自第2到第6肋间神经分支，第4肋间神经外侧皮支是乳头乳晕复合体主要支配神经。勒茹尔法乳房缩小术通过上方真皮腺体组织蒂为乳头乳晕复合体提供血供，保留了乳头乳晕复合体的主要血供和神经支配，垂直方向上切除多余皮肤，以脂肪抽吸对整个乳房的体积进行缩小，以切除下部及乳头乳晕复合体下方乳腺组织的方法减少乳腺组织量，旋转后对合剩余乳腺以缩小乳房基底，增加乳房突出度，从而也避免了术后乳房下极膨出畸形。通过广泛游离乳房下极皮肤拉拢缝合后形成垂直瘢痕。

**手术方法** 术前患者取直立位，画出乳房下皱襞线，将新乳头位置确定在乳房下皱襞中点在乳房表面投影稍低处。从新乳头高度做开口朝下的半圆形弧线，长度不超过16cm，形成特有的清真寺样弧线。分别做乳房内外侧经线，两者在乳房下极不低于下皱襞上方5cm处相交，然后在旧乳头上方2cm处做弧线连接半圆和两条经线。于乳房上方设计蒂宽10cm的组织蒂（图1）。

患者取仰卧位，全麻后常规消毒铺巾。于乳房皮下注射肿胀液以减少出血和进行脂肪抽吸。然后行侧胸部及乳房内外侧皮下抽脂。抽吸完毕后，沿切口线切开表皮，保留蒂部的真皮，其余部分皮肤切除。从乳腺筋膜表面向下广泛分离皮肤包被和乳腺腺体，并将乳腺从胸壁上分离。在新乳晕周围适当分离。切除乳房下极乳腺组织，并形成乳头乳晕复合体在上的真皮组织瓣，厚度2~3cm（图2）。再将乳腺固定在

胸壁上，乳头乳晕固定于新位置后，无张力分层关闭切口。

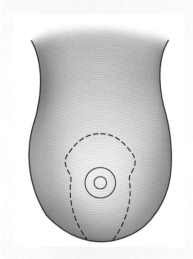

图1　勒茹尔法乳房缩小术切口设计

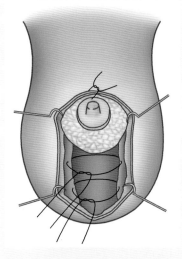

图2　勒茹尔法乳房缩小术形成乳头乳晕复合体真皮组织瓣

**注意事项**　设计应尽量精确，环新乳晕周围切口长度在16cm左右以便于收拢。乳腺的再固定应牢固但不要太向上以免妨碍乳房自然下垂。妥善对齐皮肤防止猫耳出现。

**并发症**　新乳头乳晕复合体位置不当，乳晕畸形，瘢痕增生，乳房下极畸形，双乳不对称等。

(乔　群)

huánrǔyùn xiàdìfǎ rǔfáng suōxiǎoshù

## 环乳晕下蒂法乳房缩小术

（short scar periareolar inferior pedicle reduction mammaplasty）

环乳晕联合垂直切口的蒂在下方的乳房缩小术。又称环乳晕短小瘢痕下蒂法乳房缩小术。由哈蒙德（Hammond）设计提出，是一种具有下蒂法优点的小瘢痕的乳房缩小术。与垂直切口法乳房缩小术相比（该术式将多余皮肤的切除集中在垂直切口处），环乳晕下蒂法乳房缩小术将多余皮肤的切除分布在了垂直区域和乳晕的周围，这样更容易预见术后乳房下极的外形及重塑乳房的最终形态。

**适应证**　环乳晕下蒂法乳房缩小术适用于轻到中度的乳房切除固定术，或者单纯行乳头乳晕移位术的患者。术后可将乳头乳晕复合体上移10cm，腺体切除量最多达600g。

**手术原理**　环乳晕下蒂法乳房缩小术采用了环乳晕切口和垂直切口结合的方式，蒂部位于下方，同时将多余皮肤的切除分配到乳房的下极和中央乳晕的周围，该术式最主要的步骤是乳晕周围的荷包缝合，最后形成环乳晕周围切口和垂直切口。保留了下蒂中的相关血管和神经，从而保证了重建乳头乳晕复合体的血供及术后感觉功能的恢复，同时减少了乳房下皱襞瘢痕。术后乳房外形美观，缩小及上提的效果稳定，不依赖于术后的恢复即可达到预期的效果。

**手术方法**　术前需要进行精确的画线设计（图1），术中切开乳晕及下蒂处去表皮区域的皮肤。由上边界开始，掀起上方皮瓣和乳房瓣。注意，这一皮瓣在乳晕边缘很薄（为了方便随后的乳晕

荷包缝合），但在向上接近胸壁时要逐渐增厚。在与胸壁连接处，皮瓣的厚度为3～4cm，由皮肤和腺体实质组成，这样的厚度调整可以使重塑后的乳房上极外形饱满。蒂部留有足够的厚度，来保护乳头乳晕复合体的神经血管，特别在胸肌水平外下方要十分小心。这些注意事项在任何一种下蒂法乳房缩小术中都是一样的。然后，切除内侧、外侧和头侧的腺体组织，形成一个类似马靴样的组织块。此时，可以将上方的皮瓣或乳房瓣的深部向头侧推进，用不可吸收线固定在胸壁上，这样可以增加上极的饱满度，有助于乳房上极的良好塑形。调整剩余腺体，重塑半球形乳房外形。关闭皮肤切口时，需将乳晕周围皮肤切缘进行合理分配调整，尽量保证切口缝合的平整，减少皱褶。由于蒂部将在垂直切口内呈叠瓦样折叠，所以，为了得到平滑的切口缝合，必要时可在接近乳房下皱襞处扩大蒂部去表皮化

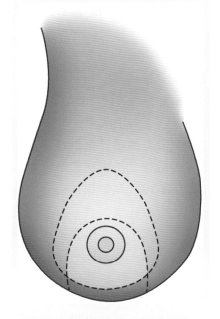

图1　环乳晕下蒂法乳房缩小术术前设计

的范围，同时，也可以在乳房下皱襞外侧稍稍扩大去表皮的范围。这样，最终可以形成线条柔和的 L 形瘢痕（图 2）。

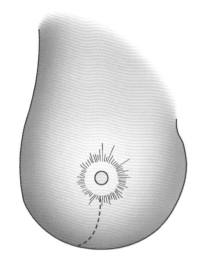

**图 2　环乳晕下蒂法乳房缩小术手术效果**

**常见并发症**　SPAIR 乳房缩小整形术中报道最多的是与乳晕周围荷包缝合相关的并发症，如缝合线的暴露、不对称、乳晕瘢痕增宽和持续的皱褶等。

（乔　群）

xiàdì rǔfáng suōxiǎoshù

# 下蒂乳房缩小术（inferior pedicle reduction mammoplasty）

保留蒂在下方的真皮组织瓣为乳头乳晕复合体提供血供及神经支配的缩乳技术。由罗宾斯（Robbins）在 1977 年提出的，在北美比较流行。

**适应证**　各种原因引起的中重度乳房肥大，乳房下垂患者。

**手术原理**　尽管许多学者通过详尽的解剖学研究阐述了乳头乳晕复合体的主要血供和神经支配，但是在乳房缩小术中形成的蒂中并不一定包含特定的动静脉，

而是根据经验设计足够宽度和厚度的组织瓣使其包含足够的血管能提供乳头乳晕复合体的血供。下蒂缩乳技术是将组织瓣的蒂部设计在乳房下极，通过切除外上、内上及上方的乳腺组织达到缩小乳房的手术技术。下部蒂缩乳技术是一种乳腺切除技术，根据具体的组织瓣解剖方法不同又分为若干类别，在巨乳缩小等手术中，还需要与皮肤切除技术配合使用。

**手术方法**　术前患者取直立位，在设计完切口线与定位新乳头乳晕复合体位置后，画出乳房下皱襞线与乳房经线，以乳房经线为平分线，从下皱襞线起做直线设计宽 8～10cm 的下部组织蒂，向上延伸 8～10cm 至乳头乳晕水平之下。然后以距乳晕 2～3cm 距离标记平滑弧线将两条直线连接起来，即完成设计。组织蒂的解剖：下部蒂缩乳技术下蒂形成方法基本相同，均为先解剖上部及两侧乳房瓣，再形成下蒂组织瓣。当剥离乳晕周围表皮形成真皮瓣后，切开真皮，先向乳房上方及内外侧剥离，逐渐增加组织瓣的厚度，直到胸壁，形成乳房瓣，厚度在 4cm 左右。剥离完成后乳房主要实质即被解剖出来。然后根据设计的组织蒂宽度切开，去除组织蒂两侧多余乳腺组织，最后仔细修剪组织蒂。

**注意事项**　下部蒂的长度一般不超过 15cm 且应有一定厚度，否则乳头乳晕复合体的血供可能受到影响，若有影响应使用乳头乳晕复合体游离移植术。蒂的宽度 8～10cm，去除多余组织及解剖组织蒂基底时需谨慎，以免破坏供应血管。两侧的蒂应尽量相同，以免术后乳房不对称。剥离下蒂底部两侧时不应破坏 Scarpal 筋膜

以免术后乳房下极膨出畸形。

**并发症**　乳头乳晕复合体坏死、双乳不对称以及乳房下极膨出等。

（乔　群）

huánrǔyùn qiēkǒu rǔfáng suōxiǎoshù

# 环乳晕切口乳房缩小术（circumareola incision reduction mammoplasty）

做环绕乳晕周边的双环形切口，去除环间表皮和脂肪腺体组织，通过外环切口环缩荷包缝合后，与内环切口缝合封闭创面的乳房缩小术。

**适应证**　各种原因引起的轻、中度乳房肥大，乳房下垂，乳晕过大或形态不佳，男性乳房增大以及不能接受有垂直或水平瘢痕的患者。

**手术原理**　乳头乳晕复合体的血供主要来自乳房深部垂直血管，所以去除乳晕周边皮肤不会影响乳头乳晕复合体血供。第 4 肋间神经外侧皮支是乳头乳晕复合体主要支配神经，环乳晕切口对于乳头乳晕复合体的神经支配没有影响。环乳晕切口包括内外两个环，通过切除内外环之间的皮肤组织后收拢，起到了缩小乳房皮肤包被的作用，可以将双环之间皮肤制备成真皮瓣供乳房上体固定使用。环乳晕切口的瘢痕集中在乳晕周围和皮肤交界处，相对于倒 T 形切口等瘢痕不明显。

**手术方法**　术前患者取直立位，画出乳房下皱襞线，将新乳头位置确定在乳房垂直平分线与下皱襞线相交稍低处。以新乳头为圆心做直径 4～5cm 的圆作为新乳晕大小，第 4 肋间距胸骨中线 9～10cm 处为外环内侧边界，以乳头为对称点在乳房外侧做内侧点的对称点定为外环外侧边界。外环上界以新乳晕上界为准，下界

在距离乳房下皱襞线中点 6~7cm 处，然后以平滑曲线连接四个边界点形成外环。手术时患者取仰卧位，常规消毒铺巾。于内外环切口线和其间皮下注射含肾上腺素局麻药。切开内外环线，若准备制备真皮瓣，则内环线切开达真皮浅层，于外环线切开至皮下，然后剥除内外环间表皮。若做单纯乳晕缩小等则可内外环均切开至皮下。关闭切口时，应先在外环做荷包缝合，收拢外环周长与内外环创缘大致等长，然后将内外环创缘缝合固定。

**注意事项** 内环直径一般设定为 4~5cm，外环周长不超过16cm，以防收拢切口时张力过大。环乳晕切口的皮肤切除主要集中在乳房中部，故对于乳房的突出度有一定影响，同时在重度乳房肥大患者上可能不能去除足够的垂直方向皮肤包被导致术后乳房外形相对平坦，故该切口适用于轻中度的乳房肥大或下垂患者。收拢切口时应使用能在较长时间内保持足够张力的不可吸收缝线，同时应将张力均匀分配在圆周，否则可能引起术后乳晕增大和瘢痕增生。

**并发症** 新乳头乳晕复合体位置不当，乳晕增大，瘢痕增生，双乳不对称等。

（乔　群）

dàoTxíng qiēkǒu rǔfáng suōxiǎoshù

# 倒 T 形切口乳房缩小术

（inverted T shape incision reduction mammoplasty） 是目前在乳房肥大缩小成形术中广泛采用的切口，因术后形成的切口形状呈倒T形而得名。大多数经典肥大乳房缩小成形术，如特罗姆伯克（Strombeck）法、麦基索克（Mckissock）法都采用倒 T 形设计。

**适应证** 该方法可以从纵向和横向两个方向切除腺体组织，适合于中、重度的肥大乳房缩小成形术。

**手术原理** 手术从纵向和横向两个方向切除部分乳腺组织，乳房下端的皮肤沿乳腺水平向的梭形切除和与乳头乳晕蒂垂直方向的乳房皮肤梭形切除同时进行，这种方法非常有利于术后乳房的塑形，形成的乳房较挺拔，不会有扁平的外形，术后形成良好的乳房突出度。但形成的瘢痕较大，对于较严重的肥大乳房，是比较合适的手术切口选择。

**治疗方法** ①垂直双蒂瓣法：是 1972 年由麦基索克（Mckissock）首先使用。其方法简单易行，具有良好的形态效果，克服了水平双蒂瓣乳房扁平、近似方形的缺点。垂直双蒂瓣适用于中、重度的大多数肥大乳房缩小，对于严重增生、重度下垂、蒂的长度超过 40cm 或乳头移位超过 15cm 的患者，以下方蒂手术或乳头乳晕游离移植为佳。②上方垂直单蒂瓣法：1967 年巴西里约热内卢的皮坦基（Pitanguy）提出了上方垂直单蒂瓣巨乳缩小术。该方法适合于中等程度以下的肥大乳房缩小，对乳腺切除量巨大或伴有重度下垂的患者，以选用垂直双蒂瓣或下方垂直单蒂瓣为宜。皮坦基的方法具有很多优点，它维持了保留腺体皮肤部分的连续性，蒂部无严重扭曲、牵拉，术后乳房的形态美好，效果持久，保留了乳头乳晕的感觉和泌乳功能，避免了广泛分离皮肤的风险。皮坦基认为其手术方法简单、操作容易，但大多数整形外科医师认为他的方法过于灵活，不易为初学者掌握。③下方垂直蒂瓣巨乳缩小术：1977 年鲁宾斯（Robbins）将垂直双蒂瓣的上方蒂切断，以下方真皮腺体瓣为蒂进行肥大乳房缩小术。1979 年乔治亚德（Georgiade）将下方蒂改良为真皮—腺体锥体组织蒂。下方蒂巨乳缩小术适用范围广泛，可用于从轻度到严重增生、重度下垂的患者。该方法保持了乳头乳晕的良好的血液供应，蒂的移动范围大，保持了乳头的感觉。缺点是形成的新乳房易成方形，而且随着时间延长，乳房下极易膨出。

**并发症** ①血肿：主要原因为术中切除腺体过多，分离范围过大，未能彻底止血，缝合时未能对和好组织层次，遗留有死腔造成。②感染：主要原因为术中操作损伤较大，降低了局部组织血供及抗感染能力，加之腺管内源性感染所致。③乳头、乳晕坏死：主要原因为术前设计选择方式不当或术中操作部分或完全破坏了乳头、乳晕血供，或蒂部极度扭转阻碍了血液流通而造成乳头、乳晕缺血性坏死。缩乳术后乳头、乳晕坏死直接毁损乳房外形，是最为严重的并发症。术前应认真选择手术方式，术中应仔细操作予以避免。若发生则需二期行乳头乳晕再造术（见乳头再造术）。④乳房感觉减退和泌乳功能受损：缩乳术后由于腺体、腺管切除及乳腺瓣自胸壁上游离，可能造成乳房感觉的减退和泌乳功能的受损。⑤切口延期愈合及瘢痕增生：缩乳术后多在乳房下部留有倒 T 形创缘与乳房下皱襞交汇处出现切口的延期愈合。如有感染因素存在，则更易形成瘢痕增生。⑥术后两侧乳房大小不对称：多由术中双侧切除乳腺组织量不等而造成。术前应对两侧乳房进行仔细测量，术中两组术者应该根据术前双侧测量数据充分协调比较，拉拢缝合时，应注意对两侧乳房的塑形进行观察，以避免术后出现两侧乳房明显不对称。

**注意事项** ①术后术区应留置引流，卧床休息5~7天。②术后避免上肢上举动作，术区可用绷带加压包扎固定。

（孙家明）

Lxíng huò Jxíng qiēkǒu rǔfáng suōxiǎoshù

## L形或J形切口乳房缩小术

（L or J shape incision reduction mammoplasty） L形或J形切口是介于倒T形与环乳晕之间的一种切口，因术后形成L形或J形切口瘢痕而得名。1971年迈耶（Meyer）首先提出用L形瘢痕技术行乳房缩小术，其切口特点是在乳房外侧形成L形瘢痕。

**适应证** 适用于轻、中度乳房肥大及下垂。

**手术原理** 勒尼奥（Regnault）技术成为该类手术的经典之作，他所应用的蒂为较宽的上真皮腺体蒂，腺体切除位于乳房下外侧，不进行皮肤与腺体和腺体与胸壁之间的剥离，因此保证了皮瓣及乳头乳晕的血供以及来自乳腺深部的神经支配。与倒T形切口相比，既能尽可能地缩小乳房基底部使形成的乳房有较好的突出度又不会形成太大的瘢痕，适合于轻、中度的乳房缩小。

**手术方法** ①乳头，乳晕的定位：患者取站立位或座位，设计新乳头乳晕的位置。②手术切口设计：乳房皮肤切口设计如站立的鸟形，皮肤切口的范围包括鸟形的头颈部和尾部。③乳头、乳晕带蒂皮瓣去表皮：按设计切开皮肤，鸟形切口完成后，整个区域去表皮，保留真皮及皮下血管网与乳腺组织相连。在切除乳

腺组织及乳腺组织塑形方法上，该术式分为三种类型：L形切口第一型、第二型和第三型。④创口缝合。完成乳腺切除，悬吊及乳头乳晕蒂制作后，将乳头乳晕与上切口边缘组织缝合，并进行皮肤缝合，放置负压引流。

**并发症** ①术后瘢痕正好在乳房外侧显露部位。迈耶（Meyer）的反L形术式术后瘢痕隐藏，有些改良的正L形术式术后瘢痕明显。②乳头的感觉神经可能被切断。

（孙家明）

èrqī rǔfáng gùdìng suōxiǎoshù

## 二期乳房固定缩小术

（two-stage fixation and reduction mammoplasty） 乳房缩小术后，随时间延长，腺体再次向下外侧移位，而形成假性乳房下垂，或因第一次手术缩小量不足，或术后乳房进行性肥大、下垂，需再次行乳房固定、缩小使乳房恢复良好形态的手术。

**适应证** 各种肥大乳房缩小术后的继发畸形都是二期乳房固定、缩小手术的适应证。

**手术原理** 采用环乳晕周围切口或原手术切口，行乳房下外侧楔形腺体的切除，再次进行乳房的缩小及固定。

**手术方法** ①切口：设计双环形切口，双环间皮肤去表皮，沿外环真皮边缘切开真皮至乳腺表面。如果原切口瘢痕明显需进一步修整，则可沿原切口切开。②剥离：沿乳腺表面剥离。乳房内侧和上方剥离范围大于去表皮的宽度，下外侧剥离至术前腺体切除标记线时于乳腺表面做标记，继续剥离至乳腺边缘。③腺体切除和乳头位置的固定：切除乳腺表面标记线至乳腺边缘之间的乳腺组织。如需缩小乳房基底，按

术前设计行楔形腺体切除，两侧创缘对应缝合，并将乳腺边缘重新固定于胸肌筋膜上。牵引乳晕周围真皮边缘，固定乳头位置，将真皮边缘缝合固定于腺体表面。④切口关闭：单纯乳晕周围切口者行真皮内荷包缝合，再分真皮和皮肤两层缝合。伴倒T形切口和乳房外侧斜切口者，调整剥离皮瓣的松紧度并使乳晕周围切口呈圆形，按上述方法分层缝合切口，半坐位观察乳房形状和两侧是否对称，满意后包扎乳房，胸带固定。

**并发症及注意事项** ①损伤乳头乳晕血供：在不清楚第一次手术采用何种术式的情况下，如果盲目地形成某一种蒂携带乳头乳晕，有可能将第一次手术形成的蒂切断，这样第二次手术仅靠新形成的蒂供血将不足以维持乳头乳晕复合体的存活。不管原来应用何种术式，第二次手术不宜进行复杂而有欠安全的手术。②乳头乳晕的神经损伤：第一次手术后，随着腺体重新组合、悬吊和固定及随时间的移位，支配乳头乳晕神经的走行方向也已发生变化。因此，第二次手术时如再形成一个单蒂，不仅能造成乳头乳晕血供障碍，而且损伤支配乳头乳晕神经的可能性也随之增加。故保留较宽的基底对保护乳头乳晕的神经支配也有保证。

（孙家明）

nánxìng rǔfáng féidà

## 男性乳房肥大

（gynecomastia） 男性乳腺组织的异常发育增生。又称男性女性型乳房。国内王玲山报道了124例病例，发病年龄中，10~29岁占38例，30~59岁占76例，60~69岁占10例；右乳腺54例，左乳腺51例，双乳腺19例。也有学者报道双侧

发生率为 25%～50%，尼迪克（Nydick）报道正常青年男性双侧发生率为 75%。男性乳房发育症多发于青春期，大多是暂时性的。在正常老年男性中，其发生率约为 35%。刚出生的婴儿因体内残存母体的雌激素的关系也会产生乳腺发育。

**病因及发病机制** 男性乳房肥大可分为两种类型：原发性男性乳腺肥大和继发性男性乳腺肥大（表）。

**分类** 西蒙（Simon）于 1973 年将男性乳腺肥大分为四度。Ⅰ度：轻度增大，无多余皮肤；Ⅱa 度：中度增大，无多余皮肤；Ⅱb 度：中度增大，伴多余皮肤；Ⅲ度：显著增大，伴多余皮肤。认为Ⅱb 度和Ⅲ度患者需行多余皮肤切除。拟切除皮肤的量与肥大乳房的外形有关。肥大乳房且基底较宽大时不需行多余皮肤切除。相对的，较小的基底较窄的乳房则需行多余皮肤切除术。

莱特曼（Letterman）和舒斯特（Schuster）根据拟行的治疗方法将男性乳腺肥大分为下面几类。①乳晕缘皮肤切口，无需皮肤切除。②乳晕缘皮肤切口，切除中等量的皮肤，遗留有乳晕上方瘢痕。③胸壁皮肤切口，伴或不伴乳头的上提。

罗布里希（Robrich）将其分为以下四度。Ⅰ度：轻度增生（组织量小于 250g）不伴下垂；Ⅱ度：中度增生（组织量位于 250～500g）不伴下垂；Ⅲ度：重度增生（组织量大于 500g）伴Ⅰ度下垂；Ⅳ度：重度增生伴Ⅱ度或Ⅲ度下垂。

**临床表现** 乳房外形类似于年轻女性的乳房，有的患者则为乳晕下方可见一小的圆盘状肿块，质量硬如橡皮，与皮肤和基底无粘连。有时有些患者的乳房肿块与周围组织界限不清。90% 的患者增大的乳房位于中心部，大部分为双侧，可不对称。约 80% 患者双侧乳房增大为双侧同时增大，可明显地看出乳腺组织向前凸出和直径增大，乳头增大者少见。少数患者可有乳晕增大或乳头退缩。如长期服用雌激素或其他有泌乳副作用的药物如利血平，甲基多巴等则可能引起乳头溢液。

**诊断** ①病史：a. 家族史：家族中是否有类似患者，染色体是否正常。b. 药物史：是否有服用睾酮、促性腺激素、氯丙嗪、西咪替丁、螺内酯、洋地黄、利血平、甲基多巴等药物的历史。c. 全身性疾病：既往是否有过引起该病的全身性疾病的病史，如肝脏疾病、甲亢、肾衰竭、肾上

腺皮质功能减退症、糖尿病、结核病、高血压、心脏病等。②体格检查：全身情况，体重与身高、甲状腺、第二性腺、身体各部分是否有肿块；乳腺局部情况，同临床表现。③辅助检查：肝功能、性激素全套为常规检查。为明确病因还可进行下列检查：甲状腺功能全套，脑垂体的 MRI，肾上腺、性腺、生殖器的检查。

**鉴别诊断** ①假性乳房肥大的乳房主要由脂肪组织构成，并非增生的腺体组织。多由肥胖引起，一般无明显诱因。饮食和锻炼疗法有一定疗效，可单纯通过脂肪抽吸来治疗。②营养性乳腺增生症：营养不良的恢复期时，男性乳腺可出现暂时性的肥大。③乳腺纤维瘤：发于乳腺组织内，多为单发，常为圆形，表面光滑，包膜完整，边界清楚，可借助病理学检查来鉴别。④男性乳腺癌：好发于高龄的男性患者，常单发，形状不规则，质硬，边界不清，与皮肤及基底粘连，伴或不伴腋窝淋巴结肿大，需通过病理学检查来鉴别。

**治疗** 应首先明确男性乳腺肥大的病因，针对病因治疗。男性乳腺肥大患者前来就诊多以美容为目的，因而应首先要采取保守治疗。

**非手术治疗** ①针对病因治疗：药物所致的男性乳腺肥大应立即停用相关药物；由全身性疾病引起的乳腺增生应首先治疗原发病，由肿瘤所致的乳腺肥大患者应针对肿瘤进行手术治疗、化疗或放射治疗。②药物治疗：主要为雌激素的拮抗剂，如雄激素，ER 拮抗剂（三苯氧胺）等。③放射治疗：出现乳房肥大后再用放射疗法通常无效。

**手术治疗** 手术切除已成为

表　原发性男性乳腺肥大和继发性男性乳腺肥大

| 原发性男性乳腺肥大 | 继发性男性乳腺肥大 |
|---|---|
| 特发性男性乳腺肥大（婴幼儿） | 内分泌疾病 |
| 青春期男性乳腺肥大 | 性腺功能减退，克氏综合征 |
| 老年性男性乳腺肥大 | 库欣综合征，先天性肾上腺皮质增生，甲亢，甲减，肿瘤 |
| 卡尔曼综合征（Kallman syndrome） | 肾上腺，睾丸，垂体等 |
| | 全身性疾病 |
| | 肾衰，肝硬化，营养不良 |
| | 药物作用 |
| | 激素，心内科药物，药物滥用 |

一种标准的治疗方法。手术的目的即为切除异常增生的乳腺组织，恢复正常男性乳房的外形，并将瘢痕和术后乳房、乳头、乳晕的畸形降低到最小程度。根据男子女性型乳房的形状，大小和皮肤的弹性可选择不同的手术方法。一般来说有两种手术方法：①切除增生的乳腺组织的同时切除多余的皮肤。②单纯切除增生的乳腺组织。年轻患者皮肤弹性好，一般不需行皮肤切除，而老年患者皮肤的弹性稍差，多需行中等程度的皮肤切除。③先行吸脂，然后通过乳晕切口切除乳腺组织，放置负压引流，术毕加压包扎。

**预后** 一般来说，手术切除乳腺组织后很少复发。还有一些特殊类型的男性乳腺肥大通过非手术治疗亦可治愈。①特发性男性乳腺肥大：常可自行消退，勿需特别处理。②青春期男性乳腺肥大：血中的雌二醇/睾酮比值有所升高，随青春期的进展可自行消退。③老年性男性乳腺肥大：给予雌激素受体拮抗剂治疗1年左右可消退，少数患者乳腺内可有硬结，或疑有恶变者，可行手术切除。④继发性男性乳腺肥大：针对原性病进行治疗。

（孙家明）

*rǔfáng sōngchuí*

## 乳房松垂（breast descensus）

女性因乳房内的腺体与脂肪组织极度增生致使乳房体积增大，其后虽然发生萎缩，但是由于乳房的皮肤和悬吊支持结构被牵拉扩展而导致其弹性降低，久之不能使乳房回缩复原的状态。乳房松弛垂坠如袋状，常见于经历多次妊娠且哺乳之后的中老年女性。

**解剖特点** 乳房位于胸前，附着于双侧胸壁肌肉群和胸大肌筋膜上。乳房一般位于第2~6肋高度，内侧起自胸骨旁，2/3位于胸大肌表面，外侧达腋前线或腋中线，1/3超过胸大肌腋缘位于前锯肌表面。乳房内含乳腺和脂肪组织。乳腺位于皮下浅筋膜的浅、深层之间。皮下浅筋膜伸向乳腺组织内形成与皮肤垂直的条索状的小叶间隔，这些小的纤维束一端连于胸肌筋膜，另一端连于皮肤和浅筋膜浅层，将乳腺体固定在胸壁的皮下组织之中。这些起支持作用和固定乳房位置的腺叶间纤维结缔组织称为乳房悬韧带，又称Cooper韧带（图1）。它牵引在皮肤、乳腺和胸肌筋膜之间，可使乳房既相对固定，又能在胸壁上有一定的移动性。乳房松垂主要是由于乳房的皮肤和Cooper韧带等悬吊支持结构反复被牵拉，导致其弹性降低而形成，外观呈现为下垂如袋状（图2）。乳头的位置，正常时一般位于第4或第5肋间水平，乳房松垂后其位置就下降至第4或第5肋

间以下水平。临床上常根据乳头位置与乳房下皱襞位置关系的不同，可以将乳房松垂分为三度。Ⅰ度：乳房轻度下垂，乳头的位置与乳房下皱襞平行。Ⅱ度：乳房中度下垂，乳头的位置介于乳房下皱襞与乳房的最低位置之间。Ⅲ度：乳房重度下垂，乳头的位置位于乳房的最低点。

**影响因素** ①哺乳：女性哺乳停止后，因体内孕激素等性激素水平的减低，乳房内的乳腺导管、腺体及脂肪组织等均可以发生萎缩，而乳房的皮肤及支撑组织却相对较多，因而导致乳房松垂。②年龄：老年人由于其年龄因素，包括内分泌在内的各种生理机能都有不同程度的减退，故而其乳房的皮肤、支持组织、脂肪和腺体都明显退化、萎缩，最终导致乳房表现为空囊状松垂。③减肥：许多女性减肥后，身体多处部位的脂肪组织明显减少，包括乳房内的脂肪组织亦可减少，因而会出现皮肤松弛，最终形成

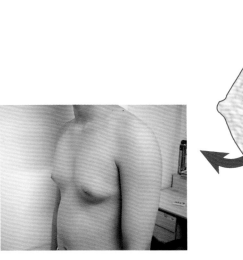
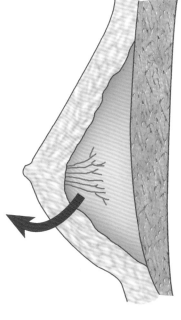

**图1 乳房悬韧带**

乳房松垂，多见于中青年妇女。④体重骤减：女性由于某些疾病的影响，可以出现体重突然明显下降，乳房内的腺体和脂肪组织减少，皮肤松弛，亦可出现乳房的松垂。

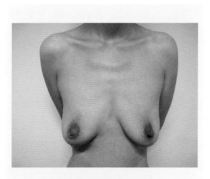

图2　乳房松垂（Ⅱ度）

**意义**　丰满而且位置正常的乳房是女性美的特有象征，也是女性魅力的重要标志之一。如果出现乳房的松弛下垂，则会使女性失去体型匀称的线条美，两侧乳房失去在胸壁向前凸出耸立的正常外形，从而影响到胸部的体态，女性为此会产生自卑的心理。而且因乳房向下方牵坠，乳房松垂还会造成生活和工作的许多不便。如由于一侧或两侧的乳房下垂较重，致使行动不便，颈肩部不适，两侧乳房皱褶处有糜烂或湿疹等。故对于乳房松垂的矫正术具有较大的临床意义，既可以恢复女性的自信，解决其心理障碍，又可以治疗松垂带来的不适。

（孙家明）

*rǔfáng shàngtíshù*

# 乳房上提术（breast lift）

向上拉紧乳房区域周围的支撑皮肤和其下的组织，从而促使乳房恢复自然形状和挺拔度的手术。又称乳房固定术。是一种常见的乳房整形美容手术。

**适应证**　①因乳房松垂而产生躯体症状者，如肩、背疼痛以及乳房下皱襞糜烂等。②各种类型的乳房松垂影响外形，患者要求手术改善者。

**手术原理**　通过手术切除多余松弛的皮肤，同时对其下的乳腺组织进行重塑和重新悬吊，以达到满意形状及位置。切口的设计因所需去除的皮肤量和重塑的组织量不同而有所不同。

**手术方法**　乳房提升的方法有很多种，根据乳房的形态，乳晕的大小，乳房松垂的程度以及希望达到的术后效果，医师可为患者选择最合适的方法。最常见的方法如下：①切口设计：沿乳晕缘半月形切口，向上切除2~3cm的半月形皮肤。②分离腺体：沿腺体表面潜行向上分离至腺体的上缘并向腺体后分离。③重塑腺体、皮肤乳罩形成以及乳头的定位：将乳腺上提缝合于第2肋间胸大肌筋膜，并塑形乳腺呈半球形，调整两侧乳头位置等高。皮肤收紧后形成新的皮肤乳罩，适当去除皮肤或不去皮肤，再次确定乳头乳晕的位置。④切口分层缝合。为了达到较为理想的上提效果，可采用各种加强的方法。如使用聚丙烯单丝网片作为乳房塑形的支持材料，可以减少切口的瘢痕，降低松垂的复发率。对于松垂的体积较小的乳房，可以在行乳房提升的同时行隆乳术，进一步改善乳房的外观。

**并发症及注意事项**　①切口瘢痕：确实可靠的腺体悬吊是减轻皮肤张力，改善切口瘢痕的可靠方法。②松垂复发：可采用支持材料，降低乳房再次松垂的发生率。③血肿：手术操作应尽量减少创伤，术中需止血彻底，术后应留置引流管。

（孙家明）

*shuānghuánfǎ rǔfáng shàngtíshù*

# 双环法乳房上提术（double ring breast lift）

用于肥大乳房缩小和下垂乳房上提的一种术式，因其设计皮肤切口为一对同心圆构成而得名。

**适应证**　乳房体积过大，与体形不成比例；一侧乳房较另一侧乳房明显增大；因乳房重量过大引起颈肩部及背部疼痛；乳房下垂，乳房下皱襞处皮肤发炎、湿疹等；因乳房大小和重量使日常活动受到限制；对乳房过大不满意而失去自信；乳房下垂影响美观；特殊的职业需要。

**手术原理**　双环法切口为两个同心环，根据患者乳房和身体的实际情况设计一对以乳头为中心的同心圆，以该同心圆的内外环为切口，首先去除这对同心圆间的表皮组织，再去除多除的乳腺组织或仅将现存的乳腺组织固定于胸大肌筋膜上塑形后，间断缝合这一对同心圆，形成乳晕边缘的环形的手术切口。

**手术方法**　①术前设计：切口设计（图）。内环：以乳头为中心，直径约为4cm标记圆环；外环：于乳房表面确定4点，大致确定外环位置。点A为新乳晕上缘，距胸骨上切迹距离16~20cm，可依个体胸廓的形状而定。点B为新乳晕的下缘，通常距乳房下皱襞5~6cm。点C为新乳晕的内缘，距胸骨中线至少9cm，以保证乳头位于稍外侧的正常位置。点D为新乳晕的外侧缘，距乳房外侧缘至少12cm。连接上述4点，形成平滑的曲线，即为外环。可测试皮肤切除后周围皮肤的张力，若过大，可稍做调整，以保证手术的最终效果。②手术步骤：a. 全身麻醉或乳房术区局部肿胀麻醉。b. 真皮帽的形成：以术前设计的内外环为切口，切开皮肤直到真皮浅层，去除两个环间的表皮组织，形成真皮帽。c. 皮肤与腺体组织间的适当剥离：沿外环切口线切开皮肤皮下组织直到乳腺组织表面，在皮下组织与乳腺包膜间进行内外上 3 个方向的剥离，至腺体边缘。d. 圆锥形剩余腺体的形成：通过 V 形或 W 形切除乳房上部组织以减少乳房上半部大小，注意保留下极的血管穿支。缝合时，应将外侧腺体瓣向内上方旋转上提，以缩小乳房基底并改善乳房下垂。e. 利用真皮帽或人工辅助材料对腺体进行塑形：将环形真皮瓣边缘缝合到锥形乳房的基底部，并固定于腺体或胸肌筋膜上。如真皮帽的面积不够大，也可利用人工材料作为乳罩置于真皮瓣上，周边缝合固定于胸肌筋膜上。f. 收紧外环：利用 4-0 Prolene 单股不可吸收缝线对外环进行荷包缝合并收紧，使外环周长与内环相当。g. 内外环间皮肤的缝合：利用 6-0 Prolene 单股不可吸收缝线于皮下和皮内进行两环形切口间的缝合。缝合前可皮下潜行分离内环的边缘部分 2~3mm，有利于内外环真皮部分的对合。h. 术后处理：无菌敷料包扎 2 周，使之呈三角形以支持乳房，术后早期给乳房提供支撑有助于保持将来乳房的形状和使皮瓣紧贴于下方的组织，以促进愈合。引流至少保留 5 天，待日引流量单侧小于 30ml 时即可拔除，应用抗生素 7~10 天，并辅以相应的对症支持治疗。手术后头几周应限制上肢活动，避免向背侧和两侧活动。1.5 个月后患者可恢复自由活动。

**并发症及注意事项** ①术后即刻乳晕周围环形创面封闭形成的皮肤放射性皱褶，影响美观，多因外环皮肤切口线长于内环所致，一般情况下 3~6 个月可自行恢复。②术后出血、血肿和感染：多因术中止血不彻底所致。术中止血彻底并放置引流，观察引流的质和量，单侧每天引流小于 30ml 时可考虑拔除引流。③术后早期乳房的外形扁平：通过应用真皮帽或悬托材料对剩余腺体组织进行塑形固定，不可避免地出现不同比例的乳房顶端的扁平畸形，乳房形态可随时间因重力的作用而有所改善。④晕周瘢痕增宽：因术前双环切口设计不当，致缝合时局部皮肤张力过大，强行缝合后会造成晕周的瘢痕增生、增宽。⑤部分患者术后出现乳头乳晕感觉过敏或感觉丧失：可能是在腺体组织切除过程中损伤了乳房深面的支配乳头乳晕感觉的肋间神经的分支所致。

（孙家明）

chuízhí qiēkǒufǎ rǔfáng shàngtíshù

**垂直切口法乳房上提术**（vertical incision breast lift）依靠乳房上部蒂营养乳头乳晕复合组织，通过减少乳房下部及中央部乳腺组织而达到乳房再塑形，乳房下部皮肤广泛游离以减少垂直瘢痕，术后遗留乳晕周围瘢痕以及下部垂直瘢痕。1925 年达尔蒂格（Dartigues）首先应用垂直切口进行乳房悬吊手术，之后该方法一直未受到人们的注意。垂直切口巨乳缩小术 1964 年由拉叙斯（Lassus）再次应用，1990 年由勒茹尔（Lejour）加以改进并推广，目前在欧洲受到广泛推崇，部分学者认为可以取代倒 T 形手术。

**手术方法** ①手术设计：患者取站立位，用亚甲蓝标记出双侧乳房下皱襞、胸骨中线以及锁乳线。以上臂中点下 2cm 为准确定新乳头位置。以乳头为中心，在其上方设计长度约 14cm 的圆弧，状似清真寺的穹顶。以乳房的房垂直轴线为中心线，向内上和外上推动乳房，并标记出乳房垂直轴线在两种情况下在乳房上的投影线，以其与经乳头做水平线交点即为乳房表皮去除范围的内、外侧界。在乳房垂直轴线上以乳房下皱襞上方 3~4cm 处为的表皮去除范围的最低点。上述最低点与乳房表皮去除范围内外侧界，穹隆样标记线所包括的新乳晕区域即为乳房皮肤切口线。

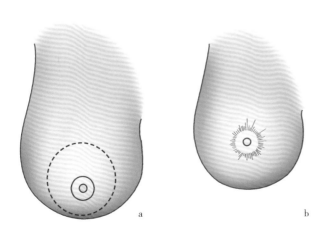

**图 双环法乳房上提术**
a. 切口设计；b. 缝合后早期放射性皱褶

②手术操作：a. 患者取半卧位，采用全麻或是硬膜外麻醉。b. 沿皮肤切口线切开乳房皮肤。乳头水平以上乳头乳晕皮瓣蒂区域仅切开至真皮，去除表皮，形成上方真皮帽。c. 下方切至乳房腺体表面，在浅筋膜层向两侧及下方分离至乳房下皱襞线，然后在胸大肌表面完全分离乳腺基底。d. 切除乳房腺体组织，主要切除下部和基底乳腺组织。腺体切除范围大于乳房皮肤去除范围。e. 将带乳头乳晕的乳腺组织瓣底面分离，在新乳晕上缘贯穿缝合腺体组织，固定于其上方的胸大肌筋膜。缝合下方两侧腺体，重塑乳房腺体形态。修整腺体组织以及过厚的皮下组织以利于皮肤的回缩。f. 缝合皮下、皮肤，乳晕行荷包缝合。视情况放置引流。g. 新建乳房下皱襞，加压包扎。

**注意事项** ①术前定点、设计均应在患者站立位进行。设计尽量精确，皮肤切口线内外侧线尽量保守，以减轻术后乳房直线瘢痕。②充分游离乳房下部，以利于乳房的悬吊、固定，乳腺组织的切除塑形，并减轻缝合时切口所承载的张力。③悬吊组织时，乳腺组织的缝合着力点宜在乳晕水平上方，不宜过低。如着力点过低，极易造成术后乳头下方乳晕凹陷，乳头指向下方，影响乳房形态。此外，在乳腺实质和胸壁肌肉-肋骨骨膜复合组织之间无需进行过多缝合固定，以免影响术后乳房的下降和动感。此外，乳房悬吊时，应将乳房，在其胸壁上尽可能地向上抬高，这种有意的矫枉过正会导致乳房上部暂时比较饱满，下部暂时比较扁平，但是由于重力作用，这种情况会逐步改善，趋于正常。④原乳房下皱襞处脂肪尽量修薄，以避免

出现明显猫耳。乳房塑形完成后，缝合乳晕和乳晕下纵向切口前，应将患者躯干抬高，自患者对面观察乳房，在其大小、高度、形态。确定基本对称后，方能最后关闭皮肤切口。

**并发症** 血肿血清肿，脂肪液化，切口感染，切口延迟愈合，乳头乳晕感觉减退，乳头乳晕坏死。

(孙家明)

rǔtóu

**乳头**（nipple） 乳房表面的圆柱状突起。

**解剖特点** 乳头位于乳房最突出部，双侧对称分布。乳头的平均突出长度和直径约为10mm。周围的圆形的色素沉着皮肤被称为乳晕，两者合称为乳头-乳晕复合体，色泽从粉红色到棕褐色不等，与其真黑色素与嗜铬黑色素的含量有关。乳头末梢神经丰富，内含5～25个输乳管的开口（图）。小型的平滑肌细胞于乳头内呈圆柱状排列，在乳头受到寒冷或性刺激等，平滑肌细胞收缩使得乳头勃起。不同的个体间可伴有乳头数目和形态方面的差异。一般情况下，哺乳动物的乳头为双数，对称分布。人类的乳头数目为两个，位于乳房最突出部，但于某些患者可出现多个乳头情

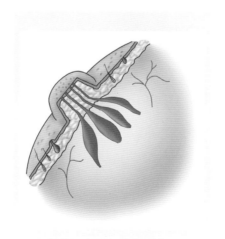

**图 乳头-乳晕复合体**

况，沿"乳线"分布（于腋窝延伸到耻骨联合上缘），与胚胎时期发育缺陷有关，可予以多余乳头的切除术。乳头的形态异常通常包括乳头肥大和乳头内陷。乳头凹陷于乳晕之中称为乳头内陷，轻者乳头的突出程度减少，重者乳头的外观形态完全消失，呈现火山口样畸形。临床上乳头内陷分为三型。Ⅰ型：乳头部分内陷，乳头大小与正常人无异，可轻易用手使内陷乳头挤出，乳头颈存在；Ⅱ型：乳头全部凹陷于乳晕之内，乳头较正常略少，可用手挤出，多数无乳头颈；Ⅲ型：乳头深埋于乳晕下方，无法使内陷乳头挤出，需通过手术方法矫正。乳头的长度和宽度超出正常范围称为乳头肥大，可通过乳头缩小整形来矫正。

**影响因素** 不同个体间乳头的大小，形态均有差异，同一个体不同阶段的乳头的大小，形态也有差别。随着年龄的增大，体内激素分泌的变化，乳头-乳晕的颜色逐渐加深。一般情况下，男性的乳头的大小形态不随时间的变化而改变，但在男子乳腺发育的患者中，可伴有乳头和周围组织的肿胀。女性的乳头与泌乳功能有关。对乳头的吸吮可纠正较轻程度的乳头内陷，但过度的吸吮也会造成乳头大小改变，有些为永久性的改变，需通过手术方法来矫正。

**意义** 乳头除了与泌乳功能有关之外，乳头-乳晕复合体也同时作为性器官发挥其功能。大部分因乳癌进行全乳房切除的患者行乳房再造时，同时也包括乳头-乳晕复合体的再造，并通常是最后一步，足见其乳头-乳晕复合体形态完整的重要性。

(孙家明)

## 乳头内陷（inverted nipple）

rǔtóu nèixiàn

女性乳头不突出于乳晕的表面，甚至低于乳房皮肤，局部如同火山口状的疾病。

**病因及发病机制** 多为先天性畸形，也有后天的原因如乳头乳房感染（乳腺炎）、外伤、肿瘤、手术（巨乳缩小整形术后）。先天性乳头内陷常由于乳头及乳晕内的平滑肌发育不良。乳头包含 10~20 根乳腺管的开口，乳腺管的周围是有乳晕肌肉延伸的平滑肌包裹。而平滑肌伸至乳头的真皮，这些肌束向内牵拉导致乳头内陷。也有些是由乳腺管发育不全，乳腺管未能导管化，而是一实心条索牵拉。有些是乳头深层缺乏支持组织。根据乳头内陷深浅不一可将其分成三类：①部分乳头内陷，乳头颈部存在，能轻易被挤出，挤出后乳头大小与常人相似。②乳头完全凹陷于乳晕之中，但可用手挤出乳头，乳头较正常小，多半无乳头颈部。③乳头完全埋在乳晕下方，无法使内陷乳头挤出。

**临床表现** 轻者仅表现为不同程度的乳头退缩，用手或负压吮吸可使乳头突出于体表。重者表现为完全低于皮面，无法被挤出，常呈反向生长。一般内陷乳头即使挤出，也较细小。常无明显的乳头颈部。女性乳头内陷的发生率为 1%~2%。两侧乳头内陷程度可不一致，可仅一侧发生。是一种常见的女性疾病。由于凹陷乳头可积存污垢或油脂，可造成搔痒，湿疹或炎症。严重内陷使婴儿吸吮乳汁困难。给患者带来生活上不便以及心理上的压抑（图）。

**诊断** 该病根据其临床表现易于诊断。但应明确病因以明确进一步诊断与治疗。如感染，手术，外伤等明显原因造成的内陷，除后期整形修复外，应对其起因治疗。而无明显原因的后天性乳头内陷，尤其是单侧内陷，应警惕乳腺癌的发生。

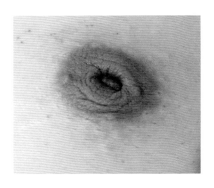

图 乳头内陷

**治疗** 原发性（先天性）乳头内陷可先行保守治疗。如用吸乳器对乳头进行负压吸引，或手法牵引。程度重者及吸引牵拉无效者，应行手术治疗。继发性（后天性）乳头内陷者常为乳腺癌所致，应先明确诊断。炎症及外伤及手术瘢痕造成内陷应行相应病因处理，后期行整形处理。手术主要是通过切断及松解牵拉乳头的纤维束，必要时切断部分无功能的短缩的乳腺导管，局部乳腺组织填充作为乳头支撑组织；局部组织再造乳头。乳头内陷矫正的目的是使乳头内陷矫正并突出于乳房表面，外形改善；不在乳头及乳晕留下瘢痕（由于乳晕乳头的色素沉着使得上述区域手术痕迹不明显）；哺乳功能得到改善。

（孙家明）

## 乳头再造术（nipple reconstruction）

rǔtóu zàizàoshù

应用自体组织修复乳头形态或再造新的乳头的手术。

**适应证** 外伤、烧伤、乳腺良恶性肿瘤进行乳腺切除、乳头内陷感染或乳头提升术后因血供循环障碍、感染坏死以及先天性乳房缺损都可能导致乳头畸形或缺失。另外做男变女变性手术的患者乳头呈男性外观，行乳房再造术后，需行乳头、乳晕再造术以形成类似女性相应大小的乳头、乳晕，达到更好的美学效果。

**手术原理** 常用的乳头再造方法有自体皮肤和复合组织游离移植法和局部皮瓣法两大类。目前以自体局部皮瓣法再造乳头为常用方法，乳头乳晕的颜色可在术后通过术后皮肤纹饰技术着色。因为采用复合组织游离移植，将造成供区新的畸形且术后并发症多、发生率较高，已较少应用。

**手术方法** ①乳头定位：术前患者取直立位或端坐位，双上肢自然下垂，双侧肩部处于同一水平。首先标记胸部正中线和健侧锁骨中线与乳头中心点连线，按对称性原则，确定患侧乳头的中心位置。如为双侧乳头缺损，则根据再造乳房的形态、大小和正常乳头的解剖位置等因素（见乳头）确定新的再造乳头位置。②自体游离组织移植乳头再造：a. 仅一侧乳头缺失而对侧乳头完好，且体积较大时，可垂直或水平切取健侧一半乳头组织，游离移植于患侧乳房，加压包扎固定，再造缺失侧的乳头。供区残余乳头组织直接拉拢缝合。b. 双侧乳头缺失，或健侧乳头短小不能提供组织移植时，可选用小阴唇组织瓣、耳垂复合组织瓣移植乳头再造。③自体局部皮瓣乳头再造（S形皮瓣）：a. 皮瓣设计：以标记再造乳头位置的中心点为圆心，画一直径为 40mm 的圆，并同时标记水平直径线，在上下半圆分别设计弧形切口线，使其与水平直径一同形成一个近似 S 形，直径两侧形成两个舌形皮瓣（图1）。b. 麻醉：手术可在局麻下进行，一般选用 0.5%～1% 利多卡因。局部浸润麻醉液中，不宜加入肾上腺素，以免影响术中皮瓣血供的判断及术后皮瓣成活。c. 手术操作：按设计 S 形切口线切开皮肤及皮下脂肪组织，将两个舌形瓣掀起，对应缝合即形成新乳头形态。3～6 个月后，若再造乳头存活良好，形态稳定，可采用文饰技术将其着色，使两侧对称（图2）。

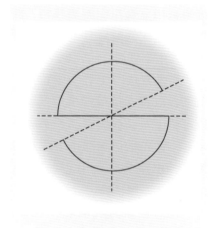

图 1　乳头再造的几何学原理

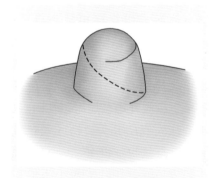

图 2　由平面到立体再造乳头的几何学原理

**注意事项**　目前临床应用以 S 形皮瓣再造乳头为主，也有学者建议仅单纯使用纹饰技术而不行手术治疗。采用自体复合组织因将造成供区新的畸形且术后并发症发生率较高而已经较少采用。

①术后要注意尽量减少活动，防止其他东西碰触到伤口，影响愈合。应该注意保持伤口部位的清洁，避免伤口沾水。在饮食上，应禁食辛辣及刺激性食品。术后可口服 3～5 天的抗生素以预防伤口感染。②手术时间选择：若为单纯皮瓣或肌皮瓣移植的乳房再造，一般在乳房再造术后 6～12 个月即可行乳头再造术。若为局部先应用软组织扩张器后置换乳房假体的患者，可在置换乳房假体同时行乳头再造。③由于再造乳头组织中无乳腺导管等组织支撑；不能像正常乳头那样，在外界刺激下通过平滑肌的收缩而勃起，所以常容易受到过紧的胸罩挤压而退缩变形。手术后需经常进行乳头的提拉，以维持乳头的外形。

**并发症**　感染、瘢痕、血肿、皮瓣坏死、皮瓣收缩致再造乳头退缩变形等。

（孙家明）

rǔyùn suōxiǎoshù

## 乳晕缩小术（areola reduction）

切除乳晕周围过大的部分使乳晕面积缩小，从而达到恢复乳晕正常大小的手术。乳晕是乳头周围皮肤色素沉着较深的区域，呈环形，美观的乳晕直径在 3～4cm。乳晕的颜色因人而异，青春期呈玫瑰红色，妊娠期、哺乳期色素沉着加深，呈深褐色。女性乳晕部皮肤有腺体分布，腺体包括汗腺、皮脂腺及乳腺。其皮脂腺又称乳晕腺，是乳晕上一些明显的小突起，较大而表浅，用来分泌油脂，具有保护娇嫩的乳头和乳晕皮肤、润滑乳头和婴儿口唇的作用。对于不同的女性个体，乳晕的大小和色泽都有较大差异。乳晕过大在女性多见于妊娠及哺乳后，且多伴有乳房过大或下垂，

男性则多见于男性乳房发育症（见男性乳房肥大）。乳晕直径超出 5cm 即可被认为是乳晕过大，多伴有皮肤松垮无形及颜色改变，极大影响了乳房整体的美学效果。其原因是妊娠期乳房胀大，哺乳时反复增大回缩，停止哺乳后乳房恢复原来大小甚至萎缩而拉伸变大的乳晕并未复原而造成乳晕变大，形成与整个乳房不对称的外观，因此多伴有乳房下垂。另外，乳晕过大也可由乳晕区域创伤或手术后瘢痕收缩牵拉引起。

**适应证**　乳晕增大的妇女有缩小乳晕的要求、全身情况良好、局部无炎症反应、停止哺乳 6 个月以上且挤压乳头无乳汁溢出、乳晕未收缩状态下直径超过 5cm 即可行乳晕缩小术。

**手术原理**　采用双环形切口乳晕环形皮肤切除法，通过手术切除乳晕周围过大的部分，将外环与内环直接拉拢缝合，从而达到乳晕面积缩小的效果。此方法不影响乳头乳晕感觉，手术瘢痕隐蔽，术后乳晕美学效果良好。

**手术方法**　以乳头为中心，1.5～2.0cm 半径画圈，以该圈为内环即新乳晕边界，原乳晕边界为外环，将内、外环间乳晕皮肤锐性剥除，注意应保留真皮层及皮下血管网，以免破坏乳头乳晕供血。切开外圈真皮达皮下，稍加游离后外圈用不可吸收尼龙线行荷包缝合，收紧荷包使与保留乳晕周长大小相当，或稍小于保留乳晕，皮肤对位缝合。手术局麻下即可完成，不伤及乳头及乳腺组织，术后一周拆除缝线，瘢痕隐蔽于乳晕边缘，伤口处皮肤皱褶半年后可自行平复，一般不明显。术后仅需纱布覆盖，可不包扎。可预防性口服用抗生素 5～7 天。女性手术应避开月经期。

男性乳晕增大详见男性乳房增大相关内容。

**并发症及注意事项** 术后可能发生切口处瘢痕增生，乳晕外形不佳、再次扩大，血肿，伤口愈合不良等并发症。术前需根据局部皮肤弹性情况仔细设计切口，术后应佩戴合适胸罩以托起乳房，减少因乳房垂坠造成乳晕伤口张力过大，可明显降低上述并发症的发生率。

（孙家明）

rǔfáng quēsǔn

**乳房缺损**（breast defect） 各种原因引起的乳房皮肤和腺体组织的缺损。根据缺损的原因可分为两大类：先天性乳房缺损和获得性乳房缺损。先天性乳房缺损主要是指在乳房发育的过程中出现的发育异常，原因一般不明。获得性乳房缺损最常见于乳房肿瘤切除术后，也可见于因烧伤、外伤、感染、医源性等造成的乳房发育不良或缺失。对早期发育中的乳房进行不恰当的诊断性活检、青春期前的女性接受放射线或手术治疗乳房血管畸形或胸廓内疾病、发育中的乳房较严重的外伤（如皮肤损伤后的挛缩），都有可能引起乳房缺损畸形（图）。随着现代乳腺外科学的进展，乳癌根治术也有了很大的改进，在尽可能完全去除肿瘤组织的基础

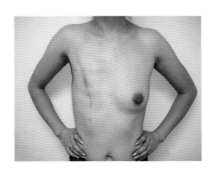

**图　乳癌术后乳房缺损**

上，尽可能地保留乳房的正常软组织，保留胸壁肌肉和皮肤，注重即刻乳房重建，或为二次乳房再造术做准备。根治性乳房切除术后，前胸部会遗留大面积的瘢痕，乳头乳晕缺如，乳房外形平坦，锁骨下出现凹陷，腋前皱襞消失，严重影响了患者的外形美观和女性气质，同时，乳房切除术后也引起严重的心理障碍：抑郁、焦虑、情绪紊乱、性欲丧失、自我形象认知障碍等。乳房再造术可以帮助患者极大地改善外形，从而减少心理障碍，改善其精神状态，使其更加积极地面对疾病和生活。随着乳房再造术的日渐完善，越来越多的乳房缺损患者要求进行乳房再造术，但是，受术者的选择很重要，不是每一位乳癌术后的患者都适合乳房再造术，术前一定要充分尊重患者的意愿，结合患者的情绪、对乳房切除术及再造术的认知情况、发病阶段和技术上再造的可能性等因素，综合考虑确定是否手术。乳房缺损修复术方法的选择，取决于很多因素：患者全身健康状态，体型，乳房切除的位置，常用供区的组织的可用情况，对侧乳房的大小和患者的喜好等。一般对于复合缺损型，皮肤缺损型和放疗型，需要选择肌皮瓣移植，单纯乳房腺体缺损型可采用隆乳术或皮肤扩张后再行隆乳术。一般情况下，根据再造术的时间可以简单分为：即刻乳房再造和择期乳房再造；根据乳房再造术的方式分为：①假体植入法乳房再造。②背阔肌肌皮瓣带蒂转移法乳房再造。③腹直肌肌皮瓣法乳房再造：见横行腹直肌肌皮瓣法乳房再造和游离横行腹直肌肌皮瓣法乳房再造。④臀大肌肌皮瓣游离移植法乳房再造。⑤健侧乳

房皮肤组织复合瓣（简称健侧乳房瓣）法乳房再造：健侧乳房瓣乳房再造术适用于一侧乳房缺如，但健侧乳房有足够的体积和一定程度的下垂，乳头乳晕较大，无器质性病变的患者。术中利用主要血供为胸廓内动脉的健侧乳房的内侧 1/2 作为供瓣区，沿着设计线将健侧乳房切开成内外两部分，形成乳房腺体皮肤组织瓣。外侧瓣向内上方旋转 180°，分层缝合腺体、皮下组织和皮肤形成缩小的健侧乳房；内侧瓣以乳房上端皮肤和腺体基地为蒂向患侧乳房缺损区移位，逐层与制备好的缺损区创面缝合。术后 3 周断蒂，再次行乳房整形及乳头乳晕移位。

（孙家明）

xiāntiānxìng rǔfáng quēsǔn

**先天性乳房缺损** （congenital breast defect） 各种原因所致的先天性乳房发育不良或不发育。乳房发育不全称为乳房发育不良，乳房先天缺如被称为乳房缺失，乳腺组织缺失而乳头存在的情况被称为无乳腺畸形。在人类胚胎发育的第 5 周，胚胎干自腋窝到腹股沟间形成一条原始乳线，这条乳线在胸壁上逐渐发育形成乳腺嵴，其他部位的乳线将逐渐退化。在妊娠 7~8 周，乳线胚基发生增厚（乳丘阶段），接着进入胸壁间叶细胞增生阶段（圆盘阶段）及细胞三维增长阶段（球形阶段）。妊娠 10~14 周胸壁间叶细胞进一步增殖形成扁平的边缘（锥形阶段）。妊娠 12~16 周，间叶细胞分化成乳头和网眼状组织平滑肌。妊娠 16 周，上皮细胞形成“乳线芽”（萌芽阶段）和接下来分支形成 15~25 个条索状上皮性分支（分支阶段）。第二乳腺胚基发育，毛囊、皮脂腺、汗腺

基分化形成，只是此时乳腺实质组织完全发育。从种系上说，一般认为乳腺实质组织是从汗腺组织发育而来。在妊娠第 7~9 个月期间，胚胎性激素进入胎儿血液循环，诱导分支上皮组织形成（分支阶段）。这一过程持续至妊娠 20~32 周。最终形成 15~20 个乳腺导管，有约 10 个主导管和皮脂腺结合在表皮附近。主质分化发生在 32~40 周，内含初乳的腺泡结构形成（末梢小泡阶段）此时乳房以 4 倍的速度增长，乳头乳晕复合体发育，颜色加深。乳房在发育中的任何一个阶段受到抑制，都会发生乳房发育不良，双侧发育过剩等情况，其原因目前不十分确定。乳房缺失或者明显乳房发育不全 90% 和胸肌发育不全有关，但是，胸肌畸形的女性 92% 拥有正常乳房。比较典型的是波伦综合征（Poland syndrome），1843 年由艾尔弗雷德·波伦（Alfred Poland）首先描述，临床表现包括胸大肌、胸小肌的缺失，上肢短少，手指畸形（并指、多指和少指）等。发病率女性多于男性（图）。典型波伦综合征的女性患者，同时还伴有患侧胸壁及上臂巨大神经纤维瘤、下肢骨骼发育长度不对称的畸形。

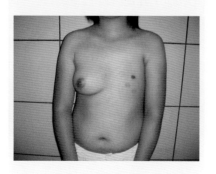

**图　波伦综合征**

（孙家明）

**Bōlún zōnghézhēng**

## 波伦综合征（Poland syndrome）

以胸大肌胸骨端缺失为基本表现的上肢和躯干先天性畸形的一组临床综合征。又称胸大肌缺损并指综合征。是一种少见但并非罕见的先天性畸形，由伦敦盖伊（Guy）医院的医学生波伦（Poland）在 1841 年做尸体解剖时首先发现并报道。1962 年同一医院的整形外科医师克拉克森（Clarkson）遇到同样的病例，并将此先天畸形命名为波伦综合征。其发病率约为 1∶25 000，75% 为右侧，男女比例是 3∶1，少数有家族史，多为散发。

**发病机制**　尚不清楚，可能与胎儿局部暂时缺氧或胚胎早期锁骨下动脉供血不足有关，继而造成对应器官发育缺陷。

**临床表现**　主要特征为胸部及乳头发育不良，皮下组织缺如，胸部重要肌肉部分缺如，肋骨软骨（第 2~4 或第 3~5 肋骨）发育不良或畸形。轻度者仅为胸大肌的胸骨头部缺损和第 3~4 指并指畸形，严重的病例病变范围除整块胸大肌外，还涉及其下的胸小肌、前锯肌、肋间肌，其邻近的部分背阔肌、腹外斜肌，甚至前胸部的部分肋骨、肋软骨。有的还表现为胸部反常呼吸、肺疝出、肩胛骨高位、患部皮肤和皮下脂肪发育不良，以及乳头高位，或女性乳房发育小或无乳房。手部畸形表现为不同类型的并指、短指、缺指、2~4 指中节指骨缺损、手指深浅屈肌腱融合、腕骨融合、尺桡骨融合等。个别病例还可伴有耳郭畸形、半椎体、脊柱侧凸、肾畸形、隐睾等。

**诊断**　根据胸肌和乳房缺如或发育不良是先天性的这一特点，可初步建立诊断。

**治疗**　该综合征是一组涉及多部位的先天畸形，需根据患者的年龄及畸形特点、程度，应用不同的手术方法分期手术。儿童患者宜先行手部畸形矫正，治疗时应着重于手功能及外形的改善，对短指、缺指、肢体短小一般不予处理。胸部畸形应待患者成年后进行治疗。虽然该综合征可造成不同程度的胸壁畸形，但多不影响患侧胸、肩和上肢的运动，因此患者要求治疗的主要目的是解决胸部外观缺陷，宜选用能提供足够组织量的肌瓣或皮瓣，恢复胸部对称，对女性患者应重视乳房的再造及对称。锻炼无法改善胸部畸形，修复手术包括胸廓成形和乳房再造。对于男性患者的胸部凹陷，应用适量的自身软组织（自体颗粒脂肪注射填充）或植入体填充，即可获得较为满意的效果。对于女性患者来说，需同时矫正胸部凹陷和再造乳房，重塑出自然流畅的曲线。因此对女性患者，应选用能提供足够组织量的肌瓣或皮瓣，必要时可联合应用乳房假体或扩张器的植入。如畸形较轻，皮肤及皮下组织较厚，对侧乳房体积偏小，选用适当的乳房假体植入即可改善胸部的不对称。选择的假体体积不宜过大，以免假体外露，但术后包膜挛缩发生率仍较高。对于畸形较重，正常侧乳房体积较大，患者对两侧乳房的对称性特别在意时，可选用乳癌根治术后乳房再造的各种术式，如背阔肌肌皮瓣、横行腹直肌肌皮瓣、腹壁下动脉穿支皮瓣、臀大肌肌皮瓣等。多种术式联合应用可获得更大的组织量。近几年研究表明干细胞能够促进肌肉再生，成肌细胞移植和基因治疗可能成为微创治疗该综合征的发展方向。

（孙家明）

**huòdéxìng rǔfáng quēsǔn**

## 获得性乳房缺损（acquired breast defect）

各种原因造成的后天性乳房皮肤和腺体组织的部分或完全缺损。随着社会的发展和人们生活水平的不断提高，人们对美的追求也日渐增强。以往被认为只是哺乳器官的乳房，现在已成为女性形体美的重要标志，因此乳房缺损不仅给患者带来肉体上的痛苦，还会造成很大的精神负担，并给她们的工作、生活以及社会活动带来各种不良影响。

**病因** 造成获得性乳房缺损的原因最常见于乳房肿瘤的乳房切除术后，也可见于因烧伤、外伤、感染等造成的发育不良或缺失。

**临床表现** 单侧或双侧乳房形态不完整。

**诊断** 根据单侧或双侧乳房形态特点以及烧伤、外伤、感染或肿瘤病史易于做出诊断。

**治疗** 目前最有效的治疗是乳房再造术。乳房再造术是利用自体组织移植或配合假体植入重建一个与对侧健康乳房相称的乳房，或是一对形态大小基本对称的乳房。主要分为假体置入和自体组织移植两大类。

常用的方法主要有四种：①假体置入法乳房再造。②背阔肌肌皮瓣带蒂转移法乳房再造。③横行腹直肌肌皮瓣法（带蒂转移或游离移植）乳房再造。④腹壁下动脉穿支皮瓣法乳房再造。在临床工作中，具体选择哪一种手术方式根据实际情况而定。一般来讲，只要局部及全身状况允许，各种原因造成的乳房缺损都可以行乳房再造术。再造乳房的时机选择要根据乳房缺损的原因而定：如果是乳房良性肿瘤行单纯乳房切除或Ⅰ期、Ⅱ期乳癌手术者，可同时进行再造手术，这样就减少了二次手术和麻醉带来的痛苦和经济损失；如果是幼儿时期的原因造成乳腺发育不良或外伤、烧伤等因素造成的乳房缺失，可在成年后择期手术；如果是Ⅱ期以上的乳癌，待术后观察2年，确认没有复发及转移后可行再造手术。

（孙家明）

**rǔfáng zàizàoshù**

## 乳房再造术（breast reconstruction）

乳房局部切除或完全切除后将其重建的手术的统称。又称乳房重建。多数在乳腺肿瘤病情需要或预防性切除乳腺后进行。乳房切除后的患者，如无远端转移及其他手术禁忌证，且患者有再造乳房的要求，可以进行乳房再造；其他原因造成的乳房缺损或不对称，如先天畸形（见波伦综合征）、烧伤、创伤等，必要时也可进行乳房再造。乳房再造时机根据每个患者乳腺病治疗方案和局部情况不同，乳房再造时机的选择因人而异。可分为即刻乳房再造、择期乳房再造和分期即刻乳房再造。

（穆兰花 刘温悦）

**zéqī rǔfáng zàizàoshù**

## 择期乳房再造术（delayed breast reconstruction）

乳腺肿瘤切除并完成相应辅助治疗后再行乳房再造的方法。又称二期乳房再造。其优点主要有：①该方法可予患者充足时间行身心准备，且经过乳腺肿瘤切除术后一段时期的调整，其身心状态已较即刻再造时更耐受手术。②如果患者术后需要放射治疗，延期乳房再造可提供充分时间使伤口愈合。但是，二期再造通常情况下胸部受区会存在局部皮肤回缩、瘢痕粘连、解剖位置变化甚至胸部血管及组织受损等不利因素，其手术难度及风险也相应增大。尽管如此，这部分患者在中国仍占乳房再造病例的很大比例。

（穆兰花 刘温悦）

**jíkè rǔfáng zàizàoshù**

## 即刻乳房再造术（immediate breast reconstruction）

是指在乳房切除同时进行修复的方法。又称一期乳房再造。对乳房切除造成巨大创面的即刻修复也属此类。其优点主要有：①该方法减少了患者的手术频次，从而一定程度上减小了患者的经济负担，提高了患者术后长期的生活质量。②该方法便于肿瘤专家与整形专家及时沟通、协作，最大限度地利用了局部组织条件，因乳腺肿瘤切除时胸部解剖结构正常，不存在瘢痕粘连及放射治疗对血管及组织损伤，所以该时期行乳房再造可拥有最佳组织条件。③该方法避免了患者因失去乳房造成的心理创伤。但是，由于患者对乳腺肿瘤的恐惧及担心再造对乳腺肿瘤复发和放、化疗的影响，目前中国大多数病例并未接受即刻乳房再造。

（穆兰花 刘温悦）

**bèikuòjī jīpíbànfǎ rǔfáng zàizàoshù**

## 背阔肌肌皮瓣法乳房再造术（latissimus dorsi musculocutaneous flap of breast reconstruction）

应用背阔肌肌皮瓣进行乳房再造的方法。是目前常用的方法之一。以胸背血管为蒂，背阔肌及其表面的皮肤可形成范围较大的肌皮瓣，皮肤可用来修复乳房皮肤的缺损，皮下组织及肌肉可用来塑造乳房形态。有时，也可单纯应用肌瓣修复大范围的胸部肌肉缺损，还可修复乳癌术后的锁骨下区及重建腋前皱襞或用于横行腹直肌肌皮瓣部分坏死后创面的清创修复。此法常因组织量相对不足，需要在肌瓣下置入乳房假体或组织扩张器。

**适应证** 患侧乳房有限切除、缺损组织量及皮量不大，同时对侧乳房体积较小者、腹部有既往手术史者以及术后有妊娠需求不接受应用腹部皮瓣再造者均可选用该方法。

**手术方法** ①术前设计：在站立或坐位下进行术前设计，双上肢自然下垂，标志出乳下皱襞及乳房内、外、上界。背部标志出正中线和肩胛下角及背阔肌内、外侧缘。背部切口方向要根据胸部缺损的情况设计，梭形皮岛应尽量位于胸罩可遮盖的部位。皮肤切取宽度可依据背部皮肤松弛程度及胸部皮肤量缺损程度综合考虑，以能将供瓣区直接关闭为准。设计皮瓣切取下界时应确保皮瓣翻转时能达到乳房下皱襞位置或能有效填补胸壁局部缺损。②手术过程：患者采取健侧卧位，胸壁受区及背部供区可同时消毒。供受区手术可同时进行。胸壁受区依照原手术切口或瘢痕切开皮肤及皮下组织，对照健侧乳房沿皮下层分离腔隙并向腋窝区分离，显露背阔肌外侧缘，并在其深面向背侧分离，可见胸背动脉及其主要分支，注意保护血管。皮瓣的剥离应在深筋膜浅面的疏松结缔组织中进行，向内、下方解剖至可见胸腰筋膜，向外解剖至看到肌肉游离缘，向上至肩胛下角位置。在腋窝平面形成皮下隧道，使背部创面与乳房创面相通，经此隧道将皮瓣转移至胸前，过程中应注意保护神经血管束，如需植入假体，须将肌瓣固定于乳下皱襞位置形成适当的腔隙。乳房塑形时需要仰卧位并上身45°坐位以利双侧乳房对照塑形。胸部和背部分层缝合切口并放置负压引流。

**并发症及注意事项** 背阔肌肌皮瓣带蒂转移血供充足，较少出现皮瓣血供障碍。如出现皮瓣末端血供障碍可在其界限完全确定后切除血供不良的皮瓣组织，将其拉拢缝合。但是，由于背阔肌深面筋膜层较光滑，吸收能力较差，因此背阔肌肌皮瓣移植后引流时间比其他供区皮瓣使用要长，从而增加了积液和血清肿发生的可能性，术后应妥善放置负压引流并联合加压包扎，以保证皮瓣移植后腔隙有良好的愈合。对于上肢功能要求较高的患者，建议选用该皮瓣时应慎重。另外，乳癌术后腋窝淋巴结清扫时胸背血管和神经已损伤及高度怀疑肌肉血管受到损害者，为该方法的绝对禁忌人群。

随着乳房保守治疗术式增多及内镜技术的应用，目前临床已可以应用腋部一个小切口同时完成乳腺部分切除、腋窝清扫、背阔肌肌瓣的切取及转移。

(穆兰花 刘温悦)

**dàidì héngxíng fùzhíjī jīpíbànfǎ rǔfáng zàizàoshù**

## 带蒂横行腹直肌肌皮瓣法乳房再造术（pedicle transverse rectus abdominis musculocutaneous flap of breast reconstruction）

应用横行腹直肌肌皮瓣进行乳房再造的方法。1982年哈特兰普夫（Hartrampf）首先使用横行腹直肌肌皮瓣，并因其血管恒定、血供丰富、手术安全性较高、术后手感较好等诸多原因曾作为国内外乳房再造的标准术式。带蒂横行腹直肌肌皮瓣应用于乳房再造通常可以上方的腹壁上血管为蒂带蒂转移，也可以下方的腹壁下血管为蒂游离移植，即游离横行腹直肌肌皮瓣技术。

**适应证** 横行腹直肌肌皮瓣因其组织量大、血供良好，且同时有腹壁整形的效果，特别适合中老年妇女中腹部脂肪堆积的患者；同时，它可提供足够的皮肤和组织量，适合皮肤和组织量缺损较大且健侧乳房体积较大的患者。另外，该术式不需要进行显微外科血管吻合，所以也适用于全身条件不适合接受显微手术的患者和不具备开展显微外科技术条件的医疗团队。

**手术方法** ①术前设计：根据健侧乳房体积及锁骨下凹陷情况，估计所需组织量，设计皮瓣。以健侧乳下皱襞位置为参照设计胸部切口，皮瓣面积据腹部组织松弛程度及胸部缺损面积设定。通常宽度可至14cm，长度可达40cm。以亚甲蓝标记位置，以供术中参考。②手术过程：按设计切开皮肤、皮下达深筋膜层，保留脐蒂，由皮瓣两端沿此层剥离掀起，达腹直肌外缘内侧约2cm，可见两排穿支血管自腹直肌前鞘穿出，紧靠穿支血管周围切开腹直肌前鞘。在深筋膜浅层向头侧分离达剑突和肋缘，形成通向胸部受区的隧道。保留约2cm腹直肌前鞘，形成包含腹壁上动静脉的腹直肌肌蒂，在半环线上缘结扎腹壁下动静脉。皮瓣转移后，将腹直肌前鞘予以关闭，缺损区可采用尼龙网加强腹壁，在腹中线相应位置做皮肤切口，将原来的脐暴露，缝合固定。余切口分层缝合，常规置负压引流管。以健侧乳房为标准进行乳房塑形，同时将皮瓣两端部分去表皮后充填以矫正锁骨下凹陷等畸形。

**并发症及注意事项** 该肌皮瓣血供相对丰沛，发生全皮瓣血供障碍的可能性不大，但皮瓣的静脉回流需通过腹壁下静脉、螺旋微静脉吻合到达腹壁上静脉，再加上蒂部的扭转及隧道的压迫，因此，这种方法常常伴有皮瓣部分坏死及脂肪液化，腹直肌的切取又增加了腹壁薄弱及腹部疝形成的危险；其次，因横行腹直肌肌皮瓣在转移时经常需要进行腹直肌折叠，因此可能术后会造成该部分牵拉疼痛及下皱襞处的局部畸形，可通过二期的断蒂手术来消除该类并发症；此外，带蒂横行腹直肌肌皮瓣因其对腹壁损伤较大，术后出现腹壁疝或腹壁膨隆并发症较多见。

带蒂横行腹直肌肌皮瓣血供依靠腹直肌内走行的腹壁上动静脉。对于中、下腹部横行腹直肌肌皮瓣，皮瓣的动脉血供需由腹壁上动脉经由螺旋微动脉吻合到达腹壁下动脉，再由腹壁下动脉的穿支供应皮瓣。带腹直肌肌蒂的横行腹直肌肌皮瓣可携带单侧腹直肌为蒂，也可携带双侧腹直肌为蒂，后者虽然增加了皮瓣的血供，但双侧腹直肌的切取，增加了腹部并发症的危险。为了改善皮瓣的血供状态，有学者采用皮瓣延迟，即术前 2～3 周将皮瓣的主要供血血管腹壁下动静脉予以结扎，同时结扎腹壁浅动静脉。也有同时结扎双侧血管的。这种术式适合于高危因素、不宜行吻合血管游离皮瓣移植的患者，或不具备显微外科技术或设备的整形外科团队。另一种改善皮瓣血供的方法是，在以腹壁上动静脉带蒂转移的同时，将皮瓣远端的腹壁下动静脉或腹壁浅动静脉与腋窝的血管进行吻合。

（穆兰花　刘温悦）

fēnqī jíkè rǔfáng zàizàoshù

## 分期即刻乳房再造术（delayed-immediate breast reconstruction）

在乳腺肿瘤切除的同时于胸部术区放置扩张器，经过一段时间的组织扩张后取出，再用乳房假体或自体组织将扩张器替换完成再造的方法。多采用扩张-假体置入技术。该方法有如下优点：相较使用放置假体方式行一期再造而言，它避免了放疗过程对假体的损伤和包膜挛缩发生的可能性；相较单纯二期再造，它规避了胸部皮肤弹性回缩及胸部术区瘢痕粘连的可能性，较好地解决了放疗后皮肤扩张困难的问题。使用该种方法还需注意以下两个问题：①组织扩张时间和二期再造的手术时机的把握问题。一般扩张后的皮肤量需略大于对侧以克服术后皮肤回缩带来的双侧乳房不对称，且扩张体积应等于或略小于预计所选假体体积，以免二期置入假体后出现包膜腔过大导致假体移位等并发症。②二期手术方法选择的问题，这主要取决于患者意愿和扩张后组织覆盖的厚度。患者在医师的宣教下可根据自身意愿选择自体组织转移方式或假体置入方式进行再造。当选择置入假体再造方法时，组织覆盖不够的情况下应先采用脱细胞真皮置入组织覆盖薄弱处，或使用背阔肌肌瓣或肌皮瓣的方式增加组织覆盖量，再置入假体；当组织覆盖足够时，可直接置入假体再造。该方法虽然扩大了即刻再造的适应证，但是仍存在手术频次多及扩张器注水过程中相关并发症发生的潜在风险。

（穆兰花　刘温悦）

yóulí héngxíng fùzhíjī jīpíbànfǎ rǔfáng zàizàoshù

## 游离横行腹直肌肌皮瓣法乳房再造术（free transverse rectus abdominis musculocutaneous flap of breast reconstruction）

基于传统带蒂横行腹直肌肌皮瓣乳房再造的改良术式。由阿内斯（Arnez）于 1988 年首先使用。通常情况下，腹壁下动静脉在腹部组织的血供来源中占优势地位，所以游离横行腹直肌肌皮瓣相较带蒂横行腹直肌肌皮瓣血供来源更为丰沛。大部分适应证基本同传统带蒂横行腹直肌肌皮瓣乳房再造。但该法需行显微血管吻合。因此，有显微外科手术禁忌证的患者应避免选择该术式。

**适应证**　除需具备显微外科手术条件外，其余基本同带蒂横行腹直肌肌皮瓣法乳房再造术。

**手术方法**　①手术设计：根据健侧乳房体积及锁骨下凹陷情况，估计所需组织量。设计皮瓣。以健侧乳下皱襞位置为参照设计胸部切口。皮瓣设计需先以多普勒听诊仪在腹部探测腹壁下动脉穿支，自脐上 2cm 至脐下约 10cm，左右自中线旁开约 8cm。并以亚甲蓝标出其位置，以供术中参考。②切取皮瓣及关闭供区切口：按设计切开皮肤、皮下达深筋膜层，保留脐蒂，由皮瓣两端沿此层剥离掀起，达腹直肌外缘内侧 2cm，可见两排穿支血管自腹直肌前鞘穿出，选择其中较粗大的穿支，紧靠穿支血管周围切开腹直肌前鞘，携带保护穿支的腹直肌肌袖。由此切口沿肌鞘的外侧间隙进入腹直肌的后面，探查腹壁下动静脉进入腹直肌的分支情况，并据此向下分离腹直肌纤维，分离发出穿支的腹壁下动静脉，保护穿入腹直肌的肋间神经，将腹壁下动静脉远端（头侧）予以结扎，尽量长地切取血管蒂。将腹直肌前鞘予以关闭，自腹部切口向上缘深筋膜浅层行潜行分离达剑突。将局部皮瓣向下推进，在腹中线相应位置做皮肤切口，将原来的脐暴露，缝合固定，余切口分层缝合，常规置负压引流管。③胸部受区血管准备：胸背动静脉：对于即刻乳房再造，肿瘤科医师在行腋窝淋巴结清扫时，可暴露胸背动静脉，便于利用。即使患者不做即刻乳房再造，肿瘤科医师在行腋窝淋巴结清扫时，也应尽量保留胸背动静脉，便于以后利用。胸廓内动静脉：胸廓内动、静脉的解剖位置距乳房再造的胸部受区最近，位于肋软骨背面，是乳癌切除时受影响最小的血管。双侧均100%出现，均可利用，且第3肋附近剥离胸廓内动、静脉，不会损伤膈神经等重要结构。是乳房再造受区的血管保证。当第3肋附近离断胸廓内动、静脉后，其近心端血供来自锁骨下动脉；其远心端则由肋间动脉，肌膈动脉及腹壁上动脉的广泛吻合提供逆向血供。这为胸廓内动脉两断端（近心端、远心端）同时作为供血血管提供了解剖学基础。按设计行皮肤切口，去除约2cm的第3、4肋软骨，切开深面软骨膜，暴露胸廓内动静脉。④血管吻合：待皮瓣切取完毕，先将皮瓣皮缘与胸部切口皮缘缝合固定，以减少血管吻合口的张力及避免皮瓣撕脱；将横行腹直肌肌皮瓣两组血管蒂的腹壁下静脉分别与胸廓内静脉远心端、近心端行端端吻合，然后将一侧的腹壁下动脉与胸廓内动脉远心端行端端吻合。⑤乳房塑形：以健侧乳房为标准进行乳房塑形，同时将皮瓣两端部分去表皮后充填以矫正锁骨下凹陷等畸形。

**并发症与注意事项** 游离横行腹直肌肌皮瓣并发症和带蒂横行腹直肌肌皮瓣基本相同，但临床应用表明，因其血供及腹部组织切取量相对较小，发生局部坏死及脂肪液化可能性较小。尽管如此，其对腹壁仍有损伤，术后出现腹壁疝或腹壁膨隆并发症的可能性仍存在。随着显微外科技术的日益完善，在保证血管吻合通畅、皮瓣成活的同时，越来越多学者开始关注如何减少供区并发症。

（穆兰花 刘温悦）

jiǎtǐ zhìrùfǎ rǔfáng zàizàoshù

**假体置入法乳房再造术**（implant-based of breast reconstruction） 即乳房切除后即刻置入皮肤扩张器，术后定期注水，待形成足够的腔隙，再行手术将扩张器更换为乳房假体的方法。为乳癌切除术后分期即刻乳房再造常用技术。

**适应证** 该方法适用于乳腺肿瘤切除术后有可能或确定要行放疗的患者，及乳房切除后局部组织较好但不能提供足够的腔隙以容纳所需假体的患者。

**手术方法** 患者站立位，双上肢自然下垂，标志出乳下皱襞及乳房内、外、上界。乳房切除后扩张器植入一般要采用原手术瘢痕切口或乳房下皱襞，不另外增加切口，需遵循肿瘤治疗的原则，术前整形科医师和肿瘤科医师要充分沟通，共同设计切口。手术在全麻下进行，患者取仰卧位，扩张器应置于胸大肌及前锯肌下层面，术后术区放置负压引流，再行关闭切口。

**注意事项** 扩张器置入约2周后开始注水扩张，一般扩至超过其容量的10%~30%。待扩张充分或放疗疗程基本结束后，再次手术将扩张器取出更换成乳房假体。扩张器的选择应根据患者局部条件和对侧乳房大小决定。对于健侧乳房较小且不下垂者，选用圆形扩张器为多，大小通常等于或稍大于乳房基底直径。

（穆兰花 刘温悦）

fùbìxiàdòngmài chuānzhī pífǎnfǎ rǔfáng zàizàoshù

**腹壁下动脉穿支皮瓣法乳房再造术**（deep inferior epigastric perforator flap of breast reconstruction） 应用腹壁下动脉穿支皮瓣进行乳房再造的方法。腹壁下动脉穿支皮瓣是以腹壁下动脉穿支为血供来源的皮瓣，常用于乳房再造。由鹿岛（Koshima，音译）于1989年提出，并于1992年由艾伦（Allen）应用于乳房再造后，在近年来不断被改造并加以推广，是对游离横行腹直肌肌皮瓣的进一步完善。术中只切取皮肤及脂肪，将血管蒂从腹直肌中分离出来，其最大的优点是保留腹直肌及其前鞘的完整性，避免了术后腹壁薄弱及腹部疝的发生，使患者术后恢复快，拥有良好的远期效果。由于同时具有腹壁整形的效果，腹壁下动静脉穿支皮瓣已经成为自体组织移植乳房再造的首选方法。

**适应证** 基本同游离横行腹直肌肌皮瓣法乳房再造术。

**手术方法** ①术前设计及准备：基本同游离横行腹直肌肌皮瓣法乳房再造术，术前应借助影像学手段了解血管走行情况并于腹部标记出穿支血管的具体位置。②腹部供区：全麻后，患者取仰卧位，手术分胸腹两组同时进行。切取皮瓣及关闭供区切口。按设计线切开皮肤、皮下达深筋膜层，保留脐蒂，由皮瓣两端沿此层剥离掀起，达腹直肌外缘内侧2cm，可见两排穿支血管自腹直肌前鞘穿出，选择其中较粗大的穿支，紧靠穿支血管周围切开腹直肌前鞘，由此切口沿肌鞘的外侧间隙进入腹直肌的后面，探查腹壁下动脉进入腹直肌的分支情况，并据此向下分离腹直肌纤维，分离发出穿支的腹壁下动静脉，保护穿入腹直肌的肋间神经，将腹壁下动静脉远端（头侧）予以结扎，尽量长地切取血管蒂。将腹直肌前鞘予以关闭，自腹部切口向上缘深筋膜浅层行潜行分离达剑突，将局部皮瓣向下推进，在腹中线相应位置做皮肤切口，将原来的脐暴露，缝合固定，余切口分层缝合，常规置负压引流管。③胸部受区：见游离横行腹直肌肌皮瓣法乳房再造术。④血管吻合：待皮瓣切取完毕，先将其皮缘与胸部切口皮缘缝合固定，以减少血管吻合口的张力及避免皮瓣撕脱，将皮瓣的腹壁下动静脉与胸背动静脉或胸廓内静脉行端端吻合，如果皮瓣携带双侧的腹壁下动静脉，可将一侧的腹壁下动静脉与胸廓内动静脉远心端行端端吻合。⑤乳房塑形：以健侧乳房为标准进行乳房塑形，同时将皮瓣两端部分去表皮后充填以矫正锁骨下凹陷等畸形。

**并发症及注意事项** 腹壁下动脉穿支皮瓣血供充足，血供不足情况较少发生，通常由吻合口阻塞导致。因此，手术后早期需严密观察皮瓣血供。虽腹部较横行腹直肌肌皮瓣技术伤害小，但和其他腹部皮瓣一样，腹部组织切除较多，张力较大，移植后患者也需采取屈膝屈髋仰卧位以减少切口张力，并予腹部加压包扎，同时尽量避免可能增加腹压的动作，如咳嗽等。

（穆兰花 刘温悦）

túndàjī jīpíbànfǎ rǔfáng zàizàoshù

## 臀大肌肌皮瓣法乳房再造术

（gluteal myocutaneous flap of breast reconstruction） 应用臀大肌肌皮瓣进行乳房再造的方法。以其血供来源可分为臀上动脉臀大肌肌皮瓣及臀下动脉臀大肌肌

皮瓣。臀大肌肌皮瓣供区伤口隐蔽，适用于腹部组织量不够，或不愿意在腹部、背部留下瘢痕的患者。其缺点是术中需要变换患者的体位，血管蒂短，有时需要行静脉移植。

**手术方法** ①术前设计：患者取站立位，根据胸部缺损情况设计皮瓣大小，以供瓣区能直接关闭为原则。以髂前上棘、股骨大转子及尾骨体表标志形成的三角范围内上区域为臀上动脉供血区域。术前最好用多普勒或彩超定位动脉穿支位置指导皮瓣切取。在全麻后，患者取侧卧位切取皮瓣，供瓣区关闭后取仰卧位吻合血管和乳房塑形。②臀部供区：按设计切开皮肤、皮下，在肌膜层切取皮瓣，当遇到较大穿支时，切取保护穿支的肌袖，继续向深部分离，尽量长地切取血管蒂。肌皮瓣取下后，可将供区在切口两侧深筋膜层充分分离后直接分层缝合，常规放置负压引流。③胸部受区：由于臀上或臀下动脉血管蒂较短，往往需要以胸廓内动静脉为受区血管，胸廓内动静脉分离见游离横行腹直肌肌皮瓣法乳房再造术。④血管吻合：将蒂部血管的动静脉分别和胸廓内动静脉行端端吻合。⑤乳房塑形：以健侧乳房为标准进行乳房塑形，同时将皮瓣两端部分去表皮后充填以矫正锁骨下凹陷等畸形。

**并发症及注意事项** 该皮瓣因供区形变较大且切取臀下动脉血管蒂时存在损伤坐骨神经风险，在临床上已较少用于乳房再造。臀大肌肌皮瓣已被进一步改良成对供区损伤相对较小的臀上动脉穿支皮瓣和臀下动脉穿支皮瓣应用于临床，但国内暂无文献报道臀部穿支皮瓣的相关临床应用。

（穆兰花 刘温悦）

kuòjīnmózhāngjī jīpíbànfǎ rǔfáng zàizào shù

## 阔筋膜张肌肌皮瓣法乳房再造术

（tensor fascia lata myocutaneous flap of breast reconstruction） 应用阔筋膜张肌肌皮瓣进行乳房再造的方法。该皮瓣是大腿外侧以旋股外侧血管为蒂的肌皮瓣。这种术式要求严格的适应证，对腹部、臀部平坦而大腿两侧膨隆的患者而言是一种可取的方法。手术方法：①术前准备：患者取站立位，根据胸部缺损情况设计皮瓣，以供瓣区能直接关闭为原则。术前最好用多普勒或彩超定位动脉穿支位置指导皮瓣切取。术前患者取侧卧位。②大腿供区：按设计切开皮肤、皮下，在肌膜层切取皮瓣，当遇到较大穿支时，切取保护穿支的肌袖，继续向深部分离，尽量长地切取血管蒂。肌皮瓣取下后，可将供区在切口两侧深筋膜层充分分离后直接分层缝合，常规放置负压引流。③胸部受区：见游离横行腹直肌肌皮瓣法乳房再造术。④血管吻合：将蒂部血管的动静脉分别和胸廓内动静脉行端端吻合。⑤乳房塑形：以健侧乳房为标准进行乳房塑形，同时将皮瓣两端部分去表皮后充填以矫正锁骨下凹陷等畸形。该方法因其瘢痕不隐蔽且局部损伤较大，目前临床上应用并不广泛。

（穆兰花 刘温悦）

rǔfáng qiēchúhòu rǔfáng zàizào yóulí píbàn xuǎnzé

## 乳房切除后乳房再造游离皮瓣选择

（free flaps used for breast reconstruction after mastectomy） 自体组织移植乳房再造可供选择的游离皮瓣或肌皮瓣较多。通常情况下，理想的供区需要满足组织量大、术中体位变

换简单易行、供区血管管径较粗、血管蒂足够长及术后供区畸形不明显且无功能障碍等特点。目前，腹部为临床上最常用且患者满意度较高的应用游离皮瓣进行乳房再造的供区。此外，臀部、股后区、股内侧、股外侧及髂腰部也是备选供区。皮瓣选择过程既要考虑到皮瓣本身特性以及患者自身条件，还应考虑到手术团队对皮瓣的熟悉程度及显微外科技术。对于身材瘦弱、腹部皮下组织较少及既往有腹部手术史的患者，腹部往往不是其理想供区，此时可根据其意愿及脂肪分布选择臀部、大腿及髂腰部供区。臀部可选用臀上动脉穿支皮瓣及臀下动脉穿支皮瓣，其血管来源分别是臀上动脉及臀下动脉的穿支，该处皮下脂肪及血供丰富，使再造乳房易于塑形。但是，臀部血管位置较深，术中需要改变体位，且术后可能产生臀部轻度不对称、坐骨神经及股后皮神经损伤的后遗症。大腿供区可选用股深动脉穿支皮瓣、横行股薄肌肌皮瓣及阔筋膜张肌肌皮瓣等，前两者供区术后瘢痕相对隐蔽且术中不需大幅度变换体位，但是存在组织量不足的问题，因此较适用于原本乳房不大的患者。此外，旋髂深动脉供养的罗宾斯（Rubens）皮瓣也可作为髂腰部脂肪量丰富的患者的备选方案。

（穆兰花 刘温悦）

**rǔfáng bùduìchèn**

## 乳房不对称（breast asymmetry）

双侧乳房的大小、形态或位置存在差异的现象。正常情况下，大部分人的乳房均存在某种程度的不对称现象。程度较轻者，往往不引起人们的注意；程度较重者，可以导致患者生理及心理上障碍，往往需要整形外科医师予以矫正。其病因包括先天性和后天性两类。先天性乳房不对称是乳房在发育过程中出现一侧乳房发育不良、不发育或过度发育而导致双侧乳房在大小、形态以及位置上的不对称。如波伦综合征（Poland syndrome），乳房发育不良同时伴有同侧胸肌缺如和/或胸廓畸形。后天性乳房不对称可由创伤、炎症、肿瘤或手术引起。乳房完全未发育常见于青春期前因乳晕下肿物而行切除术或因血管瘤而行放疗者；前胸壁严重烧伤瘢痕形成者可导致乳房发育受限、乳房畸形，乳腺炎症可引起乳房畸形；乳房肿瘤可引起乳房不对称，而肿瘤切除、乳癌改良或根治术也是导致后天性乳房不对称的主要原因。在治疗上，应根据具体乳房不对称的原因、程度以及患者本人的意愿选择应用不同的治疗方法。对于先天性乳房发育不良者可选用隆乳术；对于过度发育者可选用乳房缩小整形；对于完全未发育者往往需要行乳房再造手术。对于后天性乳房不对称，因为其畸形情况可能各式各样，治疗过程的个体性差异非常大，需要根据乳房本身腺体结构、组织移位以及局部组织覆盖情况，而决定具体的手术方案，包括组织复位、创面覆盖以及根据情况选用乳房假体，甚至乳房再造。

（杨红岩）

**rǔ'ái shùhòu shàngzhī línbā shuǐzhǒng**

## 乳癌术后上肢淋巴水肿（upper limb lymphedema after breast cancer operation）

乳癌根治术、改良根治术以及术后放疗，破坏了上肢淋巴回流系统的完整性，从而导致淋巴回流障碍，组织液积聚于组织间隙中，形成上肢的淋巴水肿。其发病率为6%~30%。近年来，因前哨淋巴结活检技术的应用，使得发病率有所下降。

**临床表现** 患者自觉患肢沉重、疼痛、紧绷。根据病程分为三期。①水肿期：自远端向近端逐渐加重，肢体均匀性增粗，皮肤尚光滑柔软，水肿为指凹性，通过抬高肢体可明显消退。②脂肪增生期：巨噬细胞和脂肪细胞吞噬淋巴液中的脂质成分，皮下脂肪组织增生，肢体韧性增加，皮肤角化尚不明显，水肿过渡为非凹陷性，水肿持续存在。③纤维增生期：淋巴淤滞，高蛋白成分的组织液长期刺激，皮肤和皮下组织产生大量的纤维组织，表现为皮肤逐渐增厚，过度角化粗糙，坚硬如象皮，甚至出现疣状增生、淋巴瘘或溃疡等，肢体极度增粗，形成典型的象皮肿。

**诊断** 根据病史、症状及体征，一般可以诊断。辅助检查包括：淋巴管造影及放射性核素淋巴造影，观察淋巴管形态、淋巴回流的途径与分布情况，以及淋巴回流的动力学变化；应用超声、MRI和CT等检查手段，评定皮下组织变化。

**治疗** 淋巴水肿的治疗尚缺乏非常有效的方法。分为非手术治疗和手术治疗两大类。引流治疗是治疗淋巴水肿的基础，对于预防淋巴水肿的形成和治疗轻度淋巴水肿有一定疗效，对已经形成的严重淋巴水肿则需要手术治疗。

**非手术治疗** 包括上肢锻炼、按摩、压迫疗法，以及烘绑、微波照射、苯吡喃酮类药物治疗等方法。①锻炼：通过肌肉的节律性的连续收缩，促进淋巴回流，包括手指屈伸、手腕弯曲、前臂旋前、旋后的钻孔动作。10~40

次为一组，根据患者的耐受性，应进行多组锻炼。②间歇加压疗法：首先应用气泵通过单舱或多舱袖带对肢体周期性施以一致的压力或多级压力，以促进淋巴回流、水肿消退。多舱袖带可以连续膨胀或由远及近膨胀，以加强按摩的效果。然后选择合适的弹力套袖或弹力绷带包扎肢体，保持挤压后水肿消退的疗效。操作时应避免压力过高，压力范围一般为 30 ~ 60mmHg。③复合理疗法：由德国福尔迪（Foldi）首先应用。分为两个阶段，第一阶段包括皮肤护理、手法按摩、治疗性康复锻炼和多层弹力绷带加压包扎。第二阶段是用低弹力绷带包扎肢体的维持阶段。按摩首先从肢体的近端非水肿部位开始，先近后远以离心方式按摩，逐渐过渡到肢端。治疗过程由医师、护士和理疗师联合完成。④烘绑疗法：治疗时将患肢伸入烘疗机的烘箱内，用远红外线或微波加热烘烤，烘箱内平均温度为 80℃，1 小时/天，连续 2 次为一个疗程。治疗后用弹力绷带包扎，夜间松开绷带，抬高患肢。⑤苯吡喃酮类药物治疗：代表药物是苯吡喃酮，用于治疗高蛋白水肿。苯吡喃酮类药物可以刺激巨噬细胞蛋白水解活性，促进蛋白质降解，从而清除组织内淤滞的蛋白质，降低组织间胶体渗透压，有利于组织内水分的吸收，改善淋巴水肿。

手术治疗　大致有三类，促进淋巴回流、重建按淋巴回流通道和切除病变组织。①促进淋巴回流：常用方法是背阔肌肌皮瓣转移。松解切除腋窝部瘢痕，将同侧背阔肌肌皮瓣带蒂转移至腋部，通过肌皮瓣丰富的毛细血管，将上肢溢到腋窝术区的淋巴液吸收回流入体循环。有报道称，该方法术后 47 天消肿率达 64%，1 年达 67%。②重建淋巴回流通道：包括淋巴静脉系统吻合和原有淋巴系统桥接两类。淋巴静脉系统吻合一般在手背、前臂中下 1/3、中上 1/3 交界处和上臂中下 1/3 交界处，做 3 ~ 4 处吻合口。寻找皮下浅静脉及其附近的集束淋巴管，行淋巴管静脉吻合。原有淋巴系统桥接，修复淋巴通道，理论上最符合生理状况，它避免了静脉淋巴系统吻合两种管道的压力差，以及可能导致的吻合口闭塞。桥接的材料可以切取自体淋巴管，也可应用自体静脉，但此类手术临床开展并不广泛，有待进一步观察与研究。③切除病变组织：包括部分切除、皮下剥离、自体皮回植及游离植皮等。手术切除创伤大，可能发生淋巴漏、瘢痕增生及皮肤破溃等并发症，而且难以完全切除，需要多次手术。其中自体皮回植及游离植皮等方法由于易并发淋巴漏等，且远期效果差，目前已很少应用。抽吸法属手术切除的一种，创伤小，近期效果显著，对于复发患肢可重复抽吸。应用抽吸法可以清除淤积在皮下组织内的淋巴液和增生的脂肪组织，同时还去除了大部分淋巴液的生成组织，因为产生淋巴液的主要成分位于浅筋膜内。术后应长期佩戴弹力套袖，尽可能根据肢体尺寸定制，保持一定的压力。

（杨红岩）

**duōrǔfángzhèng**

**多乳房症**（polymastia）　除正常乳房之外，在其他部位又出现的乳房组织，称副乳房。女性多见，双侧多于单侧，常见于腋下、正常乳房的尾部或下方，偶见于会阴部。副乳房与正常乳房一样，可出现各种生理或病理变化。在经期、妊娠期及哺乳期，副乳房也有肿胀、疼痛，甚至有泌乳功能；也可见到各种常见的乳腺良、恶性疾患，缺乏乳头时更易恶变。一般情况下，多乳房症对身体影响不大。但对于那些随月经周期出现肿胀疼痛等症状者，以及影响美观，本人有要求者，可行手术切除；对于那些只有腺体没有乳汁输出系统，或输出系统不完善不能使乳汁正常排出的副乳房，应尽早切除；副乳房中出现迅速增大的包块并伴有区域淋巴结肿大，疑有恶变者，应行手术切除；对于确诊副乳腺癌者，须行乳癌根治术。

（杨红岩）

**duōrǔtóuzhèng**

**多乳头症**（polythelia）　包括多乳头病和副乳头。多乳头病是在一个乳腺上生长多个乳头，可以生长在同一个乳晕上，可以有各自单独的乳晕，有时仅表现为局部皮肤增厚或色素沉着。副乳头是沿乳腺生长在正常乳腺以外的额外乳头，数量从 1 ~ 2 个到 10 个不等，患者多为女性，男性少见。人类的乳腺与其他哺乳类动物一样，其胚胎发生起自腹侧面对原始表皮。胚胎发育至第 6 周时，于胚胎腹侧面两侧，从腋下之腹股沟处原始表皮增厚形成对称的 6 ~ 8 对乳头状的乳房始基，每侧乳房始基相连形成的线称为乳线。正常情况下，第 9 周时除胸部的一对乳房始基继续发育增厚外，其余始基均退化消失。如不退化，则形成副乳腺；有些仅表皮形成乳头，成为副乳头。多乳头症临床意义不大，对身体一般无明显影响，可根据患者要求切除多余的乳头。

（杨红岩）

## 梨状腹综合征（prune belly syndrome，PBS）

腹壁肌肉发育不良、薄弱或缺如，尿路畸形以及双侧隐睾的三联征。又称腹壁肌肉-尿路-睾丸三联征、梅干腹综合征、腹突出综合征或间质发育异常综合征等。主要包括三个病理畸形：①腹壁肌肉缺陷或缺如。②输尿管、膀胱及尿道的各样畸形，主要是显著扩张。③双侧睾丸未降。其他还可并发骨骼肌肉系统、肺及心脏等畸形。发病率 1/35 000～50 000，男婴多见，约占 95%。

**病因及发病机制**　①尿道梗阻假说：胎儿发育至 4 个月时开始排尿，由于尿道梗阻导致输尿管扩张、肾积水以及膀胱过度扩张。后者对腹壁的直接压迫或者阻碍腹壁的血液供应导致腹壁肌肉发育不良。后期因扩大的膀胱阻碍了双侧睾丸的下降出现双侧隐睾。②胚源性假说：在胚胎发生过程中，由于肌节未降至体干腹侧，或未能于腹侧中心融合，造成腹壁肌肉原发性缺损；长期肌肉缺损引起与腹壁相邻的膀胱过度扩张，后者阻碍了双侧睾丸的下降。③染色体畸变假说：PBS 的发病率男性远大于女性，双胎患病比率大，黑人多于白人，提示该病的发生可能与遗传有关。

**临床表现**　①胎儿期：最早可于妊娠 14 周时超声检出有尿路扩张，30 周时可见典型的表现：扩张的输尿管，大膀胱以及松弛的腹壁。②新生儿期：临床表现差别大，轻者虽有尿路病变，但肾实质结构及功能良好，尿淤滞轻，也可有尿路扩张和肾发育异常，但限于单侧。重者可有肾发育异常及肺发育不全。输尿管严重扩张及屈曲，75% 有膀胱输尿管反流。尿道完全梗阻及脐尿管开放。膀胱容积大，多为腹内睾丸。腹壁三层肌肉均发育不全，故小婴儿腹壁呈现典型皱褶样，至儿童时呈罗汉肚样。仰卧起坐困难。65% 并发其他畸形，最常见的是心、肺、胃肠道、骨骼畸形以及发育畸形。

**诊断**　腹壁薄而松，因为缺少皮下组织而形成皱褶。从腹壁外表可明显见到肝缘、脾、小肠及膨胀膀胱的轮廓。用手压膀胱引出逼尿肌反应，观察排尿情况。测血清肌酐、尿素氮水平可超出正常值，做超声检查观察肾脏及膀胱排空情况。如肾功能不良须做排尿性膀胱尿道造影及肾扫描。

**治疗**　维持肾功能，预防尿路感染。包括：①随访观察。②早期尿路改道。③高位输尿管襻造口或肾盂造瘘，日后做重建。④肾造瘘日后做重建。⑤新生儿期直接做重建术。对隐睾的处理，应在 2 岁内行睾丸下降固定术以维持生殖细胞的数量以及保护精子的发生。是否采用腹壁重建要依据腹壁缺陷程度而定。腹壁重建不仅是美观的需要，对患者心理健康及膀胱、肠道、肺功能均有改善作用。尽管外用腹壁支撑措施如腹带等十分奏效，更多的人希望应用重建术。

**预后**　肾脏是否畸形是决定小儿存活的主要因素，死产及新生儿期死亡中有 20% 是缘于肾发育异常及肺发育不全。另有 30% 患儿于生后 2 年内发生尿路感染或肾功能不全或兼有感染及肾功能不全。多数病儿因膀胱排空不良须做自家清洁间歇导尿。对于腹内睾丸，患者虽可不育但有恶变问题，可考虑在婴儿期做睾丸固定，同时修复腹壁。

（高建华）

## 腹壁缺损（abdominal wall defect）

各种原因所致的腹壁不完整。腹壁上起于剑突和肋缘、下止于耻骨和腹股沟韧带、两侧止于腋中线，分为上中下、左中右 9 个区，或上下、左右 4 个区（图）。每区厚薄有所差异，但主要由 7 层组织构成，由浅至深分别为皮肤、皮下组织、深筋膜、肌肉、腹横筋膜、腹膜外脂肪、腹膜。连续和强韧的腹壁肩负着三大功能，①保护腹腔内容物免于暴露和受损。②参与腹压形成，辅助咳嗽、呕吐、排便等。③构成正常的形态，保持平稳行走。因此任何区域的缺损都会一定程度上影响腹壁的功能。

**病因及分类**　腹壁缺损依发生原因可分为先天性和后天性（继发性）两大类，依缺损的深度又可分为全层缺损和部分缺损两种。①先天性腹壁缺损：胚胎发育过程中某种原因所致两侧皱襞未能及时完全对合，致腹壁闭合缺陷或发育不良所致。甚为少见，如先天性腹壁裂、脐膨出、腹直肌分离症、膀胱外翻等。②后天性腹壁缺损：临床多见主要由腹壁原发性肿瘤切除术后（脂肪瘤、神经纤维瘤、纤维肉瘤）、腹壁外伤（武器伤、工业伤、交通伤、电烧伤）等直接造成腹壁全层或部分层次的缺损。另外，腹肌瓣转移术后〔横行腹直肌肌皮瓣（TRAM）、腹壁下深动脉皮瓣（DIEA）〕、低蛋白、张力大、严重感染等导致部分组织缺损薄弱，在腹压下肠内容物向外凸出。此外，还可少见于过渡肥胖和产后，腹肌纤维极度变薄，疝形成。

**临床表现**　①先天性腹壁缺损：婴儿出生后即见肠管从一侧腹壁的纵向裂隙脱出，肠壁水肿肥厚，相互粘着。腹壁裂绝大多数发生在右侧；早产及低体重儿多见；男性多于女性；就诊时往往处于低体温状态，体液丢失致水电解质平衡失调；可伴有感染（败血症）、粘连性肠梗阻、胃肠道穿孔和坏死等并发症。②后天性腹壁缺损：因致病原因不同而异，通常有明显的皮肤缺损的创面或有明显的腹部疝；有相关的外伤史或手术病史等；腹部可触及明显的薄弱皮下缺损区。

**诊断与鉴别诊断**　根据临床表现易于诊断。主要检查：①脐膨出和腹壁裂均可通过产前诊断发现，超声诊断征象：腹壁裂与脐膨出囊膜破裂相似，但无羊膜包裹，肝脏始终在腹腔内，此点可与脐膨出区分，不至于混淆。肠管从脐带右侧腹壁裂隙脱出，脐带正常；脱出肠管浸泡在羊水中，肠壁肥厚、肠管短缩等；部分胎儿生长发育停滞。②脐膨出和腹壁裂还可以产前检查羊水甲胎蛋白（AFP）提示，因脱出肠袢直接浸泡在羊水中，导致羊水AFP值明显增高。③腹部疝囊区在超声和MRI检查中可显示明显的腹壁薄弱区。

**治疗**　包括先天性腹壁缺损和后天性腹壁缺损的治疗。

**先天性腹壁缺损**　①出生后立即在无菌状态下用凡士林油纱及厚无菌敷料覆盖脱出脏器。保护肠管，防止肠管扭曲和绞窄。②手法还纳，用医用防水胶带横向拉拢、粘合腹壁裂隙。③体温管理、暖箱转运，预防感染和纠正水电解质平衡失调。④少数病例可能采用一期修补法，多数病例宜采用分期修补法。⑤术后加强呼吸循环管理和营养支持。

**后天性腹壁缺损**　原则上以手术修复为主。①长期使用弹性腹带，防止腹内容物反复疝出。②咳嗽和排便等腹压增高时，注意双手固定于疝区、加强保护。③加强腹肌锻炼、抗感染、纠正低蛋白、全身支持疗法。④尽早行修补手术。根据修复部位进行选择：局部皮瓣转移；阔筋膜张肌皮瓣转移；带蒂股前外侧皮瓣转移；腹直肌前鞘翻转；补片+皮瓣等（见腹壁重建）。

（高建华）

fùbì chóngjiàn

**腹壁重建**（abdominal wall reconstruction）　进行修复缺损，重建腹壁完整性的各种组织移植方法。又称腹壁修复。

**适应证**　①烧伤、外伤所致的腹壁全层或部分缺损。②手术和非手术的腹壁薄弱疝形成。③原发性肿瘤切除术即时的腹壁缺损。④腹壁皮肤严重感染创面。⑤先天性的腹壁缺损等。

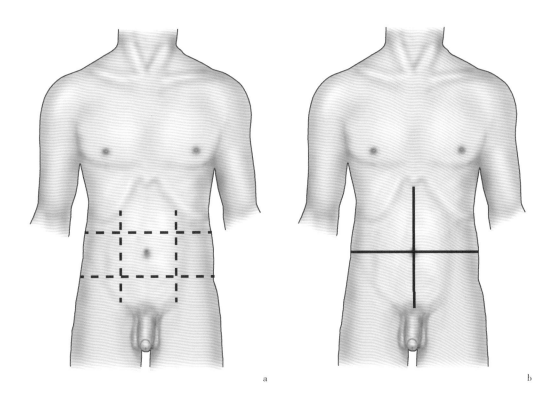

图　腹部分区法
a. 腹部9区分法；b. 腹部4区分法

**手术方法** 包括先天性腹壁缺损的修复和后天性腹壁缺损的修复。

**先天性腹壁缺损的修复** 以局部缝合为主。①一期缝合术：生后早期关闭腹腔，适应于新生儿。通过延长切口，手法扩张腹壁裂隙，增大腹腔容积，排挤肠腔内胎便，将肠管轻柔还纳腹腔（肠祥间粘连不必分离，以免损伤肠管），全层或分层缝合腹壁。手术方法简单，应首先考虑。②二期缝合术：即后期缝合，适用于一期缝合困难，缝合后可能造成明显呼吸循环衰竭或张力较大闭合后易造成皮肤坏死者；无延期手术条件者。肠管还纳操作同前，同时双重减张缝合，分期拆除减张缝线。二期腹壁缝合术时间一般在1~2岁时进行。③延期缝合术：搁置一段时间再进行缝合。适用于一期缝合困难，缝合后可能造成明显呼吸循环衰竭，有延期手术条件者。

**后天性腹壁缺损的修复** 主要以皮瓣移植覆盖缺损区为主。根据缺损的面积、部位和深度选择适当的方法。常用的方法有以下几种：①局部皮瓣：自缺损部位邻近设计一皮瓣并转移覆盖创面。简便易行，不受腹部分区限制，是最常用的方法之一。但单一皮瓣覆盖面积有限，适用于的中小面积的、肌层以上的缺损修复，必要时可同时旋转2个以上局部皮瓣，以加大覆盖面积（图1）。②阔筋膜张肌皮瓣：是以来自股动脉的旋股外侧升支为蒂的皮瓣。供瓣的面积大，且带阔筋膜，可同时修复深、浅两层的缺损。一般带血管蒂岛状皮瓣移植、也可带髂嵴处宽大皮肤蒂转移。适用于修复深达肌层和前鞘的、巨大的中下腹壁重建（图2）。③带

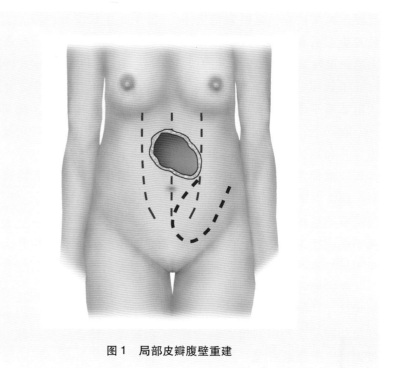

图1　局部皮瓣腹壁重建

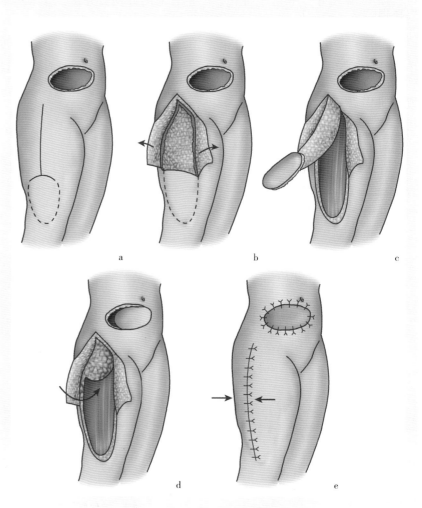

图2　阔筋膜张肌皮瓣腹壁重建

蒂股前外侧皮瓣：是以来自股动脉的旋股外侧降支为蒂的皮瓣。供瓣面积大，也可带部分阔筋膜，能同时修复深、浅两层的缺损。但只能带血管蒂岛状皮瓣移植，覆盖腹壁的位置略较前者低，适用于深达肌层和前鞘的、巨大的下腹壁重建（图3）。④岛状脐旁皮瓣：是腹壁下动脉为蒂发出的脐旁穿支皮瓣。供瓣面积大，可向腹部任何方向旋转，重建上中下腹壁巨大缺损。但不带筋膜，修复深层缺损时，须附加筋膜瓣或补片加强腹壁。⑤腹直肌前鞘翻转：是利用缺损邻近的腹直肌前鞘做成前鞘瓣翻转，能覆盖双侧腹直肌区或距腹直肌区外缘8~10cm的缺损区。该法主要用于加固腹前壁，适用于小面积的肌层缺损修复，若同时伴有浅层的缺损，其上方还须有皮瓣覆盖（图4）。⑥腹外斜肌腱膜瓣：是利用腹外斜肌腱膜做成腱膜瓣，覆盖肌肉缺损区，以加强腹壁。适用于小面积的肌层缺损修复，若同时伴有浅层的缺损，其上方还须有皮瓣覆盖（图5）。⑦人工合成材料+皮瓣：指用人工合成材料修补深部肌层的缺损，用上述皮瓣覆盖修复浅部的缺损。在全层的大面积缺损时，无法采用自体筋膜组织时，往往用人工合成材料替代腹壁深层的重建。如常用的：银网补片、碳纤维网、涤纶、硅橡胶膜、纺绸、不锈钢丝网、多羟基乙酸丝网、Proceed补片、聚乙醇丝网、聚丙烯网（PP）和聚四氟乙烯补片（ePT-FE）等。这些天然生物材料中ePTFE补片因生物相容性好、性质稳定，反应轻，目前应用最为广泛。⑧疝囊壁折叠：去掉表皮，将疝囊壁折叠缝合。可加强腹前壁的厚度，也是一种可选择的良好方法。适用于面积较小的腹壁缺损重建（图6）。⑨大网膜转移+皮片：将大网膜游离牵出腹壁，外移植皮片。该法适用于巨大腹壁缺损又无法选择上述方法者。由于术后并发症较多，难于护理，故少用于临床。

**注意事项** ①术前：调整全身营养状况，控制感染，正确选用修复方法。②术中：充分游离腹壁组织，以减少张力，注意保护肠管和皮瓣血供，缝合固定要牢固，认真地冲洗和引流。③术后：腹带保护，预防感染，减少腹压，腹肌锻炼。

**并发症** 可能并发症有血肿、

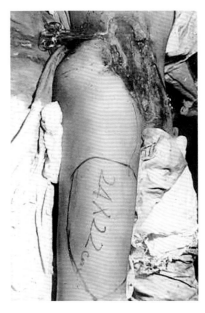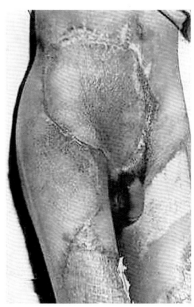

图3 股前外侧皮瓣腹壁重建

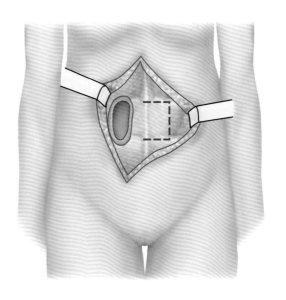

图4 腹直肌前鞘瓣腹壁重建

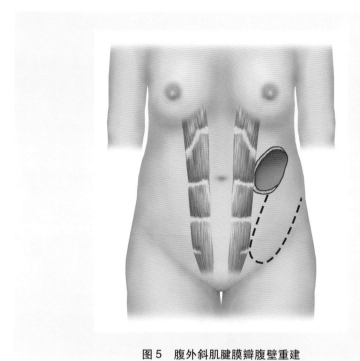

图5　腹外斜肌腱膜瓣腹壁重建

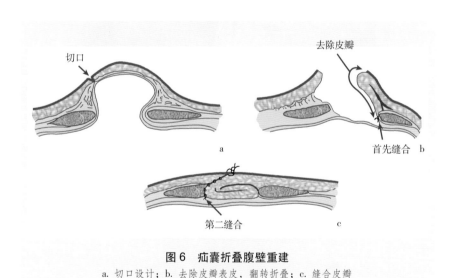

图6　疝囊折叠腹壁重建

a. 切口设计；b. 去除皮瓣表皮，翻转折叠；c. 缝合皮瓣

感染、疝复发、切口裂开、皮瓣坏死等。

（高建华）

rènshēnwén

**妊娠纹**（striae gravidarum）出现在怀孕中晚期时的腹部、腰骶部、乳房、臀部、大腿内侧等，主要表现为早期紫色或红色的条索状皮肤病变，伴有轻微疼痛、搔痒，然后逐渐褪色、萎缩，变成白色萎缩凹陷性的皮肤损害。又称萎缩纹、膨胀纹。

**病因**　目前妊娠纹的发生原因并不十分明确，通常推测是由于妊娠时各种激素水平的改变，导致弹性纤维分解增加，皮肤弹性纤维变得脆弱，同时因体重增加，胎儿增长，腹、腰、髂、臀、大腿等部位皮肤快速膨胀，弹性纤维受牵拉断裂或分离，真皮层变薄萎缩。现有研究显示妊娠纹与孕妇体重指数、体重增加数、胎儿出生体重、怀孕的年龄密切相关。胎龄、家族史、种族、生产方式及胎儿性别等因素与妊娠纹的相关性还没有明确。

**病理**　妊娠纹的组织病理学特点早期是真皮浅层弹性纤维断裂、稀少；胶原纤维分离并呈均质化变性；血管扩张、血管周围炎症表现。晚期表现为表皮层变薄、表皮嵴变平、棘细胞层退化、真皮变薄、细胞核稀少，毛囊、汗腺及皮脂腺也全部退化。与正常皮肤相比，妊娠纹处真皮基质中黏多糖增多，胶原质和弹性纤维减少，表皮萎缩。

**治疗**　目前妊娠纹没有特效的治疗方法，局部应用乙醇酸+维A酸、维生素C+羟基乙酸可增加膨胀纹中的弹性纤维含量，对改善早期膨胀纹的外观有一定作用，但对成熟妊娠纹无明显效果。有研究证明射频技术与585nm脉冲染料激光联合治疗妊娠纹，可使真皮中的胶原纤维和弹性纤维增加，改善成熟妊娠纹的外观。还有学者将化学剥脱术、皮肤磨削术、文刺术等用于治疗妊娠纹，但并未取得满意效果。所以，妊娠纹的治疗还有待于对其病因学、病理生理学研究的深入，才能找到更有效的防治措施。

（马桂娥　雷　华）

fùbì zhěngxíngshù

**腹壁整形术**（abdominoplasty）是一种去除腹壁多余脂肪，收紧腹壁，改善腹部外形的手术操作技术。又称腹壁成形技术。主要用于解决腹壁松弛和腹壁肥厚（又称腹壁多脂）。腹部与腰部共同构成人体中央曲线，是决定形体最佳比例的重要部位。因此对腹部的重视程度不亚于面部。随着社会经济高速发展，人们生活水平的提高，要求腹壁美容者也日益增多。对于过度肥胖者来说，腹壁整形手术还兼有减轻心脏负担，改善呼吸、运动等功能的作用。

### 腹壁肥厚与松弛的原因

①多次妊娠生产、双胞胎和多胞胎所致腹壁纤维断裂，出现不可逆松垂。②多食致过度肥胖。③内分泌紊乱。④原肥胖急剧减肥后。⑤衰老致皮肤水分丢失，弹性消失而松垂。

### 腹壁的应用解剖

腹壁由浅至深分为皮肤、皮下脂肪、深筋膜、肌肉、腹横筋膜、腹膜外脂肪及腹膜。腹壁整形手术均在深筋膜上进行，故与腹壁的前三层有密切关系。①皮肤：与皮下组织结合疏松，面积巨大而富有弹性。具有较大的膨缩性和移动性，很易膨隆和松垂。②皮下组织：在脐上部由一层脂肪、脐下部由两层脂肪层组成。浅层为卡帕（Camper）筋膜，深层为斯卡帕（Scarpa）筋膜。腹壁的浅血管走行于这两层之间。③深筋膜：为致密的结缔组织，在此层之上分离腹壁。

### 腹壁肥厚与松弛的诊断标准

肥厚常与松弛同时存在，也可单独存在。表现为腹壁脂肪局限性堆积；全身肥胖伴腹壁的肥厚；对捏腹壁厚达四横指以上；皮内弹性纤维断裂出现明显的妊娠纹；下腹可见松垂的帘状皱襞多发于中老年人；轻者腰腹呈筒状，体态臃肿。重者感沉重不便，影响下蹲、弯腰和呼吸。甚至皱褶处皮肤出现皮疹。

**适应证**　排除全身及局部手术禁忌证的单纯的体形塑形、减肥及体形塑形、某些疾病治疗的要求。

**手术方法**　主要腹壁整形治疗方法包括全腹壁整形、部分腹壁整形、内镜辅助腹壁整形、抽脂+腹壁整形及腹部拉链手术。

**并发症**　腹壁整形术的主要并发症有血清肿、血肿、蜂窝织炎、假性囊肿、猫耳、瘢痕、脐形态异常、缺血、坏死、感染、缝线外露，甚至是威胁生命的深静脉血栓或肺梗死。

**心理干预与支持**　完善术前心理工作，稳定术后心理状态，及时调整好患者对手术效果的心理预期及对可能发生并发症的心理准备。

（高建华）

quánfùbì zhěngxíngshù

### 全腹壁整形术（complete abdominoplasty）

切除全部或大部腹壁多余的皮肤和脂肪、紧缩腹壁，改善腹部外形的手术。又称腹壁皮肤脂肪切除术。是最常用的美容外科手术之一。全腹壁整形术源于部分腹部皮肤切除术。早在19世纪的即已有部分腹壁皮肤切除的记载。20世纪初德雅尔丹（Desjardins）介绍了纵向和横向菱形切口的部分腹部皮肤脂肪切除，获得了一定的腹壁美容效果。随后该术式被多次改进和扩大，逐渐由部分的皮肤切除演变成全腹壁多余组织的切除；由单纯切除皮肤和脂肪改变为附加腹壁筋膜的收紧；由以脐部为中心的横向梭形切除、十字形切口、倒T形切口等改变为低位横向的W形切口；又由单纯切除皮肤和脂肪+腹壁筋膜的收紧联合了腹壁的抽脂，使腹部外形的塑造更加完美。特别是20世纪80年代后欧洲十分盛行。

**适应证**　①腹壁过度肥厚下垂，行动不便。②腹壁虽不肥厚但皮肤松弛呈帘状。③腹壁薄腹部膨隆，腹肌肌肉分离，肠内容物前凸。④下腹部有切口瘢痕或妊娠纹。

**手术方法**　分为横切式、纵切式和横纵联合式三种方法。横切式又分为低位弧形切口、低位W形切口；纵切式和横纵联合式分别为纵向切口和倒T形切口，后两者很少出现猫耳，但留有泳裤难以遮盖的纵向瘢痕，临床少用。目前最常用的和最普遍的是横切式低位W形切口（图1）。该法的主要手术步骤：①设计：硬膜外麻醉下，屈膝平卧。沿腹股沟韧带上2cm左右处绘出一弧线，在沿阴毛区上缘转向上，止于耻骨联合上中点阴毛边缘。②切开分离：切开皮肤皮下脂肪达深筋膜表面，用电刀沿此表面向上掀开皮肤，保留脐孔皮肤及周围1cm左右脂肪，广泛分离上至剑突下及两侧肋弓，两侧至腋后线。③收紧腹壁：常规横向（即自外侧向内侧）折叠缝合深筋膜两道以加强腹前壁，防止肠内容物外凸，同时又可增加腰腹部塑形的效果。可根据个体肌肉松弛的不同程度进行腹白线、腹直肌前鞘或腹外斜肌腱膜的折叠缝合。必要时将下腹两侧的腹外斜肌腱膜由内向外上掀起，形成斜行筋膜瓣在下腹部交叉重叠缝合（图2）。④脐孔重建：将分离的腹壁向下用力拉平，在屈膝位下，与脐孔相对应的皮肤上开1.5cm左右直径的孔，并自孔中将脐拉出于皮外，行三定点或者四定点缝合，即将脐茎与周围组织的真皮下层带深层的前鞘一并缝合，余分层缝合，使新形成的脐孔更加自然（图3）。⑤去皮修整：将腹壁向下拉紧，在屈膝位下平W形切口切除多余的纵向皮肤及皮下脂肪，在将横向的多余皮肤移至腰部形成猫耳，最后去除猫耳。⑥缝合引流：由于切口横贯腹部全长，且皮下分离面积巨大，术后渗出颇多，因此良好的对合和充分的引流十分重要。分层严密缝合各层组织，下方及两侧至少置两条负压引流管。并包扎固定，屈膝平卧（图4）。

**注意事项**　手术需要注意以下问题。

术前　①对身体进行全面的评估，如有高血压、心脏病、糖尿病、腹部皮疹等都不宜实施手术。②50岁以上者应慎行此手术。③术前1周停用抗凝药物和避孕等药物以防术中大量出血和血栓形成。④吸烟者术前4~6周停止吸烟。⑤站立位仔细检测皮肤的松弛程度，判断切除组织量，脐孔处皮肤缺损区能否完全下移被切除，以准确设计出切口线。

术中　①若须同时进行抽脂时，则先行抽脂术（见脂肪抽吸术），在密闭的情况下宜行脂肪抽吸，一般多抽吸切口两端的髂腰区，不主张大量抽吸上下腹部以免影响皮肤血供，出现坏死。②切除腹壁皮肤不可过多，否则易造成缝合张力过大，皮肤坏死。特别是以往曾有过腹壁脂肪抽吸史者更应注意。③遇脂肪过厚者，可适当修剪，但不可过多。④缝合前反复抗生素液冲洗腹壁。

术后　①屈膝屈髋位，以减少切口张力。②鼓励早期活动。③1个月内尽量弯腰行走。④引流液在10ml以内/天时可拔除引流管。⑤7天间断拆线，9天全部拆完，外贴瘢痕贴。⑥3个月内佩戴弹性腹带或穿紧身裤。

**并发症**　全腹壁整形术（除外脂肪抽吸）的并发症主要有9种。按发生率高低分别为：瘢痕增生、不对称不平整、皮肤坏死、血肿、液化感染、感觉迟钝、深静脉栓塞、肺梗死、脂肪栓塞。

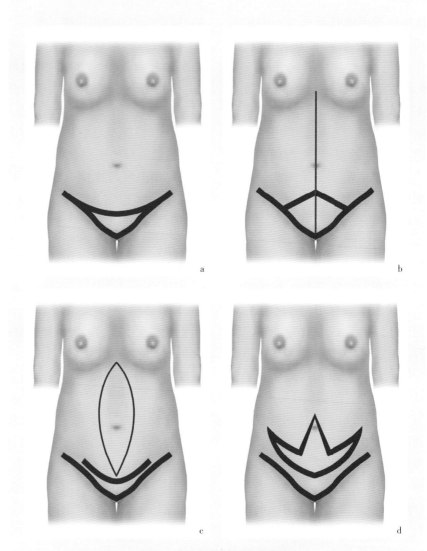

**图1　全腹壁整形术手术方法**

a. 横切式低位弧形切口全腹壁整形术；b. 横切式低位W形切口全腹壁整形术；
c. 纵切式全腹壁整形术；d. 横纵联合式全腹壁整形术

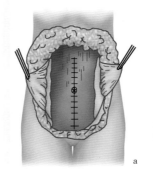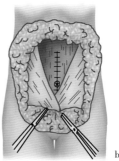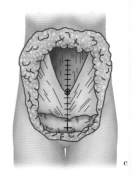

**图2　分离范围和腹壁收紧**

a. 腹外斜肌筋膜成形术；b. 转位术；c. 缩紧缝合固定术

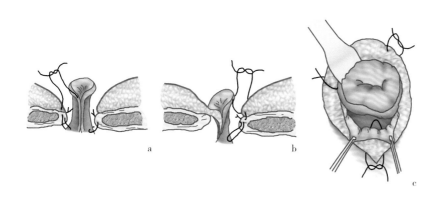

图3 脐孔重建

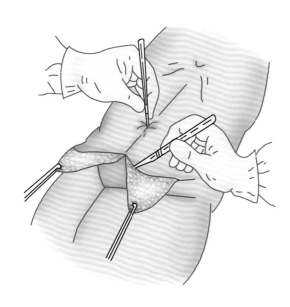

图4 切除多余皮肤并缝合

①瘢痕增生：由于张力的作用，术后均可出现不同程度的瘢痕，高出皮肤，变粗变红，瘙痒，且触痛。一般多在半年后逐渐变软、色泽变淡。可于术后拆线前贴免缝胶布，拆线后贴瘢痕贴等，瘢痕体质者可于术后早期行电子线照射或注射固醇类药物。②不对称不平整：多见于对位不齐，修剪脂肪不均匀所致。可通过补充抽吸突出部位的脂肪，将脂肪注射于凹陷部位以求平整对称。③皮肤坏死：由于张力过大或脂肪修剪过多，或术后加压包扎过紧，导致血供障碍所致，特别是局部有瘢痕，既往有脂肪抽吸史者更易发生。轻者表皮水疱，局灶性浅层坏死，经换药可自愈，遗留色素和浅表瘢痕。重者全层坏死，表现局部苍白、毛细血管反应迟缓，而后淤斑，干性坏死，最后结痂脱落，形成创面。处理：应立即解除压力，屈膝屈髋减少张力；应用扩血管药物；一旦形成创面通常难以直接缝合，需皮片移植修复。④血肿或血清肿：术中止血不彻底、引流不畅、包扎固定不确实导致渗出血液聚集而成。表现局部隆起、疼痛、液波感。小血肿可自行吸收，大血肿需穿刺抽吸，加压包扎。⑤液化感染：由于分离损伤较重、脂肪液化，或暴露时间过长、未清洗、有污染、血肿等均可致术后切口感染。最初红肿，可见黄色脂滴溢出，久之化脓、切口裂开，甚至出现发热等全身性的感染征候。可全身或切口使用广谱抗生素或针对切口培养的结果使用抗菌药物。⑥感觉迟钝：未同时行脂肪抽吸时很少发生。多见于修剪脂肪过多损伤神经末梢，出现腹壁麻木，感觉迟钝。通常可在半年后逐渐恢复。理疗、热敷、按摩等可加快恢复。⑦脐移位：脐孔不在正常位置，向一侧偏斜。多见于脐定位不准确，或腹壁皮肤牵拉过紧，两侧张力不均匀所致。出现过高、过低或左右偏移，影响脐的外形。一般在术中即可发现，明显的偏移需立即重新定位纠正。手术中应注意展平摆正腹壁皮肤，两侧张力一致，准确地正对脐孔上方，切开新脐孔。⑧深静脉血栓：指下肢深静脉的血管栓塞。其发生率为1.1%。一般多在手术1周后出现下肢的肿胀，疼痛，无力，超声波显示深静脉闭塞。多由于腹壁过度收紧、包扎过紧致腹压升高，下肢静脉回流受阻，或长期卧床血流缓慢血栓形成，行走后栓子脱落所致。处理：主要为外科溶栓治疗。⑨肺梗死：是指血栓栓子脱落或脂肪栓子堵塞肺动脉所引起的严重的呼吸衰竭综合征，又称肺动脉栓塞。是全腹壁整形术后最严重并发症之一，据格拉泽尔（Grazer）报道其发生率在0.8%。多发生在术后的3~5天，突然出

现胸闷、呼吸困难、窘迫，重者呼吸衰竭死亡。其主要原因为：术后长时间卧床血流缓慢，血栓形成；既往有动脉硬化；长期服用某些使血液高凝的药物，如避孕药、雌激素等；血管断端处理不当，脂肪颗粒进入。处理：一旦发生应立即大量正压给氧，急救对症处理。

（高建华）

bùfen pífū qiēchú fùbì zhěngxíngshù

## 部分皮肤切除腹壁整形术

（excess skin removal of abdominoplasty） 即切除部分腹壁多余的皮肤和脂肪、紧缩部分腹壁，改善腹部外形的手术。又称部分腹壁整形术。

**适应证** 腹壁松弛和脂肪堆积的范围小，仅局限于上腹或下腹，不须移动脐孔位置，即可达到收紧腹壁目的的患者。

**手术方法** 分为下腹壁整形术和上腹壁整形术两种。①下腹壁整形术：一般多采用下腹低位弧形切口，长度明显较全腹壁整形切口短，以能充分切除多余皮肤，而又未形成两侧明显的猫耳为宜。切开皮肤及皮下脂肪，自深筋膜上掀起并向上分离，不移动脐孔，折叠缝合下腹两侧腹外斜肌腱膜。彻底止血，清洗创面，去皮修整，放置引流，包扎固定（图1）。②上腹壁整形术：比较少见。沿乳房下皱襞设计"人"字形切口，切开皮肤及皮下脂肪，自深筋膜上掀起并向下分离，不移动脐孔，折叠缝合上腹两侧腹外斜肌腱膜。余处理同上（图2）。

**注意事项** 基本同全腹壁成形术。

**并发症** 基本同全腹壁成形术，但由于分离范围小，故并发症发生率明显小于前者。

（高建华）

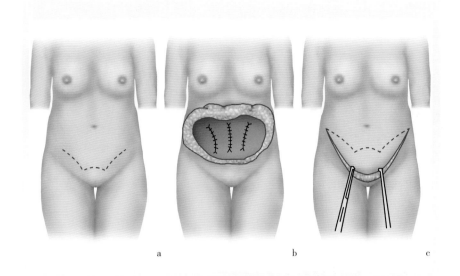

**图1 下腹壁整形术**
a. 切口设计；b. 分离皮瓣及下腹壁缩紧；c. 切除多余皮肤后缝合

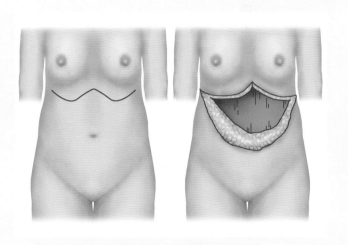

**图2 上腹壁整形术**

nèijìng fǔzhù fùbì zhěngxíngshù

## 内镜辅助腹壁整形术

（endoscopic assistant abdominoplasty） 通过几个小的切口，插入内镜导管和手术器械，借助摄影和放大技术，在内直视下进行腹壁的分离和收紧等操作，以完成腹部塑形的微创技术。常与吸脂术联合应用，吸除腹部多余脂肪，创伤反应轻、术后瘢痕组织形成少。1992年，巴西法里亚·科雷亚（Faria Correa）首先报道了内镜在腹壁整形中的应用。内镜在腹壁整形手术中的应用从手术技术层面上解决了经小切口完成传统腹壁整形手术操作的需要。根据患者腹部皮肤，脂肪和肌肉的不同情况，采用最合适、切口最小的术式达到理想的手术效果。

**适应证** 腹部无或有少量多余皮肤，皮肤弹性质地好，有少量或中等脂肪堆积；轻度或中度的腹直肌松弛，腹壁失去肌肉张力，造成腹部向外膨出；脐周围稍下垂；怀孕生产后轻、中度腹壁畸形，腹壁皮肤仍具弹性，无明显腹纹或皮肤过剩者。

**手术方法** 包括以下几方面。

特殊器械 ①成像系统：包括内镜监视器、冷光源、光纤导线、内镜镜头、视频信号转换器以及电脑记录仪等。腹壁整形常采用直径 1cm、0° 或 30° 成角镜头。②手术器械：内镜拉钩及镜鞘、内镜电刀、内镜剪、内镜钳及内镜持针器等。

术前设计 站立位，用亚甲蓝标记腹部正中线、两侧髂前上棘点、肋弓缘体表投影位置、左右侧腹直肌边缘、正中线两侧腹直肌、前鞘纵行劈开的预定范围、手术切口点、脐孔切口等。如需脂肪抽吸，尚需标记抽吸范围及腹部不同部位脂肪厚度差异。切口常位于耻骨联合阴毛内横行切开。通常长 4～5cm，一般不超过两侧阴毛宽度切开皮肤，直达腹肌筋膜表面。如需脐孔移位的，则环形或 Y 形切开脐皮肤。

腹壁吸脂术 通过耻骨上及脐部切口，进行腹壁皮下层吸脂术，保护血管、神经穿支。内镜辅助腹壁整形术中的脂肪抽吸，可于皮瓣分离前进行，也可于皮瓣分离后进行。可单独浅层或单独深层或同时两层吸脂均可。

皮瓣分离 导入内镜镜头和内镜电刀，在腹直肌表面分离，分离范围下起耻骨联合水平，上达剑突，两侧超过腹直肌外缘。保护好脐蒂周围皮下组织，以防脐坏死。形成足够的内镜操作腔隙，电凝止血。

腹直肌处理 标记腹直肌前鞘收紧范围和宽度，用较粗的不可吸收缝线做水平半褥式连续缝合，逐步拉紧腹壁，将结打在腹直肌前鞘内。

关闭切口 若需去除少量多余皮肤，可先拉紧下腹腹壁，去

除皮肤。后依次分层缝合皮下组织和皮肤，留置负压引流管，无菌敷料加压包扎。

**注意事项** ①术后给予抗生素、止血药物治疗，密切观察引流液情况，如引流液少，且颜色转清后，可予拔除。②术后 24 小时，患者可以下床行走，但须保持身体处于屈曲位，避免腹部过伸活动；③术后 1 个月内需采用腹部弹力加压包扎局部，6 周内避免提重物。④为促进肿胀和淤斑的消退，手术后数天可进行局部理疗。⑤坚持 3 个月腹部佩戴弹性腹带，减少重体力劳动，预防增加腹压的疾病，如咳嗽、便秘等。⑥对于严重肥胖和手术损伤较大的患者，术后应密切注意其全身情况，防止呼吸循环系统并发症的发生。

**并发症** 血肿及血清肿、感染、皮瓣坏死、失血过多、感觉异常、脂肪栓塞、静脉血栓、瘢痕增生挛缩、脐孔变形等。

(高建华)

fùbù lāliàn

## 腹部拉链（abdominal zipper）

具有黏性，可贴于切口缘外侧，用于闭合创缘的带有塑料拉链的贴片胶。又称外科拉链或医疗拉链（图）。2000 年美国食品药品

监管局批准其应用于腹部整形直线切口，部分略有弯曲的切口亦能应用拉链闭合。应用腹部拉链可对切口内和腹腔内病变病情随时进行详细的观察并及时对症处理，有利于感染控制，也有利于并发症早期诊断与治疗。美容外科免缝拉链的设计与应用，因其无缝线瘢痕的优势，还可满足患者对手术切口美观的需求，且术后并发感染概率小。

**适应证** 腹部手术患者，如腹壁整形、剖宫产、妇科开腹手术、普外科等需开腹进行的手术，不愿缝线或打钉机缝合者等。

**手术方法** 清除创缘皮肤多余油脂，撕掉拉链贴片胶背面的保护纸条，将贴片胶带黏性的一端贴于创口外侧边缘，随着拉链的开合可将创口打开或关闭。当创伤愈合后，可将拉链拆除。

**注意事项** ①关闭拉链时，注意观察伤口边缘的接合情况，避免重叠、存有缝隙和伤及腹内脏器。②为保证伤口受压均匀，拉链应长于伤口 2～4cm。拉链与伤口边缘的平行距离必须保持在 0.5cm 左右，否则，伤口压力过大，会引起伤口边缘坏死。③张力大或皮下组织较多，应先行皮下缝合。④水肿或炎症致腹部膨

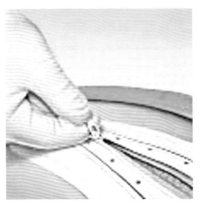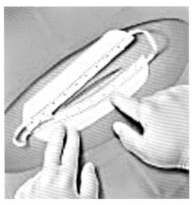

图 腹部拉链

胀时，拉链拉拢的张力大，此时应积极行消肿及抗炎治疗。⑤腹腔内严重感染者，应行腹腔负压引流，并及时清除坏死组织。

**并发症** ①感染：多由于渗出物堆积，或过早拆除腹部拉链致切口裂开所致。应密切观察伤口情况及时处理。有炎症者应积极抗感染治疗。②切口疝：腹壁薄弱或者腹压高者多见。可在拆除腹部拉链后做切口缝线缝合，避免切口疝的发生。③皮疹：部分患者皮肤与胶贴接触易出现发红、皮疹。

（高建华）

qíbù zhěngxíngshù

## 脐部整形术 （umbilicoplasty）

脐部整形术分为脐畸形整形和脐美容。脐畸形整形是为纠正脐畸形进行的修复手术。脐畸形是指脐的形态、结构、位置发生了异常或脐缺失，包括先天性畸形和后天性畸形两种。先天性畸形又分四类：卵黄肠管残留症、脐尿管闭锁不全或先天性脐尿管瘘、卵黄肠静脉残留及腹壁发育不正常。后天性畸形常由外伤、感染、肿瘤和腹部手术（经脐或脐旁入腹的手术、以腹壁组织作为供体的手术及腹壁肿物切除术）等引起。这些因素直接破坏脐或使脐周组织形成瘢痕，导致组织牵拉，间接地导致脐畸形。脐美容是指脐的形态结构无异常，但达不到美学上的要求，而进行提高其美学效果的治疗。脐是脐带脱落后形成的瘢痕，位于腹前壁中线上的凹陷，直径1.5~2cm，其上方边缘称为脐檐，脐窝的底部为脐底。脐的美学价值在于它为理想身体的一个黄金分割点，以脐为界，身体上下部之比恰好为5:8，正是这个优雅自然的凹陷衬托出腹部的曲线美。根据脐窝的大小、深度及脐纹的形态等，可将脐分为四型：自然型、凹陷型、凸起型和平坦型。以脐的三维结构为标准，也有将脐分成五型：T型、卵圆型、垂直型、水平型和扭曲型。

**适应证** 脐缺失、脐疝、脐窦、脐息肉、脐尿管异常、脐肠瘘、脐膨出、外伤或感染后形成脐部的瘢痕，少幼时脐病手术遗留下的畸形，或脐发育不良等。

**手术方法** 目前，开展的脐整形手术主要有以下几种。

**肚脐再造术** 适用于脐完全或大部缺损患者。完美的脐孔须符合以下条件：脐孔大小深浅适中，并能维持长久不变形，周围无明显瘢痕，有一形态自然的脐檐覆盖在脐孔上半部。手术主要步骤：①定位。脐孔在腹壁的位置必须正确，否则术后由于受力，会造成形态的异常。②脐支架的支撑。脐支架即形成脐檐的材料，可用局部腹壁组织或人工生物材料来作为支撑物。③造孔。可采用单蒂皮瓣法及双蒂及多蒂皮瓣法。常用的为四瓣法：在缺损左右侧，水平设计两个1.5~2cm等大三角形皮瓣，在两个等大三角皮瓣蒂部皮肤各设计一个小皮瓣，按设计切取皮瓣，一定要切至肌膜层，再掀起皮瓣。旋转两等大三角皮瓣，把三角瓣尖端各缝1针固定，再将两个小皮瓣插入切开的三角空隙内缝合，闭合所有皮肤切口。④固定。皮下缝合一针经缺损肚脐底部潜行缝至下腹正中穿出皮肤拉紧结扎固定于皮外。

**脐孔移位术** 适用于肚脐形态结构无异常，但偏离正常位置的肚脐，把分离出来的脐茎与周围造窝的皮肤直接缝合，将脐移位到正常的位置。主要用于全腹壁整形术和用腹壁组织再造乳房后供区关闭时脐的重建。

**脐畸形修复术** 适用于各种先后天畸形的修复。方法有十余种，应根据各自的畸形特点选择适当的方法。其中常用是利用3个Y形切口形成3个三角形皮瓣，去脂造孔，皮瓣尖端固定在腹直肌前鞘，切口瘢痕均在脐窝内。该术式与脐的再造相似。凸脐常见于青年人，修复的方法是在脐表面做弧形切开形成大小两个皮瓣，大的在下方，若合并脐疝，可先行脐疝修补术，切除过多的脐底瘢痕以造脐孔，将两皮瓣向内翻转，均与腹直肌前鞘缝和固定。

**脐美容术** 多采用V-Y推进瓣或Z形瓣，后局部皮瓣转移达到个人希望的形状。

**注意事项** 如下所述。

术前 ①掌握手术禁忌证：全身或局部感染者禁做；有心脏病、高血压、糖尿病或其他脏器病的患者慎做；严重的瘢痕体质者不主张做；心理不健康者或有精神异常者不宜施术，否则可能引起手术效果与期望值的冲突。②女性应该避开月经期。③注意脐孔的清洁。

术后 ①注意脐部卫生。夏日汗流量大，身体上的污垢很容易随汗进入脐眼而沉积，每天用温热的清水加中性沐浴液擦洗脐周及脐孔，以清除污垢、防止病菌滋生。但不宜用力搓揉，以免弄伤皮肤发生感染。②防止瘢痕挛缩。脐部区域小，切口相对多而密集，术后瘢痕增生很易粘连成团，故术后要及时防止瘢痕增生，贴瘢痕贴，必要时注射瘢痕软化药物或电子线照射。

**并发症** 早期有感染、血肿、肉芽组织形成、皮瓣坏死、皮瓣膨出等。处理不当后期可形成瘢痕组织，瘢痕增生、挛缩导致脐孔变形、闭塞等。

（高建华）

pífū jǐntíshù

## 皮肤紧提术（body lift）

通过切除多余的皮肤软组织（除面部和腹部），拉紧或铺展松垂的皮肤，使体表变得平滑、紧实、圆润，身体轮廓自然流畅，达到体形美化目的的手术。皮肤软组织会随着年龄的增大逐渐变松弛，显现衰老的状态，虽然进行有计划的体育锻炼，仍不能改善。还有些患者因为肥胖症，成功或半成功减肥后，皮下脂肪迅速大量减少，皮肤松垂。严重时，不仅影响患者的日常生活，还会影响到心理健康。以前，这些患者在中国并不常见，但随着生活水平的提高，肥胖人群的增加，临床实践中越来越多的人要求整形医师通过手术提紧松弛或松垂的皮肤软组织，达到体形美化的目的。面部皮肤软组织提紧，称为面部除皱术，腹部皮肤软组织提紧，称腹壁整形术，除上述两个部位以外的皮肤软组织提紧均称为皮肤紧提术，包括上肢、侧胸、背部、臀部、阴阜、大腿。此手术切口常较大，残留切口瘢痕也明显，所以术前与患者的沟通很重要，不仅客观告知患者手术范围、手术效果，更要让患者明白术后瘢痕的大小、位置，让患者自己决定利与弊的取舍。皮肤紧提术可以与腹壁整形术联合进行，也可以单独进行，各部位之间可以联合手术也可以分别进行。此手术的创伤较大，术前准备要充分，患者各项常规物理及生化检查需正常，术前2周戒烟，停用维生素E、避孕药、减肥药、活血化瘀的中药制剂。术后止痛药、抗生素的应用是必须的。术后护理同其他外科手术。伤口愈合后，可建议患者应用瘢痕抑制剂，减轻瘢痕增生。

（马桂娥 雷 华）

shàngzhī jǐntíshù

## 上肢紧提术（upper extremity lift）

各种原因引起的上臂后内侧皮肤软组织松垂紧缩上提的手术。上肢皮肤松弛主要发生于上臂后侧、内侧，常见于肥胖或超重的患者体重明显减轻后。主要表现为上肢上举外展时，上臂后内侧皮肤软组织下垂，呈现"蝴蝶袖"。上肢皮肤紧提术主要是切除部分上臂皮肤软组织，拉紧下垂的皮肤软组织，呈现平滑紧实的外观。对于轻度和中度上臂皮肤松弛，上肢皮肤紧提术可以只在腋窝取切口，即以腋横纹为轴，在腋窝处切除梭形皮肤软组织，然后剥离远端切缘，将皮瓣向近端拉紧固定在腋窝顶部。此方式手术范围小，创伤小，瘢痕隐蔽藏在腋窝中，但是纠正皮肤软组织松弛的效力有限，对于中度的上臂皮肤松垂，还要进行全上臂的皮肤软组织紧提。方法是以臂内侧腋窝至肘下的纵线为轴，切除轴线两侧梭形的皮肤软组织，然后将创缘分层减张缝合。皮肤软组织的切除量以伤口无张力对合为准。伤口瘢痕位于臂内侧不明显处，腋窝和肘部的切口均要做Z改形或W改形，以防直线瘢痕挛缩，影响关节功能。如果上臂有明显的皮下脂肪堆积，可以先行脂肪抽吸术后，再切除皮肤软组织。切除的部位只需在皮肤软组织切除的层次中适度抽吸，目的不是去除脂肪，而是剥离出一个层次，有利于切除部分皮肤软组织的分离。术后包扎要从手开始直至腋窝，防止上肢严重水肿，术后上肢要抬高，定期活动各个关节。术后24~48小时换药，观察有无血肿、血清肿，有无皮瓣坏死的并发症。术后10~14天拆线，伤口完全愈合后应用瘢痕抑制剂，防止瘢痕增生。

（马桂娥 雷 华）

dàtuǐ jǐntíshù

## 大腿紧提术（thigh lift）

超重或肥胖的患者减肥后，或是体重标准的患者年老后，大腿内侧的皮肤软组织松弛下垂紧缩上提的手术。大腿内侧的皮肤软组织松弛下垂不仅影响大腿形态，行走时双侧大腿内侧相互摩擦，影响患者的生活质量。大腿紧提术可以解决上述问题。大腿紧提术有两种方式，大腿内上横行紧提术和大腿内侧全长纵行紧提术。①大腿内上横行紧提术：是在大腿前内、内、后内与耻骨交界的腹股沟处取横行切口，沿下方切缘向下剥离，将皮肤软组织向上拉紧。此方法的切口瘢痕较隐蔽，位于耻股沟内，但是只能纠正轻中度的大腿内侧皮肤软组织松弛，而且随着向上牵拉的组织弹性回缩，瘢痕会从耻股沟向下方移位，不能被内裤遮掩。②大腿内侧全长纵行紧提术：是以耻骨结节至胫骨内侧髁为轴线，切除梭形皮肤软组织，切除的量以创缘无张力对合为准。过膝关节处切口做Z改形或W改形，防止直线瘢痕挛缩，影响膝关节的功能。此方法可以彻底纠正大腿内侧松弛的皮肤软组织，塑形效果良好，但是残留的切口瘢痕较明显，术前要和患者反复沟通，确认患者愿意以瘢痕的代价换取大腿良好形态。大腿紧提术要注意保护大腿内侧浅筋膜深层的大隐静脉及其属支。大腿皮下脂肪堆积明显时，紧提术可以和脂肪抽吸术同时进行，提高大腿塑形的效果。大腿紧提术后包扎应从足开始，防止足和小腿的严重肿胀。术后不要长期行走，下肢要常处于抬高位，以利静脉和淋巴回流。伤口完全愈合后，应用瘢痕抑制剂抑制瘢痕增生。

（马桂娥 雷 华）

## 背部紧提术（back lift）

bèibù jǐntíshù

超重或肥胖的患者减肥后，背部中线两侧的皮肤软组织松垂紧缩上提的手术。背部皮肤软组织松垂影响体形轮廓美。还有些患者虽然体重正常，但因生育或年龄增大背部软组织松弛，脂肪抽吸、健美锻炼也不能完全改善。针对这些情况可以选择行背部紧提术。背部紧提术分两个部分，一个是下背部；另一个是中上背部。下背部的紧提一般是在全腹壁整形术中同时进行，即将腹壁整形双侧髂前上棘的切口向后沿着髂嵴延长至中线，然后沿切口上缘向上剥离，将下背部皮肤软组织向下拉紧，切除多余皮肤软组织。切口瘢痕尽量靠下，处于内裤或比基尼能够遮掩的范围。下背部的紧提术不能解决中上背部，尤其是胸罩线附近的皮肤软组织松弛，所以中上背部的紧提术需要在胸罩线处取横行切口，向前延续至乳房下皱襞，将切口两侧的皮肤软组织剥离，向胸罩线拉拢，切除多余皮肤软组织。切口瘢痕尽可能位于胸罩可以遮盖的范围内。中上背部紧提术一般与侧胸紧提术或/和逆向腹壁整形术（乳房下皱襞取切口，向上牵拉腹壁松弛皮肤软组织）同时进行，使躯干中上部得到整体塑形。如果背部皮下脂肪堆积明显，可以先行脂肪抽吸术，提高躯干塑形的效果。背部紧提术后需要加压包扎，但包扎要舒适，不能过紧影响呼吸，尤其在与腹壁整形同时进行时。伤口完全愈合后，需用瘢痕抑制剂预防瘢痕增生，因为背部为瘢痕增生好发区域。

（马桂娥 雷 华）

## 侧胸紧提术（lateral chest lift）

cèxiōng jǐntíshù

对于超重和肥胖患者减肥成功或部分成功后，侧胸部的皮肤软组织松弛紧缩上提的手术。侧胸部的皮肤软组织松弛在全身皮肤软组织松弛中并不明显，并不是很多患者就诊时的主诉，但是在上肢、背部、腹部皮肤软组织松弛纠正后，侧胸的松弛变得非常明显，所以侧胸皮肤紧提术，常常与上肢、背部、乳房、腹部皮肤软组织紧提的同时进行，以达到整体塑形的目的。侧胸紧提术是以腋窝顶部至乳房下皱襞水平线的垂线为轴，在轴线的前后去除梭形皮肤软组织，剥离创缘，分层减张缝合。侧胸紧提术向上与全上臂紧提术的切口延续；向下前方与乳房上提术或逆向腹壁整形术（乳房下皱襞取切口，向上牵拉腹壁松弛皮肤软组织）的切口延续，后方与上中背部紧提术切口延续。侧胸紧提术注意不能切除前方过多组织，以免影响乳房形态。侧胸的切口不能向下超出乳房下皱襞水平线，否则在穿内衣或比基尼时较难遮掩瘢痕。如果皮下脂肪肥厚，可以在侧胸部先行脂肪抽吸术，再行皮肤软组织切除术。预切除的皮肤软组织不需要脂肪抽吸，但为切除时层次清晰出血少，可以在皮肤软组织切除的层次中用吸脂针管反复抽吸，形成剥离腔隙。术后需要加压包扎，但不能太紧，尤其同时行腹壁整形术时，包扎过紧会影响呼吸，造成患者不适、恐慌、影响恢复。伤口完全愈合后，应用瘢痕抑制剂有助于预防瘢痕增生。

（马桂娥 雷 华）

## 提臀术（buttock lift）

títúnshù

超重或肥胖的患者减肥后臀半球中外侧的皮肤软组织松弛下垂，形成马裤状畸形，臀部下坠，身体重心下移的全臀部上提的手术。后臀半球部的皮肤软组织松弛下垂破坏上下部量的比例协调，皮肤软组织的上提，可以改变上述畸形，使身体比例及轮廓更加协调。提臀术可以与下背部紧提术同时进行也可以单独进行，不论哪种方式，切口均沿着髂嵴横向走行，不能超过髂嵴线以上，目的是使瘢痕位于内裤或比基尼可以遮掩的范围。切开皮肤皮下后，沿下方切缘向下剥离，将皮肤软组织向上牵拉，提紧下垂的组织，去除多余皮肤软组织，分层减张缝合切口上下缘。如果臀半球的凸度不足，可以在臀半球的中上 2/3 区域，去表皮，然后行荷包缝合，使臀半球中上部隆起，达到丰臀的作用；如果局部组织不丰满，上述方法丰臀的作用不明显，可以用自体脂肪颗粒注射法丰臀。臀部的塑形通常还需要将臀半球周边区域（髂腰部、大转子区）进行脂肪抽吸才能凸显臀半球轮廓。臀部的特殊结构，单纯绷带棉垫加压包扎可能不确切，需要弹力短裤辅助。术后不能长期坐位，要间断行走，坐时臀部需要垫气垫或软枕头，防止压迫皮瓣坏死，尽可能避免仰卧位。

（马桂娥 雷 华）

## 蹼状阴茎（webbed penis）

pǔzhuàng yīnjīng

阴囊皮肤位置上移超过阴茎根部腹侧的皮肤，使得阴茎阴囊的界限模糊，阴茎根部包埋在阴囊上部的畸形。又称阴茎阴囊转位、阴茎阴囊融合。是不同程度阴茎阴囊发育不良的一种表现。蹼状阴茎有时伴有阴茎发育不良或隐睾，是中重度尿道下裂常有的表型之一。蹼状阴茎很少单独出现，多半与尿道下裂或尿道上裂伴发，是中度、重度尿道下裂的重要表型之一。尿道下裂在中国的发病率约为 0.48‰（2001 年），且近年来发病率有增加趋势，尽管其中 70% 以上为轻型尿道下裂，但余下的约 30% 患儿多伴有蹼状阴茎。

**病因及发病机制** 目前蹼状阴茎的病因尚不清楚，多认为与尿生殖窦发育异常有关，可能是胚胎两侧尿道嵴融合后，阴囊由腹股沟区向尾侧迁移过程出现异常，使得阴茎阴囊不能拉开足够的距离，造成阴囊部分或全部包裹阴茎根部所致。1972 年珀尔马特（Perlmutter）等推测蹼状阴茎的形成是由于包皮发育障碍，继而阴茎腹侧皮肤不足，阴囊皮肤牵扯阴茎体，导致阴茎体陷入阴囊组织中。1977 年克劳福德（Crawford）报道埋藏阴茎和蹼状阴茎是同一疾病的不同表现，部分患儿可同时具有埋藏阴茎和蹼状阴茎的特征。

**分类** 蹼状阴茎根据严重程度不同主要分为三类。①部分性阴茎阴囊转位：指阴囊上极皮肤部分包裹阴茎根部结构，阴囊上移多表现为双侧，可以不完全对称。②完全性阴茎阴囊转位：指阴囊上极皮肤完全包裹阴茎根部，使得阴茎表现为自阴囊上部发出。③阴茎阴囊融合：阴囊和阴茎融合为一体，阴茎在上部，阴囊在下部，仅阴茎头部可见独立结构。

**临床表现** 阴茎短小，阴茎与阴囊界限模糊，阴囊上部皮肤部分或全部包裹阴茎根部，并向两侧延伸略呈蹼状。部分性阴茎阴囊转位患者，阴囊上极的皮肤仅部分包裹阴茎根部，两者之间尚有一定的分野。完全性蹼状阴茎患者，常表现为阴茎和阴囊部分、甚至完全融合到一起，很难截然分开。严重的患者常有阴茎阴囊的发育不良，如阴茎短小弯曲、尿道下裂、阴囊分裂、睾丸发育不良和隐睾等，个别患者甚至表现为女性外阴的形状。

**诊断与鉴别诊断** 主要根据临床表现，只要阴囊上极的皮肤上移超过阴茎根部腹侧的皮肤，部分或全部包裹阴茎根部，即可诊断蹼状阴茎。主要与隐匿阴茎、埋藏阴茎、束缚阴茎和小阴茎畸形进行鉴别。

**治疗** 蹼状阴茎的治疗主要目的是将部分阴囊上极下移，使得阴茎阴囊分离开来。常有的方法有两类：①阴茎腹侧的 V-Y 或 Z 改形，使得阴囊上极下移，主要适用于轻度的蹼状阴茎。②阴茎两侧阴囊皮肤下移，各转一个三角瓣到阴茎根部腹侧，分开阴茎和阴囊的界限，多用于中度或重度的蹼状阴茎。

**预后** 部分性阴茎阴囊转位，手术效果较好，外形和分解均较理想。而完全性阴茎阴囊转位和阴茎阴囊融合手术效果一般，多能对原畸形有所改善，很难完全恢复正常形态。

（李 强）

máicáng yīnjīng

**埋藏阴茎**（buried penis） 阴阜区脂肪明显增厚，阴茎包皮前移，阴茎体部分埋藏在阴阜的脂肪中，呈现阴茎较短小外观的畸形。是阴茎轻度发育不良的一种表现。埋藏阴茎常见于肥胖患者，多伴有阴茎的发育不良。埋藏阴茎的发病多于肥胖相关，尤其在儿童期的肥胖，更易引发该病。21 世纪以来，中国的肥胖问题正以"令人担忧的"速度增加，2002 年中国营养和健康调查显示：有 14.7% 的人口体重超标，2.6% 的中国人属于肥胖。8~18 岁儿童及青少年肥胖在 15 年间（1985~2000 年）增加了 28 倍。上海的一项调查表明，成人中体重超重者达到 29%，青少年肥胖发生率为 11%。"2006 年中国食物与营养高层论坛"指出，中国城市居民营养失衡现象严重，肥胖患者在成人中占 22.8%。相关专家预测，在未来 10 年内，中国的肥胖人口可能超过 2 亿。肥胖患者的增加，必将大大增加埋藏阴茎的患病率。

**病因及发病机制** 病因尚不清楚，1998 年克罗米（Cromie）等报道，阴茎肉膜（Dartos 筋膜）在阴茎冠状沟区域和阴茎深筋膜（Buck 筋膜）附着良好，但在阴茎体近端却附着不良。2000 年陈于明报道，Dartos 筋膜直接附着于阴茎体的前端甚至体部是造成阴茎显露不良的主要原因。2000 年斯莫德斯（Smeulders）等报道，在外生殖器的发育过程中，细胞迁移平面发生异常，导致 Dartos 筋膜和 Buck 筋膜之间异常粘连，海绵体拴系于深筋膜，阴茎体受限而无法伸出。另外，阴茎皮肤不足，阴茎根部皮肤和深筋膜附着不良等因素也与畸形的发生相关，多数患儿可合并两种以上的病变因素。

**分类** 目前尚无统一的分类方法，为了治疗方便，根据严重程度不同埋藏阴茎分为轻型和重型两类，前者阴茎体部分埋藏在阴阜区脂肪中，显露于体表的阴茎超过其可显露长度（即按压阴阜区脂肪后显露在体表的阴茎长度）的1/2以上；后者则是显露于体表部分的阴茎少于可显露阴茎长度的1/2。

**临床表现** 阴茎短小患者同时伴有肥胖，阴阜区脂肪堆积，阴茎体部部分埋藏在脂肪中，阴茎根部与皮肤的固定松弛，阴茎包皮前移，呈包茎状外观。按压阴茎根部脂肪，可使得阴茎显露明显增加，阴茎悬韧带等固定结构基本正常。

**诊断与鉴别诊断** 需要四个要素：①阴茎短小。②阴茎体部分埋藏在阴阜区的脂肪中。③阴茎悬韧带的固定大致正常，使得阴茎不会完全缩于耻骨联合下方。④阴茎根部与皮肤的固定相对松弛，使得阴茎包皮前移。应与隐匿阴茎、蹼状阴茎和小阴茎进行鉴别。

**治疗** 埋藏阴茎的治疗原则有两个方面：①减少阴阜区脂肪。②增长阴茎。前者主要通过节食、运动、阴阜区吸脂术或阴阜区脂肪垫部分切除术实现；后者则根据患者的年龄不同而采用促性激素治疗（6岁以前），性激素治疗（12~18岁）和阴茎延长术（18岁以后）。

**预后** 埋藏阴茎患者多有不同程度的阴茎发育不良。因此，经过治疗后，外形和阴茎长度有所好转，但较正常人的阴茎仍有一定的差距。这类患者进行包皮环切时需要慎重考虑保留包皮的量，以免矫治埋藏阴茎后，阴茎勃起时出现包皮长度不足现象。

（李 强）

xiǎoyīnjīng
**小阴茎**（micropenis） 阴茎发育明显短小，较同龄人的平均阴茎长度短2.5倍的标准差以上的畸形。是阴茎重度发育不良的一种表现形式。在中国，成人阴茎勃起长度小于5cm，即可明确诊断。各种影响男孩男性化的因素均可能导致阴茎发育不良引起小阴茎畸形，如男性分化发育相关基因异常、男性激素不足、雄激素受体功能不良以及雌性激素影响等。另外肥胖也是造成小阴茎畸形的重要原因。抛除营养因素，2012年巴西的一项调查发现：足月新生儿中，小阴茎畸形发生率为0.69‰，实际上成人中小阴茎畸形的发生率还要高。且随着肥胖现象的普及，有更多的人群感觉到男性化不足、阴茎发育偏小。

**病因及发病机制** 小阴茎的病因分为先天性因素和后天性因素两个方面。①先天性因素：主要受遗传因素、母体环境因素和胎儿自身发育等因素的影响。胎儿受孕后第6周开始性分化，约12周性别分化完成，期间如果受到异常因素的干扰，则可能引起两性畸形。12周后，性器官的发育则需要足够的性激素影响，如果男性胎儿缺乏适量的睾酮，则无法保证其生殖器发育到正常水平。如母体服用某些药物或患有慢性疾病，可使胎儿性器官发育受到抑制，造成患儿小阴茎；原发性曲细精管发育不全［克兰费尔特综合征（Klinefelter syndrome）］可表现为小阴茎；5-α还原酶缺乏症，患儿睾酮不能有效地转化为更高效率的双氢睾酮，可表现为小阴茎；性染色体异常（47, XXY），也可以表现为小阴茎畸形。这种小阴茎解剖上是正常的，只是阴茎、睾丸都特别小，并伴有不育和性欲低下。如果胎儿雄激素受体功能异常，则可引起部分或完全性雄激素不敏感综合征（睾丸女性化综合征）导致小阴茎畸形或女性外阴。这类患儿由于对雄激素不起反应，选择性别时最好选择做女性。②后天性因素：主要受营养和发育等因素的影响；出生后慢性疾病引起的全身性营养不良，可导致性器官发育迟缓，成年后可表现为阴茎发育较小；肥胖儿童，血睾酮水平较低，阴茎发育可明显低于同龄儿童，最后成为小阴茎；包茎或包皮过长，对阴茎的正常发育也有一定的阻碍影响。

**分类** 目前对于小阴茎畸形尚无统一的分类，为了治疗方便一般将小阴茎畸形分为轻、重两型。轻型是指阴茎短小程度较轻，通过阴茎延长术和其他治疗的帮助，阴茎勃起可以达到5cm以上，能够满足最基本的性交要求者；重型则是指通过各种辅助治疗难以实现性交，应该进行阴茎再造者。

**临床表现** 阴茎明显短小，较正常同龄人平均长度短2.5倍的标准差以上者。由于小阴茎畸形是一系列男性泌尿生殖系统疾病的表型之一，除了阴茎发育短小之外，可能还有其他的伴发畸形。如尿道下裂、尿道上裂、阴茎弯曲、阴囊睾丸发育不良和隐睾等表现。阴茎除了长度短之外，其粗细也可能较正常明显变细，有时呈幼稚形外观。

**诊断与鉴别诊断** 诊断需要有两个要素：①心理性取向和社会身份均为男性，没有变更性别的要求。②阴茎较同龄人平均长度短2.5倍的标准差以上，或成年人阴茎勃起时短于5cm。应与隐匿阴茎、埋藏阴茎和蹼状阴茎进行鉴别。

**治疗** 阴茎的发育主要分三个阶段：胎儿分化发育，出生到6岁为幼儿期发育，6岁到12岁阴茎发育基本停滞；13 岁进入青春期发育，20 岁阴茎发育成熟。小阴茎的治疗也应与其发育阶段相呼应。在幼儿期，主要用人绒毛膜促性腺素（HCG）、黄体生成素（LH）或小量的雄激素阶段性治疗为主；进入青春期后，如果阴茎发育欠佳，可以小剂量应用雄激素治疗；对于肥胖儿童，应鼓励运动和节食。成年后则可以采用阴茎延长术或阴茎再造术进行治疗，必要时可辅以局部脂肪抽吸术、脂肪移植阴茎增粗术，局部皮瓣转移阴茎增大术等治疗。①阴茎延长术：是指通过切断阴茎系韧带和深浅悬韧带，将耻骨联合前的部分阴茎根部释放出来，从而增加阴茎的长度。本手术一般可以延长 2~3cm，适用于延长后阴茎可以达到 5cm 以上的患者。②阴茎再造术：是指通过组织移植的手段，将其他部位的组织转移到阴阜下方，再造一个外形和功能与阴茎相似的器官。其再造主要分为三个方面：阴茎体再造、尿道再造和阴茎支架的植入。

**预后**　小阴茎畸形一直是一个困难的问题，手术效果欠佳，不论是阴茎延长或是阴茎增粗，矫治的效果较正常阴茎均有很大的差距。只是对患者的状态有所改善。

（李　强）

yǐnnì yīnjīng

# 隐匿阴茎（concealed penis）

是阴茎轻度发育不良的一种表现形式，指阴茎在疲软状态下大部分隐藏在耻骨联合的前下方，仅有少部分阴茎头可以在体表见到，阴茎包皮多呈空虚状态，常伴有包茎和包皮口狭窄。阴茎勃起后在正常位置伸出体表，其大小和形状均接近正常或略小于正常。1919 年凯斯（Keyes）首先报道

了隐匿阴茎。该病的危害主要在于严重影响患者的形象感和自尊心，造成心理障碍；有些专家认为，如不进行阴茎松解术，阴茎长期处于限制状态，可影响阴茎发育，造成生理障碍。该病在亚裔多见，中国男童中隐匿阴茎的发病率为 0.67%~2.5%，仅低于包茎的发病率，高于隐睾发病率。而且随着儿童肥胖现象的增加，隐匿阴茎的发病率有增加的趋势（1997 年合肥 0.67%；2012 年酒泉 2.4%；2012 年上海 2.5%）。

**病因及发病机制**　目前对其形成的原因尚不清楚，可能与局部脂肪堆积、阴茎根部与皮肤固定不良、阴茎肉膜发育异常等因素有关。胚胎期第 6 周时，阴囊隆突出现在每一侧的尿道嵴中，尿道嵴颅侧顶部，即生殖结节延伸形成阴茎，并将尿道嵴拉向前，两侧尿道嵴融合形成阴茎部尿道，同时最初发生于腹股沟区的阴囊隆突迁移向尾侧，形成阴囊和阴囊中隔。斯莫德斯（Smeulders）报道男性外生殖器发育过程中，迁移水平分离的失败，导致阴茎海绵体受深筋膜的束缚，所产生的粘连使阴茎和阴囊同时受累；凯纳威（Kenawi）报道：胚胎期正常延伸至生殖器结节的尿生殖窦远端发育不全，使阴茎隐匿于皮下而发病。在治疗过程中发现：患者阴茎悬韧带松弛、富有弹性且其附着点向阴茎体前部的筋膜层延伸，阴茎的肉膜纤维增厚、弹性降低、有时形成索条状。因此，一般对隐匿阴茎发病机制的理解为：阴茎根部与周围组织的固定结构发育不良，在增厚的阴茎肉膜的牵拉下，将疲软状态的阴茎大部分或全部牵拉、限制于耻骨联合下方而造成畸形外观，而局部的脂肪堆积则加重了其畸形

表现。

**分类**　传统上将除小阴茎畸形以外的，因阴茎埋藏在组织中而表现为小阴茎外观的各类畸形均称为隐匿阴茎或阴茎显露不良，包括先天性隐匿阴茎、束缚阴茎、埋藏阴茎、蹼状阴茎等。由于其发病机制不同，治疗方向各有特点，1977 年克劳福德（Crawford）首先将隐匿阴茎与束缚、埋藏和蹼状阴茎分离开来。目前比较实用的隐匿阴茎分类方法为：根据疲软状态下是否可以在体表见到阴茎头部而分为：部分性隐匿阴茎、完全性隐匿阴茎，并根据是否伴有包茎、包皮过长和包皮口狭窄而附加说明。如完全性包皮口狭窄型隐匿阴茎、部分性包皮过长型隐匿阴茎等。

**临床表现**　主要表现为阴茎短小，尤其是在正常的阴茎疲软状态下，体表只能看到少部分阴茎头部，甚至完全看不到，阴茎部位只有空虚的包皮组织，当坐位、紧张、寒冷时表现尤甚。当阴茎勃起后，阴茎可以伸出体表，其长度接近正常或较正常略小。阴茎包皮的特点是：阴茎体部皮肤较短，内板组织非常丰富，常有包茎和包皮口狭窄。

**诊断与鉴别诊断**　主要依靠体检。阴茎外观短小，疲软时体表只有空虚的包皮，或仅露出小部分阴茎头部，用力向后推挤阴茎根部的皮肤见有正常阴茎体显露，松开后阴茎体迅速回缩；阴茎勃起时可见到接近正常大小和外观的阴茎。排出其他可造成小阴茎的因素即可诊断。要与埋藏阴茎、瘢痕束缚阴茎、蹼状阴茎和小阴茎进行鉴别。

**治疗**　患者如不进行治疗，可出现排尿困难、尿潴留、泌尿系感染、阴茎痛性勃起、性交困

难以及性心理障碍等问题。因此，在适当的时机进行治疗是非常必要的。一般认为最佳治疗时机为青春发育期，即 12～15 岁。但有研究表明，隐匿阴茎自愈的可能性非常小，所以，为了减少孩子的心理障碍，2 岁以后即可以考虑手术矫治。隐匿阴茎的手术目的在于解除包茎的限制，打断阴茎悬韧带和肉膜对阴茎的牵拉，重建阴茎根部与皮肤的固定，减少阴阜区域脂肪的厚度。目前常用的手术方式包括：①阴茎干粘连的松解。②切除增厚肉膜直至显露 Bucks 筋膜。③阴茎根部的切开。④阴茎悬韧带的部分切断。⑤包皮松解。⑥将阴茎皮肤固定于阴茎根部甚至固定于耻骨联合。⑦开放脂肪切除术和吸脂术。⑧各种 Z 整形术、V-Y 整形术和皮瓣的应用等。

**预后** 隐匿阴茎的治疗效果较好，通过有效地松解和固定，多能实现阴茎正常的外形。但是由于对其形成机制和治疗方法的理解不同，手术效果也有一定的差别，有些手术方法术后容易出现持续的水肿，有些则容易复发。因此为了保证手术的效果，要强调以下几个方面：①隐匿阴茎手术矫治前，一定不要行包皮环切术，以免矫治隐匿阴茎时造成覆盖阴茎的皮肤量不足。②矫治隐匿阴茎时要尽可能保留其淋巴回流，以免术后出现长期水肿。③阴茎根部与皮肤重建固定时，要采用不可吸收缝线，以免畸形复发。

(李 强)

**bāojīng**

**包茎**（phimosis） 包皮外口狭小，不能被动翻转显露阴茎头的状态（图 1）。出生后，包皮包裹着阴茎头是正常解剖生理现象，

因而这种先天性包茎可以见于每个新生儿。90% 的先天性包茎可以自愈或是青春期期间的儿童自行强力翻转解决包茎问题。青春期后，仍然具有包茎者，虽然不足 1%，但是危害很大（图 2）。由于不能经常清洗，阴茎包皮内板与阴茎头之间的反复炎症发作，最终形成瘢痕性粘连，尿道外口狭窄，甚至有反复的泌尿系统感染，导致肾衰竭者。

**病因及发病机制** 包皮外口

实际上是包皮内外板的交界处，呈现最小周长的圆环形，也是包皮狭窄环的部位。

**分类** 包茎有先天性及后天性两种。先天性包茎分为真性包茎和假性包茎两种，各占 50%。新生儿及婴幼儿的先天性包茎是正常的。假性包茎，包皮没有狭窄环，不会造成嵌顿包茎。小儿出生时包皮与阴茎头之间粘连，数月后粘连逐渐吸收，包皮与阴茎头分离。至 3～4 岁时由于阴茎

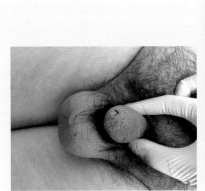
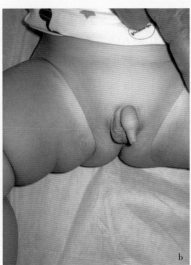

**图 1 包茎**
a. 成人包茎；b. 小儿包茎

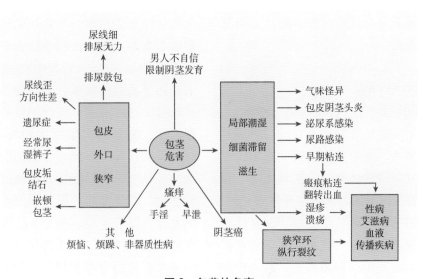

**图 2 包茎的危害**

及阴茎头生长，阴茎勃起，包皮可自行向阴茎根部退缩，外翻包皮可显露阴茎头。真性包茎，由于包皮有纤维索状的环形狭窄，位于包皮外口，弹性差，致使包皮外口非常细小，小若针孔，使包皮不能退缩，妨碍阴茎头甚至整个阴茎的发育；有时发生排尿困难。有包茎的小儿，由于分泌物积留于包皮下，经常刺激黏膜，可造成阴茎头包皮炎，致使环形狭窄环的弹性更差，一旦翻转包皮，就很容易造成嵌顿包茎。后天性包茎多继发于阴茎头包皮炎及包皮和阴茎头的损伤。包皮外口有瘢痕性挛缩形成，失去皮肤的弹性和扩张能力，包皮不能向阴茎根部退缩，并常伴有尿道口狭窄，这种包茎不会自愈，一旦翻转，没有及时复位，容易造成嵌顿包茎。先天性包茎是正常的解剖生理现象。如果包皮可以轻松被动向阴茎根部翻转，显露阴茎头，是假性包茎，否则是真性包茎，可以在婴幼儿时期通过非手术的保守治疗治愈。先天性真性包茎疏于及时治疗，则由于反复炎症形成包皮-阴茎头炎，转化成后天性包茎，必须手术治疗。后天性包茎还有因为不当的包皮环切术后导致包皮外口狭窄者。

**临床表现**　包皮外口狭小者排尿不畅，尿线细，包皮-阴茎头腔膨起。尿液积留于包皮-阴茎头腔内经常刺激包皮及阴茎头皮肤，使其表皮脱落并产生分泌物，形成包皮垢。严重者可引起包皮和阴茎头皮肤溃疡，形成结石。积聚的包皮垢呈乳白色豆腐渣样，也有大小不一的干酪样斑块。急性发炎时，包皮红肿，包皮外口会有脓性分泌物溢出，伴有疼痛，拒绝排尿，引起尿潴留。反复的

炎症发作，常常出现的瘙痒，使患儿不安，用手抓揉阴茎，出现异样的感觉，导致习惯性手淫。真性包茎没有及时治疗，导致阴茎发育欠佳和早泄是常见后果。

**诊断与鉴别诊断**　没有困难。凡是包皮外口狭小，不能被动翻转显露阴茎头者，表面看来包皮永远在阴茎头前方，最易误认为是包皮过长。

**治疗**　包茎的治疗应该以预防为主。早期非手术保守治疗均可以治愈，极其严重者需要手术治疗。婴幼儿期的先天性包茎，父母可以手法轻柔地将包皮反复试行向阴茎根部翻转，逐渐扩大包皮外口，小可过分急于求成。当阴茎头露出后，棉签清洁包皮垢，涂抹抗生素药膏使其润滑，即刻将包皮复原，避免造成嵌顿包茎。如果父母不忍心，可以到医院就医。

当包皮外口过于狭小时，则采用外力机械扩张法。①止血钳直接扩张：有效，但是疼痛，内板撕裂出血。②生理盐水液压扩张法：注射器吸入生理盐水，以注射器针头座口插入包皮腔，用手指捏紧包皮口，向包皮腔内注入生理盐水，缓慢、多次注射，无明显疼痛。③仿生弹簧扩张法：以弹性医用钢丝制成双臂弹簧，其弧度与阴茎头弧度相吻合，置入包皮腔内，持续扩张 24～48 小时，取出仿生弹簧，可以轻松翻转包皮，基本没有痛苦。大部分小儿的包茎经此种方法治疗后，随年龄增长均可治愈。只有极少数严重包茎者需做包皮狭窄环松解手术。后天性包茎患者由于其包皮口呈包皮外口环形纤维挛缩性狭窄，只做包皮狭窄环松解手术，绝对不能够再做包皮环切手术。只松解狭窄环后的丑陋外形，

半年就可以变得光滑平整。

**预后**　适时及早治疗，预防为主，养成良好的卫生习惯，包茎不应该成为问题，预后良好。

（李森恺）

bāopí guòcháng
## 包皮过长（redundant prepuce）

18 岁以后的成年人，在没有包茎和包皮外口狭窄的情况下，当阴茎处于充分勃起状态时，包皮仍然部分或全部包裹着阴茎头；或者是对于没有包茎的成年人阴茎在充分勃起状态下，包皮不再包裹着阴茎头，而是在阴茎体部皮肤出现堆积现象，阴茎体部的皮肤可以用手指轻松捏起超过 3cm 者，才属于包皮过长（图1）。中国成年人发病率较高，包皮过长的成年人比较普遍。

**病因及发病机制**　人类出生后正常发育基本上是均衡的，是按比例的。但是在 7 岁之前，皮肤发育相对较快，皮肤比较松弛，阴茎也是如此。由于功能的需要，阴茎是活力极强的器官之一。出生后阴茎包皮包裹着阴茎头是正常现象，但是绝对不是包皮过长。随着年龄的增长，雄性激素分泌增加，至青春期阴茎海绵体迅速增大，阴茎头逐步外露，显示正常男性阴茎的状态。如果阴茎包皮包裹阴茎头过紧，又疏于清洗包皮腔，即为包茎。青春期仍然存在包茎，就限制了阴茎的最后充分发育，至成年时必定是包皮过长，或者是包茎合并包皮过长。包皮过长的实质是，阴茎头海绵体和阴茎海绵体没有得到充分地释放，其主要原因是包茎的持续压迫没有尽早解除所致。如果在婴幼儿期就通过保守的或手术的方法解决了包茎和狭窄环的问题，不再对于阴茎头有持续性压迫，包皮翻转自如，阴茎头能够充分

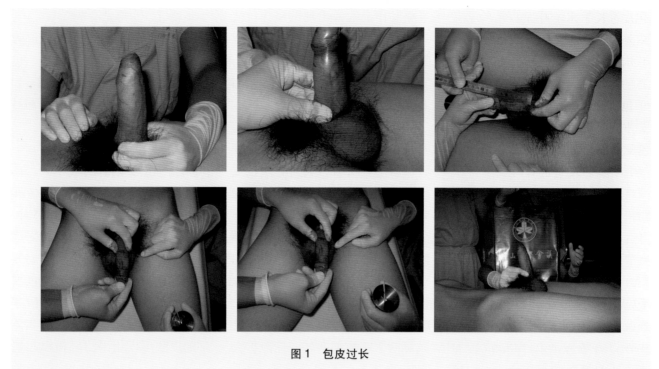

图 1 包皮过长

外露，阴茎海绵体能够充分发育释放，至成年人时，则不会再有包皮过长的问题。

**临床表现** 成年人阴茎疲软状态，包皮包裹着阴茎头；勃起状态包皮仍然包裹着阴茎头，或者包皮不再包裹着阴茎头，而是在阴茎体部皮肤出现堆积现象，阴茎体部的皮肤可以用手指轻松捏起超过 3cm。有时包茎与包皮过长同时存在。

**诊断与鉴别诊断** 包皮过长是对成年人的诊断，对于青春期以前的男孩，根本不存在包皮过长的诊断。包茎常常被误认为是包皮过长。包茎不等于包皮过长。包茎不是包皮过长。包茎的表面现象是包皮过长，实际上是包皮紧紧地包裹着阴茎头，使阴茎头得不到充分地释放。因此对于包茎患者，切除表面上过长的包皮，以适应没有充分释放的阴茎头，是"以短就短"的直觉表面思维，还自以为是"做长"，结果是删"长"就"短"。很多"包皮过长"实际上是表面现象。中国成

年人的阴茎普遍地比西方人小 2～3cm。除种族因素之外，主要是出生之后没有对包茎做任何处理、呵护，任其海绵体自然地、非充分发育。这样，从表面上看，大部分人存在"包皮过长"。包皮过长的唯一诊断标准是：成年人阴茎在充分勃起状态下，不伴有狭窄环时，包皮仍然越过冠状沟包裹阴茎头者，是谓包皮过长。

此时，在阴茎体背侧及左右两侧捏起皮肤，完整显露冠状沟时，其捏起的皮肤量是多余的。有狭窄环时，必须在松解狭窄环后确认包皮还长不长，长多少。包皮过长的危害见图2。

**治疗** 对于包皮过长，传统行包皮环切手术。切除的包皮包括包皮外板-内板及其内外板之间含有神经血管的浅筋膜。理想的

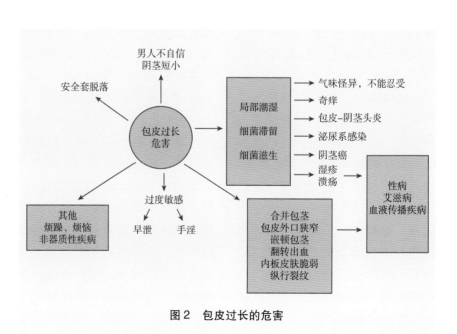

图 2 包皮过长的危害

包皮过长手术治疗是仅切除包皮内外板皮肤，或是保留阴茎头-冠状沟-内板-外板原生态关系、状态的阴茎根部皮肤切除手术。对于包茎合并包皮过长的治疗是首先立足于治疗包茎，松解狭窄环，兼顾包皮过长的矫正。不可过度治疗，更不能在包皮切除手术后采用微波照射治疗。

**预后** 包皮过长是常见病，手术治疗遵道而行，预后良好。

（李森恺）

bāopí huánqiēshù

## 包皮环切术（redundant cir-cumcision）

治疗性环形切除阴茎包皮以矫治包皮过长及包茎的手术。包皮手术是历史上唯一有图画记载的最为悠久的手术。6000年前的古埃及神庙墙壁的浮雕中，就记载了"割包皮"手术的全过程。古埃及木乃伊中也有"割包皮"的发现。《圣经》里有关于犹太教"割礼"的记载。伊斯兰教的圣训，要求其后裔所有男子都必须履行"割包皮"的立约。作为宗教仪式，流传至今，并有扩大。包皮手术成了历史最悠久、记载最多、最简单、最小的手术、最能出现令人遗憾的不幸结果、最有争议、最被人人（男人女人）都关注之事。这说明人类对于阴茎包皮的关注与呵护，从来没有停止过。一直试图给予干预，目的是想让阴茎更适合于人类的生存、幸福与繁衍后代。包皮是一个古老而现实的话题。由于发现信仰犹太教的以色列人，身体健康，阴茎癌和宫颈癌患者发病率极低，20世纪50年代，包皮环切手术在美国广为流行。进入21世纪，社会学家认为：在小孩尚无自知能力的时候，家长做主，切除小孩的包皮是侵权行为。此后美国及其当年的占领国，实施包皮环切术的人数也下降了一半。究其原因，这是与包皮环切手术方法的科学合理性有关，和传统包皮环切手术术后的并发症高有关。

**解剖与生理** ①包皮外口与狭窄环：包皮外口与狭窄环实际上是一个问题，不同的表述。包皮内外板反折的交界部位，通常称为包皮外口，也是包皮环形狭窄即狭窄环存在的部位。包皮的狭窄环是包皮外口皮肤下层的环形纤维挛缩所致，其宽度在1cm以上。②包茎与狭窄环：狭窄环的存在是导致包茎的原因。包茎有两种，假性包茎与真性包茎。假性包茎者包皮的狭窄环，在青春期以前可以通过被动扩张而松解；大部分真性包茎者包皮的狭窄环，也能够通过被动扩张而松解，只有少数严重的真性包茎患者需要借助于外科手术松解狭窄环。真性包茎患者在其狭窄环松解后，阴茎有一个迅速发育过程，尤其是青春期以前的男孩，而对于阴茎发育的大小，难以预料，此时切除"过长"的包皮不能做到量体裁衣。对于青春期以前的包茎患者，首选狭窄环松解手术，治疗包茎，释放阴茎海绵体，任其自由发育，然后再量体裁衣决定是否切除多余的包皮。

**适应证** ①青春期以前的真性包茎，狭窄环明显，包皮内板—阴茎头炎，保守治疗无效者。②包皮过长。

**禁忌证** 包皮环切术属于重建成形手术，越来越追求形态的美观，因此在阴茎头包皮炎的急性炎症期，不能勉强进行包皮环切手术，以避免不良后果。对于阴茎头包皮炎患儿，在急性期应用抗生素控制炎症，局部每天用温水或4%硼酸水浸泡数次，或者聚维酮碘（碘伏）消毒。待炎症消退后，先试行手法分离包皮，局部清洁治疗，炎症难以控制时，考虑做包皮背侧切开以利引流。炎症完全控制后，择期进行包皮环切手术，以防炎症复发。

**手术原则** 有手术适应证的包皮皮肤环形切除手术，是集美学形态与性功能于一体的整形美容手术。必须遵守以下原则：①把副损伤降到最低的解剖学原则：只环形去除多余的皮肤，不损伤血管神经，尤其是阴茎浅筋膜内的神经血管主干。因为阴茎包皮远端的阴茎浅筋膜连同其内的神经血管是有功能的，维持着阴茎远端皮肤、冠状沟的淋巴、静脉回流和感觉，以及阴茎头的部分感觉，不可以切除。②精确测量与标记原则：用不锈钢直尺、标记笔，精确测量与标记，不可随意，不可估摸。③量体裁衣原则："体"指勃起后的阴茎海绵体；"衣"指适合勃起后的阴茎海绵体大小而保留下的包皮。哪里多，切哪里；多多少，切多少，似乎是人所共知的常识。但是，包皮皮肤环形切除术不可以以切下多少皮肤为标准，而是以保留下的皮肤多少为标准——要求形态完美，不影响性功能，患者满意。④最大限度地保护性功能原则：阴茎头下的系带及阴茎体腹侧深部纵行正中纤维条索内有性张力感受器，不可以损伤。系带本身不可以延长，也不可以缩短，更不可以随意切除，除非有绝对的手术适应证——肿瘤。应用整形外科的V-Y或者Y-V成形技术，完全可以调整系带的松紧长度。⑤匀称原则：阴茎体及其外面包裹的皮肤与包皮，是一个匀称的圆柱体。不论是勃起状态，还是疲软状态，任何包皮皮肤的多余与缺少、不匀称，都会使人感觉到不适、不舒服。⑥成年人包皮过长，应该首选阴茎根部皮肤环形切除术，以保持阴茎头—冠状沟—系带—包皮内板—包皮外板的天然"原装"形态与功能。⑦传统包皮环切术是常见手术，是关系到形态与功能的整形美容外科的重建成形手术，应该避免低端化倾向。遵照上述原则进行包皮环切手术，可以避免包皮切除过多，造成包皮过短的并发症。

**手术方法** 分为传统包皮环切术与现代包皮环切术两类。

传统包皮环切术 不论采用什么方法，只要是把包皮内外板及其内阴茎浅筋膜，包括远端的神经血管一并切除者，都属此列（图1）。

不良反应 ①出血、水肿、感染。②损伤系带，余下的包皮不匀称，影响性功能。③阴茎腹侧，保留包皮过多，经常性不适。④包皮切除过多，留下的包皮过短，影响勃起功能。⑤过度医疗措施，如微波照射，导致阴茎皮肤甚至阴茎整体坏死。

注意事项 对于成年人包皮过长和包茎引起的反复发作的包皮内板阴茎头炎，需要切除包皮进行治疗。但是随着现代医疗技术的发展，对于传统的包皮环切术应该进行反思。由于对于包皮认识的不断深入，现代的包皮环切术与传统的包皮环切术，在对待阴茎浅筋膜及其神经血管的处理上，有着本质的区别，传统的包皮环切术是将包皮的内外板连同其内的浅筋膜及其神经—血管一并切除；现代的包皮环切术是只切除皮肤，不骚动阴茎浅筋膜及其内的神经血管。

现代包皮环切术 只切除多余的皮肤，保留适合阴茎勃起功能需要的皮肤。

包皮内外板皮肤环形切除术 适应证：包茎合并狭窄环，反复发作的包皮内板——阴茎头炎。治疗方法：①切口设计：标记笔标记包皮外口，通常为包皮狭窄环，是近端环形切口线。翻转包皮，距阴茎头冠状沟5mm环形标记，阴茎头下系带形成V形瓣（舌形瓣），为远端切口线。②只切除皮肤，保护浅筋膜及其内神

经血管的完整性，电凝止血，不可以采用丝线结扎止血。③环形切口近端，阴茎腹侧正中纵行切开阴茎皮肤2cm，越过松解狭窄环；阴茎背侧正中纵行切开阴茎皮肤1~2cm，越过松解狭窄环。④快速可吸收线缝合切口。⑤放置引流条。⑥高弹管型网状绷带弹力包扎。⑦术后24小时拔除引流条，依旧弹力包扎7天。不良反应与注意事项：彻底消毒，认真止血，放置引流，弹力包扎，按规操作，基本没有不良反应（图2）。

阴茎根部皮肤切除术 适应证：青春期后成年人没有包茎及包皮狭窄环的包皮过长。治疗方法：①切口设计：标记笔标记阴茎根部环形切口线。患者阴茎勃起状态，手捏阴茎背侧皮肤，露出冠状沟时，标记多余的皮肤，标记背侧切口线，阴茎腹侧远端切口线与阴茎腹侧根部环形切口线宽度小于背侧距离2cm。一般成年人参考数据：背侧宽度5~7cm，腹侧宽度3~5cm。②只切除皮肤，保护浅筋膜及其内神经血管的完整性，电凝止血，不可采用丝线结扎止血。③单丝尼龙线缝合切口，间断垂直褥式缝合。④放置引流条。⑤高弹管型网状绷带弹力包扎。⑥术后24小时拔除引流条，依旧弹力包扎7天。不良反应与注意事项：彻底消毒，认真止血，放置引流，妥当包扎，按规操作，基本没有不良反应。注意事项：推荐的包皮环切术，只切除皮肤，操作技巧性强。需要锋利的刀片，或是射频刀。同时应用徒手无胶取皮器（图3）。

**重要意义** 男性接受包皮环切术可以有效降低艾滋病发病率。世界卫生组织（WHO）经过20年的研究证实，男性接受包皮环

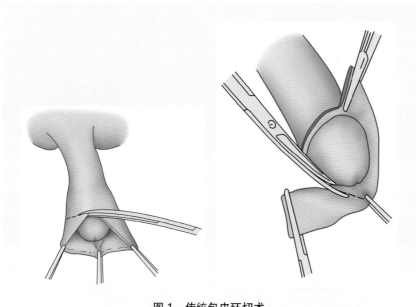

图1 传统包皮环切术

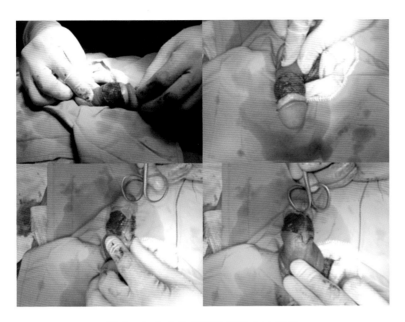

图2　包皮内外板切除矫治包皮过长

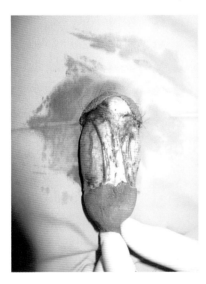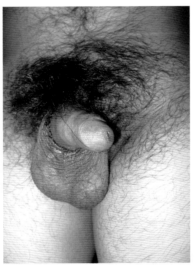

图3　阴茎根部切除包皮矫治包皮过长

切术可以有效防止感染艾滋病病毒。联合国号召全世界所有艾滋病蔓延形势严峻的国家，迅速推广大规模切除男性过长包皮。美国际开发署资助津巴布韦男性接受包皮环切外科手术，来防止感染人类免疫缺陷病毒（HIV）。世界卫生组织统计的数字，世界约有1/3的男性进行了包皮切除手术。主要在非洲、中东，以及亚洲的孟加拉、印尼、巴基斯坦。

在非洲进行的大样本的随机对照临床试验显示包皮环切术可以减少HIV及性传播疾病的感染率。为了有效预防艾滋病，男性接受包皮环切术后，同时佩戴使用安全套才是最安全的性生活方式。

（李森恺）

qiàndùn bāojīng

**嵌顿包茎**（paraphimosis）有包皮狭窄环的真性包茎。当包皮被翻转至阴茎头-冠状沟后方后，

未能即刻复位，包皮狭窄环卡在冠状沟，不能移动，包皮的环形狭窄阻塞静脉及淋巴回流，而引起包皮狭窄环远端的包皮水肿，阴茎头因为静脉回流受阻而肿大、淤血，致使包皮更不能复位，是为嵌顿包茎。

**病因及发病机制**　先天性包茎分为真性包茎和假性包茎两种，各占50%。新生儿及婴幼儿的先天性包茎是正常的。假性包茎，包皮没有狭窄环，不会造成嵌顿包茎。小儿出生时包皮与阴茎头之间粘连，数月后粘连逐渐吸收，包皮与阴茎头分离。至3~4岁时由于阴茎及阴茎头生长，阴茎勃起，包皮可自行向阴茎根部退缩，外翻包皮可显露阴茎头。真性包茎，由于包皮有纤维索状的环形狭窄，位于包皮外口，弹性差，致使包皮外口非常细小，小若针孔，使包皮不能退缩，妨碍阴茎头甚至整个阴茎的发育；有时发生排尿困难。有包茎的小儿，由于分泌物积留于包皮腔内，经常刺激黏膜，可造成阴茎头包皮炎，致使环形狭窄环的弹性更差，一旦翻转包皮，就很容易造成嵌顿包茎。后天性包茎多继发于阴茎头包皮炎及包皮和阴茎头的损伤。包皮外口有瘢痕性皮肤挛缩形成，失去皮肤的弹性和扩张能力，包皮不能向阴茎根部退缩，并常伴有尿道外口狭窄，这种包茎不会自愈，一旦翻转，没有及时复位，也容易造成嵌顿包茎。

包茎的包皮外口正是狭窄环的位置，位于内外板移行交界处，呈现环形，包皮内外板皮肤与其中间的浅筋膜纤维同步性缩窄，宽度大于1cm。一旦缩窄成环，弹性极差，卡压在冠状沟，导致嵌顿包茎的包皮环形狭窄环阻塞静脉及淋巴回流，而引起包皮狭

窄环远端的水肿，致使包皮更不能复位，包皮水肿越来越重，狭窄环卡压冠状沟越来越紧，形成恶性循环，继而影响动脉供血。

**临床表现** 包茎嵌顿后，嵌顿的狭窄环远端包皮发生水肿，导致狭窄环越来越紧，以致循环阻塞及水肿更加严重。水肿的包皮环形狭窄条索卡在阴茎头的冠状沟，阴茎头及狭窄环远端包皮颜色，由苍白变为呈暗紫色肿大。疼痛剧烈，排尿困难。如不及时复位，嵌顿的包皮及阴茎头就可能发生变黑、坏死、脱落，有时合并湿性感染。

**诊断** 依据病史和临床表现，诊断不难。

**治疗** 嵌顿包茎是急诊。治疗方法有两种。①手法复位：粗针头多点刺穿水肿的包皮，挤出淤血及淋巴液，在阴茎冠状沟处涂液状石蜡，紧握阴茎头并逐渐加压，使之复位，把阴茎头推入包皮腔中。②手术松解狭窄环：若手法复位失败，应做包皮狭窄环切开松解术。方法是手术者面对患者的阴茎包皮，将其视为钟表盘，在背侧正中12点、两侧下方4点、8点纵行切断松解阴茎内-外板皮肤及其深部狭窄环至阴茎浅筋膜层，不损伤阴茎体，横行缝合切口或者不予缝合。待水肿消退后，做包皮环切术。如嵌顿的包皮已破溃或情况允许，也可以急诊做包皮环切修整手术。不建议过度清创。

**预后** 嵌顿包茎如果及时治疗，预后良好。不会造成不良后果。如果不及时治疗，则会常常导致狭窄环远端的包皮坏死，待其坏死包皮自行脱落，预防合并感染，一般不会导致包皮过短。必要时后期进行整形修复。

(李森恺)

yīyuánxìng qiàndùn bāojīng

## 医源性嵌顿包茎 （iatrogenic paraphimosis） 包皮环切手术不当，造成的包皮外口瘢痕环形收缩，包皮外口狭窄，导致阴茎头不能外露的嵌顿包茎。

**发病机制** 第一次进行包皮环形切除手术时，由于包茎的包皮外口狭窄，包皮腔没有进行彻底的冲洗和消毒，又是垂直于阴茎的延长线，在包皮腔远端横行剪掉多余的内、外板包皮，形成远端包皮外口的环形瘢痕挛缩，致使包皮外口狭窄，阴茎头不能外露。

**临床表现** 阴茎头包裹在包皮腔内，不能外露。手法翻转也不能使阴茎头外露。根据病史、包皮环切手术史，以及临床表现，诊断没有困难。

**治疗** 做包皮狭窄环松解手术。此时包皮已经切除过多，没有再次进行包皮切除修整的条件，其简单有效的手术治疗方法是，手术者面对患者的阴茎包皮外口瘢痕收缩环，将其视为钟表盘，在背侧正中12点、两侧的2点、4点、8点、10点纵行切断松解环形瘢痕收缩狭窄环，使之可以轻松翻转皮肤，露出阴茎头，横行缝合切口，对于皮肤瘢痕丑陋的突起不做修剪，手术2个月后，其包皮外口就会逐步恢复到光整

平滑的环形包皮。如果阴茎体远端和包皮内板。

(李森恺)

bāopí guòduǎn

## 包皮过短 （prepuce too short） 由于包皮手术、外伤、烧伤、感染等导致失去阴茎包皮连同包裹阴茎的皮肤，致使阴茎勃起功能障碍，影响性生活（图）。

**病因与发病机制** 阴茎位于人体中最为容易受到保护的安全、隐蔽部位，受伤机会较少。包皮环切术是造成阴茎包皮过短的常见原因，主要是施术者切除包皮过多所致。对于婴幼儿及儿童，不必急于进行矫治手术，因为为阴茎皮肤具有较大的伸展性和弹性，随着瘢痕的软化和阴茎勃起的牵拉，症状可由于继续发育代偿而自然消失。对于成年人，特别是已经具有性生活经验的人，包皮过短会让其感觉到极其不适，必须进行手术治疗。阴茎包皮或者阴茎皮肤一旦发生感染，导致皮肤坏死，首要任务是引流、抗感染，不要急于清创，因为阴茎的组织结构有多重血液供应，活力四射，自我修复能力极强，医师的清创，往往过度，过多清除正常组织，不利于自我修复。

**诊断** 包皮过短的诊断一般没有难度。需注意阴茎皮肤与阴茎海绵体之间的滑动层是否存在。

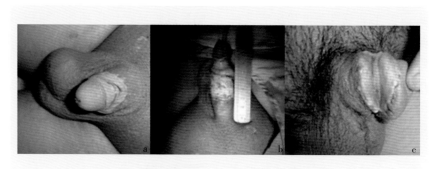

**图 医源性包皮过短术前、术中及术后**

a. 术前；b. 术中；c. 术后

**治疗** 组织移植手术治疗是包皮过短的唯一治疗办法，分为两种方法。①皮瓣转移法：可以应用阴囊局部皮瓣转移，要求是阴囊皮肤组织量要足够；也可以采用旋髂浅血管为蒂的腹股沟皮瓣转移修复。转移的皮瓣要薄，不能有过多的脂肪组织，否则过于臃肿。②皮肤游离移植法：可以采用取自自体臀部与大腿的全厚皮肤片或者是厚中厚皮肤片。保证皮肤游离移植成活的手术要点，因为是为圆柱状的海绵体植皮，皮肤缺损量与移植量要相等，缝合要松紧适度，手术后要有可靠的制动包扎。

**预后** 性功能可以恢复正常。只是阴茎外观形态不甚完美，因为任何组织都不可能替代失去的包皮。

（李森恺）

yīngāo

**隐睾**（cryptorchidism） 男婴出生时，一侧或双侧睾丸未降入阴囊，而停留在睾丸下降途径中的某一个部位的先天性畸形。如停留在后腹膜、腹股沟管或阴囊高位的某处。隐睾是一种比较常见的男性分化不完善的表现，其危害主要在于隐睾导致睾丸所处的环境温度较高，易造成睾丸内组织损害，不利于精子的成熟且有一定增加睾丸肿瘤的风险。1981年哈吉奥斯利莫维奇（Hadziselimovic）的研究发现，出生2周岁时，隐睾患儿的睾丸的曲细精管内在超微结构上开始出现变化，可见线粒体退化、胞质内核糖核酸的消失、精原细胞内胶原纤维增多、生殖细胞内开始出现空泡。一般报道单侧隐睾不育的发生率为10%～20%，双侧隐睾不育的发生率为40%～80%。为了避免或减少这种危害，一般主张隐睾

的治疗应该在2岁以内完成。隐睾是最常见的男性泌尿生殖系畸形之一，2%～4%的男性足月新生儿出现隐睾，而在早产儿中隐睾可高达30%。1岁后隐睾发生率下降到0.7%～0.8%，一般报道隐睾发生率为1/150。其中，不可触及睾丸的约占20%，单侧较双侧多见，右侧较左侧多见。

**病因及发病机制** 目前隐睾的病因尚不清楚。其发生原因可能与胚胎期母体的内分泌不足有关。性腺在分化之前位于肾周，被背侧和腹侧的韧带松散的固定。背侧韧带称颅悬韧带，而腹侧韧带之后分化为引带，牵引睾丸的下降。睾丸的下降分为两个阶段，第一阶段是腹腔内下降。在男性，雄激素首先诱导颅悬韧带退化，睾丸的支持细胞分泌的副中肾管抑制物质促使副中肾管退化；睾丸引带增生为韧带组织。在引带的牵引下，睾丸接近腹股沟区。而背侧组织继续分化，睾丸与肾脏分离。随后，进入睾丸下降的第二阶段，腹股沟管和阴囊形成，在引带的引导下，睾丸下降至阴囊或出生前下降至阴囊。在睾丸的下降过程中，任何环节的障碍都有可能导致隐睾的发生。胰岛素样因子3（INSL-3）表达降低或异常、雄激素作用降低、雌激素作用增强等均可能通过对睾丸引带的影响而引起隐睾。另外，米勒管抑制物、转录因子HOXA、生殖股神经和降钙素基因等均可能对隐睾的发病有一定影响。

**分类** 隐睾一般可以分为：睾丸下降不全、睾丸异位和睾丸缺失。根据部位可以分为单侧和双侧。为了治疗方便，睾丸下降不全又可分为：腹腔型、腹股沟管型和阴囊高位型三类。另外，有一类患者睾丸在阴囊内很容易

推挤进阴囊上部或腹股沟管内，又很容易返回原处，称为滑行睾丸，也属于隐睾的一种轻型表现。

**临床表现** 通常因睾丸不在阴囊中而就诊，可以是单侧或双侧。触诊可见阴囊空虚，有些可以在阴囊上极或腹股沟区摸到睾丸样组织，有些则完全摸不到。患儿在哭闹时，有时可触及下降的睾丸样组织。睾丸的大小可以接近正常、明显小于正常甚至消失，有时可伴有睾丸鞘膜积液。

**诊断** 隐睾一般通过体检可以诊断，即阴囊空虚、触及睾丸在阴囊上极、腹股沟管或完全触不到。通常要借助B超、彩超或MRI检查来确定睾丸的部位和大小，有时睾丸可能找不到，称睾丸缺失，发生率为隐睾的3%～5%，可采用腹腔镜探查。

**鉴别诊断** 主要应该和两性畸形进行鉴别，如女性肾上腺皮质增生症，可以表现为阴蒂肥大和阴囊样阴唇，但其中没有睾丸样组织。而睾丸女性化（即雄激素不敏感综合征）则可以表现为幼稚型女性外生殖器伴有隐睾。

**治疗** 各类隐睾均应治疗，6个月内，可以考虑小剂量应用人绒毛膜促性腺激素（HCG）和促黄体素释放素（LHRH），在不会伤害生殖细胞的情况下可有效改善隐睾的睾丸组织。美国泌尿外科指南（AUA）推荐：激素治疗适用于双侧未触及睾丸的6个月内的隐睾患儿，目前推荐HCG肌注+LHRH两者合用。6个月以上应该手术治疗，其最佳时机为6～12个月。对于阴囊上极或腹股沟管内的隐睾多采用传统的经阴囊上极或经腹壁皮肤的睾丸松解、下降手术；对于腹腔内的高位隐睾则应首选腹腔镜手术。

**预后** 隐睾是男性不育最常

见的原因之一，经过及早有效的治疗，可以改善患儿的生育能力。但有些术式可能增加睾丸及精索的张力，降低睾丸的血供，对睾丸的生殖能力有一定的不良影响。隐睾治疗可否降低睾丸肿瘤的发生尚没有定论，有些报道认为隐睾的矫治不能降低睾丸癌的发生率。

(李 强)

yīnjīng quēsǔn

## 阴茎缺损 (penile defect)

选择以男性身份生活者，由于先天或后天的原因，缺少部分或整个阴茎器官状态。阴茎不仅是一种男性的性器官和排尿器官，同时也是男性的象征性器官，对男性来说意义重大。因此，尽管阴茎缺损是一种比较少见的畸形，可一旦出现阴茎缺损畸形，患者就会积极求治。

**病因及发病机制** 常见病因分先天和后天两大类，先天性阴茎缺损主要见于由于各种原因影响到阴茎的分化和发育。如两性畸形阴茎发育不良，而患者选择男性身份，表现为小阴茎畸形或阴茎缺损。有极少数患者可能出现阴茎完全不发育。后天造成的阴茎缺损占患者的多数。可能由于感染、外伤、肿瘤等原因导致阴茎部分或完全缺失，或者由于心理异常要求由女性转变为男性身份者。

**分类** 为了治疗的方便，一般根据阴茎缺损的程度不同，由重到轻可以分为：阴茎完全缺损、阴茎部分缺损、阴茎头缺损和阴茎皮肤缺损四类。

**临床表现** 男性患者阴茎部分或完全缺失，呈现阴茎表型不完整、男性功能障碍、排尿功能障碍等。根据阴茎缺损的程度不同，可能只是阴茎的一部分结构缺失，也可以是完全的阴茎缺失。阴茎皮肤的缺失可以使得阴茎整个埋藏限制在瘢痕或阴囊中，成小阴茎外观。

**诊断与鉴别诊断** 阴茎缺损主要靠临床检查诊断，需要两个要素：①选择男性身份。②确认阴茎器官部分或完全缺失。如果需要病因诊断，则需要大量的辅助检查，如染色体、性激素水平、雄激素受体功能、酶学功能、影像学检查等。阴茎缺损主要应该与小阴茎畸形、隐匿阴茎畸形、两性畸形等问题相互鉴别。

**治疗** 根据表现程度不同，主要有四类方法：阴茎再造术、阴茎部分再造、阴茎植皮或局部皮瓣转移覆盖阴茎、阴茎延长术。

**预后** 阴茎缺损的治疗效果一般，尤其是阴茎再造，其形态和功能较之正常阴茎均有很大的差距。阴茎皮肤覆盖、部分阴茎再造和阴茎延长术效果尚好，能够改善一个残缺阴茎的外观和功能。

(杨明勇)

yīnjīng zàizàoshù

## 阴茎再造术 (penile reconstruction)

采用组织移植的方法，将身体其他部位的组织转移到正常阴茎部位，再造一个人造器官，使之具有类似正常阴茎的外形和功能，这个过程称为阴茎再造。自 1936 年，巴尔拉斯 (Bargoras) 创用腹部皮管转移，首次获得阴茎再造成功以来，阴茎再造技术进展迅速，已见报道的阴茎再造方法已达数十种。但是，手术结果距人们的期望仍有较大的距离。目前，理想的阴茎再造依然是整形再造外科医师所面临的一项困难的挑战。阴茎再造主要用于矫治各种原因造成的完全性阴茎缺损。阴茎缺损畸形导致男性蹲位排尿、性功能障碍和严重的心理障碍。

**手术原理** 采用组织移植的手段，将身体其他部分的皮瓣组织卷成柱状，转移到耻骨联合下正常阴茎的部位形成阴茎体。同时或之后再造尿道、置入支撑结构、连接感觉神经并改善外形，重塑一个具有阴茎外观和一定阴茎功能的人造阴茎器官。理想的阴茎再造应该符合以下标准：①再造的阴茎应该外观正常、美观，有足够的长度和周径以满足性交的需要。②阴茎体应该包含一个延伸到远端的尿道，并允许站位排尿。③重建的阴茎应该赋予足以保护的感觉去适应和维持一个为性交而植入的持续挺直的假体。④再造的阴茎应该拥有触觉和性感觉。⑤重建应该分期进行。因为由于阴茎局部的结构和功能特点，使得阴茎再造手术十分复杂，而且再造效果欠佳，且往往需要多次手术修整。阴茎再造手术分为传统阴茎再造及现代阴茎再造两大类。

**传统阴茎再造** 是利用会阴邻近组织形成皮管或任意皮瓣再造阴茎，如腹部皮管、腹中部皮瓣、大腿内侧皮管或肌皮瓣、阴囊皮瓣等，这是 20 世纪 40~70 年代应用的主要手术方法。传统阴茎再造包含三个要素：①应用皮瓣卷成的阴茎体。②应用皮瓣卷成的小皮管——尿道。③阴茎体内的支撑物——软骨或银丝硅胶棒。传统阴茎再造的方法是一项很复杂的手术，而且需要多次手术，其中每一次手术的失败都可能造成前功尽弃的后果，治疗时间冗长，患者痛苦较多，被转移之皮管血供也不够丰富，容易发生并发症。因此这类手术需要由有经验的整形外科医师来完成。

现代阴茎再造 是20世纪80年代后，随着皮瓣成活机制研究和认识的不断深入，轴型皮瓣的应用日益广泛，各类轴型皮瓣如岛状皮瓣、肌皮瓣、游离皮瓣等均被应用于阴茎再造，将阴茎再造由经验时代推进到理性时代。现代阴茎再造除了继续强调传统阴茎再造的三要素之外，还强调了以下四个方面。①强调手术步骤的简化：手术由多期简化为1~2期完成，再造阴茎体的同时植入支撑体并分割皮瓣或采用其他组织移植的方法再造尿道。也可直接采用骨皮瓣在重塑阴茎体的同时实现阴茎的支撑。有学者主张为了节省时间、减少患者的心理障碍，应该在阴茎缺失的同时进行再造，如阴茎癌、阴茎恶性黑瘤等。②强调再造阴茎的血供：再造阴茎应用的皮瓣由任意皮瓣卷成的皮管过渡到有知名动脉穿行、血供可靠的轴型皮瓣，由单蒂血供到多源血供。③强调再造阴茎的感觉：多主张再造阴茎组织要吻合会阴部皮神经，如髂腹股沟神经、髂腹下神经的生殖神经分支和阴部神经的会阴分支，也可以将原有的小阴茎组织加入再造的阴茎体中，或者采用显微外科技术将原有阴茎头组织的神经血管桥接到再造阴茎的远端，以求保留其原有的性感觉。如果采用邻位皮瓣再造阴茎，则适量保留筋膜中的感觉神经，使得再造阴茎的触觉和性感觉均有相当程度的恢复，这是阴茎再造技术的一大进步。④致力于改善再造阴茎的外形：阴茎再造成功后，多主张进一步的修整，通过再造阴茎粗细、长度的修整，冠状沟部位的植皮和置入阴茎假体形态的修整，使得再造阴茎的形态更加接近正常的阴茎。

**适应证** ①炎症、外伤、肿瘤切除等后天因素引起的完全性阴茎缺损。②外生殖器分化异常、发育不良、发育紊乱等先天性的因素引起严重小阴茎畸形或完全性阴茎缺损。③选择男性身份生活的易性癖中女变男患者，由于心理认同等因素引起的完全性阴茎缺失。

**手术方法** 阴茎再造术在本质上均是选用不同的皮瓣移植卷成一个新的阴茎，整个手术计划可分为阴茎体再造、尿道成形、阴茎假体植入、感觉神经接入和外形修整五个部分。阴茎再造的主题部分在于阴茎体再造，各类术式的区别主要在于选用皮瓣的部位和血供模式不同，常用的有皮管、邻位皮瓣、远位皮瓣、游离皮瓣、肌皮瓣和骨皮瓣等。阴茎再造包括皮管法阴茎再造术、皮瓣法阴茎再造术。

**不良反应及注意事项** 阴茎再造是一种比较困难的器官再造手术，也是对整形外科医师综合技能的一项考验。阴茎再造领域中多种美学、功能、和结构问题均有别于其他重建外科。必须兼顾美学和功能需要、阴茎对性交和排尿的双重要求。虽然报道方法很多，但总体效果不令人满意。一般患者对阴茎再造结果的期待较高。1993年霍格（Hage-JJ）的一份调查问卷显示，阴茎再造应该达到：具有一个阴囊（96%）、一个龟头（92%）、坚挺（86%）、有一个漂亮的阴茎外观（在穿紧身泳裤时92%、裸体时81%），希望站立位时阴茎是柔软的。而且，希望供区畸形最小且无功能丧失。阴茎再造常见问题有皮瓣部分或完全感染坏死、阴茎大小不合适、再造尿道狭窄、阴茎假体脱出、再造阴茎缺乏感觉和阴茎外观丑陋等。传统方法再造阴茎（阴囊皮管法、肌皮瓣法或者腹部或大腿皮瓣法），需要多期手术，效果欠佳。而显微外科技术的广泛应用和皮瓣血供模式理解水平的提高，催生了轴型皮瓣带蒂转移或游离皮瓣再造阴茎时代，大大地改进了阴茎再造技术，减少了手术次数，这种取自远位的皮肤血供可靠、组织量丰富、较薄、柔软、无毛，远端可以塑形为龟头，从而使得再造阴茎的外形自然、逼真。通过吻合神经或融合原有小阴茎可再造一个有感觉的阴茎。阴茎再造需要注意的问题主要有以下几个方面。①供区皮瓣的选择：如何从众多的可用于阴茎再造的皮瓣中做出选择是必须面对的问题。由于阴茎再造风险较大，操作复杂，应根据患者条件，选择你最有把握的、可行的皮瓣进行阴茎再造。②阴茎假体的应用：作为阴茎支撑假体的材料，以自体组织移植为首选，如肋骨、肋软骨、髂骨、腓骨等，也可采用合成材料，如硅胶棒、硅胶银丝棒等，人工支撑物要求放置条件较高，一般在皮瓣稳定成活以后才考虑置入，但在术后假体脱出率仍较高。有些学者主张采用外用设备以实现勃起。但是其昂贵的费用和术后高发的机械故障和并发症发生率均限制了它们的应用。③尿道成形：一期尿道成形是引起再造阴茎感染、尿道狭窄的重要诱因，因此，一般主张先预制尿道，半年后再行尿道吻接，预制尿道可以用局部皮瓣、阴囊皮瓣、植皮卷管或黏膜卷管等方法，一般建议预制尿道后要留管支撑一段时间，以保证成活减少挛缩狭窄的形成。④阴茎头塑形：一般将皮瓣远端做成锥体形，塑出阴茎头的基本外形，可以去其表皮后移植口腔黏膜，使之外观逼真，并在冠状沟处切开植一圈薄皮，形成类似冠状沟的外形。⑤再造阴茎的感觉重建：一般采用邻位皮瓣再造阴茎，术后半年左右即能恢复一部分局部的感觉，但采用远位皮瓣或游离移植的皮瓣再造阴茎时，感觉恢复较差。对于小阴茎畸形患者，为了保持性感觉，周传德把小阴茎的阴茎头保留在再造阴茎体的根部，取得了即刻与持久的良好效果。

（杨明勇）

**píbànfǎ yīnjīng zàizàoshù**

## 皮瓣法阴茎再造术（skin flap of penile reconstruction）

采用邻近皮瓣带蒂转移或远位皮瓣游离移植，重建一个大小和外形与正常相似的阴茎体，拥有相似的尿道结构以及足够的硬度，能在一定程度上满足患者对外观及功能需求的手术。是目前阴茎再造的主要手术方法。

**优缺点**　优点：①多数皮瓣内含有丰富的血管、神经，再造的阴茎可有感觉。②阴茎大小合适，外形良好，再造尿道光滑通畅，可站立排尿。③可一期植入具有足够硬度的支持物，有性功能。④一期手术可以完成。缺点：①再造阴茎感觉与勃起功能重建不完善。②供区瘢痕明显，影响美观。

**手术方法**　主要包括以下几种方法。

**腹股沟皮瓣阴茎再造**　包括下腹部皮瓣和髂腰部皮瓣。皮瓣是轴型皮瓣，皮瓣的轴心血管是腹壁浅动静脉和旋髂浅动静脉。腹股沟皮瓣自丹尼尔（Daniel）、杨东岳1973年成功应用以来，国内外对此皮瓣的应用越来越广泛，其中应用于阴茎缺损修复的方法主要包括单纯下腹部皮瓣阴茎再造术、单纯髂腰部皮瓣阴茎再造术以及髂腹股沟外侧复合骨皮瓣阴茎再造术。现临床上多采用后者。优点：此方法供区隐蔽，手术方法相对简单，不需显微外科血管神经吻合技术，在临床上应用广泛。缺点：腹壁浅和旋髂浅动静脉有一定的变异，且管径较细，皮瓣血供较易受到条件限制，尤其是经多次反折，容易引起血供障碍，尤其对于肥胖者，临床上常见皮瓣液化、感染、骨外露而导致阴茎再造失败。

**阴股沟皮瓣阴茎再造**　是于左右两侧阴股沟，阴囊外侧平耻骨联合区域，以阴部外血管为蒂的轴型皮瓣。优点：简单易行，供区隐蔽，瘢痕不明显。缺点：因蒂部主要为旋股内动脉和闭孔动脉皮支，血管管径较细，且存在解剖变异，在分离到皮瓣蒂部时较易损伤这些小皮支，引起血供障碍。

**前臂皮瓣阴茎再造**　包括桡侧皮瓣游离移植和尺侧皮瓣游离移植。为临床上普遍应用的一种术式。优点：前臂皮瓣感觉神经及血供丰富，经手术血管神经吻合后，感觉功能恢复较快。缺点：前臂遗留明显瘢痕，影响外观；前壁皮下组织较薄，供区组织量有限，再造阴茎较细，且术后牺牲了前臂一条主干血管，使前臂的肌力有不同程度的降低，此为该手术方法的主要不足之处。另外，对于一些毛发较重的患者，不适合采用此皮瓣再造尿道。

**肩胛皮瓣阴茎再造**　肩胛皮瓣游离移植和阴茎假体植入阴茎再造术最初于2007年由笔者在国内外首次报道，此皮瓣血管恒定，血供丰富，切取方便，手术一期完成、术后形态功能良好、供区无明显继发畸形，是目前阴茎再造较好的手术方法之一。基本手术步骤：①供区取带有旋肩胛动静脉的肩胛背部皮瓣，预制成带尿道的阴茎体。②受区解剖出一侧腹壁下动静脉。③将有一定硬度的假体插入残存的阴茎海绵体之间，近端用钢丝固定于耻骨联合部的骨膜上，远端植入预制的阴茎体。④将其血管蒂与解剖出的腹壁下动静脉应用显微外科技术进行吻合，再逐层将再造阴茎体与残留阴茎缝合。优点：①肩胛皮瓣具有供区组织量充足，血管走形恒定，皮瓣血供丰富，手术后继发畸形少等特点，且肩胛骨外侧缘是较理想的骨移植供区，血供丰富，可作为阴茎再造的骨支架一期完成阴茎再造；也可一期植入阴茎假体，满足患者的基本性功能要求。②腹壁下动静脉血管恒定，蒂长，管径较粗，是理想的血管受区。③再造阴茎大小合适，外形良好，再造的尿道毛发稀少且光滑通畅，手术后能站立排尿。④术后6个月后能够恢复一定感觉功能。缺点：肩胛皮瓣的感觉神经不与血管束伴行，且较分散，难以形成带有感觉的神经血管蒂皮瓣，感觉恢复不够理想。

**邻位皮瓣阴茎再造**　采用阴茎邻近血供稳定的组织瓣再造阴茎操作比较方便，血供和感觉也相对可靠，但由于局部的结构特点，使得可用的邻位皮瓣组织量较少，塑造阴茎较小，且供区的关闭常需要另外的组织移植。常用的邻位皮瓣有：①阴囊皮瓣［1952年，古德温（Goodwin）］，由于供区组织较少，再造之阴茎不够理想。②下腹部正中皮瓣（1978年，宋儒耀），可采用局部皮瓣翻转直接卷成阴茎，也可以采用上腹部扩张皮瓣翻转卷成阴茎，可以游离组织预制尿道或用阴囊/阴唇组织构建尿道，特点是可分期或一期成形阴茎（图1）。③阴股沟皮瓣（1989年，陈守正；2001年，赵烨德），一般采用以阴部外浅血管为蒂的双侧阴股沟皮瓣转移形成阴茎，血供可靠、皮瓣内含有髂腹股沟神经的皮支，半年内再造的阴茎即有完好的神经感觉，皮瓣较薄再造阴茎大小适中，即使是肥胖者，再造的阴茎也不至于粗大。阴股沟皮瓣供区创面可直接缝合，部位较隐蔽。但皮瓣在转移过程中要消耗5cm左右作为蒂部，所以皮瓣要相应加长，为确保手术成功，

宜先行皮瓣延迟或形成皮管，再将皮瓣掀起完成阴茎再造手术（图2）。

远位皮瓣阴茎再造　远位皮瓣再造阴茎是阴茎再造最常用的方法之一，由于远位血管蒂较长，可以带动较远部位供区的皮瓣转移到阴茎区域，组织量相对丰富，可选择的供区较多，而且供区畸形较小，有些可以直接关闭。但远位皮瓣的厚度常较厚，卷起的阴茎有时偏粗，且感觉不佳，往往需要专门接入感觉神经，才能建立较好的感觉。常用的远位皮瓣有：①髂腹股沟皮瓣〔1982年，慕克吉（Mukherjee GD）〕，以旋髂浅血管为主要血供来源，

最好做成岛状或筋膜蒂，必要时可加用股中部皮瓣，旋髂浅血管恒定，血供可靠，解剖容易，操作简单方便。皮瓣还可同时携带有血供髂骨条做阴茎支撑体。该皮瓣相对较薄，再造阴茎外形适中。但肥胖者带髂骨瓣时，再造阴茎过于粗大；供血的轴型血管口径较细，供血范围有一定的局限，形成的皮瓣长度有限制。②带腹壁浅动脉筋膜蒂的腹部皮瓣（1997年，曹卫刚），应用带腹壁浅动脉筋膜蒂的腹部皮瓣行一期阴茎再造，操作简单，成功率高，再造阴茎大小适中，颜色同受区匹配，手术可一期完成（图3）；缺点是再造阴茎感觉恢

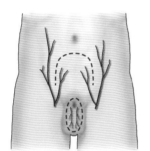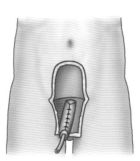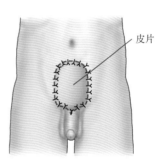

图1　下腹部正中皮瓣复合阴囊皮瓣一次再造阴茎（1978年，宋儒耀）

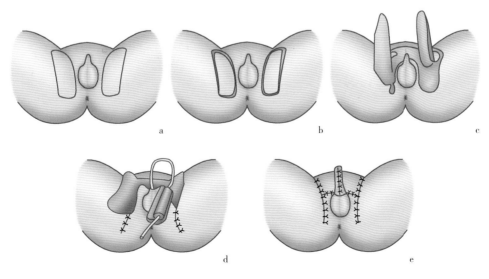

图2　阴股沟皮瓣再造阴茎（1989年，陈守正）

复较慢。③腹部双血管蒂岛状皮瓣（1986年，何清濂），以腹壁浅和旋髂浅血管为供血来源，具有双重血管供血，血供范围大，使得再造阴茎的血供更加可靠，且组织量也比较丰富，较长的筋膜蒂使之转移方便，也有一定的感觉。手术简便，供区隐蔽（图4）。但是有些患者可能出现腹壁浅血管变异或缺如。④腹壁下动脉岛状皮瓣［1988年，戴维斯（Davies DM）］，采用包含腹壁下动脉的岛状皮瓣进行了阴茎成形术。腹壁下动脉解剖恒定，口径粗大，该皮瓣血管蒂长，旋转弧度大，操作方便（图5）。⑤脐旁轴形皮瓣（1989年，林子豪），以腹壁下动脉及其脐旁皮穿支为供养血

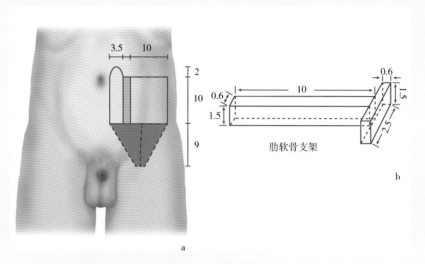

图3 带腹壁浅动脉筋膜蒂的腹部皮瓣再造阴茎（1997年，曹卫刚）

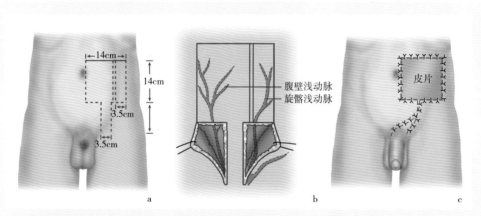

图4 腹部双血管蒂岛状皮瓣再造阴茎（1986年，何清濂）
a. 皮瓣的设计；b. 皮瓣切口及其形成；c. 阴茎体转移于受区

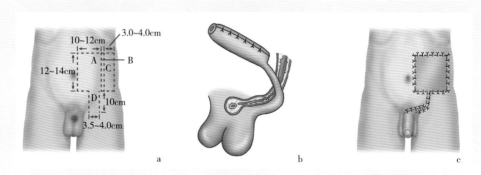

图5 下腹部岛状皮瓣再造阴茎［1988年，戴维斯（Davies DM）］

管做成脐旁轴形皮瓣进行阴茎再造。其血管解剖位置恒定，口径粗，皮瓣血供可靠，手术成功率高，血管蒂长，转移方便，供区隐蔽。由于皮瓣相对较薄，手术易于成功（图6）。但肥胖者形成的阴茎比较粗大。⑥胸脐岛状皮瓣（2001年，袁相斌），也是以腹壁下血管为蒂的上腹部皮瓣，可使用岛状胸脐皮瓣进行阴茎再造，也可以形成脐旁联合血管化的肋缘软骨瓣一期再造阴茎，或者将胸脐皮瓣组合髂腹股沟皮瓣用于一期阴茎再造（2002年，于立新）。另外尚有采用大腿内侧皮瓣和股前外侧岛状皮瓣（1989年，陈守正）移植再造阴茎。

**游离皮瓣阴茎再造** 应用显微外科技术吻合移植皮瓣的血管和神经的阴茎再造术。1982年，帕克特（Puckett CL）等将显微血管吻合技术引入阴茎再造术，采用腹股沟游离皮瓣移植再造阴茎体。促使阴茎再造外科跨入了一个新的历史阶段。身体上许多游离皮瓣的供区都可游离移植进行

阴茎再造。常用于阴茎再造的组织有：①游离皮瓣，如前臂皮瓣、上臂外侧皮瓣、三角肌皮瓣等。②游离肌皮瓣，如阔筋膜张肌肌皮瓣、节段背阔肌肌皮瓣、股薄肌肌皮瓣等。③游离骨皮瓣，如腓骨骨皮瓣等。但是由于血管吻合的技术限制，游离皮瓣再造阴茎具有一定的风险。④前臂皮瓣，在所有游离移植阴茎再造的手术设计中，以前臂皮瓣最受整形外科学界的关注，已成为当今世界上阴茎再造最为经典的术式之一。桡侧前臂是最常用的供区，当患者前臂无毛时则尤为适用。经典中国皮瓣是1984年由张涤生首次报道的，他首次采用管中管的设计方法，为阴茎再造外科奠定了重要的里程碑（图7）。其初期的设计通常称为中国方法，成为评价其他改良方法的依据和标准。前臂皮瓣薄，血供好，形成的阴茎体适中，还可将小阴茎的龟头吻接到阴茎体的前端，形成带有感觉的龟头。但前臂皮瓣需要吻接血管，手术操作复杂，有失败

的可能；牺牲前臂知名动脉对手部的功能有一定影响，且前臂供区留有明显的瘢痕。但在体胖或其他皮瓣不能选用时，此皮瓣仍是较好的选择。随着对前臂皮瓣的认识加深，其应用形式已发展为多种，如感觉前臂皮瓣［1986年，迈耶（Meyer R）］，将髂腹股沟神经、髂腹下神经的生殖神经分支、阴部神经的会阴分支与皮瓣皮神经吻合以求获得真正的性感觉。扩张前臂皮瓣［1989年，施那克（Shenaq SM）］在前臂一个小的无毛区使用一个扩张器获得足够大小的游离皮瓣，对阴茎再造提供了一个有益的补充。复合前臂皮瓣［1992年，桑蒂（Santi P）］可以将下腹部腹直肌岛状肌皮瓣结合一个桡侧前臂皮瓣覆盖表面再造阴茎，从而达到良好的内部支撑和自然的外观。也可以将前臂皮瓣结合以旋髂深血管为蒂的岛状髂骨瓣一期再造阴茎（1998年，裴国献）。前臂骨皮瓣［1994年，沙尔纳格尔（Scharnagl E）］采用游离前臂骨皮瓣再造阴茎，膀胱黏膜成形尿道可一期完成大部分阴茎的再造工程。桥接前臂皮瓣（1997年，王善良）为了解决阴茎发育不良但龟头发育基本正常或外伤性阴茎部分缺损等治疗的难题，可应用吻合血管神经的前臂皮瓣再造阴茎体，与前置龟头或残余阴茎桥接，进行阴茎再造术，是一种比较符合生理状态的手术治疗方法。⑤前臂尺侧皮瓣［1986年，格拉森（Glasson DW）］可应用游离尺侧前臂皮瓣进行阴茎成形术。⑥三角肌区皮瓣：［1990年，哈拉希纳（Harashina T）］采用游离三角肌皮瓣可同时再造阴茎和尿道，植入自体肋软骨吻接感觉神经，可建立再造阴茎的

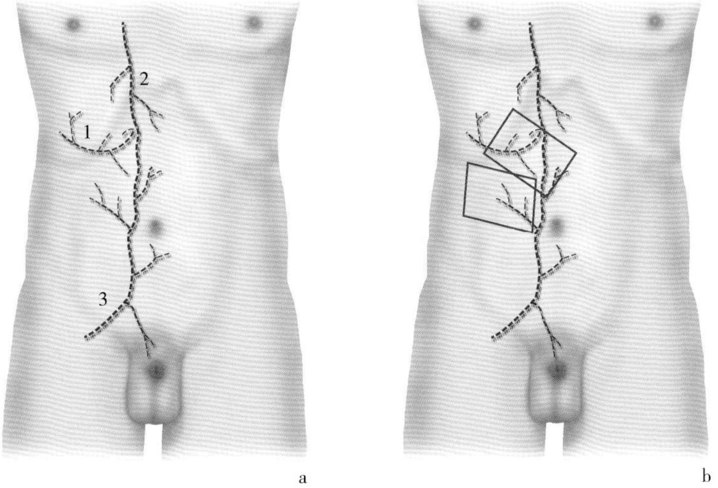

**图6 上腹部皮瓣联合血管化的肋缘软骨瓣再造阴茎（2000年，颜玲）**

a. 肋缘软骨血供和腹壁上、下血管系统；b. 上腹部或脐旁皮瓣设计

1. 第8肋间血管；2. 腹壁上血管；3. 腹壁下血管

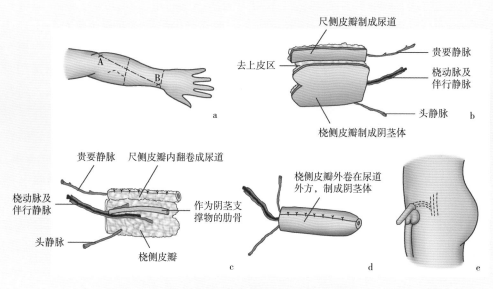

**图7 前臂皮瓣阴茎再造（1984 年，张涤生）**

感觉。⑦胸脐皮瓣（1995 年，罗少军）胸脐皮瓣游离移植可用于阴茎再造。该皮瓣血管蒂长、解剖恒定、血管口径粗，易于吻接，皮瓣面积大是阴茎缺损的理想供区。⑧肩胛皮瓣（2003 年，杨明勇）以旋肩胛血管为蒂的肩胛皮瓣游离移植再造阴茎，解剖恒定，供区丰富，皮瓣较韧，可以较好地耐受阴茎假体在性交活动中的冲击（图 8）。⑨股前外侧皮瓣（1984 年，宋业光）也可游离移植用于阴茎再造。为了减少腹直肌的损伤，有学者采用腹壁下动脉穿支皮瓣游离移植再造阴茎。

**肌皮瓣阴茎再造** 肌皮瓣可以提供良好的血供和组织量丰富，可以用来进行阴茎再造。其应用根据血供模式不同可以分为两类：一是以吻合血管神经为特征的游离移植法阴茎再造，如背阔肌皮瓣、阔筋膜张肌皮瓣等，由于肌皮瓣较厚，应用受限；二是带蒂转移的邻位肌皮瓣，因转移方便、血供可靠，有一定的应用潜力。常用于阴茎再造的带蒂肌皮瓣有：①股薄肌皮瓣复合腹股沟皮管［1972 年，奥提考克（Orticochea）］用一侧

股薄肌皮瓣组合对侧腹股沟内翻皮管可分别再造阴茎体和尿道。②双侧股薄肌复合皮瓣［1979 年，赫斯特（Hester）］两侧带血管蒂股薄肌转移到会阴部，加用局部皮瓣可重建尿道、覆盖肌肉创面进行阴茎再造，也可以直接用双侧股薄肌皮瓣移植再造阴茎［1983 年，佩斯基（Persky L）］。③腹直肌肌皮瓣［1988 年，桑蒂（Santi P）］以腹壁下血管为蒂的腹直肌皮瓣再造阴茎，是阴茎缺损同时重建的良好选择。虽然转移皮瓣的肌肉和脂肪层均有生理性的萎缩，但是转移后仍可获得足够大的新阴茎。皮瓣转移时一期卷起部分皮瓣重建尿道，移植游离皮片覆盖肌肉部创面。带蒂肌皮瓣法阴茎再造常需要分期手术，治疗耗时较长，患者痛苦较大。

**骨皮瓣阴茎再造** 为了增强阴茎耐受性交的功能，减少支撑体术后的吸收、骨折、移位和脱出，人们尝试采用骨皮瓣来再造阴茎，再重建阴茎体的同时实现阴茎的支撑。但由于骨皮瓣往往包含的组织量较多，再造的阴茎

过于粗大，限制了该方法的应用。常用的骨皮瓣有：①髂骨皮瓣（1984 年，孙广慈），采用同侧腹股沟联合髂骨嵴的复合皮瓣，以旋髂浅动脉和伴行静脉为蒂的一期阴茎成形术（图 9）。采用阴囊隔皮瓣或选择腹壁浅动脉为蒂的岛状皮瓣重建尿道，操作简单，成功率高，并发症少。手术一期完成，疗程短、供区隐蔽、无功能影响，但肥胖者再造阴茎过于粗大。也可应用双血管蒂复合腹股沟皮瓣的设计再造阴茎［1998 年，阿考兹（Akoz T）］，该皮瓣由包含旋髂深、浅血管，以确保皮瓣中延伸皮肤和骨的良好血供。手术分两期进行，首先以全厚皮片预先卷成尿道游离移植于欲转移的皮瓣中，然后携带双重血供，转移大的岛状复合皮骨瓣，以便重塑适当大小、硬度的阴茎而不危及其血供。②耻骨骨膜瓣（1989 年，1997 年，张成友），在阴茎癌患者阴茎次全切除后，可延长未受损尿道，取带蒂耻骨骨膜瓣作为再造阴茎支架，采用阴囊轴型皮瓣覆盖，一期再造阴茎（图 10）。③腓骨皮瓣［1993 年，

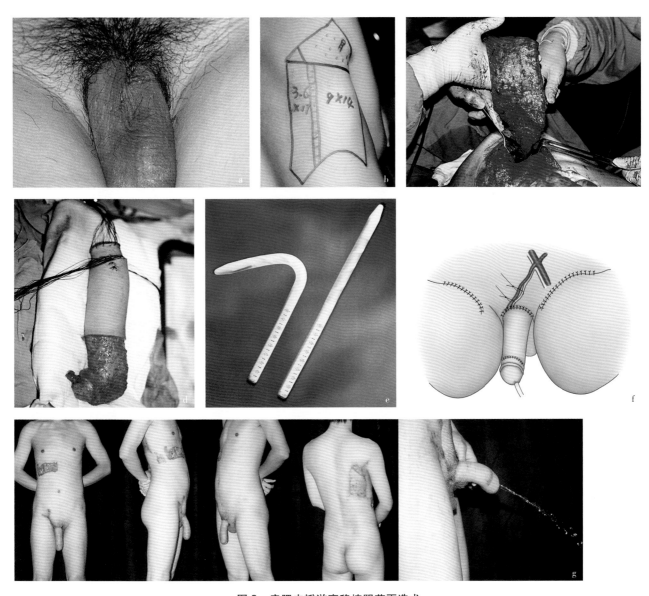

**图 8　肩胛皮瓣游离移植阴茎再造术**
a. 术前；b. 术前设计；c. 皮瓣掀起；d. 阴茎预制；e. 术中植入的阴茎假体；f. 血管吻合；g. 术后

萨多夫（Sadove RC）], 使用游离腓骨感觉神经皮瓣一期再造阴茎。腓骨皮瓣供区易于较隐蔽、血管蒂有足够的长度允许端-侧吻合于股动脉。但该皮瓣面积较小，不足以同时形成尿道，需全厚皮片移植重建新尿道。④第二趾背动脉携带的复合趾骨皮瓣［1997年，托马斯（Thomas）], 采用复合第二趾背动脉为蒂的趾骨皮瓣再造阴茎，按照前后折叠成球拍状的设计。保留第二趾骨达到

勃起要求的硬度，而关节允许再造阴茎的弯曲，可同时吻合神经重建感觉。尿道的重建比较困难。

（杨明勇）

pí guǎn fǎ yīn jīng zài zào shù

## 皮管法阴茎再造术（tubed flap of penile reconstruction）

先将身体其他部分的皮肤组织卷成管状，形成皮管，然后转移到阴茎所在的部位，进行阴茎再造。最早采用的阴茎再造方法之一，是由巴尔拉斯（Bargoras）于1936年报

道皮管法再造阴茎成功，奠定了阴茎再造的第一块里程碑。它利用腹部或股部的任意皮瓣卷成皮管，再转移到正常阴茎的部位形成阴茎体，其优点是对供区组织血供的模式要求不高，操作相对简单，缺点是手术步骤多、疗程长、转移过程中组织损耗量大。该技术在20世纪上半叶，是整形外科的常用技术。

**手术原理**　采用皮管形成和转移技术，分期将身体其他部位

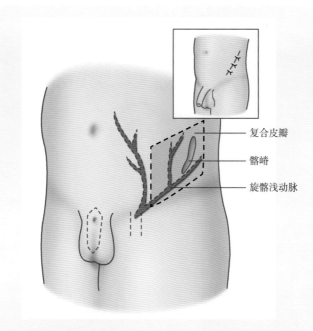

复合皮瓣

髂嵴

旋髂浅动脉

图9 同侧腹股沟联合髂骨嵴复合皮瓣（1984年，孙广慈）

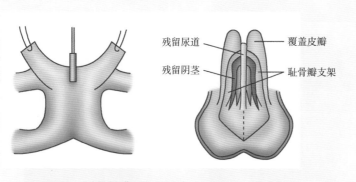

残留尿道

残留阴茎

覆盖皮瓣

耻骨瓣支架

图10 耻骨骨膜瓣阴茎再造（1989年，张成友）

的皮肤组织卷成管状，转移到阴茎所在的部位，并增加支撑体，成形尿道，重建阴茎的外形和功能。其手术过程大致分为三个阶段，分别为皮管制备、皮管转移、和阴茎成形。一般需要分多期手术才能完成，其最大的风险在于皮管形成或转移中出现血供不良，造成部分皮管坏死。有学者为了减少这个风险，又引入了皮瓣延迟的环节，使得整个治疗过程更为复杂和漫长。因此，大大地限制了该技术的应用。皮管法阴茎再造是最早的也是最基本的阴茎再造方法，其优点是对供区皮瓣

血供模式的要求不是太高，可以应用任意型皮瓣或轴型皮瓣卷成皮管，手术风险不是很大，手术操作比较简单。但整个再造计划所需要的手术步骤较多，手术疗程非常漫长，且皮管转移中组织损耗较多，身上遗留瘢痕较多。20世纪70年代以后，随着对皮瓣血供研究和理解的深入，轴型皮瓣的应用大行其道，在很多领域逐渐替代了皮管技术，但在一些特殊部位，皮管技术仍有其不可忽视的重要作用，如会阴区域的整形重建。皮管法阴茎再造是目前仍在应用的阴茎再造方法之一，

在一些特殊情况下尤为适用，如患者年龄较大、供区选择受限、存在血管硬化和糖尿病等疾病、局部经过广泛切除或放疗等。

**适应证** 与阴茎再造术手术适应证相同，即男性身份，因各种原因造成的阴茎过分短小或阴茎缺损，希望进行阴茎再造的患者。要求手术医师对于皮管相关技术比较熟悉，有一定经验。

**手术方法** 皮管法阴茎再造术的治疗方案为：①选择供区形成皮管，一般选择距离阴茎所在部分较近的能够提供较大组织量的区域作为供区，可以包含不重要的知名血管、神经，也可以选择任意皮瓣。形成的皮管要足够大，长度要不少于15cm，直径要在3cm左右。如果皮瓣很薄，可以考虑在成形皮管的同时预制尿道。由于形成皮管较长，可以采用留桥或皮瓣延迟等手段保证皮管的成活。②形成的皮管转移到阴茎所在的部位，一般采用翻转、蠕动、携带等技术，将成形的皮管转移到阴茎所在的部位，根据供区的部位，需要转移一次到数次不等，转移的次数越多，组织量损耗越大。③阴茎成形，皮管转移到受区后，如果有皮神经，可以和局部的阴部神经等进行吻接，促使局部感觉建立。阴茎支撑体的植入和尿道成形均应在皮管转移半年后，确认血供良好的基础上进行。支撑体可用自体组织或硅胶假体，尿道成形可用游离皮片移植或阴囊等局部皮瓣卷管成形。常用于阴茎再造的皮管供区有腹部和大腿部。

**腹部皮管阴茎再造** 1936年巴尔拉斯（Bargoras）将腹部斜形皮管首先用于阴茎再造并获得成功，是阴茎再造的里程碑（图1）。此后，1944年弗鲁姆金（Frumkin），

1948 年吉利斯（Gillies）相继对此方法进行了改良和完善，如吉利斯将腹部斜行皮管一端紧靠耻骨部尿道残端开口的上方，在另一端断蒂后，即可以形成阴茎（图 2）。

**腹中部皮管阴茎再造** 1948 年麦金杜（McIndoe）用腹部正中皮肤形成皮管，把它倒转 180° 移植来重建阴茎，由于受脐部位置的限制，皮管的下端蒂应该尽量靠近阴阜下阴茎所在的部位（图 3）。1974 诺埃（Noe）将下腹部正中形成一向内翻转的皮管，直接成形尿道，其外面裸露创面，用皮片移植修复成形阴茎，获得成功。

**大腿斜行皮管阴茎再造** 1956 年莫拉莱斯（Morales）、宋儒耀，利用大腿斜行皮管转移再造阴茎（图 4）。此法转移之角度较小，一般不超过 60°，因此，在移植过程中，对皮管血供的影响较小。同时供皮区远离腹部，与术后耻骨上膀胱造瘘互不影响。近些年，应用髂腹股沟区作为供区，置入扩张器扩大局部皮瓣的面积后，形成管中管结构的皮管，转移后进行阴茎再造获得了良好的效果，供区留瘢痕较小。

**并发症** 应用皮管再造最常见的并发症有：①皮管部分或全部坏死。②皮管臃肿，再造阴茎过分粗大。③感染，供区植皮成活不良、瘢痕增生。该手术设计和应用中存在的最大风险在于血供障碍，为了减少这种风险，须注意的事项有：①皮管形成时，要注意长宽比例，如果形成皮管时皮瓣的长度大于 2 倍的宽度（即每侧单蒂皮瓣的长宽比超过 1∶1），中间必须留桥，术后 3 周经过夹蒂训练后可以断桥。②为了皮管形成的安全，如果供区不是轴型供血，建议先进行皮瓣延迟，2 周后再掀起皮瓣形成皮管。③皮管断蒂前的血供重建训练非常重要，一般断蒂需要三个步骤：a. 手捏训练，即术后 10 天左右开始用拇指和示指夹捏皮管的一侧蒂部，一般开始时每次 2 分钟，逐渐过渡到 5 分钟、10 分钟、30 分钟；b. 夹蒂训练，即以肠钳夹住一侧的皮管蒂部，观察皮管的颜色，皮管轻微发紫时松开，一般由 2 分钟过渡到 5 分钟、10 分钟、20 分钟、30 分钟、1 小时、

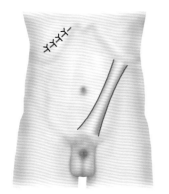
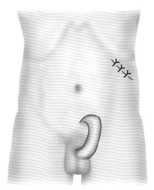
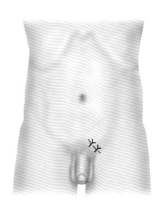

图 1　巴尔拉斯（Bargoras）法腹部皮管阴茎再造

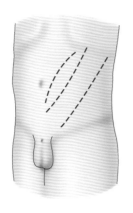
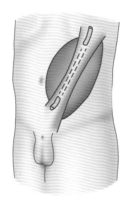
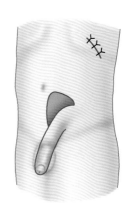

图 2　吉利斯（Gillies）法腹部皮管阴茎再造

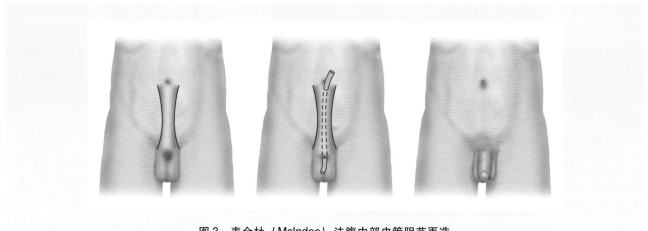

图3 麦金杜（McIndoe）法腹中部皮管阴茎再造

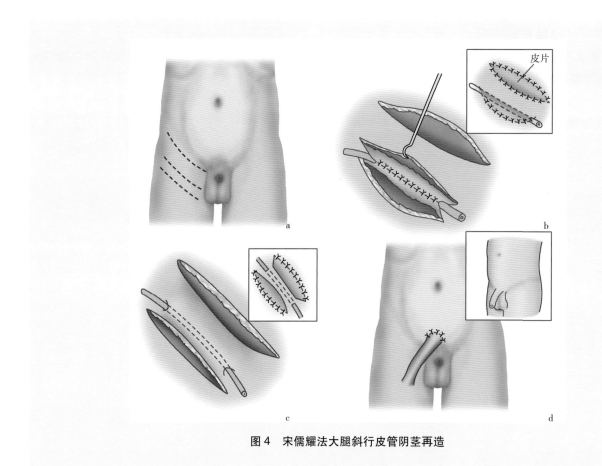

图4 宋儒耀法大腿斜行皮管阴茎再造

2小时，最后达到夹蒂4小时皮管颜色完全没有变化；c. 夹蒂实验：断蒂转移前，夹蒂2~4个小时，如果皮管的色泽温度没有变化，可以将经过训练侧的皮管蒂部切断，转移一定的角度，接种到受区。④皮管内植入支撑体和重建尿道时要注意，皮管的血供较差，解剖要尽量轻柔、保护血供，以免因血供不良造成手术失败和皮管坏死。⑤皮管的感觉重建比较迟缓，要注意保护以免误伤。

（李森恺）

bóqǐ gōngnéng zhàngài

**勃起功能障碍**（erectile dysfunction，ED） 性交时阴茎勃起硬度不足于插入阴道，或性爱维持时间不足于完成满意性生活的疾病。常引起严重精神、心理压抑和焦虑等症状，影响夫妻感情和降低生活质量，俗称阳痿。在中国，阴茎勃起障碍在中老年男性中的发病率约为50%，中国有1亿多男性患有此病。

**病因及发病机制** 勃起障碍的发病机制比较复杂，根据其原因可分为以下几类。①血管性勃起功能障碍：阴茎勃起必须有三个方面的血管变化才能完成：在神经反射作用下动脉主动扩张，海绵体血流量增加；海绵体血窦松弛、扩张、充血；海绵体静脉被动受压和主动收缩，阻力增高。其中任何一方面的缺陷都可使阴茎勃起障碍，即血管性勃起功能障碍。②精神性勃起功能障碍：精神心理因素是导致勃起障碍的重要原因。③内分泌性勃起功能障碍：如原发性或继发性生殖腺功能低下等。④神经性勃起功能障碍：中枢及周围神经的病变可引起阴茎勃起的神经反射障碍，包括颅内疾病、脊髓损伤和脊髓疾病、周围神经功能障碍等。⑤药物及其他器质性疾病：很多药物都可导致勃起障碍。生殖器官本身疾病，如尿道下裂和尿道上裂等疾病，亦可导致勃起障碍。

**临床表现** 根据严重程度，可分为轻度、中度和重度。①轻度：勃起持续时间不稳定，有时出现不能持续勃起的现象，勃起硬度有时出现不能插入阴道的情况，性快感基本是正常的，手淫勃起反应基本上也是正常的。②中度：性欲要求减弱，勃起反应减慢，经常出现不能持续地勃起，勃起硬度经常不足以插入阴道，性快感消退，手淫勃起反应十分勉强。③重度：性欲要求消失，勃起反应全无。

**诊断与鉴别诊断** 诊断容易，但需与早泄相鉴别。主要鉴别点是勃起障碍阴茎疲软多数时候发生在射精之前，而早泄则发生在射精之后。

**治疗** ①治疗原发病，解除病因。②纠正不良的生活方式和基础疾病的治疗。③精神心理治疗：无论是精神心理性阴茎勃起障碍和器质性阴茎勃起障碍，他们都有着不同程度的精神心理障碍因素，所以治疗中均应采用精

神心理分析和行为治疗，再依据各种病因进行物理、药物及手术等综合性治疗。④行为治疗："获得论"学说认为性兴奋反应是一种自然的生理反应，而引起性功能障碍的精神抑制是后天获得的，所以通过学习和训练可使其消除。采用夫妇双方共同参与，利用正常的性感受、性反应去调节改造精神心理抑制和性功能障碍，使其正常性功能得到恢复。⑤口服药物治疗：已取得巨大进展。药物治疗勃起障碍有效性和安全性高，即使对难治型 ED（如糖尿病性、根治性前列腺切除术后 ED）也有效。⑥阴茎海绵体血管活性药物注射治疗：此方法适用于各种原因导致的阴茎勃起障碍，且口服药物治疗无效或有药物禁忌者。常用注射药物有罂粟碱、酚妥拉明、前列腺素 E 等。⑦阴茎假体：见阴茎植入体。

（杨东运）

yīnjīng zhírùtǐ

## 阴茎植入体（penile implant）

在丧失勃起功能的阴茎海绵体内植入的支撑物。又称阴茎假体、阴茎支撑体。可使阴茎具有足够

硬度以达到满意的性生活。目前效果最好的是可膨胀式阴茎假体。

**适应证** 适用于非手术治疗无效的器质性勃起功能障碍。它不影响患者的正常排尿、射精与性高潮。

**禁忌证** ①阴茎海绵体解剖畸形。②泌尿生殖道及全身急慢性感染。③严重的系统性疾病。④其他不适合手术的情况，如精神疾病或智力障碍等。

**手术原理** 将储液囊内的液体泵入埋置于阴茎海绵体内的圆柱体，则可使阴茎勃起。圆柱体内的液体吸回储液囊后，阴茎则又恢复静息状态（图）。假体的粗细、长短和硬度均可调节，外观最接近自然勃起，隐蔽性好，可以达到很高的满意度。

**手术方法** ①一般采用持续硬膜外麻醉。②平卧位，臀部稍垫高，两腿略分开，使阴茎阴囊充分暴露。③分别植入储液囊、圆柱体和充吸泵，连接导管，经调试满意及彻底止血后依次关闭切口。假体植入成功后，术者试着操控假体达到半勃起状态，确

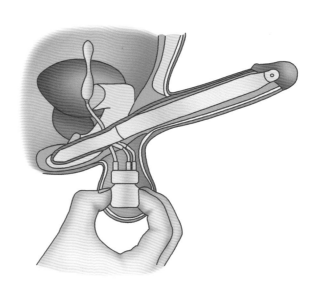

**图 阴茎植入体**

认无故障后加压包扎。④术后处理：术后24小时去除尿管与加压包扎，将阴茎置于萎垂状态，淤血排完后去除引流管，出院前教会患者正确操控阴茎假体，嘱其2周后自我练习操作，6周后方可进行性交。

**注意事项** ①严格无菌操作，尽量减少手术中创面暴露时间。②准确地选择圆柱体长度，避免过长。③放置圆柱体时尽量减少末端延长体的长度，避免产生术后"水龙头"型勃起。④连接管腔、压力泵注意避免空气进入、液体污染、导管扭曲或夹伤等，否则容易导致管腔堵塞、液体泄漏。

**并发症** 海绵体白膜穿孔、海绵体纵隔交叉穿孔、感染、机械故障。

（杨东运）

xiāntiānxìng nánxìng niàodào xiàliè

## 先天性男性尿道下裂 （congenital male hypospadias）

胚胎早期原始阴茎组织发育融合不到位，致使出生时发现的阴茎-阴囊部畸形。包括尿道外口在阴茎腹侧、包皮堆积于阴茎头背侧、阴茎体下弯或有阴茎头下曲等。尿道下裂的词义来源于希腊的词汇"hypo"和"spadon"，意思是指在下方的裂隙。尿道下裂是常见的男性泌尿生殖系统的先天性畸形。尿道下裂的发生率较高，而且有逐年上升的趋势。发生率与人种有关，白种人较高，黑种人较低，黄种人居中。中国人每出生300~600个男孩中就有一个尿道下裂患儿。

**病因** 发病原因仍不清楚，研究表明尿道下裂的发病既有遗传学的因素，有一定的遗传倾向；亦有环境的污染原因，主要是准父母摄入了农药、杀虫剂污染超标的农产品，掺加雌激素饲料超标喂养的海产品、水产品、家禽、家畜等食品，环境激素，甚至洗洁精残留，都有类雌激素作用，摄入后可能会造成胎儿的生殖器畸形。

**发病机制** 正常男性，在胚胎发育6~10周期间，在双氢睾酮作用下，从尿生殖结节演化为尿道沟、尿生殖褶，并且由近及远，从两侧向腹侧旋转融合完成到正常男性外生殖器——阴茎的完善发育。尿道下裂畸形的成因，是由于受到内分泌异常等因素的刺激终止发育，致使各种组织没有正常到位，造成由近及远不同程度的畸形。如阴茎皮肤-包皮堆积在阴茎头背侧呈现头巾样，阴茎腹侧组织缺损，前尿道发育不良，尿道外口不在正常位置，而在阴茎头至会阴部的中线途径上的某个部位，通常都伴有程度不同的阴茎下弯或阴茎头下曲。

**分类** 尿道下裂首先分为两大类：无阴茎下弯和有阴茎下弯（图1）。无阴茎下弯常常伴有阴茎头下曲。其共同的临床表现是：①阴茎包皮呈现头巾样，堆积披覆于阴茎头背侧，在腹侧皮肤缺失裂开，包皮系带缺如。②尿道外口位置异常，不开在阴茎头顶端，而在阴茎头至会阴部的中线途径上的任何某个部位。尿道外口狭窄。尿道外口后方的腹侧壁呈现膜状，长短不一。尿道外口远端的尿道后壁呈现沟状或板状，延续至舟状窝。阴茎下弯的程度与尿道外口的位置不呈正相关，有尿道外口位置正常或是靠近远端者，而阴茎下弯极其严重；也有尿道外口靠近阴茎根部，而没有阴茎下弯者。③多数不能站立排尿，成年后不能进行正常的性生活，心理压力极大。无阴茎下弯的尿道下裂依据尿道口位置可分为：阴茎头型（包括大口型、头下型、冠状沟型）、阴茎远端型、阴茎近端型。占尿道下裂总数的70%以上。有阴茎下弯的尿道下裂依据阴茎矫直后尿道口位置，分为阴茎阴囊型、阴囊型和会阴型及小阴茎型。它还包括尿道外口位置正常的单纯阴茎下弯者，又称尿道短缩。占尿道下裂总数的不足30%。将尿道下裂分为有阴茎下弯、无阴茎下弯两类的意义是，有利于手术方案的选

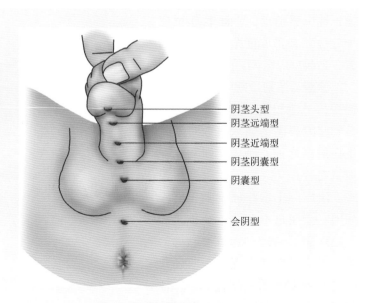

阴茎头型<br>
阴茎远端型<br>
阴茎近端型<br>
阴茎阴囊型<br>
阴囊型<br>
会阴型

图1 尿道下裂分类

择，是为了治疗而分类，以便于手术前做好充分的准备，而且雅俗共赏，医家与患者都能明白，一目了然。因为无阴茎下弯类尿道下裂，其尿道板可以利用成形尿道，阴茎不必再矫直，手术相对简单，成功率高；有阴茎下弯类尿道下裂，必须充分矫直下弯的阴茎体，成形全段缺损的尿道，手术难度较大，并发症多。

**病理解剖学** 各型尿道下裂的尿道外口远端，尿道缺损，也没有尿道海绵体，代之以尿道板。没有阴茎下弯类尿道下裂，其尿道板组织是仅仅没有尿道海绵体的正常纤维结缔组织，其中胶原纤维及弹性纤维含量正常，具有弹性，也有充足血供。有阴茎下弯类尿道下裂，其尿道板组织是没有尿道海绵体的非正常纤维结缔组织，其中胶原纤维及弹性纤维含量比例低，弹性差，血供不良，挛缩较重。正常情况下，尿道海绵体包裹着尿道，延续至阴茎头海绵体，而无阴茎下弯类尿道下裂患者，其尿道海绵体在尿道外口处终止、分叉，两侧分叉的海绵体不完全对称，分叉后，在尿道板两侧前行至阴茎头海绵体，也有至冠状沟平面纤维化者，导致阴茎头下曲，尤其是在勃起状态更为明显。有阴茎下弯类尿道下裂患者，分叉的尿道海绵体不存在，代之于挛缩的纤维组织。

**诊断** 根据临床表现，尿道下裂的诊断没有困难。而有无阴茎下弯的确认，则需要进一步检查。①无创检查：触压阴囊部海绵体至耻骨联合处，以及手法刺激阴茎使之呈现勃起状态，一般可以确认阴茎体有无下弯及阴茎头有无下曲。②有创检查：对特殊疑难患者，必要时采用罂粟碱药物注射，或者生理盐水注射，

使之勃起。必须慎重采纳，须注意其负面作用是阴茎持续勃起，所谓"阳举不倒"。

**鉴别诊断** 当尿道下裂合并隐睾时，极其需要鉴别诊断。①真两性畸形：同时具有男、女性器官发育，诊断的金标准为性腺病理切片发现兼有卵巢、睾丸两种成分。染色体多为46XX，也有46XX/46XY嵌合体或46XY者。②女性假两性畸形：染色体为46XX，具有女性内生殖器，阴蒂增大似尿道下裂的阴茎，由肾上腺皮质增生引起。

**治疗** 治疗原则：①综合系统治疗——基于整体系统发育。对于尿道下裂的治疗，应该是，与内分泌科学的专家紧密合作，外科医师抛弃单纯的手术观点，适时适度地进行内分泌科学的干预与治疗，可以促进阴茎及其他外生殖器的发育，从而更加提高了尿道下裂患者的医疗质量和效果。②个体手术治疗——基于对尿道下裂畸形本质的认识。因此对于尿道下裂畸形本质的认识，第一是由于发育不到位而造成的组织移位；第二是组织缺损，主要是尿道；第三是关于组织过多问题。一般来说，没有组织过多，成年人原发初治患者术前勃起状态的畸形表现可以明确地观察到没有组织过多；而对于青春期以前的儿童，尤其是阴茎发育欠完善患者，存在包皮皮肤组织过多。将脱套的包皮内板皮瓣游离端的包皮内板皮肤剥离切取，是为了避免脱套的包皮内板皮瓣边缘皮肤血供不良，影响愈合，并可留作重建尿道时使用，同时最大限度地保留血供丰富的浅筋膜用于重建尿道的防瘘层。出生后的手术治疗原则应该是顺其自然，首先立足于助其发育到位，也就是

复位；应用复位的阴茎皮肤包皮-浅筋膜组织重建尿道；最后才是对仍然存在的组织缺损进行组织移植和补充。也就是"顺势而为，先复位，再重建，后移植"。运用整形外科学的原则与技术，做到缺什么，补什么，缺多少，补多少，补了就能成活。

**手术年龄** 原发初治患者应该是在性心理形成之后，而成年后又没有记忆的3岁之前完成治疗，以免留下终生的心理阴影。需要分期手术治疗的患者，其两次手术间隔时间需在6个月以上。需要阴茎延长与阴茎再造的患者，需在成人之后进行治疗。

**术后尿液引流及尿流改道、术后经尿道的排尿时间** 尿道下裂修复术后，再造尿道的移植组织（黏膜、皮片及皮瓣）需要在新环境下成活，进而与阴茎愈合成一体，发挥正常尿道的功能。但是，其失败的风险在于：移植的组织不成活，愈合不良；感染导致手术失败等。运用整形外科学原则与技术，可以保证移植的组织成活，利用无菌的尿液引流、内冲洗可以降低感染率。措施是：在再造的尿道段内放置软弹带侧孔医用硅胶支撑管，起到支撑、引流作用。这样可以早期进行排尿，利用无菌的尿液由膀胱内向身体外引流、内冲洗再造尿道内的积血、积液以及分泌物。

**早期排尿的依据** ①血浆中的纤维蛋白原在凝血酶的作用下转化为纤维蛋白，并聚合成不溶性网状结构，纤维蛋白稳定因子使其牢固，血小板的血栓收缩蛋白，使其收缩，致创口边缘彼此靠近，而成纤维细胞表面的粘连蛋白，将纤维蛋白网弥合固定。经再造的新尿道排尿时间的确定应该依据于创口内渗出的纤维蛋

白原转变成纤维蛋白的时间，纤维蛋白作用的早期是弥合堵塞创口，从而使尿液不至于经缝合创口进入手术剥离的创面内，导致尿外渗。一般术后72小时就可以经再造的新尿道排尿。术后72小时内的排尿是通过经再造的新尿道内的软弹带侧孔医用硅胶支撑管管腔至膀胱的留置导尿管，持续引流尿液。无特殊情况，3天后拔除留置导尿管，而后就自行经膀胱−原尿道−重建尿道内的支撑管排尿。②重建的尿道内，必然存有积血及渗出液，是很好的细菌培养基，而重建尿道组织的皮肤内也必定有常驻的定植菌，它们在第72小时，就会在再造的新尿道内繁殖而形成分泌物，造成感染。③一般来说，膀胱内的尿液是无菌的。自膀胱内主动经再造尿道向体外排尿是内冲洗，越冲洗，越干净。④再造尿道内放置的软弹带侧孔硅胶支撑管，对尿道有保护和虹吸引流的作用，有助于防止尿外渗。⑤双弹力包扎，均匀加压，使手术创面紧密贴合，也有助于防止尿外渗。⑥整形外科学的缝合技术可以防止尿外渗。捻压提拉的三维立体缝合技术，可以保证重建尿道的创口边缘组织充分对合、外翻，最大限度地增加矢状面组织接触的厚度，增加愈合机会。综上所述、早期排尿有利无害。合适管径的支撑管和缝合技术对于早期排尿的尿外渗有着至关重要的作用，需慎重选择与对待。

带侧孔软弹医用硅胶支撑管去除的时间　皮瓣带蒂转移再造的尿道，术后10天去除；黏膜、皮片游离移植再造的尿道，术后21天后，考虑去除。为了避免重建尿道组织的挛缩，而导致尿道狭窄，支撑管可以放置3~6个月，因其组织相容性好，少有副作用。

软弹带侧孔医用硅胶支撑管联合支撑管内留置导尿管的适应证选择　一般的前、后尿道重建术后，含尿道下裂、后尿道断裂。尿道下裂患者不宜在腹部留下永久性（终身）的膀胱造瘘瘢痕。尿流改道（膀胱造瘘留置导尿）的适应证选择应该越来越严格。只适用于尿道的复杂损伤，短期内不能治愈的患者。

会阴尿道造瘘留置导尿的适应证选择　也是尿流改道的一种方式，7天之内必须拔除，否则将形成永久性尿瘘，必须经过二次修复手术修补。

术后双弹力包扎　双弹力包扎是指在重建的尿道内放置软弹带侧孔医用硅胶支撑管，形成自尿道内向阴茎手术野内的压力；高弹管型网状绷带在阴茎皮肤外的管型包扎，形成自阴茎皮肤外向阴茎手术野内的压力。两个压力皆均匀持久，制动阴茎，确实可靠，不会因为阴茎的勃起与疲软而变形脱落（图2，图3）。

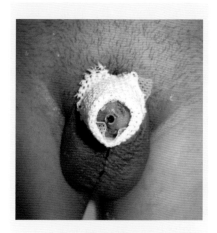

图3　再造尿道支撑管与管型网状绷带双弹力包扎

**预后**　尿道下裂修复是极具挑战性的手术。尿道下裂是可以治愈的疾病。

**预防**　除了注意餐桌上的健康，远离类雌激素污染的环境之外，还没有有效的预防措施。尿道下裂发生率的逐年上升，警示了人类的种族延续面临极大的挑战。

（李森恺）

niàodào chéngxíngshù

# 尿道成形术（urethroplasty）

对没有或缺损的尿道进行重建或

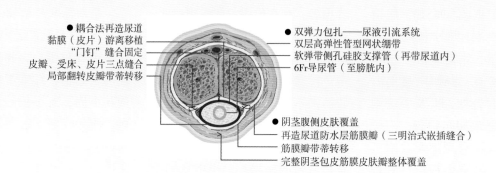

- ● 耦合法再造尿道
- 黏膜（皮片）游离移植
- "门钉"缝合固定
- 皮瓣、受床、皮片三点缝合
- 局部翻转皮瓣带蒂转移

- ● 双弹力包扎——尿液引流系统
- 双层高弹性管型网状绷带
- 软弹带侧孔硅胶支撑管（再带尿道内）
- 6Fr导尿管（至膀胱内）

- 阴茎腹侧皮肤覆盖
- 再造尿道防水层筋膜瓣（三明治式嵌插缝合）
- 筋膜瓣带蒂转移
- 完整阴茎包皮筋膜皮肤瓣整体覆盖

图2　再造尿道支撑管与管型网状绷带双弹力包扎模式图

称再造，而尿道成形术则还包含对有部分不完整的尿道的修复与重建，形成完整尿道的手术。又称尿道重建术、尿道再造术。男性尿道下裂患者的主要畸形之一是尿道缺如或是发育不完善，需要进行尿道成形术，它是尿道下裂修复术的关键技术之一。文献记载，尿道成形术的方法竟然有350种之多，根据成形尿道材料来源的不同，综合归纳，尿道成形术分为四类：①带神经血管蒂的局部阴茎、阴囊皮瓣转移成形尿道。②皮片/黏膜游离移植成形尿道。③耦合法成形尿道（局部皮瓣带蒂转移耦合皮片/黏膜游离移植成形尿道）。④组织工程技术成形尿道。

**理论基础** 尿道成形术是对尿道从无到有的修复与重建，是采取自体组织，运用组织移植的手段，重建尿道，恢复阴茎的形态与功能。这正是属于整形外科学的研究方向——组织移植的研究领域。因此尿道成形术需要自始至终遵循整形外科学原则与技术。因为功能需要，阴茎是人体中活力最强的器官，阴茎在勃起状态与疲软状态，其体积大小的差别，可以达到4∶1之多。因此对于尿道下裂患者的尿道成形必须适应勃起功能的需要。①带神经血管蒂局部皮瓣转移成形的尿道，具有伸缩弹性，基本能够做到与阴茎同步生长，而且在手术中把胚胎时期受到某种刺激，停止发育，堆积在阴茎背侧的皮肤-包皮-浅筋膜组织脱套、复位，转移到腹侧，是顺应自然，顺势而为，助其发育到位，再重建尿道。对于70%的轻型尿道下裂，均可以一次完成修复手术。这些脱套、复位的阴茎背侧皮肤-包皮-浅筋膜组织足以常见阴茎段尿道。②皮片/黏膜游离移植成形尿道，因为游离移植的皮片/黏膜不带神经血管，没有自身的血液供应，游离移植以后的成活依赖于阴茎受床的血供丰富。皮片/黏膜游离移植成形尿道成活后，不能肯定皮片/黏膜游离移植成形的尿道会与阴茎同步生长发育，总会有程度不同的收缩，其最常见的并发症是重建的尿道狭窄。③对于重型尿道下裂，或者是多次手术失败，阴茎阴囊局部皮瓣组织材料匮乏的尿道下裂患者，则需要分期进行各种组织移植的手术，或者采用局部阴茎阴囊皮瓣带蒂转移耦合皮片/黏膜游离移植成形尿道。

由于整形外科学原则与技术的运用，所谓的"尿道下裂残废"，都可以治愈。尿道下裂修复手术的原则是：顺势而为，先复位，再重建，后移植。

**基本技术** 主要包括以下四种。

*局部皮瓣带蒂转移成形尿道技术* 掀起成形尿道的岛状皮瓣时，必须保证皮肤瓣蒂内具有知名或不知名的血管，而且不能受到损伤，血供良好，是成活的，包含血管的浅筋膜蒂部神经血管的完整连续性，尽量宽松，成形尿道转移时，不受过度牵拉，无造成血供不畅的折叠、扭转。实现皮瓣缝合成管状尿道时的三维立体缝合，增加组织愈合的机会，防止尿瘘。注意事项：当平铺的皮瓣卷成管状时，其血供会受到不同程度的影响，必须注意把平铺的皮瓣缝合成管时的张力增加，影响皮瓣的血供，影响愈合（图1）。单一皮瓣成形尿道，容易偏于狭窄，因为总担心覆盖包裹材料不足。由于反复手术失败，万不得已必须采用阴囊中隔血管神经蒂岛状皮瓣、阴囊皮瓣时，可以提前2个月应用针状刀头射频技术电解破坏毛囊，一根一根脱毛。激光技术对于阴囊的脱毛也有效。

*皮片/黏膜游离移植成形尿道* 材料切取要求使用锋利无热损伤的刀具，切取到真皮全层或是断层，皮片/黏膜切取的厚薄，决定了效果：越薄越易于成活，但是成活后的收缩率越大。切取的片状皮片/黏膜在硅胶支撑管的支撑下，用可吸收缝合线缝合成管。阴茎受床血供丰富，无血肿，手术后成形尿道的游离移植的皮片/黏膜与阴茎受床之间无错动，相对静止成一体。成形的尿道内放置组织相容性良好的硅胶支撑管，引流充分、取出方便。术后阴茎外部包扎要保证具有持续均匀的压力。

*耦合法成形尿道（局部皮瓣带蒂转移耦合皮片/黏膜游离移植成形的尿道）* 耦合法成形尿道就是针对单一种组织成形尿道，材料来源不足而导致尿道狭窄的弊病，受惠于科学哲学思维的启发，借鉴组合创新学原理，基于深厚的整形外科学原则与技术功底，三者融合而诞生：口腔黏膜/皮片游离移植耦合阴茎/阴囊局部皮瓣带蒂转移成形尿道（图2）。避免了采用单一的组织材料，重建完整的尿道，对于供区会造成较大的负担，导致继发性形态畸形和功能障碍。耦合法成形完整的尿道：就是黏膜/皮片游离移植，紧贴阴茎海绵体，形成新尿道的背侧，局部皮瓣带蒂转移形成新尿道的腹侧，成形尿道的黏膜/皮片与局部皮瓣之间有两条缝合线，须注意皮瓣-皮片-阴茎受床组织之间的缝合，增加愈合的机会。

*飞蝉状阴囊中隔皮瓣/皮片联*

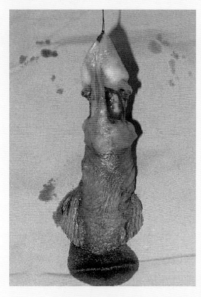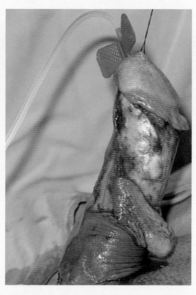

图 1　尿道口蒂纵行岛状皮瓣翻转加盖尿道板法再造尿道修复无下弯的阴茎远端型尿道下裂

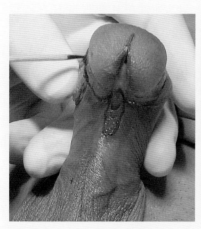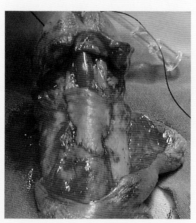

图 2　口腔黏膜游离移植再造尿道修复有下弯的阴茎远端型尿道下裂

合成形尿道　是在著名已故整形外科学专家李世瀛 1982 年报道的阴囊中隔血管神经蒂岛状皮瓣再造尿道一期完成尿道下裂修复手术的基础上，融合耦合法再造尿道的思维，扬利抑弊的改进。以阴囊皮肤中缝为中轴，形成宽度<1cm 的皮瓣，两侧阴囊皮肤相连各扩展为 0.5cm 的阴囊皮片，毛囊剔除在阴囊肉膜侧，这样形成的阴囊中隔皮瓣联合皮片，展开后，状如飞蝉，中隔皮瓣浑如蝉体，两侧皮片薄如蝉翼。通过整形外科学的原则与技术，把没有毛囊的阴囊中隔的皮肤形成带有血管蒂的皮瓣，再造尿道的腹侧，而阴囊中隔皮瓣两侧剔除毛囊的阴囊皮片，再造尿道的背侧，紧贴阴茎腹侧白膜。这样的阴囊中隔皮瓣/中厚皮片，完整成管成形尿道后，不会再有毛发生长。掀起阴囊中隔岛状皮瓣必须使用专用花生米钳夹持提前准备好的纱布"花生米"，用其钝性剥离、松解、保护带血管的浅筋膜组织，仅仅切断中隔的纤维组织。包扎时须兼顾皮片游离移植与皮瓣带蒂转移的不同压力要求。注意阴囊上提固定，避免向下牵拉皮瓣。

**研究领域**　组织工程技术尿道成形术，仍然处于研究试验阶段，是未来医学的发展方向。虽然时有临床研究应用的文献报道，但是缺乏远期效果的随访，目前没有临床推广应用价值。学者们对于应用组织工程技术再造尿道存在着不同的看法。由于尿道部位表浅，而且阴茎的勃起与疲软的特殊功能的需要，目前组织工程技术难以满足其要求。因此有学者坦言反对应用组织工程技术重建全尿道。

**应用**　①成形尿道的局部带蒂皮瓣：有阴茎包皮皮瓣、阴茎纵行皮瓣、脱套的阴茎皮肤-包皮-浅筋膜蒂纽孔状顺行皮瓣、分叉尿道海绵体联合阴茎皮瓣。应用带神经血管蒂局部皮瓣转移成形尿道的适应证：应该被列为尿道下裂修复术中的首选，特别是婴幼儿的原发初治尿道下裂。②成形尿道的皮片/黏膜：有包皮内板皮片、口腔黏膜、阴囊皮片、阴囊侧方皮片、膀胱黏膜、肠黏膜—不列为尿道下裂治疗的首选，全程尿道重建可以选用。皮片/黏膜游离移植成形尿道的适应证：原则上适合于各型尿道下裂和阴茎再造后的尿道成形；原发初治尿道下裂特别是婴幼儿不应该列为首选，因为脱套复位后的阴茎皮肤-包皮-浅筋膜蒂皮瓣足以成形阴茎段尿道和阴茎创面的覆盖，没有必要舍近求远去取口腔黏膜。因此，皮片/黏膜游离移植成形尿道，不应该列为原发初治尿道下裂患者治疗方法的首选，尤其是对于小儿患者。③耦合法成形尿道：局部皮瓣带蒂转移耦合皮片/黏膜游离移植成形的尿道适应证：适合于所有的尿道下裂患者，尤其适合于成形尿道材料匮乏的患者，包括手术失败的患者。④飞蝉状阴囊中隔皮瓣/皮片联合成形尿道：是耦合法成形尿道的特殊类型，其适应证为，适合于所有阴囊发育完善的尿道下裂患者。没有做过手术的原发阴茎阴囊型尿道下裂初治病例，伴有阴茎下弯者，阴囊发育良好，矫直后即刻同时一期完成尿道下裂修复手术；做过手术的阴茎阴囊型尿道下裂再治病例，阴囊发育良好者，也可以一期完成尿道下裂修复手术。

**预后** 应用带神经血管蒂局部皮瓣转移成形的尿道，能与阴茎受区同步生长。黏膜/皮片游离移植成形尿道后，会有不同程度的收缩，可能会有阴茎下弯复发和尿道狭窄之虞，只要遵循组织化学等基础研究的提示，慎重选材；遵循整形外科学原则与技术进行规范操作，还是可以避免黏膜/皮片游离移植成形尿道后的阴茎下弯复发和尿道狭窄。

（李森恺）

fēichánzhuàng yīnnáng zhōnggé píbàn/pípiàn liánhé niàodào chéngxíngshù

## 飞蝉状阴囊中隔皮瓣/皮片联合尿道成形术（combination transfor of skin grafts and skin flap from scrotum for urethroplasty）

以阴囊中缝为中轴线，形成宽度 1cm 的皮瓣，两侧阴囊皮肤相连各扩展为 5 mm 的阴囊中厚皮片，毛囊剔除在阴囊浅筋膜（肉膜）侧，形成的阴囊中隔皮瓣联合皮片，展开后，状如飞蝉，中隔皮瓣浑如蝉体，两侧皮片薄如蝉翼，卷成完整的管状成形尿道的手术。李世瀛 1982 年报道，阴囊中隔血管神经蒂岛状皮瓣再造尿道一期完成尿道下裂修复手术，从此大大提高了尿道下裂修复手术的成功率。其缺点是再造尿道内有毛发生长而出现重建尿道内结石等并发症。李森恺在李世瀛发明的基础上，加以改良。运用整形外科学的原则与技术，把阴囊中隔的皮肤瓣形成"飞蝉状阴囊中隔皮瓣（蝉体）联合皮片（蝉翼）再造尿道"。

**适应证** 先决必须条件是阴囊发育完善的患者。①没有做过手术的原发阴茎阴囊型尿道下裂初治病例，有无阴茎下弯，都可以即刻同时一期完成尿道下裂修复手术。②做过阴茎矫直手术的阴茎阴囊型尿道下裂再治病例，也可以一期完成尿道下裂修复手术。③其他方法失败的尿道下裂患者也可以应用此方法一期完成尿道下裂修复手术。

**理论基础** 阴囊皮肤中缝是胚胎发育过程中，两侧向中线靠拢最后融合的痕迹。中缝深部是阴囊中隔组织，内有阴囊前后动静脉及神经构成的神经血管束，松动度极好。组织学切片证实阴囊的阴毛毛囊在真皮下层的肉膜层；对于阴囊阴毛丰富的成年人，切取阴囊中厚皮片时，肉眼可见阴毛毛囊被保留在阴囊真皮下层的浅筋膜（肉膜）侧；这是阴囊中厚皮片内不含有毛囊的依据。

**手术方法** 重建尿道的皮瓣设计：以阴囊皮肤中缝为中轴线，形成宽度 1cm 的皮瓣，两侧阴囊皮肤相连各扩展为 0.5cm 的阴囊皮片，标记清楚。飞蝉状阴囊中隔皮瓣（蝉体）联合皮片（蝉翼）再造尿道的手术技术：切开、掀起皮瓣，0.5cm 的皮片深层毛囊剔除在阴囊肉膜侧，这样形成的阴囊中隔皮瓣联合皮片，展开后，状如飞蝉，中隔皮瓣浑如蝉体，两侧皮片薄如蝉翼。通过整形外科学的原则与技术，把没有毛囊的阴囊中隔的皮肤形成带有血管蒂的皮瓣，再造尿道的腹侧，而阴囊中隔皮瓣两侧锐性剥离含有毛囊的阴囊浅筋膜（肉膜）——保留在阴囊原位，只掀起阴囊全厚皮片，再造尿道的背侧，紧贴阴茎腹侧白膜，成形完整的尿道（图）。

**手术要点**：①掀起阴囊中隔岛状皮瓣必须使用专用花生米钳夹持提前准备好的纱布"花生米"，用其钝性剥离、松解、保护带血管的浅筋膜组织，推开精索内外筋膜的神经血管，仅仅切断牵拉阴囊中隔皮瓣的矢状纤维隔组织。既保证了阴囊中隔皮瓣的血供，又最大限度地松解了阴囊中隔皮瓣，增加了皮瓣的可转移性，也不会造成再造尿道折叠，形成隐窝。②形成阴囊全厚皮片的技术是可行的，遵循整形外科学技术操作要求，用锋利的刀片（纳米刀或宝石刀）可以形成中厚皮片，必要时可以使用眼科弯剪刀修剪成全厚皮片。

**注意事项** 飞蝉状阴囊中隔皮瓣/皮片，形成完整的尿道，浑如蝉体的阴囊中隔皮瓣成形再造尿道的腹侧半，是轴型带血管蒂皮瓣转移，不能过度压迫；两侧薄如蝉翼的皮片成形再造尿道的背侧半，是皮片游离移植，与海绵体腹侧白膜缝合固定，需要压迫制动，否则影响成活。两厢兼顾，不可偏颇。只要规范操作，手术成功率较高。包扎时须兼顾皮片游离移植与皮瓣带蒂转移的不同压力要求。术毕采用双弹力包扎，术后应用阴囊提举吊带，避免向下牵拉皮瓣。由于反复手术失败，万不得已必须再次采用阴囊皮瓣成形尿道时，可以提前两个月应用针状刀头射频技术电

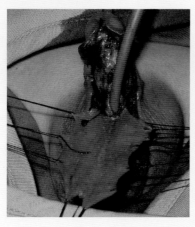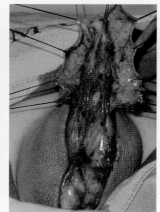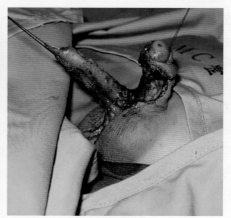

图 飞蝉状阴囊中隔皮瓣/皮片联合再造尿道一期完成尿道下裂修复术

解破坏毛囊，一根一根脱毛。激光技术对于阴囊的脱毛也有效，只是需要反复多次。

**优缺点** 优点：①再造尿道内不会再有毛发生长及其引起的并发症，因其阴囊中缝皮肤及其深层肉膜内无毛囊，故无阴毛生长，阴囊中缝两侧皮肤的毛囊在阴囊浅筋膜（肉膜）层，因其位置较深，一般激光不能脱毛，因此手术刀剥离全厚皮片的操作，可以保证不带毛囊。②因为不是采用全部、全层连续的阴囊浅筋膜（肉膜）瓣再造尿道，因而再造的尿道不臃肿。③再造尿道的阴囊浅筋膜（肉膜）不再连续成管型尿道，因而不会随着天气的寒冷而收缩，导致排尿不畅。④一次性手术成功率高。缺点：要掌握这种手术技术需要通过整形外科学的理论与实际技术操作训练，不是任何医师都能够成功进行的。

（李森恺）

ǒuhéfǎ niàodào chéngxíngshù

**耦合法尿道成形术**（combination transfor of oral mucosa grafts and pedicled local skin flap for urethroplasty） 对于全尿道缺损患者，采取黏膜/皮片游离移植于阴茎白膜腹侧，形成尿道背侧半，采取阴茎/阴囊局部皮瓣带蒂翻转转移形成尿道腹侧半，不同来源的材料共同组建一个完整管状尿道的手术。重建尿道的黏膜/皮片与局部皮瓣之间有两条缝合线。对于组织缺损严重、甚至组织匮乏的尿道下裂患者，沿袭传统方法，不能形成足够宽畅的再造尿道，因而导致重建尿道的狭窄。遵循哲学的互补方法论及组合创新学原理、运用整形外科学原则和技术。把两种不同结构、不同来源的组织材料合而为一，形成新的事物，执行新的功能，组合成新的尿道，从而完善地修复尿道下裂，保证了尿道下裂修复手术的成功，扬利抑弊，体现了 1 + 1 > 2 的组合创新思维和哲学理念。耦合法尿道成形术是对于尿道缺损患者，从无到有的重建完整的管状尿道，而加盖法尿道成形术是对于尿道不完全缺损患者，在原有尿道板（背侧半尿道）的基础上，翻转转移皮瓣加盖成形（腹侧半）半侧尿道，从而重建完整的尿道（图）。

**适应证** 适合于所有的各型尿道下裂患者，尤其适合于成形尿道材料匮乏的重型患者，包括多次手术失败的患者。

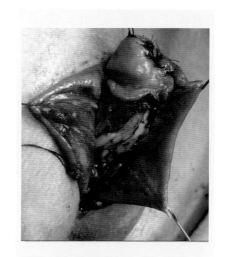

图 耦合法尿道成形术

**手术设计** 黏膜/皮片游离移植于阴茎白膜腹侧，成形尿道背侧半部分、材料选择顺序与前述黏膜片/皮肤片游离移植法成形尿道相同；局部皮瓣带蒂翻转转移与前述局部皮瓣带蒂转移成形尿道相同。只是设计采取的组织量要小。

**手术方法** 黏膜/皮片游离移植于阴茎白膜腹侧，成形尿道背侧半部分、材料选择顺序与前述黏膜片/皮肤片游离移植法成形尿道相同；局部皮瓣带蒂翻转转移与前述局部皮瓣带蒂转移成形尿道相同。只是设计采取的组织量要小。而且有两条成形尿道的皮瓣—皮片缝合线。

**注意事项** 游离皮片/黏膜片耦合局部皮瓣尿道成形的四点缝合法：具体操作要领就是，进针应该顺序穿过皮片/黏膜片—阴茎白膜—皮瓣的皮下筋膜—皮瓣的皮肤四点，增加愈合的机会，皮片/黏膜片游离移植与局部皮瓣带蒂翻转转移各成形半侧尿道，注意事项与相关章节相同，以保证其移植组织的成活。

耦合法成形尿道修复尿道下裂手术后双弹力包扎的注意事项：需要兼顾前述黏膜/皮片游离移植与局部皮瓣带蒂翻转转移成形尿道的各自注意事项，并且将两者融为一体，进行重建尿道内放置软弹硅胶管，从内向外支撑，阴茎外应用高弹管型网状绷带，从外向内均匀施压包扎，且保证具有阴茎近端向阴茎远端逐步递增的压力梯度，包扎均匀，不能有环形条索。

**优缺点** 传统的尿道再造方法，要么采取黏膜/皮片游离移植、要么采取阴茎/阴囊皮瓣的带蒂转移再造缺损尿道，材料的使用各有其优缺点，但是属于单一思维，其手术后并发症较高，因为提供的材料有限，不足以形成正常宽度的尿道，而且对于供区也会造成继发性的形态畸形或者功能障碍。耦合法再造尿道的优点是采取黏膜/皮片游离移植形成尿道的背侧半，贴服于阴茎白膜，采取阴茎/阴囊皮瓣的带蒂转移形成尿道的腹侧半，增加了阴茎腹侧组织厚度，减少了尿瘘的发生。也避免了采用单一组织材料，重建完整的尿道，对于供区会造成较大的负担，导致继发性形态畸形和功能障碍。耦合法再造尿道的缺点是两个供区，两条重建尿

道缝合线，延长了手术时间，增加了手术难度。

耦合法成形尿道修复尿道下裂手术后双弹力包扎的优缺点：阴茎的生理特性是勃起状态和疲软状态交替进行，而且勃起和疲软时的阴茎长度和粗细相差甚大，这就给阴茎手术后的包扎增加了难度。包扎的敷料有一定的弹性，使阴茎内手术创面紧密贴合，形成持续均匀的压力包扎，在阴茎生理性勃起时，给予阴茎体积的胀大有充分的余地；敷料带有黏性，包扎确实可靠，不随阴茎的生理性勃起和疲软状态的交替进行而脱落，控制由于阴茎皮肤缝合处张力过高而创口裂口。不影响动脉供血，利于静脉与淋巴回流，减少术后包皮肿胀，并有利于渗出液的引流。包扎敷料只有两层网状敷料，便于对手术部位的观察。

（李森恺）

niàodàobǎn xiāngqiàn niánmó/pípiàn
niàodào chéngxíngshù

## 尿道板镶嵌黏膜/皮片尿道成形术 （inlay mucosa graft and free skin graft for urethroplasty）

把尿道板中央纵行切开松解，形成的创面嵌入黏膜（皮片），再将加宽的尿道板卷管缝合成形尿道的手术。2000年斯诺德格拉斯（Snodgras）把尿道板直接卷管成形尿道，后来由于常常并发尿道狭窄，继而在尿道板中央纵行切开松解，形成的创面不予处理，在导尿管支撑下，尿道板卷管成形尿道。整形外科学的原则是不能留有任何创面，因为创面的存在可导致感染，创面愈合的收缩可导致尿道狭窄，因此即刻采用黏膜/皮片游离移植，覆盖创面。本手术方法是基于对单纯应用狭窄的尿道板不足以再造符合生理

要求管径的尿道时，而采用的方法。

**理论基础** 正常情况下，尿道海绵体包裹着尿道，延续至阴茎头海绵体。尿道下裂患者的尿道外口远端，尿道缺损，也没有尿道海绵体，代之以尿道板。没有阴茎下弯的尿道下裂，其尿道板组织是没有尿道海绵体的正常纤维结缔组织，其中胶原纤维及弹性纤维含量正常，具有弹性，也有充足血供，可以用来成形尿道。为了形成足够宽敞的尿道，避免尿道狭窄，纵行切开松解尿道板中央，创面上镶嵌入黏膜/皮片，加宽尿道板，再成形尿道，较之其他方法，效果更好，能提高手术成功率。

**适应证** 无阴茎体下弯的原发初治尿道下裂患者，手术失败后经过组织移植进行尿道板重建的没有阴茎体下弯的尿道下裂患者。

**手术方法** 采用尿道板直接卷管成形尿道手术时，要求其有一定的宽度，足以成形标准的尿道，不能过窄。在1岁以后的婴幼儿，其最小宽度以大于6mm为妥。其参考标准是成形尿道内的支撑导尿管为6Fr时，可以自由插入、拔出，而无阻力。随着年龄的增加，宽度适当加大，均以自由通过相应年龄段的导尿管为标准，以免成形后的尿道狭窄。尿道板纵切松解受区的创面准备——在白膜浅层，平整，创面彻底止血。移植材料供区选择——采取自口腔（唇、颊、舌）的黏膜片或包皮内板皮片，以游离移植方式褥式（门钉）缝合、固定。口腔供区黏膜创面不必缝合。尿道板两侧卷管再造尿道——平行纵切尿道板两侧缘皮肤，在白膜浅层掀起，向中线翻转，接续原

尿道外口，在中线以两侧皮肤瓣重建尿道方式缝合、成形尿道。

**注意事项** 需要联合其他手术，矫直阴茎头下曲及形成防瘘层。重建尿道内是否放置支撑管支撑压迫，由手术者根据手术情况决定，以首选放置为妥。

**优点** 手术方法简单实用，便于推广应用，效果良好。

(李森恺)

fēnchā iāodào hǎimiántǐ liánhé yīnjīng píbàn niàodào chéngxíngshù

## 分叉尿道海绵体联合阴茎皮瓣尿道成形术（bifurcation of the urethral corpus carvemosum combined with penis flap for uretheoplasty）

对于无阴茎下弯的尿道下裂，进行尿道重建修复手术时，利用分叉的尿道海绵体联合阴茎纵行皮瓣，向中间靠拢翻转成形尿道的手术。正常发育的阴茎，尿道海绵体包裹着尿道，延续至阴茎头海绵体，而无下弯的尿道下裂患者，尿道海绵体在尿道外口处终止、分叉，两侧分叉的海绵体不完全对称，分叉后，在尿道板两侧前行至阴茎头海绵体。根据尿道下裂畸形患者胚胎期的发病机制以及出生后的临床表现，手术治疗原则应该是顺势而行，顺应自然——先复位，后重建，再移植。这是顺势而为，先复位，后重建的典范，是对无下弯类尿道下裂的解剖性修复。首先是把没有发育到位的组织，通过手术助其发育到位，也就是复位——把分叉的尿道海绵体联合阴茎纵行皮瓣，向中间靠拢翻转成形尿道；把堆积在阴茎背侧，呈"头巾样"的阴茎皮肤-浅筋膜瓣，向腹侧转移。继而，利用复位后的阴茎皮肤-浅筋膜瓣组织进行尿道与阴茎腹侧组织的修复与重建，完全可以治愈无阴茎下弯类尿道下裂患者。成年人无阴茎下弯类尿道下裂患者，其阴茎头下曲，在阴茎勃起状态表现明显，确认无困难。婴幼儿无阴茎下弯类尿道下裂患者，其阴茎头下曲，在阴茎勃起状态表现不明显，但是确实存在阴茎头下曲，婴幼儿无阴茎下弯类尿道下裂的初治患者，在首次手术时，必须注意矫直阴茎头下曲。

**适应证** 无阴茎体下弯类的原发初治尿道下裂患者，不分年龄段，都可以采用这个方法。只是需要考虑到阴茎头下曲的矫直后，需要联合远端的阴茎腹侧包皮随意皮肤瓣，延长成形的尿道，使之达到阴茎头顶端。

**手术方法** 无阴茎下弯类的尿道下裂患者，其完整的尿道海绵体在尿道外口近心端，距尿道外口约1cm处终止、分叉，沿尿道板（沟）两侧前行至阴茎头海绵体。可以利用阴茎腹侧尿道外口远端的皮肤—尿道板（沟）及其深部组织，以及两侧分叉的尿道海绵体在内的阴茎纵行皮肤组织，向前延续至阴茎头下方，总宽度不超过2cm。保留并联合利用尿道板（沟），保护并拢分叉的尿道海绵体，全部皮肤瓣卷管，成形尿道，完成解剖学修复。因为无下弯尿道下裂也有阴茎头下曲，两侧直行分叉的尿道海绵体联合岛状阴茎皮肤瓣重建的尿道不能达到阴茎头顶端（图）。

**优点** 利用阴茎腹侧尿道外口远端的皮肤-尿道板（沟）及其深部组织，以及两侧分叉的尿道海绵体联合阴茎纵行皮肤瓣组织，成形尿道是解剖学修复无下弯尿道下裂的最简单、最可靠的手术方法。

**注意事项** 由于无下弯尿道下裂也有阴茎头下曲，而且在幼儿期表现不明显，但是必须予以矫正，同时重建远端约1cm的尿道，因此，在手术开始设计分叉的尿道海绵体末端阴茎纵行皮瓣时，需斜向外侧，呈冰球棒状，两侧对称，似牛角型。长与宽比例为1:1，都在10mm之内，足以重建尿道远端。实际上，如果这个皮瓣的皮肤下浅筋膜保持完整连续，它是轴型皮瓣。就是作为随意皮瓣，其血供也没有不良问题，能够保证成功。

(李森恺)

niánmó/pípiàn yóulí yízhí niàodào chéngxíngshù

## 黏膜/皮片游离移植尿道成形术（mucosa grafts and free skin graft for urethroplasty）

仅仅利用黏膜或者皮片游离移植成形尿道的方法，包括口腔黏膜（颊、

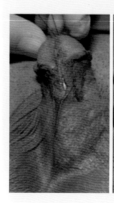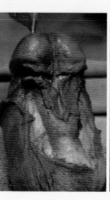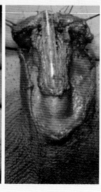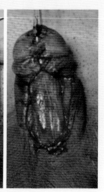

**图 分叉尿道海绵体联合阴茎皮瓣成形尿道**

唇、舌)、膀胱黏膜、肠黏膜，阴囊皮片、阴囊侧方皮肤、耳后皮肤等。而黏膜、皮片游离移植正是整形外科学的研究方向—组织移植的范畴。1897 年游离皮肤首次用于治疗男性尿道狭窄，游离皮肤移植后容易成活，外形美观，但术后需长期尿道扩张。1941 年，整形外科医师休比（Humby）首先将口腔黏膜应用于尿道下裂。由于当时无抗生素应用，黏膜作为游离移植物易发生感染坏死，此方法搁置多年未用。1992 年德桑蒂（Dessanti）再次报道应用口腔黏膜游离移植修复尿道下裂。1947 年梅莫拉（Memmelar）首先采用膀胱黏膜游离移植修复尿道下裂，1955 年马歇尔（Marshall）报道了膀胱黏膜修复尿道下裂中，大部分病例出现吻合口和重建尿道外口狭窄，以后该方法既被废弃不用。20 世纪 70 年代由于梅华的倡导，膀胱黏膜游离移植修复尿道下裂在国内是泌尿外科常用手术方法。20 世纪 80 年代后，国内与国际学术交流增加，膀胱黏膜游离移植修复尿道下裂重新被国外学者重视。由于切取膀胱黏膜手术遗留下腹部瘢痕，及其手术后的并发症，目前国内学者少有应用。

**适应证**　原则上适合于各型尿道下裂和阴茎再造后的尿道成形。包括成年人尿道下裂患者，没有组织量充足的包皮皮瓣重建尿道的尿道下裂患者。原发初治尿道下裂特别是婴幼儿不应该列为首选，除了应用包皮内板皮片外，因为脱套复位后的阴茎皮肤-包皮-浅筋膜蒂皮瓣足以成形阴茎段尿道和阴茎创面的覆盖，没有必要舍近求远去切取口腔黏膜。黏膜/皮片游离移植成形尿道的材料，首选包皮内板皮肤，因

其薄而有弹性，其组织化学更适合于外生殖器的修复与重建；次选口腔黏膜。其他依次为：阴囊皮片、阴囊侧方皮肤，诸如体皮、膀胱黏膜、肠黏膜，不到万不得已，尽量不采用。目前应用口腔黏膜游离移植重建尿道已经成为尿道下裂修复中基本手术方法之一，不仅在曾经多次手术、局部缺乏组织的复杂型尿道下裂，而且在一期修复各型尿道下裂中也得到广泛应用。

从生理角度看正常膀胱是处于无菌状态，膀胱黏膜虽能耐受尿液浸渍，但抗感染能力差，发生泌尿系感染后可发生腺性或出血性膀胱炎、乳头状瘤等并发症；从组织学角度看膀胱黏膜为移行上皮，结构薄弱，受损后修复能力差。因此膀胱黏膜不宜作为尿道再造首选材料。如：①伴有阴茎下弯的会阴型及阴囊型尿道下裂初治患者，在矫直阴茎下弯的同时，再造阴茎段尿道，二期吻接。②各型尿道下裂患者的分期手术，二期吻接。③伴有阴茎下弯的各型尿道下裂的初治患者。④已经矫直阴茎，阴茎皮肤完整的再治患者，通过阴茎腹侧皮肤瓣下隧道再造尿道，二期吻接。

**手术方法**　常用手术设计：①尿道下裂患者畸形包皮帽包皮内板皮片切取设计：保留冠状沟近心端 5mm 内板皮肤，切取皮片面积应大于待移植面积 10% 设计切口线，呈长条均匀矩形。正常成人阴茎的周径大约为 12cm。切取包皮内板的游离全层皮片，临床上用小块游离皮片移植的疗效较管状皮片为满意，后者不易与周围组织的血管相接触和新生血管再生缓慢，这可引起意想不到的皮片皱缩。②口腔黏膜切取：记号笔标记平第二臼齿的腮腺导

管开口，避开腮腺导管，设计切口线，根据需要，可大可小。

**手术操作**：①尿道下裂患者畸形包皮帽包皮内板皮片的切取：缝合支持线，提起包皮帽，切取包皮内板的全层皮片，保留浅筋膜及其内血管的完整连续。②口腔黏膜的切取在真皮全层或是断层，不能带皮下脂肪，更不能带肌肉。③切取的黏膜/片状皮片在硅胶支撑管的支撑下，用可吸收缝合线缝合成管，肉面朝外。重建尿道的近心端与原尿道外口成椭圆形吻接，远端与阴茎头重建的尿道外口缝接。④手术后成形尿道的游离移植的皮片/黏膜与阴茎受床之间无错动，相对静止成一体。成形的尿道内放置组织相容性良好的硅胶支撑管，引流充分、取出方便。术后阴茎外部包扎要保证具有持续均匀的压力（图）。

**注意事项**　黏膜/皮片游离移植成形尿道的材料，首选包皮内板，因其薄而有弹性，其组织化学更适合于外生殖器的修复与重建；次选口腔黏膜。其他依次为：阴囊皮片、阴囊侧方皮肤，诸如体皮、膀胱黏膜、肠黏膜，不到万不得已，尽量不用。重建尿道材料黏膜/皮片的切取要求使用锋利无热损伤的刀具。口腔黏膜切取后的供区创面，可以直接拉拢缝合，也可以不缝合。黏膜/皮片游离移植成活的条件：①供区。黏膜/皮片切取的厚薄，决定了移植后的成活与效果：越薄越易于成活，但是成活后的收缩率越大。口腔黏膜的切取在真皮全层或是断层，不能带皮下脂肪，更不能带肌肉。②受区。成形尿道的阴茎受床血供丰富，覆盖尿道的组织完整并有充足的血供，无血肿。保证黏膜/皮片游离移植成活的关

键技术是：再造尿道内用软弹带侧孔硅胶管支撑，阴茎体外用高弹管型网状绷带持续包扎的双弹力包扎。适应证广泛，适合于再造尿道材料不足的各型尿道下裂；但是其条件要求严格，就是阴茎皮肤瓣要完整，无瘢痕，或是瘢痕已经软化。

**优缺点** 皮片/黏膜游离移植成形尿道，因为游离移植的皮片/黏膜不带神经血管，没有自身的血液供应，游离移植以后的成活依赖于阴茎受床的血供丰富。皮片/黏膜游离移植成形尿道成活后，不能肯定皮片/黏膜游离移植成形的尿道会与阴茎同步生长发育，总会有程度不同的收缩，其最常见的并发症是重建的尿道因收缩而狭窄和阴茎下弯。用全层游离包皮片成形尿道，从胚胎发育及解剖部位看，包皮与尿道最接近。包皮具有容易成活、伸展性强、柔软、不易形成瘢痕收缩、无毛发生长、取材方便，便于设计和修剪等优点。口腔黏膜游离移植成形尿道具有以下优点：①口腔黏膜上皮层含有丰富的弹力纤维，弹性好，具有强于皮肤及膀胱黏膜的韧度，用于尿道再造不易扩张形成憩室。口腔黏膜上皮能分泌抗菌肽，具有较强的抗感染力，口腔黏膜固有层毛细血管丛最为密集，移植后也最易成活，易生长修复。口腔黏膜湿润与尿道环境接近最适于尿道再造。②颊黏膜取材容易，供区可直接拉拢缝合，也可以不缝合，口腔创口恢复快，一般术后即可进食，无明显疼痛。取材位置可因人而异，可取颊黏膜、舌黏膜或上、下唇黏膜。

（李森恺）

yīnjīng júbù píbàn dàidì zhuǎnyí niàodào chéngxíngshù

## 阴茎局部皮瓣带蒂转移尿道成形术（transposition of pedicled penile flap for urethroplasty）

利用阴茎远端已经发育，但是没有到位的局部带蒂包皮皮瓣，遵循顺其自然，顺势而为，先复位，再重建的原则成形尿道的手术。成形尿道的局部带蒂皮瓣有阴茎包皮内、外板皮瓣、阴茎纵行皮瓣、脱套的阴茎皮肤－包皮－浅筋膜蒂纽孔状顺行皮瓣、分叉尿道海绵体联合阴茎皮瓣。由于胚胎时期，阴茎段尿道与包皮的发育是原始组织由近端及远端，由背侧向腹侧的旋转、融合而形成完善的阴茎、尿道。但是由于受到某种因素的刺激之后，终止了由背侧向腹侧的旋转、融合而形成尿道下裂。出生后利用已经发育的阴茎包皮皮肤瓣顺势而为，通过手术助其向腹侧旋转复位，足以重建尿道，完善的包裹阴茎，完成尿道成形及轻型尿道下裂的修复。因为功能需要，阴茎是人体中活力最强的器官之一，阴茎在勃起状态与疲软状态，其体积大小的差别，可以达到4：1之多。因此对于尿道下裂患者的尿道成形必须适应勃起功能的需要。带神经血管蒂阴茎局部皮瓣转移成形的尿道，具有伸缩弹性，能够做到与阴茎同步生长，而且在手术中把胚胎时期受到某种刺激，停止发育，堆积在阴茎背侧的皮肤－包皮－浅筋膜组织脱套、复位，转移到腹侧，是顺应自然，顺势而为，助其转移到位，再重建尿道。对于70%的轻型尿道下裂，均可以一次完成修复手术。这些脱套、复位的阴茎背侧皮肤－包皮－浅筋膜组织足以形成阴茎段尿道。对于无阴茎下弯类尿道下裂，脱套复位的阴茎皮肤－浅筋膜瓣足以成形缺损的尿道并修复阴茎腹侧全部组织缺损。对于有阴茎下弯类尿道下裂，脱套复位的阴茎皮肤－浅筋膜瓣也足以成形阴茎段缺损的尿道及其阴茎腹侧组织缺损的覆盖。

**适应证** 适用于各型原发初治尿道下裂患者。轻型患者重建全部尿道，重症患者重建阴茎远端尿道。

**手术设计** 距阴茎背侧冠状沟近心端保留包皮内板5mm，阴茎腹侧尿道外口开大后，形成椭圆形尿道断端。掀起阴茎浅筋膜蒂包皮帽－阴茎皮肤瓣，根据浅筋

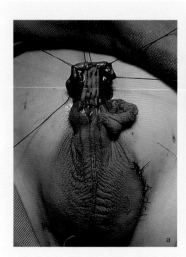
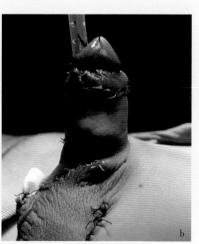

**图 阴囊中隔皮瓣耦合口腔黏膜片重建尿道修复尿道下裂**

a. 口腔黏膜游离移植形成尿道背侧半；b. 手术结束

膜瓣内血管分布类型,其向腹侧转移的应用方式,分为四种。①浅筋膜蒂内左右均势血供阴茎皮肤-浅筋膜瓣的纵行均分切开,腹侧转移。②浅筋膜蒂内一侧优势血供阴茎皮肤-浅筋膜瓣的纵行非均分切开,腹侧转移。③浅筋膜蒂内无主干血供的网络状血管分布的阴茎皮肤-浅筋膜瓣的整体旋转、转移。④不损伤阴茎皮肤-浅筋膜瓣内血管的阴茎皮肤瓣形成钮孔向腹侧转移。

**手术方法** 包皮内外板皮瓣重建尿道兼做阴茎腹侧创面的覆盖是尿道下裂修复术的最常用选择。阴茎背浅动静脉在浅筋膜内,供应阴茎皮肤和包皮内、外板皮肤,尽管血管的分布方式有多种,但是绝无缺如,血液供应丰富。学者们根据其血管分布方式,对于重建尿道的岛状皮瓣的裁剪、切取应用,有多种选择,如达克特(Duckett)的横行皮瓣、众多学者改良的斜行皮瓣、陈绍基的纵行皮瓣、双分转移,H形钮孔转移等。均以血管分布为依据进行设计,包括重建尿道及阴茎创面覆盖的皮瓣,两者必须兼顾。在选择包皮岛状皮瓣时,应先行逆光下观察掀起的包皮皮瓣内血管走行,设计过程中不必过分拘泥于皮瓣所在位置,如包皮内板、外板或阴茎皮肤。①等分均势血供阴茎皮肤-浅筋膜瓣的均分转移:指浅筋膜瓣内的血管为两组基本对称的血管,各负责一半的阴茎皮肤-浅筋膜瓣的血供,此时则均分皮肤-浅筋膜瓣,分叉各自向腹侧转移,一半切取内板皮片用于重建尿道背侧半,另一半形成岛状内板皮瓣用于重建尿道腹侧半。②双分一侧优势血供阴茎皮肤-浅筋膜瓣非均分转移:指浅筋膜瓣内的血管为两组血管,一

粗一细,呈现不均等状态,此时不必强求均分皮肤-浅筋膜瓣,再分叉向腹侧转移,血管较细一侧的阴茎皮肤-浅筋膜瓣,切取其内板皮片用于重建尿道背侧半,血管较粗的优势血供侧阴茎皮肤-浅筋膜瓣形成岛状内板皮瓣用于重建尿道腹侧半。③网络状血管分布的阴茎皮肤-浅筋膜瓣的整体旋转:将阴茎皮肤-浅筋膜瓣整体向腹侧旋转转移,切取血供不可靠的包皮内板皮片成形尿道背侧半,选择血供可靠的岛状内板皮瓣用于重建尿道腹侧半。④不损伤阴茎皮肤-浅筋膜瓣内血管的钮孔状转移:不论是上述三种的哪一种血供方式,都可以采用不损伤阴茎皮肤-浅筋膜瓣内血管的钮孔状转移,就是把脱套后的阴茎皮肤-浅筋膜瓣,适当牵拉后,在阴茎头平面,避开浅筋膜内的主干血管,锐性切开,形成贯穿阴茎皮肤-浅筋膜瓣的钮孔,阴茎头穿过钮孔,转移到阴茎腹侧,成形尿道,覆盖阴茎创面。⑤包皮帽内板-外板双面皮瓣不做浅筋膜的分离,作为整体使用,一面成形尿道,另一面作为阴茎创面覆盖。

**注意事项** 掀起阴茎皮肤-浅筋膜瓣时,不能损伤浅筋膜蒂内的血管,保持浅筋膜蒂部神经血管的完整连续性。转移阴茎皮肤-浅筋膜瓣时,不能有浅筋膜蒂部的牵拉、折叠。当平铺的皮瓣卷成管状时,其血供会受到不同程度的影响,必须注意预防把平铺的皮瓣缝合成管时的张力增加,影响皮瓣的血供,影响愈合的问题。避免尿道远端及尿道外口的狭窄,预防重建的尿道形成憩室。皮瓣成形的尿道,要保证实现外翻缝合。尿道下裂作为一种先天畸形,存在解剖异常。因此,在进行畸形的修复术时不应基于

正常解剖选择及裁剪皮瓣,应因地制宜的针对不同患者制订个性化的治疗方案,以提高手术成功率。

**优缺点** 阴茎局部皮瓣带蒂转移是尿道下裂修复手术中,重建尿道的首选,用血供充分、宽度适合的皮瓣重建尿道,可显著减少尿瘘、尿道狭窄等并发症,而且随着阴茎的生长发育而同步协调发育。手术操作精细,最好佩戴手术放大镜完成手术。

(李森恺)

niàolòu

**尿瘘**(urinary fistula) 具有完整的尿道,但是尿液不完全从尿道外口排出,而是从尿道某个部位的瘘管排出。有先天性发育不全和后天性手术、外伤等原因所致,最常见的原因是先天性男性尿道下裂修复手术后,女性也有尿瘘通阴道者。

**发病机制** 男性尿道较女性长,以位于耻骨后的膜部近心端为后尿道,以位于会阴的尿道球部、阴茎段尿道为前尿道,后尿道位于两侧耻骨支之间,周围有较厚组织包围,不易出现瘘管,前尿道距皮肤较近,可形成瘘管。尿道内壁为尿道黏膜上皮,光滑色红,尿道外被有尿道海绵体,可以充血收缩,是尿液及精液排出体外的通道。种种原因,如感染、压迫、外伤、手术后并发症等,使尿道腔通过黏膜与表面皮肤的异常管道与外界相通,形成瘘管,内口在尿道内,外口在尿道腹侧皮肤外,瘘管体为黏膜与皮肤相连的通道,此通道可为直形,也可为弯形,通过外口,瘘管体可在皮下行走较长一段距离才达内口,有时几个外口经过瘘管体部可合并为一个内口。尿液从正常尿道外口流出的同时,也

从此瘘管流出。同时精液的流出也出现分流。

**临床表现与诊断** 瘘管口径大小不一，数量不等，形成单发或多发尿瘘。分布于前尿道不同部位。患者在正常排尿同时，瘘管也有尿液排出，此分叉可使患者站立位小便时弄湿裤子。检查时可见：在会阴至阴茎头的阴茎腹侧尿道经过的皮肤上，可见一个或多个小孔，大者可见红色的尿道黏膜，局部有较度瘢痕组织，挤压尿道时，可见有残尿液或其他分泌物流出。通过金属尿道探针多可确定瘘管的存在。必要时可进行前尿道逆行X线造影。

**治疗** 外科修复原则：切除瘘管，关闭瘘孔，恢复正常排尿及排精。修复方法：从尿道外口插入双腔气囊导尿管至膀胱，有尿液流出时，接尿液引流袋。按标记，沿瘘孔周围切开皮肤皮下组织，可吸收线缝合尿道内壁黏膜，封闭瘘管内孔，缝合浅筋膜层，覆盖第一层缝合线。在局部遗留一个创面。按标记：切开创面邻近皮肤皮下及筋膜组织，筋膜下分离，形成一个与尿道缝合后创面大小相等的皮瓣，转移至创面上，分层缝合，封闭瘘管的皮肤侧孔，用无菌纱布阴茎缠绕包扎，术后7~10天拆除缝合线，拔除尿道内导尿管，自行排尿无漏尿，完成治疗。对于小于1mm的瘘孔，可切除瘘管后，可吸收线进行内口荷包缝合，外口直接缝合即可，术后即可拔除支撑尿道管，自行排尿，术后7~10天拆除缝线。应用显微外科技术进行精细的切开、分离、缝合，可以使局部损伤减小，有利于切口愈合，但延长了手术时间及增加了患者治疗费用，对手术的治疗结果影响较小，在一定情况下可

以使用。手术前准备及术后护理：术前检查患者一般身体状况，以确定可以耐受麻醉及手术刺激。术前晚及术晨清洁灌肠，术后3~5天进无渣或少渣流食，以保持术中及术后3~5天无排便，确保术后尿道内无尿液存留而发生感染。术后3天后早期排尿，有利于尿道内残留尿液及前列腺液排出，可有效预防感染。成年人阴茎勃起可增加伤口的张力，并可有遗精，更亦并发感染，早期排尿，进行尿道内冲洗，尤其重要。手术失败的原因：局部感染；切口缝合张力过大，影响切口愈合；尿道被缩窄，局部排尿压力影响切口愈合；覆盖皮瓣血供障碍，皮瓣坏死；均可尿瘘复现。

**外伤性尿瘘** 会阴部撕裂伤或锐器伤可致前尿道损伤，致排尿时尿液漏出，小的伤口，经非手术治疗后可自行愈合，漏尿停止。较大伤口，尿道黏膜与会阴部皮肤生长相连，即形成尿道瘘管，出现永久性漏尿及漏精液。此时需要手术进行修复，手术时机为局部伤口愈合后半年以上，局部瘢痕组织软化后方可进行。

**尿道再造后并发尿瘘** 占尿瘘发病率80%以上。临床上较多见于先天性尿道下裂及其他原因需要进行尿道缺损修复的患者，再造尿道手术时，多需要用组织移植的方法进行缺损尿道的修复，手术后最常见的一个并发症即是尿瘘（图）。产生的原因：皮瓣的血供不良出现局部组织坏死；游离组织成活不良；缝合伤口感染，伤口愈合不良；尿道局部出现狭窄，通畅程度不良；加以尿流的冲击，早期出现漏尿，3~4周后，如仍有漏尿，即形成器质性尿瘘。手术修复时，切除局部皮肤瘢痕组织，松解挛缩，通过手术解决

整个尿道的通畅度（见尿道狭窄）。狭窄尿道可使近侧尿道的压力增加，需要解决尿瘘部位以远的尿道狭窄，才可再进行尿瘘的修复，否则，易出尿瘘修补失败。

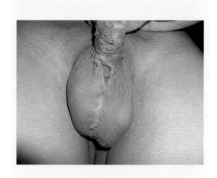

图 尿道下裂术后多发性尿瘘

**感染性尿瘘** 由于尿道内损伤并发感染，波及尿道海绵体时，致尿液通过破损的黏膜外渗至尿道海绵体内及会阴部皮下，进而穿透皮肤，尿液将脓性分泌物带出，局部皮肤伤口很快愈合。尿道海绵体内感染灶重新活跃，脓液再次穿透皮肤，漏尿。此过程反复发作，久之形成尿瘘，且因为尿道海绵体内感染的扩散，每次从不同部位穿出，常为多个瘘孔，且以阴囊段尿道为主，此处组织较厚，脓液不易引流。修复时，首先治疗尿道内损伤及感染，先将狭窄段尿道切除，近段尿道切开，形成一个大的尿瘘，待尿道及阴囊组织炎症消退后，再进行尿瘘修补。

**包皮环切术后并发尿瘘** 阴茎前端的包皮环切手术，包皮系带处尿道内壁距皮肤较近，可出现局部尿道损伤，此处组织薄弱，黏膜及皮肤均不易自行愈合，即刻缝合，可使局部尿道缩窄，局部尿流压力增加，影响伤口愈合，最终形成冠状沟处尿瘘。由于多余包皮已被切除，局部组织量匮

乏，尿瘘的修复较为困难。需应用局部组织翻转形成部分尿道内壁，再在阴茎根部形成局部皮瓣覆盖创面，供瓣区创面应用阴囊皮瓣覆盖的阶梯式皮瓣方法进行修复，修复时机应在尿道损伤6个月后进行。

**女性尿瘘** 女性尿道的一侧壁与阴道相距最近，外伤、医源性、尿道肿物切除及激光治疗等，可使尿道破损，患者排尿时，尿液流入阴道内，也叫尿道阴道瘘，修复时，患者的体位及手术部位的显露是关键（见尿道阴道瘘）。

**会阴尿瘘** 多为先天性会阴型尿道下裂修复的并发症或会阴造瘘术后并发症，此处为尿道的膨大处，尿道内壁与局部皮肤相距较近，也是尿道第一个弯道，局部会承受较大的尿流冲击力，易出现会阴造瘘口不闭合形成尿瘘，或会阴型尿道下裂修复时局部伤口不愈合形成尿瘘。手术修复时，除切除局部瘢痕组织及瘘管壁，封闭瘘孔外，游离两侧会阴皮瓣，向中线推进，增加覆盖组织的厚度，减轻局部缝合的张力，以对抗尿流的冲击力为关键。

**注意事项** 尿瘘不是一个很严重的疾病，但站立位排尿时，几股不同方向的尿流，使患者很尴尬，对于儿童，可常弄湿衣裤。成年男性，可使精液的排出也因为尿瘘而出现异常，影响患者生育能力。女性尿道较短，常会有遗尿，重者尿失禁。影响患者及家属的生活及工作，早期修复为最佳选择。尿瘘并不易于修补，多次修补失败的病例比比皆是，给患者及家属造成很大压力及痛苦，良好掌握整形外科技术及原则的医师，利用移植组织的方法，尿瘘的修补并不困难。

（李养群）

niàodào xiázhǎi

## 尿道狭窄（urethral stricture）

尿道受到外伤、感染及手术等损伤，局部组织缺血坏死、错位愈合或局部瘢痕形成挛缩而导致患者尿道管腔变细，排尿不畅的一种疾病。狭窄部位可出现在全程尿道，但以尿道外口、尿道吻接口、膜部尿道、阴茎段尿道为多见。严重者常常需要下腹部膀胱造瘘进行长期尿液引流，甚至伴随终生。

**分类** 按狭窄部位分：①尿道外口狭窄。阴茎头端外伤、阴茎龟头与包皮内板感染、粘连、再造尿道外口皮瓣坏死，致尿道外口瘢痕挛缩，出现尿道外口狭窄。②阴茎段尿道狭窄。长期尿道内置尿管，尿管压迫，尿道黏膜溃疡，瘢痕性愈合，可使尿道内径变小。反复尿道扩张，可致尿道内黏膜损伤，局部瘢痕组织增生，原狭窄的尿道内径更小。用组织移植的方法再造的尿道内径较小、移植组织坏死、移植组织较长致局部成形尿道扭转均可致尿道狭窄（图）。③尿道吻接口狭窄。前尿道断裂的再吻接处、再造尿道与正常尿道相吻接处，因为吻合口环行瘢痕挛缩，可致范围较局限尿道内局部管径小。④后尿道狭窄。骨盆骨折时，外旋暴力、侧前方挤压、剪刀力及复合性暴力可使尿道膜部、前列腺部和膀胱损伤。球部尿道连接的后尿道薄弱点，最容易断裂。骑跨伤致后尿道损伤狭窄范围较小，但较多见。按狭窄的复杂程度分：①单纯性狭窄。后尿道狭窄长度在2.0cm以内，尿道括约肌正常。②复杂性狭窄。狭窄尿道长度超过2.0cm，其周围常有骨盆底血肿肌化所致挛缩瘢痕环绕；狭窄尿道段无论长短，都可

能伴有近心端的憩室、假道或尿瘘、尿道括约肌损害。也有学者将合并尿道结石、炎性息肉、耻骨骨髓炎、骨盆严重畸形和接近膀胱颈的高位狭窄也归入本类。

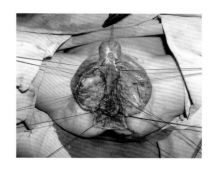

图 切开的阴茎段尿道狭窄

**病理变化** 再造尿道常以组织移植进行替代，其顺应性较差，组织的成活及伤口的愈合相互影响，瘢痕组织形成是其必然的过程，一部分患者可因挛缩的瘢痕软化，使尿道狭窄呈一过性，此过程多需要半年以上。如出现尿闭、反复并发泌尿系感染或时间持续超过半年以上者，视为需手术治疗的尿道狭窄。尿道损伤后，尿道上皮从假复层柱状上皮转变成单层柱状上皮，失去了正常尿道上皮的防水功能，使尿液能渗出尿道并导致尿道组织纤维化。尿道海绵体组织也因尿液的外渗或特殊部位的腺体的间接分泌渗入导致其纤维化，继之反复感染引起腺体出现微小脓肿、海绵体纤维化加重、尿道纤维化挛缩，最终尿道狭窄。由此可引起上、下尿路的反复感染及附睾炎、尿道脓肿、尿道憩室、结石、尿瘘形成等。长期可致膀胱过度残留尿，输尿管反流，输尿管积水、扩张，肾盂积水，肾功能损害。

**临床表现** ①排尿困难：轻者排尿不畅，尿线变细，排尿时

间延长。重者尿流不成线，滴沥状，常有排尿不净，膀胱内尿液不能一次性排完，残余尿增加，可有充盈性尿失禁。再重者可出现一过性持久性尿闭，即尿流完全不能从尿道排出。②慢性尿道炎：尿道内常有残余尿液，它是微生物良好的培养基，尿液混浊，排尿时疼痛，每次排尿少，排尿次数明显增加。③菌血症：尿道内反复感染或继发尿道扩张时的损伤，严重时，可引起患者寒战、高热等菌血症。④输尿管及肾盂积水、扩张：患者会有腰部不适，酸痛感。⑤尿瘘：尿道周围炎可引发尿道周围脓肿，继发尿瘘。⑥尿毒症：长期严重的尿路梗阻，肾功能损害，可出现食欲不振、恶心、呕吐等尿毒症表现。

**诊断** 根据病史、临床症状、尿道造影，诊断不困难。

**治疗** 通常需要手术治疗。①对于狭窄段长度在 1.0cm 以内者：可行 T 形瓣尿道外口开大术：切开尿道外口背侧皮肤皮下组织，形成龟头三角形皮瓣，纵行自尿道外口向背侧切开狭窄段尿道，两侧皮下分离后，将龟状三角瓣插入切开的尿道外口背侧壁，使尿道外口扩大，外口的大小取决于三角瓣的宽度，周径为原狭窄尿道的周径加三角瓣的宽度之和。②狭窄段长于 1.0cm 者，或尿道修复后不足 6 个月者，可行腹侧狭窄尿道切开术：自狭窄尿道外口腹侧纵行切开，至狭窄消失处，局部形成蒂在切口的三角形包皮瓣，转移至切开的裂隙外，逐层缝合成新的尿道外口，其周径为狭窄尿道周径加包皮瓣的宽度。③严重狭窄患者：行狭窄尿道切开造口术：沿狭窄尿道外口腹侧切开尿道前壁，切除局部瘢痕组织，至狭窄段尿道消失处，止血

后，将尿道正常的黏膜或再造尿道的内壁翻转缝合，形成新的异位尿道外口。局部阴茎腹侧创面用局部包皮瓣进行覆盖。自异位尿道外口放置双腔导尿管。成年人以能轻松放入 12 号、儿童为 8~10 号橡皮导尿管为度。术后 7~10 天拆除缝合线，严重患者，半年后再行缺损尿道修复。

**尿道中段狭窄** 早期可行尿道扩张，尤其是再造尿道 3 个月内，因为局部瘢痕收缩，扩张可以帮助缓解排尿困难，只需 1~2 次即可，如果多次扩张或再造尿道 3 个月后，仍有明显狭窄，手术行狭窄段尿道切除，尿道造瘘术：以尿道探针为指引，切开阴茎腹侧皮肤皮下组织，至尿道，自近端纵行切开狭窄的尿道至狭窄消失处，切除局部瘢痕组织，两侧包皮向中线推进，尿道内壁外翻缝合，形成新的异位尿道外口，放置尿道管，术后 7~10 天拔除导尿管，拆除缝合线，半年后行缺损段尿道修复术。

**尿道吻接口狭窄** 尿道吻接口包括尿道断裂后重新吻合的伤口及再造尿道与正常尿道相接的伤口。在尿道吻接后 6 个月之内，吻合吻接口有一个从手术吻合—伤口愈合—伤口瘢痕增生及挛缩—伤口瘢痕软化、挛缩消失的病理过程，临床表现为手术吻合后的尿道排尿通畅良好，渐出现尿线变细，排尿轻度困难。1 个月时，此种情况达到最重。3 个月后，尿线渐变粗，可恢复到吻合初期时的状态，排尿困难消失。如 3 个月时出现尿闭、排尿困难持续时间较长而出现输尿管及肾盂积水，反复上尿路感染、6 个月后仍有排尿不畅的患者，及时进行外科手术治疗。第一种方法：应用尿道镜，找到狭窄的吻接口，

进行尿道内切开，通过尿道置入较粗一号的导尿管至膀胱，2~3 周后拔除。第二种方法：第一种方法无效的病例或狭窄区域较长者，以金属导尿管为指引，纵行切开狭窄尿道并切除之，断口形成交叉状口，相互嵌合，重新进行吻合，通过吻合口留置导尿管 1 周，7~10 天拆除缝合线后，拔除导尿管，自行排尿。

**后尿道狭窄** 后尿道是前列腺部及膜部尿道，位于两侧坐骨耻骨支之间，尿道周围软组织较薄，空间狭小，位置较深，不易暴露，损伤后不易修复。后尿道狭窄修复原则：彻底切除狭窄段尿道，暴露近端正常尿道，将用局部皮瓣或游离组织形成的缺损段尿道与近侧断端吻接，将尿道外口引至会阴皮肤，形成新的异位尿道外口，放置较粗的导尿管，2~3 周后拆除缝合线，拔除导尿管，自主排尿，无异常 6 个月后，再次手术恢复全尿道连续性。尿道近侧断端位置较高，成形尿道与其吻合困难，可将两断端进行数针褥式缝合，以较粗导尿管为支撑，留置尿管 6 个月后，待局部吻接口愈合、瘢痕组织软化后，拔除导尿管，自主排尿 3~6 个月无异常，再次手术恢复全尿道连续性。否则视为第一次手术没有成功，即后尿道狭窄未完全消除，应再次手术。后尿道狭窄的手术入路：①经耻骨路径：手术视野较大，能较好地显露前列腺尖部尿道，一般不影响排尿和性功能。②经会阴入路：解剖分离球尿道和后尿道至阴茎脚，经两阴茎脚之间，显示前列腺部尿道。此术式操作空间较小，对长段复杂性后尿道狭窄及合并有瘘管者，吻接较困难。③腹会阴联合入路：经下腹部耻骨联合后及会阴两阴

茎脚之间联合显露后尿道，必要时切除一段耻骨联合或耻骨下支，以增加手术及操作视野及空间。

尿道内损伤性狭窄　尿道内长期置入导尿管，压迫后尿道，出现尿道壁缺损坏死，继发感染，发生后尿道狭窄，不适当地尿道扩张，局部瘢痕组织挛缩，狭窄加重，最后形成器质性尿道狭窄，此时狭窄的尿道长度常较长，但不会形成尿闭状态。尿道造影可显示狭窄尿道的位置、长度及程度。

尿道外损伤性狭窄　骨盆骨折及骑跨伤最常见。骑跨伤常伤及后尿道的前段，通过会阴可找到狭窄尿道段，可直视下进行尿道吻接，修复并不困难。骨盆骨折后常破坏上后尿道的正常结构，局部血肿肌化及瘢痕形成，使后尿道完全消失，可至膀胱颈部，手术修复的效果与残留尿道的长短有明显的正相关，良好地暴露狭窄尿道的近侧断端是手术修复的关键，也是后尿道狭窄治疗困难的原因所在。

（李养群）

niàodào qìshì

## 尿道憩室　（urethral diverticulum）

正常前尿道的某一处在排尿时出现的异常扩张。阴茎局部皮肤可见并可触及一个较硬的包块，排尿结束后，自动消失。又称第二膀胱。一般为远心端尿道狭窄所致。

**发病机制**　①反复尿道行扩张术后，局部尿道黏膜下组织增厚，瘢痕化，局部尿道顺应性下降，排尿时，尿流不能一致通过，近段尿道压力增加，出现扩张，但排尿后，近段尿道恢复正常。如远段狭窄状态未改善，随时间的延长，近段尿道扩张加重，并渐转为器质性，即排尿结束后，近段扩张尿道不能恢复正常状态，

局部黏膜面积增大。②缺损尿道修复后：重建过大口径的新尿道，因为其外层无尿道海绵体，尿道顺应性太大，尿道易扩张，但不易因尿道海绵体回缩而回缩；远端尿道因为顺应性差或口径不足、尿道口或尿道吻接口瘢痕挛缩、成形新尿道在阴茎头处扭转等，均可以导致远端尿道阻塞，近段尿道排尿不畅，先出现代偿性扩张进而呈现非代偿性扩张，形成憩室。

**临床表现**　一般发生在缺损尿道修复术后 6 个月内，表现为尿线细，排尿后尿液滴沥。患者或其家属常发现患者排尿时，阴茎体在排尿时来回跳动，或者阴茎体向侧方突出，并发现局部皮肤有一个硬的包块，并随时间延长而增大，排尿后包块消失，但挤压包块处，仍有残余的尿液被挤出，或随活动重力而排出，经常弄湿裤子。

**诊断**　根据病史、临床表现、尿道造影，不难确诊。

**治疗**　在一般情况下，随憩室远段尿道的通畅，功能性或小的尿道憩室会自行消失，不影响患者生活及功能。如一过性瘢痕挛缩狭窄，瘢痕软化后；狭窄尿道及时矫正后均属于此列。对于形成器质性较大憩室，应该进行手术治疗。在手术时，必须评估憩室的外观，以便把它合并到手术计划里。术中必须用尿道探子或泪道探针估计远端尿道的口径。手术方法：切开皮肤皮下组织，切开尿道，囊状憩室部分切除缩减为与远近两段尿道口径相当的纵向管道，可吸收线缝合切口形成新的尿道，憩室组织的弹性往往很好，并有良好的血供，可用于修复远段狭窄的尿道，及局部可能出现的尿瘘，或用于加强尿

道切口的组织厚度，以防止并发症的再发生（图）。

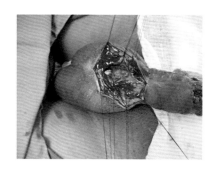

**图　阴囊段尿道憩室腔及内壁**

（李养群）

yīnjīng-yīnnáng pífū sītuōshāng

## 阴茎阴囊皮肤撕脱伤　（avulsion of penile and scrotal skin）

尽管阴茎阴囊位于较为隐蔽的会阴部，由于阴茎皮肤及皮下组织菲薄，阴囊皮肤及皮下组织松弛，阴茎体及睾丸悬垂于会阴前下方，一旦遇到暴力，容易局部撕扯脱落导致较广泛的伤口，如处理不当，可引发较严重的后果，并给后期修复造成较大困难。

**病因**　见于局部暴力、动物咬伤等。

**临床表现**　阴茎皮肤呈脱手套式，但多以会阴部皮肤与身体相连，基底呈现三角形蒂，深达会阴浅筋膜与白膜之间，一般不累及较深的阴茎海绵体等。完全撕脱可导致阴茎体裸露，阴茎段尿道常不会被撕脱而附于阴茎海绵体腹侧，但其血供受到不同程度的影响。阴囊皮肤撕脱时，可有睾丸组织一起被撕脱而游离，精索断裂，同时睾丸会受到不同程度的挤压，出血较多，易于被污染。

**诊断**　无困难，需仔细检查深部组织的复合性器官损伤。

**治疗**　①送转：对于阴茎阴囊皮肤撕脱伤，局部压迫止血，

将与身体相连的组织复位包扎，脱离身体的皮肤组织及睾丸组织，置入冰袋或相对清洁的塑料袋中一并送往医院。②清创：先检查全身状况，排除其他重要器官复合伤后，按常规进行伤口清洁及清创，将游离皮肤组织清创消毒后，修剪成全厚或中厚游离皮片备用。将游离睾丸组织，仔细清创消毒，破损的睾丸鞘膜进行缝合。会阴部撕脱创口清创时，最大限度地清除污染的异物，剪除没有出血的失活组织，如面积较大时，也应修剪成全厚或中厚皮片备用。将清创后供血良好的皮肤组织复位缝合。不能完全覆盖的创面，将已备用的皮肤或加取皮进行覆盖或缝合，包堆包扎，术后7～10天拆除缝线。③尿道损伤：撕脱伤的尿道损伤常为尿道局部组织供血受到损伤，早期很难发现，受伤数天后才可确定其损伤的准确位置及范围，此时将坏死组织切除，正常尿道黏膜向外翻出，与周围皮肤缝合成尿瘘，放置导尿管，会阴伤口愈合后拔除导尿管。6个月后再进行缺损尿道修复。④睾丸处理：游离睾丸组织，已失去了输送精子的功能，睾丸组织的功能还在于维持男性第二性征的作用，应将睾丸组织埋至腹部或大腿内侧不易受到压迫的皮肤下面，并要保持局部较低温度，以维持第二性征。对于未离体的睾丸组织，清创后复位固定，表面可用皮瓣或游离皮片覆盖。

**注意事项** 清创时，要同时清除阴囊血肿及鞘膜积血，久之，血肿肌化可导致睾丸组织萎缩。清创后，复位皮瓣下放置引流条。放置导尿管尿流改道，必要时会阴进行"人"字形石膏固定。

(李养群)

yīnnáng chóngjiàn

## 阴囊重建（scrotum reconstruction）

先天性阴囊发育不良或获得性阴囊缺损时，应用较薄的皮瓣或游离皮片进行阴囊创面修复，再造或恢复阴囊的外形，并使其能良好地容纳睾丸的重建手术。

**应用解剖学** 阴囊位于会阴部，是一个突出的囊状组织器官，由松弛的皮肤和筋膜组织构成，内含少量脂肪组织，是睾丸外部的囊袋状被覆结构，中间有皮肤融合。在内部，此囊袋被纤维中隔分成两个囊区，每侧内装一个睾丸，中隔由浅筋膜和平滑肌组织的肉膜构成。肉膜组织是腹壁皮下组织的直接延续。肉膜的肌肉也存在于阴囊皮下，是引起阴囊皮肤皱襞的基础。人类精子的生成对温度非常敏感，精子的产生和存活需要一个低于正常身体内部体温的环境。阴囊位于体腔之外，提供了一个低于正常体温3℃的环境。提睾肌是很小的一个骨骼肌束，位于阴囊内，在性行为、锻炼时、暴露于寒冷环境或恐惧时，肌肉收缩，睾丸上升至靠近盆腔，以吸收体热，阴囊皮肤收缩，保温。局部温度升高时，阴囊松弛，睾丸下降，远离盆腔，阴囊皮肤松弛，皱襞变平，阴囊皮肤表面积增大，充分散热。阴囊的血供主要有来自髂内动脉分出的阴部内动脉的分支——阴囊后动脉、阴囊中隔动脉和来自股动脉分出的阴部外动脉的分支——阴囊前动脉。还有较小的从髂内动脉分出的闭孔动脉的分支——阴囊外侧动脉。从髂外动脉分出的腹壁下动脉分支——提睾肌分支。从股动脉分出的股内侧动脉的阴囊分支。静脉与动脉伴行。血管在阴囊区相互吻合交织成球状网，因此，阴囊的血供非常丰富。阴囊的神经有来自阴部神经的分支，来自大腿后部的皮神经，来自髂腹股沟神经的分支。

**手术方法** ①会阴部烧伤：所致的阴囊缺损常较重，阴囊皮肤可全部瘢痕化，阴囊明显变小，但睾丸常存在，向下腹部移位再造时，只需切除局部增生的瘢痕组织，用组织移植的方法，应用游离皮片或较薄的皮瓣进行覆盖即可获得一个外形相似，功能保持正常的阴囊。②会阴撕脱伤：阴囊皮肤松弛，但血供丰富，阴囊皮肤撕脱时，常有部分与身体相连，可清创后复位缝合。较小的组织缺损，可将残余阴囊组织清创后，直接对合缝合。较大的组织缺损，可将撕脱的组织修薄为中厚或全厚皮片，或切取其他部位的皮片进行覆盖，消灭创面，保护睾丸组织。也可形成两侧大腿根部、下腹部，腹股沟等区的局部皮瓣带蒂转移，或吻合小血管远位皮瓣游离移植，形成新的阴囊。③肿瘤切除后：对于如鲍恩病同样病变，引起阴囊大面积的皮肤组织缺损，可一期行游离植皮，由于双侧睾丸组织完整，适当大小面积的皮片覆盖在睾丸鞘膜，皮片成活后，仍可获得良好外形及功能的阴囊。④阴囊完全缺如：可选择腹股沟区、大腿外侧、双侧阴股沟区等区放置硅胶扩张器，扩张器注水完成后，将扩张皮瓣带蒂转移至会阴阴囊的位置，形成一个似正常阴囊形态的皮肤囊，内置两个硅胶睾丸假体。此方法仅适用于完全没有阴囊，需要再造一个形态相似的体表器官的患者，手术时间需3～4个月，进行2～3次手术，代价较大。

(李养群)

## 先天性尿道上裂

xiāntiānxìng niàodào shàngliè

**先天性尿道上裂**（congenital epispadias） 出生时尿道背侧部分或全部缺损，尿道外口在膀胱颈或阴茎背侧的先天性畸形（图）。发病率约10万出生婴儿中1例，男女之比约为4：1，先天性尿道上裂是一种较少见的泌尿系统先天畸形。

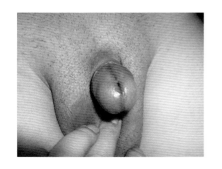

**图 先天性尿道上裂**

**发病机制** 胚胎约在第6周时，尿生殖窦的腹侧发生一个突起，为生殖结节。渐在生殖结节两侧各发生一个膨大，为生殖隆突。在生殖结节的尾侧正中线上有一条浅沟，为尿道沟，尿道沟两侧隆起部分称尿道襞，尿道沟的底部即尿生殖窦膜。胚胎第7~8周开始向性别趋向发展，生殖结节增长成阴茎，尿生殖窦的下段伸入阴茎并开口于尿道沟，构成尿道海绵体的大部分，随着发育，尿道沟两侧的尿道襞由尿道沟的后端逐渐向阴茎头端融合成尿道，表面有融合线叫阴茎缝。由于胚胎发育异常，头端指向生殖管道的部分泄殖腔膜发生穿孔，造成泄殖腔泌尿生殖部和羊膜腔之间上裂交通畸形。该病尚无家族遗传证据，少数可伴其他系统畸形，亦可存在于某些染色体异常疾病中，如13q-综合征、三倍体9-q综合征及克兰费尔特综合征（Klinefelter syndrome，XXY）等。

**临床表现** ①尿失禁：50%以上患者有尿失禁，尿失禁程度与后尿道前壁组织缺损程度有关。后尿道前壁完全缺损，没有肌肉纤维，仅由纤维组织构成，尿道外括约肌于尿道前壁不相连接，完全性尿失禁。若后尿道平滑肌及尿道括约肌发育尚好，呈压力性尿失禁，即膀胱内尿多时或剧烈运动时有尿液不自主排出。后尿道肌肉完全正常时，可完全控制尿液排出，无尿失禁。②尿道开口异常：尿道外口可位于阴茎背侧任一处，但不开口于阴茎头端，周围皮肤回缩，张开尿道口可见精阜，尿道宽阔，可通过20号尿道探子。尿道外口远端尿道呈深沟状，位于两个阴茎海绵体之间，尿道沟内黏膜与尿道黏膜相延续，但少海绵体组织围绕，以远端较明显，被一些纤维组织所替代。③耻骨联合分离：耻骨脂肪垫缺无，耻骨联合有不同程度分离。严重者分离较宽，左右耻骨支分离，其间仅纤维组织相连。坐骨结节之间距离亦变宽，脐至肛门距离缩短。④阴茎畸形：两侧阴茎海绵体分离，并向阴茎腹侧移位，中间可触及一条明显的薄弱区。阴茎短宽，阴茎头阴茎头呈铲头状或分裂为两个阴茎头，背侧包皮明显缺无，而腹侧包皮较多。由于尿道沟及阴茎悬韧带短缩，尿道海绵体纤维化，阴茎海绵体背侧白膜部分增厚，阴茎向背侧弯曲，重者可达90°。女性阴蒂分裂，尿道短或不存在，阴唇短小位于分裂阴蒂侧后方。⑤性功能障碍：阴茎背曲不能过性生活，勃起时疼痛，有的因膀胱颈不能关闭致逆行射精。⑥严重者可伴有膀胱外翻畸形：见先天性膀胱外翻。

**治疗** 手术在全麻或硬膜外麻醉下进行，平卧位，自阴茎头插入双腔气囊导尿管入膀胱，以阴茎头牵引线阴茎体向腹侧牵引，纵行切开阴茎背侧皮肤皮下组织及筋膜层至阴茎白膜，切断增厚的阴茎背侧浅悬韧带，切除阴茎背侧的瘢痕组织，沿缺损尿道两侧切开尿道板黏膜下组织，在阴茎背侧尿道与阴茎海绵体之间分离，游离阴茎背侧尿道海绵体及尿道组织，可吸收线连续缝合尿道板组织，形成缺损段尿道及新的尿道外口。将阴茎海绵体向背侧翻转，避开阴茎背血管神经，自阴茎根部背侧，用3-0可吸收线缝合白膜两层。止血后，将阴茎腹侧堆集的皮肤形成筋膜组织瓣，转移至阴茎背侧创面上，逐层缝合切口。术后7天拔除导尿管自主排尿，术后7~10天拆除缝合线。先天性尿道上裂初治手术后的继发畸形，常见的有阴茎背曲畸形，部分尿失禁，阴茎短小畸形。①阴茎背曲畸形矫治：由于尿道向背侧移位，尿道全程变短，尿道背侧海绵体全部或部分退化为纤维组织，与阴茎背侧白膜一同形成挛缩的瘢痕组织，使阴茎向背侧弯曲，手术切除此挛缩的瘢痕组织，切断阴茎背侧增厚的浅悬韧带，将阴茎海绵体向背侧复位，常可良好地矫正阴茎背弯畸形。②尿道括约肌重建矫治尿失禁：自尿道海绵体与阴茎海绵体之间进行分离，完成尿道黏膜缝合的同时，完成尿道海绵体的缝合，使其连续性恢复。在根部阴茎海绵体向背侧复位缝合的同时，根部尿道海绵体亦复位缝合，可以较好地达到控制排尿的目的。③阴茎延长矫治阴茎短小：阴茎背侧切口，切除阴茎背侧增厚的瘢痕纤维组织，切断增厚的阴茎浅悬韧带及部分深悬韧带，松解阴茎背侧瘢痕牵缩，将两侧阴茎海绵体再次向背侧移位，使阴茎海绵体正常外侧壁的移向背侧，可良好矫治阴茎背侧弯曲畸形。将阴茎腹侧多量的包皮转移至阴茎背侧，以矫治背侧包皮过短的畸形。④阴茎再造：对于阴茎短小无法通过延长手术治疗的患者，可等患者18岁后，进行阴茎再造。

**注意事项** ①尿道成形：阴茎型尿道上裂患者表现为尿道开口于阴茎背侧中线的任何部位，尿道海绵体发育不全，尿道球部第二弯曲缺如，阴茎向北侧弯曲，但尿道缺损段的残余尿道板发育良好，以其完成缺损段尿道成形即可，多余组织修整后成形尿道一段较宽大的尿道是必要的。成形尿道的第一层连续缝合可有效地防止尿液外渗。阴茎海绵体向背侧移位后，缝合覆盖缺损尿道段第一层缝合线。②阴茎海绵体背侧复位：阴茎海绵体移向阴茎腹侧，致两侧阴茎海绵体分裂，阴茎头阴茎头可分为左右两个，尿道外口位于阴茎头背侧，不在顶端。将两侧阴茎海绵体游离后向背侧转移复位，可以完成正常阴茎体结构外形、良好地修复缺损段尿道、有效地控制排尿，矫正尿失禁。阴茎海绵体背侧复位时保护阴茎背血管神经是必要的，近根部的阴茎海绵体复位对矫正尿失禁更有用。③阴茎头成形：由于阴茎海绵体分裂，致阴茎头分裂为左右两半，似两个阴茎头。伴随阴茎海绵体向背侧的复位，以阴茎头内侧皮肤成形尿道外口，外侧组织向背侧复位缝合阴茎头成圆锥形。修剪多余的表皮组织，分皮下及皮肤两层缝合，有利于阴茎头海绵体的止血和愈合。

④治疗年龄：在患者一般身体条件许可的情况下，以早期手术治疗为要，可以缓解患儿及家属的压力。尿道上裂修复手术，随患儿发育可能需要几次手术，要使患儿尽早接受治疗及发育监测，以免贻误治疗。

（李养群）

## xiāntiānxìng pángguāng wàifān

**先天性膀胱外翻** （congenital bladder extrophy） 少见的复杂的先天性畸形，发病率1万~5万出生婴儿中1例，男女之比约2：1。后代中发生同样病的危险性约1/70，比正常人群发病高数百倍，遗传类型尚不能确定（图）。该病若治疗不及时，在生活中会承担极大痛苦，易并发泌尿系逆行感染及肾功能不全，甚至膀胱恶变而死亡。多数患者于死于青春期之前。由于医学进展及医疗技术方法的改进，有效地保护了肾功能及预防泌尿系感染，及时纠正代谢紊乱，从而使90%以上的患儿存活。

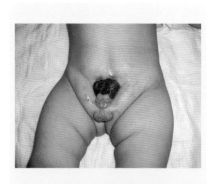

图 先天性膀胱外翻

**发病机制** 人体发育的泄殖腔，随发育被分隔为背腹两部分，分隔时，首先从后肠和尿囊交界处开始，本身形成尿直肠膈。尿直肠膈将泄殖腔分隔为背侧的直肠与腹侧的膀胱和尿殖窦。膀胱是由尿囊根部与泄殖腔腹侧头部分共同发育而成，顶部有尿囊管进入，尾端与尿殖窦相连接，两侧下份有中肾管的开口，在中肾管的尾段又有输尿管通入，随着膀胱逐渐发育扩大，中肾管靠近膀胱的一段扩大为膀胱壁的一部分，从此中肾管即单独通入尿殖窦，而输尿管则直接开口于膀胱壁。两输尿管的开口与尿道内之间，在膀胱壁上形成膀胱三角区。从膀胱顶到脐之间的一段尿囊管称脐尿管，以后退化闭锁成为脐中韧带。

**临床表现** 耻骨联合分离，耻骨支向两侧外旋及外翻，但并不影响患儿的步态及行走。脐下有一个三角形的腹壁筋膜缺损，脐与肛门间距缩短甚至消失，外翻膀胱黏膜与邻近腹壁皮肤相愈合，膀胱内壁外翻，可见两侧输尿管口，尿液有自主从膀胱流出，患者一直佩戴尿不湿，有些患者会阴有不同程度的尿湿疹。缺损两侧为分开的腹直肌及其腱鞘，下面是伸展在分离的耻骨间的尿生殖膈。腹直肌腱及腱鞘分布于尿道和膀胱颈后面。三角形缺损的上端常可见小的脐疝，但多无症状。下腹壁缺损，可有斜疝。会阴短而宽，肛门及括约肌向前移位。肛门可能狭窄、失禁及直肠脱垂。重复阴茎、阴茎头和阴茎体发育不良可有但较少见。阴茎因为耻骨支分离而两脚分离，由于尿道向背侧移位及短缩，尿道海绵体发育不良瘢痕化，致阴茎背曲严重。输精管及射精管常正常，睾丸多已降入阴囊，多数为回缩睾。女性患者尿道及阴道短缩，阴道口狭小并前移。阴蒂分裂，阴唇、阴阜及阴蒂转位。内生殖器常正常。出生时外翻的膀胱黏膜正常，渐出现黏膜鳞状化生、膀胱囊肿、膀胱炎等，使膀胱纤维化、失去弹性。外翻膀胱逼尿肌不全，并因持续的反流和慢性感染而加重。上尿路可并发其他畸形。

**诊断** 依据临床表现，确诊无困难。

**治疗** 常需要气管插管全身麻醉，平卧位，供瓣区一侧臀部垫高。沿外翻膀胱黏膜边缘切开皮肤、皮下，切除部分膀胱黏膜组织并向膀胱两侧分离，分离尿道，膀胱内置 10 号蕈状导尿管，可吸收缝线分两层连续缝合膀胱黏膜层、间断缝合膀胱外筋膜层。以 12 号双腔气囊导尿管为支撑，5-0 可吸收缝线缝合膀胱颈部及尿道黏膜、间断缝合膀胱颈部括约肌及尿道海绵体、间断缝合局部皮下组织。在女性，用丝线缝合会阴前庭及两侧阴唇，在男性缝合阴茎海绵体及包皮瓣及分裂的阴茎头。在两侧腹外斜肌外缘弧形切开腹外斜肌腱膜并连同腹直肌前鞘向中线分离形成蒂在中线的腱膜前鞘组织瓣，向内侧翻转重叠缝合于腹壁缺损区，腹壁松弛者形成腹壁皮瓣移至中线区创面上，逐层缝合。腹壁紧张者，修整创面周围的瘢痕组织，下腹部创面的覆盖可用：一侧阔筋膜张肌肌蒂肌皮瓣带蒂转移；吻合血管的筋膜皮瓣及肌皮瓣游离移植修复。术后 72 小时拔除皮瓣下引流管，术后 10～14 天拆除缝线，术后 2 周拔除膀胱引流管，切口愈合后拔除导尿管恢复自主排尿。第二次手术以矫治阴茎背曲及阴茎短缩为主，同时进行脐成形，外阴整形，并发肛门及其他畸形需另次手术治疗。阴茎背侧皮肤切口，切除阴茎体背侧瘢痕组织及增进取的阴茎白膜，分离尿道海绵体与两侧阴茎海绵体，将阴茎海绵体向背侧移位并合并

缝合，使尿道与阴茎海绵体恢复解剖位置，并可使尿道根部紧缩，以控制排尿，可以协助矫治尿失禁。利用截骨术或耻骨联合合并术矫治耻骨联合分离，可以有效地使两侧阴茎海绵体脚合并，延长阴茎。

**注意事项** 第一期手术治疗后，多不能使患者的治疗完成，随着发育可以出现继发畸形，如阴茎背曲畸形，可呈 90°，阴茎短小，但是周径常正常，耻骨联合分离多不能在第一次完成治疗，仍有尿失禁。膀胱外翻常伴尿道上裂，膀胱颈部括约肌连续性中断，将其向两侧游离后缝合恢复其连续性，即能达到部分控制排尿。但一期修复时，为保证分裂的膀胱壁的良好愈合，经尿道留置的橡皮导管常较粗，必要时进行二期膀胱颈部紧缩术，即能达到较好控制排尿。但总体来说，外翻膀胱逼尿肌修复后达正常功能者较少。膀胱输尿管反流率为 100%。

(李养群)

xiāntiānxìng nǚxìng niàodào xiàliè
# 先天性女性尿道下裂 （con-genital female hypospadias） 女性胚胎发育第 9 周时沃尔菲肾管（Wolfican）管，中肾管发育缺损，导致尿道开口没有开口于正常阴道前庭，而以异常尿道结构开口于阴道前庭至尿道内口异常位置的先天性畸形。是一种很少见的先天畸形，常与其他畸形合并存在，如泄殖腔畸形、女性假两性畸形以及输尿管异位开口等。也可以与神经性膀胱以及肾上腺增生症同时存在。目前尚未明确的发病率统计。有学者将此病称为女性尿生殖窦畸形。也有学者将此病并入女性尿道阴道瘘进行叙述。

**分型及临床表现** ①阴道前庭型女性尿道下裂：患者尿道外口开口于阴道前庭，但位置低于正常尿道外口，且位置较深，处女膜位置也较深，尿道外口的乳头形状不完整，距处女膜基部距离小于正常的 1～2cm。此类患者常症状轻微，不引起患者及医师的注意。②阴道型女性尿道下裂：又称不完全性女性尿道下裂。患者处女膜正常，尿道阴道膜发育不全，尿道外口开口于阴道前壁，尿道外口位置较深。女性尿道明显变短，可有轻度尿失禁，或婚后及性生活后出现明显尿失禁，常需要手术治疗。③完全性女性尿道下裂：患者尿道阴道隔膜完全缺损，尿道完全裂开于阴道内，伴有尿道括约肌的发育不全，重者有膀胱颈颈部括约肌发育不全，患者有中等程度的尿失禁。多伴有其他泌尿生殖系疾病。女性尿道下裂患者，因为尿道较短，可有尿急、尿频、尿痛的排尿刺激症状或尿路感染表现，如尿道炎、膀胱炎、外阴阴道炎等。

**治疗** 儿童时，因患者外阴尚未完全发育，不宜行尿道成形手术。完全型者，先行膀胱颈部重建，待发育成熟后再行尿道重建手术。尿道成形术：患者截石位，显露阴道内缺损尿道，沿异位尿道口与正常尿道外口处，切开局部黏膜下组织，形成宽 1.5～1.8cm 的黏膜瓣条，以 10～12 号导尿管为支撑，可吸收线卷管缝合成尿道，两侧阴道括约肌缝合覆盖切口成尿道壁第二层，缝合两侧切口黏膜为第 3 层。尿道外口移至正常位置，与局部前庭黏膜缝合。阴道内填碘仿纱条。术后导尿管接尿液引流袋，7～10 天拔除导尿管，自行排尿。术后 7 天拆除缝线。

**注意事项** 术前 1 天及术晨进行清洁灌肠，术后无渣或少渣饮食，以达到术后 3~5 天无排便，以利伤口愈合。尿道成形后，对患者尿失禁症状多有明显改善，如曾行良好地膀胱颈部重建，一般均可达到良好地控尿效果。

（李养群）

## 先天性无阴道 xiāntiānxìng wúyīndào

先天性无阴道（congenital absence of vagina） 女性婴儿在出生时缺乏全部或部分阴道的先天性畸形。又称先天性阴道缺如或先天性阴道闭锁。俗称石女。是一种比较常见的女性泌尿生殖系统的先天性畸形（图）。其发病率占女性新生儿的 1/10 000~1/4000。

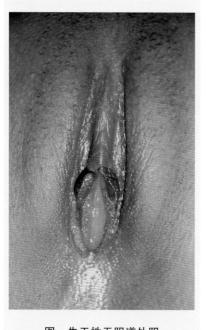

图 先天性无阴道外阴

**病因及发病机制** 女性阴道的发育来源于胚胎的两个部分，阴道的上段是由两侧副中肾管（米勒管，Müllerian duct）中段和尾段合并形成；阴道下段主要由尿生殖窦发育而来，副中肾管最尾端与尿生殖窦相连，分裂增殖形成圆柱状实体称为阴道板，阴道板由上向下贯通，即形成阴道腔的下段。先天性阴道缺如主要是由于胎胚期双侧副中肾管下端在会合并向尾端伸展的过程中出现发育停滞，以致未能在直肠、膀胱间隙处形成阴道。

**分类** 先天性无阴道畸形一般划分为完全性和不完全性两类，多数患者属于完全性无阴道，系副中肾管发育不良所致，常合并有子宫未发育、幼稚子宫，有时仅有子宫双角残留，这类患者多数为迈耶-罗基坦斯基-库斯特-豪泽综合征（Mayer-Rokitansky-Kuester-Hauser syndrome），简称 MRKH 综合征。通常患者的输卵管、卵巢、女性第二性征及全身生长发育正常，有时可伴有泌尿系统或骨骼系统畸形，如肾缺如、马蹄肾、游走肾、输尿管异位开口等。绝大多数患者在正常阴道口部位无阴道痕迹，表现为完全闭锁的阴道前庭黏膜；少数患者阴道前庭的阴道口部位有阴道口残迹，呈浅浅地向内凹陷。部分患者为不完全性无阴道畸形，除具有接近正常的女性第二性征外，发病机制以尿生殖窦发育不良为主，表现为阴道下段的缺如，又称为阴道闭锁，此类患者可以有发育正常的子宫和输卵管，青春期后，因为月经血无法排出，常有临床症状。

**临床表现** 患者多数表现为女性体型，具有正常的乳房发育、阴毛分布及外阴形态等女性性征，多因在青春期后因无月经来潮的原发性闭经到医院就诊。

**诊断** 根据原发性闭经的主诉、女性体态及外阴形态，前庭部未发现阴道或仅有浅窝，超声检查提示无阴道、无子宫或子宫发育不良，对这种患者做出临床诊断并不困难。妇科检查提示：患者外阴部阴蒂、大小阴唇、阴唇沟级会阴后联合等结构都发育正常，但阴道前庭部尿道外口下方没有阴道或仅有阴道口残迹，表现为很浅的隐窝，肛门指检多数难以触及子宫，有时可及发育不良的幼稚子宫，个别患者可触及因经血充盈而胀大的子宫。B超检查提示：双侧输卵管和卵巢发育正常，多数没有子宫及阴道，少量患者具有幼稚子宫或发育接近正常的子宫；染色体核型检查为 46, XX。主要与尿生殖窦发育不良、继发性阴道闭锁和两性畸形相鉴别诊断。

**治疗** 主要是在婚前半年到 1 年实施阴道再造手术，以帮助患者适应婚姻生活，但对子宫发育良好者则应在青春期出现周期性腹痛的症状后，及早手术以帮助经血排出。先天性无阴道患者多数不能生育。有些患儿同时存在泄殖腔多种畸形，可在矫治其他畸形的同时，利用肠管进行阴道成形。

（李 强）

## 阴道成形术 yīndào chéngxíngshù

阴道成形术（vaginoplasty） 利用组织移植的方法，在需要阴道重建患者的会阴区再造一个新阴道的手术。这是女性生殖器官重建的一类手术，目的是在直肠-膀胱间隙形成一个足够大小的腔穴，使患者能够进行正常的性活动。

**适应证** 主要适用于先天、后天性阴道缺损，阴道狭窄，以及男变女变性患者。其中最为常见的是先天性阴道缺如患者。

**治疗方法** 阴道成形的方法包括手术和非手术两大类。

**非手术治疗** ①操作原理：通过机械顶压的方法，利用组织的弹性，在会阴区域形成一个可以满足性生活要求的类似阴道的腔穴样结构。②操作方法：1938年由弗兰克（Frank）首先报道非手术阴道成形方法，它应用不同大小的硬质棒状物在会阴、尿道和直肠间向内逐渐顶压形成人工阴道。1981年英格拉姆（Ingram）报道采用自行车坐凳顶压法，椅座前端装有不同大小的顶压用扩张棒，利用躯体重量代替手部操作，以15~30分钟间隔顶压，每次至少2小时，一般需4~6个月时间，可获得比较满意效果，形成满足性生活需要的人工阴道。有些报道指出，无阴道患者约90%通过模具压迫可成功形成解剖上及功能上的阴道。78.6%患者对性生活满意。非手术治疗的优点是：操作简单，所形成的阴道黏膜接近正常的阴道上皮。缺点是依赖于患者的忍耐力，许多患者因局部疼痛、出血、需时间较长等原因而不能坚持。外阴发育良好，阴道前庭部黏膜弹性好，有浅在陷凹者，是其适应证。

**手术治疗** 是阴道再造的主流方法，早在1594年，普拉特（Felixplatter）就开始进行阴道再造的尝试，但未能成功。1817年迪皮特朗（Dupuytren）创用了膀胱与直肠间造穴的方法。1898年阿贝（Abbe）首先将中厚皮片套在填满碘仿纱布的橡胶囊上，植入直肠膀胱间隙，再造阴道获得成功。手术原理：在会阴区阴道前庭的部位切开局部组织，分离直肠膀胱间隙形成容纳新阴道的腔穴，然后利用组织移植的手段，转移一些带有上皮或类似上皮结构的组织，覆盖在腔穴的创面上，形成类似阴道的器官。为了防止再造的阴道收缩变窄，一般需要应用一段时间的模具支撑。阴道

再造手术主要分为两个部分：即阴道腔穴成形和再造阴道腔穴的覆盖。

**阴道腔穴的成形** 比较成熟的有两类方法：①直接造穴法。②肿胀造穴法，前者是在阴道前庭尿道下方1cm左右，接近正常阴道口位置做U型或X型切开，分离肛提肌，进入膀胱直肠间隙，钝性或锐性剥离，形成宽可容纳3指、长8~10cm的腔穴。肿胀法造穴技术是采用注射的方法先在直肠膀胱间隙注入150~200ml的盐水，然后进行传统的造穴，该方法的优点是增加了直肠膀胱间隙的距离，可减少损伤邻近器官的风险。

**成形阴道腔穴的创面覆盖** 创面覆盖组织的质量对能否建造一个解剖和功能接近正常的阴道有很大的影响。按腔穴覆盖组织不同，目前的手术方法主要包括以下几类。①自体组织游离移植法阴道再造：a. 游离皮片移植法阴道成形术，即在模具上采用断层皮片创面向外缝合成一个管状，和模具一起嵌入成形的阴道腔穴中，以覆盖阴道腔穴的创面。本方法系阿贝（Abbe）于1898年首先提出并获得成功，1938年由麦金杜（McIndoe）和巴尼斯特（Banister）将这个方法进行推广。他们应用该方法行阴道再造96例，成功率为83%。之后，弗罗斯特－阿纳（Frost-Arner）、莉泽洛特（Lieselotte）、塞恰（Seccia）对该方法相继进行了报道，该术式的优点是简单易行，再造的阴道有足够的长度和宽度，可满足性生活的要求（图1）。缺点是再造阴道干燥，对阴道模具有一定的依赖性，供区遗留手术瘢痕。如果较长时间不使用模具且没有性生活，可出现阴道挛缩。一般

认为应用中厚皮片再造阴道成功率在80%以上，手术成功的关键是正确的使用模具。2004年阿肯·塞尔丘克（Akn Selçuk）推荐应用全厚皮片再造阴道，并设计了蒂在下的三角形黏膜瓣。认为可以较早手术（13~14岁）且阴道模具支撑时间较短（3~6个月）。为了提高植皮的成功率，也可采用网状植皮法阴道成形，只是对模具的依赖较高。霍克尔（Hockel）等推荐用头皮游离移植进行阴道成形术，取皮厚度在0.25mm时，供区可不遗留明显瘢痕。b. 口腔黏膜阴道成形术：2003年林（Lin，音译）等和耶希姆（Yesim）等分别报道了8例和4例先天性无阴道患者用自体颊黏膜片游离移植再造阴道取得成功，经15个月的随访，重建阴道能保持足够的深度和宽度，有黏液分泌，性生活满意，且口腔内瘢痕不明显，张口不受限。2006年李森恺等采用口腔黏膜微粒游离移植结合多孔硅胶模具支撑，再造阴道获得成功，48例患者均反应良好，无明显并发症出现。口腔黏膜微粒移植阴道成形术是一种较好的阴道重建技术，其优点在于：手术操作简单、供区无明显痕迹、外观逼真、再造阴道光滑、湿润（图2），性生活满意，成功率高、并发症少，有较大的应用前景。②肠管带蒂转移阴道成形术：a. 乙状结肠阴道成形术，即截取一段血液供应丰富的乙状结肠移入成形的阴道腔穴中覆盖腔穴创面成形阴道，然后进行肠吻合术。鲁格（Ruge）于1914年首次报道，之后，很多学者应用此方法行阴道再造，并随着科学技术的发展，借助腹腔镜完成此手术。该术式的优点有：局部解剖位置适宜，可提供足够

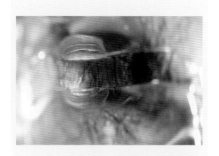

图1 皮肤再造阴道腔穴内观

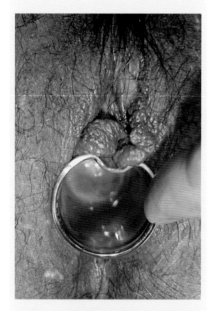

图2 口腔黏膜微粒再造阴道腔穴内观

的肠段，丰富的血液供应，阴道成形后柔软润滑，接近正常阴道，管腔宽大，黏膜皱襞良好，符合正常的生理功能要求；缺点是手术风险较大，需经腹阴联合切口行肠切除吻合，可发生肠吻合口瘘，黏膜脱垂，黏膜破裂出血等并发症；切取肠管创伤大，围术期要求严格，术后肠腺大量分泌致阴道有异味等。2006年何向群等发现乙状结肠代阴道成形术后仍需要佩戴模具，至少应佩戴模具1个月，否则可发生阴道狭窄。b. 回肠阴道成形术，由于乙状结肠移植成形的人工阴道分泌的黏液带有较重的异味，性生活之初

常有阴道出血，须数月后才能完全消失，所以有学者提出用带血管蒂回肠段移植成形的阴道。赵耀忠等在国内、外首先报道腹腔镜辅助下带血管蒂回肠襻移植阴道成形术肠代阴道手术。伍冀湘等相继进行了62例报道。该手术优点为切口隐蔽，对腹腔内环境的干扰小，胃肠功能恢复早，肠粘连等并发症减少。缺点为术后早期阴道的分泌物较多，但无明显异味且逐渐减少，3个月以后趋于稳定；对阴道模具有一定的依赖性，过早脱离模具容易出现阴道口狭窄；可出现肠梗阻等并发症。③腹膜阴道成形术：又称达维多夫（Davydov）术。是采用腹阴联合或阴部术式，将盆腔壁腹膜带蒂移入成形的阴道腔穴中，覆盖穴腔壁，成形阴道。本术式由达维多夫（Davydov）在临床上推广。阴道成形后，覆盖腔穴的腹膜会逐渐消失，同时完成向上皮化的转变。该术式的优点是手术操作较简单，成功率高，新形成的阴道分泌物为酸性，阴道黏膜可鳞状上皮化，形态和功能与正常阴道上皮相似，术后患者性生活满意度较高。缺点是术后佩戴模型时间长，阴道易有肉芽，愈合较慢，远期随访个别患者出现阴道顶端塌陷。目前更多的学者倾向于采用腹腔镜进行带蒂腹膜移植阴道成形手术，认为创伤小、效果可靠、并发症少。④皮瓣法阴道成形术：是阴道成形的重要方法，采用邻近的皮瓣带蒂转移到成形的阴道腔穴中，覆盖腔穴的创面，成形阴道。优点是皮瓣内含丰富的血管和神经，再造阴道可有感觉，富有伸展性，对阴道模具依赖性较低。缺点是再造阴道臃肿，供区有明显瘢痕，影响美观。常用的有以下几种。

a. 阴唇皮瓣阴道成形术，宋儒耀于1963年首次提出，采用由阴部外浅动脉和阴唇后动脉供血的小阴唇皮瓣结合游离植皮进行阴道再造术，取得较好的效果。2005年刘毅等对该术式进行了改良。阴唇瓣法手术创伤小，操作简单，成功率高，感觉敏锐；但形成的阴道组织量不足，腔穴较浅，且破坏了外阴部外形。b. 下腹壁皮瓣阴道成形术，陈宗基等于1986年首先提出，采用含有腹壁浅血管左腹壁皮下蒂皮瓣再造阴道，治疗10例患者均获成功。其优点为皮瓣易成活、并发症少、再造阴道壁柔软有弹性；外阴形态正常（图3）、不需佩戴阴道模具，供瓣区缺损能直接缝合；术后再造阴道被轻度内缩，会阴部不露痕迹。缺点是阴道感觉较差。c. 腹壁下动静脉蒂上腹部岛状皮瓣阴道成形术，熊世文等于1987年首先报道，其优点在于皮瓣供血充沛，成活更为可靠，转移较方便。d. 腹壁下动脉穿支皮瓣法（DIEP）阴道成形术，该方法的优点可以保留完整的腹直肌前鞘及腹直肌，在保证皮瓣可靠血供的同时，又能保证供区腹直肌功能完好无损。适用于广泛的阴道肿瘤切除，需要较多组织充填者，缺点是手术操作复杂，遗留较明显的供区瘢痕，局部臃肿，皮瓣的血供不如DIEP可靠。e. 阴股沟皮瓣阴道成形术，黄（Wee，音译）等1989年由首次报道，1990年何清濂等相继报道，该术式采用双侧包含阴唇后动脉的阴股沟皮瓣作为再造阴道腔穴的创面覆盖组织，其优点为皮瓣轴心血管恒定且有神经分布；皮瓣厚薄适度，再造阴道壁柔软、富有弹性；供区隐蔽，能够直接缝合，术后不需佩戴阴道模具。缺点是阴股

沟处会留有瘢痕（图4），再造阴道可能有毛发生长，两侧大阴唇术后常向外敞开，外观不太自然，皮瓣术后可能发生脱垂。f. 大阴唇皮瓣阴道成形术，利用双侧阴唇组织，在外阴部形成一袋状结构来替代阴道。手术简单、安全，效果尚可，但仅适于外阴发育良好者，易患尿路感染。g. 腹股沟岛状皮瓣阴道成形术，利用扩张的腹股沟岛状皮瓣覆盖阴道创面，方法简单，阴道内无毛发，不需佩戴模具，并发症较低，供区可直接缝合。⑤肌皮瓣法阴道成形术：肌皮瓣血供可靠，抗感染能力强，组织量丰富，主要适用于外阴恶性肿瘤切除后的阴道再造。较常用的是股薄肌肌皮瓣。具有位置邻近、操作方便、血供好、易存活等优点，可用于会阴区大面积组织缺损的整复。也可应用阔筋膜张肌、臀大肌及腹直肌肌皮瓣行外阴肿瘤切除术后的阴道再造。⑥其他方法阴道再造术：a. 前庭黏膜上提法阴道成形术，又称韦基耶蒂（Vecchietti）阴道成形术。1969年，韦基耶蒂（Vecchietti）对弗兰克（Frank）的方法进行改良，通过手术在患者的会阴前庭处用牵引线固定一橄榄状的顶压物，牵引线的远端自直肠尿道间隙引出至腹壁外，通过牵拉此牵引线对会阴前庭进行逐渐顶压，最终通过会阴前庭黏膜的上提而形成阴道。腹腔镜技术的引入对韦基耶蒂手术进一步简化，使之具有了操作简单、创伤小、外观正常，具有一定的性感觉等优点，但是牵拉过程中的疼痛以及形成的阴道腔穴大小有限是其明显的缺点。b. 同种异体上皮组织阴道成形术：即采用异体脱细胞真皮、胎儿皮、新鲜羊膜等组织覆盖阴道成形穴腔的创面，在创面上形成一层纤维支架或暂时的上皮覆盖，便于阴道前庭上皮向内爬行。成形后的阴道壁最终由黏膜覆盖，与自然阴道相似。这类术式简单、安全、创伤小，但创面完全愈合时间较长，换药比较痛苦，一般需要3~12个月，成形阴道易发生挛缩、狭窄，术后须放置阴道模具。c. 组织工程技术在阴道再造中的应用：组织工程学的兴起为阴道成形提供了一种可能的技术手段。其研究也取得了初步结果。2003年，菲利波（Filippo）以兔阴道黏膜上皮细胞、平滑肌细胞作为种子细胞，在体外培养扩增后种植于PGA支架上，培养24~48小时后植入裸鼠皮下，6周后形成类似阴道样组织。2007年，帕尼奇（Panici）培养人阴道前庭黏膜，扩增后用于该患者阴道成形术后阴道腔面的覆盖，术后1个月观察所形成的阴道长度和厚度及组织活检均接近正常阴道，周佳等进行了阴道黏膜上皮细胞和平滑肌细胞的体外培养的研究，结果证实其可作为阴道组织工程的种子细胞。因此，2006年阿塔拉（Atala）等认为组织工程化的阴道组织将来可能应用于临床。

**术后处理** 阴道成形术后处理一般包括两个方面。①全身支持：包括应用卧床休息、抗菌药物和止血药物的应用，控制饮食及控制排便等。②局部处理：包括更换敷料，应用阴道支撑模具，局部清洁处理等，其中模具应用尤为重要。

**阴道模具的应用** 阴道模具的应用是阴道成形术后非常重要的一环，理想的阴道模具应对人体无害，符合阴道的正常解剖形态，尿道膀胱和直肠功能不受影响，使用方便，容易清洁。阴道模具分软性和硬性两类。软性模具由软质橡胶或硅胶膜填塞纱布组成，于阴道再造术后即时应用，使腔壁覆盖组织与阴道腔穴创面密切贴合，保证其组织固定和创面愈合。硬性模具主要由硅胶、聚苯乙烯、玻璃、塑料及橡胶等材料制成。用于术后再造阴道的支撑，防止新形成的阴道粘连和缩窄。一般主张术后3个月内持续放置，3个月后改用间歇放置，直至6个月后阴道腔壁不再挛缩时停用。

**不良反应和注意事项** 阴道成形术采用不同的方法，具有不同的风险，可引起不同的并发症，

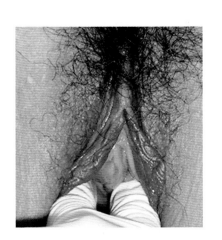

图3　腹部皮瓣再造阴道腔穴内观

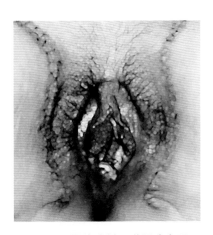

图4　阴股沟皮瓣阴道再造会阴外观

常见的并发症主要有三类：①成形阴道本身的并发症，如出血、炎症，转移覆盖组织成活不良，阴道腔穴创面愈合不好，腔穴收缩狭窄，腔穴深度不足、气味不佳等。操作时要注意止血、移植组织固定、保证转移组织的血供，同时要注意无菌操作。②损伤邻近器官引起并发症，如损伤直肠、尿道和膀胱形成瘘，损伤腹腔脏器引起肠坏死、肠粘连、肠梗阻。操作时要注意保护盆腔邻近器官、保护腹腔器官、保证肠管的吻合效果等问题。③转移组织供区并发症，如供皮区愈合不良形成瘢痕挛缩，供肠区血供不良形成肠瘘、肠坏死等。选择供区是要尽量选择对供区损害较小的部位，同时要采用一定的措施，减少供区畸形。

(李 强)

niàoshēngzhídòu fāyù bùliáng

## 尿生殖窦发育不良 （urogenital sinus hypogenesis） 女性尿生殖膜发育不全，导致的在阴道和尿道之间的一个持续相通，依据这个相通位置的不同及伴发的相关综合征而表现出不同临床症状和体征的泌尿生殖系统先天性畸形。

**尿生殖窦胚胎发生学** 在胚胎发育第 4~7 周，尿直肠隔发生，将泄殖腔隔为前后两部分，后方为直肠肛管，前方即尿生殖窦。在尿生殖窦发育过程中，中肾管在输尿管开口以下的一段扩展并入尿生殖窦后壁，中肾旁管合并后的尾端形成一实心小突起，凸向尿生殖窦壁，在窦内面形成隆起，称为窦结节。窦结节表面的尿生殖窦内胚层增生为窦阴道球，并逐渐长大形成阴道板，在胚胎 5 个月大小时逐渐完成管腔化过程，形成阴道。

**病理解剖及分型** 阴道和尿道的交汇点连续的发生在膀胱到会阴部任一水平，可测量共同管道的精确长度，以确定阴道和尿道的合流水平。持续的、复杂的尿生殖窦畸形可以发生在四种情况下，通常发生在生殖器不明，即女性假两性畸形患者，伴有先天性肾上腺增生症。亦可表现为一个纯粹的尿生殖窦与正常的外生殖器。如涉及三个系统，生殖器官、泌尿系统和直肠各自孤立的开口于会阴部。另外，女性生殖器外翻已被认为是尿生殖窦发育不全一种表现形式。目前关于尿生殖窦组织胚胎学来源认为：上 2/3 来源于米勒管，下 1/3 来源于尿生殖窦。尿生殖窦发育不良往往伴发米勒管、中肾管和中肾旁管发育障碍，但尿生殖窦畸形主要是累及阴道的畸形。国内的专家将尿生殖窦发育不良根据阴道畸形类型分为：①先天性无阴道或阴道闭锁。②阴道横隔。③阴道斜隔。④阴道纵隔。⑤处女膜闭锁。这种分型实质上是简单的依据阴道的畸形而分类，往往是有多个组织胚胎结构的发育障碍而形成。

**临床表现** 尿生殖窦发育不全发病情况国内无确切的临床统计学资料，多以复杂的泌尿生殖系畸形综合征形式存在。临床表现多样，患者常常以每月规律性的尿中带血或婚后性生活困难而就诊。同时伴有很多其他临床症状和体征，肾上腺增生症患者可有电解质异常、高血压及满月脸表现，外阴酷似男性，阴蒂肥大，在阴蒂中下部见尿道外口，无阴道，大阴唇发育似阴囊，外阴及腹股沟区未触及睾丸；下腹部肿物，可能是一个积水子宫或阴道，这与排尿时尿液优先进入阴道及

阴道的排水功能差有关。

**诊断** 腹腔及盆腔超声、MRI 检查有助于发现伴发畸形。对比造影剂充填整个膀胱、尿道、阴道及泌尿生殖窦和诊断性内镜检查有助于诊断，对外科手术重建正常的泌尿生殖系解剖关系提供依据。血皮质醇、尿 17-羟类固醇及 17-酮类固醇水平，染色体核型检查有助于明确诊断。

**治疗** 尿生殖窦发育不良与生殖器畸形有关，常伴有阴蒂肥大、阴唇融合和小阴唇缺失，外科手术治疗主要包括：①阴蒂成形术。②阴唇成形术。③阴道成形术。原则上手术时机越早越好，考虑到手术效果，一般建议在 3 岁左右手术。

**低位阴道尿道合流者** 适合选用皮瓣阴道成形术，皮瓣必须足够长和宽，以无张力的吻合到阴道，以及提供一个正常的阴道入口的直径；部分患者只是单纯的阴道外口狭窄，亦可以在会阴部做 V 形切口，形成 V 形皮瓣插入切开处，形成宽阔的阴道口。尿生殖窦直接缝合下拉到会阴形成尿道外口。

**高位阴道尿道合流者** 最好的解决方法是"下拉式"阴道成形术，下拉式阴道成形术往往是名不副实，分开的阴道并不能到达会阴部，需要皮瓣上拉再造一段阴道，同时窦管腔化围绕 Foley 尿管形成尿道。对于更复杂一些泌尿生殖窦畸形手术更为困难，相关并发症亦明显增多。

(张金明)

yīndào xiázhǎi

## 阴道狭窄 （colpostenosis） 各种原因导致的阴道管腔狭窄，不能容纳或很难容纳正常成年男性的阴茎，性交困难甚至不能性交的疾病。分为先天性阴道狭窄和

后天性阴道狭窄两种，后者较为多见。

**病因** 先天性阴道狭窄系在胚胎发育期，双侧中肾旁管会合后最下端仅部分贯通未完全融合所致。后天性的阴道狭窄多由以下因素造成。

阴道外伤 ①烧伤或烫伤所致的会阴部瘢痕挛缩，造成阴道口的狭窄或闭锁。②高处坠落造成的骑跨伤，车祸导致的骨盆损伤等导致阴道损伤。③难产导致的阴道裂伤。④性交致使的阴道挫裂伤等；若未及时进行阴道修复手术，均可在局部形成瘢痕挛缩导致阴道狭窄。

炎性粘连 各种感染所致的阴道炎症及非特异性外阴炎、外阴结核、梅毒等，可形成阴道内黏膜糜烂、溃疡，瘢痕愈合后导致不同程度的阴道狭窄，严重时可致阴道闭锁。

医源性损伤 ①手术损伤：由于阴道或会阴部手术处理不当所致，如在阴道手术后未坚持使用阴道模具；在阴道修补或阴道紧缩术中，阴道壁切除过多无法覆盖创面；在分娩时会阴裂伤缝合不当或会阴修补时会阴体缝合过高，致使阴道口变窄。②药物腐蚀性损伤：在阴道内放置药物如治疗阴道炎、民俗疗法、堕胎等，可因用法不对或使用了腐蚀性药物，造成阴道溃疡及瘢痕粘连。③放射性损伤：生殖器肿瘤患者如宫颈癌或阴道癌等，经放射治疗后可发生阴道狭窄。

阴道内异物 ①幼儿玩耍或精神病患者将黄豆，玻璃球等异物放入阴道内，造成阴道感染，现较为少见。②子宫脱垂安放子宫托治疗后，由于安放子宫托时间过长，压迫局部软组织，形成溃疡，以后变成瘢痕挛缩，常见。

其他 包括萎缩性阴道炎，自身免疫性疾病；如扁平苔藓、史-约综合征（Steven-Johnson syndrome）、天疱疮或瘢痕性类天疱疮、慢性移植物抗宿主病（GVHD）等，均可导致阴道粘连，造成狭窄。

**临床表现** 阴道狭窄的患者，外阴形态可正常，个别严重狭窄的阴道口呈闭锁状；经血可流出，但性交困难和性交后出血，有时甚至不能性交；也会影响受孕和分娩。对于广泛的瘢痕挛缩，若外阴和阴道下段粘连时，可伴发泌尿系症状，如尿线细、尿潴留、排尿后滴尿或反复泌尿系感染；若阴道上段与宫颈粘连时，可出现继发性闭经，甚至阴道积血、子宫积血等。但多数患者主要以性交困难而就诊。行 MRI 检查明确微小病变。

**诊断** 主诉性交困难，有或无伴随症状，有阴道损伤、感染、手术等病史，体格检查时，阴道指诊阴道内不能放入两指或放入两指困难；放置窥阴器困难，阴道壁僵硬，有些高位阴道狭窄患者在检查时可在阴道内扪及条索状挛缩的瘢痕。行阴道造影检查可观察狭窄程度及范围。对于瘢痕范围广泛，狭窄程度严重者，加行 B 超检查骨盆区域及肛门指诊检查判断是否合并其他生殖器的病变及畸形。

**鉴别诊断** 应与阴道闭锁和先天性无阴道鉴别。前者为尿生殖窦未参与形成阴道下段，导致阴道下段闭锁，长 2~3cm，阴道上段多正常。临床表现为青春期后出现逐渐加剧的周期性下腹痛，但无月经来潮。体格检查未见阴道开口，闭锁处黏膜色泽正常，肛查可扪及向直肠突出的阴道积血包块。盆腔 B 超检查可见子宫及阴道内有积液。病史及 B 超检查有助于确诊。后者为双侧副中肾管下端发育不全所致，几乎都合并无子宫或仅有始基子宫，卵巢一般正常。临床表现为青春期后一直无月经来潮，婚后性交困难。体格检查：外阴和第二性征发育正常，但无阴道口或在阴道外口处见一浅凹陷。直肠-腹部诊及盆腔 B 超检查未能发现子宫有助于其鉴别。两者均无外伤、感染、手术等病史。

**治疗** 目的是解决患者的性生活问题，提高患者的生活质量。根据病因及狭窄的严重程度，采用阴道扩张和手术治疗两大类。

阴道扩张 适用先天性阴道狭窄及狭窄程度较轻者。治疗原则是早发现，早治疗，早预防。原理是用不同口径的阴道模具对阴道口进行持续的慢性扩张。如阴道手术后在阴道置入模具，可预防其发生粘连和缩窄；而增生性瘢痕在模具的持续压力作用下，可以逐渐被拉长而与皮肤呈现平行状态，顺应性的增加，使得阴道黏膜或皮肤弹性增加，阴道逐渐被扩张，直至满足性生活的需要。操作时先用小号的模具进行扩张，由小到大，直到口径最大的模具。超过常规置模时间后，在不影响生活的前提下，仍应定期戴模具。扩张开始时阴道内放置模具较困难，若患者不能耐受，可于会阴部以 2% 利多卡因行局部麻醉或全身采用镇痛镇静治疗。阴道扩张治疗的优点是操作简单，无创。缺点是时间长，需要很强的忍耐力和毅力，部分患者由于疼痛，生活不便等原因而不能坚持；对于严重的阴道狭窄效果也不甚理想。

手术治疗 适用于后天性阴道狭窄及阴道狭窄较重，非手术方法不能解决或效果不明显者。依据狭窄部位的不同选择不同的手术方式。①阴道狭窄环切开松解术：适用于阴道中段环形狭窄。1977年戈登·希默森（Gordon Jimerson）介绍了此手术，即在狭窄处纵行切开，充分松解后横行缝合。注意只是切断而非切除环形瘢痕，若完全切除，术后很容易再次形成环形狭窄。这类手术简单，快捷，广为使用。②Z成形术：适用于阴道中段及阴道口处的狭窄，1963年由斯科特（Scott）提出，1971年威尔金森（Wilkinson）对其进行改良。即通过设计Z形皮瓣进行修复。③瘢痕切除：适用于瘢痕增生明显的。治疗在于解除挛缩的瘢痕，由于瘢痕的挛缩牵拉，使尿道直肠的解剖位置改变，手术时很容易损伤，因此在手术设计上应强调避免瘢痕松解时损伤阴道前壁的尿道或阴道后壁的直肠，以免造成阴道尿道瘘或阴道直肠瘘等更为严重的并发症。瘢痕切除后可根据不同情况进行创面修复。④游离植皮修复法：适用于有较大范围的瘢痕组织。由于手术是二类或三类切口，术区极易感染，故宜采用中厚植皮术。术中应将挛缩瘢痕彻底松解，使大腿恢复屈曲外展位，外生殖器、尿道外口及肛门完全复位。手术切口为锯齿状，以避免术后直线瘢痕挛缩造成新的畸形，特别是在肛门周围尤为注意。由于会阴部血供丰富，术中应彻底止血，避免术后血肿发生。皮片移植后应加压包扎，肛门口用碘仿纱布将肛门与植皮区隔开。手术后双大腿应固定于屈曲外展位。为防止术后皮片收缩而导致再次阴道狭窄，患者在术后还需放置阴道模具6个月，以后可仅在晚上放置。不同

于正常的阴道组织，移植的皮片不能产生润滑液体，性交时患者需使用润滑剂，但迄今为止，皮片阴道成形术仍是安全、简便、广为使用的术式。⑤局部阴唇阴道瓣修复法：适用于狭窄的范围较小且瘢痕较软有条件形成局部皮瓣者。包括阴道黏膜瓣和阴唇皮肤瓣两种。1997年尼科尔斯（Nichols）和1993年克鲁克香克（Cruikshank）指出，由于阴道黏膜质软，富于弹性，游离松弛后可覆盖较大的不同形状的创面；1994年，克劳利（Crawley）报道了用阴唇皮肤瓣修复阴道，该法适用于阴道下段的狭窄。手术时均应将深筋膜包括在皮瓣，以增加皮瓣的血供，有利于伤口的愈合。此法可与皮片游离移植联合应用修复大面积的缺损。⑥邻近轴型皮瓣修复法：多用于联合会阴部病灶切除术后皮肤缺损的修复，常与病灶切除同时进行。常用的皮瓣有腹股沟皮瓣、股前外侧皮瓣、股薄肌皮瓣、股二头肌皮瓣及大腿内侧皮瓣等。⑦阴道再造：适用于严重瘢痕挛缩，瘢痕切除后用上述方法无法修复者；阴道狭窄极其严重甚至闭锁者。阴道成形的术式多达20余种，常用的术式有腹膜代阴道成形术、肠管代阴道成形术、羊膜代阴道成形术、皮瓣或黏膜组织移植术、前庭黏膜上提术等。需根据患者的实际情况选择合适的术式。⑧狭窄阴道两侧（3点钟与9点钟）切开松解，创面以自体口腔微粒黏膜移植，模具支撑，方法安全简单，效果可靠。⑨其他：对于阴道下段的狭窄尤其是阴道口的狭窄，还可用会阴中线处垂直切开横向缝合法或外阴双侧切开法，即做双侧弧形切口，充分松解皮下组织后，分别垂直缝合。

**手术并发症** 常见并发症主要有出血、血肿、感染、皮瓣缺血坏死、尿道阴道瘘、直肠阴道瘘、阴道粘连狭窄、局部外形不美观、阴道内毛发生长、供区瘢痕增生等。

**注意事项** 术前、术后需请有经验的诊疗医师或心理医师给患者一些专业咨询、指导及心理支持。术前必须诚实告知患者关于手术的结果，阴部外形的改变，对性生活的影响及潜在的并发症，取得患者合作，这对手术的最终成功是至关重要的。术前检查明确阴道狭窄程度及范围，手术应在月经期后进行，术前3天阴道灌洗，坐浴。术后护理也极为重要，除了常规抗感染治疗及保持局部清洁外，术后依不同的术式，需坚持戴3~6个月的阴道模具，超过术后常规置模时间后，在不影响生活的前提下，仍应定期戴模具。术后要经常检查阴道长度及管径大小有无改变，以便及时发现，在未变成永久性瘢痕以前及时治疗，避免再次发生狭窄。

（张金明）

huòdéxìng yīndào quēsǔn

**获得性阴道缺损**（acquired vaginal defect） 手术或外伤造成的阴道部分或全部缺损。又称后天性阴道缺损。多见于子宫、阴道或直肠癌等盆腔恶性肿瘤行经腹会阴切除或盆腔的扩大手术合并阴道切除者，此外分娩及外伤所致的骨盆骨折导致的阴道损伤是外伤性缺损的主要原因。

**临床表现与诊断** 有明确的手术或外伤史，诊断时应注意是否合并周围器官如膀胱、直肠等的损伤及缺损。阴道是一个可扩张的圆柱形管道，其前壁与膀胱和尿道紧密相连，外侧壁是骨盆的肌肉和侧壁，后壁毗邻直肠。

如果邻近器官随同阴道一起切除，再造的要求则明显不同。基于阴道的三维结构以及缺损的部位和程度的不同将其分为四型。①ⅠA型缺损：包括前壁或外侧壁缺损。②ⅠB型缺损：是指后壁的缺损。③ⅡA型缺损：是指阴道上 1/3~2/3 的环形缺损。④ⅡB型缺损：是整个阴道环形缺损。

**治疗** 目的：①重建阴道壁，恢复阴道的完整性。②重建正常的解剖和组织构造。③提供软组织填充骨盆、促进根治性扩大切除后缺损的一期愈合。多采用皮瓣修复。常用的皮瓣有阴股沟皮瓣、腹直肌肌皮瓣和股薄肌肌皮瓣。已有很多学者使用股薄肌肌皮瓣来重建骨盆根治术后的缺损。腹直肌也有较高的成活率。每个术式都有其优缺点，尚无一种术式可以适用于所有的患者。要根据患者意愿，缺损的情况及术者的熟练程度而定。

**手术方法** 根据缺损类型不同，手术方式的选择也有差异。①ⅠA型缺损：由于邻近骨盆侧壁和耻骨联合，属于小到中度的缺损，改良的阴股沟（Singapore）皮瓣是修复这种部分缺损的理想材料。皮瓣长 6~15cm，质地薄而柔软，同时有感觉存在。双侧的阴股沟皮瓣可以用于面积更大的缺损，供区可一期闭合，即使是放疗后的区域皮瓣血供也是可靠的。缺点就是有毛发生长。②ⅠB型缺损：大部分是因结肠、直肠癌扩散到阴道后壁而行切除的患者，因此缺损不仅包括阴道壁还有盆腔的内容物，有的还包括尾骨。对于这类患者需要中到大面积的皮肤来修复阴道壁，同时还需要大量的软组织来填充盆腔的后方。对于很多行经中线剖宫产的患者，选择腹直肌皮瓣具

有血供可靠、能提供大量的皮下组织和肌肉和供区损伤小的优势。对于那些术前或术中接受过放疗的患者，腹直肌皮瓣可以将填充盆腔内的死腔，加快术后恢复和减少并发症。如果腹部皮下脂肪多的患者，选择腹直肌皮瓣过于臃肿，建议使用双侧的阴股沟筋膜皮瓣。③ⅡA型缺损：主要见于宫颈癌等妇科肿瘤复发后侵犯阴道的上部，手术切除后导致的阴道上 1/3~2/3 的环形缺损。如果保留了足够的阴道穹隆，不需要再造阴道；如果切除的范围更大，则需采用皮瓣重建上 2/3 的阴道。如果盆底完好的话，可以选择腹直肌瓣再造阴道。通常肿瘤扩大切除手术时已经将乙状结肠切除，难以再用乙状结肠来再造阴道，并且肠管再造阴道后本身的分泌物也会困扰不少患者。④ⅡB型缺损：这类缺损需要能够提供大量皮肤和皮下组织的皮瓣。双侧的股薄肌肌皮瓣因供区靠近缺损，较容易通过隧道到达会阴区，是修复再造这类缺损的较好选择。

**术后处理** 全身支持，卧床休息，应用抗菌和止血药物，控制饮食及排便等。局部处理，包括更换敷料，局部保持清洁，应用模具等，其中应用模具尤其重要。

**并发症** 伤口出血，直肠、尿道及膀胱的损伤，皮瓣坏死，阴道口狭窄，性生活出血等。

（张金明）

pángguāng-yīndàolòu

**膀胱阴道瘘**（vesicovaginal fistula） 膀胱与阴道之间形成的异常通道。是泌尿生殖瘘中最常见的一种。由于持续失控的阴道漏尿，给患者带来严重的身心损害。

**病因及发病机制** 发达国家

和发展中国家病因具有显著不同。在发达国家，90% 瘘管源于妇科手术并发症、放射治疗损伤或肿瘤侵犯。而在发展中国家瘘管形成主要源于产科创伤，有上百万名妇女患此症，主要集中在非洲，近年来随着医疗卫生条件的改善，产伤所致的比例有所减少，而妇科手术损伤引起的尿瘘有增加趋势。膀胱结核及先天性原因所致的膀胱阴道瘘较少见。

**临床表现** 主要表现为持续失控的尿液从阴道漏出，具体症状与瘘管的位置、大小及瘘管的形成原因密切相关。漏尿出现的时间因病因而异，产伤导致的瘘管患者于产后即有尿液自阴道流出；因妇科手术形成的瘘管，术后 5 天至 2 周始有阴道漏尿；而放射性损伤引起的瘘管是由于组织慢性、进行性缺血所致，在放射损伤 30 天后甚至数年后才表现出来。漏尿量与瘘管的大小和位置有关。瘘管大的时候，由于尿液持续由阴道流出，膀胱储尿量极少，以致从无尿意而无法经尿道排尿。瘘管微小，尤其是位置较高时，患者可以经尿道排出正常容量的尿液。由于阴道黏膜及外生殖器周围皮肤长期受尿液浸湿，可以出现阴道炎、皮肤感染、湿疹、表皮脱落及脓疱形成等症状。

**诊断与鉴别诊断** 损伤的病史、漏尿的临床表现，结合亚甲蓝试验、阴道检查和膀胱镜检查或膀胱造影等可以做出诊断。鉴别诊断包括输尿管阴道瘘，压力性或急迫性尿失禁，盆腔血肿，输尿管异位开口等。所有患者术前均应做膀胱镜和尿道镜检查，了解瘘口性质、数目、大小、位置、瘘孔与膀胱三角区输尿管开口、尿道内口的关系，还应行 B

超检查，了解有无输尿管损伤或梗阻及双肾功能情况。

**治疗** 原则上应尽快闭合瘘管，恢复膀胱自主排尿。同时控制其他合并症状，如泌尿生殖道炎症、外阴炎等。分非手术治疗和手术治疗。

**非手术治疗** 确诊后先行保守处理，待其自行愈合以期瘘管缩小或完全闭合。如大部分尿液经由导尿管流出，则可停留导尿管持续引流2~3周，以利瘘口缩小。极细小的瘘管偶可自行愈合。1~3mm瘘管可经阴道或膀胱电凝瘘管腔面上皮，术后留置导尿2周以上，部分病例可以愈合。亦有报道使用纤维蛋白胶注射于瘘口周围成功修补放疗损伤造成的瘘管。

**手术治疗** 大部分需手术修复。因放疗引起的由于局部组织血供差，手术修复较困难。对于宫颈癌直接侵犯膀胱引起的瘘口难于用手术进行修补，因此上尿路往往需要尿流改道术，如输尿管乙状结肠吻合术。

**手术时机** 取决于病因、位置、大小及周围组织的质量。新鲜清洁的瘘管宜即刻手术修复；有感染或坏死的瘘管，当坏死组织吸收、炎症和水肿消退及瘘管大小稳定后，宜尽快手术修补，以减轻患者受尿液浸渍的身心损害。因产程过长或梗阻性分娩造成的瘘管需要3~6个月时间，让组织水肿消退。而由于盆腔手术造成的瘘管一般可在6~8周后修复。

**手术方式** 主要入路有经阴道、经腹、经膀胱三种。根据瘘口位置、大小、局部情况及全身一般状况选择合适的手术方式。大多数的膀胱阴道瘘都可经阴道修补。经阴道径路有并发症低、

避免膀胱造口和恢复快的优点。复杂的瘘管（高位、多发性、固定在腔壁及不能触及者）则可能要求经膀胱或腹腔来进行修补。部分困难尿瘘，需经阴道、经腹联合途径同时进行。如瘘管紧贴输尿管口，放置输尿管导管有助于防止手术时误伤输尿管。目前尚无任一径路可处理全部类型的瘘管。不论用何种径路，瘘管的成功修补有赖于组织的良好血供、局部组织无感染和癌肿侵犯。此外，手术中良好的暴露，瘘口的无张力缝合，以血供丰富的组织覆盖缝合的瘘口，术后通畅的尿液引流等对手术的成功也非常关键。在反复修补失败，或有广泛恶性变时，应考虑尿流改道。

**手术方法** 简单的瘘口可以松解游离周围组织后分层缝合关闭瘘管，瘘口处外翻缝合，经阴道径路还可以选用阴道壁黏膜瓣翻转修复、带蒂阴唇皮瓣、大阴唇脂肪瓣填充修复，经腹径路则可以选用腹膜或大网膜瓣修补尿瘘。对于困难尿瘘，如局部瘢痕严重、巨大瘘孔或放疗后瘘管，利用上述组织瓣的修复可以提高手术的成功率。

**合并损伤的处理** 多达20%的梗阻性分娩引起的膀胱阴道瘘伴有直肠阴道瘘或未愈合的会阴三度撕裂。通常在膀胱缺损未修补前不应修补直肠缺损，以免缩窄阴道，妨碍前阴道壁手术。两瘘管不应同时修补，因为组织的移动会导致张力，常使膀胱修补再裂开。合并尿失禁患者可同时或分期行耻骨阴道肌悬吊术、耻骨后尿道固定术等。

**注意事项** 术后必须保护缝合处免受张力，至少维持膀胱排空2周。术后早期应限制患者移动及预防过度用力以免增加腹压。

拔除导尿管后定期排尿可减低缝合处的张力。术后禁止性生活至少3个月。

**手术并发症** 膀胱阴道瘘即使成功修补后也可能发生压力性尿失禁，原因包括括约肌的缺损、瘢痕形成、尿道硬化影响尿道闭合以及明显的收缩影响膀胱的顺应性。用组织瓣间位移植修复的方法可一定程度减低组织的硬度。

**预防** 大多数膀胱阴道瘘是可以预防的。首先应加强医疗环境建设，加强卫生宣教工作，提高住院分娩率，认真开展产前检查，减少产伤所致膀胱阴道瘘。盆腔手术时应注意勿损伤过膀胱三角区和盆底局部血液供应，导致膀胱尿道壁缺血坏死而形成膀胱阴道瘘。在剖宫产、腹部或阴道手术前用导尿管排空膀胱可以有效避免损伤膀胱。

（张金明）

**niàodào-yīndàolòu**

**尿道阴道瘘**（urethrovaginal fistula） 尿道与阴道之间形成的异常通道。可分为先天性和后天性尿道阴道瘘两类，后天性根据病因又可分为医源性、肿瘤性及外伤性等。

**病因及发病机制** 先天性尿道阴道瘘较罕见，是尿生殖窦发育异常或尿道阴道膈发育不全所致。胚胎发育10周左右，阴道与其前方的泌尿生殖窦交通，导致不同程度的尿道阴道瘘，常合并有其他泌尿生殖系统畸形。

后天性尿道阴道瘘的发病原因有：①产科或妇科损伤。在经济落后、医疗技术欠发达地区，产伤是主要原因，联合国人口基金会估计目前非洲的撒哈拉地区有超过200万的妇女患有该类疾病，且每年有5万~10万的新增数量。在美国的一项调查中，仅

有5%的泌尿生殖道瘘的形成与产科有关，而在尼日利亚、印度和巴基斯坦等国家，产科原因分别占该类疾病成因的92%、81%和68%。②医源性损伤。如尿道憩室切除、膀胱颈悬吊术、内镜手术和经阴道子宫切除等妇科手术。③放射性损伤。多见于泌尿或生殖道恶性肿瘤放射治疗后导致组织坏死穿孔。④盆腔恶性肿瘤侵犯膀胱尿道及阴道。⑤外伤。随着交通事故的增多，外伤性尿道阴道瘘的发生率不断增加，且常合并严重的骨盆骨折、会阴部组织缺损以及阴道狭窄等，此类外伤性尿道阴道瘘多属于复杂性尿瘘。

**临床表现** 尿道阴道瘘的临床表现与瘘管的位置、大小及瘘管的形成原因密切相关。约90%的盆腔手术引起的泌尿生殖道瘘于术后7~30天才具有临床表现，而因生产造成的阴道前壁撕裂伤而形成的尿道阴道瘘往往在产后24小时即可发现。相反，放射性损伤引起的瘘管由于和进行性组织缺血坏死有关，30天后甚至许多年后才表现出来。常见的临床症状有以下几种。①尿瘘：瘘管位于尿道的远端1/3位置时表现为排尿时或排尿后有尿液经阴道流出，而瘘管位于尿道中间或近端时往往表现为体位性会阴部潮湿，尿道损伤严重者则表现为尿失禁。②湿疹：由于受到尿液刺激，会阴部及肛周皮肤出现红肿、增厚，有时伴有丘疹或浅表溃疡外阴瘙痒和灼痛。③妇科炎症：尿道、膀胱等泌尿系炎症，及阴道真菌感染等。④月经失调：可能与精神创伤有关。

**诊断与鉴别诊断** 病史、阴道引流液检查、阴道指检、亚甲蓝实验、B超、膀胱造影、静脉尿路造影等检查均有助于尿道阴道瘘的确诊，并明确瘘口的位置及瘘管的形态，应与膀胱阴道瘘相鉴别。先天性患者应查盆腔CT或MRI，了解有无其他畸形存在。

**治疗原则** 闭合尿道与阴道之间的瘘管。包括非手术治疗和手术治疗。

**非手术治疗** 对于新鲜形成的尿道阴道瘘，瘘管未形成上皮化或瘢痕化，可尝试停留尿管或电灼小型瘘孔，局部及全身同时抗炎治疗。

**手术治疗** 保守治疗无效可根据病情于瘘口发生后3~6个月瘢痕软化时手术治疗，个别局部条件好的尿道阴道瘘可于瘘口形成后即刻手术修补。妇产科所致瘘口往往比较复杂，为控制炎症和瘘口周围水肿，可在瘘口发生后3~6个月处理瘘口。此时损伤处炎症已消退，瘘口周围创伤已完全愈合，瘢痕亦已软化，为手术成功创造了有利条件。

**手术方法** 根据瘘口性质、大小、部位、周围的局部情况及全身一般状况选择合适的手术方式。手术途径可选择经阴道、膀胱、耻骨上、尾后部直肠旁路、阴腹联合路径及腹腔镜修补。经阴道径路有并发症低、出血少、恢复快、住院时间短的优点。且即使经阴道手术失败，仍可反复进行。对于瘘口位置高者建议经膀胱径路可延长切口入腹，方便利用腹膜和大网膜修补尿瘘，而且可同时处理腹腔内疾病。有些困难尿瘘，如局部瘢痕严重或巨大瘘孔，需经阴道行辅助手术者，如利用健康阴道壁、小或大阴唇脂肪瓣等移植填充者以提高成功率。经阴经腹联合途径适合高位或严重尿道阴道瘘，伴严重瘢痕需切除者及先天性无阴道手术失

败所致尿瘘等。简单的瘘口可选择直接闭合瘘管，瘘口处外翻缝合，复杂的瘘口可利用阴道壁黏膜瓣翻转修复、带蒂阴唇皮瓣、大阴唇脂肪垫填充修复等。尿失禁患者可同时或分期行耻骨阴道肌悬吊术、耻骨后尿道固定术等。

**注意事项** ①手术时应使会阴道充分松弛、维持时间够长。②适当体位可充分暴露手术野，便于操作，可选择截石位和俯卧前倾位。③充分游离瘘孔周围组织，缝合时无张力、组织血供良好是保证修补手术成功极为重要的一环。④瘘口组织的双层缝合更有助于瘘管的闭合。⑤辅助手术的选用：选择辅助手术有利于提高复杂困难尿瘘的成功率。一是扩大手术野有助于暴露瘘孔，如会阴侧斜切开、耻骨联合切除术、耻骨支开窗术等。一是自体组织或异体组织替代、填充加固缺损的瘘孔组织。自体组织有阴唇脂肪瓣、股薄肌瓣、腹直肌瓣、腹膜、大网膜、尿道球海绵体肌瓣、子宫浆膜肌瓣、游离颊黏膜瓣等，异体组织有胎儿膀胱、羊膜及牛心包等。⑥对于困难尿瘘及重建尿道者应行耻骨上膀胱造瘘，有利于瘘孔愈合。⑦其他包括严格的无菌原则、合适的器械及缝线、手术操作精细轻巧、避免瘘口缝合创缘处黏膜或皮肤接触、术后会阴部护理、保证尿液引流、合理应用抗生素等。

**护理** 严密观察患者生命体征和创口有无渗血，阴道有无溢尿。选用敏感抗生素，术后注意观察瘘口处黏膜血供情况，保持阴道腔清洁。根据瘘口的位置，患者可适当采取平卧、侧卧位，使瘘口居于高位，不被尿液浸泡。保持膀胱造瘘管、尿管通畅，防止受压、扭曲、脱出，使膀胱处

于排空状态。鼓励患者多饮水，保持每天尿量不少于2500ml，以达到自然冲洗的目的。予高热量、高蛋白、高维生素饮食，保持大便通畅。3~6个月内避免性生活，避免重体力劳动，以免修复处组织瘢痕尚未软化引起伤口破损。

**预防** 绝大多数尿道阴道瘘是可以预防的。为避免此类疾病的发生，首先应加强医疗环境建设，提高住院分娩率，认真开展产前检查。了解胎儿的大小、胎位、生产时详细观察产程，如预计胎儿从阴道分娩会损伤膀胱阴道，应选择剖宫产术。妇产科手术时应熟悉女性盆腔及会阴部解剖，缝扎止血时不能损伤过多组织，不能影响膀胱三角区和盆地局部血液供应导致膀胱尿道壁缺血坏死而形成尿道阴道瘘。

（张金明）

zhícháng-yīndàolòu
# 直肠阴道瘘 （rectovaginal fistula，RVF）
直肠或肛管向阴道的穿透性溃疡所致的直肠前壁和阴道后壁之间的异常上皮化通道。可分为先天性和后天性，后者多见。是最常见的生殖器粪瘘，可与膀胱阴道瘘、尿道阴道瘘等并存，也可单独出现，少数患者可合并小肠、结肠阴道瘘。漏出的粪便长期浸渍外阴部及大腿皮肤，对患者造成严重的身心损伤，丧失性生活甚至生育能力，此外，部分患者常合并克罗恩病（Crohn disease）或者恶性肿瘤等。直肠阴道瘘的治疗效果仍欠理想，初次手术修补的成功率为70%~100%，再次或多次修补的成功率为45%~85%。

**病因及发病机制** 阴道与直肠肛管是盆腔组织中两个毗邻的器官，由薄而疏松的直肠阴道隔隔开，任何原因导致的贯通损伤，即可引起直肠阴道瘘。其中产伤及妇科手术为主要原因。直肠阴道瘘多见于产伤，为发展中国家最常见的原因，高达80%以上，因滞产引起的Ⅲ度或Ⅳ度阴道、会阴撕裂修补后裂开，长时间滞产引起的直肠受压坏死，或行会阴切开时缝线穿透直肠黏膜，或者由于产钳或急产发生损伤未能发现等。在非洲中北部及南亚，每年估计有50 000~100 000个新增病例，患病人数约2 000 000。而西方国家因产科护理的改善，产伤占直肠阴道瘘的病因仅约0.1%。医源性损伤包括妇科手术（腹式或阴式子宫全切除术等）、结肠或直肠手术（尤其是直肠癌手术）、生殖道或直结肠内镜检查等造成的直肠阴道瘘临床上也较多见。直肠癌术后发生直肠阴道瘘可能有：①切除了部分被肿瘤浸润的阴道壁。②应用肠道吻合器时切割部分阴道壁或缝线穿透阴道黏膜。③直肠吻合口瘘后继发盆腔脓肿，穿透阴道后壁。肛门直肠、会阴部、骨盆的恶性肿瘤，因肿瘤可引起周围组织的侵袭浸润及溃疡形成，无论是否进行手术或放射治疗等，均有发生直肠阴道瘘的风险。盆腔放射治疗导致直肠、阴道及其周围组织的放射性损伤、甚至坏死穿孔，最终可引起直肠阴道瘘，放疗导致的直肠阴道瘘的发生率为0.69%~5%，主要原因是放射剂量过高，相关因素包括盆腔手术史、糖尿病、心血管疾病、高血压、高龄、化疗等。直肠克罗恩病及其他炎性肠病，也可引起直肠阴道瘘。盆腔、肛周组织、泌尿生殖器的感染可引起糜烂性炎症、溃疡、脓肿甚至直肠阴道瘘，而结核、腹股沟淋巴肉芽肿、人乳头状瘤病毒、人类免疫缺陷病毒、细胞巨化病毒、血吸虫引起的感染所引起的直肠阴道瘘极其罕见。其余原因还包括外伤、不良性交、药物腐蚀性损伤、长期安放子宫托等。少数先天性生殖器发育畸形的患者可伴有直肠阴道瘘，常合并先天性肛门闭锁。

**分类** 目前直肠阴道瘘无统一的分类方法，一般以肛门直肠的解剖标志分类，位于直肠起始部至肛门直肠括约肌联合部的瘘口称高位直肠阴道瘘，以远部位的瘘口称为低位直肠阴道瘘（或称肛管阴道瘘）。临床也可根据直肠内瘘口的位置分为高、中、低位瘘。国际上常用的分类方法是根据瘘口在阴道内的位置、大小及病因，分为单纯型和复杂型。单纯型直径<2.5cm，位于阴道下半部，由创伤或感染导致；复杂型直径≥2.5cm，位于阴道高位，由肿瘤、炎症性肠病或放疗所致，还包括修补术后失败的复发瘘。

**临床表现** 与瘘口的位置、大小有关，最常见的症状为有气体或粪便自阴道排出。瘘口较大者，可从阴道排出成形大便，便稀时更为明显；瘘口较小者，仍有排气现象，但大便干结时可无粪便从阴道排出，稀便时可有少量粪样分泌物从阴道排出。因阴道、会阴长期受粪便等分泌物刺激，可引起阴道炎、会阴炎及周围皮肤慢性炎症，合并尿瘘时炎症更明显。低位直肠阴道瘘尤其是瘘口较大者常有括约肌损伤，可发生大便失禁。患者可合并相关病因如恶性肿瘤、克罗恩病、感染等引起的发热、阴部疼痛、大便习惯及性状改变等相关症状。如粪瘘、尿瘘并存时，阴道可同时有排气、漏尿、尿中混杂粪便。

**诊断** 合并漏气或漏粪表现，结合患者有产伤、妇科手术、肛直肠手术、盆腔放疗等病史可明确诊断。阴道直肠双合诊等对诊断有一定帮助。位置较低的直视下即可确定瘘口大小与部位。高位的大瘘口在阴道窥器下可清晰可见，手指也可触及。而高位的小瘘口，窥器下可见小瘘孔位于阴道后壁，该处深入子宫探针后，另一指经肛门伸入直肠前壁，手指触及探针即可确诊。可用亚甲蓝灌肠，以观察阴道内棉球团是否变蓝来确诊；或以细硅胶管经阴道插入小瘘口，经管注入亚甲蓝以观察直肠内棉球是否蓝染来确诊。直肠腔内超声检查可确定瘘口的位置，并能较好地评估括约肌的完整程度。MRI 同样能准确评估直肠阴道瘘，准确程度与直肠腔内超声相近，且对直肠周围脓肿、盆腔肿瘤等病变在定位、定性等诊断方面优于其他检查。阴道镜和直肠镜可对直肠阴道瘘进行精确定位。

**治疗** 无循证医学根据支持直肠阴道瘘能自愈，即使小的直肠阴道瘘瘘口单纯行转流性造口处理自愈率亦很低，绝大部分患者需手术修复。手术方式的选择应充分考虑到瘘的发生原因、部位、大小、数量、肛门括约肌功能状况、有无局部手术史、患者的全身情况，根据医师的经验制订个体化治疗方案。手术修补的关键在于直肠前壁的重建，恢复直肠及肛管部位的"高压力区"；应充分游离瘘口旁组织、仔细辨认周围组织层次，完整切除瘘管及周围瘢痕，仔细止血后分层行无张力缝合。术后主要并发症包括粪瘘修补失败、血肿形成、感染、副损伤等。

**手术时机** ①新鲜的手术损伤或外伤者应立即手术修补。②急性期局部充血、水肿，应待感染控制，充血、水肿完全消退，上皮覆盖、瘘管成熟、瘢痕软化，一般 3~6 个月后，才行局部修补手术，修补失败者可于 3 个月后再次修补。③放疗所致者由于瘘口周围组织受到放射性损伤且多有感染，直接手术修补难以成功，常使瘘口进一步扩大，应及时行近侧肠道造口，等待约 1 年后、肿瘤复发可能性较小时考虑局部手术。④生育年龄患者在月经后 5~7 天行手术。

**转流性造口** 因造口可导致更大的心理和生理障碍，仅作为修补的辅助或病因治疗，适用于继发于直肠癌、直肠癌术后、放疗后和炎性肠病患者。对症状轻微的单纯型直肠阴道瘘患者，可先行非手术治疗，不应常规行转流性造口；症状严重的单纯型瘘则应手术修补，局部情况差，等待手术时间长的患者可考虑行转流性造口。而复杂型瘘尤其是放疗后的患者，应行转流性造口并择期手术修补。对恶性浸润导致的直肠阴道瘘，行转流性造口是改善患者生活质量的必要选择，必要时为永久性造口。

**术前准备** ①如局部存在炎症、脓肿等，先给予充分引流、局部冲洗等局部治疗，待局部感染或炎症被控制后再考虑手术修补。②术前 2~3 天进食清淡流质，术前晚及手术当天早晨予清洁灌肠，术前 1 天口服甘露醇 250ml 予清洁肠道。术前 3 天口服抗生素甲硝唑 0.4g，每天 3 次及新霉素 1g，每天 2 次。③1：5000 高锰酸钾坐浴进行外阴清洁。④贫血及营养不良患者术前予以纠正，有糖尿病及相关基础疾病患者加强围术期处理。

**手术方式** ①经阴道手术：经阴道显露瘘口后，切除瘘管，适当游离瘘管周围直肠阴道隔后分别缝合两层黏膜，该手术操作简单，显露优于经肛手术，不需分离括约肌，可同时行括约肌成形术，多数不需造口，无会阴切口，愈合快，不导致会阴及肛管畸形，并发症发生率低。但瘘口周围瘢痕切除不足则血供差；切除过多则缝合时有张力，故复发率高，不适于有手术修补史或伤口感染者。②经肛管手术：多采用直肠推移瓣（EAF）的方法，该法法避免粪便转流，保护会阴及肛门括约肌，无会阴或肛管切口，减轻术后疼痛，是单纯型、低位瘘口的首选方法，即使首次失败后仍能再次应用。③经肛门括约肌手术：主要用于低位直肠阴道瘘，尤其是因产伤而合并括约肌损伤者。术中将瘘管至会阴体间的直肠肛管阴道隔切开，分层缝合直肠肛管、肛门括约肌和阴道黏膜等。④经会阴手术：经会阴途径显露清楚，可行前方括约肌修复，或搁置正常健康组织，同时可转移组织瓣或皮瓣修复等，但切口并发症发生率较高。⑤经后路括约肌或尾骨手术：具有径路直达，术野宽敞，显露充分等优点，但由于盆底解剖广泛，一般应做近侧肠道去功能性造口。⑥经腹手术：当伴有如肠道疾病克罗恩病、憩室炎等造成的高位瘘管可经腹进行修补，广泛病变时还需行肠切除吻合术；部分高位直肠阴道瘘或乙状结肠阴道瘘经腹修补。⑦腹腔镜手术：因近年来腹腔镜技术的发展，高位直肠阴道瘘行腹腔镜下修补也取得满意效果，但对患者瘘口大小、腹腔条件等均有限制，同时需要很高的腹腔镜操作技巧。

**组织瓣转移修补技术** 复杂型因瘘口较大，周围炎症或瘢痕较严重，直接缝合修补张力过大，组织血供差，修补失败率高，尤其是放射性直肠阴道瘘，伤口愈合能力尤差。由于直肠阴道瘘是典型的组织缺损，因此在直肠阴道隔内填充各种带蒂的组织瓣可改善组织血供而促进瘘口愈合，同时可以避免死腔形成。对于中低位瘘，常用的组织瓣有阴唇组织瓣、球海绵体肌、肛提肌、臀大肌瓣、双侧股薄肌皮瓣、阴股沟皮瓣、臀沟皮瓣等，高位瘘通常在经腹修补术后填充大网膜或折叠下翻的腹直肌等。

**术后护理** 术后加强抗感染治疗，加强局部伤口护理及清洁，常规留置导尿管1周。根据肠道功能恢复状况，术后3~5天进食清淡流质，随后逐步低渣饮食并口服大便软化剂3周，必要时口服洛哌丁胺（易蒙停）抑制排便。会阴部予局部红外线等照射理疗以促进伤口愈合。

**预防** 加强围产期保健，不断提高产科护理质量，避免助产时发生重度会阴裂伤，会阴缝合时避免缝线穿透直肠黏膜，缝合后常规肛检。预防妇科、胃肠外科等手术性损伤，术前明确诊断，加强围术期处理，熟悉盆腔脏器的解剖及变异情况，解剖层次清楚，尤其对于粘连严重者，术中应细致分离与操作，注意手术过程中易造成损伤的环节。加强对泌尿生殖道外伤的及时妥善处理和术后护理。肿瘤放疗按常规量进行，避免照射剂量过大。及时治疗原发病及控制感染，避免病情加重及炎症扩散。

(张金明)

xìngbié jīxíng

**性别畸形** (sex abnormality)

性别的形态标准之间出现矛盾的现象。又称两性畸形。性别是由多种因素决定的，包括基因性别（染色体组成）、性腺性别（性腺的类型）、表现型性别（内外生殖器类型），稍长还有社会身份性别、心理性别等。性别的确定需由形态标准（表型）和心理标准两方面综合考虑。形态标准包括：①核型：46，XY 或 46，XX。②性腺：卵巢或睾丸。③生殖管：男性为输精管、阴囊和附睾，女性为子宫和输卵管。④外阴部和第二性征。心理标准分为：①抚养性别：当作男或女性抚养的性别。②心理性别：个体对同性或异性的反应。个体的正确性别应是四项标准完全符合，同时心理标准和形态标准一致。四项形态标准间矛盾的个体是广义的两性畸形，包括某些性染色体畸变的患者如曲细精管发育不全和性腺发育不全的患者，其性腺、生殖管和外阴部三方面并无矛盾，但性染色体出现畸变。如果性腺、生殖管和外阴部三者之间不协调，则是狭义的两性畸形，也是临床上通常所指的两性畸形。心理标准和形态标准之间出现矛盾如异装癖及易性癖，则属于性心理异常范畴。

**病因及发病机制** 性别畸形的致病原因复杂，可以贯穿于胚胎发育多个时间段甚至出生后至青春期发育的各个时期，包括：①性染色体畸变：性细胞的减数分裂障碍、受精卵的分裂缺陷导致的性染色体的丢失或不分离等，如特纳综合征（Turner syndrome）（45，XO）和克兰费尔特综合征（Klinefelter syndrome）（47，XXY）。②性腺异常：睾丸缺失或功能异常，如46-XY单纯性腺发育不全。③内分泌激素异常：如睾酮和肾上腺皮质醇的合成障碍（男性和女性假两性畸形）、雄激素受体异

常和妊娠期应用某些黄体酮制剂等。

**性别畸形的分类** 导致性别畸形的原因很多，目前还没有统一而科学的分类方法。根据病因不同，可以分为性染色体畸变、性腺异常和激素异常三种类型；目前临床上沿用至今的是根据性腺的显微镜检查结果把两性畸形分为真假两型，若同一个体内既有睾丸又有卵巢，称为真两性畸形；若性腺与外生殖器不相一致称假两性畸形，外生殖器类似女性而内生殖器为睾丸者称男性假两性畸形，相反外生殖器类似男性内生殖器为卵巢者则称为女性假两性畸形。再加上染色体畸变，可以分类为：①性染色体畸变：其染色体核型不是简单的46，XX、46，XY、或者嵌合体，核型可以为45，XO（特纳综合征）、47，XXY（克兰费尔特综合征）、47，XXX 等。这类畸形主要为性激素水平紊乱，整个性生殖器的发育障碍和染色体核型数目改变，又称未确定的两性畸形。②假两性畸形：包括男性假两性畸形和女性假两性畸形。③真两性畸形。

**临床表现** 临产表现复杂多样，主要表现为外生殖器和第二性征界于男女两性之间。常在新生儿出生时即可发现，但也有时在青春期阶段才表现出来。

**诊断与鉴别诊断** 对于出生时外生殖器表现型不明确的新生儿，诊断性别畸形比较容易。但有些性别异常的患者可能在早期其外生殖器畸形并不明确，直到后续问题出现才表现出来，容易造成漏诊或者是误诊。尿道和阴囊融合的异常以及睾丸未降都是胚胎早期男性化不良的指征，提示可能有性别畸形的存在，临床上应注意与单纯性尿道下裂和隐

睾等疾病鉴别诊断。凡是怀疑性别畸形的存在，都应该进一步明确患者的性染色体核型、性腺、生殖管情况，以进一步进行性别的认定。往往需要通过详细的病史询问、系统的体格检查、染色体与性染色质检查、分子生物化学检查，有时要借助于影像学和内镜或手术探查等，并经过综合分析才能明确诊断。

**治疗** 性分化异常的治疗方法根据各种类型而不同。早期决定性别并予以相应的手术和以后的激素治疗是关键，应根据年龄、抚养性别、外阴部情况等，并征得本人和家属的同意，制订手术方案，而性腺、染色体性别及生殖管对决定性别处于次要地位。1998 年迈耶·巴赫勒格（Meyer-Bahlurg）提出的两性畸形治疗中进行最佳性别认定时所要考虑的参数，包括具有生殖潜能、良好的性功能、最少的医疗干预、外表适合的性别、稳定的性别身份和社会心理健康。性分化异常的治疗应遵循以下原则：①若为女性假两性畸形，应早期施行外阴部成形手术，同时给以皮质激素治疗可成为正常的女性，且有生育的可能。②对男性假两性畸形及真两性畸形，应根据抚养性别及外阴部条件做外阴成形术，不宜以患者的性腺及染色体性别作为确定性别的依据。③使患者成为男性的手术较复杂，甚至需多次手术，并且术后的阴茎往往难以具备正常性交的功能，相对而言阴蒂及阴道成形术较简单，患者可以有正常的性生活和婚姻。④应将和抚养性别相矛盾的性腺和生殖管切除，尤其是异位的或外观发育不良的性腺以及核型含有 Y 染色体的性腺更应切除，目的是防止发生肿瘤。⑤切除性腺

者在青春期前应给以相应的激素补充，以促使第二性征的出现。⑥治疗过程中应重视心理的治疗。性别畸形的治疗需要综合考虑解剖、功能、心理和社会等各方面的因素，常常需要建立一个长期的序列治疗计划，是一项复杂的系统工程，同时需要多学科和专业的配合，还包括家长和患者的直接参与及配合。患者家庭还需要遗传病理生理知识的了解，以及再出生性别畸形的危险性、职业检查、产前诊断甚至产前治疗等方面的建议支持，有时需要社会工作者的辅导与帮助。

**性别认定与性别抚养** 对于早期发现的外生殖器异常的新生儿，应当尽早做出明确诊断，根据染色体核型、性腺类型、内外生殖器类型，认定一个性别，争取所认定的性别与其自身遗传基础、解剖结构、生理功能相一致或比较接近。以使在以后的抚养过程中性别心理和性别角色的形成与生理发育一致或比较接近，也为以后的其他治疗提供基础。对于成人或有正常行为能力的青少年，面临对性别的再次认定。尽管要考虑检查结果所得出的染色体性别、性腺性别、生殖器性别和激素性别等，在很大程度上还要考虑患者自己的心理认同。患者对于性别的选择与其年龄、文化背景、职业、经济条件和既往抚养性别等多种因素有关。在治疗时应尽可能满足其正常的性生活，符合患者的心理愿望为宗旨。实际上，绝大多数患者选择保持原来的抚养性别或社会性别，而原来的抚养性别也往往得到外生殖器形态的支持。

**手术治疗** 性别畸形的手术治疗主要包括生殖器的整形重建和不符合性别要求的性腺和内生

殖器的切除。性腺的切除手术主要考虑两个方面，一方面是性腺激素对以后青春期发育和第二性征形成的影响；另一方面是性腺的位置和形成恶性肿瘤的危险。内生殖器官如输卵管、子宫、输精管等结构与认定的性别不符时，可以考虑进行相应的手术切除术，许多情况下，如无形态和功能要求，这样的手术未必需要，如确需手术，也要为以后的整形重建治疗留有更多余地。外生殖器手术的目的从形态和功能两个方面考虑，一方面要使外生殖器在形态上有近似所认定性别的正常形态；另一方面要使其具有良好的性行为能力。外生殖器的整形重建手术包括阴茎成形、阴道成形、尿道下裂修复及阴蒂阴唇成形等多种整形和再造手术方法。此外对于形体特征与所选择性别有差异，还可以进行形体美容手术治疗，如乳房增大、喉结缩小、改善面部轮廓等手术。

**辅助治疗** 在对性别畸形患者进行综合治疗的过程中要考虑内分泌因素对青春期性别发育甚至生理、心理的影响。如与认定的性别相反的性腺切除后，其原本认定性别的性激素产生不足，需要补充相应的激素。对于先天性肾上腺增生引起的女性男性化，应用糖皮质类固醇治疗可以改变男性化倾向并使之向正常女性发育，甚至可以有月经来潮及生育能力。另一项十分必要而又十分有益的辅助治疗措施就是心理学的辅导和支持，不但是对患者，同时也对其家长都将有极大的帮助。有时还包括社会工作者提供必要的帮助，如家庭指导、社交辅导、职业建议等各个方面。

**预防** 做好优生优育和产前

检查，母孕期尽量避免使用孕激素等可以减少性别畸形的发生。如有性别畸形的家族史，应进行产前遗传咨询。

（张金明）

## 性腺分化异常（gonadal dysgenesis）

*xìngxiàn fēnhuà yìcháng*

在性染色体检查正常的情况下，由于某些因素的影响，性腺在胚胎不同时期发生不同程度的发育不全或退化，所造成的性发育异常。卵巢发育不全者生殖器仍为女性表现；而睾丸发育不全或退化将影响男性生殖器的发育，生殖器可以从完全女性到男性尿道下裂各种不同程度的发育异常，统称为睾丸退化综合征，包括了睾丸在胚胎不同时期与不同程度的退化所表现的各种生殖器异常。根据所包含的性腺不同可以分为三种类型：XY 单纯性腺发育不全、XX 单纯性腺发育不全和真两性畸形。

**XY 单纯性腺发育不全** 染色体为 46，XY。

**病因及发病机制** 在胚胎早期睾丸不发育，未分泌睾酮和米勒抑制物（MIS），因此中肾管缺乏睾酮刺激，未能向男性发育，副中肾管未被 MIS 抑制而发育为输卵管、子宫与阴道上段，外生殖器不受雄激素影响而发育为女性外阴。此类患者的双侧条索状性腺组织学上表现为纤维性结缔组织，有时类似于波状的卵巢间质，但无卵泡。目前认为 XY 单纯性腺发育不全的主要病因是由于 SRY 基因的异常或 SRY 蛋白作用所必需的另一种基因的功能丧失。

**临床表现** 其临床特点为正常的女性内外生殖器官，双侧条索状性腺，染色体为 46，XY。此类患者出生后均按女性生活，常因青春期乳房不发育或原发闭经而就诊。患者的生长和智力正常，但部分患者体型类去睾者，上肢长，指距大于身高。原发闭经，青春期无女性第二性征的发育，阴、腋毛无或稀少，乳房不发育。内外生殖器发育幼稚，有输卵管、子宫与阴道。用人工周期可以来月经。

**诊断与鉴别诊断** 结合临床表现和染色体为 46，XY，通过腹腔镜观察双侧为条索状性腺即可诊断。需与完全型雄激素不敏感综合征（完全型睾丸女性化）和 46，XY 17-羟化酶缺乏鉴别。这三类患者染色体均为 46，XY，外生殖器均为女性，但由于病因不同，临床表现有所差别。XY 单纯性腺发育不全患者乳房不发育，有阴道和子宫，人工周期有撤退出血，性腺为条索样；完全型雄激素不敏感综合征患者的乳房发育，阴道呈盲端，无子宫，人工周期无反应，性腺为发育不良的睾丸；而 17-羟化酶缺乏患者虽亦无乳房发育，阴道呈盲端，人工周期无反应，但患者常伴有高血压、低血钾。

**治疗** 发育不良或位置异常的睾丸易于发生肿瘤。XY 单纯性腺发育不全患者中，30%~60%发生生殖细胞肿瘤，是性发育异常中最易发生肿瘤的病种。因此对所有的 XY 单纯性腺发育不全患者应切除条索状性腺以避免肿瘤的发生。到达青春期后，应给予激素替代治疗以促进女性第二性征的发育。

**XX 单纯性腺发育不全** 除染色体为 46，XX 外，其临床表现与 XY 单纯性腺发育不全基本相同，但性腺发生肿瘤甚少。对于染色体为 46，XX 的原发闭经患者，通过腹腔镜观察双侧为条索状性腺即可诊断为该病。需与其他病因造成的原发闭经相鉴别，如先天性卵巢发育不全［特纳综合征（Turner syndrome）］患者一般身材较矮小，且伴有其他躯体异常的特征。治疗上此类患者不需手术，到达青春期后，应给予激素替代治疗，可来月经及促进女性第二性征的发育。

**真两性畸形** 指具有卵巢与睾丸两种性腺组织的性别畸形。性染色体为 46，XX 或 46，XY 的两种类型，属于性腺发育异常，嵌合体不在此列。详见真两性畸形章节。

（张金明）

## 男性假两性畸形（male pseudohermaphroditism）

*nánxìng jiǎliǎngxìng jīxíng*

性染色体为 XY，性染色质阴性，具有睾丸组织，畸形主要表现为具有不同发育程度的女性内生殖器和外生殖器。

**病因及临床表现** 男性假两性畸形主要是因为雄激素水平不足或机体对雄激素反应不良而导致外生殖器男性化障碍。睾丸发育不全是引起雄激素水平不足的主要原因，少数是因为常染色体隐性遗传相关酶缺陷引起的。亦可能是因为雄激素效应器官组织对雄激素作用的抵抗，雄激素受体基因或者分子生化反应的基因突变的结果。①抗米勒管激素分泌障碍症：男性胚胎睾丸发育不全，不分泌抗米勒管激素或分泌的量不足，以致米勒管退化不全，米勒管衍生物子宫持续存在，患者外阴和正常男性一样，但常有隐睾及腹股沟疝，腹腔内除输精管及附睾外尚有子宫、输卵管及部分阴道。多见于单纯性性腺发育不良，即斯威尔综合征（Swyer syndrome）。②雄激素不敏感综合征：是一种常见男性假两性畸形，是 X 染色体隐性遗传性疾病，又称睾丸女性化综合征。是雄激素效应细胞雄激素受体蛋白合成障碍，雄激素受体功能和/或数量异常，导致雄激素不能发挥正常生物效应。雄激素受体是一种蛋白质，决定雄激素受体的基因存在于 X 染色体 Tfm（Xq11～13）位点上，此位点发生了基因突变，使雄激素受体合成发生障碍。即使血液中雄激素水平正常，亦不能与靶细胞结合，从而影响患者向男性化方向发展。此病分为完全型和不完全型，后者包括了许多变型，如赖芬斯坦综合征（Reifenstein syndrome）、罗斯沃特综合征（Rosewater syndrome）、卢布斯综合征（Lubs syndrome）及吉尔伯特 - 德雷福斯综合征（Gilbert-Dreyfus syndrome）。患者体内睾酮激素水平正常甚至高于正常，体内积聚的睾酮经芳香化酶作用转变为雌激素，使患者表现出女性第二性征。完全型雄激素不敏感综合征患者通常因原发性闭经、婚后不孕或腹股沟疝求治。完全型青春期呈现女性第二性征，乳房发育，外阴发育与正常女性几乎毫无差别，无阴毛，故称无毛女；阴道发育良好，但顶端呈盲端，无宫颈和宫腔，盆腔空虚，睾丸组织大多数位于腹股沟内。不完全型临床表现与完全型差异不大，仅阴道发育欠佳短浅或呈泌尿生殖窦。③17 - 还原酶缺陷：临床上患者一般呈现出男性体态，在腹股沟内或阴囊内可触及睾丸组织，阴茎发育欠佳，呈现小阴茎畸形或会阴型尿道下裂，阴道短浅，呈泌尿生殖窦。④5- 还原酶缺陷：是常染色体隐性遗传病，是雄激素代谢途径异常。正常情况下睾酮进入前列腺等组织内，

在 5- 还原酶作用下先转变为双氢睾酮（DHT），双氢睾酮的生理活性比睾酮大。在胎儿发育的第 20 周左右，泌尿生殖窦需在双氢睾酮作用下发育为前列腺、阴茎、阴囊与尿道。临床表现为小阴茎畸形，见酷似阴蒂样阴茎，睾丸发育差，往往位于腹股沟内。青春期男性第二性征发育基本正常，但前列腺不发育，面部无须。⑤其他：睾丸对绒毛膜促性腺激素（HCG）及黄体生成素（LH）的刺激无反应。胚胎睾丸间质细胞最初依靠 HCG 的刺激，而后依靠胎儿垂体对 LH 的刺激，产生睾酮，若对刺激无反应，则睾酮不足。

**诊断** ①有家族发病史对早起诊断有提示作用。②体格检查：外阴和第二性征，不同病因导致的男性假两性畸形的临床差异程度较大，因此对可疑的患者，检查尿道外口开口位置，阴囊或大阴唇或腹股沟有无可疑的性腺等，青春期后第二性征也可作为参考依据。③影像学检查：正常分化男性胚胎睾丸分泌抗米勒管激素，使米勒管激素退化，不产生输卵管、子宫和宫颈结构。通过盆腔超声或 MRI 检查，患者无子宫，间接反映无睾丸分化障碍。如果存在子宫为睾丸发育不良或为持续性副中肾管综合征。④核型鉴定是诊断的关键，在此基础上才能够进一步进行病因学诊断。⑤内分泌和激素检查：查血包括促卵泡激素（FSH）、黄体生成素（LH）、双氢睾酮（DHT）、促性腺素释放激素（GnRH）兴奋实验、促肾上腺皮质激素（ACTH）兴奋实验。查尿 17-酮类固醇、17-羟皮质类固醇等，对疾病病因明确十分有帮助。

**治疗** 包括性别的选择、内

外生殖器重建以及第二性征的维持。手术的目的是使患者正确一致的确立自己的生理和社会性别。手术的原则包括：①早期手术。最好在新生儿期手术治疗，使术后的性别和患者抚养的性别、社会性别一致。②性别的选择应根据患者外生殖器、生殖管道、性腺的优势以及患者及家人的意愿考虑，但医师可能更重点考虑外生殖器和内生殖器手术条件及患者的社会性别，如果可能性别首选女性。③应将和抚养相矛盾的性腺和生殖管道切除，尤其是异位发育不良的性腺，以防止恶变。④术后长期补充相应的激素，以促进和维持第二性征。

男性假两性畸形患者性腺是睾丸，染色体核型是 46, XY，只是有不同程度的女性生殖器官。雄激素不敏感综合征患者不管是完全型或是不完全型，患者体态完全女性化，一般建议选择女性社会性别，切除睾丸，长期雌激素维持治疗。5α-还原酶缺陷患者在青春期男性化，并出现完全正常的男性第二性征。对于这类患者应早期诊断，以免误养为女孩，明确诊断后外科应尽可能纠正泌尿道畸形，如果睾丸位于腹股沟管内，同时实施睾丸下降固定术；到青春期年龄给予雄激素替代治疗。对于单纯性睾丸发育不全患者，性别选择一般没有疑问，切除副中肾管衍生物子宫，雄激素维持治疗即可达到理想的效果。

（张金明）

nǚxìng jiǎliǎngxìng jīxíng

**女性假两性畸形**（female pseudohermaphroditism） 女性胚胎或胎儿外生殖器因在宫内发育期间受性腺以外过多雄激素的刺激作用，使外生殖器呈不同程度的男性化异常表现，其染色体

核型为正常女性的 46，XX，有正常的卵巢发育及米勒管衍化器官（子宫、阴道）。

**病因及发病机制** 病因主要包括：①先天性肾上腺皮质增生：为女性假两性畸形最常见的原因，因先天性酶（21-羟化酶、11β-羟化酶、3β-羟类固醇脱氢异构酶）缺乏造成皮质醇合成障碍，促肾上腺皮质激素（ACTH）分泌亢进，造成肾上腺皮质增生，而超过 95% 为 21-羟化酶缺乏引起，为常染色体隐性遗传。因皮质醇的前驱物质基本上合成雄激素，造成过高的雄激素作用于外生殖器，呈现阴蒂肥大、尿道和阴道开口于尿生殖窦、阴唇融合等男性化表现。②肿瘤：以皮质肿瘤最多见，其次是卵巢肿瘤。③经胎盘性雄激素作用。

**分类及临床表现** 21-羟化酶缺乏是该疾病的最常见的病因，根据该酶的缺乏程度，可引起不同程度的临床表现，临床上主要包括以下分型。①单纯型：因皮质醇合成减少，ACTH 升高，孕酮、17-羟孕酮（17-OHP）和雄激素升高。患者外生殖器呈现不同程度的从单纯性阴蒂肥大、大阴唇融合到尿道和阴道开口于尿生殖窦的男性化表现，但卵巢、子宫、输卵管及阴道均存在。同时伴随身高高于同龄儿、骨龄提前、多毛、肌肉发达、声音发沉、喉结增大等雄激素水平升高症状。②失盐型：因同时合并束状带的皮质醇合成和球状带的醛固酮分泌障碍，患者除具有以上单纯型的临床表现外，还具有脱水、低钠、高血钾、代谢性酸中毒甚至休克等水电解质紊乱表现。患者血浆醛固酮水平降低，肾素活性水平升高。③非经典型：包括无症状型和迟发型 21-羟化酶缺乏，无症状型为在病程的某些阶段出现雄激素过高的临床表现；迟发型者则出生时外生殖器无阴蒂肥大，但后期逐渐出现雄激素过高的临床表现。

**诊断** 对于婴幼儿，有时较难判断是男性尿道下裂还是先天性皮质增生引起的女性假两性畸形。新生儿如发生拒食、呕吐、脱水、休克、外生殖器畸形或青春期前女性外生殖器出现以上男性化表现者，均须考虑 21-羟化酶缺乏。性染色体分析其核型为 46，XX；血 ACTH、血 17-OHP 升高、24 小时尿 17-酮类固醇（17-KS）和 17-生酮类固醇（17-KGS）排量增高，17-OHP 水平升高为特征性标志。失盐型患者的生化检查可发现电解质紊乱甚至酸中毒，并有血浆肾素活性（PRA）改变。B 超检查显示双侧输卵管和卵巢发育正常，并可见子宫及阴道，肾上腺不同程度的增生。

**治疗** 加强孕妇围产期、优生优育等宣教，积极激素替代治疗先天性肾上腺皮质增生及其伴随的全身性症状。因该类患者具有卵巢，有潜在生育能力，故对于阴蒂肥大及外阴融合着，可予手术切除肥大的阴茎，行外阴女性化手术以保持女性的社会性别及其功能。当明确诊断并得到相关实验室结果支持后，对女性假两性畸形尽早、适量、终生实施皮质激素替代疗法，目的在于以此抑制 ACTH 的释放，阻止雄激素过高而延缓骨骺过早融合，使患者最终接近或达到正常身高，并使女性患者于青春期有正常月经与排卵，获得生育能力。单纯型患者可用泼尼松，无效者可使用地塞米松或甲泼尼松龙。失盐型急症时则须迅速纠正水电解质紊乱，快速补盐，静脉输注琥珀

酸钠氢化可的松，密切观察患儿体重、电解质、血浆肾素活性（PRA）等，稳定后改为泼尼松分次服用，重度者需加用氟氢可的松，并适当补盐。长期替代治疗过程中须根据临床表现、身体生长情况、骨龄速度及 24 小时尿 17-酮类固醇的排量等随时调整剂量。在感染、围术期等应激状态时，必须增加糖皮质激素的剂量。而盐皮质激素替代治疗则根据血浆肾素活性来确定是否适用，并须监测血浆肾素活性。其余治疗包括使用抗雄激素制剂、生长激素改善身高，以及腹腔镜下肾上腺切除术以减少糖皮质激素用量。待肾上腺皮质功能纠正后，可在 3 岁左右行会阴女性化手术，目前较多以行带血管蒂的阴蒂头缩小、阴蒂海绵体切除、阴唇成形术，尽量保持正常女性外阴的外形及正常的性感觉；青春期后再行阴道成形术。

（张金明）

zhēnliǎngxìng jīxíng

**真两性畸形**（true hermaphroditism） 在机体内同时存在有卵巢和睾丸组织的性别畸形。性腺可以是单独的卵巢或睾丸，亦可以是卵巢与睾丸在同一性腺内，称为卵睾。真两性畸形中性腺以卵睾为多见。根据性腺组成和分布不同，一般可分为三种类型：一侧为卵睾，对侧为睾丸或卵巢，约占 50%；一侧为睾丸，对侧为卵巢，约占 30%；双侧均为卵睾，约占 20%。其发病情况各国不同，在西欧和北美少见，但在非洲却是最常见的两性畸形。其核型以 46，XX 最多见，占 63%。

**病因及发病机制** 真两性畸形发生的根本原因尚不清楚，细胞染色体核型多数为 46，XX，约占 50%，46，XY 约占 20%，嵌合

型约占 30%。最常见的嵌合型有 45，X/46，XY；46，XX/47，XXY，或 46，XX/46，XY，特别是双侧均为卵巢睾时，46，XX/46，XY 较常见。不同的核型具有不同的发病机制。真两性畸形发生可能是由于：①发生了 SRY 基因的易位（约占 2/3）。②常染色体或者 X 染色体发生突变导致缺乏 SRY 时，发生睾丸分化。

**临床表现** 由于存在的性腺组织不同，临床表现各异。①外生殖器表现：常具有不同程度的两性特点，大都有长度不等的阴茎体，约 3/4 被当作男孩抚养。男性型都伴有不同程度的尿道下裂，多数有隐睾，易误诊为单纯尿道下裂合并隐睾；女性型都伴有阴蒂肥大、大阴唇发育不良如阴囊皮肤；混合型介于不同程度的男性、女性之间。约 1/2 性腺在腹股沟内，有时在疝修补术时发现有性腺。②内生殖器表现：一般均有子宫，发育的程度不一。多数患者发育成不全子宫（单角子宫、仅有子宫体等），仅 10%子宫正常；阴道多表现为婴儿型，部分阴道缺如。约 2/3 的真两性畸形成年后乳房发育。有一部分能来月经，亦有男性按月尿血。其他部位的畸形较为少见，无智力低下。

**诊断与鉴别诊断** 外生殖器有阴茎或阴囊而性染色体为 46，XX 时，应考虑真两性畸形。诊断必须通过开腹探查或腹腔镜从外观辨认卵巢与睾丸两种性腺组织，并对性腺进行活检，送病理检查，明确两种性腺组织的存在。不能只靠外生殖器和性染色体进行诊断。对真两性畸形最后性腺病理必须有卵巢和睾丸组织才能达到准确诊断。真两性畸形有时不易

与 45，X/46，XY 性腺发育不全和先天性肾上腺皮质增生相鉴别，它们均有类似的外生殖器发育异常。混合型性腺发育不全有可能是发育不全的真两性畸形。

**治疗** 争取早期诊断，早期治疗。根据解剖学的条件建立适当的性别并适当地保留性腺组织，以形成比较有功能的性发育。治疗方法包括：①尽早决定性别：性别选择主要依据外生殖器形态和心理性别，同时参考性腺、染色体核型等。年龄较大或已至青春期患者，要结合其本人和家属意愿，争取和社会性别一致。如有阴道无阴茎时一般应切除睾丸保留卵巢组织，定位女性性别；有阴茎时需考虑其他解剖的情况，可重建成男性，亦可重建成女性。由于再造功能性阴道远比有功能的阴茎较容易；且卵巢多发育较好，有生育可能，而睾丸多发育不良，很少有生育力，因此多数学者主张真两性畸形适合作女性抚养。若具有合适阴茎大小，社会性别和心理要求为男性者可以确立为男性性别，并重建相应器官。②性腺切除术和外生殖器整形术：性别决定后保留其选择性别的相应性腺，切除另一种性腺（包括卵睾中与选择性别相矛盾的部分）及所属内生殖道，混合性卵睾、腹腔卵睾（恶变率 1.9%~2.6%）应全部切除，并且行生殖器整形术。对保存性腺者，应长期随访，注意有无相反性腺残留或性腺肿瘤发生。③辅助激素治疗和心理治疗：保留部分性腺组织者，根据其血浆性激素水平，可在青春期适当补充性激素；完全性腺切除者，应予完全性激素替代治疗。同时需要做好心理治疗。

（张金明）

**雄激素不敏感综合征**（androgen insensitivity syndrome，AIS） 雄激素受体基因突变或缺失，导致雄激素受体的缺失、数量减少或结构、功能异常，造成男性性发育有关的靶组织对雄激素不敏感，从而使雄激素的正常生物学效应全部或部分丧失，致生殖器官不能向正常男性方向发育的男性假两性畸形。是性发育异常中性激素及激素受体异常的一种。AIS 的染色体核型为 46，XY，虽有睾丸，但其表型为女性，有家族性发病时为 X 染色体连锁隐性遗传。临床上大体上分为女性型优势的完全型雄激素不敏感综合征（complete androgen insensitivity syndrome，CAIS）、少部分男性化的不完全型雄激素不敏感综合征（incomplete androgen insensitivity syndrome，IAIS）。

**病因及发病机制** 该病患者体内睾酮水平正常，血浆中雌激素水平与正常女性相近，因雄激素受体基因的突变，导致：①睾酮受体蛋白不能合成。②受体蛋白和睾酮结合困难。③睾酮与雄激素受体蛋白复合体不能促使 mRNA 的转录。由于靶器官的细胞膜上雄激素受体发生缺陷，对雄激素不敏感，因而生殖器官不能向男性方向正常发育，不能引起男性化或男性化不充分；而体内雌激素受体正常，雄激素在体内经 A 环的芳香化转化为雌激素，因而具有良好的女性第二性征。

**临床表现** 女性表型者如有原发性闭经、乳房发育良好，阴毛和腋毛稀疏，腹股沟疝，阴道短小及无子宫者应考虑该病。患者无米勒管分化发育的女性生殖管道（输卵管、子宫、上 1/3 阴道），也没有沃尔夫管分化的男性

生殖管道（附睾、输精管、精囊、射精管）。完全型临床表现为发育良好的女性，青春期乳房发育良好，有原发性闭经，无阴毛、腋毛，睾丸位于腹股沟或大阴唇，外阴完全女性化，阴道为盲端，无子宫。不完全型为阴蒂肥大、阴唇轻度融合到明显的生殖器畸形的不同程度的男性外生殖器发育不全，性腺为睾丸，常位于腹股沟外口、耻骨结节处或腹股沟内，少数位于盆腔内，有腋毛及阴毛，以男性不育症就诊者通常为无精症或严重的少精症。常规性染色体核型分析为 46，XY，内分泌学检查为黄体生成素（LH）明显升高，促卵泡激素（FSH）正常或稍高，血清睾酮相当于男性成年水平或稍高，而双氢睾酮（DHT）在正常值以下，睾酮在人绒毛膜促性腺激素（HCG）的刺激后上升，雌二醇升高相当于男性。

**治疗** 因患者从小以女性抚养，不存在性别认定问题且无向男性转换的可能，故应采取以保持女性化的手术为主。因其性腺-睾丸常位于腹股沟等异常位置，故发生癌变的机会较高，故应予切除。但考虑到该性腺对患者的骨骼及体格发育的功能作用，对于完全型患者，手术时机不宜过早，应在第二性征发育完善后再切除；不完全型一经诊断即应切除睾丸，同时行外阴整形手术。睾丸切除术后给予雌激素/孕激素周期治疗以促进和维持女性第二性征的发育。同时患者性腺切除后，会引起骨密度降低，应及早诊断，如发现骨密度下降，应采取积极的治疗和预防措施，术后应用性激素替代补充治疗的过程中，密切随诊观察骨密度的变化，并适时辅以其他有关治疗，以防止骨质疏松及骨折的发生。虽然

该类患者不存在将来月经来潮的问题，但考虑将来解决性生活的目的，可以考虑于青春期后即行阴道扩张治疗，逐渐缓慢扩张达到延伸阴道的目的，如效果不良则行阴道延长术或部分阴道再造，可以采用阴股沟皮瓣、下腹壁皮瓣、胸脐皮瓣等再造阴道，也可以转移肠管再造阴道。对于阴蒂肥大及外阴融合着，可行保留血管蒂的阴蒂头缩小、阴蒂海绵体切除、阴唇成形术的外阴女性化手术。

（张金明）

Màiʾěr-Luójītǎnsījī-Kùsītè-Háozé
zōnghézhēng

# 迈尔-罗基坦斯基-库斯特-豪泽综合征（Mayer-Rokitansky-Küster-Hauser syndrome）

以阴道和子宫发育不全或完全缺失为主要表现，同时常伴发泌尿、骨骼系统畸形的临床综合征。是累及中胚层器官的发育缺陷。由迈尔（Mayer）于 1829 年首次报道，后来罗基坦斯基（Rokitansky）等对本综合征进行了深入的研究简称罗基坦斯基综合征（Rokitansky syndrome）、MRKH 综合征。又称米勒管发育不全综合征。

**病因** 是一种并非少见的女性生殖系统畸形，发病率约在 1/4500。至今病因不明。最初认为是一种与基因和环境无关的、散在发生的、与妊娠期糖尿病、镇静安眠类药物使用有关的一种先天性畸形。后来研究没有证实怀孕期间药物暴露、妊娠期疾病与该综合征有必然的联系，认为是一种多因素疾病，是致畸和突变相互作用的结果。

**临床表现** 该综合征是由一组不同疾病组成，有各种不同遗传、内分泌及代谢方面的变化。

共同的临床特征：①先天性子宫和阴道缺如。②正常卵巢功能，排卵正常。③抚养性别：女性。④表现性别：女性，具有正常的女性乳房、体态、毛发分布和外生殖器。⑤基因性别：女性，核型 46，XY。⑥常合并其他先天性畸形（骨骼、泌尿系统等）。临床上主要表现为原发性闭经，但第二性征和乳房发育正常，所以不易发现，多因青春后无月经来潮而就诊。盆腔触诊不到子宫，双侧残留始基子宫球，大小不一，通常触摸不到。如果始基内膜存在，卵巢功能正常，可以有周期性内膜出血，形成巨大盆腔的血肿，引起明显周期性腹痛。因为患者有周期性腹痛，而无月经从阴道口出来，常被误诊为先天性无孔处女膜。约有 1/3 的患者伴发泌尿系统畸形，常见的包括单侧肾脏不发育，单侧或双侧盆腔肾、马蹄肾、肾盂积水、输尿管积水等。相关的骨骼异常常累及脊柱（脊柱椎体融合、脊柱侧凸），肢体（并指、多指畸形）和肋骨。其他亦有先天性心脏病，先天性听力缺损等。

**诊断与鉴别诊断** 经腹超声、MRI 检查等对诊断该综合征是常用的非侵入性检查方法，对诊断有困难的病例，可以采用腹腔镜检查。另外染色体核型检查、性激素水平检测，有助于确诊。该综合征需要与单纯性阴道闭锁、雄激素不敏感综合征、无孔处女膜等相鉴别。

**治疗** 主要分为非手术治疗和手术治疗。子宫始基存在功能性子宫内膜的患者，月经来潮后引起腹痛，应及时切除子宫残迹。对于阴道长度达到 2~4cm 者，可以用阴道扩张器，通过渐次更换不同大小的阴道扩张器，以机械

的方式，逐渐扩张发育不全的阴道，每天至少20分钟，每个月随访一次，逐渐更换大号的阴道扩张器。使用阴道扩张器的并发症少见，如膀胱炎、尿道炎、尿道阴道瘘和继发性阴道脱垂等。而对于阴道完全缺失的患者，则需要进行阴道再造。

（张金明）

## 卡尔曼综合征（Kallmann syndrome，KS）

*Kǎ'ěrmàn zōnghézhēng*

伴有嗅觉丧失和促性腺激素低下型性腺功能减退，主要表现为嗅觉障碍和性发育迟缓的一组临床综合征。又称低促性腺激素性性腺功能低下伴嗅觉障碍，性幼稚-嗅觉障碍综合征。1856年，西班牙病理学家马埃斯特雷（Maestre de San Juan）在世界上首次报道了同时存在脑内嗅球缺失和小睾丸的患者。1944年，美国医学遗传学家卡尔曼（Kallmann）通过对性腺功能减退症伴嗅觉丧失3个家系的研究，确定此病为遗传性疾病。一般呈现家族性或散发性，男性高发，发病率约为1/8000，男女比例为5:1。各类报道中其可能的遗传模式有三类：X连锁隐性遗传，常染色体显性遗传，常染色体隐性遗传。

**发病机制** 病因尚未明确。其发病机制可能是起源于嗅基板的促性腺激素释放激素（GnRH）神经元因各种原因不能正常迁徙、定位于下丘脑而导致完全或部分丧失合成和分泌GnRH的能力，引起下丘脑-垂体-性腺轴功能低下，不能启动青春期，而表现为青春期发育延迟。目前已经发现一些和KS发病相关的基因，如KAL1（Xp22.3）、FGFRI（8p11.2~12）、FGF8、PROKR2、PROK2，它们可能与胚胎期GnRH神经元的迁徙、嗅球的发育及GnRH神经元轴突向正中隆起的投射过程密切相关。但是仅30%的患者存在上述基因的改变。

**临床表现** 患者染色体为46X，Y。身高、智力一般正常，发育异常主要表现为三个方面。①性腺功能减退：性发育迟缓，男性外生殖器发育幼稚，阴茎短小，睾丸发育较小或呈现隐睾，无胡须、腋毛、变声等第二性征出现；女性内、外生殖器发育欠佳，无乳房、腋毛、阴毛等第二性征出现，无月经。②嗅觉障碍：表现为完全或部分的嗅觉缺失或减退。③其他发育异常：患者可能同时伴发唇腭裂、色盲、眼球运动异常、神经性耳聋、小脑共济失调、掌骨短以及心肾发育异常等。

**诊断与鉴别诊断** 目前尚不能检测外周血GnRH的水平，该病的诊断主要依赖于临床表现，即18岁以上性发育幼稚、有性腺功能减退的表现伴有嗅觉减退或缺失；实验室检查：黄体生成素（LH）、促卵泡激素（FSH）、T均低下，而甲状腺轴、肾上腺轴和生长激素轴的功能正常，泌乳素正常，GnRH兴奋试验表现为反应延迟；影像学检查：MRI显示嗅球、嗅束发育不良或未发育，骨龄落后等。

该病需要与下列疾病进行鉴别：特发性低促性腺激素性性腺功能减退症，体质性青春期发育延迟，克兰费尔特综合征（47，XXY），特纳综合征（45，XO），CHARGE综合征等，前四者不存在嗅觉障碍，而CHARGE综合征同时存在眼、耳、鼻、心、性器畸形和发育迟缓。

**治疗** 主要分为药物治疗和整形治疗两个部分。

药物治疗 主要是性激素、促性腺激素或促性腺激素释放激素的补充。①男性：a. 雄激素。14岁后可以补充，一般6个月1个疗程，要同时检测性腺轴的功能和骨龄变化，以免影响身高。b. 促性腺激素。人绒毛膜促性腺素（HCG）2000~5000U，每周2次，睾酮达到正常水平后，加用HMG/FSH 75~150U每周2~3次肌内注射，一般7个月可以使得精子数达到中位数。c. GnRH。垂体功能正常时，可采用GnRH脉冲治疗。通过便携式输注泵，以每1.5~2h脉冲样皮下输注GnRH，模拟GnRH生理分泌模式，促使垂体前叶促性腺激素的合成和释放，从而实现睾丸生长发育，分泌睾酮和生成精子。②女性：可以给予雌激素维持第二性征并引导月经形成，可加用促卵泡激素促进排卵，进而考虑人工受孕。

整形治疗 对于性发育幼稚的患者，可以采用整形外科的手段进行治疗。对于男性性发育迟缓，可以采用阴茎延长、增粗术，和乳房缩小手术；对于女性第二性征发育不良，则可以采用隆乳术、体型雕塑、外阴成形或阴道增宽手术。

（李 强）

## 易性病（transsexualism）

*yìxìngbìng*

自我性别身份认知完全倒错的疾病。又称异性癖。易性别病患者渴望拥有与自身解剖性别相反的性别，并以该性别的方式生活且被社会所接受；常伴有对自身解剖性别的不适，甚至强烈的厌恶感，希望通过手术和激素治疗使自己的身体和所期望的性别相一致。患者通常在幼年时萌发，并逐渐加重，持续地感受到自身解剖性别与心理性别之间的矛盾，深信自己的性别与自身解剖性别相反，强烈要求改变自身的解剖性别以期达到与心理性别相一致。迫于社会和家庭的压力，在这种要求得不到满足时，往往极度苦恼，个别人甚至因此自残、自杀。对易性病现象的注意和观察自古就有，但是 20 世纪 60 年代以来才进行了深入的研究并取得重要的进展。考尔德韦尔（Cauldwell）于 1949 年首先提出"transsexualism"，即易性病的概念。受 2000 多年的封建保守观念影响，中国对易性病的认识和研究起步更晚。20 世纪 30 年代国际上就有文献报道各种变性手术，而中国直到 1990 年，何清濂才完成首例公开报道的变性手术。到目前为止，中国已有数千例易性病患者接受了变性手术治疗，而其数量还在快速增长。易性病患者有很大的患者群体，广泛分布在各行各业的不同阶层，没有证据证明哪些特殊群体高发，患者可以是老年人，也可以是青少年。其发病率的统计结果差别较大，通常估计为 1/10 万~1/5 万。

**病因及发病机制** 尚不十分明确，根据相关的文献资料来推测，可能与下列因素有关。①遗传因素：一般认为遗传因素可能与易性病发生有关，但至今仍无充分资料加以证明。②内分泌因素：有报道称男性易性病患者血浆中睾酮水平偏低，而女性患者相反。③心理因素：人们习惯性地认为，父母在幼儿时期按异性打扮或者抚养儿女，或者患者在异性人群中成长与易性病的发生相关，而在中国大部分地区根深蒂固的重男轻女思想，也可能是女性易性病患者多见的原因之一。④性别中枢功能异常：最近的研究证实雄激素受体基因和男性易

性病患者密切相关。所以，易性病很可能不是心理因素，而是生物学因素所致。

**临床表现** ①异性化行为：典型的易性病患者，幼儿期，男性患者表现胆小、温顺，不愿参与粗野、攻击性游戏，女性患者则反之。儿童期，既不喜欢与同性玩耍，也不愿模仿同性长者的行为，却喜欢模仿异性长者的行为，患者的气质、形象向异性发展。到青春期时，开始认为自己的性别与自身解剖学性别相反，随着年龄增长，病情不断加重，认定自己错生性别，衣着、举止、爱好、志向都出现异性化，性心理指向同性，以明显的异性角色进行社交活动及生活。②同性性取向：青春期后患者的性心理指向同性，爱慕同性，但患者在同性恋行为中均为异性角色。由于世俗压力，部分患者与异性结婚、生育，但性生活并不满意，甚至痛苦不堪。③情感障碍：由于患者对自己的性器官有持久而强烈的厌恶和不适感，导致焦虑和抑郁情绪。发病时烦躁不安，对自己的性别特征感到自卑，甚至深恶痛绝，因此消沉忧郁，痛苦不堪，甚至发生自残、自杀行为。④异性性格特征：明尼苏达多项人格（MMPI）检测，男女患者均表现突出的性心理异性化特点，男性更为强烈。

**诊断** 主要根据临床表现。目前国际和国内均有明确的诊断标准。

**国际诊断标准** 各个国家或地区的诊断标准基本上均参照美国心理协会的《心理障碍的诊断和统计手册》（第四版）的诊断标准：①渴望或坚信自己是与自身相反的生物学性别（而不是为了得到作为异性可获得的利益）。

②持续地对自身的生物性别感到不适，或感受到自己的性别角色不适当。③排除两性畸形。④心理障碍引起的具有临床意义的痛苦或者在工作或社会生活中受到的伤害。

**国内诊断标准** 《中国精神障碍分类与诊断标准》（第三版）的诊断标准：对自身性别的认定与解剖生理上的性别呈逆反心理，持续存在厌恶和改变自身性别的解剖生理特征以达到转换性别的强烈愿望，并要求变换为异性的解剖生理特征（如使用手术或异性激素），其性爱偏向为纯粹同性恋。已排除其他精神病所致的类似表现，无生殖器解剖生理畸变与内分泌异常。

由于此病临床表现有比较明显的特征性，结合其病史和心理测验结果，以及上述标准，诊断多无困难。

**鉴别诊断** 主要与同性恋和异装癖相鉴别。①同性恋：对自己有清楚的性别认知，没有强烈改变性别的要求，易性病患者则相反。在着装上，虽也存在异性化的共同点，但同性恋在性心理方面认为自己是一个近似异性的角色，其性趋向指向同性，着异装是为了赢得同性爱慕，吸引其他同性。②异装癖：对自己有清楚的性别认知，同样没有强烈改变性别的要求。异装癖患者的性趋向仍为异性，其着意追求异装主要是为了体验穿着异装所引起的强烈性兴奋及性心理满足感。而易性病患者着异装完全是出于心理需求，因为易性病患者认为自己应该是真正的异性，穿异装是为了与自己的性角色吻合，减少内心的不平衡，并不伴有性兴奋。

**治疗** 原则上应先治疗患者的变态心理，但精神分析治疗往

往无功而返。激素替代治疗也可以部分达到患者的变性要求，事实上，在患者就诊前，其往往已自己服用或在医师的指导下服用性激素。患者在接受激素治疗一段时间后，会出现不同程度的异性化表现，如女性会出现闭经、声音变粗、阴蒂肥大、乳房萎缩、皮肤粗糙、性欲增强以及髋部脂肪减少等。男性则出现乳房发育、胡须及体毛消退、皮肤细嫩等。但是，激素替代治疗产生的变化也往往难以使患者感到满意。患者要求全面改变性别的欲望是如此刻骨铭心，甚至不变性不如死。所以一旦确诊易性病，往往最有效的治疗手段仍是变性手术。

**手术适应证** 由于变性手术是不可逆的，所以在实施手术前要备齐资料，做好详细检查，并严格掌握手术适应证。在中国目前比较认可的手术适应证为：①患者要求变性的欲望至少持续2年以上。②易性病的诊断必须由临床心理医师提供。③接受心理医师的临床分析治疗时间不少于1年。④不在婚姻状态，以其渴望的性角色在社会上生活不少于18个月。⑤在心理医师的指导下，进行至少6个月的异性激素的治疗。⑥提供户籍及近亲属开出的书面手术变性同意证明。⑦当地派出所出具的无犯罪证明。⑧无精神异常证明。

**术前检查** ①体格检查：进行外生殖器等第一、二性征的检查，排除两性畸形等性别畸形。②染色体检查：明确就诊者的染色体性别。③实验室检查：检查睾酮和雌二醇等性激素水平。④影像学检查：通过超声波、CT、MRI等探查性腺、子宫和输卵管等。

**术前准备** 主要进行会阴部手术的术前准备。①术前清洗会阴手术区及皮瓣、皮片供区。②术前1天流质饮食。③备皮。④常规法肠道准备：如口服磷酸钠盐或复方聚二醇散等。

**男性易性术** 通过多器官、多部位的手术将男性转变为女性，又称男性性别转换术，俗称男变女术。

**手术方法** ①睾丸、阴茎切除，尿道移位，尿道外口成形。②阴道再造：是男变女术的难点。将尿道和直肠之间分离，形成阴道穴，而后用阴股沟皮瓣法、阴茎皮瓣或阴囊皮瓣法、羊膜阴道成形法、腹膜阴道成形法、肠管阴道成形法、皮片及羊膜法等阴道再造。③女性外阴成形：即大小阴唇成形，是男变女术的重点。④隆乳、乳头增大成形：隆乳最常用的方法为胸大肌后硅胶假体置入。乳头增大可采用皮瓣法加乳晕文刺，但易遗留瘢痕临床很少实施。⑤喉结切除：切除过多的甲状软骨以获得颈部女性外观。⑥修改脸形、脱毛等。

**注意事项** ①阴道造穴时应特别小心，千万不可伤及尿道和直肠，一旦损伤则必须立即修补，以免引起严重并发症。②充分利用阴茎和阴囊皮肤做阴道和外阴的成形可以达到逼真程度。③一般多分期手术，先行隆乳术，经一段时间适应角色后，再行性器官切除及再造。④阴道再造术后，一般要佩戴阴道磨具数月，以防挛缩。

**女性易性术** 通过多器官、多部位的手术将女性转变为男性，又称女性性别转换术，俗称女变男术。女变男要比男变女难度高，而复杂。

**手术方法** ①乳房切除术：经乳晕切口将乳腺和多余的脂肪组织切除。②子宫及附件+阴道切除术：经腹式和阴式联合切除子宫、双侧卵巢、阴道黏膜，并闭锁阴道口。③尿道延长术：切开尿道口上方两侧无毛的会阴黏膜，形成2cm宽的纵行瓣，向内卷曲缝合形成向上的尿道。将女性尿道口向上延长至耻骨联合下方。④阴茎及尿道成形术：是变性手术中最为复杂和关键步骤。目前，临床上常用的阴茎再造方法仍是皮瓣法为主。⑤乳头乳晕缩小术阴囊成形。⑥硅胶睾丸假体置入术。⑦修改脸形，吸脂塑体等手术。

理想的再造阴茎需满足以下要求：A.外观形态逼真；B.阴茎内尿道完整；C.阴茎挺拔具有一定硬度；D.感觉存在。阴茎再造的方法见阴茎再造。

**注意事项** ①女性多肥胖，采用腹部岛状皮瓣均感较厚，即便修薄也难以同时卷成尿道和阴茎体，故肥胖者首选前臂皮瓣。体格较瘦者首选斜形的脐旁皮瓣，即可直接缝合供瓣区，又可规避血管吻合的风险。②女变男较男变女尿道成形复杂，尿道长且多两个吻合口，故尿道漏发生率非常高，术中必须仔细缝合尿道的每一层、每一针。③原尿道口与阴道口之间处最易形成无效腔，导致积血感染、尿道吻合口漏，多发生于术后1周左右。故该处一定严密缝合，并放置负压引流管。④乳房的周边部分切除要干净，以免中央低平，而周边仍有轮廓。⑤乳头乳晕缩小不宜与乳房切除同时进行。⑥手术多分三期进行，第一期先切除乳房，适应3个月至半年后再行无法逆转的性腺切除术和其他再造与美容术。⑦尽管术后有膀胱造瘘管，又有尿管两条排尿，但仍有结晶和血块堵塞的可能，导致腹压增大，尿液外渗，若渗入组织间隙已造成疼痛感染，尿瘘。必须严密观察尿管引流情况，每天冲洗膀胱。

**术后处理** 指会阴部手术的术后处理：①平卧1~2周。②禁食3天后改流质至1周。③抗生素应用4~5天。④多饮水，多排尿。⑤术后2周酌情拔除导尿管，拔管前每天膀胱冲洗1次。⑥术后10~14天拆线。⑦尿道愈后拔除膀胱造瘘管。

**性别变更** 根据公安部有关规定，异性术后性别的变更：申请人填写变更申请表、提供书面申请、户口簿、居民身份证、国内三级医院出具的性别鉴定证明和公证部门出具的公证书或司法鉴定部门出具的证明。

**激素治疗** 是对男性易性病患者提高其体内雌激素水平的药物，如炔雌醇、17β-雌二醇、醋酸环丙孕酮、苯甲酸雌二醇、与结合雌激素等，而对女性易性症患者使用提高其体内雄激素水平的药物，如丙酸睾酮、十一酸睾酮、癸酸睾酮等，进行激素替代治疗（hormone replacement therapy，HRT）。通过HRT虽能促使个体形成许多异性的第二性征，但并非能完全逆转大部分已有的第一和第二性征。如HRT可以诱导男性易性症患者的乳房发育，但不能帮助女性易性症患者去除乳房。HRT可以加快女性易性症患者的面部毛发生长，但不能让男性易性症患者的面部毛发退化消失。故手术是目前获得所偏好的性征的主要手段，HRT仅仅是手术前后的辅助方法。

**治疗方案** 目前尚未有严格统一的治疗方案，一般于性腺切除术前即开始终身使用用激素替代治疗（必要时可术前半年开始使用）。男性易性病患者：炔雌醇片100μg/d或结合雌激素2.5mg/d；女性易性病患者：丙酸睾酮片250mg/d，或长效睾酮注射液250mg/月。

**注意事项** 尽管研究认为HRT不会提高人群的死亡率，但大剂量应用也存在一定风险的，有可能造成身体伤害。男性易性病患者长期服用雌激素可能引发抑郁症，也可能导致高催乳素血症，而40岁以上男性易性病患者口服雌二醇可能增加静脉血栓的风险（建议改为肌注给药）。女性易性症患者长期应用HRT可能导致体重增加，胰岛素敏感度下降，脂肪异常分布，血细胞比容增加，妇科疾病等副作用的发生。故建议所有治疗性激素的使用都必须在内分泌科医师的指导下进行。

**预后** 男性转变为女性的术后效果，尽管各不相同。但均会有不同程度的性欲感，某些患者可体验到与过去相近似的性高潮；甚至感到的性高潮更为弥漫；但也有患者感性高潮更差，影响性的满足。女性转变为男性手术更复杂，且再造的阴茎不论在外形上还是功能上与正常男性的阴茎都有着明显的差别，无法像正常男性一样得到完美的性生活。但随着阴茎再造技术的逐步完善和生物材料的进步，有望提高性生活的质量。国内的变性手术起步较晚，目前尚无大样本、较长时间的随访研究。国外有研究表明：即使术后存在较多问题，易性病患者仍觉得新的生活给他（她）带来了欢乐。有些新的家庭还相当幸福美满。

（高建华）

gāngmén shījìn

# 肛门失禁 （anal incontinence）

失去控制排气、排便的能力，粪便和气体不自主地流出肛门外的疾病。又称大便失禁。该病不直接威胁生命，但造成身体和精神上的痛苦，严重地干扰患者的正常生活和工作。

**病因及发病机制** 肛门的排便功能是人体多个系统共同参与、协调统一完成的过程。它包括直肠的顺应性、对充盈的良好感知能力、神经系统的正常程度、肛门括约肌功能的完整性等，任何一个环节受到损伤或功能障碍都可能造成肛门失禁。造成肛门失禁的因素常见的有以下几种。①肛门先天性发育畸形：如先天性痴呆、脑脊膜膨出、多发性硬皮病、脊柱裂、肛门括约肌发育不良等。②肛门括约肌外伤：最多见的原因是肛管直肠部手术处理不当和产伤，以及肛门括约肌或肛管部组织遭受外来暴力、刺伤、冻伤、烧伤、药物注射等。③神经系统病变：如脑外伤、脑肿瘤、脑梗死、结核、脊髓及骶神经损伤、感染和脊髓瘤、糖尿病引起的肛周末梢神经损伤等。④肛管直肠疾病：最多见为直肠肿瘤及炎症性疾病，如直肠癌、肛管癌溃疡性结肠炎等，肛周的严重瘢痕影响到肛门括约肌收缩时，也可引起肛门失禁。

**临床表现** 患者不能随意控制排便、排气，气体及粪便不自主溢出肛门污染内裤。因会阴部经常受到粪水刺激，肛周皮肤多发生瘙痒、糜烂、溃疡及疼痛等。部分患者为减少大便而节制饮食，可出现消瘦、体重下降等。

**诊断** 详细询问患者有无先天性肛门畸形及神经系统疾病、有无肛门手术、外伤史，女性患者有无产伤史，并应了解患者大便的量、次数及性质，有无便意感，以及失禁的程度。①肛门完全失禁：患者不能随意控制排便，排便无固定次数，肠蠕动时，粪便即从肛门排出；甚至于咳嗽、下蹲、行走、睡觉时都有粪便或肠液流出，污染衣裤和被褥。肛门周围潮湿、糜烂、瘙痒，或肛门周围皮肤呈湿疹等皮肤病改变。直肠指检可扪及肛管直肠环断裂处瘢痕，肛管松弛，无收缩力，咳嗽时肛门无收缩反应。完全性肛门失禁多见于严重的肛管直肠外伤、肛瘘、痔环形切除术后，以及先天性肛管直肠疾病和中枢神经疾病患者。②肛门不完全失禁：粪便干时无失禁现象，一旦便稀则不能控制，出现肛门失禁现象。肛门周围皮肤可见粪便污染，皮肤潮湿或有皮疹，肛周有瘢痕，肛门闭合不紧。直肠指检可扪及肛门括约肌收缩力减弱。肛周皮肤感觉多正常。③肛门感觉性失禁：不流出大量粪便，而是当粪便稀时，在排便前因动作稍慢，而不自觉有少量粪便溢出，污染衣裤。是由于中枢神经或骶尾部神经的损伤，使肛门括约肌失去括约功能造成的肛门失禁。检查肛门部感觉有障碍，括约肌的形态正常或薄弱，无收缩力或收缩力减弱。

**治疗** 应按发病原因及损伤范围的不同选用相应的治疗方法。肛门失禁有的可以治愈，有的可以改善。

**非手术治疗** ①促进排便：治疗结直肠炎症，使有正常粪便，避免腹泻以及便秘，避免服用刺激性食物，常食用富含纤维素的食物。②肛门括约肌锻炼：改进外括约肌、耻骨直肠肌以及肛提肌随意收缩能力，增强肛门功能。③电刺激：常用于神经性肛门失禁。

**手术治疗** 可采用肛门括约肌修补术，肛管前方括约肌折叠术，经阴道括约肌折叠术，肛管后方盆底修补术，带蒂肌薄肌移植、带蒂臀大肌肛门成形术、可控水囊人工肛门植入术等。

（杨东运）

gāngmén kuòyuējī chóngjiànshù

## 肛门括约肌重建术 （anus sphincter reconstruction）

运用各种方法，重建肛门括约肌功能，治疗肛门失禁的手术。常用的方法有带蒂股薄肌瓣转移括约肌成形术、电刺激股薄肌成形术、带蒂臀大肌瓣转移括约肌成形术、S形皮瓣转移肛管成形术、人工肛门括约肌植入术等。

**适应证** ①肛门失禁不能行括约肌修补术，或修补后失败者。②因手术、外伤或疾病致肛管括约肌破坏或松弛造成失禁者。

**手术方法** 下文以带蒂股薄肌瓣转移括约肌成形术为例介绍。

**手术步骤** 取平卧位，沿大腿内上、膝内上股薄肌处各做约5cm长纵向切口，切开皮肤、皮下、露出股薄肌，向上游离至神经血管束处。并使两切口相通，在胫骨结节处做3～4cm斜切口，找到股薄肌的止点。在肌腱止点的骨膜处切断，再将股薄肌由股上部切口牵出，并注意保护好血管及神经束。在肛门前、后正中，距肛缘2cm处行一切口，用长钳在皮下围绕肛门两侧分离做两个隧道，使肛门前后两个切口相通，再在对侧坐骨结节相对处做2～3cm切口，与肛门前切口做一个皮下隧道。将股薄肌由股上部切口牵出，向上分离，再将肌束通过隧道拉至肛门前方切口，围绕肛门一侧到肛门后方，再绕过对侧到肛门前方，由坐骨结节处切口牵出，把股薄肌围绕肛门一周，拉紧肌腱，使肛门尽量缩紧，将肌腱固定于坐骨结节膜上。固定肌腱末端时，应在肛门内插入一手指，并内收或外展右下肢，直到手指感觉压迫时，予以固定。缝合各个皮肤切口。

**术中注意要点** ①习惯选用右侧股薄肌做移植用，如左侧肌肉发育较好，可优先采用。②游离肌肉上部时，必须注意勿损伤由外侧进入肌肉的血管神经束，以防肌肉坏死。③肛周皮下隧道，特别是自前正中切口向大腿部切口的皮下隧道，要宽大，足使股薄肌通过并能在其中自由滑动。

**术后处理** ①禁食2～3天后逐渐改为流质、半流质及少渣饮食。②术后口服肠道抗生素、补液3～5天。③术后第7天用植物油（60～80ml）灌肠以后，每晚给液状石蜡20～30ml，直至大便通畅为止。④术后7天间断拆线。⑤出院前做直肠指检，如肌肉拉拢过紧，而有肛门狭窄者，每周用手指扩张2～3次。⑥术后肛门经常处于收缩状态，仅有意识地松弛股薄肌时，肛门才得松弛。因此，训练排便动作应列为常规，通常在术后2周起开始。训练时，嘱患者坐在便桶上先外展大腿以缩紧肛门，再内收大腿和弯曲身体以松弛肛门。如此反复进行，每天练习1～2次。术后不宜采用蹲式排便。

**主要并发症** ①股薄肌坏死：常为手术失败的主要原因。因此，保护进入股薄肌的血管神经束极为重要。②伤口感染：也可致手术失败，要重视术前肠道准备和术后护理。

（杨东运）

shēngzhíqì wàikē měiróng

## 生殖器外科美容 （genital organ surgery cosmetic）

对外生殖器的先天畸形及后天性缺损进行修复重建，以达到恢复或接近正常生理功能与外形目的的方法。在已婚人群中，旨在改善或提高性生活的质量。

**应用解剖** 包括男性外生殖器、女性外生殖器及阴道。

**男性外生殖器** 包括阴茎和阴囊两部分。①阴茎：为男性的性交接器官，由 2 个阴茎海绵体和 1 个尿道海绵体所组成，分为头、体、根三部分。阴茎体呈圆柱状，悬垂于耻骨联合的前下方，其前端膨大部分为阴茎头（龟头），其后藏于阴囊及会阴部皮肤深面的部分为阴茎根。在龟头尖端矢状位上有一管道开口，称为尿道外口。龟头与阴茎体交界处较细，称为冠状沟（阴茎颈）。阴茎皮肤在冠状沟处反折形成游离的皮肤结构，称为阴茎包皮。在尿道外口下端与阴茎包皮之间有一矢状位的皮肤皱襞，称为包皮系带。阴茎由浅至深依次为皮肤、浅筋膜、深筋膜、白膜和海绵体。阴茎皮肤呈褐色，薄而柔软，皮下无脂肪，借疏松结缔组织与阴茎深筋膜相连，因而具有较大的伸缩性及活动度，能随阴茎海绵体的伸缩而伸缩。阴茎包皮在初生时与龟头分离不完全，一般于 3 岁左右完全分开。包皮内面为移行上皮，含有较多皮脂腺，分泌物与脱落的上皮形成包皮垢，容易引起龟头炎症反应。龟头富含神经末梢，感觉敏感，受刺激后，容易产生性快感。阴茎的动脉主要来自阴部外动脉和阴部内动脉的分支。阴茎的静脉主干是阴茎背浅静脉和阴茎背深静脉。阴茎的神经包括分布于阴茎的感觉神经和支配海绵体运动的副交感神经。副交感神经来自骶丛，伴随动脉进入海绵体内。兴奋时，引起血管扩张而致海绵体勃起。②阴囊：位于阴茎下后方，为一

条皮肤囊袋，内有两个卵圆形结构，称为睾丸。阴囊是腹壁的延续部，由阴囊纵隔分为两个囊，每个囊内有睾丸，阴囊壁由皮肤和肉膜组成。阴囊皮肤薄而柔软，呈暗褐色，厚 1～2mm，富于弹性；皮下有较多的大汗腺和皮脂腺；除中缝约 1cm 宽的带状区无毛外，其他部位有稀疏的阴毛分布。另外，阴囊皮肤含有大量弹性纤维，具有较大的伸缩性。阴囊的血供很丰富，动脉主要来自股动脉的分支阴部外动脉、会阴动脉的分支阴囊后动脉和腹壁下动脉的分支精索动脉。阴囊的静脉与动脉伴行，分别流入大隐静脉和阴部内静脉。阴囊的感觉神经，阴囊后面由来自阴部神经的阴囊后神经分布，后外侧由股后皮神经分出的阴囊后长神经分布，前面由髂腹股沟神经及生殖股神经分布，睾丸被膜由生殖股神经生殖支分布。阴囊淋巴管丰富，上行汇入腹股沟淋巴结浅群。阴囊除了保护睾丸和精索外，主要是调节温度，有利于睾丸产生精子。温度调节主要靠提睾肌的收缩和松弛，加之阴囊壁汗腺多，皱襞多，有利于表面散热，另外精索静脉血可散去睾丸的动脉血热度约 3℃。

**女性外生殖器** 包括阴阜、大阴唇、小阴唇、阴蒂、阴道前庭和处女膜，总称女阴，位于两股内侧之间，前面以耻骨联合为界，后面以会阴为界。①阴阜：为耻骨联合前方的隆起，皮下衬有丰富的脂肪垫，成年女性有倒三角形的阴毛丛生。②大阴唇：为阴阜两侧向下延伸的丰满皮肤皱襞，在发生上，大阴唇相当于男性的阴囊。大阴唇前大后小，一般长 7～8cm，宽约 3cm，分为内、外两个面，内侧面潮湿，类

似黏膜。未婚女性的两侧大阴唇一般自然合拢，对尿道和阴道起保护作用。大阴唇皮下有丰富的脂肪及平滑肌、血管、腺体、淋巴和神经。③小阴唇：为位于大阴唇内侧的深褐色皮肤皱襞，正常宽度为 1.5～2.0cm。小阴唇为菲薄的两层皮肤结构，两层皮肤之间缺乏皮下脂肪，含有较多的血管、神经纤维、弹性纤维和少量的平滑肌纤维，感觉特别敏感。正常情况下，两侧小阴唇自然对合，遮盖阴道和尿道。如果小阴唇肥大，会影响性生活。④阴蒂：在发生上，女性的阴蒂相当于男性的阴茎，其结构与阴茎的结构比较相似，也分为头、体、脚三部分。性兴奋时，具有勃起功能。其中阴蒂头部含有丰富的神经末梢，感觉极为敏感，为女性动欲的主要器官。⑤阴道前庭：前庭球含有丰富的血管，亦属勃起组织，长约 4cm，宽约 0.5cm，位于前庭的两侧。前庭大腺在阴道口的两侧开口于前庭，分泌黏液。⑥处女膜：处女膜为薄片黏膜皱襞，附于阴道入口的边缘，中央有可容一指尖的开口，呈圆形或半月形。婚后处女膜破裂，呈星状浅裂。分娩后处女膜被撕裂成锯齿状或成为处女膜痕。⑦女性外生殖器的血管与神经：女性外生殖器主要由阴部内动脉供血。女性外阴部的淋巴大部分汇入腹股沟淋巴结。主要由会阴神经及阴蒂背神经支配。

**阴道的结构** 阴道为女性的性交接器官，属于内生殖器，连接子宫和外生殖器，分为前、后两壁和上、下两端。阴道前壁长平均为 7～9cm、后壁长 9～12cm。在自然状态下，阴道的前、后两壁自然贴合，其外口较狭窄，是女性的性敏感区域，也是满足男性

性要求的主要区域。阴道壁自内向外分为黏膜、肌层和外膜3层。

**外生殖器的美学** 男性和女性各有不同。

男性 ①阴毛呈菱形分布。②阴茎的长短、粗细与阴囊的大小、外形相协调。③成人阴茎龟头完全外露，可见明显的冠状沟和包皮系带。④阴茎对性刺激反应敏感，勃起后达到足够的硬度，能满足配偶的性要求。⑤美学参数：正常成人阴茎长度（活动部分）于常态下为 4.5~11.0cm；平均长度为 7.1cm±1.5cm，周径为 5.5~11.0cm，平均周径为 7.8cm±0.7cm。勃起时长度为 10.7~16.5cm，平均为 13.0cm±1.5cm，周径为 8.5~13.5cm，平均为 12.2cm±1.2cm。阴茎的皮下组织疏松无脂肪，皮肤有很大的伸展和滑动性。

女性 ①阴毛呈倒三角形分布。②在直立位，两侧大阴唇自然对合；在截石位，两侧大阴唇自然分开，可见较小的阴蒂和两侧小阴唇以及阴道前庭的尿道和阴道口。③美学参数：阴蒂头长约 6.5mm，宽约 4mm，阴蒂体长 1.8~2.5cm；成年女性的阴道一般长 10~12cm，宽容两指。

（王原路）

yīnjīng duǎnxiǎo

# 阴茎短小（short and small penis）

阴茎外观正常，阴茎长度及周径比同龄正常阴茎平均小 2.5 个标准差以上的男性生殖器畸形。较常见。阴茎的大小目前还没有一个统一的标准，各地区民族之间可能有些差异，人与人之间也不尽相同，比正常范围长度小 1~2cm 相当常见，但与人的高矮、胖瘦不存在直接的正比关系。

**发病机制** 阴茎的短小与睾酮缺乏有关。睾酮分泌受下丘脑-垂体-性腺轴控制。下丘脑分泌促性腺激素释放激素（GnRH）刺激垂体前叶的促性腺细胞合成并分泌两种促性腺激素即黄体生成素（LH）及促卵泡激素（FSH），绒毛膜促性腺激素（HCG）一起刺激间质细胞产生分泌睾酮，睾酮在 5α-还原酶作用下转化为双氢睾酮（DHT）。DHT 可刺激阴茎发育，使阴茎逐渐增长。下丘脑-垂体-性腺轴任何一个环节出现障碍均会影响靶器官阴茎的发育生长。

**病因** 阴茎短小有先天和后天的因素。先天因素如脑组织异常（无脑儿）则无下丘脑分泌功能，即使垂体发育正常。由于无促性腺激素释放激素致睾酮减少；另外不明原因的先天性促性腺激素释放激素缺乏；先天性睾丸缺如睾丸下降不全均可使睾丸发育障碍而影响阴茎的发育。后天因素有：青春发育期摄入锌、维生素及相关蛋白少而导致营养不良；青春期前患有腮腺炎合并睾丸炎；幼儿时期包茎和包皮过长影响阴茎发育；幼年时会阴烧伤瘢痕粘连牵拉可导致阴茎海绵体发育不良；以及小腹、耻骨联合部、会阴脂肪丰满突出也会影响阴茎的发育。

**临床表现** 表现为阴茎短小，但外观正常，阴茎的长度和直径的比值也正常。有的可伴有男性第二特征（阴毛、腋毛、胡须及变声）发育不全，精神萎靡、全身无力、缺乏阳刚之气，性欲减退，出现阳痿、早泄等性功能障碍。

**诊断** 辅助检查包括：测量阴茎的长度，如疑有内分泌异常者，要进行睾酮、黄体激素（LH），促卵泡激素（FSH）、绒毛膜促性腺激素（HCG）的检查。可疑脑垂体异常者应做 CT、MRI 和染色体常规检查。阴茎短小的诊断，青春期前非勃起状态小于 3cm，青春期小于 5cm，成年男子勃起时小于 10cm，且难以进行正常性生活，或不能完成直立排尿动作。多伴有第二性征发育不全，或者伴有其他生殖器官畸形，染色体检查多属正常。

**鉴别诊断** ①假性阴茎短小症：阴茎在非勃起状态下虽然长度小于 5cm，但勃起状态下却能显著延长、增粗 2~3 倍，且不影响性生活。②潜伏阴茎（隐匿性阴茎）：见于体形肥胖，下腹脂肪较厚，阴茎被周围松弛下垂的皮肤遮挡，阴茎外观貌似短小，但用力推阴茎旁皮肤时露出正常长度的阴茎。③蹼状阴茎：阴囊皮肤向前扩展呈薄皱襞样达阴茎腹侧，即阴茎根部被阴囊扩展皮肤遮挡，使阴茎短小，且影响性生活。④克兰费尔特综合征（Klinefelter syndrome）是一种性染色体异常引起阴茎短小为 47，XXY，也可为 46，XY/47，XXY 嵌合体，特点为小睾丸和小阴茎，本症又名先天性睾丸发育不良症。在男性性腺发育不良和无生育力的患者中此症高达 30%。儿童期无症状，青春期后逐渐出现症状，外观男性身材高达，但胡须、阴毛和腋毛稀少，阴茎短小，睾丸小而软，精液中无精子。

**治疗** 根据病情可采用药物治疗及手术治疗。

药物治疗 对促性腺激素分泌不足者可用绒毛膜促性腺激素（HCG）治疗。睾丸功能低下者可用睾酮治疗。对于下丘脑功能异常的患儿，给促性腺激素释放激素（LHRH）直接替代效果较好。

手术治疗 ①对睾丸下降不全患儿在药物治疗无效果后早做睾丸固定术。②阴茎延长术。

③阴茎增粗术。④变性手术。

**预后** 药物内分泌治疗对于睾酮缺乏所致阴茎短小有一定疗效。阴茎延长术可使阴茎在静止状态下延长 2~3.5cm，充血状态下延长 3.5~6.5cm 且功能正常。

(李世荣)

yīnjīng yánchángshù

## 阴茎延长术 (lengthening of penis)

通过手术增加体外海绵体长度的治疗方法。

**手术原理** 手术在阴茎背侧根部切口，逐层分离切断浅悬韧带，必要时切断部分深悬韧带，使原固定在耻骨联合和耻骨前的阴茎段游离，将埋藏于耻骨前下方皮下的阴茎海绵体部分释放出来，并保留正常的血管和神经，从而保留感觉和勃起功能，并能达到延长阴茎，恢复正常性生活的目的。

**适应证** ①成年男子，阴茎发育不良，充分勃起后长度不足 10cm，且影响正常性生活者。②阴茎大部分缺损，勃起后长度一般<5cm，且有正常感觉及勃起功能。③先天性阴茎移位畸形，根据情况采用阴茎延长术，使阴茎延长并复位。④对阴茎静脉瘘性阳痿，做阴茎背浅静脉结扎同时行阴茎延长术，常能取得较好的疗效。⑤小阴茎勃起时其长度在 5~8cm 和周径<4cm，睾丸体积大于 6ml 时，在做阴茎加粗术的同时做阴茎延长术。

**手术方法** ①切口设计：在阴茎背侧根部，耻骨联合上方上移 1.5cm 处做切口，设计有"+"切口、M 形切口、和 V 形切口。为使手术达到最佳效果，延长超过 4cm 以上者，常规在阴茎根部腹侧行 V-Y 成形术，减轻延长后的阴茎在勃起时的牵拉感，塑造更为理想的外形。②切断阴茎悬韧带：切开阴茎根部皮肤、皮下组织，并在耻骨联合前下方分离，可见到白色的条索状物，此为浅悬韧带，予以切断。并继续向下分离，可见更为坚韧的纤维索，此乃阴茎深悬韧带，视情况可部分切断。此时将悬韧带周围的脂肪填入韧带切离的形成空隙内，并缝合固定。③创面封闭：延伸释放的阴茎体后，彻底止血。可选用不同的局部皮瓣封闭创面。一般认为以阴囊作为供区覆盖创面较为理想，阴囊皮肤具有血供丰富、易成活、富有弹性、不易回缩、皮薄且皮下脂肪少、瘢痕不明显，尤其是感觉好的优点。

**注意事项** ①会阴部的术前准备极为重要，因会阴部汗腺丰富、潮湿，是细菌生长繁殖的好环境。故应做充分准备，术前洗澡及清洁会阴部，并用 1:2000 的新洁尔灭液坐浴。②切断深悬韧带时应仔细，因深悬韧带束间有阴茎背神经血管走行，应紧贴耻骨弓骨膜分离切断，免伤此处神经血管。③烧伤后瘢痕粘连引起阴茎短小者，要充分松解阴茎瘢痕并彻底止血。

**并发症** 术后可能因回流障碍引起水肿、会阴部瘢痕，皮瓣坏死和阴茎回缩等并发症。

(李世荣)

yīnjīng zēngcūshù

## 阴茎增粗术 (thickening of penis)

通过注射或手术使阴茎增粗的治疗方法。

**手术原理** 通过手术或注射术的方法将自体组织或生物材料置入阴茎内，可使阴茎直径增粗。

**适应证** 成年已婚男子阴茎周径小于 4cm 者，阴茎缺损，阴茎畸形，阴茎正常偏小，有严重心理障碍，自感阴茎短小而自卑，强烈要求手术，心理治疗无好转者。

**手术方法** ①自体脂肪移植增粗术：此方法是将自体皮下脂肪抽出，经过滤后将纯脂肪颗粒注入阴茎内。优点：方法简单，创伤小，不产生免疫排斥反应，患者容易接受。缺点：所移植的脂肪容易吸收 30%~60%。术后效果难以估计，且容易形成结节或肿块。②阴茎硅胶假体植入增粗术。③膨体聚四氟乙烯 (PT-FE) 血管材料剪裁成为一定的宽度，其长度与海绵体一致的补片置入阴茎体两则以达到增粗阴茎。该手术优点：操作简单，可使静态下阴茎增粗，而对勃起状态下并不理想。④自体组织移植增粗术：自体皮肤-筋膜瓣移植，单纯筋膜瓣移植，游离真皮-脂肪瓣填充和局部皮瓣转移等手术。优点：无排斥反应，无异物感。缺点：供区会遗留瘢痕，皮瓣血供不确切，皮瓣的伸展性差。增粗的效果只在静态下有效，对充血状态下增粗较差。

**并发症** 注射式阴茎增粗术在欧美风行一时，所用注射材料有英捷尔法勒、玻璃球粒、液体硅胶等。但术后常出现结节、形态异常、腹股沟淋巴结肿大、硅胶肉芽肿、排异反应、阴茎阴囊水肿、阴茎痛性勃起、勃起功能障碍、破溃和液体流动渗漏等并发症。而行手术自体组织移植增粗术或假体置入增粗术仅对阴茎疲软状态有效，对充血状态并不理想。无论是注射方法还是手术增粗阴茎方法都不理想。目前尚无一个大家公认的阴茎增粗手术方法。

(李世荣)

xiǎoyīnchún féidà

## 小阴唇肥大 (small labium hypertrophy)

小阴唇皮肤粗糙，皱褶，向内完全遮盖阴道口，向外遮盖大阴唇给生活带来不便。在正常状态下，成年女性小阴唇的最宽点距离大小阴唇沟的垂直距离超过 20mm（图）。具有这样小阴唇解剖特点的人仍属于健康人群，只是其小阴唇结构，处在正常分布曲线偏高的区域。中国女性小阴唇正常范围：长度，左侧为（30.05±6.75mm）、右侧为（29.67±6.79mm）；宽度，左侧为（9.91±2.95mm）、右侧为（10.20±2.95mm）。临床上发现，小阴唇宽度个体差异较大，一般在 5~45mm，厚度 2~5mm，最佳宽度一般认为是 10~15mm。

**解剖特点** 小阴唇为女性独有性器官，位于会阴区大阴唇的内侧，呈翼状，由内外双层皮肤及中间的疏松结缔组织构成，前端为双层结构，分别起于阴蒂包皮及阴蒂头，左右两侧的上层与阴蒂包皮合在一起，左右侧的下层互相结合，成为阴蒂的系带。两侧小阴唇在后方，或者分别与大阴唇结合，或者在中线形成小阴唇后联合。左、右小阴唇在外阴的前上方互相靠拢。它们的大小和形状因人而异，可有很大差别。在未产妇，小阴唇可被大阴唇所遮盖，而在经产妇则小阴唇可伸展到大阴唇之外。在一般情况下，小阴唇边缘及外侧面呈为淡褐色到深褐色，内侧面呈湿润状，由边缘到底部颜色逐渐变淡，最基部呈粉红色，犹如黏膜。覆盖在小阴唇上面的皮肤是非常菲薄的复层鳞状上皮，这里没有阴毛而有许多皮脂腺，偶有少数汗腺。小阴唇的内部含有勃起功能的组织，许多血管和少数平滑肌纤维。小阴唇富有多种神经末梢，非常敏感。

**成因及影响因素** 影响小阴唇发育状态的主要原因目前尚不清楚，可能和遗传、性激素水平、生育牵拉、局部受力、摩擦等因素相关。一般情况下小阴唇的发育随着青春期的发育而启动，青春期发育完成后就趋于稳定，但有些人反映随年龄增大，小阴唇尚有一定的增长。

**意义** 女性外阴作为女性美学器官之一，已经受到越来越多人们的关注，因此对于外阴美学的把握也日益成为整形外科医师的必修课之一。小阴唇的形态对女性外阴的美观影响极大，必须对其有比较深入的了解，才能够对女性外阴的美容做到心中有数。一般评价，小阴唇以较小、较薄、色泽较浅，比较光滑、双侧对称为美。当小阴唇发育较大时，一般表现为色泽较深、皮肤皱褶增多，厚度增加，外观比较粗糙，其阴蒂包皮多半比较臃肿，影响其美观，且会摩擦衣裤，走路时引起不适。可通过小阴唇修整术在一定程度上进行纠正。

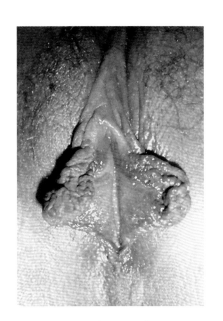

图 小阴唇肥大

（李 强）

xiǎoyīnchún búduìchèn

**小阴唇不对称**（small labium asymmetry） 成年女性两侧小阴唇宽度相差超过 5mm 以上的状态（图）。这些人也属于健康人群。

**解剖特点** 见小阴唇肥大。

**成因及影响因素** 小阴唇发育的影响因素目前尚不清楚。根据患者的叙述，有些人有手淫、经常牵拉小阴唇的习惯。

**意义** 在临床上发现，很多人存在两侧小阴唇不对称，有时甚至相差很大。小阴唇双侧不对称很容易造成人们的缺憾感，影响美观。可通过小阴唇修整术在一定程度上进行纠正。

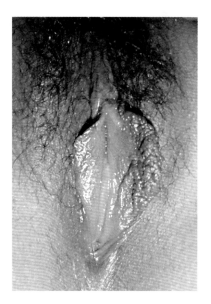

图 小阴唇不对称

（李 强）

yīnchún suōxiǎoshù

**阴唇缩小术**（labia reduction） 修剪缩小由于生育的牵拉或自然增生形成的小阴唇突出组织的手术。该手术的目的有两个方面：①改善女性外阴形态，使得外观自然美丽。②减少进行性生活和穿着紧身衣裤时的不适感，改善功能，同时提高患者的自信心。

小阴唇的形状和大小因人而异，差别很大。正常情况下，在未产妇，小阴唇往往被大阴唇遮盖。而在经产妇，小阴唇则可伸展到大阴唇之外。在有些女性中，小阴唇可能由于先天性、外伤或肿瘤等原因导致阴唇异常肥大，表现为片状突出、质地肥厚、表面粗糙且色泽黯黑。小阴唇肥大不仅影响美观，且可摩擦衣裤引起疼痛，部分患者性交时有不适感，重者出现表面糜烂、溃疡等。对于肿瘤性的增生一般直接采用切除进行治疗。先天性小阴唇肥大则根据患者的愿望，可在适当的时机采用整形的手段来进行矫治。这是一种直接在门诊上完成的美容手术，小阴唇的外形主要由患者的愿望来决定，适当地切除小阴唇突出部分，改善外阴形态，约在 1 周后伤口愈合。通过本手术可同时解除患者在外阴功能和美观方面的烦恼，改善患者的生理的舒适度和性满意度。

**适应证** 1983 年弗里德里克（Friedrich）报道将小阴唇向侧面轻轻牵拉，宽度应小于 5cm，如果超过则宜手术修整。2000 年鲁齐耶（Rouzier）报道小阴唇宽度大于 4cm，且引起身体不适为手术适应证。国内学者一般认为，立位时两侧小阴唇并拢在大阴唇之间，略微显现，若小阴唇肥厚或肥大，外露比较明显，超出大阴唇 1cm 以上，行走时因衣裤摩擦造成不适，影响尿流方向，甚至影响性生活者可以考虑手术治疗。

**手术方法** 常用的手术方法有三类：即弧线形切除、楔形切除和中央去皮切除（图）。

弧线形切除 是保留小阴唇基部，沿着不同的设计线切除小阴唇上部突出的组织，从而缩小小阴唇的形态。首先要进行小阴唇测量，根据患者的要求和外阴的具体解剖特点设计手术切口线，一般设计成宽度约 10mm（从大小阴唇沟测量）、前宽后窄的圆滑曲线，在局麻下切除设计线以外的突出组织，缝合保留的基部组织即可。为了简化手术的过程，国外学者设计了专用的手术器械——爱莉丝剪（一种边缘与自然小阴唇边缘相似的手术器械），认为使用该剪可以获得标准、对称的小阴唇。有学者主张用激光手术刀操作，认为这样更为准确并且出血较少，保留下方的组织可用连续或间断的方法进行缝合。该手术的优点是手术简单，术后恢复快，水肿轻，可以将小阴唇设计的比较小。其缺点是有些患者可能因为瘢痕牵缩形成沿着小阴唇边缘的皱缩性瘢痕，切除了边缘的颜色较深的组织，小阴唇色泽过渡不自然，手术后可能在小阴唇边缘就是粉红色的黏膜样组织。有时两侧组织的切除不完全均等，边缘可能由于内外皮色不同而出现粉褐交错的表现。为了改善小阴唇边缘的瘢痕牵缩现象，2000 年马斯（Maas SM）提出阴唇边缘 W 形切除阴唇缩小技术，即在小阴唇的内外侧皮肤切除部位，设计成锯齿状的切口线，且使内外侧缘相互交错，切除突出组织后将两侧的皮肤交错缝合，从而形成曲线形的切口，减少了直线瘢痕牵缩的可能性。但该方法却容易加重小阴唇边缘色泽交错的现象。为了使小阴唇边缘的色泽过渡自然，有学者主张小阴唇外侧的皮肤保留多些，缝合时将其向内翻转，但这类方法效果一般，难以普及。这种方法的最佳适应证是：非瘢痕体质者，如果阴唇较大，阴唇近基部有一定的色素分布，要求切除较多，保留小阴唇较小时。对于未婚者要慎用。

楔形切除 是在中部或者后部楔形切除部分突出的小阴唇组

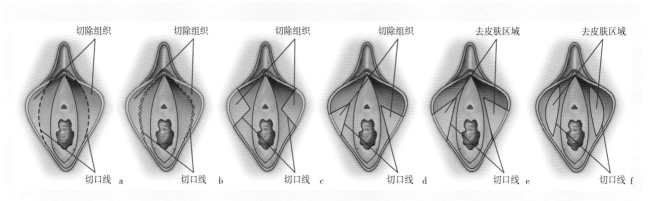

**图 小阴唇缩小手术设计**
a. 弧线形切除；b. W 形切除；c. 中部楔形切除；d. 中后部楔形切除；e. 中后部楔形去皮；f. 基底部梭形去皮

织，将余下的小阴唇组织缝合。为了改善线形切除的缺点，1998年奥尔特（Alter GJ）提出了小阴唇中部楔形切除小阴唇缩小技术。该技术要求测量小阴唇的大小，根据小阴唇的张力，设计小阴唇中间部 V 型切口，使得余下的小阴唇组织创面可以无张力的对合。局麻下楔形切除突出明显的小阴唇最宽部分，彻底止血后拉拢缝合剩余小阴唇组织，即实现了有效的阴唇缩小。该手术的优点是手术简单，缝合的瘢痕较短，色素过渡比较自然。缺点是有时患者小阴唇前部、后部色差较大，拼接处有明显的色泽跳跃不太自然，瘢痕有时比较明显，可能出现水肿、瘢痕等问题。为了隐藏切口瘢痕，2000年鲁齐耶（Rouzier）提出了小阴唇后下方楔形切除小阴唇缩小技术，该技术重点切除小阴唇的中后部，将前部的组织瓣转移到后部，使缝合处位于比较隐蔽的阴唇黏膜部和大小阴唇沟的位置，可以获得更为自然的外观。但手术要求不能将位于阴唇中部的主要供血来源损伤，否则可以引起明显的淋巴水肿，甚至可以造成皮瓣尖端的坏死。针对这种风险，2006年李强对鲁齐耶的方法提出了改进，建议只楔形去除小阴唇中后部的皮肤，保留其完整的皮下组织。这样既可以使得切口比较隐蔽，又可以明显减少术后水肿和血供障碍，对小阴唇的感觉几乎没有影响。其缺点是小阴唇的中后部略显增厚。这类方法的最佳适应证为：阴唇肥大部位比较集中在一个方向上，如集中在前侧时奥尔特手术效果较好，集中在中部则采用后部楔形切除更为合适，对于各个方向均匀肥大者，术后可能仍显比较肥大，最好采用其他方法。由于这类手术切口瘢痕比较隐蔽，对于未婚者可以首先推荐。

**中央去皮切除** 是切除小阴唇内外侧中央的皮肤黏膜组织，保留其皮下，然后将创口缝合。为了减少术后瘢痕，2000年乔（Choi HY）提出小阴唇中央去表皮缝合小阴唇缩小术，同年，郎景和对该方法在国内进行了推广。该手术要求在测量阴唇的前提下，根据患者的要求和局部的解剖特点，在小阴唇基部内外侧分别设计梭形切口，在局部麻醉下去除小阴唇内外侧皮肤，保留其中央部的皮下组织，直接拉拢缝合切口，达到缩小小阴唇的目的。该方法的优点是小阴唇内侧缝线在黏膜区，瘢痕不明显，而外侧缝线在大小阴唇沟，比较隐蔽，术后瘢痕较小。但由于有时小阴唇非常薄，去除皮肤的时候常会伤及淋巴回流系统，引起术后肿胀，有时伤及血供或神经，可造成皮瓣部分坏死和感觉障碍，因此手术时要注意保护皮下组织结构。该手术的另一个缺点是如果小阴唇较大，术后显得小阴唇基部较厚且不够舒展，堆在一处，对此，乔提出了将阴蒂前移的设想，认为这样可以将小阴唇充分舒展开。这类手术的最佳适应证是：对于一些阴唇肥大程度较轻，而各个方向比较均匀肥大者最为适合，而阴唇肥大明显且肥厚者不宜应用。

**术后处理** 术后一般需要服用抗生素。并使用高锰酸钾进行坐浴 1 周。注意局部清洁，穿着宽松清洁的内裤。一般术后 6～8 周要避免性活动，以免引起疼痛。

**预后** 术后最常见的问题有三个方面：①局部愈合障碍，可能形成血肿、伤口裂开或持续水肿。②阴唇形态不满意，保留的阴唇组织可能太大、太小或不对称。③瘢痕畸形，主要是瘢痕挛缩或切口不整齐，局部形成缺口样凹陷等。由于小阴唇组织疏松，血供丰富，如果止血不彻底或者术后血管断口开放，可能造成明显的血肿，尤其在弧线形切除设计时该问题尤为突出。因此术中必须严格止血，一旦出现血肿，要及时清血肿再次止血。阴唇缝合所用缝线不宜太细，特别在黏膜侧，否则容易因缝线切割造成创口裂开。手术设计时要注意保留淋巴回流结构，以免出现持续的淋巴水肿，如果淋巴水肿持久不消退，术后 3～6 个月后可考虑再次采用楔形切除术对小阴唇形态进行修整。小阴唇手术最严重的问题是保留小阴唇组织太少，以致小阴唇过小或缺失。为避免该问题的出现，术前认真测量、设计和标记非常重要，一旦切除过多，可利用切下的组织回植或进行小阴唇再造术。保留小阴唇过多主要是因为手术方法选择不当或术后水肿等造成，可考虑再次小阴唇缩小术以进行补救。保留小阴唇宽度差距超过 5mm 时可考虑再次修正。瘢痕畸形的处理比较困难，可采用局部改形或再次修整等方法酌情纠正。

**心理干预** 要求小阴唇修整的患者多半对外阴形态非常关注，一旦出现轻微的不对称或水肿，可能会造成患者的焦虑。因此，术前要充分沟通，对存在的风险有充分的了解，避免过高的期待。

（李 强）

yīnchún zēngdàshù

**阴唇增大术**（labia augmentation） 将松弛的大阴唇组织充填饱满，使之外观更加美观和年轻化的手术。

**应用解剖** 大阴唇在前上方由阴阜开始，向下、向后扩展，后方则逐渐并入会阴部，形成左、右两堆隆起的脂肪组织。这里的皮肤，在多数妇女，有色素沉着。大阴唇的外形是根据所含脂肪量的多少而不同。妇女的大阴唇，在解剖上相当于男性的阴囊。子宫的圆韧带终止在大阴唇的上缘。在女孩或未婚女子，两侧大阴唇往往互相靠拢而完全盖住位于它们内侧的组织，而经产妇左右大阴唇多数是分开的。大阴唇外面的皮肤与邻近皮肤相似，在青春期后常有毛发生长。在未产妇，大阴唇内侧面湿润似黏膜，在经产妇则变为与外侧类似的皮肤，有许多皮脂腺，但没有阴毛。在大阴唇的皮肤下面，有一层厚的结缔组织，其中有丰富的弹力纤维和脂肪组织，这是形成外阴部形状的主体。在脂肪层中，有较多的静脉，因此如果大阴唇受到外伤，容易发生血肿。大阴唇是女性外阴中部的主要美学结构之一，以丰满为美，中国成年女性大阴唇的宽度一般为 18~23mm，长度为 70~85mm，厚度 10~15mm。大阴唇的丰隆程度除了和年龄、体型、营养有关外，尚与小阴唇的发育程度有关，当小阴唇较小时，大阴唇往往比较丰满。而小阴唇发育较大时，大阴唇则显得较为低平和松弛。

**适应证** 由于年龄老化、发育不足、外伤瘢痕或肿物切除后而出现的大阴唇组织比较松弛、干瘪，有碍外阴美观时均可采用阴唇增大术进行矫治。

**手术方法** 脂肪充填是一种比较理想的方法。自体脂肪游离移植可以在很小的创伤下实现特定区域的组织充填，这种充填效果比较稳定而副作用较小，可以应用于许多部位。阴唇增大术主要采用自体脂肪颗粒移植的技术，将其他部位的脂肪移植到大阴唇区域。在严格的消毒情况下，首先要对大阴唇区域的范围和形态进行测量和标记，以便估计所需要注射的脂肪量。然后在身体脂肪堆积比较明显的部位进行标记，在肿胀麻醉下抽吸部分脂肪。将抽吸的脂肪在无菌条件下进行离心（3600 转/分，3 分钟）后，转入小注射器中（1~5ml），用钝圆头的注射针把脂肪颗粒均匀地注射到所标记的大阴唇区域，直到感觉到大阴唇的外形满意为止。注意要多针道分层注射，随时回抽避免针头误入血管中。

**术后处理** 一般术前 1 天开始口服抗生素，术后连续服用 3 天。术后 2 天开始采用高锰酸钾坐浴，持续 7~10 天。如果局部出现较大的硬结，可适当按摩使之散开。

**预后** 术后常见的并发症有局部肿胀、感染、硬结形成和形态不理想。由于注射的脂肪有一定的吸收，常需要补充注射，稳定形态要在术后 6 个月才能获得。最为危险的潜在并发症为脂肪颗粒误入血管，可以引起血管栓塞、组织坏死甚至危及生命。

**心理干预** 脂肪移植大阴唇丰隆术是一种常见的美容手术，主要作用是恢复女性外阴的年轻化，有利于恢复患者的自信。

(李 强)

yīndì féidà

**阴蒂肥大**（clitoris hypertrophy） 阴蒂呈幼小阴茎状，具有阴蒂头、柱状海绵体、皱褶包皮甚至尿道外口等男性外生殖器表现，成年后肥大的阴蒂会发生明显勃起的女性生殖器官先天或后天发育畸形。阴蒂肥大多发生于两性畸形患者，也可发生于正常女性，对女性的性生活甚至日常生活都会产生一定的影响。

**应用解剖** 阴蒂位于外阴前端大阴唇的前会合点、两侧小阴唇之间的顶端，由两个能勃起肿胀的柱状海绵体构成，分为头、体、脚三部分，包裹在一层主要由弹力纤维和平滑肌束所组成的致密的包膜中。阴蒂的大小存在个体差异。阴蒂头很小，长宽 2~4mm，正常成年女性可见阴蒂头外露，由于富有感觉神经末梢，为女性生殖器官感觉最敏感的部位。阴蒂体长 20~25mm，性兴奋时会有一定程度的充血和肿胀。体部及脚部均被包皮遮盖，位于深部，阴蒂脚附着于耻骨联合上下支。女性阴蒂和男性阴茎一样，均起源于生殖结节，它兼具最敏感的感受器和功率最强的传感器的双重角色，是人类唯一一只与性欲激发和性感受有关的器官。阴蒂肥大使阴蒂容易受到摩擦，容易遭受细菌、病毒、寄生虫和其他微生物的侵袭，易发生出血、糜烂和感染，引起阴蒂疼痛，不仅导致性欲低下，还有害于身心健康。

**病因及发病机制** 先天性阴蒂肥大与遗传基因有关，由胚胎发育期在遗传基因控制下生殖结节发育异常所致。而后天获得性肥大则与内分泌紊乱有关，即雄性激素相对增高，如肾上腺性征异常症，由于先天性肾上腺内 21-羟化酶等缺乏，肾上腺皮质增生，分泌过多的雄激素，使女性患者阴蒂肥大。有的则是因患某种疾病而长期使用雄性激素的结果。其病因需要进行仔细的检查才可明确。

**临床表现** 阴蒂肥大的患者，虽然肥大程度有差异，但表现均为女性会阴，而阴蒂却发育粗大如阴茎。诊断时除了常规检查外，单纯阴蒂肥大患者需检查雄激素水平，对两性畸形患者还需行生殖系统 B 超检查、染色体筛查，尤其对于易性癖患者要进行严格的筛选。

**鉴别诊断** 阴蒂肥大在确诊前必须与男性假两性畸形及女性假两性畸形相鉴别。①男性假两性畸形：指的是本身是男性，即性染色体为 XY，性染色质阴性，但是生殖腺只有睾丸，外生殖器的变化却很大，呈现女性的性征。这种睾丸发育异常的情况会导致不育。②女性假两性畸形：患者本身是女性，性染色体为 XX，性腺为卵巢，子宫与输卵管正常发育，外生殖器具有男女两性特征。一旦性别确诊为属女性或男性性腺和性器官发育不良且长期以女性生活者，可按女性治疗。对肥大的阴蒂宜行部分阴蒂切除术。

**治疗** 阴蒂肥大只能采取手术治疗，患者术后外观和功能都能得到良好的恢复。因此，早期的诊断和治疗对于患者的身心健康具有重要意义。

（王原路）

yīndì chéngxíngshù

## 阴蒂成形术（clitoroplasty）

对肥大的阴蒂进行缩小和重建的整形美容外科手术。目前，在阴蒂肥大的病例中，国内外的学者都十分注重女性外阴的综合重建，不仅注重阴蒂外形与感觉功能的重建，而且注重阴蒂周围解剖结构的重建。

**适应证** 主要适应于先天或后天性阴蒂肥大、两性畸形以及易性癖要求行性别转换的患者。一旦性别确诊为属女性或男性性腺和性器官发育不良且长期以女性生活者，可按女性治疗。

**手术方法** 手术所形成的新阴蒂理想的标准是其外形及大小与正常女性的阴蒂相符，符合女性外阴的美学特点，同时要求新形成的阴蒂感觉功能良好，保持应有的性敏感性。①阴蒂切除术：患者行局部麻醉，将阴蒂牵引，切开阴蒂包皮并分离阴蒂海绵体，从阴蒂根部切断，创面直接缝合。该术式由于将阴蒂神经、血管及大部分海绵体切除，术后阴蒂性刺激反应敏感度明显降低，影响性快感。虽然操作过程简单，但会给患者造成不良的生理及心理上的痛苦。②阴蒂阴唇成形术：患者取截石位，在局部麻醉下，于阴蒂背侧皮肤做"工"字形切口。将皮瓣向两侧剥离，显露阴蒂背神经和血管，分离阴蒂背侧神经血管束。切除肥大的阴蒂海绵体，并楔形切除肥大的阴蒂头部，以缩小阴蒂。缝合阴蒂头楔形创面，并将阴蒂头缝合固定于阴蒂根部，阴蒂皮肤自身折叠，缝合形成部分小阴唇。这样不仅形成了正常形态的女性外生殖器，同时还保留了阴蒂头性的敏感度。术后外观和功能都能得到良好的恢复。在各种阴蒂成形术式中，保留带阴蒂（茎）背侧血管神经束的部分阴蒂头或阴蒂头组织的阴蒂成形术不失为一种理想的术式，新形成的阴蒂既符合组织形态学要求，又可获得良好的感觉功能。近来许多学者建议在临床需要时，行阴蒂整复术的同时行会阴部联合整复可获得更理想的外形和功能效果，如小阴唇发育不良或缺如，可同期行小阴唇重建，阴道发育不良或缺如同期行阴道整复或再造，可使外阴部形态更趋女性化，获得更为理想的整体外形和功能效果。

**注意事项** 手术不应在月经期或妊娠期进行。术前 3 天每晚清洗外阴，手术前 1 天剃除阴蒂周围阴毛并服用甲硝唑（灭滴灵）片。术后 0.2% 的高锰酸钾（PP）坐浴每天 1～2 次，每次 10～15 分钟；术后 5～7 天拆线；1 个月内禁行性生活。先天性阴蒂肥大患者应在 3～6 岁时手术为宜，以减少对患者心理发育的影响，同时避免麻醉风险，宜控制切除组织量从而降低操作难度。总之，早期的诊断和治疗有助于患者的身心康复。因为手术部位的特殊性，会阴部容易被大小便污染，同时阴道的潮湿环境，也利于细菌的繁殖，因此术后的护理非常重要。术后除注意保持外阴部清洁干燥外，每天需要用相关药物清洗外阴部。

（王原路）

yīndì bāopí zhěngxíngshù

## 阴蒂包皮整形术（clitoris foreskin plasty）

臃肿、多余的阴蒂包皮切除，使之外观美观、同时改善阴蒂的性感觉的手术。阴蒂包皮的臃肿往往伴随着小阴唇肥大同时存在。因此，阴蒂包皮修整术往往和小阴唇修整手术同期进行。

**应用解剖** 女性外阴前部主要结构为阴蒂组织，包括阴蒂包皮和阴蒂头两个部分：前者为覆盖在阴蒂上的皮肤组织，其两侧与阴唇沟处的皮肤相连续，下端为游离缘，以双层皮肤构成阴蒂包皮下缘包绕阴蒂头，并在两侧与小阴唇的起点相连。阴蒂是具有勃起功能的小体，其头位于阴蒂的包皮和系带之间。阴蒂是由一个阴蒂头、一个阴蒂体和两只阴蒂脚所组成，它相当于男性的阴茎。阴蒂头是由梭形细胞组成。阴蒂体包括两个海绵体，在它们的壁中有平滑肌纤维。长而狭的阴蒂脚分别起源于左、右两侧坐骨支和耻骨下支的下面。阴蒂即使在勃起的情况下，长度也很少超过 2cm。由于小阴唇的牵拉，阴蒂呈一定程度的下弯，其游离端指向下内方，构成阴道前庭的上端。阴蒂头皮肤富有神经末梢，非常敏感，是形成女性性欲的主要器官。中国女性阴蒂包皮的长度正常范围在 20～35mm，一般以单层覆盖结构清晰为美，有些患者阴蒂包皮比较臃肿，除中间的正常部分外，在两侧又显示出明显的褶皱，不利于勾勒出清秀的阴蒂形象。阴蒂头部一般暴露出的长度在 2～9mm，直径在 3～6mm，不宜过大或过小。

**适应证与禁忌证** 阴蒂包皮臃肿、过长，覆盖阴蒂头过多，影响女阴外观、影响阴蒂性感觉者，如果要求进行局部修整可考虑进行手术。手术禁忌证主要是有出血倾向者，或阴蒂包皮与阴蒂头粘连过重形成一体难以分开者。

**手术方法** 阴蒂包皮的修整主要依赖于手术进行治疗，同时要注意剥离包皮阴蒂头的粘连。阴蒂包皮的修整一般包含三个内容：阴蒂包皮臃肿修整术，将横向形成异常皱褶的多余皮肤切除；阴蒂包皮的缩短术，将纵向覆盖阴蒂头过多的包皮缘皮肤切除；阴蒂包皮粘连分离术，将阴蒂包皮和阴蒂头之间的粘连分离，使阴蒂头可暴露出来。①阴蒂包皮臃肿修整术：严格消毒后，首先就阴蒂包皮进行测量和标记，在局麻下沿两侧阴唇沟切开皮肤，稍作剥离，将形成异常皱褶的多余皮肤切除，缝合创口即可。本手术的要点在于仅去除皮肤，不要将皮下组织扰动过多，以免影响淋巴回流造成包皮肿胀。另外，

手术设计切口应限制在阴蒂两侧的阴唇沟中，以隐藏手术后瘢痕，获得自然的外观。②阴蒂包皮缩短术：又称激点手术。正常消毒铺巾，设计阴蒂包皮背侧正中切口，局麻下纵向切开阴蒂包皮，使阴蒂头可暴露 1～2mm，修建切口两侧的包皮，使包皮下缘形成一个过渡圆滑的弧形，充分止血后，以细线缝合包皮下缘的创面。该手术可以使阴蒂的暴露增加，增强其性刺激敏感度，减少性冷淡和性唤起迟缓现象。该手术的要点在于暴露的阴蒂不宜过多，以免穿衣时摩擦阴蒂造成不适感。③阴蒂包皮粘连松解术：正常消毒，在局部麻醉下以手术器械钝性分离包皮与阴蒂头之间的粘连，使阴蒂包皮上拉时可以暴露出阴蒂头部即可。该手术主要针对那些阴蒂包皮与阴蒂头轻度粘连，不能暴露阴蒂头的人群，该手术可以增强性刺激的感受程度，但当阴蒂头与包皮粘连过紧成为一体时则很难分离，一旦分离开也有明显的创面，不宜采用此方法进行矫治。

**术后处理** 手术后可适当服用抗生素，并采用高锰酸钾坐浴清洁局部，穿着干净的内裤。

**预后** 该手术常见的问题是术后水肿，多由于手术时影响到局部的淋巴回流造成，一般过一段时间可以自愈不必特别处理。如果术中止血不彻底，或有出血倾向，术后可造成局部血肿，可重新止血缝合。

**心理干预** 阴蒂包皮臃肿影响外阴的美观，而且对阴蒂的性感觉有一定的影响，本手术可以改善患者的心理感受和性感受。但切忌不要切除包皮过多，以免影响局部的外观。

(李 强)

chǔnǚmó xiūbǔshù

**处女膜修补术**（hymen repairment） 将破裂的处女膜修补完整，使之恢复类似正常处女膜的外观和功能的手术。处女膜是未经性行为的女性，阴道前庭尿道外口下方的一片中空的薄膜，基部附着在阴道口部位形成一个环形皱襞，主要作用是保持阴道的清洁，其内外两面都是湿润的黏膜，中间有一小孔，用于流出经血和分泌物。完整的处女膜曾经被认为是女性贞节的一个标志性结构，在社会发展的不同阶段，对女性贞节的理解不同，对处女膜的态度也有很大的区别。处女膜修补术最早出现在 19 世纪前半叶的欧洲，当时主要是用羊肠线在阴道口缝合一圈，形成貌似处女膜的结构，又称处女膜伪造术。到 20 世纪 60 年代，处女膜修补术又在日本兴起，主要的起因是当时的性文化比较崇拜处女。70 年代后，随着性观念的开放，日本处女膜修补逐渐减少。20 世纪末，伴随着性文化的传播和性疾病的泛滥，社会上处女的重视程度有所加强，崇尚纯洁、崇拜处女的现象在世界各地都有增加，寻求处女膜修补的人数也大为增加，中国约在 1994 年开始流行处女膜修补术。

**应用解剖** 处女膜主体由结缔组织组成，其中富含弹性纤维和胶原纤维，有少量的血管和神经纤维分布，没有腺性和肌性成分，其内外两面由未角化的复层鳞状上皮覆盖。成年处女的处女膜，形状和坚固度有明显的个体差异，主要表现为处女膜厚度不同，中间孔的大小、形状不同。处女膜孔一般约容一指尖到两指尖大小，呈新月形或圆形，偶可呈筛状、有中隔或散状（图 1）。

散状的可能被误认为是处女膜破裂。处女膜多数是在第一次性交时被撕裂，也可由于剧烈运动、手淫或外伤等原因破裂，裂口可以为单个也可分散在数处，多数撕裂位于处女膜的后半部即 3~9 点部位。裂口的边缘很快自愈，此后处女膜即成为若干分段的组织。经过性交行为、处女膜撕裂达到基部，可容一指半到两指通过。处女膜撕裂后的形状有多种，可呈裂隙状（10%）、分块状（70%）或菊花瓣状（20%），最常见的形状是 9~3 点段完整，而 3~9 点段有一个或数个裂口。有时处女膜表现为膜孔均匀扩大，膜很短但无明显裂口（图2）。首次性交时，处女膜会被撕裂多深，可因人而异。一般认为，处女膜被撕裂时常伴有少量出血，但很少引起大出血。在个别处女，处女膜组织比较坚韧，需外科手术切开，但极为罕见。

**适应证与禁忌证**　由于性行为、运动、肿瘤或外伤等原因造成的处女膜破裂，时间超过 3 个月，有处女膜修补要求，而无明显手术禁忌证者，均可选择在月经干净后至下次月经前 10 天之间的时间内进行手术修复。有学者建议在月经完后第 2 周和第 4 周手术更为理想，因为此时雌激素水平较低，白带量少而稠厚，更利于处女膜的愈合。处女膜破裂时间在 24 小时之内者也可立即手术修复。常见手术禁忌证有两点：有明显出血倾向者术后可引起出血性休克，不宜手术，阴道有明显炎症或直肠-阴道、膀胱-阴道脱垂者，手术成功率极低也不宜手术。

**手术方法**　根据所采用的方法不同可以分为三大类：处女膜缝合术、处女膜修复术和处女膜孔缩小术。

①处女膜缝合术：指单纯将处女膜裂隙缝合，使之短期内具有完整的外观和功能。在严格的消毒状态下，给予少量的局麻药，以较细的可吸收缝线将处女膜各个裂口逐个缝合，或采用环形埋线缝合法将处女膜各部拉拢形成一个整体，使处女膜呈现一个完美的外观。本手术方法是最早应用的处女膜修补术，其优点是手术简单、快速、损伤小，适用于短期内有性行为的人群。缺点是时效短，不能实现处女膜愈合。②处女膜修复术：通过切开处女膜裂缘，将创面拉近缝合，使之愈合形成类似完整处女膜的结构。对于没有禁忌证的患者，在严格消毒下，进行局部麻醉浸润，根据不同的设计，将处女膜裂缘切开，形成创面，然后以可吸收线将相邻的创缘拉拢缝合，使处女膜形成一个完整的外观。大多数处女膜修补均是采用的这类方法，根据具体情况不同，衍生出不同的切口设计和缝合方法，最常用的手术方法有裂缘对合法、瓦合缝合法、夹层缝合法、裂缘对合加环形缝合法和错位对合法等，有学者建议用在缝合的基础上使用医用胶粘合有利于创缘愈合。该方法的优点在于可以使处女膜愈合形成类似正常处女膜的结构和外观，效果比较持久。但手术后对患者局部条件要求较高，只有在创面对合良好、血供丰富、没有明显炎症和张力的条件下，才能实现伤口的愈合。③处女膜孔缩小术：是通过收紧阴道口旁组织，将处女膜孔和阴道外口缩小，形成类似处女膜的结构。没有禁忌证的患者，在消毒和局麻

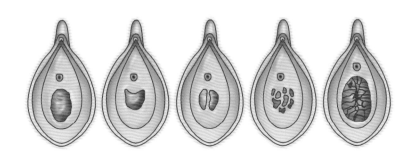

**图1　处女膜常见形态**

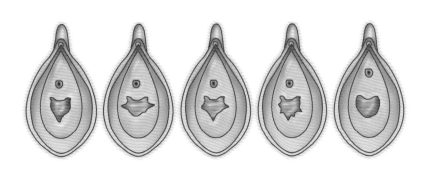

**图2　处女膜撕裂后常见的形状**

条件下，沿处女膜下部的边缘作切口，稍做分离和止血，分层缝合处女膜的阴道面、黏膜下组织和处女膜的前庭面，使处女膜孔缩小，构成类似正常处女膜形态的外观。该手术主要适用于处女膜下部撕裂明显、有一些缺损或处女膜薄弱、较短，修复比较困难者。其优点是手术成功率较高，伤口容易愈合。缺点是手术创伤稍大，阴道后联合部位稍有延长。

**术后处理** 处女膜修补手术后最主要的处理包括三个方面。①要保持局部清洁防止感染，可适当应用抗生素、高锰酸钾坐浴、穿着清洁内裤。②要减少局部的张力，应在2个月内避免大幅度运动、骑跨运动、避免便秘和负重。③要推后性活动的时间，有学者认为2周可使创面愈合，实际上2个月以上才能使修复的处女膜接近正常处女膜的强度和弹性。所以性活动最好在手术2个月以后。

**预后** 处女膜手术最严重的并发症是术后出血，由于处女膜术后不能对局部进行加压包扎，如果患者有出血倾向而局部止血不彻底，可能导致出血性休克。本手术最常见的并发症是处女膜复裂，因为处女膜很薄，创缘接触较小，局部污染较重，缝合的创缘愈合比较困难，有学者报道处女膜的修补一次成功率为46.7%。近年来，随着手术方法的改进，手术成功率有所提高，可达到70%～80%。对于复裂的患者，在术后3个月以后可以考虑再次修补。

**心理干预** 处女膜修补是一个具有很多争议的问题，它涉及社会伦理、民族习惯、时代风气和个人性观念等各个方面，该手术的发展主要来自人们对贞节追求的驱动，属于一种采用医疗手段帮助人们实现自我完善的心理暗示，尽管它并不能对人体健康带来明显的好处，但无疑可以使求术者的心理得到一定程度的安慰，增加其自信心，对社会和家庭的稳定也有一定的帮助。

(李 强)

yīndào sōngchí

## 阴道松弛 （vaginal relaxation）

阴道及其周围支持组织由于生育、外伤、过多的性活动或老化，造成局部组织明显松弛、阴道增宽、阴道外口开大，或者阴道壁膨出，影响性感觉、局部外形和清洁，甚至累及排尿和排便功能的状态。性生活在夫妻生活中占有重要的位置，随着生育的影响及年龄的增长，女子性生理功能逐渐呈现衰老迹象，明显影响性生活的质量。阴道松弛是女子性功能不良的突出表现，最重要的诱因是生育，有资料表明，在阴道松弛、子宫脱垂的患者中，已婚已产者占总数99.9%；年龄以30～50岁居多，约占总数的79%。

**解剖特点** ①阴道：是女性生殖器的重要组成部分，上半部分起源于米勒管、下半部分来自尿生殖窦，是一个由肌肉、黏膜组成的管道。从上下而论，它位于阴道前庭后部上方，子宫颈之下；从前后而言，则处于膀胱和尿道之后，直肠之前，分别以"膀胱阴道隔"和"阴道直肠隔"分开。阴道壁有很多横纹皱襞，并外覆弹力纤维，有较大的伸展性，其顶端是穹隆，子宫颈的下半部伸入此处。阴道的前壁要比后壁稍短，分别为6～8cm和7～10cm。正常阴道黏膜呈淡红色，受性激素的影响可有周期性变化。幼女和绝经后妇女由于激素水平的低，阴道黏膜上皮很薄，

皱襞少，弹力也小，易因创伤而感染。阴道的黏膜是典型的不角化复层鳞状上皮，其下有一层结缔组织，阴道黏膜仅松松地与下面的组织相连。阴道壁有内环外纵两层平滑肌，但肌层有时不明显，特别是经产妇，仅见散落在结缔组织中的一些肌纤维。在阴道的下端，可见有一横纹肌带。它是阴道缩肌或括约肌，主要关闭阴道的是肛提肌。在肌层的外面有结缔组织把阴道与周围的组织连接起来。这些结缔组织内含有弹性纤维和很多静脉。阴道上1/3是由子宫动脉的宫颈阴道支供应，中1/3由膀胱下动脉供应，下1/3则由直肠中动脉和阴部内动脉供应。直接围绕阴道的是一个广泛的静脉丛，静脉与动脉伴行，最后流入髂内静脉。阴道周围的支持结构主要有肌肉和筋膜韧带两类，盆底肌肉是阴道的重要支持部分，主要有肛提肌、会阴深浅横肌和阴道括约肌。固定阴道的韧带结构上部有子宫主韧带；下部有盆膈上下筋膜和尿生殖膈上下筋膜；前方有膀胱耻骨韧带和膀胱周筋膜；后方有直肠周筋膜和骶子宫韧带。②女性外阴后部的美学特点：女性外阴的后部主要包括阴道外口、会阴后联合和会阴体三个部分。阴道外口未婚者有处女膜部分封闭，形成一个类圆形的孔隙，已婚者处女膜撕裂后阴道外口多呈横向的椭圆形，可容1.5～2指，生育后阴道外口由于产伤的瘢痕而呈不规则性。会阴后联合是指阴道后壁处女膜（痕）到会阴皮肤间的距离，正常为10～18mm，以15mm最为常见，在生产后由于会阴后联合的撕裂一般会变得较短。会阴体分割开外阴与肛门，正常宽度为23～35mm，生产后由于会

阴体的拉伸或撕裂，一般会有所缩短，生育时做会阴侧切术，可以减少这种变化，对会阴体有较好的保护作用。③生育造成阴道松弛的解剖变化：阴道分娩会损伤盆底支持结构，会阴体有一定的拉伸和撕裂，阴道周围的支持韧带也会有不同程度的松弛。产后阴道外口的内径由2指左右增大到3~4指（图），如果行会阴侧切术，会减轻这种松弛，一般产后阴道口部的内径在2.5~3指。产后一般会阴后联合要缩短2~3mm，会阴体的宽度也会缩短3~10mm不等，会阴侧切可减少这种变化。如果生产时会阴保护不力，可能发生程度不同的会阴撕裂，这时会阴后联合和会阴体结构破坏比较严重，可部分或完全撕裂，有时候尚有肛门直肠的损伤，造成大便失禁。随着年龄的增长，卵巢功能减退，雌性激素分泌减少，阴道周围的筋膜、韧带等支持结构发生退行性变，肛提肌等肌张力下降，黏膜萎缩，

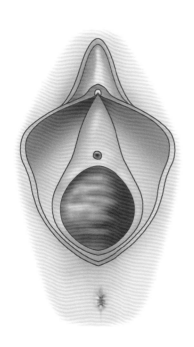

**图　产后阴道松弛**

会使阴道变得更为松弛，缺少弹性，部分患者可出现阴道或膀胱膨出，进而造成张力性尿失禁，排尿困难或反复泌尿系感染，直肠膨出导致大便困难等，给患者造成极大痛苦。阴道松弛致使女性在性生活时对刺激反应迟钝或不反应，很难达到性高潮，可造成性冷淡乃至阴冷，严重影响夫妻性生活质量，是女性的难言之隐。

**成因和影响因素**　对阴道松弛程度影响比较大的因素有生产过程、年龄和激素水平、性生活的方式和频度、肿瘤或外伤的损伤程度等。①生产：是导致阴道松弛最常见的原因，生产方式、胎儿大小、胎位、产程长短、会阴保护措施、是否进行侧切、生产后是否对局部损伤给予适当的修复等因素都会对阴道松弛度产生影响，尽管传统上认为生产后会阴的变化会逐渐恢复，但实际上只能达到部分恢复，很难实现完全恢复，只是在年轻时盆底肌肉的收缩力较好，患者不感觉阴道过分松弛，但产后5~10年，随着年龄增长，盆底肌力降低，阴道松弛的问题才变得日益显著。为了增强盆底肌力、延缓阴道松弛的发生，20世纪50年代，美国凯格尔（Kegel）提出了一套通过主动收缩，训练肛提肌收缩能力的练习方法，认为经过6~8周的主动训练，有助于改善尿失禁和性功能。②年龄和激素水平：对阴道的松弛有明显的影响，一方面是年龄增大会降低盆底部肌力；另一方面是雌激素的降低和孕激素的增高都可降低阴道的张力。阴道是一个富有弹性的器官，如果性行为的频度较高、插入性具的直径较大均可造成阴道相对松弛。另外，个体的健康状态、阴

部的肿瘤和外伤也会对阴道的松弛产生影响。

**意义**　阴道松弛的危害主要表现为心理和生理两个方面，阴道松弛首先表现为性功能降低，很容易产生性生活不和谐，甚至会引起性冷淡，对女性自尊心和婚姻生活有一定的伤害。阴道松弛会影响阴道的自洁性，还可能出现因盆底组织松弛而导致的子宫脱垂及阴道前后壁膨出等疾患。阴道松弛的治疗主要分为手术矫治和功能训练两个方面，其中手术治疗是最为有效的措施，治疗效果良好。

（李　强）

yīndào jǐnsuōshù

**阴道紧缩术**（vaginal tightening surgery）　采用将阴道周围组织缝合收紧，或者将阴道组织部分切除缝合，达到阴道收缩目的的手术。阴道松弛是个很普遍的问题，几乎困惑着所有的产后妇女，它可以明显地降低患者的性生活质量，危害女性泌尿生殖系统的健康，对患者的心理也有很大的影响，人们对其关注正日益增高。在20个世纪中，阴道松弛的治疗尚局限于因生产导致明显疾病的情况，如会阴撕裂、膀胱阴道脱垂和直肠阴道脱垂等，改善性生活的质量只是作为一个附带的效果。直到20世纪90年代中叶，随着整形美容外科的蓬勃发展，人们求美的目光才逐渐由外露的头面部聚焦到到私密的会阴区。一时各种外阴整形迅速发展，其中效果最为显著的就是阴道紧缩术。2010年古德曼（Goodman）对女性外阴整形进行了大样本的调查，经过6~42个月的随访，发现258例患者中91.6%对手术效果满意，尤其是阴道紧缩的患者反映更佳。

**适应证** 各种原因引起的阴道松弛症，患者有手术要求者，均可选择在月经干净后至月经前1周的时间内，且健康状况良好时进行手术。主要包括：因阴道松弛影响夫妻性生活质量者；子宫脱垂伴阴道前壁或/和阴道后壁膨出，有临床症状者；陈旧性会阴裂伤伴阴道松弛者；希望阴道收紧而不计划阴道分娩者。

**禁忌证** 以下情况属于手术禁忌证：全身状况不良，如患有严重的心脏病、高血压、肾炎、肝功能损害、甲亢、糖尿病、肺功能不全、哮喘、各种恶性肿瘤、出血性疾病、严重贫血、精神病等不宜做该手术；各种阴道炎（滴虫、真菌及老年性）和外阴炎、盆腔炎及重度宫颈糜烂等，待炎症治愈后方可手术；月经期、妊娠期、哺乳期、产后半年内不宜手术及绝经2年以上者不宜做该手术；全身健康状况欠佳者，暂不宜手术；有心理障碍者，暂不宜手术。

**手术方法** 月经干净后3~7天为最佳手术时间，有利于伤口愈合和减少感染发生。手术时间最迟应距下次月经来潮前10天进行。如果生产时没有明显的撕裂损伤，一般产后6个月以上手术为宜。采用阴道口或阴道壁切口，切开分离阴道周围组织，通过缝合收紧阴道周围的肌肉、筋膜等结构，去除部分阴道黏膜或将阴道黏膜保留进行局部改形缝合，达到收紧阴道的效果（图）。这是治疗阴道松弛最为有效的途径，可将阴道下段5cm左右的部分缩紧，对改善或提高夫妻生活质量起到一定的作用。目前常用的手术方法有两类：切除阴道黏膜的手术方法和不损伤阴道黏膜的手术方法。这两类手术又根据手术入路或紧缩方法的不同各分许多种，如前壁紧缩术、侧壁紧缩术和后壁紧缩术等。一般主张采用不损伤阴道黏膜的手术方式，其优点是：阴道内无伤口，术后不留瘢痕，减少了术后感染的机会，同时也避免了可能由瘢痕引起的性生活不适的感觉；阴道内新形成的皱襞，进一步缩小了阴道内的腔隙，同时保留了阴道壁的伸展性。这两个优点对于提高性生活质量都是非常有利的。手术采用截石位，严格消毒后，一般在局麻下进行。①后壁阴道紧缩术：设计阴道后壁弧形切口或倒V形切口，肿胀麻醉下切开阴道壁黏膜，分离阴道外筋膜组织，游离阴道壁4~5cm，充分止血，以可

吸收线分层缝合阴道后外侧的肛提肌及筋膜组织，使阴道变窄，楔形切除部分阴道黏膜或者横向切开的阴道组织纵向缝合，缩窄阴道外口，修复阴唇后联合的局部解剖特点。该手术是由修复会阴撕裂的手术发展而来，适用于大多数阴道松弛的患者，手术操作简单、风险小、并发症少，对于产后存在会阴撕裂和会阴体破坏的患者，尤为适用，因为通过该手术入路可以很方便地重建会阴体及阴唇后联合。有学者建议可行阴道全长的缩窄，但由于路径较深、风险增加，而效果改善不明显，一般不主张应用。②前壁阴道紧缩术：距离尿道外口15~20mm阴道前壁设计弧形或倒V形切口，在肿胀麻醉下切开阴道黏膜，分离黏膜下组织，使阴道前壁部分游离，将黏膜下组织进行缝合缩窄，切除部分阴道前壁黏膜或将横向切开的阴道黏膜纵向缝合，从而缩窄阴道外口。该手术是由治疗张力性尿失禁的手术发展而来，主要应用于阴道松弛伴有张力性尿失禁者，其优点是可以在进行阴道紧缩的同时对尿失禁的情况有所改善。但该手术的缺点也是非常明显的。首先，该手术的路径中要涉及G点

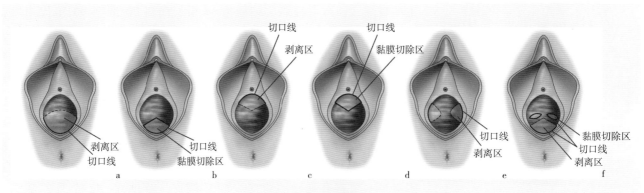

**图 阴道紧缩术**

a. 后壁阴道紧缩保留黏膜；b. 后壁阴道紧缩去除黏膜；c. 前壁阴道紧缩保留黏膜；d. 前壁阴道紧缩去除黏膜；e. 侧壁阴道紧缩保留黏膜；f. 侧壁去除黏膜结合下壁紧缩术

的结构，可能因为手术损伤该结构造成患者性感受减退。另外，该手术会加大尿道阴道外口之间的距离，造成外形的异常，同时该手术对于生产所造成的会阴体和阴唇后联合的损伤很难进行纠正。该手术的代价较大而适应证较窄，应慎重选用。③侧壁阴道紧缩术：在阴道两侧壁设计弧形或倒 V 形切口，分离两侧的阴道外组织，充分止血后分层缝合阴道周围的筋膜和肌肉组织，使阴道口径缩小，然后楔形切除部分阴道黏膜或将横向阴道黏膜纵向缝合，使阴道口缩小。该手术是由整形医师设计的一种阴道紧缩方法，主要适用于阴道松弛较重，肛提肌损伤明显，阴道两侧壁贴近并附着在耻骨弓两侧壁，而会阴体损伤较轻者，鉴定方法是将手指置于阴道中，令患者缩肛，两侧感觉不到明显的压力。该手术创伤稍大，手术时间较长，阴道收缩效果较好，但不能同时修复会阴体和阴唇后联合。另外，阴道的感觉和运动神经一般从阴道两侧壁穿入，侧壁入路手术可能损伤这些神经，导致术后阴道感觉减退，影响性感受。

**手术疗效** 手术后当天一般采用局部压迫止血，使用抗生素和高锰酸钾坐浴预防感染 7 ~ 10 天，术后 2 个月内避免便秘、负重、性生活和大幅度运动，术后 3 ~ 6 个月避免使用窥器进行阴道检查。本手术比较安全，并发症较少，但要小心避免损伤阴道邻近器官，如直肠、尿道、膀胱等，以免形成瘘。常见的问题是黏膜切除过多，形成局部瘢痕，影响阴道的感觉，或在阴唇后联合处形成较紧的黏膜皮肤襞，造成性交疼痛。有些单纯切除阴道黏膜进行的阴道紧缩，持续时间较短，

一般 6 ~ 12 个月后效果就会明显降低，因此，选择手术方法时要多方面考虑。

**术后并发症** ①出血和血肿：术野剥离面过大，止血不彻底，结扎不牢固，或手术操作粗暴，组织损伤过多所致。表现：术后阴道有鲜红色血液流出，或有下坠感和憋尿感，后壁血肿肛指检查可触及血肿包块。少量出血或小血肿，可用纱布填塞阴道，局部压迫止血即可。大量出血或大血肿，应及时拆开缝线，清理积血，找到出血点重新缝扎，彻底止血，术后加强抗感染治疗。②伤口感染：主要因体质差，阴道炎症未治愈，术前阴道准备不充分，或术中无菌操作不严格所致。阴道异常分泌物，有臭味，重者出现体温升高，白细胞增多等全身症状。加强全身抗感染治疗，局部换药 2 次/天，保持外阴清洁，多可治愈。③伤口裂开：切除组织过多导致伤口张力过大，创缘对合不好，过早做剧烈活动，术后便秘及伤口感染等。多在剧烈活动或便秘排便时出现阴道不等量活动出血。立即重新缝合，加强抗感染治疗，卧床休息。④损伤周围脏器：术者解剖层次不清，手术操作粗暴，钳夹组织过多，缝合过深等，导致膀胱、直肠或尿道损伤。术中有尿液或粪便溢入阴道，或术后一段时间阴道内有异常分泌物、臭味等。术中发现损伤者立即手术修补，术后一段时间发现者择期修补。⑤阴道狭窄：手术设计不妥，切除黏膜范围过大，或感染后创面挛缩所致。会造成性交痛，重者不能性交。轻度者用阴道扩张器扩张，重度者行松解术或植皮。

**心理干预** 性生活是一个掺杂诸多心理活动的行为，阴道的

腔径只是影响因素之一。因此，完全依赖于手术效果来改善婚姻质量是不现实的，应该和患者充分沟通，从多个维度进行改善和提高才能获得更好的效果。

（李 强）

shǒu xiāntiānxìng jīxíng

**手先天性畸形** （congenital homd deformity） 出生时即存在的手部畸形。手先天性畸形是人类先天性畸形的一个组成部分；不仅仅涉及手畸形，还可能伴有其他全身性的畸形或异常，是严重影响人类健康和生活质量的重要因素之一。

**胚胎学** 手和上肢的胚胎发育，在胚胎的第 3 ~ 10 周内基本完成。约在胚胎发育的第 24 天，上肢芽开始出现，在肢芽出现早期，其顶部的外胚层形成外胚层顶嵴，外胚层顶嵴分化不全或损伤可能导致某些肢体畸形。肢体的发育按照由近端向远端的顺序发展；在第 4 周，上肢芽分成远、近两节；第 5 周，上肢芽远端形成手板；约在胚胎第 37 天，手板出现指板痕迹，然后，出现呈放射状的指线；胚胎发育至 47 天，手板发育成有痕迹的手指，外观呈蹼状，称蹼状手指；至第 7 周，上肢和手的雏形形成。外胚层不断发育的同时，中胚层也相继形成肌肉、肌腱、软骨等组织，血管和神经陆续长入。8 ~ 10 周时，并联的手指分离过程完成。骨骼开始分节，指间关节形成。在上述阶段内，如果存在影响胚胎正常发育的因素，则将形成各种先天性畸形。

**病因及影响因素** 手先天性畸形是常见病，据报道其发生率为新生儿的 1/1000 左右，可以单独出现，或伴有多种上肢畸形，也可以是多种综合征的一个组成

部分。目前，对手先天性畸形的发病机制还知之甚少，而有关病因非常复杂，有遗传因素和环境因素两类。染色体异常和基因突变可以引起手先天性畸形，有些先天性畸形有明显的遗传因素，如分裂手、多指等畸形常有家族发病倾向。有一些环境因素也可在胚胎期内导致先天性畸形，生物因素包括风疹病毒、巨细胞病毒、弓形虫等；电离子辐射等物理因素也可以导致肢体的畸形；许多药物如多数抗癌药物、口服避孕药等，可以导致上肢先天性畸形的发生，19世纪50年代末至60年代初，西欧，尤其是德国，有大量孕妇服用一种据说能缓解妇女妊娠期间紧张情绪、防止恶心且有安眠作用的药物沙利度胺，后来这种药物被称为反应停，随后，许多婴儿出现短肢畸形，形同海豹，被称为海豹肢畸形，1961年，这种畸形终于被证实是孕妇服用反应停所致。此外，母亲罹患糖尿病、慢性酒精中毒、营养缺乏等也可导致胎儿畸形。导致畸形发生的因素作用于胚胎的不同时期，将相应地形成不同的先天性畸形。

**分类**　上肢先天性畸形复杂多样，建立一个完备的分类，有助于对特定种类的疾病形成系统的认识，有助于疾病的诊断、治疗和资料的收集，有助于有关知识的传播和学者之间的经验交流。学者们就上肢先天性畸形曾经提出过众多的分类方法。1968年，国际手外科联合会（the international federation of societies for surgery of the hand, IFSSH）结合先天性上肢畸形的胚胎学、病因学和解剖学特点，并根据畸形的形态学特点提出了一种上肢先天性畸形分类方法（表），这种分类方法同样也不能涵盖所有的上肢先天性畸形，已有众多学者对这种分类方法做出了修正和改良；但是，这种分类方法是目前应用最为广泛的上肢先天性畸形分类方法。

表　IFSSH上肢先天性畸形分类方法

Ⅰ. 肢体形成障碍
　横向肢体缺损
　纵向肢体缺损
　　桡侧球棒手
　　裂手
　　尺侧球棒手
　　海豹肢畸形
Ⅱ. 肢体分化或分离障碍
　骨性连合
　桡骨头脱位
　指关节粘连、融合
　并指畸形
　挛缩畸形
　　关节挛缩
　　扳机指
　　拇指内收
　　先天性指屈曲畸形
　　先天性指侧弯畸形
　　先天性风吹手畸形
　　基尔纳（Kirner）畸形
Ⅲ. 孪生畸形
　多指畸形
Ⅳ. 过度发育
　巨指畸形
Ⅴ. 低度发育
　拇指发育不全
　马德隆（Madelung）畸形
Ⅵ. 先天性环状缩窄综合征
Ⅶ. 全身性骨骼异常和综合征

**治疗**　手先天性畸形的治疗，与后天获得性伤残所导致的畸形的治疗相比，存在显著的不同，有些畸形不能完全依靠手术治疗，有些畸形甚至不需要手术治疗；此外，手先天性畸形代表了一种相对趋于静止的状态，生长发育和手术治疗是打破这种状态的两个主要因素；不存在两个完全一样的手先天性畸形；所有这些因素，要求从事手先天性畸形治疗的外科医师必须经过严格的专业培训、具有熟练的显微外科和微细结构操作的能力、熟悉手的解剖、具有强烈的责任心，针对每一个患者，制订出个性化的诊疗方案，才能胜任手先天性畸形的治疗工作。手术治疗的主要目的是恢复功能，兼顾形态的改善。

**手术治疗时机的选择**　手先天性畸形何时进行手术治疗仍是一个非常具有争议的问题。在患儿出生数月内，完成所有的修复手术，从而使患儿有可能正常的生长发育，这无疑是最理想的做法，但是现阶段是不可能的。目前，有些外科医师主张早期手术（2岁之内），而有些外科医师则主张在稍晚一些时候进行手术（儿童期）。支持推迟手术的学者认为，随着患儿年龄的增大，手也相应变大，便于对一些精致的结构进行精细的手术，可以降低一些手术操作的困难，如皮片的固定、小皮瓣的切取与转移、截骨术以及韧带的重建等；有研究显示在婴幼儿时期手即有原始的抓握功能，但是，在2~3岁前，伴有眼手协调的手指抓握功能并没有充分形成；而且，年龄较大时，也可以对手的功能进行更为准确的评价。有些学者主张早期手术，早期手术是指在患儿12~18个月时进行手术治疗。如并指畸形的患者，相邻手指互相限制，不可避免地将造成骨骼的成角、旋转和偏斜畸形；早期手术，还可以避免患儿形成不良的用手习惯；有研究显示随着生长发育和外力的影响，手术后，一些解剖学结构也可以发生适应性变化，如桡侧球棒手经过向中央移转后，尺骨远端会逐渐变宽，示指转移到拇指位置之后，其近节指骨的干骺端逐渐变宽、手内肌出现肥大等。早期手术，可以缓解患儿父母的紧张情绪，避免有可能出现的患儿的心理问题。无功能的手指残迹和浮动性拇指可以在患儿及其父母的心理受到影响之前，应予以去除。早期对一些挛缩结构进行松解，有可能开启潜在的生长中心，避免畸形进一步恶化。

手术治疗最佳时机的选择还取决于外科医师的经验、知识和有关的专科培训情况。如果经验不足、医院的设备和条件有限，则应推迟手术。此外，还应考虑患儿的一般健康状况和其他有关畸形的情况，对于一些严重影响患儿生命安全的疾病，如先天性心脏病、胃肠道的梗阻或泌尿系统的闭锁等，应予以优先治疗。对于一些伴有神经功能损害、精神发育迟缓的患者，有时没有实施手术治疗的必要。

对于一些含有受到严重限制结构的畸形，如桡侧球棒手畸形、中央型并指畸形、复杂并指、横置指骨和分裂手等，可以在患儿6~18个月时进行手术。对严重的环形狭窄和拇指-示指并指畸形，也可以在这一年龄段进行皮肤软组织的松解手术。常规的并指分离手术、多指矫正手术和拇指成形手术，可以在患儿出生后的第2年内进行。必须在学龄前完成所有的修复重建手术，避免畸形的存在成了患儿受到嘲笑的根源；而且也可以确保在生长发育过程中，获得最大的功能恢复。尽早矫正肌肉-肌腱之间的不均衡，避免影响正常的生长发育和骨骼的

正常排列。

对于要求进行手先天性畸形矫正的成年患者，由于这些患者已经很好地适应了畸形的存在，手术治疗应慎重对待。

治疗原则 手先天性畸形治疗的总的原则应为在兼顾外观改善的前提下，最大限度地恢复功能。外科医师的任务是在最恰当的时机，应用最恰当的手术技术，将患肢或患手的潜在功能发挥到最大限度。

主要的治疗原则有：①尽早解除影响手发育的一些限制性因素，为手的生长发育提供足够的空间。②提供具有良好感觉功能的皮肤覆盖，尤其是指蹼、骨骼、关节、肌腱或韧带等的暴露部位，最好应用皮瓣进行覆盖。③最大程度调整骨骼的排列方式，保留并充分发挥关节的活动功能。④尽可能地恢复手准确的捏握能力。⑤手术前需向患者家属详细解释畸形的特点、预期的自然病程、可以选择的治疗方法、手术后有可能出现的并发症极有可能出现的继发畸形等，取得患者的家属的理解和认可。⑥建立严格的手术后随访制度。⑦如果外科医师对手术心存疑虑，或者对选择的治疗方式存有争议的话，应推迟手术，或将患者转给更有经验的同行进行治疗。

不存在两个完全一样的手先天性畸形。因此，必须针对每一个患儿制订个性化的治疗方案。手先天性畸形一般必须在全麻下进行手术，目前，小儿麻醉技术已经非常先进，对儿童患者进行长时间的麻醉已经变得相当安全。因此，在手术前，需向患者父母详细解释与全麻有关的问题，消除他们的疑虑。要优先治疗威胁患儿生命的颅面、心脏、胃肠道

和泌尿系统的畸形；对具有多个系统异常的患儿，手术后最好能在重症监护室观察一段时间，有学者报道阿佩尔综合征（Apert syndrome）的患儿在手术后出现呼吸暂停、伴有桡侧发育异常的心手综合征（Holt-Oram syndrome）的患儿在手术后出现心律失常的情况。应用手术对畸形进行矫正时，要能够对手术的效果进行准确的预期。要考虑到有些患者已经适应了畸形的存在，还要考虑到先天性畸形往往涉及众多结构的发育不全，如血管、神经、肌肉、肌腱、骨骼、关节等，以免对手术难度估计不足，导致手术失败。X线检查是判断畸形严重程度、指导手术的重要辅助检查，但是，单纯依靠放射线检查，有时很难准确判断畸形的真实严重程度。对于手先天性畸形患者来说，皮肤软组织、肌肉、肌腱、韧带和关节囊等结构通常也存在异常。手术时如不对这些异常同时予以矫正，这些异常将继续影响手的生长发育。

研究意义 手先天性畸形种类繁多，表现多样，每年都有新的病种或综合征被不断发现，但是，有关手先天性畸形的病因，绝大部分还不清楚，有关手先天性畸形的治疗，尤其是有关继发畸形的预防和治疗还远不能令人满意。人类的手具有非常精妙而复杂的功能，是人类劳动、交际、生活和生存的工具，加强手先天性畸形基础和临床方面的研究是手外科和整形外科医师义不容辞之责任。

（刘元波）

duōzhǐ jīxíng

**多指畸形**（polydactylia） 除正常手指以外的赘生手指或手指的孪生畸形。可表现为手指指骨赘

生、单纯软组织赘生或掌骨赘生畸形。是最常见的手先天性畸形，可以是单个手指多指，也可以是多个手指多指。有关多指畸形发生率的报道各不相同，1982年兰姆（Lamb）报道多指畸形占上肢先天性畸形的2.4%～27.2%；对于东方人种来说，桡侧多指远比尺侧多指更为常见，每3000个成活的新生儿中，就有1例发病；拉丁美洲的一个大型合作项目研究结果显示，每1000个成活的新生儿中，就有2.08个新生儿患有非综合征类型的复拇畸形，有些学者估计对于一般人群，多指畸形的发生率为1000个成活的新生儿中，有2～19个患病；如果存在阳性家族史，提示存在常染色体显性遗传，超过1/3的新生儿会患有有关的先天性畸形。多指畸形可以分为桡侧多指、尺侧多指和中央型多指。

**桡侧多指**（radial polydactylia） 又称复拇畸形（thumb duplication）。是一种较为常见的先天性手部畸形，表现为拇指孪生，或拇指桡侧多指，或拇指尺侧多指。

**临床表现** 拇指的桡侧或尺侧存在另外一个手指或拇指，或拇指的两侧都有多指。两个拇指常不等大，其中较大的拇指发育较好，形态和功能近似正常，为了便于手术方式的选择，常将较大的拇指称为主干拇指，手术时予以保留；而另一拇指有可能比较细小，将被切除，称为赘生拇指；有时，两个拇指的形态极为相似，形成孪生拇指，则称为镜影拇指。

**分类** 复拇畸形的临床表现多种多样，不存在两个完全一样的复拇畸形，存在多种分类方式。对复拇畸形进行分类，不但可以

方便治疗，而且还有利于学术的交流。历史上，整形外科医师、手外科医师以及遗传学家提出过许多分类方法，而瓦塞尔（Wassel）于1969年提出的分类方法是目前广为接受的分类系统（图）。这一分类系统按照手指纵轴对复拇畸形进行分类，分成六种不同水平的多指畸形，此外还包括第七种类型，即三节指骨复拇畸形。①Ⅰ型：远节指骨分叉，用一共同的骨骺，与正常的近节指骨形成关节。可以共有一个指甲，但通常存在2个指甲，两者之间存在浅沟。与对侧正常拇指相比，患侧拇指通常宽而扁平。②Ⅱ型：远节指骨完全重复、分开，每一个指骨通常拥有独立的骨骺，并与正常的近节指骨形成关节。为

了适应远节指骨的重复，尤其是当重复的远节指骨相互平行时，近节指骨的末端会轻度变宽；重复的远节指骨常偏离拇指的纵轴，如果2个远节指骨拥有同一个骨骺时，偏离就更加明显。③Ⅲ型：具有2个远节指骨和分叉的近节指骨；通常情况下，远节指骨偏离拇指的纵轴，或者表现为2个远节指骨相互平行；近节指骨和掌骨之间存在正常的关节关系。重复的指骨可以发育良好，也可能发育不全。④Ⅳ型：近节指骨完全重复，每一个近节指骨以自身的骨骺或者2个近节指骨以一个共同的骨骺与正常的掌骨形成关节，有时，为了适应2个近节指骨的存在，掌骨轻度变宽。重复的指骨可以和拇指的纵轴平行，

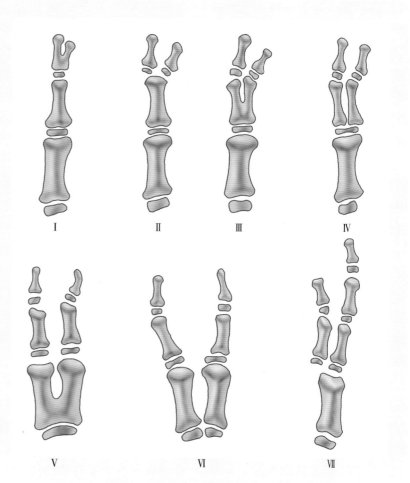

图 瓦塞尔（Wassel）拇指多指畸形分类方法

或者发生偏斜，如果存在偏斜，远节指骨或者与对应的近端骨骺方向相一致，或者与对侧的近端骨骺相一致。⑤Ⅴ型：第1掌骨分叉，分叉的掌骨头分别与重复的具有独立的骨骺的近节指骨形成关节。⑥Ⅵ型：第一指的完全性重复。其中一个手指可能发育不全。⑦Ⅶ型：三节指骨拇指，或一个正常的拇指合并有三节指骨拇指的成分。复拇畸形最常见的是Ⅳ型，其次是Ⅱ型和Ⅲ型，最为少见的是Ⅵ型。

治疗　目的是尽可能地恢复正常的解剖结构，重建拇指的外观和功能。治疗原则包括切除赘生拇指，保留接近正常的拇指，手术时暂时保留拟切除拇指的皮肤、肌腱和关节的侧副韧带等结构，用于矫正保留拇指的畸形。有一些因素会影响手术治疗的难易程度和最终的治疗效果，这些因素包括重复指的大小和偏斜程度、关节的稳定性和手指的功能。手术可在患儿1岁左右进行，此时患儿手部发育良好，解剖结构比较清晰，便于手术，而且患儿对全麻的耐受性也有所增强。根据复拇畸形类型的不同，手术治疗方法也各不相同，基本的治疗步骤包括切除多余的手指，对保留拇指的软组织进行修复，第一指蹼狭窄矫正，重建肌肉和肌腱的止点，重建关节囊和侧副韧带，矫正关节畸形，通过截骨矫正拇指的偏斜畸形等。①单纯多指切除：适合于简单的多指，切除多指后，将其周围软组织予以修剪，直接缝合；术中注意将切除的多指近端的骨骺予以切除，否则日后将形成异常的骨性隆起。②多指切除、关节囊修复和手内肌止点重建：适合于主次型复拇畸形，切除次要指后，对保留拇指的偏

斜畸形进行矫正。首先切除桡侧的多指，修整掌骨头，视情况决定是否进行掌骨的截骨整形，缝合修复关节囊；分离止于多指桡侧的拇短展肌，重新缝合固定于保留指的近节指骨基底部桡侧，恢复关节的稳定性。③多指切除、截骨、韧带和肌腱修复：对于末节拇指多指，可以通过切除多指、保留指楔形截骨，或通过切除部分指骨，将两拇指合并，然后修复侧副韧带和伸指肌腱的方法进行矫正。④复拇合并、软组织切除、截骨和肌腱修复：切除两指的部分软组织、指骨和掌骨和关节，两指合并后，再进行手内肌和伸指肌腱的重建。

**尺侧多指**（ulnar polydactylia）　与桡侧多指相比，较为少见。通常为一种具有不同的外显率的常染色体显性遗传。可伴有其他畸形，如并指、三节指骨拇指、唇裂、多囊肾、肛门闭锁、胫骨缺如、侏儒、膀胱外翻、脊柱畸形和心脏病等。

临床表现　也具有多样性，有的多指发育不良，表现为单纯的软组织多指，民间多采用缝线结扎手指基底，阻断手指血供，使手指缺损坏死、脱落的方法进行治疗，但手指根部常残留一个肿块或小瘤样的结果，往往需要进一步的处理。有的尺侧多指则发育良好，多指内含有骨骼、肌腱，甚至包括孪生的掌骨。

治疗　单纯软组织多指，可在患儿3~6个月完成治疗；对于发育良好、带有骨骼和肌腱的多指，可在患儿1~2岁进行手术治疗。对于发育很好的手指，则需应用手术切除较小的重复指，并将所有重要的具有功能的结构，如尺侧的侧副韧带、小指外展肌等，转移到邻近的手指，以重建

有关关节的稳定性和手术的外展功能。

**中央型多指**（central polydactylia）　多指位于手内，而不是位于手的边缘；与位于手边缘的多指畸形相比，中央型多指比较少见。

临床表现　最常累及环指，其次是中指，示指的多指最为少见；可以单独发生，也可能是某一综合征的一部分表现。有可能掩藏在同时存在的并指畸形内，如多指并指畸形，因此，要做出诊断除了进行细致的检查之外，还要借助于X线检查。

治疗　治疗方式取决于多指的发育情况，以及是否同时合并其他畸形，如并指畸形。如果多指发育完全、功能正常，有时无须将之切除；对于活动范围有限的孤立的多指，可以进行相应的手指列的切除；对于多指并指畸形，可以通过并指分开和切除隐藏的多指的方法进行治疗，但是，在不损伤关节结构和手指血供的前提下，彻底切除多余的骨骼有时非常困难。因此，通常仅切除部分多余的骨骼，目的在于改善手的外形。对于不完全性中央型多指，可以应用与治疗复拇畸形相似的原则进行治疗。

并发症　多指畸形的表现多种多样，要求外科医师具有一定的临床经验，并能综合手外科、整形外科、显微外科等多学科的知识进行治疗。多指治疗一般效果良好，并发症发生率低；但是，如果治疗不当，也容易出现一些失误和并发症，常见的有：①切除指选择错误，在决定手指的去留时，应首先从解剖结构和功能方面进行考虑，保留结构和功能较好的手指。②骨骼处理不当，切除多指时，如果有相应骨骼的

残留，随着患儿的生长发育，将形成异常的骨性隆起。③关节囊及软组织修复不当或未修复，导致术后关节不稳定、拇指偏斜、拇指外展或内收障碍。④软组织处理不当，造成保留指细小，如果存在神经血管束损伤的话，将导致保留指感觉功能的障碍和发育迟缓。

（刘元波）

bìngzhǐ jīxíng

**并指畸形**（syndactylia） 2个或2个以上的手指及其有关组织结构病理性相连的先天性畸形。是上肢先天性畸形最常见的病种之一，发生率为1/3000～1/2000。约50%的患者为双侧并指。10%～40%的患者有阳性的家族史，是一种常染色体显性遗传。一般男孩多于女孩，中指和环指并指较为常见。

**病因及发病机制** 手指分开和指蹼形成过程出现失败，即可形成并指畸形；在正常的生长发育过程中，手指的形成是由于在胚胎上肢的末端鳍内的中胚层不断凝聚而成，这些不断凝聚的中胚层组织分化成手指；手指间隙按照从远端向近端的方向形成，一直到正常的指蹼，这一过程依赖于外胚层顶嵴和来自一些细胞因子的分子信号，这些细胞因子包括骨形成蛋白、转化生长因子-β、成纤维细胞生长因子和维A酸。细胞凋亡导致每一个指蹼间隙的产生，正常的指间组织坏死过程的失败导致并指畸形的形成。

**分类** 如果2个手指间的皮肤完全相连，则称为完全性并指，皮肤不完全相连的并指，则称为不完全性并指。简单并指是指并指间仅有皮肤和软组织相连；复杂并指则以骨骼的异常为特点，

复杂并指最常见的表现形式是远节指骨间的骨性融合。随着并指畸形严重程度的增加，肌腱、神经和血管异常的发生率也随之增加。

**病理表现** ①皮肤短缺：并联手指相邻两侧的皮肤和皮下组织较正常者为少；依据并指种类和严重程度的不同，皮肤缺损的情况也各不相同，不完全性并指皮肤缺损较少，完全性并指皮肤缺损较多，如果指骨和掌骨间存在融合，则皮肤缺损更多。②骨骼畸形：单纯性并指的指骨、掌骨和关节均正常；而复杂性并指则有相应的骨骼畸形，可以有两个并指间的骨性融合、指骨和掌骨发育不良、指间关节发育不良，两个并指间也可能存在骨性连接。③血管、神经畸形：不完全并指发生手指血管、神经畸形的情况较少。而完全性并指则不然，并联在一起的手指的指血管、神经有可能正常存在，也有可能一侧缺如。这就是为什么在实施多个手指并指分离手术时，不能一次性分离多个手指并指的原因；患儿父母往往希望一次性分离所有的手指并指，必须向患者及其家属解释，由于指血管、神经畸形的存在，一次性分离所有的手指并指，有可能造成手指的坏死。外科医师必须对并指畸形制血管和神经的情况做出准确的评估。而且，即使是单纯性并指，并指分离手术后，也有可能出现指尖组织的坏死、指甲的脱落等情况。④其他畸形：除上述畸形外，受累手指的关节、关节囊、肌腱以及关节或肌腱周围的支持结构也有可能存在异常。

**临床表现** 主要表现为2个或2个以上的手指完全性或不完全性相连。根据文献报道，并指

畸形以中、环指并指最常见，其次依次为环指小指并指、示指中指并指和拇指示指并指等。对于一些综合征的患者，经常会累及拇指-示指和示指-中指指蹼间隙。在相连的两个手指之间，可以仅仅是皮肤相连，也有可能存在相邻指骨或掌骨之间的骨性融合。此外，指骨和掌骨在形态、结构和数量上也有可能存在异常。指骨融合还常合并关节、关节囊、关节周围支持结构和肌腱等的发育不良和畸形。因此，可造成手指短小、弯曲或者偏斜畸形。并联在一起的2个手指的指甲可以单独存在，可以表现为2个指甲合二为一，也可以为2个指甲合并，而中间存在不同深度的沟槽。并指畸形的存在，造成不同程度的手功能障碍。并指患者的体格检查应该包括整个受累的上肢和胸部、对侧手、胸壁以及足部。X线检查可以显示是否存在骨骼融合、隐藏的多余手指和其他骨和关节的畸形。并指畸形可以和其他畸形同时存在，如羊膜破裂综合征、短指粘连畸形、裂手或者多指并指畸形。多指畸形还是一些综合征的主要临床表现。在一些染色体异常的患者中，也可以见到并指畸形的存在。

**治疗** 对处于生长发育期的儿童来说，并指畸形的存在，可以对手的美学、功能和发育造成影响，手的外形也发生改变，完全性复杂并指患者，情形更为严重，拇指-示指并指妨碍手抓握和捏握功能的形成，其他手指间的并指则妨碍手指的独立运动。长度不等的手指间的并指畸形，比较长的手指会逐渐向短的手指侧偏斜，从而导致手指侧弯畸形。多数并指畸形，可以通过手术予

以矫正。但是，有一些情况则应慎重考虑，如无功能损害的轻度的不完全性并指，对于一些复杂性并指，如果实施手术，存在进一步加重功能损害的风险。并指矫正手术有一些重要的处理原则，包括手术时机、多个指蹼并指时的治疗顺序、指蹼重建的方法、手指分开和创面修复技术等。①手术治疗时机：可以在新生儿期、婴儿期或儿童期进行手术；多数外科医师倾向于在患儿 12 个月左右时进行手术，并在学龄前完成所有的治疗。对于涉及多个指蹼的并指畸形，在一次手术过程中，对于受累的手指，仅在其一侧进行松解手术，避免损害皮瓣或手指的血供。3 个或 3 个以上的手指并指，需采用分期手术进行矫正。②指蹼重建：并指畸形矫正手术的一个基本原则是尽量应用局部皮瓣进行指蹼的重建，避免植皮。局部皮瓣再造指蹼方法众多，最常用的是从并指背侧掀起以近端为蒂的矩形皮瓣法和指蹼基底手掌侧和手背侧三角形皮瓣法。③手指分开技术：要充分利用可供使用的手指皮肤，避免切口瘢痕导致关节和指蹼的挛缩。最常用的切口设计是在手指的掌侧和背侧设计三角形皮瓣，在并指两侧设计匹配的锯齿形切口，交叉缝合，尽量在手指侧方避免植皮。分开手指时，要切断手指间的筋膜连接，避免损伤指神经和血管。④手指创面的修复：一般使用掌侧和背侧的局部皮瓣，结合植皮，修复手指创面。为降低皮片挛缩，最好采用全厚皮片。⑤指甲的整形：对完全性并指畸形，尤其是伴有远节指骨的融合时，则需进行甲皱的再造。可以应用指端舌状旋转皮瓣进行再造。

**预后** 通常人们会低估并指畸形的复杂性和手术修复难度。对于简单并指，手术后可以获得满意的治疗效果；但对于复杂并指，由于存在严重的皮肤短缺和手术后继发畸形，效果往往不能令人满意。

**并发症** 早期的并发症有血管损伤、感染、伤口裂开和皮片失活。随着时间的推移，指蹼的位置可能向远端移动，如果关节处出现瘢痕挛缩，则有可能导致关节的挛缩和手指的偏斜；如果存在严重的软组织不足和瘢痕形成，指甲会出现鸟嘴样畸形或甲皱不足；最后，复杂并指手术后，如果存在侧副韧带功能不全，则可能导致关节的不稳定。

**与并指畸形有关的先天性畸形** ①有隙并指：是指手指远端融合，而在融合处和指蹼之间存有间隙的并指畸形，也称末端并指。可见于羊膜破裂后遗症患者，50% 的患者为双侧有隙并指，50% 的患者存在截指畸形。可以是简单的并指，也可以是多个手指发生远端融合，一直到指尖混杂的复杂并指。其最显著的特点是并联的手指间存在从背侧面到掌侧面的窦道或裂隙，窦道大小不一，从针眼大小，到非常宽的通道。治疗方式取决于手指畸形的严重程度、窦道的位置和大小。②阿佩尔综合征（Apert syndrome）。③波伦综合征（Poland syndrome）。④短指粘连畸形：由短而僵硬的手指构成，通常合并并指畸形，偶发，与波伦综合征有关；通常为单侧。其严重程度从手指几乎完全缺失，到形态相对比较好的短缩的手指。如果手指的外形良好，则其中的并指畸形需要进行手术治疗。

（刘元波）

shǒu xiāntiānxìng huánzhuàng luánsuōdài zōnghézhēng

## 手先天性环状挛缩带综合征
（congenital hand constriction ring syndrome） 在宫内羊膜带形成过程中发生于手的环形挛缩束带或环形沟样凹陷的先天畸形。也常见于四肢的不同部位和躯干，形成以手畸形为主的综合征。环状缩窄带深度不一，轻者单纯累及皮肤和皮下组织，深者可达骨骼，较深的缩窄带会对血管、淋巴和神经产生压迫，从而使肢体远端出现淋巴水肿以及发育不全甚至缺失。以手为主的各种环状挛缩带的综合征出生时总发病率各学者的报道不一，在到 1 : 15 000～1 : 5 000。

**病因及发病机制** 此综合征确切的发病机制不清。目前有内源性和外源性两种学说。内源性学说认为环状缩窄带是由于皮下组织最初发育障碍所引起的；外源性学说认为是羊膜的早期破裂和损伤产生的羊膜带引起的环状缩窄。此综合征没有遗传性，并与患者父母的年龄无相关性。

**分型及分类** 奥西波夫（Ossipoff）和霍尔（Hall）将此综合征分为七型。Ⅰ型：仅肢体受累；Ⅱ型：肢体受累、棒状足和颅面畸形（颅面裂）；Ⅲ型：肢体和内脏（腹腔、盆腔、胸腔）畸形；Ⅳ型：内脏和颅面畸形；Ⅴ型：肢体、内脏和颅面畸形；Ⅵ型：单独的颅面畸形；Ⅶ型：单独的内脏畸形。帕特森（Patterson）将先天性环状缩窄综合征相关的手先天畸形分为四类：①单纯环状缩窄。②环状缩窄伴远端畸形和/或淋巴水肿。③环状缩窄伴远端融合。④宫内截肢。

**临床表现** 患儿出生时可见与狭窄带相连的残留的羊膜带。

肢体上有明显的缩窄带，深的缩窄带压迫淋巴管和静脉致肢体远端水肿；压迫动脉引起肢体远端血液循环障碍，影响肢体远端发育，致使受累侧肢体较对侧小，更严重的可导致肢体远端畸形甚至缺肢缺指畸形；如压迫神经干则会引起神经支配区域的感觉和运动功能障碍。

**治疗** 治疗时机：患儿出生后如有指间的环形缩窄可直接在局麻下床旁切除松解。巨大的淋巴水肿最好在婴儿期进行减压治疗。缩窄带的矫正最好在 1 岁时进行。复杂的矫正手术，如足趾移植，需要延迟进行，但大部分的重建手术需要在学龄前完成。手术治疗及预后：单纯的缩窄带的病变位于皮肤皮下组织，可以通过切除束带沟的皮肤，并多个 Z 成形术进行矫正。如缩窄伴有深层组织损伤，如血管和神经，除了松解缩窄以外，还需要将血管和神经游离出来置于血供良好的软组织中来彻底解除压迫。如缩窄比较严重，可以应用带神经血管蒂的岛状皮瓣进行修复。如伴有手指远端的发育不全，可以将完全无功能的手指切除，而松解尚有功能的手指的缩窄，这样可以改善外形及功能。如相邻的两个手指都无功能，则可进行手指残端成形术，通过牺牲一个手指来重建另一手指的功能。如伴有宫内截肢，出现指缺失的情况，则需要进行手指再造，如足趾移植。

（刘元波）

jùzhǐ jīxíng

**巨指畸形**（macrodactylia） 一个或多个手指的所有组织结构，包括皮肤、皮下组织、神经、血管、肌腱、指骨、关节和指甲超常发育的先天性畸形。发病率约 0.9%。病因及发病机制不详。

**临床表现** 多于出生时或出生后 3 年内显现，随年龄增长，患指出现与其他手指呈比例的增长（静止型巨指）或超比例的异常增长（进展型巨指）。巨指畸形通常不对称，可能累及多个手指。可发生于一侧，亦可发生于双侧。多发生于正中神经支配区，示指最常受累，并常合并拇指和中指的巨指。发生于桡侧的巨指通常向桡侧偏，发生于尺侧的巨指通常向尺侧侧偏，因此常表现为成角或侧偏畸形。可以累及掌骨、前臂，甚至整个上肢。巨指畸形常伴有神经的脂肪浸润，可以伴发并指、腕管综合征和灼性神经痛。按巨指体积还可分为：轻型：为正常指体积的 2 倍以内；中型：为正常指体积的 2~5 倍；重型：为正常指体积的 5 倍以上。

**诊断与鉴别诊断** 通过典型的临床表现及 X 线检查较易诊断。但部分病例继发于神经纤维瘤、血管瘤、先天性淋巴水肿或先天性动静脉瘘等，或者是某些先天性畸形综合征中的一部分，如先天性部分肢体发育肥大、奥利尔综合征（Ollier syndrome）、马富奇综合征（Maffucci syndrome）、克利佩尔-特脑纳-韦伯综合征（Klippel-Trenannay-Weber syndrome）等，须注意鉴别。

**治疗** 以手术治疗为主。巨指畸形的治疗十分困难，即使通过反复多次手术，可能仍难以达到满意的效果。手术通过阻止手指的异常增长和缩小病变手指的体积，达到改善外形和改进功能的目的。根据患者的年龄和病变手指或肢体的异常发育程度决定手术方式。

阻止病变手指的异常增长 ①软组织剥脱术：切除部分血管神经及相应的皮下脂肪和皮肤。

②骺板融合或骨骺阻滞术：适用于进展型巨指畸形，且患指的体积达到或超过同性成人相应手指的体积者。应用高速钻、刮匙破坏骺板或切除部分骨骺区骺板，以阻止其继续发育。

改善病变手指的外形 ①手指短缩：a. 津下（Tsuge）法，切除远节指骨掌侧半和中节指骨的背侧半的对应部分。将剩余部分连接，保留背侧皮肤，去除掌侧多余的软组织。背侧多余软组织待二期修复。b. 巴尔斯基（Barsky）法，L 形正中及背侧切口，保留掌侧皮肤，切除背侧多余软组织、中节指骨远端和远节指骨近端。将保留的中节指骨远端修尖，插入远节指骨骨髓腔，如铅笔帽样短缩复位。掌侧多余软组织待二期修复。②成角畸形的矫正：应用楔形截骨联合骺切除术矫正成角畸形。于中节指骨和远节指骨的近侧干骺端进行截骨。骺切除后，于近侧干骺端截骨，克氏针固定。③拇指短缩：米勒斯（Millesi）法切除远节指骨中 1/3 及其表面指甲和甲床的中 1/3，于近节指骨的中 1/3 斜形截骨。远节指骨剩余的两纵行部分用克氏针横穿固定，近侧指骨的远端和近端短缩对位，克氏针斜行固定。

过大的巨指或巨肢 可考虑截指或截肢。

（刘元波）

chángzhǐ jīxíng

**长指畸形**（hyperphalangism） 手指单纯骨骼生长过度或存在多余的指骨而引起手指长度超过正常范围的先天性畸形。又称多节手指。是一种少见的手部先天性畸形。根据形态即可明确诊断。病因与遗传和环境影响两大因素有关。有一定的遗传倾向。

**临床表现及分类** 畸形手指的长度超过正常范围。可以表现为单侧或双侧，拇指最常受累。三节拇指分为两种类型。第一种类型从外观上可以区分出拇指和其余手指，畸形拇指的多余指骨可以是类似正常形态的指骨，也可以是梯形或三角形指骨，后两者常表现为拇指的成角畸形。第二种类型的拇指表现为正常发育的示指，类似拇指缺如合并示指多指畸形。长指畸形可以作为单独的畸形存在，也可以合并手部或身体其他部位的先天性畸形，如复拇指、分裂手、并指以及房缺、动脉导管未闭、冠脉畸形等，也可以是某些先天性畸形综合征中的一部分，如霍尔特-奥拉姆综合征（Holt-Oram syndrome）和范科尼贫血等。受累手指常存在一定的功能障碍。

**治疗** 以手术治疗为主。根据畸形手指的类型和伴发的畸形情况决定手术方式。主要针对畸形手指的长度、成角畸形、多余的指间关节等进行治疗。手术的时机也根据其伴发的畸形而不同。由于拇指的捏持功能在12~18个月具备。因此，对于拇指功能的修复宜在18个月之前进行，而对于手指长度和成角畸形等的修复则可以较晚进行。通常所有的治疗宜在学龄前完成。对于多节手指，具体的手术方式应当与多余指骨的形态和发育趋势相结合。对于较小的楔形多余中节指骨，若多余的指骨很小或呈逐渐退化的趋势，可不予手术治疗；若其发育较快，使患指表现为渐进性的侧偏畸形，则需进行多余指骨的切除和侧副韧带的重建。对于较大的楔形多余指骨，需切除部分多

余指骨的骨质，将剩余指骨与相邻的指骨进行关节融合。应注意选择关节活动度较小的关节进行关节融合，从而保护具有较大活动度的关节。截骨术缩短了手指的长度，纠正了对掌畸形，而关节融合术则减少了患指的指间关节数量。对合并有示拇指并指的长指畸形，可采用四瓣法或局部皮瓣旋转移位以加深指蹼。对于拇指缺如合并示指多指畸形的长指畸形，需进行拇指化以重建对指和捏持功能。可以选择小指屈肌肌腱或指浅屈肌肌腱进行重建。

**并发症** 常合并有关节不稳定、关节僵硬和关节活动欠佳。

（刘元波）

duǎnzhǐ jīxíng

**短指畸形**（brachydactylia）
因发育障碍引起的手部指骨和掌骨短小而数目正常的畸形（图）。

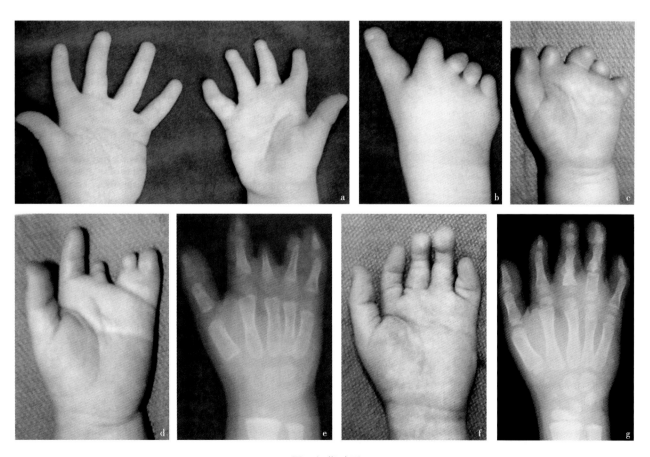

**图 短指畸形**
a. 轻度短指；b、c. 严重短指；d、e. 重度短指术前；f、g. 重度短指足趾游离移植术后

又称手指发育不良症。

**病因** 有遗传因素和环境因素，家族遗传是常染色体显性遗传所致，药物性致畸最常见的是孕妇服用沙利度安（反应停）所造成的短指、无指畸形。有些与先天性梅毒和内分泌障碍有关。发病机制是胚胎中期指骨的软骨内骨化过程受到干扰，骨化生长发生障碍或停顿，使得指骨变短所致。

**分类** 按照1971年布劳特（Blauth）和格克勒（Gekeler）提出的方法，根据严重程度可分为四型：短指型、裂手型、单一指型和缺指畸胎型；也有学者根据短缩的部位将畸形分为：短末节指骨、短中节指骨、短近节指骨、短掌骨、多节指骨短小、少指节指和多节指骨短小畸形等。

**临床表现** 畸形系单发或多发纵列或横列的指骨、掌骨短小，可以仅限于一个或几个手指及其相应的掌骨，如果包括五指，则形成小手畸形。小手畸形常伴有并指畸形。远侧指间关节常因指深屈肌腱未能止于末节指骨的正常位置，使得手指屈曲无力，且捏持时出现关节不稳或过伸畸形，称为连枷状关节。

**诊断** 根据手部外形和X线平片可以明确诊断。

**治疗** 各种类型的短指畸形多有功能障碍，通过手术可有一定程度的功能改善，常用的手术方法有：指骨延长术、植骨、皮管延长术等。但手术效果一般。对于单一指发育较好而其他指无明显发育者，可以考虑应用足趾移植指再造术。合并并指时可以进行指分离手术，存在连枷状关节时，可以在适当年龄进行关节融合。

**预后** 主要与畸形严重程度有关，轻者预后较好，但行骨延长时要注意保护手指的血供和神经功能，对于重者需要行指再造术，其外观及功能均较差。

（李　强）

shǎozhǐ jīxíng

**少指畸形**（ectrodactylia） 胚胎期发育障碍导致一个或几个手指的部分或全部缺如的畸形（图）。又称缺指畸形。

**病因** 可能与遗传因素和环境因素有关，如羊膜索带或脐带缠绕压迫引起的子宫内截肢，可造成全手或肢体畸形。

**分类** 根据缺指所在部位，一般可以分成三类：桡侧列缺失（拇指缺失，可合并第一掌骨、桡侧腕骨和桡骨的缺如）、中央列缺失（中指缺失，可合并掌、腕骨的缺失而形成分裂手）和尺侧缺失（环、小指缺失，可合并尺侧腕掌骨和尺骨缺失）。

**临床表现** 发病率极低，该畸形除了手指不发育，有时包括其相应的掌骨也出现缺如，由于轻重程度不同而具有不同的临床特征。如中指或示、中、环三指伴有掌骨的同时缺如，则形成典型的分裂手、龙虾手；如果仅余一指，称单指畸形，通常是小指；也可能出现五指全缺，称无指畸形；有些手的桡侧或尺侧缺如伴有腕骨和前臂骨的缺如，使得手腕向桡侧或尺侧倾斜，形成桡侧球棒手或尺侧球棒手。先天性少指常伴有并指、先天性缩窄环、小手、同侧的胸大肌发育不良、腋蹼或足趾畸形等。

**治疗** 少指畸形的治疗根据畸形程度不同可采用不同的方法，由于手术范围大，对患儿影响较大，一般建议3~6岁时为宜。典型的裂手畸形可行手术将缺裂缝合修复，以改善外观。对于示、

中、环三指同缺的龙虾手则一般不用治疗，如果对指功能不良时，则可以局部改形或旋转截骨术。单指畸形者可考虑行拇指再造，以建立对指功能。缺指合并并指畸形时，可以行分指术。对于桡侧列缺损者，可以考虑行示指拇化术。对于一些合并畸形，如球棒手，可以在适当的年龄进行骨融合治疗。

**预后** 一般少指畸形多伴有一定程度的手功能缺损，如果能够保存对指功能，一般预后尚可。

（李　强）

mǔzhǐ fāyù bùliáng

**拇指发育不良**（thumb hypoplasia） 从拇指短小畸形逐渐过渡到拇指完全缺失的一系列畸形。1959年埃姆蒂姆（Emtim）报道，拇指畸形在所有上肢先天性畸形中占16%，而2004年王炜认为，在他的患者群中，这个比例还要高出很多。它可以单独出现，也可以是综合征的表型之一。

**病因及发病机制** 原因不明。与遗传因素有一定相关性，具有一定的家族聚集性；尚受环境因素的影响，如沙利度安（反应停）可诱发该类畸形。其发病机制可能系肢芽形成缺陷所致，也可能是肢芽在发育过程中分化障碍所引起。

**分类** 拇指发育不良表现变化多端，为了治疗方便很多专家对其临床表型进行了分类，常用的分类方法为1967年布劳特（Blauth）分类法：Ⅰ度，拇指形态上轻微变小，但所有结构均存在；Ⅱ度，拇指明显发育不良，形态功能不全，肌肉、韧带发育欠佳，各骨结构存在但较小，拇指小而稳定性较差；Ⅲ度，鱼际肌缺失，手外肌发育异常，骨发育不良。Ⅲa，第一掌骨接近正

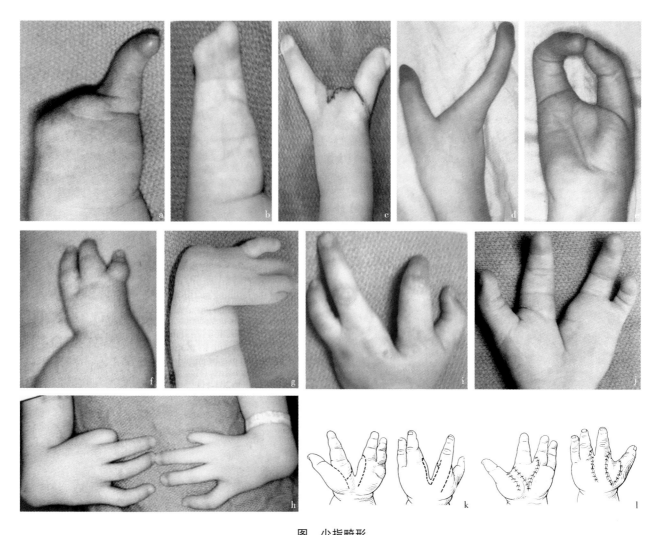

**图　少指畸形**

a. 单指畸形；b、c. 少指伴有并指畸形；d、e、f. 尺侧列缺失；g、h. 桡侧列缺失，形成的棒球手；i、j. 裂手畸形；k、l. 裂手缝合术设计

常、Ⅲb，第一掌骨明显发育不良[亚型为曼斯克（Manske）等1992年补充]；Ⅳ度浮动性拇指；Ⅴ度，拇指完全缺失。此外，其他尚有1982年贝恩（Bayne）分类法、1990年王炜分类法和1995年曼斯克（Manske）分类法等，他们根据各自临床经验，对前人的分类方法进行了补充和改进，一般均是按照轻重不同分成五类（图1）。

**临床表现**　拇指发育不良是一系列拇指畸形的总称，轻者外形和功能稍有障碍，如轻度短指、多指和掌指关节不稳等；中度者有手内外肌和骨骼发育不良，存在明显的内收、外展、对指等功能障碍，重度者第一掌骨未发育，功能全失，如浮动拇指、拇指全缺失等。

**诊断**　主要根据外观表现、X线平片显影和手部功能状态三个方面进行判断，将变化繁多的先天性拇指发育不良，按照上述的分类方法进行大致的划分，以指导进一步的治疗方案的制订。

**治疗**　该畸形应根据临床表现的不同给予个性化的治疗方案，一般按照畸形程度不同，治疗包括两个方面：①拇指功能和外形的矫治，如拇指指骨、掌骨延长术，虎口畸形矫正术，拇指屈伸功能重建，拇指对掌功能重建，关节侧副韧带收紧、重建等。②拇指再造，如示指拇化、足趾移植拇指再造、桡侧指拇化等（图2）。

**预后**　拇指完成手部功能的一半，因此，保存和重建拇指功能异常重要，经过适当的治疗，总体治疗效果尚可。

（李　强）

mǔzhǐ sānzhǐjié jīxíng

**拇指三指节畸形**（triphalangism）　拇指出现三节指骨，同时伴有骨关节及软组织异常的畸形（图）。是一种罕见的先天畸形，早在150年前，德国、法国即有

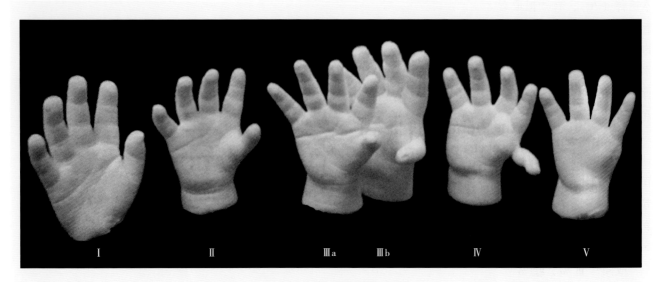

图1 拇指发育不良分类

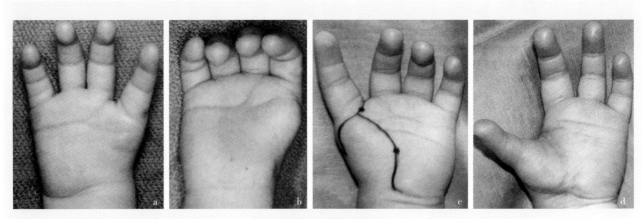

图2 拇指缺失及示指拇化

a、b. 拇指完全缺失畸形；c. 示指拇化手术设计；d. 示指拇化术后

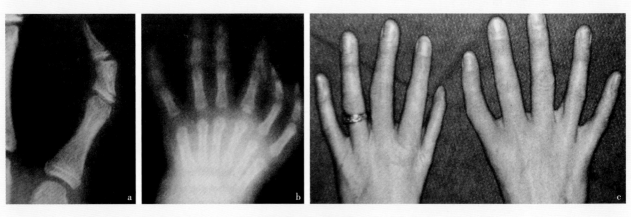

图 拇指三指节畸形

a. 三节指骨拇指；b. 三节指骨复拇指畸形；c. 五指畸形手

文献描述。斯旺森（Swanson）等报道其发病率约为4/10万，其中2/3为双侧对称。

**病因** 目前尚不明确，三节指骨拇指有一定家族聚集性，梅罗利（Merolli）认为这是一种常染色体显性遗传性疾病，44%的患者有家族史，有学者报道有些患者的染色体畸变位于第7染色体长臂（7q），有些报道有些三节指骨拇指致病基因与并指、多指的基因相关联，是由于 2 号染色体的非 DNA 链和多余的丙氨酸链所致，动物实验提示，畸形的严重程度和丙氨酸的扩展相关。

**分类** ①伍德（Wood）根据拇指指骨发育不全的特征，将三节指骨拇指分为三型：Ⅰ型，拇指有小的楔形中节指骨，拇指成角畸形；Ⅱ型，有三节指骨和完整关节的发育不良指骨，拇指过长、成角；Ⅲ型，正常三节指骨手指代替拇指，即五指畸形手。②巴克·格拉姆科（Buck-Gramcko）根据拇指的发育程度将其分成六型：Ⅰ型，基本型，除末节指骨较长或偏斜外，拇指腕掌关节、掌指关节、鱼际及虎口均正常；Ⅱ型，小的三角形中节指骨，正常的腕掌关节、掌指关节和鱼际肌肉，尺偏大于桡偏；Ⅲ型，大的发育中节指骨，正常腕掌、掌指关节，拇指外展功能丧失，虎口狭窄，拇指旋后位畸形；Ⅳ型，长方形中节指骨，腕掌、掌指关节活动度减少，鱼际发育不良虎口狭窄，桡腕关节发育不良；Ⅴ型，发育不良的拇指；Ⅵ型，复拇指畸形。

**临床表现** 三节指骨拇指畸形种类繁多，同时可合并多种畸形，在临床上表现多样性，多余的指骨使其外形细长，X 线平片可见三节指骨及其畸形，常伴有鱼际发育不良、活动受限，但感觉正常，常合并多指及其他畸形。常见的临床表现可分为两大类，一类是拇指如同其他手指，细长、三节指骨，没有鱼际及对掌功能，常伴有多指畸形；另一类是指骨远近节间有三角形指骨块、拇指成角畸形，后者较前者更常见。

**诊断** 根据临床表现特征和 X 线平片显示的拇指具有三节指骨即可做出诊断。

**治疗** 根据临床表现不同，其治疗的方案亦有区别。伍德（Wood）将临床治疗的方向归纳为五个问题：①多余指骨的异常形态。②合并的多指畸形。③五指手位于相同水平。④拇指指蹼狭窄。⑤大鱼际肌肉缺乏。治疗的基本原则为切除多余手指，恢复拇指的形态及对掌功能。对于多余的指骨，可以采用切除、截骨内固定、手指缩短和关节固定术等。

**预后** 发育较好者，治疗效果良好；对于腕掌、掌指关节、鱼际肌肉发育不良者，治疗效果较差。

（李 强）

**fúdòng mǔzhǐ**

**浮动拇指**（floating thumb） 第一掌骨及相关肌腱的发育障碍，使得拇指仅由皮肤、皮下组织连接于手掌桡侧近端偏手背的部位，呈悬垂浮动状，没有主动活动能力的先天性畸形。是拇指先天性发育不良的一种类型（图）。

**病因** 一般认为，该畸形是胚胎时第一指线发育障碍引起，可伴有先天性桡骨缺如。

**临床表现** 先天性浮动拇指表现为第一掌骨的部分或全部缺如，掌指关节及掌腕关节缺失，拇指的长短屈伸肌腱、外展肌腱、大鱼际肌群等缺如。拇指末端指骨及近节指骨存在，但非常细小，发育严重不良。浮动拇指仅以皮桥与手相连，在皮桥内可存有神经血管，也可仅以很小的皮桥与手相连，完全没有功能。

**诊断** 主要根据临床表型和 X 线平片的表现进行诊断。

**治疗** 需按照拇指缺损治疗，

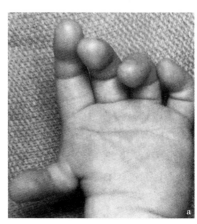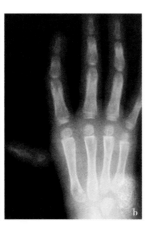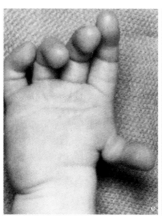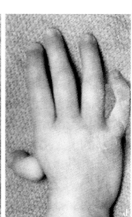

**图　浮动拇指**
a、b. 左手浮动拇指；c、d. 右手浮动拇指

采用相应的方法进行拇指再造，如示指拇化、足趾游离移植拇指再造或桡侧指拇化等。

**预后** 经过拇指再造，能够恢复部分拇指功能，预后尚可。

（李 强）

mǔzhǐ bānjīzhǐ

## 拇指扳机指（trigger thumb）

腱鞘开口狭窄或第一掌骨头粗大，使拇长屈肌腱在腱鞘内滑动受阻，处于屈曲或伸展状态的拇指指间关节在被动活动时，产生枪的扳机一样的阻挡感的先天性拇指伸曲障碍（图）。又称拇指狭窄性腱鞘炎。该畸形比较多见，是1850年由诺塔（Notta）首先提出。

**病因** 尚不清楚，可能与籽骨异常、腱鞘发育异常和肌腱异常有关。伍德（Wood）等认为原发病在腱鞘，肌腱结节形成是继发的。1991年赫尔（Ger）统计先天性扳机指的发病率约为5/10 000。弗拉特（Flatt）报道在2758例先天性畸形中，先天性扳机指占2.3%。

**临床表现** 一般出生时就已经存在，但常被家长忽略，多在出生6~12个月后因拇指伸直障碍就诊。扳机指可以单独出现在一侧拇指，也可能对称出现或出现在多个手指。主要表现为拇指末节不能主动伸直，指间关节保持在屈曲位。被动伸直时有疼痛，有时亦难以伸直，被动伸直后也很快回到屈曲畸形位。于拇指掌指关节掌侧可触及小硬结，质地较韧，有弹性，随拇指伸曲有轻微上下活动。同时可见局部皮肤于拇指伸直位时稍成苍白色。

**诊断** 根据患者的临床表现，检查时可见小儿拇指处于屈曲畸形位，被动活动时可产生阻挡感，且有阻挡感突然变小的表现，即扳机感，多可诊断。

**治疗** 由于扳机指有时有自愈的可能，部分病例可以考虑局部按摩或夹板固定进行治疗。年龄稍大、按摩无效或手指明显被动活动障碍者，可在1~2岁，进行手术松解，一般切开缩窄增厚的腱鞘即可，肌腱结节不必处理，效果良好。

**预后** 一般手术后症状消失，治疗效果满意。

（李 强）

zhǐjiǎ jīxíng

## 指甲畸形（nail deformity）

各种原因影响指甲发育造成的先天性指甲形态畸形（图）。指甲位于指端，具有保护和固定指尖、防止指腹软组织旋转、强化指腹触觉、支持和加强手指的挠、抓、捏等功能。同时指甲又具有美容作用，指甲的畸形将影响手指的功能和外观。给患者造成功能和心理上的障碍。

**病因** 无明显遗传因素，大多因环境因素所致，也可能与药物、病毒感染、食物和空气污染有关。

**分类** 按照指甲的大小，可以分为：巨指甲、小指甲。按照指甲数量，可以分为：指甲缺失、多指甲和异位指甲。

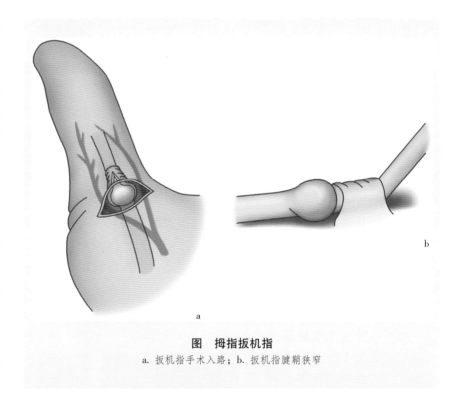

**图 拇指扳机指**
a. 扳机指手术入路；b. 扳机指腱鞘狭窄

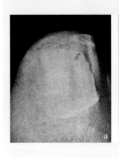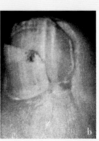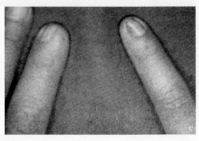

**图 指甲畸形**
a、b. 重复指甲畸形；c. 指甲部分缺损

**临床表现** 指甲畸形较为少见，但种类较多，临床表现各异，指甲的异常一般根据指甲大小和指甲多少进行分类。指甲畸形者一般无骨关节异常，偶尔有合并小指中节指骨过短症。

**诊断** 根据临床表现即可明确诊断。

**治疗** 指甲缺失或畸形一般均需要手术治疗，2～6岁为最佳手术时机，常用的治疗方法有：趾甲床的游离移植治疗无指甲；带血管蒂的蹈甲瓣游离移植治疗亦可治疗指甲缺失或小指甲；指甲矫形术治疗巨指甲、大指甲或畸形指甲；指甲切除术治疗重复指甲畸形。

**预后** 治疗效果尚好，游离指甲移植需要包扎10～14天，吻合血管的蹈甲瓣要注意观察局部血循环状态。

（李 强）

shǒuzhǐ mòjié jīxíng

**手指末节畸形**（the ends of fingers deformity） 末节指骨、末节指腹或伸曲肌腱的先天性异常引起手指末节形态和功能异常的畸形。

**病因** 遗传因素和环境因素均可造成手指末节畸形。

**分类** 手指末节畸形是各种涉及手指末节，造成形态和功能异常的一系列先天性手部畸形的总称，一般根据主要累及的结构可以分成骨关节畸形、肌腱附着异常、软组织异常以及指甲畸形四类。

**临床表现** 手指末节畸形可表现为重复手指、并指、指腹软组织和肌腱的缺失，以及指间关节的畸形，如基尔纳畸形（Kirner deformity），表现为末节指骨的掌屈畸形。

**诊断** 根据临床表现、手指

功能检测以及X线平片即可作出诊断。

**治疗** 由于指尖的外观和功能均非常重要，末节手指的任何畸形均可导致手的功能障碍或外观的破坏，因此，多需要进行手术治疗。一般出生后0.5～2岁时手术为宜。常用的手术方法有：局部皮瓣转移修复指腹皮肤缺损；骨骺闭合后截骨矫形治疗基尔纳畸形；拇指末节多指畸形矫形术治疗末节多指；屈伸肌腱止点重建术解决手指屈伸功能。

**预后** 有些简单的手指末节畸形治疗效果良好，有些复杂的治疗效果一般。

（李 强）

zhǐwānqū jīxíng

**指弯曲畸形**（clinodactyly deformity） 各种原因引起的先天性手指弯曲畸形。病因尚不清楚。

**分类** 按照发病机制不同，可分为三大类。①皮肤、小范围的肌肉及肌腱等软组织发育异常：伸指、屈指肌力不平衡，如扳机拇指、小指屈曲、拇指屈曲畸形等。②指骨发育异常：如指侧弯畸形等。③大范围肌肉发育不良：引起关节韧带发育异常，如先天性关节挛缩等。

**临床表现** 不同原因引起的指弯曲各有其发病机制和临床特点。主要表现为手指不同程度的屈曲和侧弯畸形，由于新生儿两手成握拳状，拇指向掌心屈曲内收，其余各指也均屈曲依次交叠于拇指之上。因此常难以发现，到3～12个月后，开始伸手抓物时才被发现。

**指侧弯** 由于某个手指中节指骨成楔形发育不良所引起的手指向侧方的弯曲畸形。可在出生后逐渐显现，患指多伴有短指畸形，功能影响不大时不需治疗，

危害功能者，可行截骨矫正。

**先天性关节挛缩** 由于肌肉发育不良造成的先天性多发性关节挛缩，主要表现为四肢各大小关节的挛缩变形，一般不涉及躯体关节。可能的成因为胚胎期肢芽的中胚层发育障碍，影响肌细胞的形成、转化和发育。造成肌肉发育不良。引起挛缩侧皮肤、皮下组织、关节囊等继发性短缩，将关节限制于屈曲或伸直位。轻者，挛缩仅限于手部各关节，表现为掌指关节屈曲、拇指内收、手指掌侧皮肤皱褶表浅、皮肤紧缩；伸指力量减弱，被动伸指受限。重者挛缩涉及肘、肩及下肢关节。

**诊断** 根据临床表现、X线平片、手部功能检测等即可确立诊断。

**治疗** 不同原因引起的指弯曲畸形，其治疗原则也有所区别，对于软组织发育异常造成者，治疗着重在软组织松解和恢复伸曲肌力平衡等方面，对于指骨发育异常者，应考虑骨骺闭合后的截骨矫形，对于先天性关节挛缩则以支具牵引等治疗为宜。

**预后** 病变累及范围较小时，治疗效果较好，病变累及广泛时则预后较差。

（李 强）

xiézhǐ jīxíng

**斜指畸形**（oblique finger deformity） 某个手指向一侧倾斜的手部畸形（图）。又称先天性指外翻畸形、手指弯斜。以小指末节多发。该畸形1927年由基尔纳（Kirner）首次提出，故又称基尔纳畸形（Kirner deformity）。有些斜指患者，因正位X线平片有一三角形骨且远近端的骨骺相连，外形似δ，故又称德尔塔畸形（Delta deformity）。

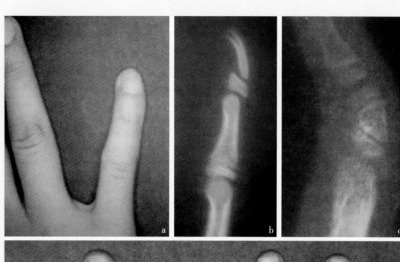

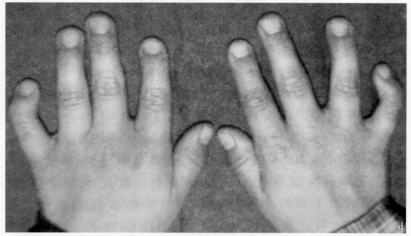

**图 斜指畸形**
a、b. 基尔纳畸形；c. 德尔塔畸形；d. 双小指斜指畸形

**病因** 斜指畸形属于肢体分化障碍，病因尚不清楚，有一定的遗传倾向，属于常染色体显性遗传。

**分类** 按照临床治疗的需要和病理特点，采用斯旺森（Swanson）分型，斜指畸形可以分成三型：Ⅰ型，倾斜角≤15°且不伴有弯曲畸形，属于轻型单纯性斜指，对外观和功能影响不大；Ⅱ型，倾斜角大于15°可伴有弯曲畸形，属于重型单纯性斜指，往往影响外观和功能；Ⅲ型，斜指伴有其他畸形，如并指、屈曲畸形等。

**临床表现** 本畸形可以发生在任何手指，可见于手指中、末节指骨，但以小指向无名指方向倾斜并稍屈曲为多见。基尔纳畸形时，小指呈鸟嘴样改变，伴有指甲进行性隆起，指尖向桡侧和掌侧弯曲，X线平片显示骨骺变宽、干骺端不规则。斜指常伴有屈曲和并指畸形，畸形常对称发病，进行性进展，无疼痛。德尔塔畸形的指骨可呈三角形或圆形，从而造成斜指畸形，但与一般的斜指有所区别。

**诊断** 根据典型的临床表现和X线表现可以做成诊断，一般认为，倾斜15°即可诊断。X线显示畸形发生在中节和末节指骨。德尔塔畸形伴有弯曲畸形时要与屈曲指鉴别，后者系屈肌和伸肌不平衡造成，指骨往往正常。

**治疗** 畸形轻者，可不必治疗或用夹板固定；骨成熟后，严重的畸形，影响功能和美观时，可考虑截骨矫正。对于德尔塔畸形，可考虑行骨骺峡部三角骨块摘除术，以消除指骨的横向生长，但对于基尔纳畸形中的指甲畸形尚无理想的矫治方法。

**预后** 手术效果一般，因早期手术容易出现继发畸形，多主张在骨骺闭合后考虑截骨手术治疗，以免影响指骨发育。

（李 强）

chāzhuàngzhǐ
**叉状指**（rodeo thumb） 出生时拇指分叉，属于轴前型的复拇指畸形。

**分型** 在瓦塞尔（Wassel）分型中可以分别属于Ⅲ型（近节不完全分裂型）、Ⅳ型（近节完全分裂型）、Ⅴ型（掌骨不完全分裂型）及Ⅵ型（掌骨完全分裂型）。①近节不完全分裂型：拇指的末节指骨分裂为二，近节指骨不完全分裂，其远端分裂，近端相连，呈Y形，并与掌骨形成一个掌指关节，两个分裂的拇指可以等大或不等大。②近节完全分裂型：拇指的末节及近节指骨均分裂为二，与一个掌骨构成掌指关节，呈分叉的拇指多数不等大。③掌骨不完全分裂型：拇指的末节指骨、近节指骨均分裂为二，第一掌骨不完全分裂，掌骨的远端分裂为二，近端相融合，因此有两个掌指关节，近端的掌骨构成第一腕掌关节，两个拇指多数均发育不良。④掌骨完全分裂型：拇指的指骨和掌骨均分裂为二，拇指发育差，畸形明显。

**临床表现** 叉状指应根据拇指位置及X线平片结果，首先区分出存留拇指和赘生拇指，如果两个拇指的形态相似，则称为镜影拇指；拇指的指间关节面可以为正常的铰链式，也可存在一定的偏斜和脱位；指间关节两侧的侧副韧带健全程度与紧张度不一致，多表现为桡侧拇指的桡侧副韧带及尺侧拇指的尺侧侧副韧带较为松弛，因此，桡侧拇指的指间关节常偏向尺侧，而尺侧拇指的指间关节常偏向桡侧，导致出现叉状指，又称蟹状指；叉状指的掌骨可为一个或者两个，可以表现为正常的拇指型掌骨，也可能是指骨型掌骨，两个掌骨可分别存在，亦可存在不同程度的融合，掌指关节可有 1~2 个，在后者的情况下，关节面分别位于掌骨远端的桡侧和尺侧面，分别向桡侧或者尺侧偏斜 15°~60°，两个掌指关节面中央多数有嵴存在，使得远端的两个拇指分别向桡侧和尺侧偏斜；在掌指关节的侧副韧带方面，Ⅲ型者尚正常，而Ⅳ型及以后者常出现桡侧拇指掌指关节的尺侧侧副韧带缺失，并且尺侧拇指掌指关节的桡侧副韧带缺失；叉状指畸形多数伴有拇短展肌缺失或者止点的异常，对拇指的外展和对掌功能影响较大，而拇长伸肌腱和拇长屈肌腱多半分裂为二，止点不再位于末节指骨的中央，而是位于桡侧拇指和尺侧拇指末节指骨的相邻侧，相应的导致拇指间关节向对侧侧屈，另外在拇长伸肌腱与拇长屈肌腱之间亦可出现异常腱膜联合，或者在拇长伸肌腱与拇长屈肌腱间存在腱膜联系，构成畸形指的侧屈畸形。

**治疗** 叉状指的治疗往往比想象的要复杂得多，简单的切除往往带来各种继发畸形、关节不稳定与功能障碍。治疗目的是尽可能恢复正常的解剖结构，兼顾外形及功能的重建。手术原则是：①手术年龄以 3~7 岁较为适宜。②切除赘生拇指，保留存留拇指，计划切除的赘生拇指的皮肤、肌腱及韧带均保留，用于矫正存留拇指之用，以便恢复其肌力平衡和关节活动。③对于镜影拇指，则应宜施行指骨纵向截骨中央融合，将两者合二为一，重建一个正常拇指。④内在肌与外在肌异常止点要重建。⑤修复侧副韧带，加强关节稳定性。

（郑清健）

chǔzhuàngzhǐ

**杵状指**（pestle finger） 在某些病理状态下，手末梢指节，尤其是手指背面的软组织无痛性增生肿胀，致使末节指变形酷似杵状。正常情况下，末节指骨与指甲基部之间软组织厚度小于 2mm，而杵状指时可达 3~4mm，主要是由于血容量增多和间质水肿所致。杵状指一般呈对称性无痛性，不影响功能。从发生上来说，杵状指可分为两类，遗传性与获得性。

**发病机制** 尚未完全明了其发病机制。可能与生长激素分泌过多或异位分泌有关，也可与迷走神经功能变化或肺动静脉分流有关，此外也可能与血液中白三烯水平增高有关。正常情况下，血液循环中的血管扩张物质在肺内灭活，青紫型先天性心脏病患者，静脉血通过旁路绕过肺脏进入左心，手指灌注的是未经肺滤过的血，从而可以形成杵状指。法洛四联症严重发绀患者都伴有杵状指，但是经过动脉肺动脉吻合术后，随着右左分流的减少，杵状指可以改善。未经治疗的晚期动脉导管未闭患者，血液从肺动脉向主动脉分流灌注到下肢，则下肢发生杵状趾。在另外一些情况下，尽管没有解剖学上的右左分流，血液中血管扩张物质水平增高，也可出现杵状指。可能是某些疾病时，流经肺的血管扩张物质灭活减少；某些疾病引起肺内动静脉分流血管扩张物质未被灭活；某些情况下肺产生的血管扩张物质增多。血管扩张物质通过支气管静脉和肺静脉直接进入大循环而形成杵状指。

**临床表现** 典型杵状指，指尖的形状发生明显变化，然而由于肿胀的软组织分布不同，指端可呈现不同的形态：当指甲基部基地组织均匀肿胀时，表现为单纯杵状指。如果肿大部分仅局限于手指末节，近端指尖外形酷似鹦鹉嘴状。如手指末节中间部分软组织呈明显的周围性肿大，形成鼓槌状。此外，杵状指时，环绕指甲外的皮肤光滑发亮，表面微细，皱折减少甚至消失，指甲变脆，指甲在冠状面和矢状面上弯曲度增加，指甲上还可出现纵行细沟。

**临床意义** 具有辅助诊断价值，有时可作为重要诊断线索。呼吸系统疾病占 75%~80%，原发性支气管肺癌约 10%。表现为急性进行性杵状指，疼痛剧烈。还可见于各种转移性肺癌、肺霍奇金病、纵隔肿瘤、胸膜间皮瘤、支气管扩张、肺脓肿、肺囊性纤维化、弥漫性肺间质纤维化尘肺、肺动静脉畸形、开放性肺结核。心血管疾病占 10%~15%。先天性青紫型心脏病、亚急性细菌性心内膜炎消化系统疾病 5%~10%。其他如慢性高山病甲亢症状控制后及某些遗传性杵状指。

**治疗** 一般无需进行外科治疗。对较严重的年轻患者可进行手指末端软组织切除，矫正杵状指畸形，只与外形有关。

（李养群）

xiǎoshǒu jīxíng

**小手畸形**（microcheiria） 手及手指的发育不良，低度发育的手及手指短小。又称手及手指发育不良。可以是单独的畸形，也可以是一种综合征，又可以出现在许多其他综合征之中，如阿佩尔综合征（Apert syndrome）、波伦综合征（Poland syndrome）等。除巨肢/指畸形外，大多先天性上肢发育畸形中，常伴有不同程度的手及手指发育不良。拇指发育不良也属于手及手指发育不良，基于其治疗的特殊性，拇指发育不良被归结于其他的条目中。

**病因** 多为遗传因素和环境因素的影响。家族遗传常为染色体显性遗传所致。而药物性致畸则显得更为重要。这些因素的作用下，胚胎中期的指骨发育中，软骨内骨化过程受到干扰，骨化的生长过程发生障碍或停顿，使指骨本身变短，最终手指亦短小，甚至造成海豹手。

**临床表现** 该病是以全手及手指的短小为特征，可以是单纯的每个手指的指骨短小，也可以是掌骨短小，指骨掌骨化，造成的小手畸形。轻的小手畸形其外形近乎正常，功能并无障碍，仅有其中的某一节指骨或掌骨，或某肌腱肌肉的发育不良，常伴有并指畸形。严重小手畸形，手及手指严重发育不良，手指没有手指的外形，像一个肉阜或形如豆状附着在掌部远端，皮肤、皮下组织存在，没有骨关节及肌腱、肌肉成分，或有短指存在，指蹼呈不同程度的并指。

**治疗** 如有并指畸形，分指手术是这类畸形必须最先考虑的手术。骨延长术：包括指骨的延长及掌骨的延长，是矫正短指畸形的主要手术。对于铲形手畸形，往往有大鱼际肌存在，使其中一个并指拇指化是最简单有效的手术。对于严重的小手畸形，因手指缺失，可进行吻合血管的足趾游离移植，再造拇指及中指，或再造拇指、中指及环指，以改善手的功能，使患者可以生活自理即可。

（李养群）

fēnlièshǒu

**分裂手**（cleft hand） 手分裂成尺侧和桡侧两部分的畸形。是胚胎发育期，中央纵裂发育不良所致。手中指缺失并伴有中指掌骨发育不良或缺失。发生率为0.01‰～0.04‰。此畸形有明显的遗传特征。常表现为染色体结构异常。

**临床表现** 手指及手掌在手中线部分裂成尺侧和桡侧两部分。典型表现为掌骨、指骨发育不良或掌骨发育不良，手指缺损或掌骨及手指均缺损。①五指分裂手：手由中线分裂为尺、桡侧两部分，五指均存在，第3指蹼宽大。第3、4掌骨分离，骨头间隙明显增宽，掌骨头间韧带缺失。中指正常或发育不良，可表现为较细的中指，严重者完全没有功能。这类患者只是中指功能不全，其他指功能良好，手的功能近似正常。②四指分裂手：手由中线分裂为尺侧及桡侧两部分，中指完全缺损，或只存有中指残迹，第3掌骨发育不良，或部分或全部缺损，手掌也可分裂为两部分。③三指分裂手：第2、3指缺失，手分裂为尺、桡两部分，仅存第1、4、5指，也可表现为第3、4指缺失，可伴有缺指掌骨不同程度的发育不良或缺失。④两指分裂手：手分裂，仅存有尺侧或桡侧边缘的两只手指即拇指和小指。残存拇指和小指向中央侧屈曲，其拇指可成角畸形，中间指骨呈楔形，称三角形指骨拇指。两指间有蹼状组织相连，缺指掌骨有不同程度的发育不良或缺失，因为患手

的大鱼际肌群常存在，畸形手功能仍可完成日常生活活动。由于中部手指残缺，手的外形似龙虾钳，俗称龙虾手。⑤单指分裂手：手掌中仅小指存在，其余四指缺失。掌骨及手掌均有不同程度的缺失，仅存的小指的指骨及掌骨也常有成角畸形，活动也不正常。常与两趾分裂足同时发生。⑥多指分裂手：分裂手表现，同时出现多指畸形。多指多位于裂隙中央，呈无功能的生指。⑦并指分裂手：纵裂中央的指骨及掌骨有发育不良或缺损。并指可出现在第1、2指，也可出现在第4、5指间。分裂手多为双侧性，并常与分裂足同时存在，也可是综合征的一部分，如卡彭特综合征（Carpenter syndrome），罗宾综合征（Robinow syndrome），缺损外胚层综合征等，分裂手是其重要特征。其他伴发畸形可有唇裂、腭裂等其他系统的发育畸形。

**治疗** ①分裂手合并术：适用于五指及四指分裂手。手术包括分裂指蹼的合并及掌骨头间韧带的成形。在裂隙两侧手指近节指骨基底部各切开形成一个三角形皮瓣，显露两侧掌骨的相对面，在掌骨颈部钻孔，用细钢丝或较粗尼龙线将分离的两掌骨向中线靠拢，钢丝代替掌骨头韧带而留植。修剪多余的皮肤后，两侧的三角形皮瓣相互插入缝合，关闭伤口。②虎口成形及分裂手截骨矫正术：适用于四指分裂手、三指分裂手及并指分裂手畸形。手术包括：分裂指蹼的合并；第2掌骨截骨移位中指成形或拇指成形；骨间肌及拇内收肌移位整形，虎口皮瓣转移修复等。③手指整形及手指再造：适用于两指分裂手及单指分裂手。

两指分裂手中的龙虾钳有一

定的钳夹、对掌和旋转功能，一般无需手术，可安装装饰性假手。对功能较差者可进行手指再造或拇指再造或拇指延长等。单指分裂手的功能很差，治疗主要采用趾移植做对掌指重建，但常并发分裂足及血管畸形，移植足趾的应用较困难，术前要全面评估。多指或并指分裂手的治疗可根据情况进行多指或行掌骨切除、手部内在肌肉整形残指畸形矫正等，以改善外形和功能。

（李养群）

## jìngxiàngshǒu

## 镜像手（mirror hand）

以多指为特征，手大部分的孪生畸形。又称尺侧多指。是一种极少见先天性手指畸形，一条前臂没有尺桡侧的大小之分，手及前臂是以臂中线为界呈现对称性。前臂桡骨缺如，由尺骨代替了桡骨，即前臂有两个尺骨。手指的数目不等，但拇指缺如。由于没有桡骨，参照身体中线将手处在解剖位时，可将前臂分成内侧部和外侧部。由于无拇指，也可将手指简单的由外侧向内侧成为第 1 指、第 2 指、第 3 指等，以此类推。

**治疗** 如果手指总数目合理，多选择一指拇指化，形成一个新的拇指，多将最外侧的第一指做旋转截骨拇指化。也可将最外侧两个较细小的手指相互融合，形成一个较粗的手指来代替拇指。也可以多余指切除、截骨、小肌肉调整及肌腱移位等方法重建新的拇指。截除多余手指只为了改善手的功能及外观。重建新拇指：手术在位于外侧的四个手指上进行，切除其中的三个多余指，将第 4 指移位至第 3 指位置拇指化成新的拇指。在手掌外侧第一指处设计一皮瓣，在掌、背侧各形成 V 形切口。掀起皮瓣，通过

掌侧切口，分离将要切除的第 1、2、3 手指的指神经、指血管，分别结扎并切断，同时切断同指相应的屈指肌腱。通过背侧切口，从远端切断第 1、2、3 指的伸指肌腱，显露第 1、2、3、4 指的掌骨，切开骨膜并剥离，将第 1、2 指从其掌骨基底离断，切除之。第 3 指从掌骨中 1/3 水平离断，切除之。将三个赘生指切除后，第 4 指在掌骨中 1/3 处做 Z 形截骨离断，远侧断端旋前 20°，并移位至第 3 指掌骨近侧断端处，插入骨髓腔内，克氏针内固定，使新形成的拇指处于对掌位，同时形成了新的虎口。将切断的伸指肌腱取两条合并移位到新拇指的伸肌腱上缝合，以加强伸拇指的力量。用部分切断的骨间肌缝合在新拇指掌指关节外侧关节囊上，重建拇指的外展功能。余四指完全保留为新手的第 2、3、4 指。

**注意事项** 截除赘生指时勿损伤保留手指的神经血管束，以免影响重建拇指的血循环及皮肤感觉。截骨移位重建的拇指要处在对掌位。用保留的骨间肌重建拇指的外展功能。

**术后处理** U 形石膏托制动 4~6 周，骨愈合后拆除，X 线平片检查新拇指的截骨断端愈合情况，拔除固定克氏针后，开始行功能锻炼及理疗体疗。

（李养群）

## zhuìshēngshǒu

## 赘生手（extra-hand）

整个或部分手的组织成分在躯干的其他处生长的先天性畸形。可随人体的发育而生长，就像正常人体携带着一个异常的组织器官一同生长，相互并无影响，所以称为赘生。可以是全手赘生，或是手的主要成分赘生，与身体相连的部分多为手的近侧端，这是一种十

分罕见的畸形。赘生手的附着部位多见于背部，也可见于其他部位，但极少见，至目前，文献报道都很少。赘生手是一个几种组织组合成的一个肿物，形状像一只手或部分手的形状，但没有任何功能活动，常为一个孤立的组织，一般无其他并发畸形，没有报道有遗传性。赘生手的发生可能与人体肢体芽或外胚层的发育有关，如其在肢体形成的早期受到特殊的损害如营养因素、放射损伤、内分泌影响、疾病因素等，出现部分胚胎发生分裂有关。赘生手具有手的全部或部分结构特征，包括指骨支架；但缺乏手的动力系统及血管系统，如肌腱等。按分类属于肢体重复畸形。赘生手多位于身体器官较少的位置，与周围组织相关性较小，按整形外科保持外形及减少继发瘢痕畸形的原则将赘生手切除，保留较多的皮肤组织形成局部皮瓣，伤口止血后，修整两侧多余皮肤，无张力情况下逐层缝合。此局部整形即可达到治疗目的。如遇与深部组织相连，如肌肉、骨骼等，手术切除时应注意勿伤及深部组织及深部血管、神经，在正常组织与赘生组织分界处单纯切除赘生手即可。

（李养群）

## xiāntiānxìng zhǐjiān guānjié rónghé

## 先天性指间关节融合（congenital symphalangism）

一指或数指间关节发育不良，指骨互相融合于伸直位畸形。又称遗传性多发性强直性关节病。是一种少见的先天性畸形，有明显的家族遗传关系。1994 年，弗拉特（Flatt）曾报道，在 2758 例先天性畸形手中指尖关节融合症仅占 15 例，比率为 0.5%。该病为双手对称性发病，易发生于手指近

侧指间关节和足趾远侧趾间关节，由第5指至第2指逐渐降低发生率，一般拇指不受累。常见于环、小指的近侧指间关节，远侧指间关节较少见。在胚胎发育 8~10 周时，指骨开始分节，形成指/趾间关节，如此时指/趾骨未发生分节，或分节不完全，即形成先天性指间关节融合畸形。如果第2~5指掌指关节和远侧指间关节活动正常，除不能紧握拳外，一般不影响日常生活工作，多无需进行手术治疗。如患者合并其他畸形，影响手功能，可以在骨骺板闭合后行楔形截骨术。功能位的关节融合或人工关节移植也可应用。

（李养群）

*zhǎngjiànmó luánsuōzhèng*

## 掌腱膜挛缩症 （palmar fascia contracture）

手部掌腱膜增殖性纤维变性，出现结节及条索样瘢痕化，可累及手心皮肤，最终可致掌指关节及指间关节屈曲挛缩畸形等的疾病。组织学改变早期以成纤维细胞为主，并以胶原Ⅲ型纤维为主。渐代之以成肌纤维细胞为主，胶原Ⅲ型、Ⅳ型及氨基葡萄糖烯糖量明显增加。晚期，细胞成分减少，可见纤维细胞，并以Ⅰ型胶原纤维为主。

**发病机制**　发病年龄多在40岁以上，青壮年发病者少，男性明显多于女性，左右双侧发病者可达半数，但两侧少见完全对称性发病。病程一般较长，手指畸形以环指最多，小指，余指发病较少。病因至今不是很清楚，与种族有关，白色人种较多见，黑色及东方人发病率明显较低。可有遗传性。创伤、一些药物及血管异常者为该病发病的诱因。在糖尿病及酒精中毒患者易并发掌腱膜挛缩症。

**临床表现**　起病早期，远侧掌横纹及环指近侧指间关节皮下出现一个或多个小结节，局部皮肤变厚，可有轻微疼痛、不适及麻木感。触之皮肤与结节粘连较紧，皮肤固定在掌腱膜上。手指主动伸直部分受限，被动伸直时，掌侧皮肤紧张，颜色变白。小结节随时间发展逐渐变大，皮肤增厚、变硬，结节表面皮肤出现挛缩性皱褶，可形成沟状或凹陷畸形。久之，掌腱膜上的结节逐渐消失，而形成类似肌腱一样的坚韧的皮下条索，并与皮肤紧密相连。掌指关节、指间关节发生屈曲挛缩畸形，被动不能伸直，但疼痛、麻木等症状近于消失。掌腱膜挛缩症引起的关节屈曲畸形以掌指关节为常见，其次为近侧指间关节，远侧指间关节常少有累及。

**治疗**　手术时机和方案的确定，要根据病情轻重程度、功能障碍程度、患者的年龄大小及病变分部区域的皮肤条件综合考虑。掌腱膜挛缩症病程较长，而表现较轻者，或仅有轻度挛缩而无明显功能障碍的患者，可暂不进行手术，密切观察病情变化，出现器质性改变时及时手术。对于掌指或指间关节出现挛缩者，并伴有功能受限，而且病变仍在不断进展时，应及时手术治疗，此时皮肤尚未累及，手术效果明显，术后继发畸形较少。

**手术方法**　①皮下掌腱膜切断术：是最简单易行的方法。通过数个皮肤小切口，直接将挛缩的索条切断，以改善功能。适用于手掌的掌腱膜挛缩，如果病变为较成熟的索条状挛缩，手指虽有挛缩但不很严重。因为手掌的挛缩索条与两侧的神经血管束关系不密切，盲视下切断挛缩带时

不易损伤。而指间关节挛缩常可使指两侧的神经血管束移位，手术时切口常较小，此时无法显露神经血管容易损伤之，手术仅可以切断中央索，使近节指间关节屈曲畸形的矫正不彻底。在远侧掌横纹处做横行小切口，通过切口，将刀片伸入挛缩部位皮下，刀片与皮肤表面平行，在皮肤和挛缩的索条间做锐性切开分离，同时，被动伸直屈曲的手指，使挛缩索条紧张于皮下，更加清晰，用刀锋垂直切断索条，直至患指可以主动伸直。术中注意切断索条时不能过宽，以免切断神经血管，若挛缩索条过长，可多段切断挛缩线，直至满意为止。此方法对患者的影响较小，可在局部麻醉下进行，比较安全。但手术不彻底，有较高的复发率，多数患者需要再次手术。②部分掌腱膜切除术：此手术仅切除病变组织，改善关节挛缩，较单纯挛缩切断术彻底，复发率明显下降，是临床上常用的手术方法。适用于病变比较局限，仅限于手掌尺侧或伴有环小指的掌腱膜挛缩。局部皮肤条件较好，切口创面大多可以直接闭合而无需组织移植。设计掌侧 S 形切口或 Z 形切口，为保证皮瓣的存活不能将三角形皮瓣掀得过薄，应带少许皮下脂肪。若病变较重时，皮瓣也不能过厚，以免皮瓣上带部分病变组织。皮瓣掀起后，挛缩的掌腱膜显露很清楚。尤其在手指，包括中央索、螺旋索以及其他深部的病变组织彻底切除。病变组织切除后，关节多能松解，必要时，再做指间关节的掌侧关节囊或屈肌腱的松解，直至挛缩的关节畸形得以矫正或基本矫正为止。手术完成后，放开止血带，观察各小皮瓣的血液循环情况，彻底止

血，确定皮瓣血供良好时，逐层缝合伤口。皮瓣下放橡皮引流条，适当加压包扎伤口。手术后 24~48 小时拔除引流条，并开始主动练习屈伸指运动。这种手术病变组织切除比较彻底，术后效果较好，病变复发率低。若术后不发生肌腱粘连，手指的屈伸功能恢复也最好。仍有掌腱膜未被切除，可再发病，但需再手术者仅占 15%。③掌腱膜全部切除术：将病变及尚未发生病变的掌腱膜，尽可能全部切除。范围包括全部掌腱膜、指蹼韧带、手指的中央索和螺旋索。剥离范围较大，易出现术后并发症。即使全部切除掌腱膜，也不能完全阻止病变的发展，目前临床上已少应用。适用于掌腱膜病变广泛，局部皮肤质地尚可时，切口可以直接缝合而闭合者。在手掌远侧掌横纹远端做横切口，延至小指尺侧后，沿掌尺侧缘转向腕横纹，形成倒 L 形切口，掀起皮瓣，可见三角形掌腱膜全部显露。从腕掌横韧带水平切断掌腱膜，掌腱膜下向远侧分离。术中保护手掌内神经血管。掌腱膜向深部发出的垂直纤维亦尽可能从深部切断，直至到指根部，将掌腱膜全部切除。如手指有挛缩，应在手指另做 Z 形切口或 S 形切口，将手指的中央索、螺旋索及指侧方的纤维组织一并切除。术后放置橡皮引流条，加压包扎患手。此术式虽然切除病变组织较彻底，复发率减少，但术后容易出现伤口迟延愈合、感染或皮瓣血供障碍等并发症，且术后不能进行早期患手锻炼，易发生粘连，虽然关节挛缩畸形有所改善，但手指伸屈功能改善不良。④掌腱膜切除全厚植皮术：病变晚期或关节挛缩严重，局部皮肤与深部组织固定，并形

成较重皱褶，或关节挛缩松解后，局部出现皮肤缺损时，采用该术式。局部皮肤和深部病变组织一并切除，遗留创面用全层皮片覆盖。适应于病变区皮肤条件差，或关节挛缩严重者；患者年轻，病情严重，极易复发者；或已行掌腱膜切除术后再次复发者。皮肤切口应平行手部皮纹、垂直指蹼，或在手指侧方，尽可能全部切除病变组织。在创基的正常组织上游离植皮。⑤掌腱膜切除旷置术：对于病变范围较大，而局部皮肤条件较好的病例，可手掌和手指采用横切口。切口的长短、多少依病变的情况而定。掀皮瓣，彻底切除病变组织，止血后，伤口不缝合，直接用油纱覆盖加压包扎患手。术后 48 小时换药，开始锻炼手指屈伸活动。隔天换药 1 次，直至伤口愈合。此方法以切除病变组织较广，术后不易发生皮下血肿而在西方国家此方法应用较多，国内较少应用。⑥截指术：当小指指间关节严重屈曲挛缩，可行近节指间关节融合术，或将小指掌侧纵向切开，形成剔骨皮瓣覆盖手掌部的手术创面。适应于年老多病患者，小指关节畸形严重、病时长，患者有此要求。如小指严重畸形同时局部皮肤条件差者，可牺牲一个小指来改善挛缩及更换手掌皮肤。该手术包括指间关节融合术、小指剔骨皮瓣术。此方法需牺牲一个丧失功能的手指，要严格掌握适应证。

**注意事项** 止血带下手术，有利于创口病变的暴露，手术视野清晰，更准确地切除病变，避免损伤手掌的血管、神经。术前应选择手掌横纹切口及 S 形切口、Z 形切口，以免术后手掌皮肤坏死或切口瘢痕挛缩，而影响手术

效果。术后加强功能锻炼，必要时应用手指牵引架或家人帮助进行被动活动，可辅助以理疗仪器，以巩固手术疗效，防止复发。术中严密止血，双极电凝器损伤小，止血效果可靠。必要时可放置引流条。

**术后并发症** 掌腱膜挛缩症并发症约占 20%，主要是血肿形成，皮肤坏死，感染，及神经血管损伤等。①血肿形成：局部剥离范围广泛时，创面纤维组织渗血较难止血。皮下血肿可使移植皮肤不易存活，感染率增加。血肿机化成瘢痕后容易造成关节僵直。预防措施为术中仔细止血，术后放引流条并加压包扎。②皮肤坏死：因病变侵犯皮肤真皮层，手术常切断了手掌皮肤的穿支血管，皮瓣掀起较薄时，常会出现局部皮瓣血供障碍机而皮肤坏死。术中仔细观察皮瓣血供，发现皮瓣血液循环不良时，应切除植皮。③感染：少有发生，多与血肿存在或局部皮肤血供障碍有关。

（李养群）

Mǎdélóng jīxíng

**马德隆畸形**（Madelung deformity） 桡骨远端尺侧和掌侧骨骺的过早关闭引起远端桡尺关节半脱位所导致的畸形。又称先天性远端桡尺关节半脱位、腕关节进行性半脱位、人字颚畸形、屈腕畸形、桡偏畸形、手外翻、手叉状畸形等。常伴有黏多糖病、特纳综合征（Turner syndrome）、软骨发育不全、多发性骨软骨瘤、多发骨骺发育不良和软骨发育不良等。一般多见于 8~12 岁的青少年。女性多见，男女比例约为 1:4。常为对称性，双侧约占 75%。病因不明。10%~15% 有家族史。

**临床表现** 主要表现为腕部

疼痛、关节畸形和运动障碍。多以腕部疼痛作为首发症状而就诊。起初多表现为腕关节运动时疼痛，系腕关节创伤性关节炎所致。随着病变的逐渐加重，疼痛也逐渐加剧。此外还伴有关节畸形、关节不稳、活动障碍等症状。腕部畸形表现为尺骨向背侧突出，远端尺、桡骨呈关节脱位表现，手部偏向尺侧。通常患者出现腕关节不稳、手部乏力、腕关节背伸功能受限、掌屈角度增大，以及前臂旋前、旋后功能障碍。

**诊断**　通过病史、临床表现和辅助检查可明确诊断。影像学检查是诊断该病的主要方法，主要是 X 线检查和 MRI 检查。X 线检查常表现为：桡骨远端关节面向尺侧极度倾斜；近排腕骨排列紊乱，月骨向近端移位，挤塞于尺桡骨之间；桡骨弯曲畸形侧位呈刺刀状。

**治疗**　轻度畸形无疼痛及明显功能障碍者，可随访观察或进行适当功能训练；畸形明显而骨骺生长未停止者，可采用夹板治疗配合一定的功能训练。手术治疗适用于：畸形明显而骨骺发育已经停止者；疼痛严重者；腕关节及前臂活动明显受限者。手术治疗以纠正畸形、缓解疼痛和改善功能为目的。手术时应根据患者年龄、畸形程度、腕关节稳定性和疼痛症状等因素来选择相应的术式。常用的手术方法包括桡骨远端截骨矫形、尺骨远端切除和尺骨缩短。对于畸形较轻者，常可通过尺骨缩短缓解疼痛，但对于增加活动度无明显改善。早期的治疗还包括尺骨远端切除。对于严重的畸形，还需要矫正桡骨远端的畸形。通过桡骨远端的截骨矫形和掌侧肌腱的松解，有效地改善运动功能，但需要预防

继发尺骨痛。对于桡骨远端骺板未闭者，有学者指出可选择桡骨截骨联合尺骨短缩以及伊力扎洛夫（Ilizarov）技术，能够有效缓解疼痛的症状，增强活动度。

（刘元波）

shǒujīxíng xiāngguān zōnghézhēng

## 手畸形相关综合征（syndromes correlated with hand abnormality）

是手肢先天性畸形国际手外科协会系统分类中的一大类。手先天性畸形可以是单发的缺陷，也可以是综合征的一个组成部分。据统计，5% 的上肢先天性畸形属于不同综合征的一部分。如常见的单发的手先天性畸形并指是 48 种不同综合征的一种表现，又如 36 种综合征有指侧曲畸形，20 种综合征有指屈曲畸形，18 种综合征有短指畸形。最常见的伴有手先天性畸形的综合征是阿佩尔综合征（Apert syndrome）和波伦综合征（Poland syndrome）。其他的伴有手肢先天性畸形的综合征还有霍尔特-奥拉姆综合征（Holt-Oram syndrome）、弗雷曼-谢尔登综合征（Freeman-Sheldon syndrome）、口面指综合征、阿斯科格综合征（Aarskog syndrome）、Robinow 综合征（Robinow syndrome）、查奇综合征（Charge syndrome）、戈登综合征（Gordon syndrome）、弗里斯综合征（Fryns syndrome）以及克利佩尔－特脑纳综合征（Klippel-Trenaunay syndrome）等，手畸形在这些综合征中表现较为明显。

**霍尔特-奥拉姆综合征**　是一种以先天性上肢骨骼异常合并先天性心脏病和心律失常为特征的综合征，由霍尔特（Mary Clayton Holt）和奥拉姆（Samuel Oram）于 1960 年首次报道。该综合征在合并先天性手与心脏畸形的综合

征中最为常见。据现有的资料显示此综合征在新生儿中的发生率约为 1:10 万。

**病因及发病机制**　此综合征是一种常染色体显性遗传疾病，外显率为 100%。基因学研究表明此疾病是由位于 12 号染色体长臂第 2 区（12q2）的 TBX5 基因突变所导致的。TBX5 是 T-Box 基因家族的成员之一，对调控心脏和骨骼系统的发育起着重要的作用。

**临床表现**　①上肢畸形：此综合征上肢骨骼畸形表现的变异性较大，畸形可以表现为拇指三指节畸形、拇指缺如、"海豹肢"等，但所有患有此综合征的患者均伴有腕骨异常。畸形可以累及单侧或双侧，累及双侧时畸形表现可以是对称的或不对称的，但通常左上肢畸形比右上肢严重。其他的上肢畸形还包括桡骨发育不全引起的上肢长短不对称，前臂旋前旋后运动异常，拇指对掌异常和肩关节运动障碍等。②先天性心脏病：75% 患有此综合征的患者伴有先天性的心脏缺损，常见的心脏缺损有卵圆孔型房间隔缺损和室间隔缺损。不同的患者房间隔和室间隔缺损在缺损大小、部位和数量上有所不同。③心律失常：患有此综合征的患者无论有无先天性心脏缺损都可能患有心律失常。患儿在出生时可能只表现为窦性心动过缓和房室传导阻滞，而随着患儿生长发育疾病可能发展为严重的房室传导阻滞，甚至是伴有房颤的完全性房室传导阻滞。此综合征的患者不伴有单纯尺骨畸形、肾脏、脊柱、颅面、听觉系统、下肢、肛门或眼的畸形。伴有以上器官或结构异常的患者可以排除患有该综合征的可能。

**诊断**　可以进行包括手的前

后位 X 线检查在内的放射学检查来评估手和上肢的骨骼畸形；进行胸部 X 线平片和超声心动检查来确诊有无心脏缺损；进行心电图检查来诊断有无心律失常；可以通过超声产前检查和分子遗传学检测来进行产前诊断；通过以上所述的临床表现和对 TBX5 基因的分子遗传学检测可以确诊该综合征。

治疗　包括针对各种上肢畸形进行的骨科和手外科手术来改善上肢和手的功能，如应用拇指成形术来治疗拇指发育不全。严重的"海豹肢"畸形可以进行义肢的修复治疗。先天性心脏病可以通过心脏外科手术来修复。而心律失常可以通过应用抗心律不齐药物的内科治疗来纠正。如果房室传导阻滞很严重可以考虑植入心脏起搏器。

**弗雷曼-谢尔登综合征**　是一种以颅面和骨骼畸形为特征的先天性畸形的组合，由弗里曼（Freeman）和谢尔登（Sheldon）在 1938 年首次报道。此综合征是远端关节弯曲（distal arthrogryposis，DA）疾病的一种严重的表现形式，具有包括"口哨面容"，指屈曲和指尺侧偏斜，马蹄内翻足在内的三种典型的特征性表现。此综合征非常罕见，到 1990 年为止全世界共有 65 例的病例报道。发生率在性别和种族间没有明显差异。

病因及发病机制　该综合征的病因目前还不十分清楚，大多数报道的病例没有家族病史。虽然有报道声明此综合征是由基因突变引起的，但是目前基因位点尚没有明确。最近的研究主要集中在研究编码肌肉收缩蛋白的基因突变方面。

临床表现　①面部畸形：由于表情肌纤维性挛缩，面部表现为典型的"口哨面容"，患者表情呆滞，小口畸形，鼻背短小塌陷，人中过长，鼻翼软骨畸形，鼻唇沟明显，唇颏沟深呈 H 形并且眼睛深陷。②骨骼畸形：上肢的畸形包括指屈曲，手指和/或腕的尺侧偏斜，虎口挛缩以及拇指发育不全。下肢的畸形包括双侧的先天性马蹄内翻足。少数病例报道伴有智力发育迟缓，患儿常表现为语言障碍和听觉迟钝。

诊断　可以进行放射学检查来评估骨骼畸形的严重程度。因为目前与该综合征相关的基因位点尚没有明确，所以无法应用分子遗传学检测来进行产前检查，但可以通过超声产前检查来发现四肢和口的异常来进行产前诊断。因为该综合征具有的典型的临床表现，所以可以通过以上所述的典型临床表现来进行临床诊断。

治疗　因为该综合征较为罕见，所以目前还没有标准的治疗方案可循。无论从美容还是功能方面考虑小口畸形都应该进行手术纠正。而上下肢骨骼畸形则需要多次的骨科和整形外科手术进行纠正。

**口面指综合征**　是一种累及口腔、面部结构和指/趾发育的一组先天性畸形的组合，根据疾病的临床表现不同，此综合征被分为 13 型。其中 Ⅰ 型口面指综合征最常见。下面为大家着重介绍 Ⅰ 型口面指综合征。Ⅰ 型口面指综合征的发病率在 1/250 000 ～ 1/50 000。几乎所有的患者均为女性。

病因及发病机制　Ⅰ 型口面指综合征是一种性染色体显性遗传疾病。此型综合征是因为相关基因 OFD1 突变所导致的。基因 OFD1 位于 X 染色体上，含有 23 个外显子，它编码了一种含有 1011 个氨基酸的蛋白。OFD1 蛋白的功能目前还不十分清楚。据研究表明此蛋白在身体多个组织中，如大脑、面部、四肢和肾脏的发育中起着重要的调控作用。此基因的突变方法主要为移码突变，而突变则导致了蛋白的功能丧失。

临床表现　①口腔畸形：主要表现为舌、腭和牙齿的畸形。分叶舌，常表现为双叶或三叶舌。1/3 的患者患有异常的舌结节，多为错构瘤或脂肪瘤形成的。同时舌系带短缩也较为常见。50% 的患者患有不同程度的腭裂或腭盖高拱。牙槽嵴裂和副龈系带也是常见的口腔畸形表现，过度发育的系带由颊黏膜延伸至牙槽嵴，从而在牙槽嵴上形成了切迹。而牙齿的畸形常表现为牙齿缺失、多生牙、釉质发育异常和错𬌗畸形。②面部畸形：30% 的患者患有眶距增宽或内眦间距过宽。同时鼻翼发育不全、正中唇裂或上唇假性唇裂、小颌畸形和反眼畸形也较为常见。③指/趾畸形：短指、不同程度的并指和第 5 指的弯曲畸形较为常见。而第 3 指常表现为尺侧或桡侧的偏斜。不到 50% 的患者患有复拇指，而且多为单侧。1%～2% 的患者患有轴前性或轴后性多指畸形。手的 X 线检查常表现为网状透射性，这种特殊的表现是由不规则骨矿化所造成的。④脑结构异常：40% 患者有脑结构异常的表现。常见的异常包括颅内囊肿、胼胝体发育不全和小脑发育不全。其他少见的异常包括孔洞脑畸形、脑回肥厚、脑积水、脑萎缩以及颅内小动脉瘤。脑结构异常尤其是脑萎缩，经常伴有癫痫。⑤智力异常：50% 的患者患有轻度的智力发育迟缓。智力发育迟缓与脑的结构异常有一定的相关性。⑥肾脏异常：不到50%的患者患有多囊肾，常在成人阶段开始发病。同时患者也许会患有肝脏和胰腺囊肿。

诊断与鉴别诊断 对口腔、面部和四肢的畸形进行仔细的临床检查和评估。进行血压和血清肌酐浓度来评估肾功能。患者年龄超过10岁时，需要进行尿液检查和血清化学检查以及超声检查来检测肾脏、肝脏和胰腺是否有囊肿存在。可以通过超声产前检查来发现脑结构异常和复拇指畸形的存在，以及进行分子遗传学检测来进行产前诊断。通过以上所述的临床表现和分子遗传学检测可以确诊Ⅰ型口面指综合征。

治疗 包括针对腭裂、舌结节和副龈系带进行的整形重建手术；多生牙拔除术；错𬌗畸形的正畸治疗；并指的外科治疗；针对肾脏异常进行的血液透析或腹膜透析甚至肾脏移植；针对癫痫进行的常规治疗；针对智力发育迟缓进行的特殊教育评估和指导。

(刘元波)

## qiànjiǎ jīxíng

### 嵌甲畸形 (ingrowning nail deformity)

甲外侧、内侧或侧角嵌入甲沟皮肤的畸形。又称嵌甲症。绝大多数发生于𱆶趾，尤其以𱆶趾的外侧多见，约为内侧的3倍，亦有部分患者同𱆶趾双侧嵌甲或双𱆶趾双侧嵌甲。偶尔也可发生于拇指。

**病因及发病机制** 发生于𱆶趾者，多因鞋尖部过紧而压迫𱆶趾内侧趾甲及皮肤，或因趾甲剪得过短，以致趾甲内侧或前内侧角嵌入皮肤，并引起炎症。发生于手拇指者多与外伤有关。

**临床表现** 甲板拱形生长，甲缘嵌入皮肤。继发感染时，甲沟部皮肤红、肿，伴有分泌物，长期炎症刺激可有肉芽肿形成。根据程度不同，多数学者将嵌甲分为三期：①炎症期，甲缘轻度红肿，疼痛。②脓肿期，甲缘组织肿痛加剧，有渗出。③肉芽形成期，甲缘肉芽肿形成。

**诊断** ①好发于青少年𱆶趾，也可见于手足其他各甲。②甲缘嵌入甲沟软组织内，常引起疼痛和局部炎症，也可继发感染或引发肉芽组织增生，严重者还可引起慢性骨髓炎。

**鉴别诊断** 该病需与单纯性甲沟炎相鉴别。单纯性甲沟炎是指/趾甲周围软组织的化脓性感染，是细菌通过甲旁皮肤的微创破损袭至皮下并生长繁殖引起。嵌甲患者，往往易引起甲沟炎；反复出现甲沟炎，亦会形成嵌甲，两种疾病可互相转变。

**治疗** 包括非手术治疗和手术治疗。

非手术治疗 轻度患者可保守治疗，包括消毒液的涂抹，浸泡或包扎，亦可用小纱布片浸酒精塞于甲角下方，待趾甲逐渐长长，直至甲缘长出皮肤皱褶之外。继发严重感染者应使用有效抗生素。肉芽组织增生者可将浸有10%硝酸银溶液小棉球填塞甲褶内或剪除肉芽组织。

手术治疗 ①拔甲术：对嵌甲有一定的治疗作用，但由于病因未除，难以从根本上治愈。②联合处理甲床和甲母基的手术：将侧缘甲根和畸形甲床做条形切除，保留生长形态正常的部分。此术式治愈率高，效果较好。③激光治疗：通过激光束能量高度集中产生的超脉冲高温迅速切除肉芽增生组织和破坏甲根部生发层，相对创伤小，出血少，但需要一定的技术设备要求，治疗过程中，应根据具体病变把握祛除深度和范围。

**预后** 非手术治疗容易复发。通过手术方法祛除侧缘胚性甲根可取得良好治疗效果，复发率低。

(张正文)

## gèxìnghuà shǒuzhǐ chóngjiàn

### 个性化手指重建 (individualized finger reconstruction)

在手指再造手术时，同时注重再造手指的功能和外形重建，同时根据不同的指缺损类型以及每个手指功能的重要性和患者的职业、年龄特征来制订个性化的手指重建方案，以满足不同职业群体对再造手指的特殊功能要求。

**适应证** 个性化的手指重建术适用于任何先天或外伤导致的手指畸形或缺损，尤其对于特殊职业群体的患者，个性化的手术及术后康复方案，能够更好地满足人们的特殊需求。

**手术方法** 手术时机的选择：随着显微外科技术的不断发展，对于手指缺损的患者可在保证创口彻底清创的前提下，采用亚急诊手术再造手指（一般选择伤后48小时或伤后3~5天）。这样就可以有充足的时间来进行详尽的术前准备和综合的判断，根据患者的不同情况制订个性化的手术方案。根据缺损类型制订个性化手术方案：①拇指缺损的再造：对于Ⅰ~Ⅱ度缺损，可选用拇指延长术或𱆶趾末节作为供体的移植术；对于Ⅲ度缺损，可选择拇指延长并掌骨指化术或第2趾为供体的移植术；对于Ⅳ度缺损常选用带跖趾关节的第2趾为供体的移植术或皮瓣、皮管加植骨术；Ⅴ度缺损可选用带菱形足背皮瓣及跖趾关节的对侧第2趾移植；Ⅵ度缺损可采用将第2跖骨固定于大多角骨、舟状骨或第2掌骨中段桡掌侧的方法再造。②手指缺损的再造：对于指末节（远端指间关节）处损伤，可采用第2、3趾移植并吻合趾-指血管的方法重建；对于指近节中段缺损，如为示指或小指可不必再造，若为中指或环指可行第2趾阶段移植桥接术；对于手指近基部的缺损，若为示、中、环三指缺损并对捏困难者可行第2趾阶段桥接移植术再造环指，若2~5指缺损，则可选择对侧不带跖趾关节的第2、3趾连同指蹼一并切取移植第2、3或第3、4指；对于掌指关节或掌骨部缺损，若造成2~5指缺损，可选用第2趾带跖趾关节移植术再造第2、3或第3、4指，术中需作蚓状肌功能重建。③手指软组织缺损的修复：对于此类型较轻的手指缺损，往往患者要求更高，因此需要根据患者职业需求、创面位置、面积、供受区皮肤质地、术后外形效果等综合考虑，制订因人而异的手术方案。如对于拇指指端皮肤缺损，可考虑行拇指尺、桡侧逆行筋膜蒂皮瓣修复；对于指背侧的皮肤缺损可选择指背侧岛状皮瓣修复。

**术后康复** 患者致伤原因、年龄、全身情况、职业、手术方案、术后移植组织成活情况的不同，制订出个性化的康复方案，可有助于再造指外形、感觉功能的恢复。

（张正文）

shǒuzhǐ zàizhíshù

### 手指再植术 （digit replantation）
失去血液供应的离断手指，原位回植，重建血液循环，以恢复外形和功能的手术。手指再植的先决条件是离断手指的受损情况。离断手指保存不当、离体时间太长或血管软组织损伤严重等

均会影响再植的成活率。首先进行及时彻底的清创。手指再植的关键是吻合血管、恢复血液循环。此外，还需进行相应骨和神经、肌腱等软组织的固定和重建。术后密切观察血管危象，适时进行功能训练。

（刘元波）

shǒuzhǐ zàizàoshù

### 手指再造术 （digit reconstruction）
对部分或全部缺失的手指，应用身体其他部位的组织，以自体复合组织移植为基础，进行患指的重建与再造，恢复手外形和功能的手术。临床上根据受损情况、残指条件，以及患者的年龄、职业等实际需要等考虑手术方法。再造的手指需符合以下条件：足够长度、位置适当、血供良好、感觉灵敏、屈伸有力、外形美观。手指再造的方法很多，常见的有：足趾移植、甲瓣移植、皮管包埋法、自体骨移植联合软组织的缺损修复等。

（刘元波）

mǔzhǐ zàizàoshù

### 拇指再造术 （thumb reconstruction）
对不同程度缺损的拇指，重建一个外形美观、感觉与运动功能良好或接近健指拇指的手术。拇指再造除了要使再造的拇指具备足够的长度外，更重要的是重建拇指的捏持功能。常见的拇指再造的方法包括足趾移植、跚甲瓣移植、其他手指拇化、带血管神经蒂皮瓣移位加植骨再造拇指、骨皮管成形再造术等。根据不同的损伤类型选择适合的手术方式。

（刘元波）

zhǐ yízhíshù

### 趾移植术 （toe transplantation）
基于足趾与拇指的同族性，借助显微外科手段，将足趾游离移

植于缺损手指处，重建手的形态和功能的手术。最常见的是第2趾游离移植再造手指。供区需具备以下要求：足背无感染、外伤以及手术史，足背静脉未做过反复多次的穿刺、足部无真菌感染等。足趾的切取应以不影响供足功能、不破坏足的三点负重为原则。供足切取足趾后，应进行修饰性修复，对于切取了足背皮瓣者，应注意足背供区的创面覆盖。

（刘元波）

mǔzhǐ quēshī mǔzhǐhuà zàizào

### 拇指缺失拇指化再造 （thumb absence pollicization）
用先天性或外伤性拇指缺失的患者现存的手指来创造新拇指的整形外科技术。典型的术式是将示指转移至拇指的位置来重建缺失的拇指。此方法常在患者没有条件进行其他拇指再造术，如足趾移植术时应用。在示指拇指化过程中，先将示指的掌骨截断，后将示指向桡侧旋转120°~160°就位于拇指的位置。术中保留示指的动静脉血管。如果外伤所致的拇指缺失原有拇指的神经和肌腱得以保留，那么可以用于新拇指感觉和运动功能的重建。如为先天性的拇指缺如，那么可以将示指的肌腱缩短并重新定位后重建拇指的运动功能。

（刘元波）

xiàzhī pífū tàozhuàng sītuōshāng

### 下肢皮肤套状撕脱伤 （skin degloving injury or of lower extremity）
因受较大力量的挤压或碾压，大面积皮肤和皮下组织从深筋膜深层被广泛撕离，称为皮肤撕脱伤。如下肢的皮肤像脱长筒袜子那样被环周撕离，称为皮肤套状撕脱伤。

**病因** 常见于交通事故中下

肢受车轮碾挫，地震中倒塌的建筑物挤压、被转动的机器轮带拖入撕拉所致。

**分类** ①单纯皮肤套状撕脱伤：皮肤和皮下组织在深筋膜浅面撕脱或潜行剥离。②皮肤套状撕脱伤：合并有肌肉、肌腱、神经、血管、骨与关节等深部组织损伤或其他部位多发损伤。

**临床表现** 下肢皮肤套状撕脱伤是一种较常见的严重创伤，以小腿部多见（图）。单纯皮肤套状撕脱伤常表现为皮肤部分或完全撕脱，或仅表现为皮肤的挫裂伤，甚至是无创口的皮肤挫伤，而实际伤肢皮肤已于深筋膜浅面呈套状剥脱，形成广泛的潜在皮下腔隙，腔隙内积血。肢体常严重肿胀，局部有波动感或捻发音，色苍白或发绀，皮肤松动，感觉减退，充血反应加快或减慢。合并有肌肉、肌腱、神经、血管、骨与关节等深部组织损伤的皮肤套状撕脱伤，除上述表现外还可同时伴有受伤肢体的运动、感觉障碍，血液循环障碍，以及畸形、异常活动、骨擦音等。合并身体其他部位的多发损伤甚至可出现休克。

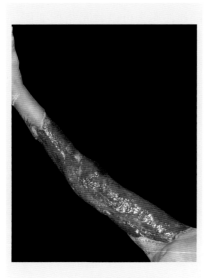

**图 下肢皮肤套状撕脱伤**

**诊断** 明确的外伤史加上局部和全身的临床表现即可诊断。

**治疗** 皮肤撕脱伤特别是合并有肌肉、肌腱、神经、血管、骨与关节等深部组织损伤的大面积撕脱伤，处理不当可影响损伤部位功能和外观的恢复，甚或危及生命。①保持气道通畅，开放静脉通道，积极防治休克。②彻底清创，对异物、失活组织须全部清除；对闭合、袖式脱套伤，必须果断切开处理，清除皮下积液；尽可能保持软组织床的完整，避免骨质、血管、神经、肌腱等重要组织外露。为能随时观察肢体皮肤血供，清创时不宜使用止血带。③合并骨折者需行骨折复位固定；合并血管、神经、肌肉、肌腱损伤者应尽可能及时予以修复。④尽早施行创面覆盖。常用方法有以下几种。a. 游离皮片移植：清创后若创面血供良好，如有完整的肌腱腱膜和骨膜，或延期创面肉芽组织生长良好，可行游离皮片移植修复创面，皮片以中厚为宜。b. 撕脱皮肤回植：完全撕脱皮肤若未受明显碾挫伤，保存方法恰当，且撕脱时间不太长（常温下一般不超过12小时），可将完全撕脱的皮肤经适当消毒处理及修薄后（用取皮鼓反取皮）回植于创面。不完全撕脱皮肤可通过针刺或观察皮瓣远端出血、指压回血反应及皮肤颜色、温度等判断皮肤活力，决定皮肤去留。c. 如若合并有重要的血管、神经、肌腱、骨外露，关节区的复杂创伤或创面不宜行游离植皮时，应行皮瓣修复。以选择局部皮瓣为主，必要时可选用游离皮瓣或交腿皮瓣。⑤积极行抗感染治疗，纠正贫血、低蛋白血症。预防急性肾衰竭，防治缺血再灌注损伤。⑥加强术后护理：功能位妥善固定并适当抬高患肢，防止皮肤长时间受压影响血供，预防压疮及坠积性肺炎。

**预后** 受伤后及时合理的处理将有利于肢体功能及外形的恢复，处理不当则会导致皮肤部分或全部坏死、严重感染、肢体残废，甚至危及生命。

（张正文）

xiàzhī mànxìng kuìyáng

**下肢慢性溃疡**（chronic ulcer of lower extremity） 下肢皮肤出现经久不愈的伤口，多伴有不同程度炎性渗出的溃疡。

**病因** 引起下肢慢性溃疡的原因主要有创伤、长期过度压迫、下肢循环功能障碍、神经营养不良、感染、恶性肿瘤、糖尿病等。除创伤所致慢性溃疡外，其余下肢慢性溃疡的发生多与系统性疾病有关。

**分类** 根据病因一般分为：创伤性溃疡、压迫性溃疡（褥疮）、静脉淤血性溃疡、动脉供血不足性溃疡、神经营养不良性溃疡、糖尿病性溃疡、恶性溃疡及感染性溃疡等。

**临床表现** ①创伤性溃疡：创伤基础上发生的溃疡。组织愈合能力差，溃疡边缘不规则，周围组织坚硬，伴有色素沉着或色素脱失，基底部不平，累及深部神经干时常伴有难忍的疼痛。②压迫性溃疡：系指多在贫血、低蛋白血症、维生素缺乏与皮肤抵抗力下降基础上，身体骨隆起部位长期过度受压迫发生的溃疡。多发生于无肌肉包裹或肌肉层较薄、缺乏脂肪组织保护又经常受压的骨隆突处，下肢以足根多见。溃疡边缘组织变硬，皮温常升高，有时呈花斑状。溃疡基底呈暗红色或黑红色，触之不易出血。③静脉淤血性溃疡：好发于小腿的下 1/3，常伴有明显的下肢静脉曲张，溃疡一般较浅，边缘不规则，基底部平坦，周围皮肤萎缩、硬化，伴有色素沉着，足踝部常有明显水肿。④动脉供血不足性溃疡：肢体因动脉供血不足而显苍白，常伴静息痛、间歇性跛行、肢体远端皮肤粗糙，缺血严重者可出现肢体远端组织坏死。⑤神经营养不良性溃疡：下肢神经支配障碍，感觉减退或消失，神经营养不良。在此基础上易受外伤，可局部出现难以愈合的溃疡。⑥糖尿病性溃疡：多发生于下肢易受摩擦处及足底负重区，表面常被覆较厚痂壳，痂下为液化坏死腔，溃疡较深，多继发化脓性感染。⑦恶性溃疡：多见于皮肤癌组织坏死所形成或由慢性溃疡经久不愈恶变所致。常呈火山口状，边缘不整齐似堤围样隆起，质硬，基底部不平，有些呈菜花状，恶性溃疡常伴有恶臭。⑧感染性溃疡：多由结核、梅毒、真菌等所致。

**诊断**　①创伤、骨突处长期压迫或者慢性病史，曾有外伤以及细菌感染，瘢痕反复破溃或经久不愈。②溃疡污秽、肉芽不健康，周围皮肤萎缩变硬，常伴色素沉着、水肿和静脉曲张。各型特点不同，病理检查结果可证实相应类型。③有些溃疡伴局部疼痛，部分患者可有发热以及全身中毒症状。④注意经久不愈的溃疡癌变。

**治疗**　下肢慢性溃疡的治疗多为综合性治疗，以局部对症处理结合系统疾病病因治疗为原则。对下肢恶性溃疡则以广泛彻底切除为主，并行局部引流区淋巴结清扫。

**一般治疗**　卧床休息，抬高患肢，减轻局部压力；戒烟；积极防治原发病，如全身应用抗生素（根据溃疡分泌物培养及药敏结果），手术治疗大隐静脉曲张，控制糖尿病，预防术后肺部并发症及减少微循环障碍等。

**加强局部处理**　有些溃疡经过精心换药、解除病因后可自行愈合，如糖尿病性溃疡、静脉淤血性溃疡等。混合型多因性溃疡部位有高度的腐烂、渗出物和感染，需要用合适的敷料处理，并局部使用抗生素，同时应保护周围皮肤。①对溃疡面进行局部处理：a. 溃疡周围皮肤准备：0.9%生理盐水纱布或 0.1%新洁尔灭纱布湿润软化溃疡周围皮肤，再用无菌纱布干燥周围皮肤。b. 创面实施常规消毒，清除腐痂：视纱布浸透情况采取每天或隔天更换1 次，促进肉芽组织生长，常用于创面的药物有庆大霉素、莫匹罗星软膏、维生素 C、50%葡萄糖、苯扎溴铵、过氧化氢、表皮生长因子与成纤维生长因子等。c. 包扎：视患肢肿胀程度给予适当压力的加压包扎。②新型敷料应用：如藻酸盐敷料、纳米银材料等具有保湿、保温、高吸收能力，可减少换药次数，有利于保护新生组织，为局部创造有利于新生组织生长的酸碱度和湿度环境，加速溃疡愈合。同时可根据溃疡愈合的不同阶段使用不同的敷料。

**手术治疗**　①游离植皮修复：适用于伤口肉芽新鲜、无深层组织，如骨、肌腱等外露的病例。下肢溃疡治疗的最终目的是封闭创面。经上述处理，创面肉芽新鲜、无深层组织，如骨、肌腱等外露者采取游离植皮修复创面，创面需彻底清创，严格止血，植皮后包扎稳妥、压力均匀以防止皮片下血肿形成。术后仍须适当加压包扎 3 周且佩戴弹力套。对

下肢静脉回流障碍所致的淤血性溃疡患者，若术前引起静脉回流障碍的原因未能消除，术后则须长期加压包扎或佩戴弹力套，以免溃疡复发。②皮瓣修复：适用于溃疡较深、血供差的病例。最好选用小腿筋膜皮瓣、肌皮瓣、动脉皮瓣等血供好而可靠的组织瓣加以修复。术后应注意保暖，密切观察皮瓣血供，双腿交叉皮瓣移植者，注意其良好的固定、制动，防止皮瓣撕脱，密切观察皮瓣血供，防止蒂部受压、循环障碍。③恶性溃疡需病理检查确定，据病理结果采取扩大切除或附加腹股沟淋巴结清扫，并修复创面。术后辅以化疗或放疗加强手术治疗效果。对于恶性程度高、病程长、患者自愿要求者可行高位截肢。

**激光、红外线、微波治疗仪及高压氧治疗**　对下肢溃疡都是安全有效的无创性辅助治疗方法。

**预后**　创面修复后积极有效进行原发系统疾病治疗者预后良好；长期不愈合或愈合后仍反复发作，严重影响患者正常生活和工作。

（张正文）

tángniàobìngzú

## 糖尿病足（diabetic foot，DF）

与下肢远端神经异常和不同程度的周围血管病变相关的足部感染、溃疡和深层组织破坏。是糖尿病综合因素引起的足部疼痛、皮肤深溃疡、肢端坏疽等病变总称（图）。该病最常见的后果是慢性溃疡，最严重的结局是致残甚至截肢。据文献报道，糖尿病患者中约 15%有不同程度足溃疡，约 1%的糖尿病患者被截肢。糖尿病足病在许多国家已是截肢的首位原因。

**病因及发病机制**　糖尿病足

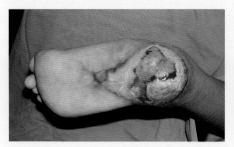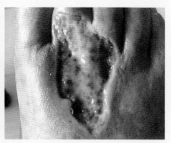

图　糖尿病足

发病机制尚未完全阐明，目前认为其与局部神经异常、下肢远端外周血管病变、感染等密切相关。高血糖状态使血黏稠度增加、血管变硬变脆，血供不足、血栓形成、血管闭塞、代谢不畅，引起水肿、坏死。同时，血管闭塞损伤会引起神经损伤，使局部抵抗力下降，肢体感觉障碍，使得下肢易受创伤和烫伤等，继而导致坏死发生。

**临床表现及分级**　常用瓦格纳（Wagner）分级法。0级：有发生溃疡高危因素的足。1级：足皮肤表面溃疡，临床上无感染。表现为神经性溃疡，好发于足突出部位及受力点，如足跟、趾底部，溃疡被胼胝包围。2级：较深的、穿透性溃疡，常合并软组织感染，但无骨髓炎或深部脓肿。3级：深部溃疡，常影响到骨组织，并有深部脓肿或骨髓炎。4级：特征为缺血性溃疡，局部或特殊部位坏疽。5级：坏疽影响到整个足。

**诊断**　对于该病除根据临床表现诊断外常用的检查手段有：①神经系统检查：以了解患者是否存在保护性的感觉，如10g尼龙丝检查法。②皮肤温度检查：如利用皮肤温度测定仪。③周围血管检查：采用足背动脉触诊或超声多普勒测定、血管造影检查了解足部大血管病变。④X线及

MRI等辅助检查：以了解骨组织、骨关节情况等。

**治疗**　包括非手术治疗和手术治疗。

**非手术治疗**　包括控制血糖，纠正高血压、高血脂、低蛋白血症及营养支持等。病情严重者应用胰岛素、抗凝、抗血小板、扩血管改善微循环，口服阿司匹林、双嘧达莫（潘生丁）、氯吡格雷等，静滴凯时（前列腺素 $E_1$）、川芎、丹参、654-2等。感染者需敏感抗生素应用或联合应用。

**手术治疗**　①加强换药，必要时胰岛素，抗生素液，细胞生长因子等局部应用。②手术需在血糖及尿糖检查转阴后进行。对于溃疡面积较小，层次较深，创周血供较好的可进行扩创，暴露生长良好的组织，直接缝合创面；对于溃疡层次较浅，创面肉芽新鲜、生长较好，取薄中厚皮片覆盖溃疡面；对于溃疡层次较深特别是足跟负重区，以局部皮瓣转移覆盖溃疡面，供区创面直接缝合或游离皮片植皮修复；对于溃疡深暗陈旧，血供差，末端发生干性坏疽者，截肢术切除远端坏死组织，近端封闭创面。

（张正文）

xiāntiānxìng zújīxíng

**先天性足畸形**（congenital foot deformity）　足部先天形态或结构的异常。常见的有并趾、多趾、巨

趾、先天性足缩窄环、先天性踝关节脱位、先天性马蹄内翻足以及先天性足外翻等，其中并趾、多趾、巨趾、先天性足缩窄环以及踇外翻，多属整形科矫治范畴。

**病因及发病机制**　病因及发病机制复杂，可能与遗传、宫内机械因素、胚胎发育异常、神经和肌肉功能缺陷等因素有关。

**临床表现**　①并趾：两个或两个以上足趾部分或全部组织成分相连，完全相连着称为完全性并趾，伴有骨组织连接者称为复杂性并趾。②多趾：常位于脚的侧方出现多出的足趾。可近似正常足趾或以狭细的蒂与脚相连的皮肤软组织赘生物。③巨趾：常在出生时或出生后不久被发现，患趾粗大，可随年龄增长而增粗、变长。④先天性足缩窄环：表现为皮肤皮下组织的环形沟样凹陷，深者可及骨面影响血液循环及淋巴回流。缩窄环远端肢体可出现淋巴水肿。⑤踇外翻：表现为踇趾的跖趾关节外翻，伴有半脱位。第1跖骨头内侧隆起，踇趾向外偏离第1跖骨及踇趾通过关节的纵轴线，局部形成向内大于20°的成角畸形，影响外观及穿鞋。

**诊断**　根据足部先天形态及功能异常病史多可诊断。并趾、多趾、巨趾和先天性足缩窄环因其畸形直观明了，根据症状、体征即可诊断。踇外翻者表现为踇趾的跖趾关节外翻，第一跖骨头内侧隆起，踇趾向外偏离第一跖骨及踇趾通过关节的纵轴线，向内成角畸形大于20°。X线平片为常用检查方法，可了解多趾、并趾有无骨性相连，趾骨发育情况。踇外翻的X线表现包括踇跖趾关节向外侧半脱位，踇趾向中线移位，第1跖骨头内侧骨突出及硬

化，籽骨向外侧移位。第 1 跖骨内翻，第 1、2 跖骨夹角>9°。晚期第 1 跖趾关节发生退化性变，关节间隙变窄及关节周缘有骨赘。

**鉴别诊断** 并趾、多趾据症状、体征多可明确诊断；巨趾需与动静脉瘘所致足趾壮大、神经纤维瘤鉴别；蹈外翻需与关节脱位鉴别。

**治疗** 多趾、并趾畸形的治疗原则与多指、并指者不完全相同。后者对功能影响不大，一般多以美容目的而要求手术。

**多趾** 直接切除多余的足趾，术前应先设计好切口或皮瓣，尽量使切口避开易受摩擦处。

**并趾** ①直接切开缝合法：适用于皮肤比较松弛的蹼状形并趾。切口应避免成直线，以防日后瘢痕挛缩。②并趾分离植皮法：适用于大多数并趾。在趾间相连皮肤的跖侧和背侧分别设计锯齿状切口线，使两侧切口线相互错开，分趾后趾侧各皮瓣缝合至对侧创缘，趾蹼处设计局部皮瓣行趾蹼成形，皮肤缺损区行数个游离皮片移植修复。③皮瓣法：适用于完全性骨性并趾。因为并趾分离后多有趾骨外露，无法行植皮修复，应先以局部皮瓣转移覆盖外露的趾骨，剩余创面以中厚皮片修复。

**巨趾** 以手术切除增生的软组织及骨组织为主，对于一些特别严重并影响功能及外形的须行截趾手术。

**先天性足缩窄环** 以缩窄处为纵轴，在缩窄环的上下设计多个连续的 Z 形，切除部分缩窄环处的变性组织，游离各个皮瓣后按设计互换位置后缝合。手术最好分为两次，半年后在做剩下的半周，这样较为安全。否则可能影响肢体远端血供，可致血循环障碍。

**蹈外翻** 手术切口选在跖趾关节背侧，行弧形切口。切开皮肤，翻开皮瓣，显示肥厚的滑囊，并将滑囊剥离切除。然后将内侧关节囊做 U 形切开，向远端翻开关节囊瓣，显露出内侧的跖骨头的骨赘，用骨凿铲除，或用骨磨头磨除。然后切断蹈内收肌肌腱，彻底止血，将切开关节囊重叠缝合，逐层缝合伤口，石膏托固定 2 周。

**预后** 经手术治疗多能改善功能与外观，预后良好。

（张正文）

zhǎngzhí guòdù jiǎohuàzhèng

## 掌跖过度角化症（hyperkeratosis palmaris et plantaris）

为局限于两侧掌跖承重区或受压部位的对称性皮肤过度角化。属于常染色体显性遗传病，在婴幼儿或儿童期发病。掌心、跖弓非承重区或非受磨压部位的皮肤往往正常。但是病情严重者，除掌跖完全受累外，并可波及掌跖的侧方甚至背侧的皮肤。病损皮肤因角化蛋白生成过多，角质层异常增厚，呈淡黄色、半透明，表面平滑，和胼胝相似。指/趾甲受累时，则增厚变形，质地混浊。掌跖多汗，由于汗液浸渍而散发恶臭，皮肤弹性丧失，易于皲裂出血，有剧痛，导致手工劳动或站立行走都很困难。在夏季，或经长时间的休息后，角化程度可以暂时减轻。局部的轻度病变可以用 5% 水杨酸软膏、20% 的尿素霜或阿维 A 等药物治疗。严重病例，则需要切除病变皮肤，再行中厚皮片移植术，效果较好。手术时需要注意将患部四周邻近组织彻底切除，否则边缘部位易于复发。

（张正文）

mǔwàifān jīxíng jiǎozhèng

## 蹈外翻畸形矫正（correction of deformity of hallux valgus）

蹈趾骨和第 1 跖骨之关节倾斜超过 15°的足部结构性畸形。临床上十分常见。文献报道的发病率从 2%~50% 不等，女性高于男性，国内有文献报道男女发病比率高达 1∶19，这种男女差别是由穿鞋习惯不当所致。蹈外翻的成因被归纳为以下四点：生物力学性、关节炎性、神经肌肉性及创伤性。蹈外翻的治疗主要包括非手术治疗和手术治疗：

**非手术治疗** 适应于轻度畸形且症状不严重的患者。主要方法包括：①做赤足运动，加强足底肌肉力量，延缓蹈外翻恶化程度。②穿合适的鞋子鞋垫，同时应用矫形鞋和平足鞋垫矫正平足症。③对于红肿的蹈囊可局部外用药物或物理治疗减轻症状。④借助矫形器械，如蹈外翻矫形器。但是以上方法仅能防范病情加重或者缓解病情，多数患者还需要手术治疗，以防畸形加重。

**手术治疗** 100 多年来，蹈外翻的手术一直是大家研究的热点，手术方式多样，然而选择任何手术方式都必须考虑以下结构性畸形：①蹈趾的外翻偏斜。②第 1 跖骨的内翻偏斜。③蹈趾、第 1 跖骨或两者同时存在旋前。④趾间蹈外翻。⑤第 1 跖趾关节的关节炎及活动受限。⑥第 1 跖骨相对于 2~5 跖骨的长度。⑦第 1 跖楔关节的过度活动或倾斜。⑧蹈内侧的蹈囊炎。⑨籽骨位。⑩内在或外在肌腱的平衡性及协调性。常见术式包括以下几种。

**蹈囊切除及软组织手术** 代表性术式为改良的 McBride 手术。主要步骤：皮肤与关节囊切开（纵行切开或倒 L 形切开）、内收肌腱和外侧关节囊松解、腓侧籽骨切除、内侧关节囊重叠及切口关闭。最后将蹬趾自然位于距骨头上并保持5°外翻和10°背屈。

截骨术 ①第1跖骨远端截骨术：这是目前最为普及的手术方式，以奥斯丁（Austin）的小切口术式等为主要代表。其中奥斯丁（Austin）手术的基本原理在于行第1跖骨头颈V形截骨，并使第1跖骨头外移，即车弗隆（Chevron）截骨术。步骤如下。a. 内侧骨突切除。b. 经第1跖骨头的关节囊内V形截骨。c. 截骨远端向外移位。d. 去除第1跖骨截骨后的突起。e. 内侧关节囊紧缩缝合。V形截骨只是将跖骨头截骨的定点略向近侧移位，其潜在问题是截骨除不稳定和骨接触不佳，应准确定位截骨点。②第1跖骨近端截骨术：近端截骨适用于中度或重度畸形，目前的主要截骨方式是第1跖骨基底闭合式楔形截骨以及后来改进的由特里索恩（Trethowan）和施塔姆（Stamm）描述的张开式楔形截骨、卡兹（Katz）描述的新月形截骨三种方式。③蹬趾近节趾骨截骨术：为治疗蹬外翻的一种辅助手术方式，用于治疗蹬趾趾间关节夹角增大的蹬外翻。步骤包括内侧骨突切除、内侧关节囊紧缩、近节趾骨内侧闭合楔形截骨。

关节融合术 第1跖骨关节融合术多作为一种挽救手段治疗严重的蹬外翻、蹬外翻术后复发、类风湿足、僵蹬症、关节炎以及神经肌肉病变所导致的蹬外翻畸形。活动性感染、严重的趾间关节炎、严重的骨质疏松为手术禁忌。根据截骨类型不同，该手术分为截锥融合和球臼融合等。

蹬趾关节人工假体置换术 目前这一方法被广泛用于治疗类风湿性关节炎、严重蹬外翻和创伤性关节炎等各种第1跖趾关节病变该技术虽在国外已经相当成熟，但国内仍需结合中国人生理病理特点进一步探索。

微创手术 目前运用微创技术治疗蹬外翻取得较好效果，手术包括：蹬收肌及外侧关节囊松解、跖骨头内侧骨赘磨削、跖骨头颈部截骨。

治疗蹬外翻的手术方式多样，各有优缺点，需要综合患者足部形态、严重程度及全身情况综合考虑，选择最佳的手术方式。

（张正文）

xiǎotuǐ sùxíng

## 小腿塑形（lower leg plasty）

使小腿轮廓达到理想美学标准的外科方法。小腿是指胫骨粗隆平面以下至内外踝基部平面以上的区域，理想的小腿长度应等于2个头高，小腿的最大周径位于小腿的上1/4水平，是整个小腿长度的3/4。小腿由浅至深为皮肤、皮下组织、深筋膜、肌肉及骨骼。其形状取决于腓肠肌和比目鱼肌的发育情况、胫骨的形状和长度以及皮下脂肪的厚度。腓肠肌在行走、跑、跳活动中起推力作用，比目鱼肌则在身体保持直立姿势的稳定性方面有重要作用，其中比目鱼肌占小腿肌肉总量的40%。目前小腿塑形手术有小腿缩形术、小腿增粗术和小腿延长术等。小腿缩形术主要适用于小腿粗短的人群，主要有小腿脂肪抽吸术、腓肠肌部分切除术、胫神经腓肠肌支切断术、跟腱部分切断术及小腿肉毒素注射术等。小腿增粗术有小腿假体置入术和软组织填充术。小腿延长术因并发症较多，临床上少用。

小腿缩形术 多种原因可以造成小腿软组织肥大，小腿周径增加，如炎症（水肿、肌炎）、脉管性（淋巴水肿、静脉血栓）、肿瘤性（软组织肿瘤）、感染性（丝虫病）以及神经肌肉性肥大和脂肪代谢障碍等。上述因素可以分为先天性及后天性两类，也可从肥大的具体组织分成脂肪性、肌肉性和脂肪肌肉混合性三类。对于先天性或后天性小腿脂肪层肥厚或肌肉肥大者，在不加重原发病和不影响患肢功能的情况下，可以进行缩容塑形术治疗。常用手术方法包括以下几种。①小腿脂肪抽吸术：手术方法包括坐位的术前标记和检查、使用弯曲的适合小腿曲度的吸脂针、超量灌注肿胀麻醉技术和体外超声辅助吸脂等。手术适应证是小腿皮下脂肪堆积。对小腿皮下脂肪厚度的判断主要依靠捏夹试验。麻醉方法采用超量灌注肿胀麻醉技术，术后采用弹力绷带加压包扎。常见并发症有皮肤不平和硬结、感染、持续性水肿、深静脉血栓和肺栓塞等。②小腿肌肉部分切除术：捏夹试验可以判断小腿肌肉是否肥大，而更准确的方法是进行小腿部的MRI检查，这对于判断具体肥大肌肉部位以及指导手术治疗有着非常重要的意义。求术者一般可分为四种类型：小儿麻痹症后遗症的患者、从事某种特殊职业如舞蹈的从业者、肥胖者以及无特殊原因者。一般采用全麻和硬膜外麻醉。手术方法分为单纯的腓肠肌切除术、内镜下腓肠肌切除术和借助特殊器械（螺刀、射频消融等）的腓肠肌切除术等。由于小腿周径，如肿胀、测量误差、腓肠肌量的个体差异、小腿单位体积内肌肉减少量、支配肌肉的神经被切断后经过数月渐进性萎缩或残余肌肉的代偿性肥大等因素的影响，小腿最大周径的减少量并不与肌肉切除量的增加成正比。小腿肌肉部分切除术是一项安全有效的手术方式，但同时也是一项需要高难度技术保证的手术。术中要注意防止损伤腓肠神经、腓总神经、小隐静脉。③小腿部分神经切除术：是将胫神经腓肠肌支切断，此术式源于骨科治疗马蹄内翻足的手术方法，现有学者将其应用于小腿塑形以改善小腿外形，是一种简便、有效的小腿塑形手术。主要并发症是腓肠内外侧皮神经损伤、小腿肌力下降、小腿肌肉萎缩及瘢痕等。关于其疗效和长期并发症等问题，目前尚有争议。④小腿肌肉肉毒素注射术：肉毒素作为一种神经毒素作用于胆碱神经末梢，具有阻断神经介质的传递、干扰乙酰胆碱向运动神经末梢的释放、拮抗钙离子的作用，从而使肌纤维不能收缩，降低了肌张力，导致肌肉松弛、麻痹。将肉毒素注射于腓肠肌，使腓肠肌松弛、麻痹、萎缩以达到塑形的目的。注射时应注意部位、分布均匀、深度、注射剂量精准。注射后禁止局部按摩以减少药物弥散；禁止服用氨基糖苷类和阿司匹林类药物。注射后1~3天肌肉开始松弛，跑步时，可能会有力不从心感觉，但一般不会影响行走。两周后即可感觉小腿曲线的变化。这样的变化在1~2个月达到顶点，效果持续6~8个月，如果要维持效果需要重新注射。小腿部分神经切除术和小腿肌肉肉毒素注射术在缩减相关肌肉体积和小腿塑形方面确有一定的效果，且损伤小，康复快，但是在相关基础研究、临床操作技术和术后长期效果随访等方面都尚有欠缺，还有待进一步研究。

**小腿增粗术**　小腿增粗术的主要受术者是追求健美和活力的女性以及小腿过于纤细的女性，此外小腿增粗术也适用于外伤、疾病或先天性异常引起的双腿不对称等。目前小腿增粗的方法主要有硅凝胶假体填充和自体脂肪移植等。硅橡胶假体需要特殊定制，脂肪移植也存在吸收的问题。

（张正文）

zhītǐ yánchángshù

## 肢体延长术（limb lengthening）　治疗肢体短缩畸形的手术。主要用于骨缺损（因创伤、感染或肿瘤等骨切除所致）、肢体不等长（先天畸形、后天发育等各种原因所致）等疾病的治疗。此外，也用于因职业关系或希望肢体增高的身材矮小的正常人。对于骨缺损及肢体不等长患者，X线平片可以准确地显示出肢体的差异，帮助医师制订治疗方案。但由于其手术复杂性及并发症较多而限制了它在美容领域的应用。常用的手术方法有以下几种。

**即时延长术**　又称急性延长术。即一次性的骨延长手术。麻醉后，切断骨，移动远端，植入骨移植物，用外科螺丝钉或是钢板固定远端于合适位置。然后植入生物可降解材料，新生骨质可以被其黏附，直到充满断骨间的空隙。肌肉、神经、血管这些围绕骨的软组织没有很大的延展性，所以这个手术只能延长较短的长度，如应用于前臂的骨延长。

**持续性延长术**　是指在数周或数月内缓慢进行骨延长。比较有代表性的肢体延长术是由苏联矫形医师伊利扎洛夫（Gavril Abramovitch Ilizarov）发明的Ilizarov技术。伊利扎洛夫技术是外固定支架技术的代表，以多平面细克氏针贯穿肢体，连接环形固定器，并用3~4个螺丝杆组装成

的三维立体结构的外固定器，这种设计固定牢固，既能消除剪力和旋转应力，同时能发挥其单纯牵张应力或加压的作用，又能发挥在负重行走时的周期性轴向微动特点。行皮质截骨，尽量保留骨髓与骨周血管；牢固外固定以消除骨端活动，但允许纵轴方向上微动；截骨后高频率小步骤牵开；牵开一段时间后停止牵引使新骨充分骨化后再牵开。高频率小步骤牵开使软组织有更大耐受性，可延长限度增加，对上下肢延长均具优点。

**髓内骨骼动态延长技术**　为了缩短传统骨延长器的佩戴时间，预防拆除延长器后新骨畸形、再骨折，发展出带髓内钉行内固定的内外结合肢体延长技术。它可显著增加延长系统的稳定性，可减轻疼痛，利于早期使用患肢和完全负重对关节功能的康复、骨功能的优化重建。但它同时也增加了操作的难度及感染的概率。

在骨延长的过程中，骨延长速度控制在每天1mm以内较为安全，当延长度超过5cm后应减缓延长速度。如出现肢体远端麻木、疼痛、肌力减退、下肢肿胀或血循环不良等症状时，应停止延长，酌情休息1周后再缓慢延长。当达到理想的长度、新生骨完全愈合时，外固定支架即可拆除。除骨干截骨延长术外，骨骺牵伸延长术和干骺端截骨延长术也有报道。伊利扎洛夫技术也同样适用于骨骺牵伸延长术和干骺端截骨延长术。伊利扎洛夫技术是一种较为理想的肢体延长术，但是，肢体延长术远未达到令人十分满意的程度，需要学者们继续不懈地探索，使其逐渐完善，变得更加有效、安全和方便实用。

（张正文）

## yànfùtǐ

### 赝复体（prosthesis）

用于替代或置换牙齿、眼睛、颌面骨、上肢、下肢、关节等人体组织病损或缺如的人工材料。以解决人体功能残障和/或掩饰美容方面的缺陷，帮助患者恢复丧失的生理功能，恢复患者的容貌，提高患者的生存质量。"prosthesis"源于希腊语，原意为"替代或增加"，现在临床上赝复体的应用已由过去简单的缺损修复向缺损区的功能重建，包括形态、色彩、质感、功能整体仿真修复的方向迈进了一大步，并能部分实现仿真性赝复，显著改善患者的容貌，恢复患者丧失的部分功能。

**材料及制作方法**　最早期的赝复体均采用天然或异体的材料，多数具有固定部位皮炎、固位力量不足等缺点，而且存在赝复体容易损坏、使用寿命较短等问题。随着材料科学的发展，丙烯酸树脂、聚氯乙烯、甲基丙烯酸、乳胶等均被用于制作赝复体，硅橡胶由于性能稳定、惰性大、强度高等优点成为最为常用的赝复体材料。伴随计算机辅助设计及制作系统的发展，传统的手工制作赝复体已经逐渐被淘汰，利用电脑数据控制机械成形已经成为一种趋势。理想的赝复体具有以下特点：①可操作性：包括低黏度，足够的操作时间，可内、外着色，操作温度低，可重复使用模型，易成形。②机械特性：包括强度高、足够的硬度，空间稳定性、合理的表面张力，足够的摩擦力，可抵抗紫外线及化学物质的作用。③顺应性：包括无毒、不致敏、不致癌、易清洁、质量轻、易黏结、价格适中等。

**适用范围**　①由外伤、烧伤、感染、肿瘤切除等造成严重组织器官缺损、畸形，整形手术难以修复或手术效果欠佳的患者。②使用皮瓣、皮片等方法再造器官失败的患者。③年老体弱不能接受重大手术或不愿接受多次整形手术者。④肿瘤患者，以便及时发现复发病灶。

固位时多利用软硬组织倒凹，以卡环、发夹、束带等装饰物来获得一定的机械性固位，有些还需靠黏接剂行皮肤外黏附或胶带固定。这些方法大多存在固位力量不足的问题，这使赝复体的应用受到很多限制。纯钛种植体的出现对于颌面部缺损的赝复有了质的改变，钛金属具有和骨骼整合并且穿过软组织而无组织反应的特点。目前，各种先进的骨结合式种植体系统不仅用于种植义齿，作为缺损修复的固定装置，还可植入颧骨、颅骨、乳突、眶周，完成义颌、义耳、义眼等颌面赝复假体以及助听器的固位，解决因创伤、肿瘤造成的口腔及颅颌面缺损修复的一些难题。而且，纯钛种植体已经在手指的赝复中得到了应用。其应用范围会越来越广泛。

**注意事项**　赝复体为人工材料制成，不可避免地会出现老化、破损等问题，因此应告知患者注意定期检查，清洁甚至更换。

（蒋海越）

## yì'ěr

### 义耳（prosthetic ear）

利用人工材料制成形态、质感、颜色仿真的人造耳郭。用来掩饰因耳郭畸形或缺损导致美容方面的缺陷。

**材料及制作方法**　伴随赝复体的发展，纸、皮革铁、铜、金、乳胶、硬塑料、软塑料等多种材料都曾经用于制作义耳，20世纪70年代后硅橡胶以其弹性佳、化学性能稳定，逐渐取代了其他材料，成为耳赝复体制作的主流材料。制作方法种类很多，目前广泛使用并最具有代表性的是布拉内·马克（Brane Mark）等使用的"三步"灌注法：①制作模具，根据对缺损部位的构思，制作出一个带有钛移植物的缺损部位的工作台石膏模具，以对侧健耳的印模为蓝本，指导缺损耳蜡模的雕刻，对于双耳缺失的患者，根据患者面部形态选择适合的耳形，然后从蜡膜翻制成石膏模具，这个石膏模具就是以后翻制硅胶铸型的模具，它可以保留供以后翻制同样的铸型之用，高级硅胶赝复物的着色是在硅胶固化以前加入颜料完成的。②制作框架。框架是接受义耳的部分，棒夹框架一般用金合金棒制成。③丙烯酸树脂涂膜，丙烯酸树脂涂膜用于包裹夹子或磁铁，把这种丙烯酸树脂整合到义耳中固定于框架上。随着计算机技术在现代医学中应用范围的扩大，费时费力且仿真度较差的传统手工雕刻逐渐为计算机辅助快速成形技术所取代。

**适应证**　①用于烧伤、外伤等造成的全耳郭缺失，耳后乳突区皮肤局部瘢痕严重者。②先天或后天性耳郭缺失经手术再造形态不良或失败者。③耳部肿瘤切除术后经过放疗的患者。④年老体弱不能耐受重大手术，或不愿接受多次整形手术者。⑤不愿意接受自体组织耳郭再造的耳缺损患者。

**固位**　佩戴义耳需要牢固固位，能够适应剧烈活动。金属钛可以产生持久的骨整合，而且可穿过皮肤而不发生软组织感染，因此现在临床上均采用钛合金骨整合种植体支持固位。骨整合种植体由固定装置、桥基和中心螺丝钉三部分组成。临床操作包括固定装置植入和桥基及义耳赝复体安装。术前行 CT 以确定植入骨的骨床厚度及硬膜与乙状窦的邻近关系，了解面神经管的行程，减少植入前钻孔时穿入乙状窦、硬膜，以及损伤面神经的可能，并准备好患耳的压模、诊断性蜡模和透明外用模板。术中切口右侧多选择在 8 点和 11 点的位置，左侧一般在 4 点和 1 点的位置；于外耳道口后方约 3cm 处做切口，分离皮肤及皮下组织，直至骨骼；先钻一小骨孔以评估骨质情况及骨的厚度，触及软组织即应停止，避免伤及乙状窦和硬膜，如果骨质合适，完成钻孔；选择钛植入体，旋转固定装置进入并扭紧，然后将螺丝帽旋入固定装置与其内的螺纹相接合，关闭切口。桥基安装在第一期手术 3 个月后进行，在原植入体旁切开皮肤暴露固定装置，在植入体上面的皮肤做切口，以使桥基能够旋入固定装置内。第二期手术 4～6 周以后，待组织愈合后安置赝复物。上述骨整合程序可视具体情况而定，一、二期手术可以合并完成，桥基安装后，可以使用中心螺钉将框架固定，义耳赝复物可以当时，也可以延迟安置。

**注意事项**　由于可能并发皮肤软组织感染，种植体松动、脱落，皮炎，因此应指导患者每天清洁桥基周围皮肤，定期清洁义耳；告知患者晚上睡眠时应取下义耳；义耳的颜色与周围皮肤难以一致，而且在患者的肤色是随情绪、气温、季节的变化而变化的；义耳的色泽会随着使用而褪色、发黄；义耳有脱落的可能；不能进行潜水等运动，以避免发生感染；后期费用较高，每 1～2 年需要更换义耳一次。

（蒋海越）

bí yànfùtǐ

## 鼻赝复体（nasal prosthesis）

用来修复人体鼻部缺损的人工修复体。通过适当的方法使其固位在鼻部缺损区，以实现修复鼻的外在形态和恢复部分功能。鼻部因疾病、创伤或手术而造成的组织缺损，一般可以通过组织移植的方法得到解决，但这些方法常需要获取人体其他部位的组织，对其他部位是一种破坏，一些患者不愿接受这些创伤性手术，或人体无法提供可修复的组织时，人工修复体的佩戴或放置则是实现修复缺损的重要手段。赝复体的应用是现代医学与工程学的结晶，是集临床医学、生物工程、生物力学、材料科学、美学等多学科知识技术于一体的高科技产物。赝复体用于人体器官缺损的修复，起到了微创或无创的作用。目前制作赝复体的材料主要是硅橡胶。

**适应证**　以下情况可考虑施行鼻赝复体装置：①鼻部外伤造成的外鼻缺损或鼻部各种良、恶性肿瘤切除术后所致的外鼻缺损或缺失，且缺损区局部及远处不具备组织移植条件，无法通过手术再造的方法重建外鼻形态及鼻道结构。②鼻部恶性肿瘤术后有再复发可能者。③鼻部恶性肿瘤术后局部经放射治疗后，血供较差，无手术条件者。④患者本人不愿意组织移植手术修复缺损者。

**操作原理**　通过采集缺损区数据，制作与缺损区在色泽、颜色上接近或相似、形态与患者年龄性别相符合的，有正常皮肤纹理的鼻赝复体。患者可自行佩戴及清洁，从而实现对鼻外形及功能的修复。

**操作方法**　采集缺损区数据可通过取模、CT、激光扫描等多种方法，然后制作缺损区阴模及固定装置，如通过石膏取模后注入熔蜡，制作蜡制赝复体模型，再通过蜡模倒模制作赝复体，其中大部分需手工对细节进行修饰及调整；现代新型赝复体采用反求工程技术与快速成形技术直接加工缺损区阴模，完全省略制作蜡模的过程，再选择适合的赝复体材料并上着色剂，压入阴模，取模，后期细节处理。通过缺损区倒凹、眼镜类装饰物、黏接剂、骨种植体等多种方法与面部固定。

**注意事项**　应据患者具体病情选择临时性赝复体或永久性赝复体。以尽可能接近和恢复正常外形及功能为标准，要求赝复体固位牢固，不易脱落。患者佩戴方便、舒适，易清洁。赝复体材料要求不受温度变化影响，对机体无毒、不致敏、不致癌。

**并发症**　赝复体固位不稳，影响患者生活质量；或长期使用粘连剂造成皮肤损伤；如采用种植体作为骨内固定源，可能引起局部感染、骨髓炎等，必须严格保证种植体颈部卫生；另外由于材料自身问题可能出现赝复体老化、褪色等，限制了赝复体的使用寿命。

（郑永生）

kuàngzhōu yànfùtǐ

## 眶周赝复体（periorbital prosthesis）

通过工业化手段制造的，用来修复人体眼部及眶周因疾病、创伤或手术而形成的实际解剖形态缺损的体表人工修复体。通过适当的方法固位在眶部缺损区，以修复眶及眶周的形态。

**适应证**　眼球及部分或全部眶区缺损患者，如视网膜母细胞瘤摘除眼球后眼窝凹陷的患者，或外伤造成眼球缺如、眼睑或眉毛缺损的患者，无法通过手术再造的方法重建眼球外形及眶区结构，或因患者本人原因不考虑手术修复缺损，且缺损区局部已无创面，有恢复眼球及眶区外形要求者。

**操作原理**　通过采集缺损区数据，并采集健侧眼球及眶区形态特征，制作与缺损区范围相近、颜色接近、眼球眼睑形态及色泽与健侧相符合的、有正常皮肤纹理和毛发的眼及眶周赝复体。患者可自行佩戴及清洁，在日常生活中不易与健侧相区别，从而实现眼及眶区外形的恢复。

**操作方法**　采集缺损区数据可通过取模、CT、激光扫描等多种方法，然后制作缺损区阴模及固定装置，如通过石膏取模后注入熔蜡，制作蜡制赝复体模型，再通过蜡模倒模制作赝复体，其中大部分需手工对细节进行修饰及调整；现代新型赝复体采用反求工程技术与快速成形技术直接加工缺损区阴模，完全省略制作蜡模的过程，再选择适合的赝复体材料并上着色剂，压入阴模，取模，后期细节处理，如有眉毛、睫毛等的缺损，还需植入适合的假眉毛、假睫毛达到逼真的效果。通过缺损区倒凹、眼镜类装饰物、黏接剂、骨种植体等多种方法与眶部缺损区固定。

**注意事项**　应据患者具体病情选择临时性赝复体或永久性赝复体。以尽可能接近和恢复正常外形及功能为标准，要求赝复体固位牢固，不易脱落。患者佩戴方便、舒适，易清洁。赝复体材料要求不受温度变化影响，对机体无毒、不致敏、不致癌。

**并发症**　赝复体固位不稳，影响患者生活质量。或长期使用粘连剂造成皮肤损伤。如采用种植体作为骨内固定源，可能引起局部感染、骨髓炎等，必须严格保证种植体颈部卫生。另外由于材料自身问题可能出现赝复体老化、褪色等，限制了赝复体的使用寿命。

（郑永生）

miànbù yànfùtǐ

**面部赝复体**（facial prosthesis）　用来修复人体面部因疾病、创伤或手术而形成的实际解剖形态及功能缺损而制作的体表人工修复体。通过适当的方法固位在面部缺损区，以修复外在形态，恢复部分功能。

**适应证**　部分颌面部软硬组织缺损患者，在以下情况可考虑装置赝复体。①外伤、肿瘤等造成的颌面骨缺损，颊部软组织缺损等，无法通过手术再造的方法重建颌面部结构。②鼻部恶性肿瘤术后有复发倾向者。③恶性肿瘤术后放疗局部组织血供较差，无条件手术者。④患者本人原因不考虑手术修复缺损，且缺损区局部已无创面，有恢复面部外形或部分咀嚼功能要求者。

**操作方法**　采集缺损区数据可通过取模、CT、激光扫描等多种方法，然后制作缺损区阴模及固定装置，如通过石膏取模后注入熔蜡，制作蜡制赝复体模型，再通过蜡模倒模制作赝复体，其中大部分需手工对细节进行修饰及调整；现代新型赝复体采用反求工程技术与快速成形技术直接加工缺损区阴模，完全省略制作蜡模的过程，再选择适合的赝复体材料并上着色剂，压入阴模，取模，后期细节处理。通过缺损区倒凹、眼镜类装饰物、黏接剂、骨种植体等多种方法与面部固定。承担咀嚼功能的赝复体多从制作之初即根据其受力分析增加了相应部分的强度和稳固性。

**注意事项**　应据患者具体病情选择临时性赝复体或永久性赝复体。对于上颌骨缺损等对发音功能影响较大的疾患应尽早修复。以尽可能接近和恢复正常外形及功能为标准，要求赝复体固位牢固，不易脱落。患者佩戴方便、舒适，易清洁。赝复体材料要求不受温度变化影响，对机体无毒、不致敏、不致癌。

**并发症**　赝复体固位不稳，影响患者生活质量。或长期使用粘连剂造成皮肤损伤。如采用种植体作为骨内固定源，可能引起局部感染、骨髓炎等，必须严格保证种植体颈部卫生。另外，由于材料自身问题可能出现赝复体老化、褪色等，限制了赝复体的使用寿命。较小的口内赝复体有可能因意外脱落而引起窒息。

（郑永生）

# 索　引

## 条目标题汉字笔画索引

### 说　明

一、本索引供读者按条目标题的汉字笔画查检条目。

二、条目标题按第一字的笔画由少到多的顺序排列，按画数和起笔笔形横（一）、竖（丨）、撇（丿）、点（丶）、折（乛，包括丁乚乀等）的顺序排列。笔画数和起笔笔形相同的字，按字形结构排列，先左右形字，再上下形字，后整体字。第一字相同的，依次按后面各字的笔画数和起笔笔形顺序排列。

三、以拉丁字母、希腊字母和阿拉伯数字、罗马数字开头的条目标题，依次排在汉字条目标题的后面。

## 六 画

# 七　画

## 十一　画

# 十 二 画

## 十三　画

## 十四　画

# 条 目 外 文 标 题 索 引

# 内 容 索 引

## 说 明

一、本索引是本卷条目和条目内容的主题分析索引。索引款目按汉语拼音字母顺序并辅以汉字笔画、起笔笔形顺序排列。同音时，按汉字笔画由少到多的顺序排列，笔画数相同的按起笔笔形横（一）、竖（丨）、撇（丿）、点（丶）、折（乛，包括丁乚等）的顺序排列。第一字相同时，按第二字，余类推。索引标目中夹有拉丁字母、希腊字母、阿拉伯数字和罗马数字的，依次排在相应的汉字索引款目之后。标点符号不作为排序单元。

二、设有条目的款目用黑体字，未设条目的款目用宋体字。

三、不同概念（含人物）具有同一标目名称时，分别设置索引款目；未设条目的同名索引标目后括注简单说明或所属类别，以利检索。

四、索引标目之后的阿拉伯数字是标目内容所在的页码，数字之后的小写拉丁字母表示索引内容所在的版面区域。本书正文的版面区域划分如右图。

| a | c | e |
|---|---|---|
| b | d | f |

## A

阿贝（Abbe） 212b，463b

**阿贝皮瓣唇缺损修复术**（Abbe flap of lip reparation） 347e

阿达姆（Adam） 266c

阿尔卡莫（Alcamo） 56c

阿考兹（Akoz T） 436f

阿肯·塞尔丘克（Akn Selçuk） 463e

阿内斯（Arnez） 401d

阿佩尔（Apert） 186b

**阿佩尔综合征**（Apert syndrome） 186b

阿普托斯（Aptos）面部埋线提升法 56c

阿斯科格（Aarskog） 185d

**阿斯科格综合征**（Aarskog syndrome） 185c

阿塔拉（Atala） 465e

阿韦拉尔（Avelar） 259a，261b

埃姆蒂姆（Emtim） 508e

埃斯特兰德（Estlander） 212b

**埃斯特兰德唇瓣**（Estlander lip flap） 212b

癌性溃疡 107c

艾尔弗雷德·波伦（Alfred Poland） 398b

艾伦（Allen） 402e

安德森（Anderson） 31e

安蒂亚（Antia） 266b

**安蒂亚-布克法部分耳郭缺损修复术**（Antia-Buch method of partial auricular defect repair） 266b

安东尼奥·布兰卡（Antonio Branca） 85a

**鞍鼻**（saddle nose） 288e

奥布韦格萨（Obwegeser） 363a

奥布韦格塞尔（Obwegeser） 346a

奥尔蒂科切亚（Orticothea） 79a

奥尔特（Alter GJ） 491a

奥拉姆（Samuel Oram） 520d

奥里科（Orricco A） 185d

奥皮茨（Opitz） 109a

奥斯利（Owsley） 176c

奥斯塔德（Austad） 25d

奥提考克（Orticochea） 436b

奥西波夫（Ossipoff） 505f

## B

巴登霍伊尔（Bardenheuer） 213b

巴尔拉斯（Bargoras） 430d，437d，438f

巴克·格拉姆科（Buck Gramcko） 511a

巴朗（Baran） 381a

巴姆斯（Bames） 168e

巴尼斯特（Banister） 463d

巴斯科内斯（Vasconez） 30c，179b

拜利斯（Baylis） 252a

斑状硬皮病 221a

**瘢痕癌**（carcinoma of scar） 154b

**瘢痕疙瘩**（keloid） 114a

瘢痕性睑内翻 225b

**半鼻缺损**（heminasal defect） 306b

半侧鼻再造术 309f

## G

## Z

# 本卷主要编辑、出版人员

执行总编　谢　阳

编　　审　陈　懿

责任编辑　于　岚

索引编辑　陈振起

名词术语编辑　顾　颖

汉语拼音编辑　崔　莉

外文编辑　顾良军

参见编辑　徐明皓

责任校对　苏　沁

责任印制　陈　楠

装帧设计　雅昌设计中心·北京